Spezielle pathologische Anatomie

Ein Lehr- und Nachschlagewerk

Band 6

Herausgegeben von
Prof. Dr. Wilhelm Doerr, Heidelberg · Prof. Dr. Gerhard Seifert, Hamburg
Prof. Dr. Dres. h.c. Erwin Uehlinger, Zürich

V. Becker

Bauchspeicheldrüse

Inselapparat ausgenommen

*Mit 296 Abbildungen
in 379 Einzeldarstellungen*

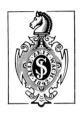

Springer-Verlag Berlin Heidelberg New York 1973

Professor Dr. Wilhelm Doerr
Direktor des Pathologischen Instituts der Universität Heidelberg

Professor Dr. Gerhard Seifert
Direktor des Pathologischen Instituts der Universität Hamburg

Professor Dr. Dres. h.c. Erwin Uehlinger
Direktor des Pathologischen Instituts der Universität Zürich

Professor Dr. Volker Becker
Direktor des Pathologischen Instituts der Universität Erlangen-Nürnberg, Erlangen

ISBN 3-540-05859-1 Springer-Verlag Berlin Heidelberg New York
ISBN 0-387-05859-1 Springer-Verlag New York Heidelberg Berlin

Das Werk ist urheberrechtlich geschützt. Die dadurch begründeten Rechte, insbesondere die der Übersetzung, des Nachdruckes, der Entnahme von Abbildungen, der Funksendung, der Wiedergabe auf photomechanischem oder ähnlichem Wege und der Speicherung in Datenverarbeitungsanlagen bleiben, auch bei nur auszugsweiser Verwertung, vorbehalten. Bei Vervielfältigungen für gewerbliche Zwecke ist gemäß § 54 UrhG eine Vergütung an den Verlag zu zahlen, deren Höhe mit dem Verlag zu vereinbaren ist. © by Springer-Verlag Berlin Heidelberg 1973. Library of Congress Catalog Card Number 72-86094. Printed in Germany. Satz, Offsetdruck und Bindearbeiten: Universitätsdruckerei H. Stürtz AG, Würzburg

Vorwort der Herausgeber

„Die Bauchspeicheldrüse ist ein Organ, dessen Ausfall den Menschen *zwei* Mal tötet." Mit dieser Formulierung hat GERHARD KATSCH, repräsentativ für die v. BERGMANNsche Schule einer „funktionellen Pathologie", eine Epoche der Pankreasforschung eingeleitet, deren Fernziel noch nicht in Sicht ist. Wir Anatomopathologen fußen auf der als großartige Materialsammlung noch heute imposanten Abhandlung von GEORG BENNO GRUBER (im Handbuch von FR. HENKE und O. LUBARSCH, 1929). Die Konvergenz aber der Bemühungen von Pathologen und Internisten hat einer neuen *Begriffsbildung* gedient. Wir glauben, verstanden zu haben, daß die Klärung der funktionellen Elementarprozesse die essentielle Voraussetzung nahezu aller pathischen Ereignisse gerade am Pankreas ist. Die Bauchspeicheldrüse ist das klassische Beobachtungsfeld der Histophysiologie seit CLAUDE BERNARD (1856). Die Dynamik der normalen, mehr noch der gestörten Sekretion konnte ebendort verhältnismäßig leicht vitalmikroskopisch demonstriert werden. Das Wechselspiel zwischen den kommunizierenden Gangsystemen für Galle und Bauchspeichel als Muster einer „bilateralen Synergide" hat nicht weniger als 3 Generationen von Experimentatoren fasziniert. Der Stoffaustausch zwischen terminaler Blutstrombahn und initialen Speichelröhrchen hat die Vorgänge bei der Entstehung und die Bedeutung der Blutspeichelschranke, des Speichelödemes und der Fermententgleisung plausibel gemacht. Die hiermit zusammenhängenden großen Organkrankheiten am Pankreas: die entdifferenzierende Atrophie der parenchymalen Endstücke, die fibrocystische Umstrukturierung infolge hochgradiger Dyschylie, die autodigestive Pankreatopathie, der Umbau des Organes mit kompensatorisch-pseudoadenomatöser Hyperplasie erhaltener Parenchymanteile — alle diese klassischen Paradigmen einer organindividuellen Reizantwort haben eine Formenfülle wundersamer Befundgruppen entstehen lassen, welche einer modernen ordnenden Darstellung dringend bedarf. Wir haben in Prof. VOLKER BECKER einen Spezialisten gefunden, der sich seit fast 30 Jahren mit autofermentativ gesteuerten Vorgängen an den Produktionsstätten der enzymatischen Systeme beschäftigt. Er hat ein Werk vorgelegt, das einen *Eindruck* von der außerordentlichen Mannigfaltigkeit wichtiger Befunde vermittelt. Herr College BECKER war bestrebt, die Bindung zu den klinischen Äquivalenten stets und ständig herauszustellen. Er hat es verstanden, eine der Klinik gänzlich zugewandte pathologische Anatomie der Bauchspeicheldrüse zu konzipieren und mit großer innerer Folgerichtigkeit durchzuarbeiten. Nach eingehender Prüfung aller Gesichtspunkte haben wir uns entschlossen, den Inselapparat *totaliter* dem Kapitel „Drüsen mit innerer Sekretion" und damit einem anderen Bande unserer Reihe zuzuweisen. Dieser befindet sich in Vorbereitung; wir hoffen, ihn in Jahresfrist vorlegen zu können. Während die klinische Diagnostik der

Erkrankungen des endokrinen Pankreas gut durchgearbeitet ist, läßt die des exogenen Pankreas zur Zeit noch manchen Wunsch offen. Gerade deshalb lassen wir die Pathologie des tubulären Pankreas als eigenständiges Werk hinausgehen. Möchte es mithelfen an der Klärung der Zusammenhänge zwischen organärer Störung und Krankheit des ganzen Menschen.

W. DOERR
G. SEIFERT
E. UEHLINGER

Heidelberg, Hamburg und Zürich

Inhaltsverzeichnis

A. Geschichte, Namengebung 1
B. Anatomie, topographische Anatomie, Entwicklungsgeschichte 7
    I. Größe, Gewicht 7
    II. Lage 8
    III. Makroskopische Beschreibung 10
    IV. Innerer Aufbau 18
    V. Embryologie 38
    VI. Vergleichende Anatomie und vergleichende Entwicklungsgeschichte 48
    VII. Das Pankreas im Kindesalter 55
C. Physiologie 58
    I. Der Bauchspeichel 58
    II. Die Sekretionsreizung 69
D. Entwicklungsfehler 93
    I. Lagefehler 93
    II. Entwicklungsfehler im engeren Sinne 94
    III. Fehlerhafte Gewebszusammensetzung 97
    IV. Heterotopie 100
    V. Pankreashypoplasie 108
    VI. Anhang: Pankreasgewebe in Teratomen 110
E. Die cystische Pankreasfibrose 111
F. Leichenerscheinungen, Autolyse 138
G. Statistik 143
H. Kreislaufstörungen, Blutungen, Thrombosen, Infarkte, Ödeme . . . 145
J. Begleitreaktionen des Pankreas bei andersartigen Erkrankungen . . 159
    I. Degenerationsformen des Acinusepithels 159
    II. Lipomatose 166
    III. Entzündliche Mitreaktion 171
    IV. Alternsgang der Bauchspeicheldrüse 174

V. Regeneration 187
VI. Pankreasveränderungen bei Allgemeinkrankheiten und
    Erkrankungen anderer Organe 189
VII. Die Beziehung der Bauchspeicheldrüse zu den anderen Organen . . 195

K. Betriebsstörungen der Bauchspeicheldrüse (Störungen der Funktion) . . 200
 I. Acinäre Dyschylie 205
 II. Isthmische Dyschylie 213
 III. Canaliculäre Dyschylie 225
 IV. Papilläre Dyschylie 226

L. Speichelödem 239

M. Pankreatitis 252
 I. Einteilungsmöglichkeiten 252
  1. Einteilung nach Art des Exsudates 253
   a) Seröse Pankreatitis 253
   b) Serofibröse Entzündung 253
   c) Eitrige Pankreatitis 254
   d) Tryptische Pankreatitis 255
   e) Tuberkulöse Pankreatitis 255
   f) Lues 257
   g) Seltene Pankreasbeteiligungen 259
  2. Einteilung nach der Pathogenese 260
   a) Ascendierend-canaliculäre Pankreatitis 260
   b) Descendierend-canaliculäre Pankreatitis 261
   c) Serös-fibrosierende Pankreatitis 262
   d) Lymphogene Pankreatitis 262
   e) Hämatogene Entzündungen 263
  3. Einteilung nach der Ätiologie 263
  4. Einteilung der Pankreatitis nach der nosologischen Einheit . . . 266
  5. Überblick 267
 II. Akute autodigestiv-tryptische Pankreatitis 272
  1. Benennung 273
  2. Häufigkeit 274
  3. Pathogenese 279
   a) Einführung in die pathogenetischen Vorstellungen 279
   b) Theorien zur Pathogenese 283
    α) Gallereflux-Theorie 283
    β) Die Gefäßtheorie 292
    γ) Die nervale Theorie 294
    δ) Die bakterielle Theorie 295
    ε) Die allergische Theorie 296
    ζ) Die canaliculäre Theorie 297

    4. Ätiopathogenese 298
    5. Pathomechanik 308
    6. Sonderformen der Pankreatitis. Exemplarische Fallschilderungen 322
       a) Papillenstein 322
       b) Oddi-Spasmus 322
       c) Wurm-Pankreatitis 323
       d) Duodenal-Divertikel-Pankreatitis 323
       e) Terminale Pankreatitis 324
       f) Steroid-Pankreatitis 327
       g) Gestations-Pankreatitis 329
       h) Hyperparathyreoidismus und Pankreatitis 331
       j) Hereditäre Pankreatitis 335
       k) Nervale Pankreatitis 336
       l) Allergische Pankreatitis 341
       m) Postoperative Pankreatitis 345
       n) Medikamentös bedingte Pankreatitis 348
       o) Die sog. Alkohol-Pankreatitis 349
       p) Die sog. Cholecysto-Pankreatitis 355
       q) Pankreatitis im Kindesalter 357
       r) Pankreatitis und Rheumatismus 359
    7. Klinik 361
       a) Vorkommen 361
       b) Diagnose 362
          α) Pathologische Anatomie der akuten Pankreatitis 375
              $\alpha\alpha$) Erster Schweregrad 385
              $\beta\beta$) Zweiter Schweregrad 387
              $\gamma\gamma$) Dritter Schweregrad 390
          β) Therapie 399
          γ) Schluß 402

  III. Chronisch-tryptische Pankreatitis 403
    1. Häufigkeit 407
    2. Ätiologie, Pathogenese, Krankheitsverlauf 408
    3. Pathologische Anatomie 417
    4. Klinik 432
    5. Komplikationen 436
    6. Experimentelle chronische Pankreatitis 442
    7. Begutachtung 443
  IV. Schlußfolgerung 443

N. Parasiten 446

O. Geschwülste 450
   I. Pankreascarcinom 463
  II. Sekundärgeschwülste des Pankreas 486

P. Pankreastraumen 492

Q. Anhang 496
    I. Leben ohne Pankreas. Zustand nach Pankreatektomie. Pankreas-
       transplantation 496
    II. Probeexcision am Pankreas. Pankreasbiopsie 498

Literatur 501
    I. Monographien 501
    II. Einzelarbeiten 503

Sachverzeichnis 567

A. Geschichte, Namengebung

Die Geschichte der Bauchspeicheldrüse beginnt mit der Entdeckung ihres Ausführungsganges durch JOHANN GEORG WIRSÜNG, genannt WIRSUNGIUS (1642). Zwar war schon *vor* diesem Zeitpunkt das fleischige Gebilde bekannt, beschrieben und benannt, doch wußte man weder anatomisch noch funktionell über seine Bedeutung etwas auszusagen und ihm eine Deutung zu geben. REGNIER DE GRAAF war der erste, der die *Drüsennatur* des Pankreas erkannt und sich näher mit dem Sekret befaßt hatte („Tractatus anatomico-medicus de succi pancreatici natura et usu", Leyden 1671). Er legte Hunden eine Pankreasfistel an und untersuchte den mit angeschnittenen Gänsekielen aufgefangenen Saft.

Das Wort „Pankreas" wird schon von GALEN gebraucht, von CASPAR BAUHIN mit „totum carnosum" übersetzt. τo κρέας bedeutet nicht nur (eßbares) Fleisch, sondern auch Drüsensubstanz[1]. Bei GALEN und ORIBASIUS wird unter „Pankreas" nicht nur die Bauchspeicheldrüsensubstanz verstanden, sondern auch die Masse der Lymphknoten in der Radix mesenterii. Bei fleischfressenden Tieren sind diese besonders kräftig entwickelt, so daß GALEN, der ja keine menschliche Anatomie betrieb, keine feineren Unterschiede machte.

Der erste, der offenbar anatomisch zwischen den Lymphknoten der Gekrösewurzel und der eigentlichen Bauchspeicheldrüse unterschied, war ASELLIO, der Entdecker der Chylusgefäße. ASELLIO nannte aber die Lymphknoten der Mesenterialwurzel „Pankreas", während die eigentliche Drüse als „Organum innominatum" bezeichnet wurde. Das „Pankreas Aselli" hat also mit der Bauchspeicheldrüse nichts zu tun, sondern stellt lediglich die Masse der Mesenteriallymphknoten dar. VESAL unterschied zwischen dem retroventriculären kompakten Pankreas des Menschen und der diffusen mesenterialen Bauchspeicheldrüse der Tiere, vor allem der Nagetiere. Die Bedeutung des Organes sah GALEN, da er zwischen ihm und den mesenterialen Lymphknoten keine Unterscheidung traf, in der zusammenhaltenden stützenden Wirkung auf die mesenterialen Gefäße. Er sah im Pankreas ein Schutzkissen für Leber- und Darmgefäße. Da VESAL den Ausführungsgang nicht kannte, glaubte auch er an die Stützfunktion für die Blutgefäße. Deshalb nannte COLUMBUS das Organ „Affusio", affusum d.i. hingelagert. VESAL glaubte aber auch, das Pankreas diene dem Magen als Kissen auf der harten Wirbelsäule. Diese Ansicht weist GABRIEL FALLOPIUS (1561) gleichsam hohnlachend zurück: „Dann wäre das Organ völlig unnütz bei den Tieren, die geneigt gehen, da das Pankreas bei ihnen *über* dem Magen liegt" (zit. nach SCHIRMER, 1893).

Andere Namen für die Bauchspeicheldrüse, die mehr oder weniger anschaulich die Auffassung des Autors oder seiner Zeit widerspiegeln, aber auch regional ver-

---

[1] Bestimmend für die Namensgebung soll gewesen sein, daß mit πανκρέας Organe ohne Hohlraum bezeichnet wurden (im Gegensatz zu παρενχύματα als den Organen mit Hohlraum).

schieden gebraucht werden, sind Καλίκρεας das schon GALEN — wechselweise mit Pankreas — benutzte, „Pandenon" (PICCOLHOMINI, 1586), eigentlich „Panadenon", „Corpus pantadenodes" (VAN DIEMERBROECK). Im Talmud wird die Bauchspeicheldrüse sehr anschaulich als der „Finger der Leber" bezeichnet. Im Deutschen wird in wörtlicher Übersetzung das Organ mit „Eyttelfleisch" bezeichnet, in der Schweiz spricht man von „Faulfleisch" wegen der bekannten Hinfälligkeit des Organs nach dem Tode, die weniger vom Sektionstisch als vielmehr von den Schlachttieren her bekannt war. Auch „Magenrücklein", „Krössdrüse", „Gekrösedrüse", „Magendrüse", „das Rücklein" wurde das Organ benannt. Der Ausdruck „Bauchspeicheldrüse" stammt wahrscheinlich von SOEMMERING (1796), nach anderen (SOBOTTA, 1914; PISCHINGER, 1895) von SIEBOLD (Dissert. inaug. med. historiam systematis salivalis, Jena 1797).

Es sei hier gleich erwähnt, daß gesagt worden ist, die Bezeichnung des Anatomen SOEMMERING habe die Forschung über die Bauchspeicheldrüse in eine falsche Richtung gewiesen, da das Pankreas damit nicht — wie es berechtigt gewesen wäre — mit der Leber, sondern mit den Kopfspeicheldrüsen in eine Reihe gestellt worden sei.

1642 entdeckte der bayrische Anatom JOHANN GEORG WIRSÜNG, der in Padua als ehemaliger Schüler von J. RIOLAN Prosektor bei dem Anatomen VESLING war, den Ausführungsgang der menschlichen Drüse (Abb. 1). Ein Jahr vorher soll J. M. HOFMANN den Gang bei der Bauchspeicheldrüse eines Truthahnes entdeckt haben.

HOFMANN war später Professor der Anatomie in Altdorf. In Erinnerung an die Auffindung des Ganges der Bauchspeicheldrüse am indianischen oder welschen Hahn wurde alljährlich von der Universität Altdorf ein Truthahnessen veranstaltet.

WIRSUNGIUS wurde ein Jahr nach seiner Entdeckung ermordet (Abb. 2). Die Gerüchte, er sei im Auftrage von HOFMANN aus Eifersucht getötet worden, weil diesem die Auffindung des Ganges in dem menschlichen Organ nicht gelungen war, entbehren wohl, wie HYRTL mit Recht sagt, der Grundlage, weil HOFMANN bei dem Schimmer eines derartigen Verdachtes nach dem Tode von WIRSÜNG wohl kaum nach Altdorf berufen worden wäre.

MORGAGNI berichtet ein Jahrhundert später, WIRSÜNG sei einer Privatrache vor seinem eigenen Hause in Padua zum Opfer gefallen.

Erst viele Jahre nach dem Tode von WIRSÜNG hatte HOFMANN bekanntgemacht, daß er seine Entdeckung des Ganges bei dem welschen Hahn seinem damaligen Hausgenossen WIRSÜNG vorgewiesen habe. Dieser habe danach erst die Suche am menschlichen Pankreas aufgenommen. Als WIRSÜNG den Gang beim Menschen gefunden hatte, erkannte er nicht die Folgen seiner Entdeckung. Er sandte, um ganz sicher zu gehen, zunächst eine bildliche Darstellung des Ganges an seinen früheren Lehrer J. RIOLAN nach Paris. Dieser bestätigte die Entdeckung, hielt das Pankreas aber für ein Filter für Leber und Milz, in welchem Chylus gereinigt würde.

Wenn man die Schwierigkeiten der damaligen Anatomen sich vergegenwärtigt, den Ausführungsgang der Bauchspeicheldrüse zu finden, den wir heute am Leichnam relativ einfach auffinden können, dann muß man bedenken, daß die Obduktionen erst oft tagelang nach dem Tode durchgeführt werden konnten. Die Obduktionen selbst zogen sich oft über eine Woche hin. In dem autolytischen Pankreas war der Ausführungsgang in der Tat schwer oder gar nicht zu finden. Bezeichnenderweise wurde er zunächst bei einem Schlachttier, dem Truthahn, aufgefunden.

VESLING (1666) beobachtete als erster, daß der von seinem Schüler WIRSUNGIUS entdeckte Ductus pancreaticus major mit dem von seinem Kollegen SANTORINI in Venedig zuerst beobachteten Ductus pancreaticus minor *nicht* kommuniziert, sondern zwei getrennte Drainagegebiete bestehen.

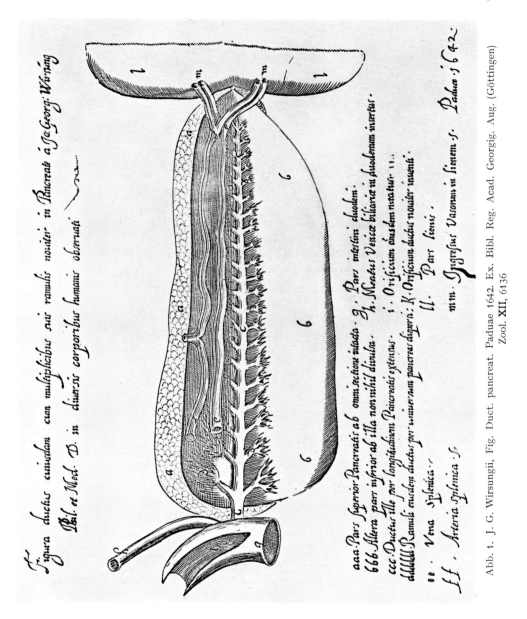

Abb. 1. J. G. Wirsungii, Fig. Duct. pancreat. Paduae 1642. Ex. Bibl. Reg. Acad. Georgig. Aug. (Göttingen) Zool. XII, 6136

Die Entdeckung des Ausführungsganges war die Voraussetzung für die Erkenntnis, daß das Organ eine *Drüse* sei (REGNIER DE GRAAF, 1671), die ein Sekret liefert. Durch den Nachweis des Sekretabflusses in das Duodenum war die Drüsennatur gesichert. Die Erforschung des Sekretes erfolgte zunächst durch die Anlage einer Fistel, die DE GRAAF bei Hunden anlegte. Abbildungen solcher Hunde, an

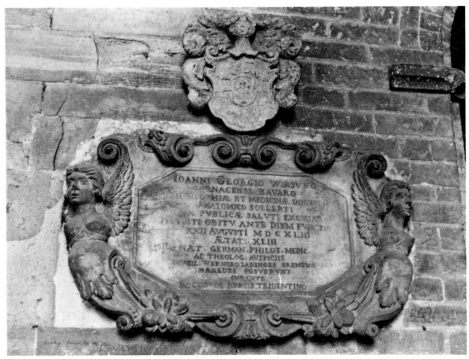

Abb. 2. Gedenkplatte im Kreuzgang der Basilica del Santo zu Padua zur Erinnerung an JOHANN GEORG WIRSUNG.

> „Dem JOHANN GEORG WIRSUNG, dem Bayern aus München, dem Doktor der Philosophie und Medizin, dem kunstvollen Anatomen — solange er hier draußen ruht —.
> Der vor seiner Zeit eines harten Todes starb am 22. August 1643 im Alter von 43 Jahren von Geburt ein deutscher Philosoph, Mediziner und Theologe —
> Ihm haben auf Rat des WERNER LADIGES aus Bremen die Erben ein Grabmal erstellt unter der Obhut des Rocco von Rubei aus Trient."

deren Bauch ein Auffanggefäß für den ausfließenden Fistelsaft hängt, finden sich auf den Titelvignetten der gesammelten Werke des Holländers (Abb. 3).

FLORENTIN SCHUYL, wie DE GRAAF ein Schüler von SYLVIUS, unterband 1670 als erster den Gang des Pankreas, wie auch den Ductus choledochus. In größerem Maße wurden derartige Versuche von JOHANN CONRAD BRUNNER im Jahre 1683 gemacht, der eigentlich das Sekret der nach ihm benannten Drüsen in der Wand des Zwölffingerdarmes untersuchen wollte. Er exstirpierte als erster das Pankreas (wie übrigens nacheinander *alle* Organe der Bauchhöhle bei Hunden, um die Ausfälle studieren zu können). Alle Hunde, denen er das Pankreas exstirpierte, starben in wenigen Tagen. Nur *ein* Tier blieb am Leben und litt an einer Polydipsie und einer Polyurie (MAGNUS-LEVY, 1953).

Ein weiterer Markstein der Erforschung des Pankreas und seiner Krankheiten bedeutete die Erkenntnis, daß die Bauchspeicheldrüse bei dem Diabetes mellitus beteiligt sei. Die erste Kunde eines Falles von Zuckerkrankheit mit anatomischen Pankreasveränderungen stammt von CAWLEY aus dem Jahre 1788.

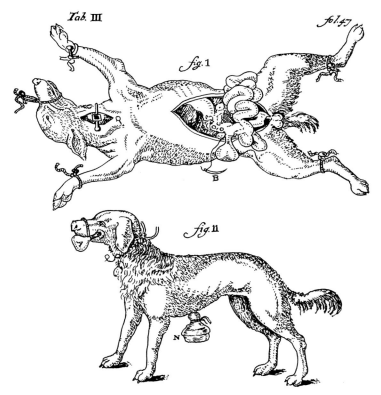

Abb. 3. Versuchsanordnung zur Pankreasfistelung am Hunde mit Gewinnung des succus pancreaticus (REIGNER DE GRAAF, 1664)

Nach der Beschreibung muß es sich um eine chronisch-rezidivierende Pankreatitis gehandelt haben, also eine Erkrankung des exkretorischen Parenchyms, die im Endstadium das endokrine Parenchym in Mitleidenschaft gezogen hat. Damit war zum ersten Male die gedankliche Verbindung zwischen Diabetes mellitus und Pankreas aufgekommen. Die Erkrankungen des Pankreas vom ärztlich-klinischen Standpunkt sind zuerst in hervorragender, heute noch gut verständlicher und verwertbarer Form von H. CLAESSEN, praktischem Arzt in Köln, 1842 mit klarer kasuistischer Beschreibung abgehandelt worden.

Die Natur des Bauchspeichels als Verdauungssaft wird 1732 bei KULMUS erwähnt, daß nämlich aus Galle und Pankreassaft eine „effervescence" sich bilde. In grundlegender Weise wurde die Physiologie des Verdauungssaftes 1856 von CLAUDE BERNARD dargestellt, während W. KÜHNE 1876 eiweißspaltende Fermente im Bauchspeichel feststellte, denen er dann 1877 den Namen Trypsin gab.

RUDOLF VIRCHOW äußerte schon 1854 (Virchows Archiv Band 7, S. 580, 1854), daß das Pankreas nicht nur nach außen, sondern auch nach innen sezerniere. 1869 wurden von PAUL LANGERHANS die zelligen Elemente der Bauchspeicheldrüse in seiner Dissertation (unter VIRCHOW) näher beschrieben (Abb. 4). Als eine der

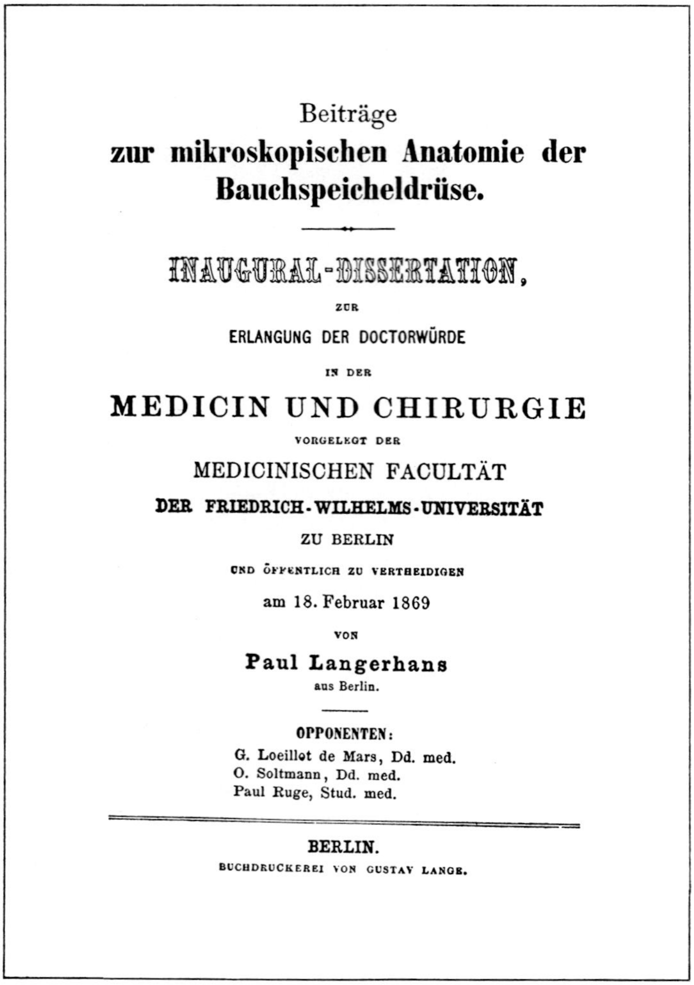

> Beiträge
> **zur mikroskopischen Anatomie der Bauchspeicheldrüse.**
>
> INAUGURAL-DISSERTATION,
>
> ZUR
> ERLANGUNG DER DOCTORWÜRDE
> IN DER
> **MEDICIN UND CHIRURGIE**
> VORGELEGT DER
> MEDICINISCHEN FACULTÄT
> DER FRIEDRICH-WILHELMS-UNIVERSITÄT
> ZU BERLIN
> UND ÖFFENTLICH ZU VERTHEIDIGEN
> am 18. Februar 1869
> VON
> **Paul Langerhans**
> aus Berlin.
>
> OPPONENTEN:
> G. Loeillot de Mars, Dd. med.
> O. Soltmann, Dd. med.
> Paul Ruge, Stud. med.
>
> BERLIN.
> BUCHDRUCKEREI VON GUSTAV LANGE.

Abb. 4. PAUL LANGERHANS, Titelblatt der Dissertation, 1869

neun verschiedenen Zellformen wurden die nach ihm benannten Inseln aufgeführt. Deren Verbindung zur endokrinen Funktion hat 1893 LAGUESSE vermutet[2].

Damit waren alle anatomischen und physiologischen Fakten in großen Zügen bekannt, die Bauchspeicheldrüse konnte in die patho-physiologischen Vorstellungen und klinischen Erwägungen Eingang finden. Das geschah um die Jahrhundertwende zunächst auf innersekretorischem Gebiet durch die grundlegenden Versuche von v. MERING und MINKOWSKI (1890), während die Krankheiten des exkretorischen Parenchymes, mit Ausnahme der akuten hämorrhagischen Pankreasnekrose, noch weitgehend unbekannt blieben.

---

[2] Im französischen Schrifttum wird daher manchmal von „les îlots de LANGERHANS-LAGUESSE" gesprochen.

B. Anatomie, topographische Anatomie, Entwicklungsgeschichte

I. Größe, Gewicht

Die Bauchspeicheldrüse hat einen quer durch den Oberbauch ziehenden langen Schenkel von 15—19 (bis 22) cm Länge, einen in seiner Größe stark variablen, plumpen kurzen Schenkel von 2—5 cm Länge. Der lange Schenkel hat um den Zeitpunkt der Geburt herum eine Länge von etwa 5,4 cm. Höhe und Dicke wechseln sehr stark, erstere zwischen 3—9 cm, letztere zwischen 1,4—4 cm.

Das *Gewicht* der Drüse ist selbstverständlich abhängig von der Körpergröße und dem Konstitutionstypus und beträgt 80—100 g; große Wägereihen von RÖSSLE ergaben einen Durchschnitt von 88 g (SCHAEFER: Männer = 84 g, Frauen = 90 g). Demgegenüber wiegt die größte Mundspeicheldrüse, die Parotis, nur etwa 10 g. Wir entnehmen die Tabelle über die Beziehung des Pankreasgewichtes zum Lebensalter der Monographie von RÖSSLE und ROULET (1932). Auf ihr ist auch die Beziehung zu dem Lebergewicht in den verschiedenen Lebensaltern angegeben (Tabelle 1). Eine ähnliche Tabelle für das Kindesalter bringt

Tabelle 1. Pankreas- und Lebergewichtsbeziehung. (Nach RÖSSLE-ROULET)

Gewicht des	Reife Totgeborene	1. Lebensjahr				Wievieltes Lebensjahr?							
		1.—2. Monat	3.—4. Monat	5.—6. Monat	7.—12. Monat	2.—3.	4.—5.	6.—15.	16.—25.	26.—40.	41.—60.	61.—80.	über 80
Pankreas	3,11	2,69	4,36	5,07	7,15	15,1	18,75	34,5	62,45	71,25	66,2	58,65	40,6
Leber	146,10	112,7	150	158	213	377,5	509,5	798,5	1512,5	1525,5	1417	1169,5	806

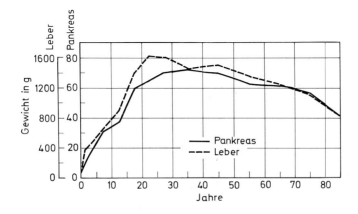

Tabelle 2. Pankreasgewicht und Lebensalter. (Nach G. SEIFERT, 1956)

SEIFERT (1956) (Tabelle 2). Bei der Geburt wiegt die Bauchspeicheldrüse 2—3 g (bis 3,2 g, KÖLLIKER).

Das spezifische Gewicht der Drüse wird mit 1030—1050 g angegeben (RÖSSLE, 1921).

Das Verhältnis des Lebergewichtes zu dem des Pankreas ist wie 19:1; die Bauchspeicheldrüse wiegt 0,15% des Körpergewichtes (RÖSSLE, 1921). Für das Gewicht der Bauchspeicheldrüse in Abhängigkeit vom Körpergewicht beim Neugeborenen hat SCAMMON eine Formel angegeben: Pankreassollgewicht ist $0{,}0010335 \times$ Körpergewicht in Gramm $+ 0{,}19$. RÖSSLE und MÜLLER (1932) geben das Proportionsgewicht $\frac{\text{Körpergewicht}}{\text{Pankreasgewicht}}$ mit 1500 beim Feten des 6. Schwangerschaftsmonats bis 550 bei einem 14jährigen Kinde an. Beim Neugeborenen soll das relative Pankreasgewicht 0,11%, beim Erwachsenen 0,15% sein (VIERORDT, 1906).

Die Farbe des Organes ist außerordentlich von dem Aktivitätszustand der Drüse und von den Durchblutungsverhältnissen abhängig. Sie reicht von düsterrot, insbesondere bei Blutrückstauung von allen inneren Organen, über ein schmutziges Graugelb bis Hellweiß.

II. Lage

Die Drüse zieht von dem konkaven Rand des Duodenum, in den sie sich einschmiegt, zu dem konkaven Hilus der Milz, in dem ihr Schwanz mit einer mäßig starken kolbigen Auftreibung dicht unter dem Gefäßstiel stumpf endet (Abb. 5).

Man unterscheidet drei Abschnitte, Kopf (Caput), Körper (Corpus), Schwanz (Cauda). Diese Abschnitte gehen ohne scharfe Begrenzung ineinander über. Der Kopfteil wird mehr oder weniger aufgespalten in die beiden Schenkel. Am kurzen Schenkel findet sich in unterschiedlicher Deutlichkeit ausgeprägt der Processus uncinatus, der hakenförmige Fortsatz, der noch zum Kopfteil gerechnet wird, obwohl er durch die Incisura pancreatica deutlich abgegrenzt ist. In dieser Incisur auf der Vorderseite des Processus uncinatus und an der Rückseite des Kopfabschnittes angelehnt verlaufen die oberen Darmgefäße, die in einigen Fällen noch

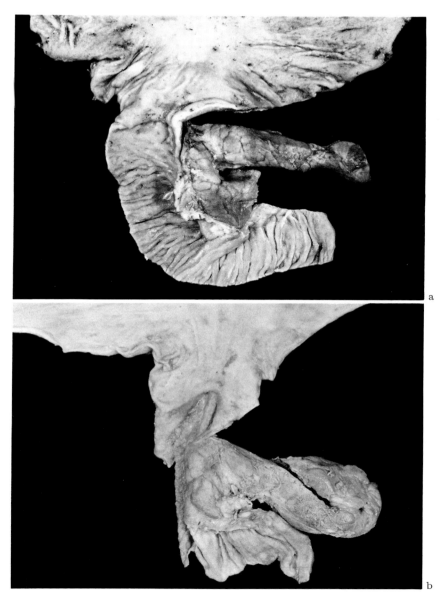

Abb. 5a u. b. Verschiedene Formen der Bauchspeicheldrüse. a Besonders betonter duodenaler Teil (jugendlicher Typus des Proc. uncinatus); 5 Monate alt gewordener Knabe. b S-förmig gekrümmter Schwanzteil (1 Jahr alt gewordenes Mädchen)

eine Einbuchtung des langen Drüsenschenkels verursachen. Diese Einbuchtung wird als Collum pancreatis bezeichnet und bildet dann die Grenze zwischen Kopf und Körper. Die anatomische Grenze entspricht aber nicht der entwicklungsgeschichtlichen Verschmelzungslinie der ventralen und der dorsalen Anlagen, da der obere Kopfabschnitt bereits aus der dorsalen Anlage herrührt.

Die Duodenalschlinge wird nicht ausschließlich von dem hammerförmigen Kopf der Drüse eingenommen; an der Übergangsstelle der Pars descendens in die Pars inferior des Zwölffingerdarmes liegt noch die Durchtrittsstelle der Vena mesenterica superior und der Arteria mesenterica superior mit ihrer Beziehung zu der Radix des Mesenterium.

III. Makroskopische Beschreibung

Die *äußere Form des Pankreas* entspricht, wie es in allen Beschreibungen heißt, der eines nach caudal geöffneten Angelhakens. Sie wird vielleicht besser mit einer liegenden arabischen 1 oder — nach BRAUS — mit einem liegenden ,,J" verglichen. Diese Form gilt nur für den Menschen, Tiere haben bei gleichem Grundplan eine stark variable Form, wie aus der Bildreihe nach SCHIEFFER (1894) hervorgeht (vgl. Abb. 40). Auch beim Menschen ist die Ausformung der äußeren Gestalt des Pankreas außerordentlich mannigfaltig.

Die Größe des Duodenalanteiles, die des Processus uncinatus, die prismatische Querschnittsform, die Länge der Schwanzzone sind vielgestaltig. Das herausgenommene Organpräparat gibt nur unvollkommen die Plastik und die Formbarkeit der Drüse wieder, die durch Gallengang, Pfortader, Arteria et Vena mesentericae superiores, Arteria coeliaca, Arteria lienalis, durch die Wirbelsäule, ferner die Nachbarschaft von Magen (,,Magenbett"), Milz und linker Nebenniere variable Eindellungen und Abplattungen erfährt. Die Drüse schlängelt sich S-förmig in leicht geschwungenem Bogen vor der Pars lumbalis diaphragmatis um die Wirbelsäule in der Höhe des 2. Lendenwirbels herum, ihr Kopfabschnitt und der zunächst zungenförmige, am Ende kolbige Schwanzteil liegen weiter dorsal als der relativ schlanke und manchmal flache Corpusabschnitt. Entsprechend den Beziehungen zu den Nachbarorganen unterscheidet man an der oberen Kante der Drüse den Sulcus pro arteria lienali als eine mehr oder weniger tief in die Drüse eingeschnittene Rille in der kopfwärtigen Hälfte mehr dorsal, gleichsam als Rolle an der dorsal abschüssigen Gratwand. Der Oberrand ist relativ scharfkantig. In Höhe der Wirbelsäule wölbt sich von ihm eine knotige Verdickung, das Tuber omentale, nach oben und kann z.B. bei einer Gastroptose über die kleine Curvatur des Magens hervorragen. Das Tuber omentale liegt der Vena cava inferior auf. Die Rinne der Arteria lienalis läuft nicht in den Schwanzteil aus, da die Milzarterie sich hier von der Drüse trennt. Dies ist insofern bemerkenswert, als bei der spiraligen Arteriosklerose der Arteria lienalis, dem Aneurysma cirsoides, hier die Arterie sich aus dem Verband der Drüse löst und besonders gut, zuweilen auch röntgenologisch, sichtbar wird. In manchen Fällen kann man auch eine Rinne für die Vena lienalis auf der Rückseite der ganzen Drüsenlänge beobachten. An der Vorderfläche des Schwanzes in einer mehr oder weniger scharfen Kante setzt das Mesocolon transversum an. Der Processus uncinatus, der nach oben gebogene Haken des duodenalen Schenkels, umfaßt die oberen Mesenterialgefäße und dient ihnen zum Lager (Pancreas secundum). Die Kenntnis dieser anatomischen Spezialitäten wird in der letzten Zeit durch die ,,chirurgische Entdeckung" des Pankreas wichtig. Aber auch die ,,Anatomie am Lebenden" kann die Bauchspeicheldrüse mittels des Röntgenbildes darstellen. Für die Röntgenologie ist besonders

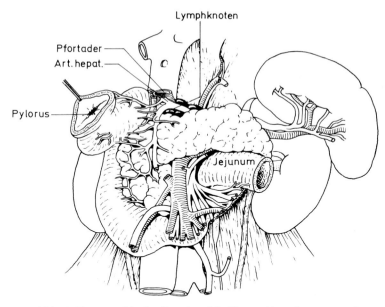

Abb. 6. Topographie der Bauchspeicheldrüse. (Aus GRANT, 1947)

die Betrachtung des Querschnittes der Drüse bedeutungsvoll, da dieses auf dem seitlichen Tomogramm nach retroperitonealer Luftfüllung zu sehen ist.

An der Hinterfläche des Kopfes läuft der Gallengang dicht angelehnt manchmal in einer Drüsenrinne oder auch in der Nähe der Duodenalwand durch Drüsensubstanz hindurch (Kopftunnel). Hier ist die Stelle einer lebhaften wechselseitigen Beeinflussung, seien es entzündliche Übergriffe, sei es durch Kompression der Gallengänge oder des Ductus pancreaticus. Der Kopf liegt der Vena cava caudalis und den rechtsseitigen Nierengefäßen, der Schwanz dem Hilus, teilweise dem Körper und den Gefäßen der linken Niere auf. Die Gefäßnähe ist *ein* Grund der oft erwähnten, erst in der letzten Zeit überwundenen Operationsfeindlichkeit des Organs.

Die *Topographie* der Drüse, die topographische Pathologie, ist durch die Bauchfellverhältnisse und durch ihre vielseitigen Beziehungen zu den übrigen Organen des Oberbauches bestimmt. Eingelagert — manchmal eingepreßt — zwischen die Arteria coeliaca, von der zwei Äste, die Arteria lienalis nach links und die Arteria hepatica nach rechts, sie an der oberen Kante begleiten — und zwischen die Arteria mesenterica cranialis verläuft sie quer durch den Oberbauch, so daß sie praktisch mit allen Organen dieser Gegend in enger Berührung steht (Abb. 6). Die Bauchspeicheldrüse liegt, da sie aus dem primitiven Darmrohr in das dorsale Mesogastrium vorsproßt, extra- und retroperitoneal; doch ist sie nicht ohne Beziehung zu dem übrigen Bauchfell.

Der Name Pankreas, im deutschen Mittelalter: Eyttelfleisch, soll daher kommen, daß die Drüse ein gleichmäßiges fleischiges Organ *ohne capsuläre Umgrenzung* darstellt.

An dem oberen Teil der vorderen Kante ist die Drüse von dem hinteren Blatt der Bursa omentalis überzogen, die nach caudal von dem Mesocolon transversum

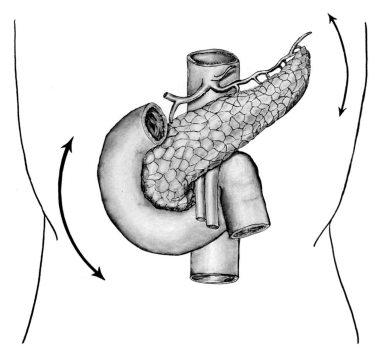

Abb. 7. Bewegungsfreiheit des Pankreas: Fixierung durch A. mesenterica superior und A. coeliaca. Beweglich ist Duodenum mit Magen und der Schwanzteil mit Milz und Zwerchfell

begrenzt wird. Dieses setzt an der Vorderfläche der Bauchspeicheldrüse im Schwanzteil so an, daß der untere Randteil des dreieckig-prismatischen Organes dem Mesocolon aufliegt. Unterhalb dieses Ansatzes ist nur der Kopf und der Processus uncinatus vom Bauchfell überzogen, der Schwanzabschnitt ist in der caudalen Fläche frei von Peritoneum.

Bei den nachbarlichen Beziehungen zu den Oberbauchorganen ist darauf hinzuweisen, daß der Pankreasschwanzabschnitt in geringem Maße, der Kopfabschnitt mit dem Duodenum beweglich ist. Die Drüse macht nicht nur alle Exkursionen der in das Zwerchfell eingeschmiegten Milz mit, sondern auch die des Pförtners und der C-Schlinge des Duodenum. Die auf dem Sektionstisch scheinbar horizontal verlaufende, nur gering geneigte Bauchspeicheldrüse macht im Leben, wie die Röntgenologen uns gezeigt haben, Verschiebungen ihrer Längsachse bis zu 60° durch. Diese Bewegungsfreiheit kann von den Röntgenologen besonders dann verdeutlicht werden, wenn Steine den Ausführungsgang markieren (BELING, BAKER u. MARQUIS, 1942) (Abb. 7).

Der Kopfabschnitt hat enge Beziehungen zu dem Duodenum, dem er auf der ganzen kleinen Curvatur eng anliegt. HYRTL (1865) spricht von dem „Enclave des Duodenumbogens". Zwischen der Drüse und dem Duodenum liegt die die beiden Organe versorgende Arteria pancreatico-duodenalis superior; sie trifft auf die Arteria pancreatico-duodenalis inferior und bildet mit ihr einen Anastomosenbogen (Abb. 8). Die zweite wesentliche Beziehung des Kopfes besteht zu dem

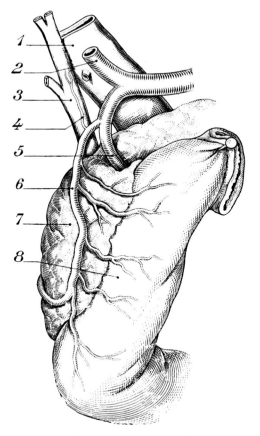

Abb. 8. Arteria pancreatico-duodenalis superior. (Aus TESTUT u. LATARJET, 1923)

1 Pfortader
2 A. hepatica propria
3 Gallengänge
4 Gallengangversorgung
5 A. gastroduodenalis
6 A. pancreatico-duodenalis sup.
7 Pankreas
8 Duodenum

Gallenwegsystem. Im hinteren Abschnitt des Drüsenkopfes zieht der Gallengang, manchmal mit einer Parenchymbrücke, im Kopftunnel zur Mündung der Papilla Vateri. Über dem Gallengang lehnt die Pfortader an den Kopfabschnitt, auch sie wird von Drüsengewebe berührt, manchmal sogar umfaßt.

Der lange Schenkel der Drüse verschwindet bei dem Einblick von vorn hinter der Magenrückwand, lediglich das Tuber omentale kann über die kleine Curvatur hinausragen. Im Falle einer Gastroptose bleibt der Kopf mit dem Duodenum retroperitoneal verhaftet und sinkt nicht ab. Dadurch werden besonders große Abschnitte der Bauchspeicheldrüse frei sichtbar.

Wenn oberhalb der Arteria mesenterica cranialis der Processus uncinatus noch einen weiteren Fortsatz besitzt, dann nennt man diesen nach dem Erstbeschreiber „Winslowschen Lappen".

Die *Blutversorgung* der Bauchspeicheldrüse erfolgt nicht einheitlich. Es sind verschiedene Arterien ganz unterschiedlicher Herkunft beteiligt. Zunächst kommt Blut aus der Arteria hepatica durch die Arteria pancreatico-duodenalis superior. Diese verläuft an der Oberkante des Kopfteiles, dann unweit von der Duodenalschlinge an der kleinen Curvatur entlang und versorgt die Bauchspeicheldrüse wie auch das Duodenum. Sie beschreibt parallel zu dem Duodenalbogen einen Arterienbogen, der sich caudal in die Arteria pancreatico-duodenalis inferior aus der Arteria mesenterica superior fortsetzt. So umgreift ein arterieller Ring den Kopfteil der Drüse. Das Pankreas erhält ferner noch zahlreiche kleine Äste — drei bis fünf bis zehn an der Zahl — aus der Arteria lienalis, die trotz der engen Nachbarschaft keinen größeren Anteil an der Versorgung der Bauchspeicheldrüse nimmt. Die intimere Blutversorgung der Bauchspeicheldrüse besteht aus einem interlobulären Arteriennetz, das aus der Arteria hepatica, der Arteria lienalis und der Arteria mesenterica cranialis gespeist wird (KIRK, 1931; FERNER, 1952; THIEL, 1954). In diesem arteriellen Netz werden von WOODBORNE und OLSEN (1951) drei Gefäßstränge unterschieden, ein ventraler Bogen vor dem Körper der Drüse und zwei dorsale Bögen hinter dem Processus uncinatus und hinter dem Drüsenkörper. Die Variationsbreite ist jedoch derart groß, daß es uns besser erscheint, lediglich von dem arteriellen Netz zu sprechen, das von den genannten zuströmenden Gefäßen gespeist wird, und zwar so, daß die ganze Drüse von einer Arterie aus injiziert werden kann (SCHARIZER, 1952; MICHELS, 1955; dort alle Lit.).

Der Abfluß sorgt für eine besonders gezielte Wirkung auf die Leber dadurch, daß im Pfortadersystem der Abfluß der Bauchspeicheldrüse dem großen Verdauungs- und Fermentorgan unmittelbar vorgelagert ist. So kann besonders das Insulin seine Wirkung relativ hochkonzentriert an seinem Hauptwirkungsort vollziehen, es gelangt in die Leber um vieles höher konzentriert, als es sich im großen Kreislauf nachweisen läßt. Eine getrennte arterielle Speisung des exkretorischen Parenchyms und der glomusartigen Inselgefäße (WHARTON, 1932) ist also nicht vorhanden.

Ein sehr reichliches Lymphnetz umzieht die ganze Drüse, hat aber einen Schwerpunkt in dem Kopfabschnitt. Dies wird besonders dann deutlich, wenn die peripankreatischen Lymphknoten durch die Metastasen eines bösartigen Tumors oder durch eine Systemerkrankung vergrößert sind. Das kann so weit gehen, daß die Drüse völlig komprimiert wird (Abb. 9). Die Bauchspeicheldrüse hat ein ungewöhnlich dichtes Lymphgefäßnetz (BARTELS, 1904; HESS, 1961, 1969; EVANS u. Mitarb., 1954). Feinste Lymphgefäße durchziehen die gesamte Drüse, umziehen die einzelnen Azini und begleiten die größeren Ausführungsgänge. Das System der die Drüse begleitenden Lymphknoten — die parapankreatischen Lymphknoten und die Lymphonoduli pancreato-lienales — ist eingesponnen und gleichsam Mittelstück der paraaortalen, meistens auch periportalen und paragastrischen Lymphknotenkette. Der Pankreaskopf liegt in unmittelbarer Nachbarschaft des so lymphgefäßreichen Ligamentum hepatoduodenale (ROEMHELD, 1969) und der Cisterna chyli. Die Lymphgefäße des Mesenterium ziehen unmittelbar an dem Pankreas vorbei, die retroperitonealen Lymphknoten stoßen an die nicht eingekapselte Seite der Bauchspeicheldrüse.

Die enge Beziehung zu den Lymphknoten hat Bedeutung für alle Mitreaktionen der Bauchspeicheldrüse bei Erkrankungen des Bauchraumes, ist gleichsam Reprä-

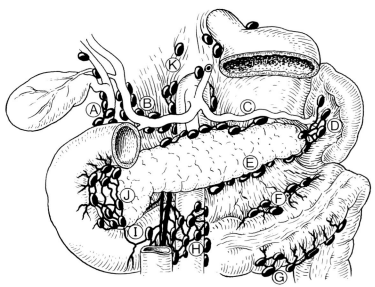

Abb. 9. Lymphabfluß des Pankreas-Gallenwegssystemes. (Nach STERLING, 1955)

A Duct. choledochus
B A. hepatica
C A. lienalis
D Gastrolienale und omentale Lymphknoten
E Untere Pankreaskante
F Mesocolon
G Großes Netz
H Paraaortale Knoten
I Cisterna chyli
J Pankreaskopf
K Lymphknoten am Hiatus

sentant der Verdauungseinheit des Oberbauches. Auch bei der Entstehung der Pankreatitis spielt das Lymphbahnnetz eine entscheidende Rolle (ARNSPERGER, 1904, 1911).

Als Lymphableitungssystem kommen zuvörderst die Coeliaca-Lymphgefäße, danach die mesenterialen und paracavalen Lymphknoten in Frage, wie Tusche-Injektionen von TÖMBÖL und VAJDA (1962) gezeigt haben. Die Zahl der Klappen im Lymphgefäßsystem, die in dem kindlichen Pankreas groß ist, soll im Alter abnehmen (ZHEMTCHUZHNIKOVA, 1959).

Die Nervenversorgung, die insbesondere für die Auslösung der Sekretion eine Rolle spielt, ist einerseits durch den Plexus coeliacus in der Umgebung der Arteria coeliaca, teilweise über den Plexus hepaticus bzw. Plexus lienalis gewährleistet, andererseits ziehen markhaltige Nervenfasern des Nervus vagus von Magen und Duodenum her. Der Kopfteil ist besonders reich an Nerven. Dies führt zu der geradezu grotesken Situation, daß bei kindlichen Pankreaten mancher histologische Schnitt aus dem Pankreaskopf, der als besonders hart imponierte, lediglich Gefäße und Nerven zeigt (vgl. Abb. 10). Der Milzarterie fest angelegt und mit ihr verhaftet verläuft der Plexus lienalis, der auch bei den altersbedingten Krümmungen dieser Arterie an verschiedenen Stellen befestigt ist und so einen Teil der Krümmungen mitmacht (W. W. MEYER u. Mitarb., 1958).

Im Innern der Drüse werden drei Plexus unterschieden, die alle in ein terminales Netzwerk einmünden, das als Peripherie des vegetativen Nervensystems die

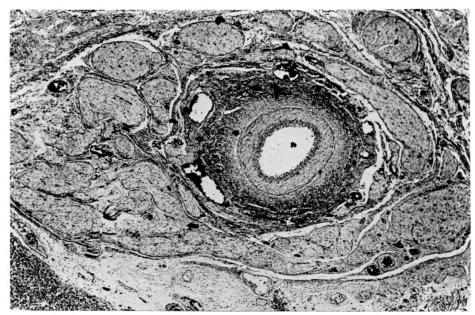

Abb. 10. Totgeborenes. Dichte Lagen des Nervengeflechtes um die Arteria pancreaticoduodenalis superior im Kopfbereich. Formalin, Paraffin, Hämatoxylin-Eosin-Färbung, Mikrophotogramm, Vergr. 1:40

gesamte Drüse durchzieht. Diese drei Plexus sind erstens der periacinöse, zweitens der periinsuläre und drittens der perivasculäre (HONJIN, 1956). COUPLAND (1958) sah eine gleiche, doch nicht so eingehend unterschiedene Nervenverteilung durch die histochemische Darstellung der Cholinesterase.

Die exkretorischen Acini und die Inselzellen sind mit den Nervenfasern durch netzartige Formationen feinster Neurofibrillenstränge (Terminalreticulum) verbunden (E. HAGEN, 1956). Eine andere Ansicht vertritt STAHL (1963). Die enge Verbindung von Ganglien und Inseln kommt in dem System der von mehreren Autoren inaugurierten funktionellen Einheit von sog. neuroinsulären Komplexen zum Ausdruck (FUIJATA, 1959; THÉRET, 1961) (Abb. 11).

Die nervale Beeinflussung der Sekretion der Bauchspeicheldrüse ist Gegenstand therapeutischen Handelns z.B. durch die Vagotomie bei der Pankreatitis (MALLET-GUY) und auch bei dem Ulcus duodeni (LEUBNER u. KUX, 1959).

Die Ganglien in dem Drüsenverband, die gelegentlich zu Zellhaufen zusammentreten, deuten auf eine autonome Steuerung, die Vater-Pacinischen Lamellenkörperchen vielleicht auf eine Reizrezeption hin („Abschmeckung") (Abb. 12). Man findet letztere mit gewisser Regelmäßigkeit (KLEIN, 1952: 60%; CEELEN, 1912: 89%) am Dorsum des Kopfteiles im Fettgewebe, in einigen Fällen sind sie makroskopisch deutlich und können bis erbsgroß werden. Sie können solitär, meist in Dreiergruppen, selten in einer Häufung bis 100 angetroffen werden. Eine Verwechslung mit Cysticercen ist dann möglich und verständlich (CEELEN, 1912). Sie wurden 1741 zuerst von VATER, später von PACINI neu entdeckt. COUPLAND

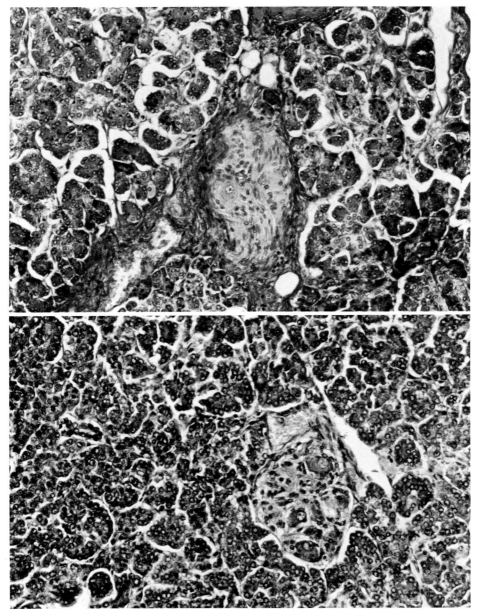

Abb. 11. Pankreas, Mensch. Intraglanduläres Ganglion. Formalin, Paraffin, Hämatoxylin-Eosin-Färbung, Mikrophotogramm, Vergr. 1:140

(1958), der die Innervierung des Pankreas bei verschiedenen Tierarten mittels der histochemischen Darstellung der Cholinesterase untersuchte, wies eine besonders starke Beladung des Zentralfilamentes des Vater-Pacinischen Körperchens mit echter und mit Pseudocholinesterase nach.

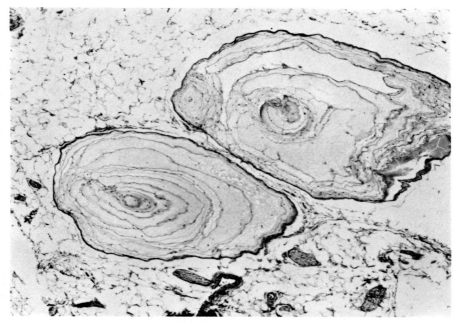

Abb. 12. Vater-Pacinische Körperchen im peripankreatischen Fettgewebe (der Rückseite des Pankreas). Formalin, Paraffin, Hämatoxylin-Eosin-Färbung, Mikrophotogramm, Vergr. 1:60

IV. Innerer Aufbau

Die Bauchspeicheldrüse ist grob gelappt. Die dicht aneinandergelagerten größeren Drüsenlappen werden von zarten Septen zwischen den Läppchen unterteilt. Die Septen bilden keine Membranen, die die Läppchen umgreifen, vielmehr ein fachwerkartiges Gerüst, in dem Gefäße, Nerven, Lymphbahnen, kleinere Ganglienzellhaufen und die Vater-Pacinischen Körperchen gelagert sind. Bei der gesunden Drüse des Erwachsenen ist das Bindegewebsgerüst nur gering ausgebildet, das Gewebe macht histologisch einen geschlossenen Eindruck. Die einzelnen Lobuli sind in ineinandergeschachtelte Acini unterteilt, die ohne viel Zwischen- und Füllselgewebe aneinanderliegen.

Das Pankreas ist eine *merokrine* Drüse; die Epithelien sind in Form des Acinus in einem Rund oder einem Halbrund um das leicht kolbige Lumen angeordnet. Ein Acinus besteht aus 15—20 Acinusepithelien. Die innere Organisation der Epithelien ist streng auf das Zentrum des Acinus polarisiert ausgerichtet. Die überzellige Organisation wird bei Besprechung der Histophysiologie der Sekretbereitung besprochen werden (vgl. S. 75 ff.).

Die einzelnen Drüsenepithelien besitzen ein nucleinsäurereiches basales Ergastoplasma, das der Sekretproduktion und Kondensation dienende Mittelfeld und die apikale Stapelzone. Diese Dreiteilung ist nicht in ihrer Größe konstant, sondern abhängig von der Aktivität der Drüse: Gerade aus der Größe der Stapelzone bzw. des Ergastoplasma kann man eine Einordnung und eine Beurteilung

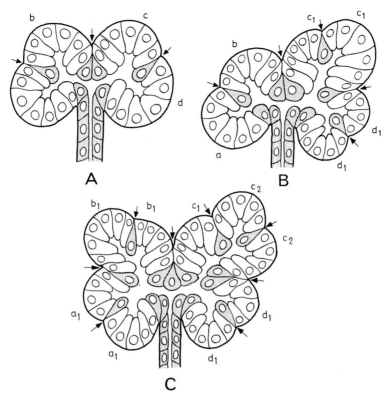

Abb. 13. Centroacinäre Zellen in den verschiedenen Acinusformen (A, B, C). Centroacinäre Zellen als Fortsetzung und Äquivalente der Gangepithelien (a, b, c, d bezeichnen die Einzelacini). (Schema nach NEUBERT, 1927)

des Sekretionszustandes der Drüse vornehmen („*Stapelstadium*"). Der Kern liegt im allgemeinen im Mittelfeld, eher basal als apikal.

Die Epithelien sitzen auf der Membrana propria auf. In den äußeren Zwischenräumen finden sich manchmal tatzenartige sog. Korbzellen, deren Bedeutung ungewiß ist. Sie werden mit den Kupfferschen Sternzellen der Leber verglichen, jedoch ist ihre Zugehörigkeit zu dem reticulo-endothelialen System nicht erwiesen. Der Acinus wird von einem korbartigen Capillargespinst umgeben, der Kontakt zwischen Capillaren und Drüsenepithelien ist sehr eng. Noch im Lumen des Acinus beginnt das Ausführungssystem, die sog. centroacinären Zellen. Sie bilden den Übergang zu den Schaltstücken. Die Natur und die Bedeutung der centroacinären Zellen, die von PAUL LANGERHANS (1869) zum ersten Mal beschrieben wurden, waren lange Zeit umstritten (Abb. 13). Es ist das Verdienst von ZIMMERMANN, (1927) an Hand eines einleuchtenden Schemas nachgewiesen zu haben, daß die centroacinären Zellen nicht notwendigerweise eine Behinderung des Sekretausstoßes aus den apikalen Abschnitten der Drüsenepithelien zu bedeuten brauchen, daß ferner ihre „intraacinäre" Lage eine optische Täuschung ist (Abb. 14). Ihre Beziehung zu den acinösen Drüsenepithelien geht aus dem Schema von ZIMMER-

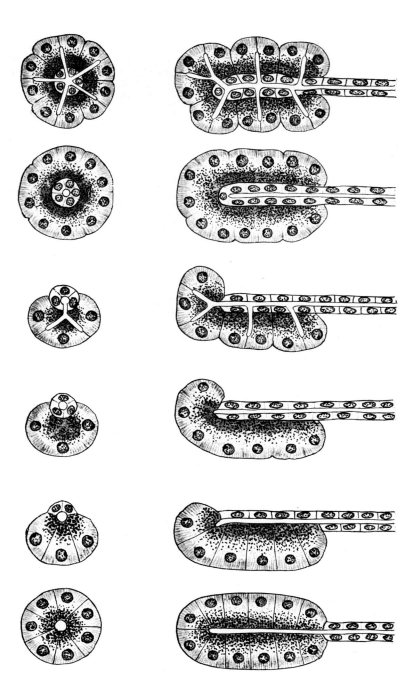

Abb. 14. Schema der verschiedenen Beziehungen zwischen Isthmen und Hauptstücken. (Nach ZIMMERMANN, 1927)

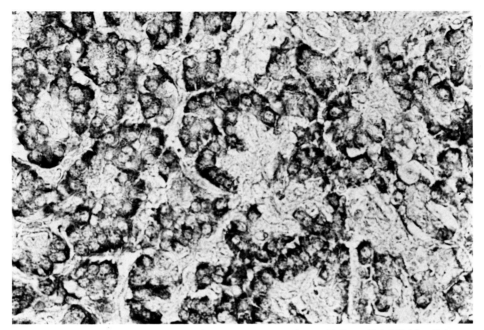

Abb. 15. Pankreas, Mensch. Gangepithel und centroacinäre Zellen. Toluidinblaufärbung: Acinusepithelien im basalen Ergastoplasmasaum dunkel. Hell: centroacinäre Zellen und Gangepithelien. Bei der Darstellung mit Toluidinblau imponieren centroacinäre Zellen und Isthmusepithelien (= hydrochylieproduzierender Apparat) einheitlich. Vergr. 1:140

MANN (1927) hervor, das auch deutlich zeigt, daß die centroacinären Zellen nichts anderes sind als die ersten, den Drüsenepithelien dicht anliegenden Epithelien der Gangisthmen. Nach BURKL (1950) sind die centroacinären Zellen zwar indifferente Gangzellen, doch beanspruchen sie gegenüber den anderen Isthmusepithelien eine gewisse Sonderstellung (Abb. 15). Die Cyanochromie der centroacinären Zellen, die FEYRTER (1948) nachwies, deutet auf besondere Lipoide und Lipoproteide hin. FEYRTER (1943) vermutet, daß alle cyanochromen Zellen an der Zubereitung bzw. dem Fertigmachen des Sekrets Anteil nehmen.

Noch 1923 wurden die centroacinären Zellen als inselpotente Matrix für die Regeneration von HICKEL und NORDMANN (1923a, b) angesehen; sie wurden beim Diabetes — von den gleichen Autoren — weniger regenerationsfähig angetroffen und als morphologisches Kennzeichen und als ätiologischer Faktor beim Diabetes mellitus angesprochen.

Es zeigt sich aber auch, daß die Acini nicht völlig gleichartig sind und wegen der dichten Ineinanderlagerung im Gesamtverband der Drüse es auch nicht sein können.

Im *Elektronenmikroskop* lassen sich die Zelltypen der Bauchspeicheldrüse gut voneinander unterscheiden (ROBERTSON, 1954; SJÖSTRAND u. V. HANZON, 1954; LACY, 1957; SCHREIL, 1960; EDLUND u. EKHOLM, 1957—1969).

Die Acinusepithelien haben breite, regelmäßig runde oder ovale Kerne mit einer parallel verlaufenden Kerndoppelmembran (Abb. 16). Im Cytoplasma findet man eine Fülle von Doppelmembranen — 40 Å dick — in der Gegend, die im

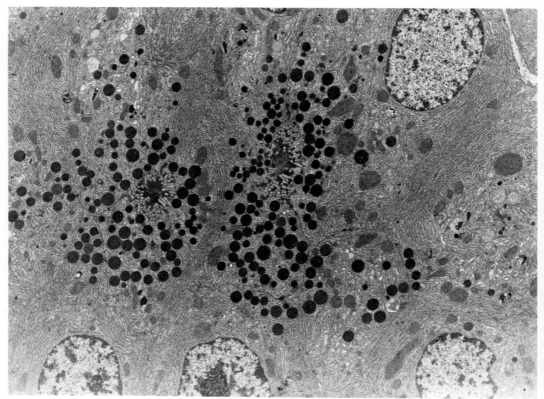

Abb. 16. Übersicht über zwei Acini im Pankreas eines 19jährigen Mannes. Im Zentrum zwei Acinuslumina mit Mikrovilli, rechts Golgi-Apparat. Vergr. 5670fach. (Aus KERN u. FERNER, 1971. Von den Autoren dankenswerterweise zur Verfügung gestellt)

gefärbten Schnitt basophil erscheint („basales Ergastoplasma"). Die Lamellen sind auf der dem Cytoplasma zugekehrten Seite belegt mit kleinen Partikeln von großer optischer Dichte, in denen sich Ribonucleinsäure befindet. Die ovalen oder runden Mitochondrien sind umgeben von einer doppelkonturierten Membran und enthalten eine unterschiedliche Anzahl von ähnlich doppelkonturierten Lamellen in verschiedenen Größen. Die Weite der Kanäle des endoplasmatischen Reticulum ist von dem Funktionszustand abhängig. In den kleinen Gängen sind die Epithelien in ihrem organoiden Bestand nicht durchweg den centroacinären Zellen ähnlich (GADRAT u. RIBET, 1962). Die Mitochondrienstruktur ist prinzipiell der in anderen Epithelien gleich. Mit gepufferter Osmiumsäure werden einzelne Lipoidtröpfchen gefärbt, die nicht mit den Mitochondrien, dem Golgi-Apparat oder den Proenzymgranula identisch sind (CHALLICE u. LACY, 1954). Die Zymogengranula stellen sich sehr dicht, wohlbegrenzt und unstrukturiert dar. Zwei benachbarte Acinusepithelien sind zunächst durch einen hellen, 60 Å breiten Intercellulärspalt getrennt (Abb. 17) oder die äußeren Lagen der sonst etwa 100 Å breiten Zellmembrane verschmelzen zu einer einzigen Lage (SJÖSTRAND u. ELFVIN, 1962; FEDOU, 1963).

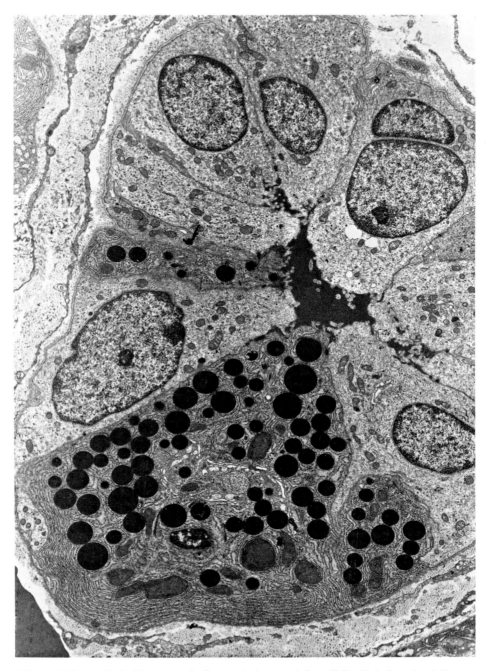

Abb. 17. Isthmusabschnitt, unten ein Segment einer exokrinen Zelle. Zwischen den Isthmusepithelien intercelluläre Sekretcapillaren. Vergr. 1:5000. (Aus KERN u. FERNER, 1971. Von den Autoren dankenswerterweise zur Verfügung gestellt)

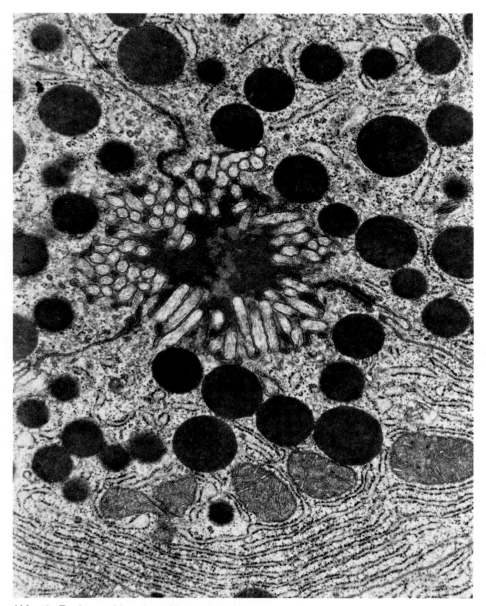

Abb. 18. Pankreas, Mensch. Apikaler Zellpol von sekretorisch ruhenden exokrinen Zellen. Nach dem Acinuslumen ein dichter Besatz von Mikrovilli (200—300 pro Zelloberfläche). Vergr. 1:24000. (Aus KERN u. FERNER, 1971. Von den Autoren dankenswerterweise zur Verfügung gestellt)

Die Gangepithelien recken feine fingerartige Fortsätze ins Lumen (RO-BERTSON, 1954), die keine Cilien, sondern echte Cytoplasmafortsätze darstellen (Abb. 18). Die Kerne der Gangepithelien sind weniger regelmäßig in der Form als die der Acinusepithelien. Benachbarte Acinusepithelien sind getrennt durch einen intercellulären Spalt, der dem pericapillären Spalt ähnlich ist.

Nach EKHOLM (1962) enthalten die centroacinären Zellen wenig endoplasmatisches Reticulum und wenig RNS-Granula, sowie sehr wenig Mitochondrien. Die Isthmusepithelien der kleinen Gänge sind ganz anders gebaut, sie besitzen nur wenige Granula und Vacuolen.

Nach den Untersuchungen von GLOOR (1958) an den Capillaren des Pankreas der weißen Maus wird die Endothelzelle allseits von einer im Durchschnitt 50 Å haltenden Membran umgeben. Außer den üblichen Zellorganellen liegen in den Endothelzellen Blasen mit Einschlüssen vor, die wohl charakteristisch für den aktiven Transport von Stoffen sind.

Die Inselzellen sind groß, polyedrisch. Sie besitzen sehr dünne Zellgrenzen. Ihr Kern enthält meist mehr als einen Nucleolus. Das Cytoplasma ist hell, es finden sich relativ wenige cytoplasmatische Doppelmembranen, aber zahlreiche ovale oder fädige Mitochondrien. Die Granula bilden sphärisch dichte Körper von 60—150 μ Größe.

Das Endothel der Capillaren ist auf lange Strecken außerordentlich dünn und weist Lücken auf, die sonst nur bei endokrinen Organen beobachtet worden sind. Zwischen den Zellmembranen der Acinusepithelien und den Capillarendothelien ist der Spaltraum von verschiedener Weite.

Nicht alle Acinusepithelien berühren — nach ZIMMERMANN (1927) — das Lumen. Sie werden dann angeschlossen durch intercelluläre Sekretkanälchen, die sich einfach und verzweigt von dem Lumen aus vorschieben, ohne die Basalmembran zu erreichen (vgl. ZIMMERMANN, Abb. 14).

Diese „Sekretkanälchen" sind oft mißverstanden, oft auch bestritten worden. Meist handelt es sich um nomenklatorische Mißverständnisse. Wir haben daher die obige Definition von ZIMMERMANN (1927) zitiert; daraus geht eindeutig hervor, daß es sich um intercelluläre Gebilde handelt. D. LACY (1954) hat „intracelluläre Sekretkanälchen" als Bestandteile des Golgi-Apparates, als „Golgi-Kanäle" beschrieben, die von O. L. THOMAS (1955) vom Gangsystem aus mit unerwarteter Präzision gefüllt worden sind. Diese Beobachtungen harren noch der Bestätigung.

Um die Acini liegen sternförmig verzweigte Korbzellen, die mit ihren Fortsätzen zusammenhängen. „Die Korbzellen sind kontraktil und wirken an der Entleerung der Acini mit" (BURKL, 1958).

Die ersten Abschnitte der Schaltstücke, die in unmittelbarem Anschluß an die Acini das Gangsystem eröffnen, haben relativ große cytoplasmaarme Epithelien und einen großen leptochromen Kern. Die Gänge bestehen hier ausschließlich aus einer Epithellage mit einer Membrana propria ohne Bindegewebsgerüst. Die *Isthmen*, die in der Physiologie durch die Beimischung wäßriger alkalischer Speichelbestandteile und in der Pathologie durch ihren Charakter als Blut-Speichel-Schranke (DOERR, 1952) Bedeutung haben, liegen in enger nachbarlicher Beziehung zu den Capillaren, die sich manchmal geradezu um diese Gangabschnitte herumschlängeln (Abb. 19). (Die besondere Fermentbestückung der Isthmen und der Schaltstücke, wird im Abschnitt der Histophysiologie und der Sekretbereitung abgehandelt werden.) Alle weiteren Gangabschnitte haben eine mehr oder weniger starke, mit der Entfernung von dem Acinus zunehmende Bindegewebsmanschette; trotz manchmal mächtiger Bindegewebslagen ist der enge Kontakt mit den Ca-

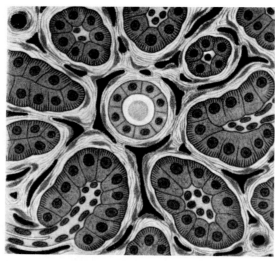

Abb. 19. Tusche-Injektion in die Blutgefäße (halbschematisch). Beachte die enge Nachbarschaft zwischen den Blutgefäßen und dem Gangsystem. (Nach DOERR, 1953)

pillaren auf einem größeren Gangabschnitt imponierend. Zwischen den einzelnen Bindegewebsschichten finden sich immer relativ große Gefäße.

Das Epithel vor allem der mittelkalibrigen und großen Ausführungsgänge hat einen von sauren und neutralen Mucopolysacchariden gebildeten Schutzsaum, der wie eine „Versiegelung" das Gangepithel gegenüber dem vorbeifließenden Bauchspeichel schützt. Bei den meisten Tieren sind Becherzellen in die Gangepithelreihe eingelassen, nicht beim Menschen, Katze und Hund. Das Gangepithel bildet beim Menschen sauren und neutralen Schleim, bei Ratte, Maus und Meerschweinchen wird nur neutraler Schleim gebildet. Die Kenntnis dieser Verschiedenheiten ist für den Experimentator bedeutungsvoll (McMINN u. KUGLER, 1961; PÖRKSEN, 1961). Beim Schwein gibt es nur wenige Becherzellen in den Ausführungsgängen (MUNK, 1965).

Je größer das Kaliber der Ausführungsgänge wird, je mehr Seitenäste in den langen Schenkel des Ductus Wirsungianus einmünden, desto dichter wird das Bindegewebsgerüst. Die alte Angabe, daß die Seitenäste rechtwinklig in den Ductus pancreaticus einmünden (CRUVEILHIER, HYRTL, 1873), ist nicht wörtlich zu nehmen, stimmt aber zum großen Teil. Dies hat Bedeutung für die Progression der chronischen Pankreatitis. Die Bauchspeicheldrüse wird, vom Schwanz beginnend, von einem großen Gang durchzogen, der stets von Drüsengewebe umgeben wird (Abb. 20), an keiner Stelle frei zutage tritt und mehr dorsal als ventral in das Parenchym eingelagert ist (Abb. 21). Hier ist auf einen Unterschied des Ductus pancreaticus im Leben und im Tode hinzuweisen. Bei der anatomischen Präparation ist der Gang federkieldick, durch den verminderten Tonus aber kollabiert und oftmals nicht einfach aufzufinden. Intra operationem ist er dagegen durch seine Festigkeit, seinen Tonus und durch seinen deutlichen Konsistenzunterschied gegenüber dem Drüsenparenchym derart deutlich zu fühlen, daß er punktiert und relativ leicht anastomosiert werden kann.

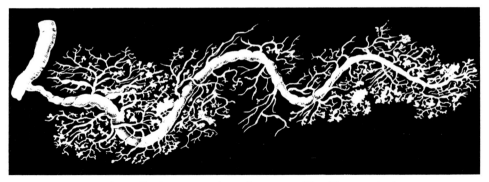

Abb. 20. Pankreasgang, Ausgußpräparat. (Aus HYRTL, 1873)

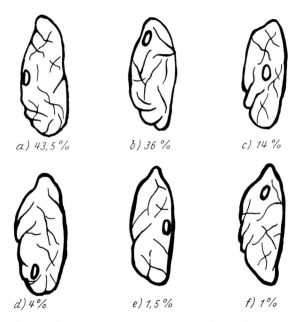

a) 43,5% b) 36% c) 14%

d) 4% e) 1,5% f) 1%

Abb. 21a—f. Lage des Duct. Wirsungianus im Pankreas. (Aus ANACKER, 1961)

An der Corpus-Caput-Grenze biegt der Gang nach unten auf die Papille zu und nimmt gleichzeitig Kontakt mit dem nicht immer selbständig auf der Papilla minor mündenden Ductus Santorini auf. Der Ductus Wirsungianus und der Ductus Santorini bilden die Gangtriangel. In der Wandung des großen, von ein- bis zweischichtigem Cylinderepithel ausgekleideten Ganges liegen, je näher er dem Duodenum kommt, desto mehr Schleimdrüsen, die schließlich in den Brunnerschen Drüsen des Duodenum ihre Hauptmenge ausbilden. In der Bindegewebsmanschette sind zuweilen glatte Muskelfasern nachgewiesen worden, jedoch ist die Muskulatur des Ductus Wirsungianus — insbesondere im Vergleich mit dem Ductus choledochus — zu vernachlässigen.

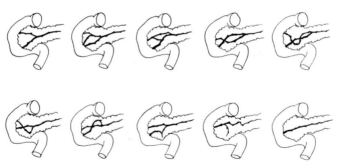

Abb. 22. Variationen der Gangtopographie. (Schema von SCHMIEDEN u. SEBENING nach CLAIRMONT)

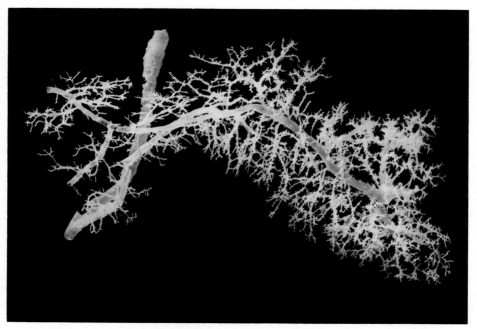

Abb. 23. Palavit-Ausguß des Pankreasganges und des Endteiles des Duct. choledochus

Die Variabilität gerade der letzten Gangstrecke ist außerordentlich groß. Der Gang, der zusammen mit dem Gallengang einmündet, wird definitionsgemäß als Ductus pancreaticus major (Wirsungianus) bezeichnet, selbst wenn der andere, der 2—4 cm oberhalb der Papilla Vateri auf der kleinen Papille, der Papilla minor oder der Caruncula minor, die keinen Verschlußmuskel besitzt, mündet, größer oder gar alleiniger Ausführungsgang ist. Die Papillengegend ist bezüglich der Gangmündung derartig anatomisch variabel, daß man ohne Übertreibung feststellen muß, daß es in dieser Region keine normale Anatomie gibt (PALILEO u. GALLAGER, 1961). Es existieren einige Grundformen des Verlaufes, um die dann die Variationen kreisen, aber einen Regelfall gibt es nicht. Die Kenntnis dieser

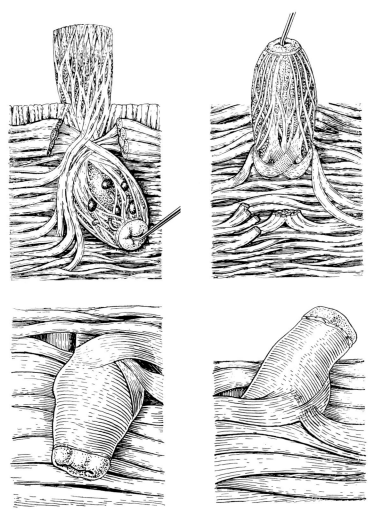

Abb. 24. Obere Teilbilder nach SCHREIBER (1944), untere nach RETTORI (1956). Darstellung der Muskulatur. Veranschaulichung der Gegensätze der Befunde: Oben überwiegend Längs-, unten zirkuläre Muskulatur. Oben links: schwarze Kugeln stellen die sog. Lippendrüsen dar. (Aus DOERR, 1959)

Gangmündungen kann wichtig sein bei der Magenresektion nach der Methode von BILLROTH II, bei der unter Umständen der Ductus Santorini mit seinen Mündungen in das Resektionsgebiet einbezogen und durch die Naht des Duodenalstumpfes verschlossen werden kann. Daß dieses in den Fällen eines einzigen Ausführungsganges in Form des Ductus Santorini katastrophale Folgen haben kann, leuchtet ein. CLAIRMONT u. Mitarb. (1920, 1922) und KEYL (1926) haben sich um diese Fragen und um die Ausarbeitung der verschiedenen Typen verdient gemacht. Nach den Angaben von CLAIRMONT hat SCHMIEDEN (1927) eine Übersicht angefertigt, mit welchen Variationen des Gangverlaufes zu rechnen ist (Abb. 22).

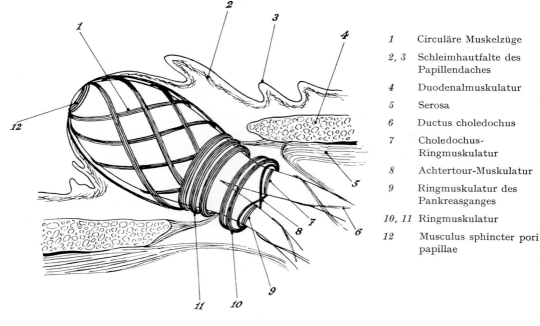

1	Circuläre Muskelzüge
2, 3	Schleimhautfalte des Papillendaches
4	Duodenalmuskulatur
5	Serosa
6	Ductus choledochus
7	Choledochus-Ringmuskulatur
8	Achtertour-Muskulatur
9	Ringmuskulatur des Pankreasganges
10, 11	Ringmuskulatur
12	Musculus sphincter pori papillae

Abb. 25. Schematische Darstellung der Ampullenmuskulatur Papilla duodeni major (VATERI). (Nach GOMEZ-OLIVEROS u. ROHDE, 1969)

Methodisch geht man bei der Darstellung der Gangverhältnisse so vor, daß man entweder ein Kontrastmittel oder ein Ausgußmittel (Plastoid, Palavit) vom Schwanz her, vielleicht nach Durchspülung mit physiologischer Kochsalzlösung, in den Gang injiziert (Abb. 23). Dieser kann dann entweder röntgenologisch oder am Macerationspräparat dargestellt werden. Bei anatomischer Präparation haben wir Formalin in den Gang gespritzt und nach 24 Std, in denen das Präparat im Eisschrank aufbewahrt wurde, den fixierten Gang leicht von dem unfixierten Drüsengewebe trennen können.

Bei Injektionsversuchen mit schnellhärtenden Kunststoffen demonstriert KELLY und TROYER (1963) in 90% aller Fälle Verbindungen zwischen den beiden Pankreasgängen. Der Gangverlauf wurde von DAWSON und LANGMAN (1961) an kindlichen Pankreaten studiert, dabei wurden vier Typen unterschieden: a) Embryonaler Typ, bei dem keine Verbindung zwischen der ventralen und der dorsalen Ganganlage besteht. Die Drainage beider Drüsenabschnitte erfolgt unabhängig voneinander. b) Offener Typ: beide Gänge münden jeweils an ihrer Papille, sie stehen am Wirsungianusknie in Kommunikation. c) Ansa pancreatica: Schlingenbildung eines Gangteiles und Mündung in die Papilla minor. d) Obliteration der kleinen Papille.

Ebenso reich an Variationen wie die Endstrecke des Ausführungsganges ist auch seine Mündung auf der Papilla Vateri. Die anatomische Problematik der Papilla Vateri ergibt sich aus den unterschiedlichen Angaben, in welcher Häufigkeit eine gemeinsame Endstrecke mit dem Gallengang (Ampulla bzw. Diverticulum Vateri) ein Confluens, ein terminaler Conflux oder ein Conusconflux vorhanden sind. Außer der Kommunikation von Gallengang und Ductus Wirsun-

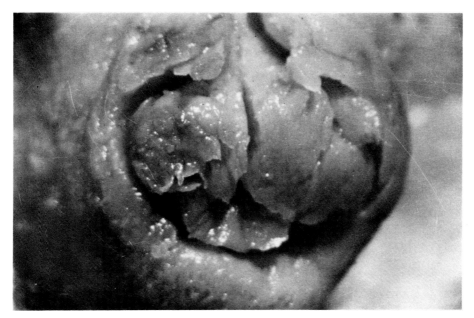

Abb. 26. Vatersche Papille (Mensch), Aufsicht. Jalousiesystem. (Aus GIERMANN u. HOLLE, 1961.) (Abbildung mit freundlicher Erlaubnis von Prof. HOLLE, Leipzig)

gianus treten noch mehr oder weniger zahlreiche, individuell sehr unterschiedlich ausgeprägte kleine echte Pankreasgänge zur Ampulle. Die Konstruktion des Musculus sphincter Oddi bzw. des Oddi-Systems (Musculus complexus papillae duodeni, SCHREIBER, 1944) ist noch nicht so abgeklärt, daß man eine sichere Aussage über die Physiologie und die pathologische Bedeutung machen könnte. Während SCHREIBER (1944) die Muskulatur der Papille untersucht hat (Abb. 24), haben HOLLE (1960, 1963, 1965) und GIERMANN und HOLLE (1961) (Abb. 25) vor allem auf das komplizierte, aber sehr sinnvolle und mit relativer Regelmäßigkeit anzutreffende Faltenwerk hingewiesen, das sie durch Lupenpräparation erfassen konnten (vgl. BROWN u. ESCHENBERG, 1964) (Abb. 26, Abb. 27).

Je mehr die Papille chirurgisch angegangen wird, desto mehr wird die Formfülle dieser Gegend bekannt. Auch Mißbildungen sind beschrieben worden, z.B. eine Epispadie der Papille, bei der das Papillendach fehlt (FÖDISCH, 1964). HOLLE (1960) und GIERMANN und HOLLE (1961) setzen die Länge von Trennungssegel und gemeinsamer Endstrecke in Beziehung zu der Neigung der Öffnungsebene, letztere bestimmt die Meßstrecke (Abb. 28). Diese Untersuchungen von HOLLE und GIERMANN (1961, 1963) haben das komplizierte Faltenwerk im Bereich der Papille erstmals in das Bewußtsein auch bei der Papillenpunktion gehoben. Sie haben ein Modell der Papille vorgelegt, aus dem hervorgeht, daß der relativ *weite* Ductus choledochus sich bei dem Eintritt in die Duodenalwand fadenförmig verengt. Diese Einengung wird als „erste physiologische Enge" bezeichnet, sie stellt die engste Stelle des ganzen Systemes dar. Vor dieser Enge sitzen nicht selten Steine. Gelegentlich ist die Aussackung vor der Enge so stark ausgeweitet,

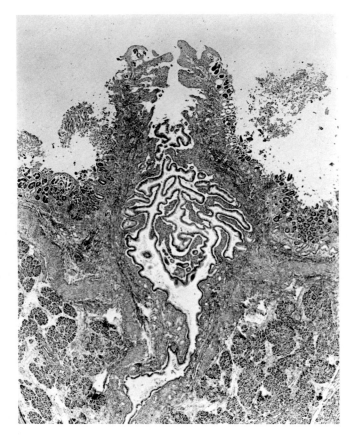

Abb. 27. Papille, Längsschnitt des Duct. pancreaticus major, Neugeborenes. Formalin, Paraffin, Elastica-van-Gieson-Färbung, Mikrophotogramm, Vergr. 1:20

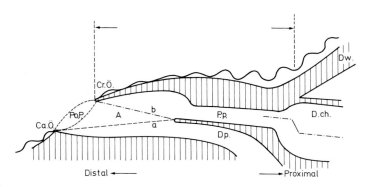

Abb. 28. (Nach GIERMANN u. HOLLE, 1961.) (Mit freundlicher Erlaubnis von Prof. HOLLE, Leipzig)

Innerer Aufbau

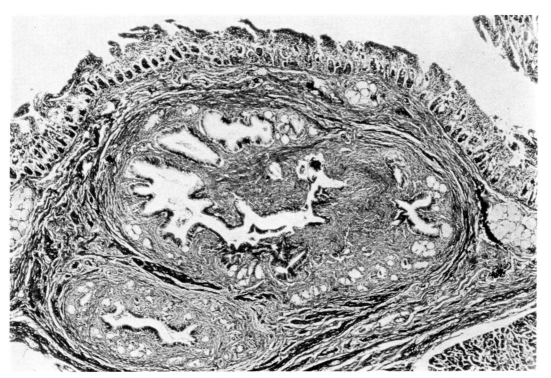

Abb. 29. Schnitt durch die Vatersche Papille dicht vor der Mündung. Getrennte Gänge (oben großer Duct. choledochus, unten kleiner Duct. pancreaticus). Getrennte Muskulatur um die Gangendstücke. Formalin, Paraffin, Trichrom, Masson-Goldner, Mikrophotogramm, Vergr. 1 : 40

daß sie auf den benachbarten Ductus pancreaticus drücken kann. Im engen Teil besteht die Schleimhaut aus längsgerichteten oder retikulären Leisten, die miteinander verbunden sind. Nach der Vereinigung beider Gänge folgt die gemeinsame Ampulle. Hier finden sich längs und schräg verlaufende Schleimhautfalten. Diese bilden das taschenförmige Klappensystem, das wie eine Jalousie die Öffnung verschließen kann. Das intakte Faltenwerk verhindert Reflux und Influx. Nach den Untersuchungen von HOLLE und GIERMANN (1960, 1961, 1963), die sehr sorgfältige Lupenpräparationen vorgenommen haben, münden in 77% der Fälle beide Gänge gemeinsam, wenn auch davon ein Drittel weniger als 3 mm gemeinsamer Endstrecke haben.

Die zirkuläre Duodenalmuskulatur ist oberhalb der schrägen Einmündung des Ductus choledochus verstärkt (Abb. 29). Hier ist eine durchflochtene Verbindung zwischen der Duodenalmuskulatur und der Sphinctermuskulatur vorhanden. Der Musculus complexus papillae (SCHREIBER 1944) besteht erstens aus dem Musculus sphincter baseos papillae (gehört noch zu der zirkulären Duodenalmuskulatur), zweitens aus dem Musculus dilatator papillae, der von der Choledochuswandmuskulatur sich herleitet, drittens aus dem sehr schmalen Musculus sphincter pori papillae, der bei der Ostiumstenose ursächlich in Frage kommt, und viertens aus einer longitudinalen Muskellage (Abb. 25). In der Transversalmuskulatur des

Duodenum besteht ein Duodenalfenster auf der Höhe der Gangendigungen. Wie Wachsplattenrekonstruktionen von RETTORI (1956) gezeigt haben, ist der Ductus Wirsungianus „halsbindenartig" mit der Duodenalmuskulatur verwoben. Neben dem Muskelfenster besteht eine Lücke für den Durchtritt der Gefäße. NIEDNER (1965) hat die Vatersche Papille in drei Etagen eingeteilt, und zwar in die Pars intraduodenalis, Pars intramuralis und Pars extraduodenalis. Träger der relativen Autonomie, die in der Papille besteht, sind als Einzelelemente, nicht in Gruppen vorkommende Ganglienzellen. Vom Plexus myentericus des Duodenum ziehen bis in das peripankreatische Bindegewebe sog. epipankreatische Nerven. Vom Plexus submucosus setzen sich bedeutend dünnere Nervenfäden in Richtung der Papille oberflächlich fort (BREITFELLNER u. BRÜCKE, 1963, 1964).

Die Frage der pharmakologischen Beeinflussung der Papillenmuskulatur, vor allem des Sphincter Oddi, ist von praktischer Bedeutung wegen der diagnostischen Cholangiographie einerseits (HESS, 1955) und der Spasmolyse bei der Pankreatitis-Behandlung (im speziellen ihrer Morphinabhängigkeit) andererseits (ERDMANN u. HENNE, 1953).

Bei Kranken mit Ulcus duodeni ist die Papillenöffnung größer. JACOBSON u. Mitarb. (1958) haben dies in einer großen Untersuchungsreihe dargetan. Ohne daß der pathophysiologische Mechanismus geklärt worden wäre, geben die Autoren einen röntgenologisch erfaßbaren Mittelwert des Papillendurchmessers von 15 mm beim Gesunden an, während Ulcusträger einen solchen von 24 mm besitzen.

Tiere ohne Gallenblase haben anatomisch eine ganz gleichartige Papille wie Tiere mit Gallenblase (Abb. 30). Die Muskelanordnung im Endabschnitt des Gallenganges ist immer sphincterartig (MANN, 1920). Vergleichbar mit der menschlichen Papille ist nach DI DIO und BOYDEN (1962) besonders diejenige des Pferdes, obwohl das Pferd keine Gallenblase besitzt.

Die Muskulatur der *Papilla minor* leitet sich von der Muskulatur des Duodenalschlauches ab und besteht aus einer stets vorhandenen Längs- und Schrägfaserschicht und ferner aus einer Lage von zirkulären Fasern um das Gangende in der Art eines Sphincter, der allerdings nur in der Hälfte aller Fälle funktionell zu bewerten ist (SINGH, 1962).

Beim Hund sind drei Ausführungsgänge die Norm, manchmal kommen auch vier oder fünf vor (O. HESS, 1907; BOTTIN, 1934).

Die bedeutungsvollsten Bestandteile, die im Zwischengewebe ohne direkten anatomischen Zusammenhang mit den Acini liegen, wenn sie auch funktionell und durch die gemeinsame vasculäre Versorgung verbunden sind, stellen die *Langerhansschen Inseln* dar. Die Bedeutung der Insellage im Bereich des exokrinen Parenchyms scheint in einem allgemeinen Prinzip der Dissemination endokriner Organe (FERNER, 1957, 1958), vielleicht auch in einer Parakrinie (FEYRTER, 1952, 1957) zu liegen.

PAUL LANGERHANS hat 1869 in seiner Inauguraldissertation am Institut von RUDOLF VIRCHOW (vgl. Abb. 4) den Zellbestand der Bauchspeicheldrüse untersucht. Er fand neun verschiedene Zellarten, darunter die bereits erwähnten centroacinären Zellen. Eine von diesen neun Zellarten sind die nach ihm benannten Inseln, deren anatomische Besonderheit, insbesondere ihre mangelnde Färbbarkeit, ihn beeindruckte, deren physiologische Bedeutung er aber nicht ahnen konnte. Es ist rührend zu sehen, wie LANGERHANS in der Vorrede zu seiner Arbeit sich gleichsam entschuldigt wegen der vorgelegten unvollständigen Untersuchung und

Innerer Aufbau

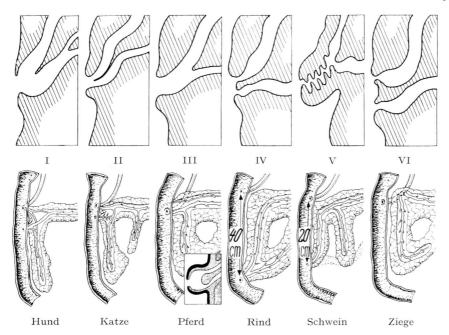

Abb. 30. Obere Reihe: Darstellung von schematisierten Frontalschnittbildern durch „pankreatitisfähige" Papillenformen des Menschen. Untere Reihe: Papillenformen derjenigen Tiere, bei denen Pankreatitis nicht selten ist. Bei Rind und Schwein münden die Gänge nahezu immer getrennt. Der Vergleich der oberen mit der unteren Reihe soll lehren, daß die Organisation der Papillen keine grundsätzliche Bedeutung für die Entstehung einer Pankreatitis haben kann. (Nach DOERR, 1959)

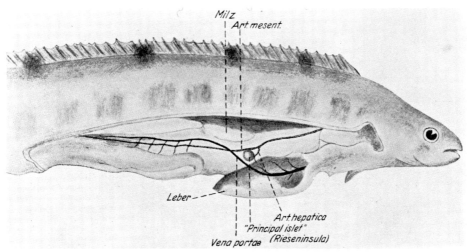

Abb. 31. Abdominalorgane von *Pholis gunellus*. Lage der solitären „Rieseninsel" (Brockmannsches Körperchen). (Aus KRÜGER, 1905)

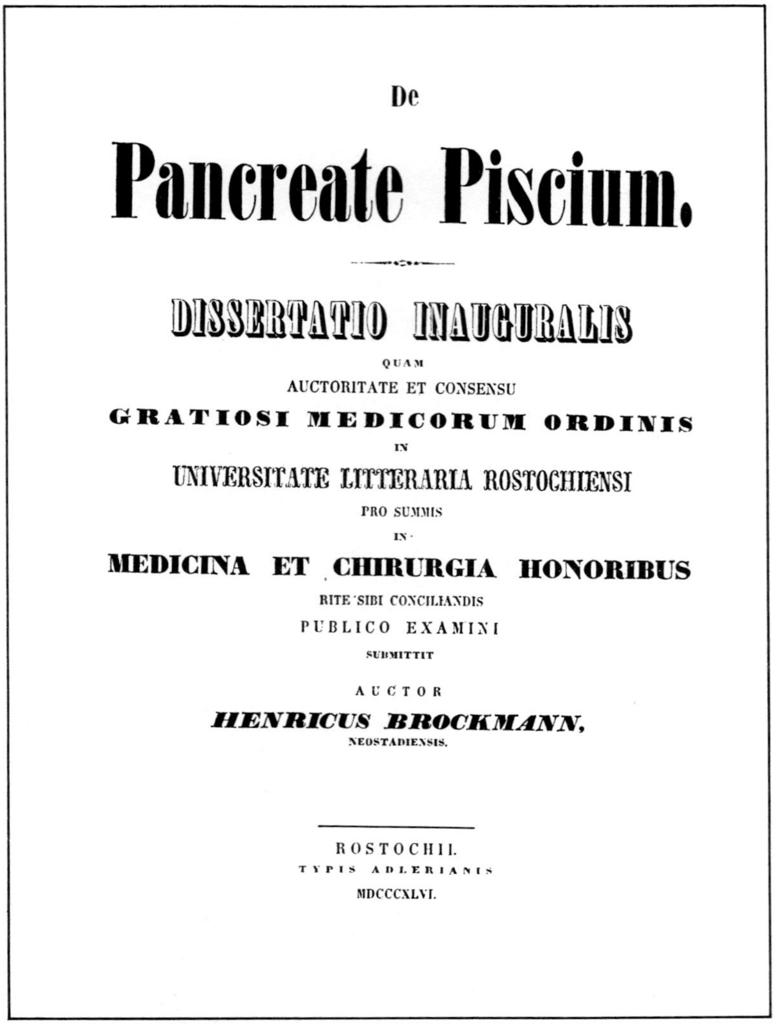

De

Pancreate Piscium.

DISSERTATIO INAUGURALIS

QUAM

AUCTORITATE ET CONSENSU

GRATIOSI MEDICORUM ORDINIS

IN

UNIVERSITATE LITTERARIA ROSTOCHIENSI

PRO SUMMIS

IN

MEDICINA ET CHIRURGIA HONORIBUS

RITE SIBI CONCILIANDIS

PUBLICO EXAMINI

SUBMITTIT

AUCTOR

HENRICUS BROCKMANN,

NEOSTADIENSIS.

ROSTOCHII.

TYPIS ADLERIANIS

MDCCCXLVI.

Abb. 32. Titelblatt der Doktor-Arbeit über das sog. Brockmannsche Körperchen, 1846

wegen der völligen Unkenntnis der Bedeutung der verschiedenen geschilderten Zelltypen (V. Becker, 1970).

Die Langerhansschen Inseln haben einen Durchmesser von 100—400 μ und liegen als helle, gering anfärbbare, mit Spezialfärbungen gut darstellbare Zellkomplexe inmitten des exkretorischen Parenchyms eingebettet. In der Bauchspeicheldrüse des Erwachsenen ist eine Beziehung zu den Ausführungsgängen meist nicht nachzuweisen. Sie sind nicht mit einer Kapsel gegen die Umgebung abgegrenzt, auch wenn hier die Basalmembran der Inselepithelplatten in manchen Fällen verdickt ist und eine Kapsel vortäuscht. Die Inselzellplatten haben die Dicke von 1—2 Epithellagen. Zwischen ihnen liegen weite sinusoidale Capillaren.

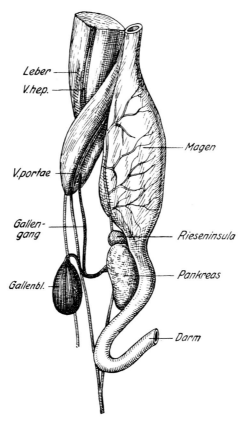

Abb. 33. Magen und Pankreas von *Tropidonotus*. (Nach Siwe, 1926)

Diese erhalten ihr Blut von den Capillaren der Umgebung und geben es auch dorthin ab. Sie besitzen keine besondere Blutversorgung, sondern bilden bezüglich ihrer Vascularisation eine lobulo-insuläre Einheit (Ferner, 1952; Thiel, 1954, 1957).

Bevor wir uns der Besprechung der Zellelemente der Inseln zuwenden, sei die Frage nach dem *Sinn* der Verstreuung der Inseln gestellt (Abb. 31). Bei einigen Fischen, den Teleostiern, bildet das Inselorgan ein geschlossenes kugelförmiges Körperchen, das Brockmannsche Körperchen (Abb. 32). Bei Vögeln liegen die Inseln relativ dicht in einem lienalen, dem dritten Pankreasast (Abb. 43). Ferner (1957/58) spürte dem Prinzip nach, das sich in der Dissemination der inkretorisch tätigen Inselzellen, in dem funktionell zunächst so ganz verschiedenen Parenchym ausdrückt. Ähnliche Verhältnisse liegen im Hoden — Leydig-Zellen und Samenkanälchen — vor. Die Dissemination der innersekretorischen Zellen geht durch die ganze Tierreihe. Die Regel, daß kleine Pankreaten relativ große Inseln, große Drüsen aber relativ kleine und zahlreiche Inseln besitzen, deutet im Verein mit der Tatsache der Verstreuung der Inseln auf eine Nah- und Kontaktwirkung des Hormons auf das umgebende exokrine Parenchym hin. Diese Vorstellung wird durch die Anordnung des Capillarsystems weiter gestützt. Sowohl im Hoden als auch im Pankreas ist nämlich das Capillarsystem der tubulären Drüse hinter eine „endokrine Capillarstrecke" geschaltet, also hinter einem Gefäßzweig, der den endokrinen Zellsystemen, den „Blutdrüsen" anliegt. Danach wäre die Insel also nicht nur eine endokrin sezernierende, sondern auch eine parakrine Drüse im Sinne FEYRTERs (1952). Morphologisch kann diese örtliche Wirkung von Inselhormonen erschlossen werden aus den besonderen Verhältnissen der periinsulären im Vergleich mit den weiter entfernt gelegenen Acini. Wir werden auf diese Besonderheit in den geeigneten Abschnitten hinweisen, doch wollen wir hier schon die besondere Reaktionsweise nach experimenteller Gangunterbindung bzw. bei pathologischen Verschlüssen des Hauptausführungsganges, bei Blutrückstauung (GERLEI, 1930), bei stark wirkenden Pharmaka und bei verschiedenen Vergiftungen (Äthionin, Alloxan und viele andere mehr, BECKER, 1956; POPPE, 1956) erwähnen. Am deutlichsten wird diese besondere Verhaltensweise bei einer brüsken Insulinausschüttung. Dieses Bild wurde bereits 1899 von JAROTZKY, später auch von anderen bestätigt. BURKL (1949) widmet diesen „Zymogen-Höfen" beim Menschen eine eigene Studie, während SERGEYEWA (1938) dem gleichen Sachverhalt unter der Bezeichnung „Halophänomen" eine einleuchtende Deutung gab. Darauf wird noch zurückzukommen sein. Die anatomische Unterlegung dieser Parakrinie des Blutdrüsensystems ist in den Capillarverzweigungen zu sehen, wie sie von FERNER (1952) und THIEL (1954) herausgestellt wurden. FERNER (1952) unterscheidet eine Arteriola afferens und multiple efferente Capillaren. Das periinsuläre Parenchym ist zudem relativ capillararm. Unabhängig davon steht dem exkretorischen Parenchym aber auch noch ein Arteriensystem ohne endokrine Vorschaltung zur Verfügung.

V. Embryologie

Die Kenntnis und die Vergegenwärtigung der ontogenetischen Entstehungsgeschichte der Bauchspeicheldrüse ist für das Verständnis vieler Besonderheiten, der Form, der Verlagerungen, vergleichend anatomischer Probleme, insbesondere aber auch für die enge Beziehung zu dem entwicklungsgeschichtlichen Zwillingsorgan, der Leber, nötig. So wie Pankreas und Leber aus der gleichen Muttersubstanz, aus dem hepato-pankreatischen Ring des Mitteldarmschlauches herstammen, so verbindet sie auch nach ihrer Trennung noch eine gemeinsame Empfindlichkeit gegenüber gewissen Giften (Alkohol) gemeinsame Parenchymkrankheiten, schließlich auch gemeinsame Regulationsmechanismen im Stoffwechsel. Gerade vom entwicklungsgeschichtlichen Standpunkt aus ist darauf hinzuweisen, daß weniger Gallenwegsystem und Bauchspeicheldrüse als vielmehr Leber- und Pankreasparenchym häufig gemeinsamer Schauplatz *einer* Erkrankung sind.

Die Bauchspeicheldrüse setzt sich aus zwei bzw. drei verschiedenen Anlagen zusammen, die sich aus der Wand des Mitteldarmschlauches in der Gegend des Duodenum durch fortgesetzte Knospung primitiver Drüsenläppchen aussondern. Die Fähigkeit, Pankreasgewebe zu bilden, kommt dem gesamten Epithel des Mitteldarmes und dessen Anhangsgebilden zu (LAGUESSE, 1895; P. HERTWIG, 1952). Daher lassen sich die Pankreaskeime in Magenwand und Duodenum sowie in der Jejunumschleimhaut leicht erklären, einschließlich den Keimen in der Wand des Meckelschen Divertikels, das als Ductus omphalo-mesentericus die gleichen Potenzen wie die anderen Mitteldarmabschnitte besitzt. Auch Inseln können verständlicherweise in den akzessorischen Drüsen, auch in denen des Meckelschen Divertikels angetroffen werden. Im Grunde stellt die Bauchspeicheldrüse daher eine vergrößerte Duodenaldrüse dar, ein „hohler Seitensprossen-treibender Epithelsproß" (FISCHL, 1929, 1937).

Die Epithelien in der Duodenalwand werden stärker und bilden eine dorsale, cranial unmittelbar über der Leberbucht und zwei ventrale, caudal von derselben gelegene Anlagen in Gestalt von halbkugeligen Ausbuchtungen. Diese bilden sich bald — beim Meerschweinchen sofort — und total wieder zurück (D. BOERNER-PATZELT, 1954). Der Anschluß der Anlagen geschieht zu einem relativ frühen Zeitpunkt — 2. Embryonalmonat — bei einer Größe des Embryo von 3—5 mm, jedenfalls bevor noch die Drehung der Magenschleife stattgefunden hat. Aus der ersten Verdichtung des hepato-pankreatischen Ringes ist noch keine Differenzierung zwischen der prospektiven Leber, der Bauchspeicheldrüse oder der Brunnerschen Drüse möglich. Beim Hühnerkeim kann die erste Anlage vom 4. Bebrütungstage ab ausgemacht werden.

Obwohl (nach Untersuchungen von LIEBERMAN, 1966) bereits bei den Feten von 500 g im Meconium eine Proteolyse nach Aktivierung nachgewiesen werden kann, kommt erst von dem Reifestand des Feten um 1 500 g an eine eigene proteolytische Aktivität zustande. Daraus wird geschlossen, daß der eigentliche „Aktivator" erst um diese Zeit gebildet wird. Nach einem Monat post partum beginnt dann ein kontinuierlicher Anstieg der tryptischen Aktivität. Gleichzeitig kann die Entfaltung des acinären Parenchyms beobachtet werden. Bei verschiedenen Fischen, den Teleostiern, werden Leber und Pankreas zwar cellulär, aber nicht organoid differenziert. Bei diesen Fischen folgt die Bauchspeicheldrüse dem Pfortaderstamm in die Leber und ist ein ständiger Begleiter der Gallenwege in allen periportalen Feldern (Abb. 40).

Die ventrale Anlage ist beim Menschen meist nicht geteilt, so daß nur *eine* derartige Ausbuchtung vorhanden ist (Abb. 34). Die linksseitige ventrale Anlage, wenn vorhanden, verödet bald wieder, so daß die Drüse schließlich aus der Verschmelzung einer ventralen und einer dorsalen Anlage entsteht. Die ventrale Anlage schiebt sich nach links herüber, um Anschluß an die dorsale Anlage zu gewinnen. Der Mechanismus der Verschiebung ist nicht in allen Einzelheiten klar, vermutlich geschieht dies über eine starke Wachstumsintensität des einen Duodenalwandabschnittes. Die Grenze der verschmolzenen Anlagen ist später nicht mehr auszumachen, denn der Kopf wird nur zum Teil von der ventralen, zu einem kleinen Abschnitt aber auch von der dorsalen Anlage gebildet. Die dorsale Anlage bildet gleichsam die Kappe, die dem oberen Querstück des Duodenum anliegt. Zwischen der dorsalen und der ventralen Anlage zieht die Vena portae, sie „durchbohrt" die Drüse oder liegt dem Pankreaskopf an. Die Pfortaderummauerung ist für das Pankreas vom Schwein und auch vom Kaninchen charakteristisch.

Die dorsale Anlage wächst in das Mesogastrium dorsale bzw. Mesoduodenum dorsale nach dorso-cranial aus, so daß sich hieraus die spätere retroperitoneale Lage versteht, da dieser Teil des Mesogastrium bei der Entstehung der Bursa omentalis in deren Rückwand zu liegen kommt. Durch die Lage im Mesogastrium dorsale, das ja eine Peritonealduplikatur darstellt, liegt die Drüse, auf beiden Seiten von Bauchfell überzogen, trotzdem nicht „intraperitoneal". Nach der Drehung und nach der Anlagerung der Bauchspeicheldrüse an die Rückwand der

40 Anatomie, topographische Anatomie, Entwicklungsgeschichte

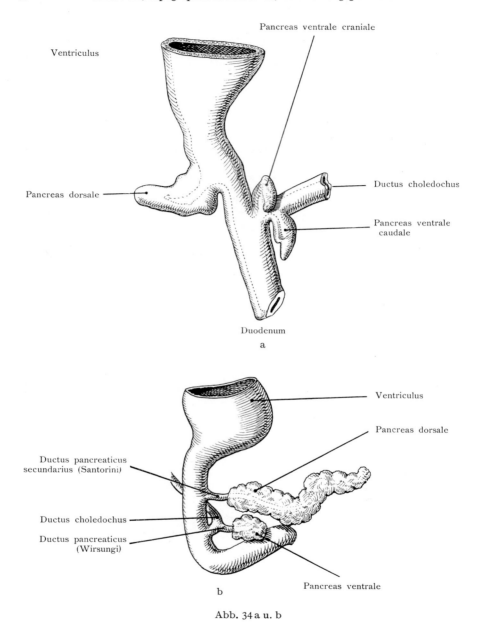

Abb. 34a u. b

Bauchhöhle — der Ausbildung der Bursa omentalis — und an die Wirbelsäule verschwindet das ehemals rechte Bauchfellblatt. Jetzt ist die Drüse nur noch an ihrer Vorderseite von Bauchfell überzogen, sie liegt offensichtlich retroperitoneal. In einigen Fällen ist das rechte Bauchfellblatt nicht ganz verschwunden und bildet den Recessus duodeno-pancreaticus (ZENKER u. PRIESCHING, 1957). Durch die

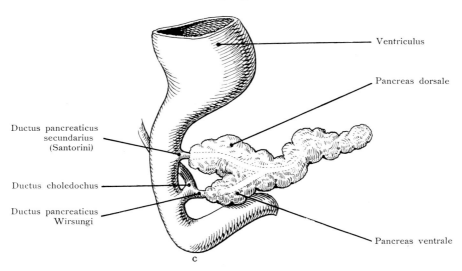

Abb. 34a—c. Pankreasanlagen beim menschlichen Embryo. a Von der Größe von 7,5 mm b 5. Woche. c 6. Woche. (Aus KOLLMANN, 1907)

Schwenkung des Magens dreht das Pankreas aus der Sagittalebene in die frontale Fläche. Es entsteht so das für den Menschen typische retroventriculäre Pankreas im Gegensatz zu dem mesenterialen Pankreas der kleinen Nagetiere. Die allein weiter entwickelte rechte ventrale Anlage hält Nachbarschaft zu dem Ductus choledochus, der auszusprossen bei dem Embryo von 7 mm Größe beginnt. Die Doppelausbildung von Ductus choledochus und dem späteren Ductus Wirsungianus wird dadurch verständlich.

Der große Pankreasgang stellt in seinem Kopfteil den Gang der ventralen Anlage dar. Die dorsale Anlage verliert oft bald ihre canaliculäre Beziehung zu dem Duodenum, ihr Ausführungsgang ist der spätere Ductus Santorini. Der Gang der ventralen Anlage findet Anschluß an den der dorsalen, etwa an der Grenze zwischen Caput und Corpus, so daß die Länge des großen Ausführungsganges dadurch erst zustande kommt. Durch diese Verschmelzung wird die später so bedeutungsvolle leichte Abknickung — das Wirsungianusknie — des langgestreckten Ganges erklärt. In etwa 10—20% der Fälle läßt sich ein durchgängiger Ductus Santorini — also eine Persistenz des vorderen Ausführungsganges der dorsalen Anlage — nachweisen, in einem größeren Prozentsatz der Fälle ist ein Ductus Santorini vorhanden, der aber keinen Anschluß an das Duodenum mehr gewinnt. In einigen Fällen bleibt der Ductus Santorini nicht nur erhalten, sondern ist auch einziger Ausführungsgang. Dann verödet der Ausführungsgang der ventralen Anlage, das Kanalsystem mündet auf der Papilla minor proximal-gastralwärts von der Choledochuspapille, eine Verbindung zum Gallenwegsystem ist dann nicht vorhanden.

Durch diese entwicklungsgeschichtliche Situation wird eine Merkwürdigkeit der Speicheldrainage erklärt. Während durch die ganze Länge des Pankreas ziemlich gradlinig *ein* Gang zieht, der vielfach kleinere Äste von allen Seiten aufnimmt, biegt dieser in einem stumpfen Winkel nach caudal mit einem Knick um,

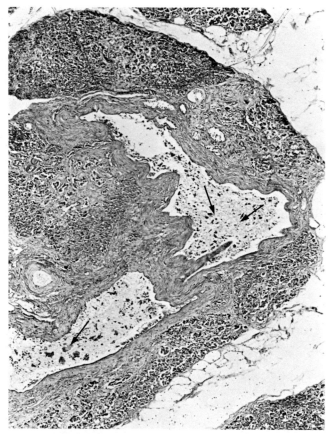

Abb. 35. Sog. Wirsungianusknie. Confluens zwischen dem Duct. Santorini und dem Duct. Wirsungianus. Chronisch fibrosierende Entzündung vor allem im Winkel. Bei verschlossener kleiner Papille: Sekretgegenverkehr (Pfeile). Formalin, Paraffin, Hämatoxylin-Eosin-Färbung, Mikrophotogramm, Vergr. 1:12

um den Weg durch den Gang der ventralen Anlage nach der Papilla Vateri zu finden. An der Stelle des Knicks in geradliniger Fortsetzung des langen Gangschenkels mündet der Ductus Santorini. Hier ist eine kritische Stelle des Gangsystemes: Abknickung und Einmündung eines oft in Gegenrichtung(!) ankommenden Speichelflusses. Den Ductus pancreaticus minor hat schon CLAUDE BERNARD (1856) als den „Canal récurrent" bezeichnet. Oft tritt hier noch eine Epithelverdickung hinzu, so daß durch die Abknickung und die Epithelverdickung eine Abflußbehinderung entstehen kann (Abb. 35).

BENNINGHOFF (1941) hat auf das allgemeine Prinzip der Speicheldrüsen hingewiesen, daß aus strömungstechnischen Gründen die Ganglänge in umgekehrtem Verhältnis zu der Viscosität des Sekretes stünde. Wird aus pathologischen Gründen der Bauchspeichel eingedickt, dann ist der Ausführungsgang im Verhältnis zu lang. Gerade an der Einmündungsstelle des Ductus Santorini in den Ductus Wirsungianus liegt die Stelle, die strömungstechnisch am ungünstigsten ist. Hier tritt am ehesten ein Verschluß ein.

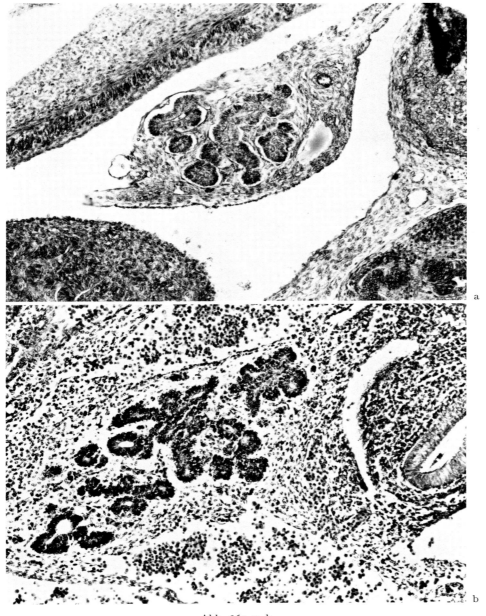

Abb. 36a u. b

Abb. 36a—f. Entwicklung der Bauchspeicheldrüse aus dem hepato-pankreatischen Ring. Hämatoxylin-Eosin-Färbung, Mikrophotogramm

a Embryo, 6 mm Scheitel-Steiß-Länge (SSL), Vergr. 1:60 (Abrasionsmaterial).
b Embryo, 10 mm SSL, Vergr. 1:120 (Abrasionsmaterial).
c Embryo, 10 mm SSL, Vergr. 1:40 (Abrasionsmaterial).
d Embryo, 16 mm SSL, Vergr. 1:40 (Abrasionsmaterial).
e Fetus, 20 cm SSL, 600 g schwer, unvollständige Entfaltung des acinären Gewebes, reichlich lockeres, platzhaltendes Bindegewebe. Vergr. 1:40.
f Fetus, 25 cm SSL, 720 g schwer, weitere Entwicklung des endokrinen Parenchyms als des exokrinen Pankreas, reichlich lockeres Bindegewebe. Vergr. 1:120

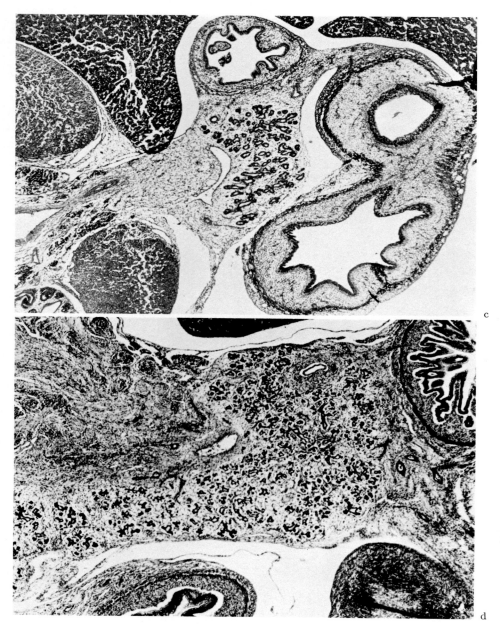

Abb. 36c u. d

Die Verschmelzung beider Anlagen wird in der 7. Keimlingswoche bei dem etwa 13 mm langen Embryo vollzogen (Abb. 36). Bleibt die Verschmelzung beider Anlagen aus, was selten ist, dann liegt ein Pancreas divisum vor (BALDWIN, 1910). Ein zweigeteiltes („horizontales und vertikales") Pankreas und also etwa eine dem

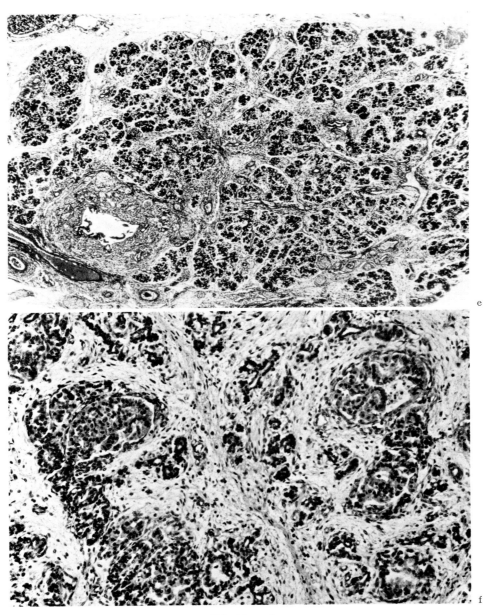

Abb. 36e u. f

Hundepankreas vergleichbare Drüse sah BELL (1922). Die endgültige Gewebsreifung aber ist nicht einmal zum Zeitpunkt der Geburt vollendet (SEIFERT, 1956; BECKER, 1962).

Vom 4. Keimlingsmonat ab (14. Woche) lassen sich an den Gangsprossen Inselzapfen nachweisen. FERNER sah sogar schon bei einem Embryo von 18 mm

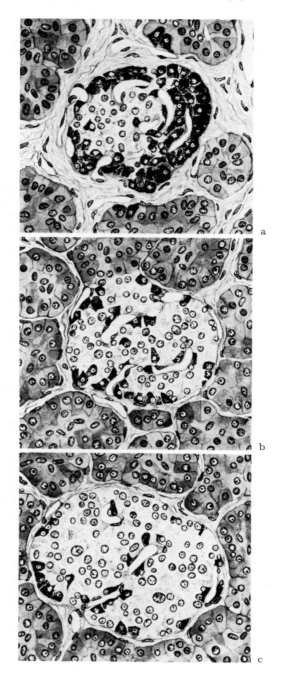

Abb. 37a—c. a Fetale Mantelinsel: Typus der Insel vom 3. Monat bis in die ersten Kinderjahre des Menschen. Typus der Ratteninsel. b Langerhanssche Insel eines 4jährigen Kindes. Auflösung des geschlossenen A-Zellenmantels, A-Zellen vermindert, B-Zellen vermehrt. c Langerhansche Insel vom Erwachsenen. (Aus FERNER, 1952)

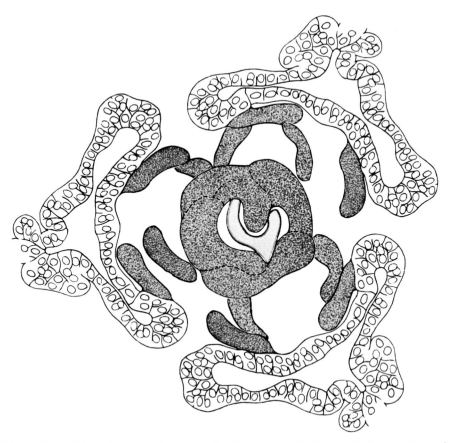

Abb. 38. Entwicklung der Langerhansschen Insel (grau gepunktet) aus den Gangsystemen der Nachbarschaft: Mehrere Endsprossungen vereinigen sich zu einer Insel

„singuläre Inselzellen" im Epithelverband des primitiven Drüsenschlauches; er zählt sie den A-Zellen zu. Die Fähigkeit des Drüsengewebes, Inseln zu bilden, bleibt wohl während des ganzen Lebens erhalten (BOENIG). Die Inseln entstammen also dem gleichen Muttergewebe wie das acinöse Drüsengewebe (Abb. 37).

Die Inseln entstehen zunächst aus soliden Zapfen; mehrere solcher Zapfen legen sich zu einem intertubulären Zellhaufen zusammen (Abb. 38). Bei der Ratte kann man Inseln vom 13. Entwicklungstag an gut erkennen (P. HERTWIG, 1952). Sie sprossen von kleinen Speichelgängen aus, zur Zeit der Geburt ist dieser Zusammenhang noch gut erkennbar, geht dann aber immer mehr verloren. GOESSNER (1958) zeigt, daß die enzymatische Ausdifferenzierung der Inseln, auch wenn sie vorher schon tätig gewesen sind, erst im 7. Monat *nach* der Geburt vollendet ist. Da auch das exkretorische Parenchym erst etwa um diese Zeit seine volle Funktion entfaltet, könnte die Ausdifferenzierung auch eine Funktion des exoendokrinen Verhältnisses etwa durch die humorale Nahwirkung darstellen. Bei dem reifen Pankreas des Erwachsenen wird eine nachbarliche Beziehung der Inseln zu den

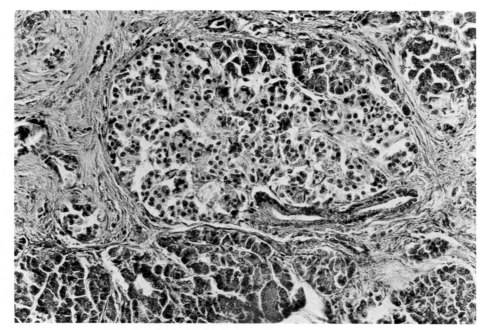

Abb. 39. Pankreas, Mensch. Persistierende Ganginsel im Erwachsenenalter. Beziehung des Ganges zu der Insel, häufig Gang *in* und *durch* die Insel. Formalin, Paraffin, Hämatoxylin-Eosin-Färbung, Mikrophotogramm, Vergr. 1:120

Ausführungsgängen zuweilen noch deutlich. Eigenartigerweise findet man in einigen Pankreaten Erwachsener eine Insel-Gang-Beziehung in nahezu *jeder* Insel, in anderen dagegen in keiner Insel. Wenn man eine „Ganginsel" beim Erwachsenen sieht (Abb. 39), kann man sicher sein, daß noch andere in dem gleichen Schnitt zu sehen sein werden (Alles- oder Nichts-Prinzip der Ganginseln).

Die dorsale Pankreasanlage bildet die meisten Inseln. Ob sie ausschließlich dazu befähigt ist (SIWE, 1932), wie Exstirpationsversuche erwiesen haben (WOLF-HEIDEGGER, 1936), scheint nicht sicher.

VI. Vergleichende Anatomie und vergleichende Entwicklungsgeschichte

Die Bauchspeicheldrüse ist die entwicklungsgeschichtlich älteste Speicheldrüse. Sie ist ein Erwerb der Wirbeltiere und unterscheidet sich bei den einzelnen Tierarten lediglich durch die Ausgestaltung und die Ausformung der einzelnen Abschnitte. Das Pankreas ist ein typisches Wirbeltierorgan: Die Wirbellosen besitzen kein homologes Organ, kein Wirbeltier ist ohne Pankreas (BROMANN, 1937). Niedere Wirbeltiere bilden pankreasähnliche Organe manschettenförmig um die Gallenblase aus (SCHREINER, 1957). Die ventrale Anlage, die beim Menschen nur einen kleinen Anteil an der Bildung der endgültigen Drüse nimmt, ist bei anderen Tieren mehr beteiligt. So haben Hund und Katze einen großen

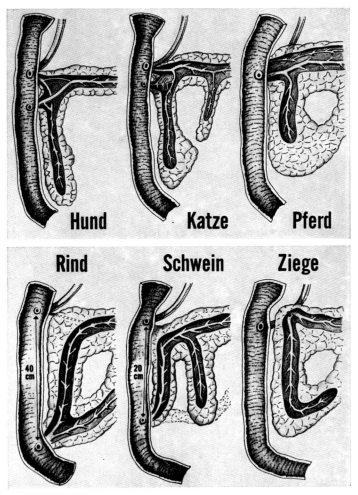

Abb. 40. Schematische Darstellung der Pankreasmündungsverhältnisse im Bereich des Duodenalschenkels bei sog. pankreatitisfähigen Haustieren. (Aus DOERR, 1963, unter Verwendung der Darstellung von SCHIEFFER, 1894)

duodenalen Schenkel, der von der ventralen Anlage herstammt. Bei gewissen Fischen, z.B. den Cypriden, trennen sich die Anlagen des hepato-pankreatischen Ringes trotz völliger Ausgestaltung der Leber überhaupt nicht (Abb. 40): Es entsteht ein intrahepatisches, periportal gelegenes Pankreas, die Acini der Bauchspeicheldrüse sind Bestandteile der periportalen Felder (KRÜGER, 1905) (vgl. Abb. 31).

Tatsächlich begleiten die Pankreasacini nicht, wie oft angegeben wird, die Pfortader, sondern die Gallengänge (Abb. 41). Die ventrale Pankreasanlage steht ja mit der Ausbuchtung des Ductus choledochus in innigem Zusammenhang. Bei diesen Fischen liegt ferner ein diffus verteiltes Pankreas in der Wandung des

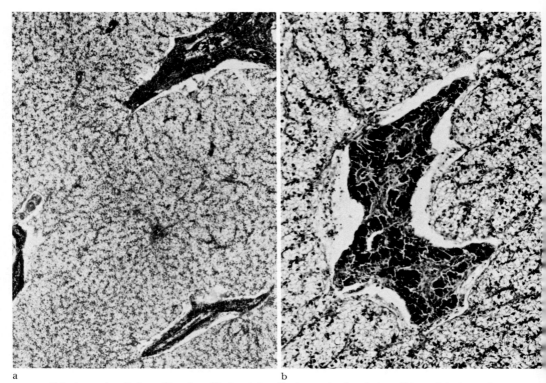

Abb. 41a u. b. Leber, Karpfen. Periportales Pankreas in der Leber. Disseminiertes exkretorisches hepatisches Pankreas. Formalin, Paraffin, Hämatoxylin-Eosin-Färbung, Mikrophotogramm, Vergr. 1:40 (a Übersicht), 1:80 (b)

gesamten oberen Dünndarmes vor, ein Sachverhalt, der sowohl theoretisch als auch praktisch (PLEHN, 1938) für die Pathophysiologie der Drüse wichtig ist.

Bei niederen Säugetieren sollen noch mehr als die erwähnten drei Anlagen vorhanden sein (STARK, 1955), so daß das definitive Organ in der Umgebung des oberen Dünndarmes viele Ausführungsgänge besitzt. Nicht selten kommen zwei Ausführungsgänge vor, z.B. bei der Schildkröte, bei Vögeln, aber auch bei Katze und Hund (bei letzterem sind bis zu 5 große Ausführungsgänge beobachtet worden).

Nach PATZELT (1936) findet man in der Tierreihe erstmals bei den Cephalopoden an der Stelle des bis dahin einheitlichen Hepatopankreas eine selbständige kleine Drüse, das Pankreasäquivalent. Bei den Cyclostomen kommt also das Pankreas zwar zur Anlage, verwandelt sich aber durch Schwund des Ausführungsganges scheinbar gänzlich in eine endokrine Drüse. Der duodenale Pankreasanteil ist der phylogenetisch älteste (SERGEYEVA, 1953). Jede Tierart hat Besonderheiten der Pankreasanlage oder der Pankreasausbildung, diese Besonderheiten können hier nicht alle aufgeführt werden. Beim Hammel findet man eine ganze Serie von Pankreasknospen (LAGUESSE, 1895).

Das Pankreas des Schweines besitzt nur einen Ausführungsgang, der dem kleinen Gang entspricht, weil er die persistierende Anlage des Ductus dorsalis darstellt (MUNK, 1965). Das Pankreas des Schweines bildet einen bleibenden portalen Ring. Die Pankreaten des Wildschweines sind im allgemeinen kleiner als die des Hausschweines, haben aber die gleichen Proportionen. In der Domestikation vergrößert sich das Pankreas des Schweines offenbar (MUNK, 1965). Auch die einzelnen Acinuszellkerne des Wildschweines sind nach MUNK (1965) kleiner als die der Hausschweine. Im Cytoplasma ist relativ mehr RNS beim Wildschwein als beim Hausschwein vorhanden.

Beim Kaninchen (ebenso beim Stachelschwein, beim Ochsen, beim Schwein und beim Nashorn) mündet der Pankreasgang weit distal von dem Gallengang. Das Känguruh hat eine Mittelform zwischen dem kompakten und dem dentritischen Pankreas.

Nach der Form lassen sich folgende Formen unterscheiden (NAGUIB, 1958):

1. Pancreas compactum: Typ Mensch.
2. Pancreas diffusum: Typ Ratte.
3. Pancreas disseminatum: Typ Cypriniden.
4. Pancreas intrahepaticum: Typ Karpfen.

Als Besonderheit, jedoch auch als große Seltenheit, kann eine *Pankreasblase* — analog der Gallenblase — bei Katzen gefunden werden, die schon REGNIER DE GRAAF sah (MILLER, 1904, 1905, 1910; DRESBACH, 1911; JOHNSON, 1914; BECKWITH, 1920; LARSELL, 1920; BOYDEN, 1922; BREMER, 1922). Sie liegt neben der Gallenblase, kann vereinzelt ebenso groß werden und mit einer nichtkonstanten Anastomose mit dieser verbunden sein. Nach ACKERKNECHT (1943) entspricht der Wandaufbau der Pankreasblase demjenigen der großen Speichelgänge.

Makroskopisch lassen sich verschiedene Formen der Drüsen unterscheiden: Der Mensch besitzt ein kompaktes, dicht dem Magen angelagertes Pankreas (Pancreas compactum), man spricht von dem retroventriculären Typus (Abb. 42). Maus, Ratte und Kaninchen besitzen ein dentritisch gefiedertes, nur wenige Zelllagen dünnes, diffus im Gekröse ausgebreitetes Pankreas vom mesenterialen Typus (Pancreas diffusum).

Beim Kaninchen ist der dendritische Aufbau besonders kennzeichnend. Man sollte im Tierexperiment jedoch nicht vergessen, daß beim Kaninchen auch ein kompakter lienaler Anteil neben der Milz liegt. Dort ist oft die stärkste Reaktion auf jeden experimentellen Eingriff zu erwarten, z.B. kommt es da leicht zu einem Speichelödem.

Der Goldhamster besitzt ein mehr retroventriculäres Pankreas. Die Zweiteilung ist jedoch, je nach der Entwicklung der ventralen Anlage, bei der endgültigen Ausgestaltung verschieden. Das Pancreas divisum mit seinem stark entwickelten duodenalen Abschnitt wurde bereits erwähnt, wobei die duodenalen Partien dicker, plumper als die lienalen Abschnitte sind (Beispiel: Hund).

Die Bauchspeicheldrüse der Vögel ist dreilappig (Abb. 43). Jeder Lappen besitzt unter Umständen eine gesonderte Gangdrainage. Eine weitere Besonderheit des Vogelpankreas besteht darin, daß die Inseln nach A- und B-Zellen in „dunkle" und „helle" Inseln getrennt sind (CLARA, 1924a, b; NAGELSCHMIDT, 1939) (Abb. 44).

Bezüglich Form, Zahl und Zellulation der Inseln bestehen zwar keine grundsätzlichen Unterschiede, doch ein erheblicher Wechsel in der Ausgestaltung der einzelnen Inseln, so daß der Geübte an der Insel bereits die Tierspecies erkennen

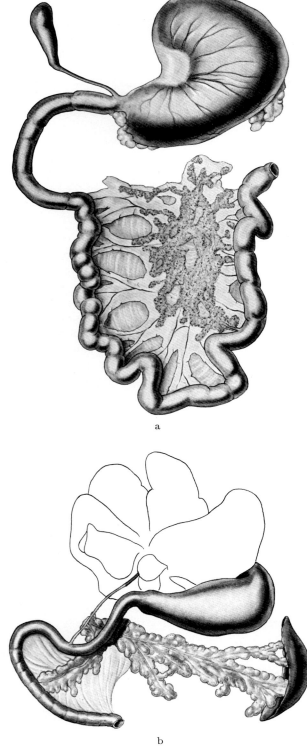

a

b

Abb. 42a u. b

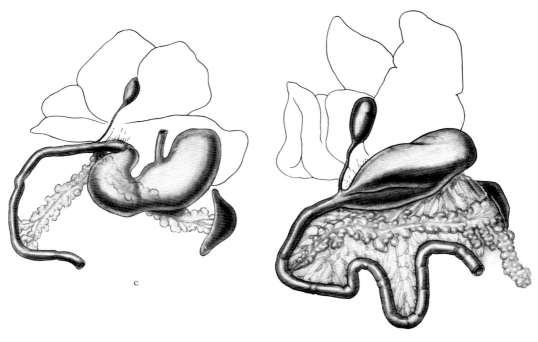

Abb. 42a—d. Vergleichende Anatomie der Pankreasform:
a Dendritisch verzweigtes, sehr stark aufgesplittertes Pankreas. Im Mesenterium zahlreiche Lücken. Pankreasgang rechts unten. *Kaninchen*. Vergr. 1:2.
b Einigermaßen kompakt gebautes Pankreas. Der Magen ist nach ventral hochgeklappt. Pankreasgang bzw. -gänge münden in den Duct. choledochus. Leber hochgeschlagen. *Ratte*. Vergr. 1:2.
c Kompakt gebautes sog. retroventriculäres Pankreas. Aufsplitterung des Pankreaskopfes. *Goldhamster*. Vergr. 1:1.
d Relativ kompaktes, großes Pankreas (Magen hochgeklappt), Aufsplitterung caudalwärts stärker ausgebildet. *Meerschweinchen*. Vergr. 1:1

kann. Zur Illustration dieser Verhältnisse bei so verschiedenen Tieren, wie Kaninchen, Ratte, Maus und Meerschweinchen, die ja für Laboratoriumsarbeiten als Versuchstiere besonders in Frage kommen, nehmen wir ein Vergleichsschema (Abb. 42) und eine Tabelle 3 aus dem Buche von Cohrs, Jaffé, Messen (1958). Man kann daraus einen Eindruck über die Verteilung der Inselepithelien und über die Zahlenwerte der Inseln entnehmen. Eine vergleichende Nesocytologie findet sich bei Ferner (1952) und P. Hertwig (1953).

In der Vorinsulin-Ära, in der man über die Bedeutung der Langerhansschen Inseln herumrätselte, wurde von A. Oppel (1900) eine Theorie aufgestellt, nach der die Inseln Rudimente eines phyletisch älteren, einfachen Pankreas, eines „Urpankreas" darstellten. Diese seien in mannigfacher Modifikation bei Vertebraten forterhalten (nach Wiedersheim, 1902). Dies würde bedeuten, was als widerlegt gelten kann, daß die Bauchspeicheldrüse ein Konglomerat aus zwei ganz verschiedenen Drüsen sei, nämlich aus den Rudimenten des „Urpankreas" und aus den Bestandteilen der endgültigen Bauchspeicheldrüse aus der Duodenalwand. Ähnliche Gedanken werden neuerdings bezüglich des Inselsystemes und des insulären Gangorganes ausgesprochen (Clausen, 1953).

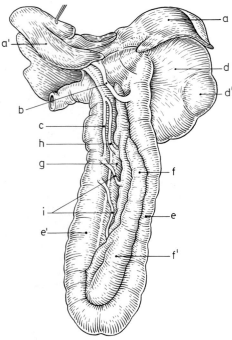

Abb. 43. Pankreas, Leber und Dünndarm von *Columba*. *a* Linker, *a'* rechter Leberlappen. *b* Linker, *c* rechter Gallengang. *d* Muskelmagen. *e* Duodenum. *f, f'* Pancreas ventrale. *g* Pancreas dorsale. *h* Ausführungsgang des Pancreas dorsale. *i* Ausführungsgänge des Pancreas ventrale. (Nach ELLENBERGER u. BAUM, 1926)

Entsprechend seiner Theorie von der Dissemination hat FERNER (1957) darauf hingewiesen, daß kleine Bauchspeicheldrüsen relativ große Inseln enthalten und daß mit der Volumenzunahme der Drüse der Grad der Dissemination wächst und damit der Umfang der Einzelinseln klein wird.

Tabelle 3. (Nach DOERR u. BECKER, 1958)

Tierart	Anzahl der Ausführungsgänge	Pankreasgesamtgewicht	Anzahl der Inseln	A-B-Zell-Relation	Insulin-Einheiten pro kg Pankreas	Diabetogene Dosis des Alloxan mg/kg
Kaninchen	1	6,1 g	50—90 000	1:5	7 800	100—200 i.v.
Meerschweinchen	1	1,2 g	13—56 000	1:5	230	—
Ratte	2—5	1,3 g	600— 4000	1:4	1 300	200—300 s.c., i.p.
Maus	2—5	134 mg	450— 700	1:5		1 000—1 500 i.p. (= letale Dosis)
Hund	1—2 (—4)	13—108 g		1:5	3 300	50—100 i.v.
Katze	1 (—2)			1:5		150 i.v.

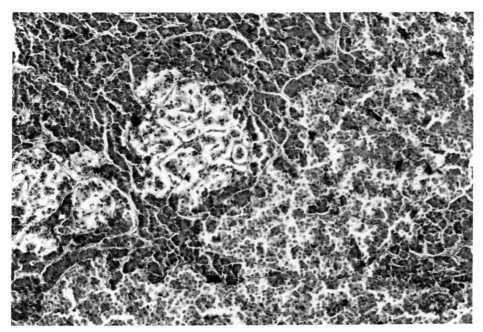

Abb. 44. Pankreas, Gans. Im exkretorischen Parenchym (dunkel) zwei verschiedene Inseltypen. A-Zell-Inseln (hell), B-Zell-Inseln (grau-homogen). Formalin, Paraffin, Hämatoxylin-Eosin-Färbung, Mikrophotogramm, Vergr. 1:120

VII. Das Pankreas im Kindesalter

Mit einem kurzen Wort sei noch des kindlichen Pankreas gedacht, da man heute die Drüse um den Geburtstermin zu beurteilen hat, um eine Ernährungsstörung, eine cystische Pankreasfibrose, einen Diabetes der Mutter durch die sog. Embryopathia diabetica zu diagnostizieren oder um die Verhältnisse bei der Erythroblastose zu beurteilen. G. SEIFERT (1956) hat den Besonderheiten der pathologischen Anatomie und der allgemeinen Pathologie des kindlichen Pankreas eine sehr sorgfältige und eindrucksvolle Monographie gewidmet. Noch vor 100 Jahren hat FERDINAND WEBER in seiner „Pathologischen Anatomie des Neugeborenen" (1851) das Pankreas überhaupt nicht erwähnt. Erst durch die grundlegenden und systematischen Studien von SCHMINCKE (1921), MAHRBURG (1934), DOROTHY ANDERSEN (1938), ULE (1948), G. SEIFERT (1956) und CHAPTAL u. Mitarb. (1963) — um nur einige zu nennen — ist die Besonderheit dieser Drüse im Kindesalter und um den Geburtstermin herausgestellt worden. Wir werden das kindliche Pankreas stets bei den einzelnen Abschnitten bedenken. Hier seien nur die Besonderheiten um den Geburtstermin und im Säuglingsalter zusammengefaßt, wobei wir uns weitgehend auf die Angaben von SEIFERT (1956) stützen. Die wesentlichste Besonderheit des kindlichen Pankreas besteht darin, daß die Reifung der Drüsenbestandteile unterschiedlich ist, „der endokrine Anteil ist in seiner Entwicklung während der Embryonalzeit weit vorausgeeilt und funktioniert frühzeitig, während das exokrine Parenchym in seiner Entwicklung noch zurück-

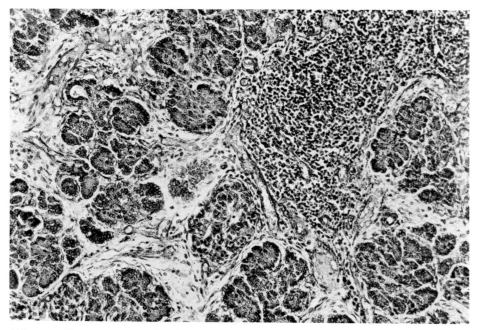

Abb. 45. 1 Tag alt gewordenes Mädchen (SN 276/64, P. I. Karlsruhe). Unreifes Pankreas: Extramedulläre Blutbildung (Blutbildungsherde oft auch in der Bauchspeicheldrüse reif geborener Kinder. Kein Unreifezeichen!). Formalin, Paraffin, Hämatoxylin-Eosin-Färbung, Mikrophotogramm, Vergr. 1:120

tritt und seine volle Ausdifferenzierung erst kurz vor und nach der Geburt erfährt" (SEIFERT, 1954).

Der besondere Reichtum des kindlichen Pankreas an embryonalem Bindegewebe zum Zeitpunkt der Geburt erklärt sich aus dieser mangelnden inneren gestaltlichen Reife. Das Bindegewebe ist Platzhalter für noch auszugestaltendes, vor allem noch exkretorisches Parenchym und Träger der Blutbildungsherde zwischen den Drüsenläppchen (Abb. 45), die gerade um den Zeitpunkt der Geburt verschwunden sind (ULE, 1948; BECKER, 1962).

Es ist auf das Gemeinsame und auf die Verschiedenheit des kindlichen unreifen und des gealterten Pankreas hinzuweisen: Beide enthalten im Vergleich zu ihrer Drüsensubstanz zuviel Bindegewebe. Beim Kind jedoch handelt es sich um ein lockeres, plastisches, embryonales, *verdrängbares* Bindegewebe, das dem Parenchym als Bett dienen kann. Das Bindegewebe des Alterspankreas dagegen ist ein straffes, ausdifferenziertes, faserreiches, kollagenes Bindegewebe, das an die Stelle von zugrunde gegangenem Parenchym getreten ist.

Das exokrine Parenchym, dessen relative Unreife, dessen fehlende Ausgestaltung und reiches Bindegewebskissen aus plastischem Bindegewebe so in die Augen fällt, hat intrauterin noch nichts leisten müssen. Die Forderung der Funktion, die Verdauungsaufforderung, ist noch nicht an das Parenchym herangetreten. Trotzdem steht das exkretorische Parenchym auch im fetalen Leben immer zur Sekretion und zu weiterer Ausgestaltung der Form bereit (GIROUD, 1922). Diese Umgestaltung und der Ausbau gehen nach der Geburt in einem erheblichen Tempo mit forcierter Konsequenz vonstatten, sind jedoch erst im 3.—4. Lebensjahr endgültig erreicht. EMERY (1951) hat die Ausreifung des Pankreas in eine allgemeine Betrachtung der Reife des Neugeborenen einbezogen und unterscheidet 6 Reifegrade, deren Grenzen zu ziehen aber nur dem Fachmann und Erfahrenen eines größeren Beobachtungsgutes möglich ist.

Eine Besonderheit im Inselsystem des Neugeborenen, des Säuglings und des Kleinkindes gegenüber dem des Erwachsenen besteht darin, daß die Inselzapfen, die von verschiedenen Seiten zu einem Inselkomplex zusammentreten (vgl. Abb. 38), zunächst noch durch ihre Herkunft und durch ihre noch nicht sehr enge Zuordnung zu dem Komplex sog. ,,fetale Mantelinseln" bilden, also die Formen besitzen, die z.B. bei manchen Tieren (Ratte) noch am reifen Tier vorhanden sind. Im Zentrum finden sich die B-Zellen, während die A-Zellen in der Peripherie mantelartig den B-Zellkomplex umgreifen. Die Tätigkeit des Inselsystems beginnt schon relativ frühzeitig intrauterin, es ist gegen Ende der Schwangerschaft hormonell aktiv, ja kann kompensatorisch bei einer Unterfunktion des mütterlichen Inselsystems eingreifen. Morphologisch ist es frühzeitig reif und ,,relativ zu groß". Diese ,,zu großen" Inselkomplexe werden durch das sich entfaltende exokrine Parenchym mehr und mehr auseinandergedrängt: Eine relative Abnahme der Inselfläche bei absoluter Vermehrung der Inselzahl ist das Kennzeichen der Reifung der gesamten Drüse (SEIFERT, 1956). Auch in qualitativer Hinsicht bietet die Inselentwicklung eine Besonderheit: Bei der kindlichen Insel wird ein absolutes Übergewicht der A-Zellen gezählt. Nach der Geburt steigt die Zahl der B-Zellen langsam an, um erst zur Zeit der Pubertät die Werte der Erwachseneninseln zu erreichen.

Gelegentlich sind bei Neugeborenen Blutbildungsherde im Pankreas noch vorhanden, manchmal ein Lien succenturiatus in den Schwanz verlagert (BASSIGNANA, 1939; HALPERT u. GYORKEY, 1957).

C. Physiologie

„Wir wissen sehr viel über die Aminosäuresequenz der Pankreasfermente, aber wir wissen nicht, welche Mengen täglich produziert werden."

NEUBERGER, London
21. Tagg. d. Dtsch. Ges. f. Verdauungs- u. Stoffw.-Krkh., Hamburg, 1961.

I. Der Bauchspeichel[1]

Der Bauchspeichel unterscheidet sich von dem Mundspeichel durch seine physikalischen und chemischen Eigenschaften. Er hat im Grunde mit dem Mundspeichel nichts gemein, obwohl in einigen Fällen eine vikariierende Sekretion einzelner, vor allem diastatischer Fermente nachgewiesen sein soll und bei Erkrankungen der Bauchspeicheldrüse ein Mundspeichelfluß in erhöhtem Maße beobachtet wird. Daß bei einer Hypersekretion des Magensaftes qualitativ veränderter Mundspeichel sezerniert wird, kann verständlich sein, daß aber Mundspeichel bei einer Pankreasinsuffizienz auch bezüglich des Fermentgehaltes vikariierend abgesondert wird, ist nur schwer vorstellbar und beweisbar.

Der Bauchspeichel ist eine klare, farb- und geruchlose, manchmal etwas fadenziehende (mucinhaltige) Flüssigkeit, die in einer Menge von 8—1000 bis zu 1500 cm³ in 24 Std mit einem spezifischen Gewicht von 1008—1015 und einem pH-Wert von etwa 8—8,6 abgesondert wird. Die tägliche Proteinmenge, die im Bauchspeichel sezerniert wird, beträgt etwa 6—9—16 g (0,8%), 72% davon sind Enzymeiweiße (KELLER, 1958, 1967; COPPO u. CAVAZZUTI, 1963). WEWALKA (1959) gibt dagegen den Eiweißgehalt des Bauchspeichels höher mit 1,5—3% (nach BYRNE u. Mitarb., 1951) an, während HAVERBACK (1960) ein spezifisches Gewicht von 1007—1042, einen pH-Wert von 7,0—8,7 festgestellt hat.

Der Sekretionsdruck des Bauchspeichels wird sehr wechselnd angegeben, doch ist er offenbar höher als der der Gallensekretion. Er beträgt nach DREILING und JANOWITZ (1955) 300—500 mm Wasser (im Gegensatz zur Galle, die mit einem Sekretionsdruck von 200 mm Wasser abgesondert wird). HIRSCH und seine Mitarbeiter geben beim Hungertier einen Bauchspeicheldruck von 340 mm Wasser, beim „Freßtier" 390 mm Wasser an (PARRY, HALLENBECK u. GRINDLAY, 1955; MENGUY, HALLENBECK, BOLLMAN u. GRINDLAY, 1958). Der Ausführungsgang faßt etwa 3 cm³ Flüssigkeit, eine Größe, die für röntgenologische Darstellung (Wirsungiographie) wichtig ist (MANGEOT, MARCY u. LEGER, 1953).

HINSBERG und BRUNS (1953) geben für die chemische Zusammensetzung folgendes an:

---

[1] Noch bei ENGEL (1840) wird der Bauchspeichel als „ichoröser (ätzender) Saft" bezeichnet ($i\chi\omega\varrho$ = die ätherische blutähnliche Flüssigkeit, die in den Adern der Götter fließt; später dann „Blutwasser", „Lymphe").

Gehalt an festen Stoffen	1,07 und 1,10%
davon	0,83% Mineralien
Natrium	207 mg-%
Kalium	10,24 mg-%
Calcium	1,41 mg-%
Magnesium	0,17 mg-%
Schwefel	6,7 mg-%
Phosphor	0,2 mg-%
Chlorid	245 mg-%
Spektroskopisch fanden sich Spuren von Kupfer und Zink, eine polarographische Bestimmung der Zinkkonzentration ergab einen Gehalt von	$1,295 \times 10^{-5}$ mMol/l
Basen	93,620 mM/l
Säuren	73,213 mM/l
Kieselsäure	5,15 mg-%

(Vgl. hierzu BRO-RASMUSSEN, KILLMANN u. THAYSEN, 1956.)

Nach JANOWITZ (1962) enthält der Pankreassaft des Hundes im Vergleich mit dem Serum folgende Ionen (nach Untersuchungen von SOLOMON, 1952).

	Serum	Pankreassaft
Cl	117	
Total CO_2	28	154
Na	153	154
K	5,1	4,8
H_2O	92,4%	98%

Es geht aus dieser Gegenüberstellung von Pankreassaft und Serum hervor, daß der Bauchspeichel das Produkt einer erheblichen sekretorischen Leistung darstellt.

Der Zinkgehalt des Bauchspeichels beträgt im Mittel 142 µg (in 60 min) nach den Messungen von SULLIVAN u. Mitarb. (1965). Das Zink geht auf Sekretinreiz mit der Bicarbonatfraktion in den Bauchspeichel und ist bei der chronischen Pankreatitis wie dieser vermindert. Radioaktiv markiertes Zink wird so zu einem großen Teil im Bauchspeichel ausgeschieden (BIRNSTINGL u. Mitarb., 1956). Nach den Untersuchungen der Arbeitsgruppe von DREILING (1959) werden im Pankreassaft des Hundes 3,3—4,4 mÄqu/l Calciumionen ausgeschieden. Das Calcium erscheint im Proteochylus (ZIMMERMANN u. Mitarb., 1967).

Ferner enthält der Bauchspeichel Albumine und Globuline mit einem Gesamteiweißgehalt (bei Hunden) von 1,5—3 (—6 g-%). Nach diesen Angaben, die wir zum Teil HINSBERG und BRUNS (1953) entnehmen, ist der Bauchspeichel im wesentlichen von allen anderen Körpersekreten durch seine Alkalität und durch den Fermentgehalt ausgezeichnet, der seine spezifische Leistung ausmacht. 100,0 cm³ Pankreassaft können bis 120 cm³ 0,1 normale Salzsäure binden, der Bicarbonatgehalt ist 5—6mal größer als der des Blutes.

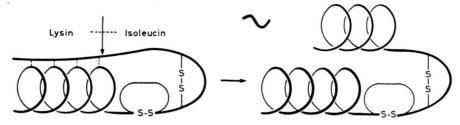

Abb. 46. Schematische Darstellung der Trypsinogen-Aktivierung. (Aus AEBI, 1960)

Alkalität und Enzymbestand sind keine quantitativ festgelegten Größen, sondern weitgehend abhängig von Art und Menge der aufgenommenen Nahrung.

Als Fermente werden für die drei Hauptstoffgruppen sezerniert eine proteolytische Gruppe, dessen Hauptvertreter das Trypsinogen ist, lipolytische Fermente und Esterasen für die Fettspaltung und Amylase (Diastase) zur Spaltung der Kohlenhydrate (Näheres s. Tabelle 5). Das *Trypsin* wurde als Enzym von W. KÜHNE (1877) entdeckt und benannt. ϑρύπτειν heißt zerreiben, zerbröckeln, zerstückeln. (KÜHNE war auch der erste, der von „Fermenten" sprach: ferveo = ich brause auf, ich gäre.)

Die Trypsis — sprachlich richtiger Thrypsis — ist ursprünglich gar nicht an die Bauchspeicheldrüse und ihre Fermente gebunden. FRIEDRICH VON RECKLINGHAUSEN benutzt in seinem Buche über die Knochennekrosen (1910) das Wort Thrypsis ganz allgemein bei Vorgängen, bei denen Gewebe langsam durch eine Lockerung des Zusammenhaltens verflüssigt werden, wobei zunächst Bröckel entstehen, die dann weiter zerbröckelt, gänzlich verflüssigt werden.

KÜHNE faßte das *gesamte* proteolytische Prinzip des Bauchspeichels unter dem Namen Trypsin zusammen. Heute wird dagegen nur ein ganz bestimmtes, aktives, kristallin darstellbares Ferment darunter verstanden (KUNITZ und NORTHROP). Trypsin bringt Blut zur Gerinnung durch Überführung des Prothrombins in Thrombin. Sezerniert wird eine inaktive Vorstufe, das Trypsinogen, das nicht durch chemisch-analytische Methoden, wohl aber durch seine Löslichkeit und seine Kristallform vom Trypsin unterschieden werden kann. Das Trypsinogen wird durch Aufspaltung weniger Peptidbrücken in das aktive Trypsin umgewandelt (Abb. 46), ein Vorgang, der leicht und vielseitig ausgelöst werden kann und in den Vorstellungen von der Erkrankung der Bauchspeicheldrüse eine große Rolle gespielt hat. Im physiologischen Regelfall wird das Trypsinogen von der Enterokinase aus der Duodenalwand in das aktive Trypsin umgewandelt, ein Vorgang, der physiologischerweise also erst im Duodenum abläuft (Abb. 47). Der Mechanismus der Trypsinogenaktivierung besteht aus zwei nebeneinander herlaufenden Vorgängen. Einmal die erwähnte Aktivierung durch Enterokinase, die im Duodenum auf den Bauchspeichel stößt. Dies würde aber keinen vollständigen Schutz vor einer ortsfremden Aktivierung bedeuten, weil einmal mehrere ganz verschiedenartige Stoffe aktivieren können, weil eine Aktivierung autokatalytisch vor sich gehen kann und weil auch die Enterokinase in das Gangsystem eindringen könnte. Darum wird gleichzeitig mit dem Trypsin ein Inhibitor, ein Polypeptid, sezerniert. Trypsinogen und Trypsin Inhibitor, die

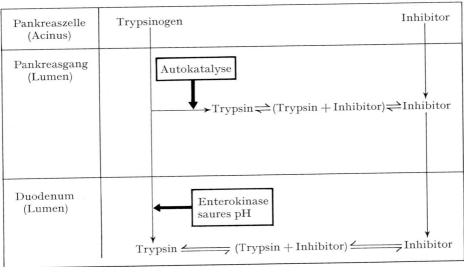

Abb. 47. Aktivierung des Trypsinogen. (Nach RICHTERICH, 1958)

beide gleichsam von der gleichen Zelle abgesondert werden, bilden das Trypsin-System.

Im Pankreassaft ist sicher öfter aktives Trypsin vorhanden als es der klassischen Vorstellung von der Aktivierung durch Enterokinase entspricht (MANGEOT u. Mitarb., 1953).

Der Trypsininhibitor, von NORTHROP und KUNITZ (1936) kristallin dargestellt, geht mit Trypsin im alkalischen Milieu eine komplexe Bindung ein, dissoziiert aber im sauren Bereich ab. Er kann im Duodenalsaft nachgewiesen werden (GREEN u. WORK, 1953; FORELL u. STAHLHEBER, 1964). Zum Beispiel hemmt 1,0 ml Pankreassaft 0,08 mg Stiertrypsin (KELLER u. Mitarb., 1967). Der Trypsininhibitor wird in freier Form nicht im Komplex mit Trypsin, wohl aber parallel sezerniert und verhindert die katalytische Trypsinaktivierung (GREEN u. Mitarb., 1966) und wird von Trypsin im Überschuß zerstört (FRITZ u. Mitarb., 1967) (Abb. 48).

Der Serum-Inhibitor, der früher vielfach als „Antitrypsin" bezeichnet wurde, stammt aus der Bauchspeicheldrüse (HOMER et al., 1960; FORELL u. STAHLHEBER, 1964). Trypsin-Inhibitoren kommen natürlicherweise in vielen Organen (Parotis), im Colostrum der Milch (LASKOWSKI, 1952), im menschlichen Plasma (A. SCHMITZ, 1938), in der Leibessubstanz von Ascariden, im Blute der Weinbergschnecke (WERLE u. Mitarb., 1958, 1964), ferner im Ovomucoid vor. Pflanzliche Trypsin-Inhibitoren gibt es vor allem in der Sojabohne und in einigen anderen Leguminosen (Lima-Bohnen) (Tabelle 4).

Der natürliche Trypsin-Inhibitor im Serum und im Harn ist während Stress-Situationen und in der Schwangerschaft erhöht (FAARVANG u. LAURITSEN, 1963).

Als zweites proteolytisch wirkendes Ferment des Bauchspeichels ist das *Chymotrypsin* zu nennen (Abb. 49), das „Pankreaslabferment" von VERNON (1902). Wie dieser alte Name sagt, bringt Chymotrypsin Milch zur Gerinnung. Die Aktivierung erfolgt durch Trypsin — nicht durch Enterokinase. Bei der

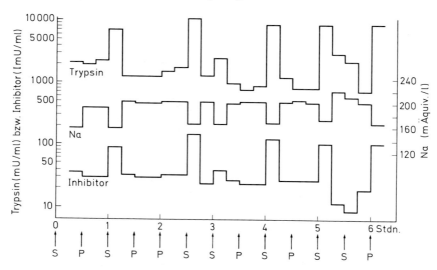

Abb. 48. Parallele Sekretion von Trypsinogen und Inhibitor beim Pankreas vom Hund nach i.v. Injektion von Sekretin (S) und Pankreozymin (P). Linke Ordinate: mU Enzym (nach Aktivierung des Trypsinogen) bzw. ImU Inhibitor pro ml Sekret; rechte Ordinate: mVal Natriumionen pro Liter Sekret. Abszisse: Zeit in Std. Zu den durch die Pfeile markierten Zeitpunkten wurden 15 i.E. P bzw. S injiziert. Sammelperiode (Sekret): jeweils 15 min. (Nach FRITZ, 1967)

Tabelle 4. Eigenschaften einiger natürlicher Trypsin-Inhibitoren. (Aus RICHTERICH, 1958)

Ursprung	Präparat	Molekulargewicht	Inhibitor für			
			Trypsin	Chymotrypsin	Plasmin	Blutgerinnung
Pankreas (KUNITZ u. NORTHROP)	kristallin	8000	+	+	+	+
Pankreas (KAZAL et al.)	kristallin	9000	+	−	+	+
Sojabohnen	kristallin	40000	+	+	+	+
Colostrum	kristallin	11000	+	+	?	?
Limabohnen	kristallin	10000	+	?	+	+
Ovomucoid	amorph	30000	+	−	?	?
Plasma (Trypsin-Inhibitor)	amorph	?	+	+	?	?
Plasma (Plasmin-Inhibitor)	amorph	?	+	−	+	?
Urin	amorph	?	+	?	?	?
Ascaris	amorph	?	+	?	?	?

Aktivierung werden vom Chymotrypsin 6 Aminogruppen frei, ohne daß eine Abspaltung vor sich geht. Dies zeigt an, daß durch die Aktivierung des Trypsin eine Aufspaltung von Polypeptidketten erfolgt. Chymotrypsin hat ein pH-Wirkungsoptimum von 7,6—9, es vermag Casein zu spalten. Es hat — ebenfalls im Gegensatz zum Trypsin — keine Wirkung auf die Blutgerinnung. Sowohl Chymotrypsinogen als auch Chymotrypsin sind kristallin dargestellt worden.

Der Bauchspeichel 63

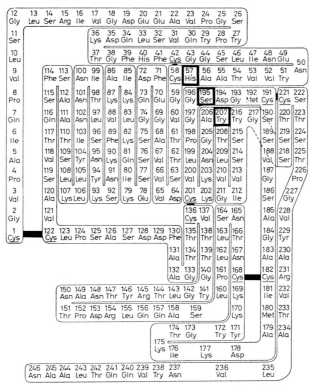

Abb. 49. Die Peptidkette des Chymotrypsinogen-A in willkürlicher Faltung gezeichnet, um Disulfidbrücken (Cys.-Cys.) und aktives Zentrum anzudeuten. (Aus SIMON, 1965, nach HARTLEY)

Im Pankreassaft wird außerdem noch eine Procarboxypeptidase abgesondert, die durch Trypsin in das aktive Ferment, die Carboxypeptidase, übergeführt wird. Die *Carboxypeptidase A* läßt sich in zwei durch Elektrophorese unterscheidbare Formen (A_1/A_2) auftrennen, die sowohl im Duodenalsaft als auch im Pankreashomogenat erscheinen (RICK, 1960; HADORN u. SILBERBERG, 1968).

Ferner wird noch eine Kollagenase sezerniert (ZIFFREN u. HOSIE, 1955; HONCK u. PATIL, 1959). Letztere baut die Kollagen-Substanz ab, sie kann aber auch Trypsinogen aktivieren (HOSIE u. ZIFFREN, 1956; RICHTERICH, 1961). Außerdem kommen im Bauchspeichel noch Aminopolypeptidasen, Dipeptidasen, Prokinase und Protoaminase sowie Ribonuklease vor.

Die *Amylase* — Diastase — ist das am längsten bekannte Ferment des Bauchspeichels, ihre Wirkung wurde 1845 von BOUCHARDAT u. SANDRES [C. R. Soc. Biol. (Paris) **20**, 1085 (1845), zit. nach RICHTERICH], also lange vor der proteolytischen Wirkung des Bauchspeichels entdeckt. Auch die α-Amylase aus menschlichem Bauchspeichel wurde kristallin dargestellt. α-Amylase kommt auch im Mundspeichel vor, ferner im Blutserum, im Liquor und im Harn.

Die französische Bezeichnung „diastase" wird oft nicht nur für zuckerspaltende Fermente, sondern für den Begriff „Enzyme" allgemein gebraucht.

Das pH-Optimum der α-Amylase liegt im sauren Bereich bei 5,6—6. Bei vielen Pankreaserkrankungen wird die Hyperamylasämie diagnostisch wichtig, sie tritt aber auch schon nach Pilocarpininjektionen auf. Theoretisch ist die Erhöhung der Amylase im Serum nicht *nur* auf den Bauchspeichel beziehbar, sondern auch auf die Parotis, auf die Leber und auf Leukocyten. Praktisch jedoch ist die Amylaseerhöhung ein wichtiger diagnostischer Hinweis geblieben, sofern nur die Einschränkung ihrer Bewertung berücksichtigt wird. Nach Untersuchungen von DREILING, JANOWITZ u. JOSEPHSBERG (1963) besteht die Möglichkeit, daß auch für die Amylase im Serum ein Hemmstoff wirksam ist.

Die *β*-Amylase findet sich — oft z. B. in Kartoffeln, zusammen mit der α-Amylase — im keimenden Samen, sie stellt die *pflanzliche* Amylase dar.

Neben den proteolytischen und den zuckerspaltenden Fermentsystemen enthält der Bauchspeichel auch noch lipolytische. Letztere wurden von CLAUDE BERNARD (1856) entdeckt.

Lipasen — Fermente, die langkettige Fettsäureester zu spalten vermögen — befinden sich in nahezu allen Organen. Das Pankreas ist aber das lipasereichste Organ, danach folgen Niere, Leber, Placenta. Histochemisch läßt sich die Lipase in den Zymogengranula lokalisieren. Ihr Wirkungsoptimum liegt bei pH 7,8—9.

Neben der Lipase kommen noch andere Fermente vom Esterasetypus im Bauchspeichel vor.

Nahrungsfett wird im Darm nicht gänzlich hydrolisiert, wahrscheinlich ist nur ein Abbau in freie Fettsäuren und Monoglycerid nötig, die dann emulgiert und so resorbiert werden können. Phospholipase A wurde von MAGEE u. Mitarb. (1962) als menschliches Verdauungsferment erkannt. Sie katalysiert die Abspaltung einer Fettsäure von Lecithin, Kephalin und weiteren Glycerophospholipiden. Dadurch werden deren Lysoverbindungen (Lysolecithin, Lysokephalin) gebildet, die stark toxisch wirken (H. SCHMIDT, 1970). Die Rolle der Phospholipase A für die Fettverdauung ergibt sich aus ihrer Lysophospholipidwirkung. Eine biochemische Vergleichsstudie stammt von BELLEVILLE und CLEMENT (1968).

Eine Zusammenstellung der Fermente des Bauchspeichels gibt die Tabelle 5, die wir von H. SCHOEN (1962) übernehmen.

Als zweite wichtige und besondere Eigenheit besitzt der Bauchspeichel außer seiner enzymatischen Aktivität die *Alkalität*, die durch den großen Gehalt an Bicarbonat gewährleistet wird. Beim Menschen gelingt die vollständige Neutralisierung der ins Duodenum gelangten Salzsäure durch das Pankreasbicarbonat, wie die Untersuchungen von BANKS u. Mitarb. (1967) bei maximaler Säurereizung und maximaler Bicarbonatreizung zeigen. PERRIER, DREILING und JANOWITZ (1964) diskutieren, ob durch eine Resorption in dem Ausführungsgang ein Austausch der Bicarbonationen im Gangepithel erfolgt, so daß die Verminderung des Bicarbonatgehaltes im Pankreassaft bei chronischer Pankreatitis dadurch zustande kommt. Die Sekretion eines alkalischen Sekretes hängt eng zusammen mit dem besonders hohen Gehalt an Carboanhydratase, die im Pankreas ebenso hoch wie in Erythrocyten ist. Beide Gewebsarten stehen bei weitem an der Spitze des Carboanhydratasegehaltes (VAN GOOR, 1940; BLEYL, 1965). Die Bedeutung des alkalischen Bauchspeichels liegt nicht nur in der Bereitstellung des pH-Wirkungsoptimums der Fermente, sondern auch in der Einwirkung auf die Verdauung im allgemeinen und auf die Neutralisierung des Magensaftes, die quantitativ erfolgt (BANKS u. Mitarb., 1967).

Tabelle 5. [Aus Harald Schön, Über die Physiologie des exokrinen Pankreas. [M. m. W. **104**, 889—893 (1962)]

Inhaltsstoffe des Pankreassekretes	Aktivatoren	Inhibitoren
Enzyme		
a) Proteasen		
Trypsinogen	Enterokinase	Trypsininhibitor
	Trypsin	(Pankreas)
Chymotrypsinogen, α, —B	Trypsin	Diisopropylfluorophosphat
Kollagen-Mucoproteinase		
Proelastase	Trypsin ?	?
Elastoproteinase	Enterokinase ?	
Elastomukase		
b) Peptidasen		
Prokarboxypeptidase A	Trypsin, Enterokinase ?	Jodessigsäure, CN^-, PO_4^{3-}
Prokarboxypeptidase B		
Leucinaminopeptidase	Mn^{2+}, Mg^{2+}	Mn^{2+}- u. Mg^{2+}-Komplexbildung
c) Lipasen		
Lipase	Ca^{2+}, Gallensäuren	Diisopropylfluorophosphat
Phospholipase A	Ca^{2+}	(Chinin)
Phospholipase B	?	?
d) α-Amylase	Ca^{2+}, Cl^-	Amylase-Inhibitor ?
e) Nukleasen		
Ribonuklease	?	?
Desoxyribonuklease	Mg^{2+}	Mg^{2+}-Komplexbildner

Es sollen noch einige weitere Produkte des *exkretorischen* Pankreasanteiles erwähnt werden, die nur zum Teil als Bauchspeichelfermente eine Rolle spielen, vielmehr als *innersekretorische* Leistung der *tubulären* Drüse angesehen werden müssen.

Zunächst ist das *Kallikrein* zu nennen, das von E. K. Frey entdeckt wurde. Es stellt ein Gewebshormon dar, das durch Serum inaktiviert und im Harn ausgeschieden wird. Kallikreinogen ist an die γ-Globulinfraktion gebunden (Forell, 1955). Die Freisetzung erfolgt durch Trypsin oder andere Proteinasen. Seine Bedeutung, insbesondere bei der Kreislaufregulation, ist im physiologischen Bereiche nicht genau bekannt. Auf seine Anwesenheit, auf die Freisetzung des Kallikrein aus dem exkretorischen Zellverband selbst bei der akuten tryptischen hämorrhagischen Pankreatitis wird die oft nicht oder nur schlecht beeinflußbare Kollapsneigung bezogen, die nicht selten das führende Symptom dieser Erkrankung bildet. Die Kinine stammen aus dem exkretorischen Parenchym, Inselanteile sind nicht an der Kininbildung beteiligt. Die Zerstörung der B-Zellen durch Alloxan hat keinen Einfluß auf Bildung und Liberierung von Kallikrein (Dobovicnik u. Forell, 1960).

Ein anderes Gewebshormon, dessen physiologische Bedeutung offenbar in seiner Wirkung auf die Leber besteht, ist das *Lipocaic*, das ebenfalls in den tubulären Drüsenabschnitten, vermutlich in den Isthmusepithelien, sezerniert wird (LEITES, 1955). Man glaubt, im Lipocaic das schon lange vermutete und sogar postulierte Prinzip vor sich zu haben, das physiologischerweise eine Leberverfettung verhindert, oder — umgekehrt ausgedrückt — dessen Fehlen für die exzessive Verfettung der Leber bei pankreaslosen Hunden verantwortlich zu machen ist (BIANCHINI u. OSIMA, 1958; ARRIGO, 1963). Ob Lipocaic allerdings beim Menschen eine physiologische oder pathologische Bedeutung hat, steht dahin. Pankreaslose Hunde, die durch Insulin ausreichend substituiert werden, sterben in Monaten an einer exzessiven Leberverfettung. Diese konnte durch die Verfütterung von rohem Pankreasgewebe — nicht durch Bauchspeichel! — verhindert werden. Ohne den Faktor des rohen Pankreas, den DRAGSTEDT und seine Mitarbeiter (1930) Lipocaic nannten, kommt es zu starkem Gewichtsverlust mit Schwund des Panniculus adiposus, zum Abfall der Blutlipoidwerte bei hochgradiger Leberverfettung und Leberinsuffizienz. Der Bedarf an Insulin sinkt ab, die Empfindlichkeit gegenüber Insulin steigt an. Das Fortschreiten der Krankheit des Lipocaicmangels kann durch fettreiche Nahrung beschleunigt werden. Gleichzeitige Gaben von Cholin, Methionin, Vitamin B_{12} vermögen den Effekt des Lipocaic nicht zu ersetzen. Unter dem Einfluß von Lipocaic sinken die Serumlipide ab, jedoch kann bei langer Verfettungsdauer eine gewisse Gewöhnung entstehen. Dieser Effekt ist nicht zu erzielen mit Methionin, Cholin, Vagotonin und Trypsin (BRISKAS u. Mitarb., 1953).

Bei dem Ausfall der proteolytischen Bauchspeichelwirkung bei äußerer Fistel werden auch nicht genügend lipotrope Faktoren aus der aufgenommenen Nahrung in Freiheit gesetzt, so daß der Lipocaicmangel noch durch den Mangel an lipotropen Faktoren verstärkt und überdeckt wird. Das verfütterte rohe Pankreasgewebe führt nicht nur Lipocaic zu, sondern — vielleicht — auch aktive Pankreasfermente.

Es ist weiterhin das *Vagotonin* zu erwähnen, das ebenfalls die Leberverfettung verhindert. Das proteinhaltige Gewebshormon inhibiert teilweise die Cholinesterase, es regelt — so? — den Vagotonus. SANTENOISE und seine Mitarbeiter (1953, 1954, 1955), der schon 1936 — unabhängig von DRAGSTEDT (1930), der um die gleiche Zeit das Lipocaic fand — das Vagotonin aus dem exkretorischen Pankreasgewebe extrahiert hat, hält es für möglich, daß das Lipocaic zu einem Teil seine Wirksamkeit dem beigemischten Vagotonin verdankt, das in hundertmal größerer Verdünnung eine Leberverfettung verhindert und auch hochgereinigt vorliegt.

Von dem gleichen Arbeitskreis um SANTENOISE (1958) wurde noch ein anderes Gewebshormon aus dem Pankreasparenchym isoliert, das ein hochgereinigter Eiweißkörper und nicht mit Insulin identisch ist und erregend auf das Atemzentrum wirken soll. Die Autoren nannten es *Centropneïn*. Es soll auf die Ansprechbarkeit des Atemzentrums bei seiner Reizung durch Kohlensäure einen Einfluß haben (COMBEMALE et al., 1952; POLONOVSKY et al., 1952). Vagotonin und Centropneïn bilden einen schwer trennbaren Komplex.

Schon bei der näheren Bearbeitung des Lipocaic wurde eine Beziehung des Bauchspeichels zu der Arteriosklerose angenommen. Nicht nur die frühzeitige und rasch fortschreitende Atheromatose bei Diabetes mellitus gab dazu Anlaß, sondern auch der Einfluß des Lipocaic auf den Blut-Lipoid-Spiegel, der im Ex-

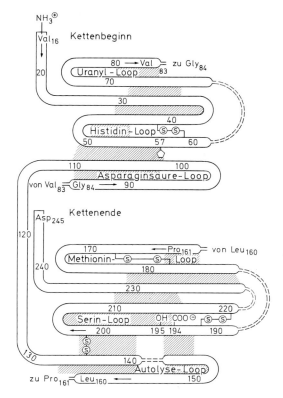

Abb. 50. Schematische Darstellung der Konformation der Elastasepolypeptidkette. Zahlen geben die Nummer der Aminosäurereste unter Bezugnahme auf die Chymotrypsinsequenz an. Pfeile zeigen die Verlaufsrichtung in der Peptidkette (N- → C-terminal) an. Die katalytisch wichtigen Aminosäuren sind durch OH (für Serin$_{195}$) COO⊖ (für Asparaginsäure$_{194}$) beziehungsweise ⬠ (für Histidin$_{57}$), die 4 Disulfidbrücken durch —S—S— symbolisiert. Die durch Schraffur verbundenen Sequenzbereiche sind durch H-Brücken miteinander verbunden. (Nach O. KLEINE, 1971)

periment die Arteriosklerose verhindert, schließlich die lipolytische Wirkung des Pankreasgewebes selbst deuten darauf hin.

BALÓ und BANGA (1953, 1956) haben im Pankreassaft ein Enzym nachgewiesen, das Elastin, die Grundsubstanz der elastischen Fasern, zu lösen vermag, nicht mit Trypsin, Chymotrypsin oder auch Kollagenase identisch ist, auch nicht eigentlich proteolytisch wirkt, da keine Aminosäuren in Freiheit gesetzt werden und von den Autoren den Namen *Elastase* erhielt (Abb. 50). Die Aminosäurensequenz und die Anordnung der Disulfidbrücken läßt die Annahme zu, daß Schweineelastase, Stiertrypsin, Chymotrypsin A und B ähnlich gebaut sind (HARTLEY u. Mitarb., 1965). Elastase ist kristallinisch gewonnen worden. Gleichzeitig kommt im Pankreassaft ein dialysierbarer Elastasehemmstoff vor, ein anderer, nicht dialysierbarer Inhibitor ist im Blutserum enthalten. Über den Bildungsort weiß man wenig. Es ist für den Kenner der Geschichte der stofflichen

Entdeckung der Bauchspeicheldrüsenhormone nicht verwunderlich, daß zunächst einmal die A-Zellen der Inseln als Bildungsstätte genannt worden sind. Andererseits sprechen die Untersuchungen von COHEN, MEGEL und KLEINBERG (1958) dafür, daß das exkretorische Parenchym das Ferment produziert. Übrigens ist aus Pseudomonas pyocyanea und Pseudomonas vulgaris eine Chondrosulfatase gewonnen worden, die mit der Elastase aus Rinderpankreas identisch sein soll (PEPLER u. BRANDT, 1954).

Die Beziehungen zur Arteriosklerose ergeben sich aus dem Substrat der Elastase, nämlich den elastischen Fasern. Die Elastase des Pankreas steht vielleicht sogar in einer Beziehung zu dem Lungenemphysem (LOEVEN, 1968, 1969), also mit dem Gewebe, das an elastischen Fasern reich ist. In Extrakten der Bauchspeicheldrüse von Patienten mit fortgeschrittener Arteriosklerose ist das Ferment in nur geringer Konzentration vorhanden (BALÓ u. BANGA, 1951, 1953). Bei experimentell erzeugter Arteriosklerose am Kaninchen ging der Anstieg des Blutcholesterinspiegels mit einem Absinken des Elastaseinhibitors einher (BANGA, SCHULER u. LÁSZLÓ, 1954).

Bei der Pankreatitis wird die Gefäßandauung und -zerstörung wahrscheinlich durch die freiwerdende Elastase verursacht (GEOKAS u. Mitarb., 1968). Die Bestimmung der Elastase läßt in den Nekrosebezirken eine signifikante Verminderung erkennen. Andererseits kann durch Injektion der Elastase in den Ausführungsgang eine Pankreatitis erzeugt werden („Elastase-Pankreatitis", GEOKAS, 1968; MOLNAR u. Mitarb., 1968).

Schließlich müssen noch die *Abwehrfermente* ABDERHALDENs erwähnt werden, deren Bildungsort nach den Untersuchungen von R. ABDERHALDEN und MARTIN (1939) ebenfalls im exkretorischen Pankreas zu suchen ist. Es ist immer wieder eine Beeinflussung der Darmflora durch den Bauchspeichel beobachtet und behauptet worden, ohne daß bisher eine Konzeption darüber vorliegt (SEELIGER, 1927; ABDERHALDEN u. MARTIN, 1939; BECKER u. SCHAEFER, 1957; BÖHMIG, pers. Mitt.).

Es geht jedenfalls aus den Beobachtungen und den Tierexperimenten um die Probleme des Kallikrein, des Lipocaic, des Vagotonin, des Centropneïn und der Elastase — mögen sie für den Menschen von physiologischer Bedeutung sein oder nicht — hervor, daß die exkretorische Bauchspeicheldrüse über die Produktion des Bauchspeichels hinaus im innerorganischen Regulationsverkehr eine Rolle durch die Produktion von Gewebshormonen spielt. In diesem Zusammenhang ist der Hinweis darauf bemerkenswert, daß es nicht unwahrscheinlich ist, daß das Komplement des Blutplasmas ein Abkömmling des Pankreastrypsins ist, daß also die exkretorische Sekretion und die inneren Regulationsaufgaben der Drüsen eng miteinander verknüpft sind (R. MÜLLER, 1953).

Die elektrophoretische Aufarbeitung des Bauchspeichels am Hunde ergab 6—7 Fraktionen; die Amylase-Aktivität war nur in Fraktion I, die Ribonuklease nur in II, weniger in III und I, vorhanden, Lipase in III, aber auch geringer in anderen Fraktionen. Trypsin befindet sich wahrscheinlich nur in Fraktion III, Chymotrypsin nur in V (ROTHSCHILDT u. JUNQUEIRA, 1956). Diese Ergebnisse vom Bauchspeichel des Hundes können sicher nicht ohne weiteres auf die Verhältnisse am Menschen übertragen werden, doch zeigen sie, daß die elektrophoretische Trennung des Verdauungssaftes auch eine fermentative Aufschlüsselung erlaubt. Ähnliche Versuche wurden am Menschen von NORPOTH, CLOESGES und SCHULZE (1952) durchgeführt, die vielleicht noch der Ergänzung durch reinere Pankreassaft-Fraktionen bedürfen.

II. Die Sekretionsreizung

Das makroskopische Aussehen der Drüse wechselt mit ihrem Funktionszustand außerordentlich. Dies ist im wesentlichen durch die funktionelle (fluxionäre) Hyperämie, aber auch durch die Anschwellung der Epithelien und durch die Füllung der Ausführungsgänge bestimmt. Während die Ruhedrüse einen gelblich- bis schmutzigweißen Farbton hat, sieht die gereizte sezernierende Drüse hochrot, erigiert aus. Grundsätzlich sind bei der Bauchspeicheldrüse zwei Möglichkeiten der Sekretionsreizung zu unterscheiden, die nervale und die humorale.

Die *nervale Reizung* und wohl auch die Koordination mit anderen Verdauungsvorgängen erfolgen durch den Nervus vagus. Ein Reiz des Nervus sympathicus vermindert die Sekretion etwas; diese Verminderung soll nicht über eine Durchblutungsänderung vor sich gehen, sondern durch einen sekretionshemmenden Einfluß auf das Volumen des Pankreassaftes wirken (TANKEL u. HOLLANDER, 1957). Durchschneidung des Sympathicus fördert sowohl die Durchblutung als auch — dadurch? — die Sekretion (RICHINS, 1953). Daß der Sympathicus keinen Einfluß auf die externe Pankreassekretion besitzt, haben SHINGLETON u. Mitarb. (1950) und auch MACKOWIAK u. Mitarb. (1967) gezeigt. Eine kritische Sichtung der Literatur ist von BLEYL (1963) vorgelegt worden.

Die Vagusreizung ist wegen des Zusammenspieles von Magensekretion, Darmperistaltik, Galleabsonderung und Oddi-Öffnung wichtig. Sie ist also nicht ausschließlich auf die Sekretion des Bauchspeichels gerichtet. Andererseits funktionieren auch Bauchspeicheldrüsen, die unter die Haut verpflanzt und von ihrer nervalen Reizzufuhr abgeschnitten sind, in gehöriger Weise (WANG u. GROSSMAN, 1951). Eine elektrische Reizung des linksseitigen Nervus vagus führt zwar selbstverständlich zu einer Abgabe von Bauchspeichel, doch erfolgt sie gleich unter dem übergeordneten Gesichtspunkt einer Verdauungsförderung. So dauert die Sekretion nach Vagusreizung z.B. einige Minuten, sie steigt an und ist weitgehend eine Sekretion von enzymreichem, wasserarmem Bauchspeichel (Proteochylie). Schon aus diesen Andeutungen geht hervor, daß eine *isolierte* Saftlockung durch den Vagus unter physiologischen Bedingungen praktisch nicht vorkommt. Die Vagotomie reduziert die Spitzen-Ausstöße in der Enzymsekretion. Die Pankreasleistung bezüglich der Verdauung ist jedoch für „normale" Mahlzeiten voll ausreichend (HOLMQUIST u. Mitarb., 1965). Bei einigen Tieren — so beim Schwein, nicht beim Hund — scheint der Vagusreiz die Sekretinempfindlichkeit zu steigern, weil der gleichzeitige nervale und humorale Reiz mehr Bauchspeichel fördert als es der Summe der einzelnen Reizungen entspricht (MAGEE u. WHITE, 1965).

Die Bauchspeichelreizung durch den Nervus vagus wurde bereits 1856 von CLAUDE BERNARD entdeckt. Die Sekretionsvermehrung beruht nicht auf einem vasomotorischen Effekt, sondern ist eine echte Sekretomimese (BABKIN, 1928, 1950). Atropin wirkt dieser Saftlockung, nicht der Sekretproduktion, entgegen und unterbindet sie. Die Vagusreizung führt zu einem fermentreichen, wenn auch in seinem Volumen nicht sehr ergiebigen Bauchspeichel, also einem sehr aktiven, relativ hochkonzentrierten Sekret. Die morphologischen Kennzeichen einer nach Vagusreizung entleerten Drüse liefern lediglich Hinweise, von denen jeder für sich auch durch andere Mechanismen hervorgerufen werden kann. Morphologische Hinweise auf eine Sekretabgabe nach Vagusreiz ergeben sich durch die mehr oder weniger völlige Entleerung der Acinusepithelien, also des vollständigen Extrusionsstadiums. Das Gebiet der Acini, das die unmittelbare Umgebung der Inseln ausmacht, die also dem endokrinen Anteil nicht nur benachbart, sondern vielleicht auch ausgesetzt sind, sind meist an einer derartigen Sekretabgabe nicht beteiligt und vollgestopft mit Proenzymgranula. Dies von Jarotzky (1899) erstmals beschriebene Verhalten der periinsulär gelegenen Acini macht uns mit der Sonderstellung dieser Acinusepithelien bekannt. Sie ist nicht an bestimmte Läppchen gebunden, sondern allein durch die Inselnachbarschaft bestimmt. Die nicht ausgeleerten Acini gehören zu ganz verschiedenen Lobuluseinheiten. Beim Menschen wurden sie zuerst von Burkl (1949) als „Zymogenhöfe", um die Inseln herum, beschrieben. Sergeyeva (1938, 1940, 1953) hat diese fehlende Ausschüttung der Granula so erklärt, daß der Vagusreiz zur Ausschüttung der Fermentgranula durch das durch den gleichen Reiz ausgeschüttete Insulin in der unmittelbaren Inselnachbarschaft paralysiert werde. Das Insulin stelle einen Sekretionshemmer für die Acinusepithelien dar (Hebb, 1937, 1938), der allerdings nur in den Uferbezirken aus Konzentrationsgründen wirksam werden könnte. Dieses Inseluferphänomen wurde von Sergeyeva Halo-Phänomen genannt ($\dot{o}$ $\ddot{a}\lambda o \varsigma$ = Schildrand) (Cosnier, 1957).

Schließlich wird durch den Vagusreiz unter Umständen auch ein Oddi-Krampf ausgelöst, der die Sekretabgabe in das Duodenum wenigstens auf eine gewisse Zeit verhindern soll (Korovitzky, 1923). Ein derartiger Krampf kann, wenn er einen Überdruck erzeugt, zu der Abpressung eines Speichelödems in der Umgebung der Ausführungsgänge führen.

Die *humorale Reizwirkung* ist die raschere und die physiologisch interessantere, weil sie für die unterschiedliche Saft-*Qualität* verantwortlich ist. Aus der Duodenalschleimhaut wird unter dem Einfluß von Säure *Sekretin* freigesetzt (Bayliss u. Starling, 1902). Dieses gelangt nach Resorption auf dem Blutwege zur Bauchspeicheldrüse und erzeugt einen reichen Saftfluß, der wenig Fermente, also wenig Eiweiß, aber relativ viel alkalische wäßrige Flüssigkeit enthält. Er ist nicht durch Atropin, wohl durch Carboanhydratase-Inhibitoren weitgehend zu reduzieren.

Intravenöse Sekretingaben führen zu einem imponierenden Fluß des Bauchspeichels, nicht aber zu einer Tränen- oder Mundspeicheldrüsensekretion (im Gegensatz zum Pilocarpin). Wenn man im Experiment bei freiliegender Bauchspeicheldrüse bzw. Vaterscher Papille den Fluß des durch Sekretin gelockten Bauchspeichels betrachtet, so könnte man den Ductus Wirsungianus fast mit einer Vene verwechseln — so rasch fließt der Strom im Ausführungsgang.

Die Freisetzung des Sekretin aus der Duodenalschleimhaut unter dem Einfluß von Säure bildet mit der Sekretion von Magensalzsäure und der Öffnung des Pylorus ein funktionelles System: Je mehr Salzsäure durch den Pylorus kommt, desto mehr Sekretin wird freigesetzt, desto stärker die Produktion von alkalischem wasserreichem Sekret der Bauchspeicheldrüse (Wang, Grossman u. Ivy, 1948).

Das Sekretin hat einen hydrokinetischen Effekt (Hydrochylus). Über die nähere Sekretinwirkung liegen viele Untersuchungen und zum Teil nicht ganz einheitliche Befunde vor. Der Sekretintest wird in der Klinik bei Pankreaskrankheiten vielfach angewandt (vgl. S. 432). Bei Gesunden hat sich ergeben, daß Sekretin einen wäßrigen voluminösen Speichel erzeugt. Dauerinfusionsversuche, über die CHRISTODOULOPOULOS u. Mitarb. (1961) berichten, haben gezeigt, daß der Speichelfluß lange unerschöpft fließt — über 12 Std, daß der Bicarbonatgehalt absank, der Chloridgehalt ansteigt. Ein Austausch zwischen den Bicarbonat-Ionen und den Chloriden wird diskutiert (DICKSTEIN u. BIRNBAUM, 1960; DREILING u. Mitarb., 1964; WORMSLEY, 1968).

Auch die Beobachtung von BARTOS u. Mitarb. (1966) passen in das Bild, daß der Lymphfluß im Ductus thoracicus nach einer Sekretingabe beschleunigt wird. Die Mengen, die sezerniert werden, werden nahezu quantitativ im Darm resorbiert. Die Sekretinwirkung ist — im Gegensatz zu der Proteochylusabscheidung — nicht wesentlich von der Energiezufuhr, wohl aber von der Flüssigkeitszufuhr abhängig. Im Sauerstoffmangel wird die Sekretinwirkung nicht beeinflußt (CIER u. HOUDAS, 1956).

Über den Mechanismus der Sekretin-Bicarbonat-Beziehung unterrichten die Untersuchungen in der Übersicht von LAGERLÖF u. Mitarb. (1960). Die Biochemie behandeln JORPES und MUTT (1959, 1962).

Die Befunde über den klinischen Sekretintest bei chronischer Pankreatitis und Pankreascarcinom sind unzählbar und wegen ihrer fehlenden Vergleichbarkeit unüberschaubar.

Aus der Schleimhaut des oberen Jejunum — also nur wenige Zentimeter weiter darmabwärts — wird ein anderes Gewebshormon freigesetzt, das *Pankreozymin* (HARPER u. RAPER, 1943). Der Bauchspeichel nach Pankreozyminreizung entspricht etwa dem nach Vagusreiz, d.h. er ist in seiner Menge gering, aber hochkonzentriert. Pankreozymin wird im Duodenum und im Jejunum sezerniert, nicht im Ileum (GO u. Mitarb., 1969).

Welche Zellelemente im einzelnen das Sekretin bzw. das Pankreozymin sezernieren, ist nicht bekannt. Es ist dies besonders bedauerlich, denn wenn man wüßte, wo die Gewebshormone sezerniert werden, könnte man nach Tumoren fahnden, die im Sinne der Sekretinsynthese und der Pankreozyminsynthese aktiv werden. Über diese Art von Tumoren ist jedoch nichts bekannt.

Das Pankreozymin (HARPER u. RAPER, 1943; HARPER u. MACKAY, 1948; HARPER, 1959; HARPER, 1962) hat keinen Einfluß auf die *Synthese* der Enzyme, nur auf deren Ausstoß (HOKIN u. HOKIN, 1956). Durch das „Fließbandsystem" (HIRSCH, 1958) der Acinusepithelien löst die Entleerung der Apexgegend eine erneute Produktion von Proenzymgranula aus und beschleunigt die Synthese. Pankreozymin bewirkt gleichzeitig eine Verminderung der Motilität von Magen und Dünndarm (WHITE, 1964). Es ist identisch mit Cholecystokinin (FORELL u. Mitarb., 1965).

SVATOS (1958, 1962) hat im menschlichen Harn einen dem Pankreozymin ähnlichen Stoff nachgewiesen und nannte ihn Uropankreozymin.

Auch an isolierten, durchströmten Organen kann die Wirkung von Sekretin und Pankreozymin nachgewiesen werden, wobei besonders auffällig ist, daß Pankreozymin offensichtlich durch die Acinusepithelien abgebaut wird, während Sekretin aus dem Infusionssystem nicht verschwindet, weil es physiologischerweise durch die Leber abgebaut wird (NARDI u. Mitarb., 1963). Der Sekretionsreiz, der die Enzyme des Bauchspeichels (den Proteochylus) hervorlockt, ist vermutlich

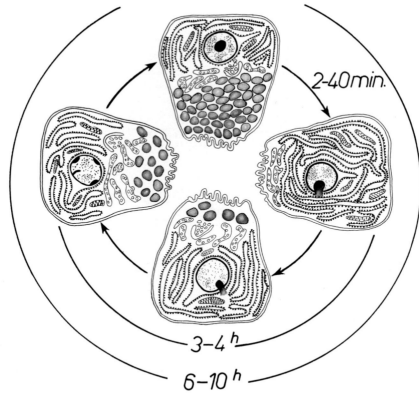

Abb. 51. Übersicht über die Rhythmik der Sekretionsvorgänge: Oben Stapelstadium, dann Extrusion und Wiederaufbau

der gleiche, der auch für die Galleausschüttung verantwortlich ist. Pankreozymin und Cholecystokinin sind wohl identisch. Auch dieser Sachverhalt bildet einen Faktor im Spiele der großen Verdauungsdrüsen zur isocibalen Verdauung.

Mikromorphologisch gleicht die Drüse nach Pankreozyminreizung ebenfalls dem Bilde nach Vagusreiz.

Im Gegensatz dazu ist die Drüse nach *Sekretinwirkung nicht* im Zustande der Extrusion, da ja Proenzymgranula in nennenswerter Menge nicht ausgeschieden werden. Dagegen sind die Epithelien der kleinen Ausführungsgänge, insbesondere die Isthmusepithelien, völlig durchwässert, aufgehellt, ihr Kern ist groß, aufgequollen und wasserklar. Das Bild ist unverkennbar von dem nach Pankreozymin bzw. nach Vagusreiz verschieden (s. auch BABKIN, RUBASCHKIN u. SSAWITSCH, 1909; MELLANBY, 1925; SERGEYEVA, 1938, 1940; BECKER, 1957).

Die Sekretion der Bauchspeicheldrüse steht unter einer vielfachen humoralen Wirkung (Secretin, Pankreozymin/Cholecystokinin, Hepatokrinin, Enterokrinin), ferner unter der nervlich stimulierenden Vaguswirkung (die dem Pankreozyminreiz entspricht) und der (geringen) sympathischen Wirkung. Schließlich beeinflußt die Durchblutung im Gefolge der nervalen und humoralen Reizung im gewissen Maße die Pankreassekretion.

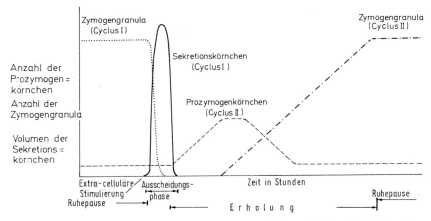

Abb. 52. Schema des sekretorischen Cyclus der Acinusepithelie. (Nach LACY)

Bei der physiologischen Bauchspeichellockung können wir also unmittelbare Reize (Vagus, Sekretin, Pankreozymin) und mittelbare (Magensalzsäure) unterscheiden. Unter die letzteren müssen wir auch den Sympathicusreiz rechnen. Vor allem ist aber die Säure im Duodenum, die die Freisetzung von Sekretin zur Folge hat, zu nennen, ferner Fett und Fettsäuren, Eiweißabbauprodukte und Wasser, nicht dagegen isotonische Kochsalzlösung, wie CRIDER und THOMAS (1940) zeigten.

Daraus ergibt sich, daß für die Bauchspeicheldrüse in all ihren Qualitäten die komplette Mahlzeit der stärkste und umfassendste Sekretionsreiz ist (HENRIKSEN u. WORNING, 1969). Was ein einzelnes Pharmakon nicht fertig bringen kann, gelingt einer fettreichen, gewürzten Speise!

Es ist selbstverständlich, daß die strenge Trennung der verschiedenen Reiz- und Saftlocker nur bis zu einem gewissen Grade möglich ist. Bei extremer pharmakologischer, vielleicht sogar toxischer Sekretionsreizung, werden die Acini auch bei einer Hydrochylie ausgeschüttet, wenn vielleicht auch nicht total. Mit Pilocarpin läßt sich dies besonders gut zeigen: Kleinste Dosen von Pilocarpin führen zu einem extrem wäßrigen Sekret, große Dosen lassen auch die Proenzymgranulastapel in das Acinuslumen auslaufen, größte Pilocarpindosen — „unvernünftig große" — führen auch zu einer Inselsekretion. Vielleicht liegt hier aber auch eine Adrenalinwirkung vor, vgl. W. MORGAN (1957).

Um einen Überblick über die Leistung der Acinusepithelien zu bekommen, geben JUNQUEIRA, ROTHSCHILDT und HIRSCH (1955—1956) folgende Werte für die Eiweißproduktion an. Die Bauchspeicheldrüse produziert ohne Reiz 0,833 mg Eiweiß pro Stunde, unter einem Reiz steigt diese Dosis etwa auf das Dreifache, nämlich 2,136 mg pro Stunde. Ein fressendes Tier (Ratte) hat eine Sekretion von im Durchschnitt 1,35 mg pro Stunde.

Eine einzige Acinusepithelie der Ratte sezerniert pro Stunde ohne Reizung $0,823 \times 10^{-5}$ mg (Abb. 51). In den Mitochondrien liegen etwa 1 Million Proteinmoleküle vor, wohl die Hälfte als Enzymträger. Es gibt in den Mitochondrien schätzungsweise 25 verschiedene Enzymsysteme, jedes System zu etwa 20 verschiedenen Einzelenzymen mit wahrscheinlich 20 verschiedenen Proteinträgern (Abb. 52). In dem Bauchspeichel selbst findet man (zur Zeit) 14 verschiedene Enzyme (Tabelle 6).

Tabelle 6. Vergleich der großen Körperdrüsen in bezug auf Gewicht und Leistung. (Nach KUNO, 1956)

Sekretion	Gesamtgewicht der Drüse (g)	Sekretionsmenge pro Tag (kg)	Durchschnittliche Sekretionsmenge pro 10 g Drüse (g)
Speichel	70	1,5	214,0
Bauchspeichel	80	1,0	125,0
Galle	2000	1,5	7,5
Milch	200	3,0	150,0
Schweiß	40	10.0	2500.0

Die Sekretion des Bauchspeichels erfolgt — ohne physiologische Reizung — auch in der Ruhe nach einem bestimmten Rhythmus, der durch den Reiz der Mahlzeit unterbrochen wird. Die Rhythmik der Pankreasruhesekretion erfolgt in Schüben von $1^1/_2$—2 Std (BOLDYREFF, 1911), doch auch diese Schübe sind nicht gleichförmig, es gibt physiologische Sekretionspausen zwischen 7 und 9 Uhr, 20 und 2 Uhr (GOETZE u. PIECHOWSKY, 1952). Die Sekretions*abgabe* ist auch von dem Spiel des Verschlusses an der Papilla Vateri abhängig (U. RITTER, 1955, 1956, 1963). Die Papille kann durch die Schleimhautveränderungen am Porus papillae, durch eine glanduläre Hyperplasie der begleitenden oder der Brunnerschen Drüsen, schließlich durch Fibrosen und Adenomyome des Muskelfensters verschlossen werden (BECKER, 1959). Physiologischerweise aber ist der Verschluß lediglich durch das System des Musculus sphincter Oddi bzw. durch den Musculus complexus papillae duodeni, wie ihn SCHREIBER (1944) nannte, und durch das Faltenwerk vor der Vaterschen Ampulle (GIERMANN u. HOLLE, 1961) bedingt. Der Oddi-Schließungsdruck beträgt nach HORSTERS (1936) etwa 300 mm Wasser, ARCHIBALD (1929) gab sogar 50 mm Quecksilber an (das entspricht 675 mm Wasser). Nach Angaben von W. HESS (1961) beträgt er allerdings nur 100—150 mm Wasser. W. HESS (1961) gibt die Druckgrenze, bei der Koliken entstehen, mit 280—320 mm Wasser Widerstand im Oddi-System an. Die Abhängigkeit von Koliken von der Resistenz des Sphincter Oddi erklärt die große Bedeutung von verengenden Prozessen in der Papillengegend für das Krankheitsbild der Gallenkolik ohne Stein, mehr noch für die chronischen Pankreaserkrankungen (s. unten bei chronisch-tryptischer Pankreatitis und Papillitis stenosans Vateriana!).

Das fetale Pankreas besitzt die Potenz zur Sekretion (GIROUD, 1922; SEIFERT, 1956), wenn auch die Sekretabgabe noch nicht in Gang gesetzt ist. Eine Leistungsabforderung ist ja auch noch nicht vorhanden gewesen. Die „werdende Funktion" (FREUDENBERG, 1954) deutet sich in dem gelungenen Nachweis von Trypsinogen in einem Pankreas vom 5. Fetalmonat an.

Bevor wir auf die Histophysiologie der Saftbereitung eingehen, wollen wir kurz die Bauchspeichelsekretion im Rahmen einer *allgemeinen Verdauungsphysiologie* betrachten.

Wenn wir den Verdauungsvorgang insbesondere mit Hinblick auf die Sekretsteuerung des Bauchspeichels betrachten, so ergibt sich, daß in der „cephalen Phase" sowohl durch den Seh- und Riecheindruck als auch durch die Berührung in der Mundhöhle bereits ein Magensaft sezerniert wird. Hier tritt also der Nervus vagus in Aktion; wieweit er schon hierbei auf die Sekretion der Bauchspeicheldrüse einwirkt, ist nicht klar. Die Ingesta, die mit dem Magensaft durchmischt werden, gelangen in kleinen Portionen in das Duodenum. Die Magensäure, aber auch Eiweiße und fetthaltige Nahrungsbestandteile sind adäquater Reiz für die Bauchspeichelsekretion. Mit dem Eintritt des Nahrungsbreies in das Duodenum wird eine Fülle humoraler Mechanismen in Bewegung gesetzt, deren Bedeutung und Aktivität immer noch unbestimmt ist: Cholecystokinin wirkt auf die Entleerung der Gallenblase, Hepatokinin auf die Gallebereitung, die Nachlieferung vom Magen her wird zunächst einmal gehemmt durch Enterogastrone (vielleicht auch durch Urogastrone und Anthelone), die Dünndarmsekretion wird in den verschiedenen Abschnitten gesteigert und angeregt durch Duodenokrinin und Enterokrinin. Dem Reizkomplex, den eine Mahlzeit stets darstellt, folgt also nach einer Aufschließung und Durchsäuerung im Magen eine Fülle humoraler Auswirkungen auf praktisch alle Verdauungsabschnitte. Wieweit es sich dabei wirklich um humorale Individuen handelt oder dabei Identitäten vorliegen, ist nicht klar.

Durch die Mannigfaltigkeit der gewebshormonellen Mechanismen, die vom Duodenum ausgelöst werden, ist es möglich, eine sehr feine qualitative Abstimmung der Verdauungssäfte auf den bestimmten Reiz, d.h. also auf die Qualität der eingeführten Nahrungsmittel, vorzunehmen. Die Duodenalschleimhaut „schmeckt ab" und paßt über die genannten Gewebshormone den Verdauungssaft sowohl der großen Drüsen als auch den ihrer eigenen Schleimhautdrüsen an. Fettreiche Nahrung hat eine starke Galleausschüttung zur Folge, stärker als z.B. eine Zuckerlösung bzw. wäßrige Nahrungsstoffe, die keine großen Saftbewegungen verursachen. Bezüglich der Fermente des Bauchspeichels ist aber eine Behinderung ihrer Wirkung dadurch gegeben, daß die pH-Barriere von Magen und Duodenum zum Schutze gegen bakterielle Einflüsse die optimale Wirkungsmöglichkeit erschwert. Die Ingesta, die den Pylorus passieren, sind ja durch die Magensäure mehr oder weniger sauer. Zwar sind wesentliche saure Valenzen durch den Speisebrei selbst und durch die Schleimstoffe der Magenschleimhaut abgesättigt, dennoch gelangen die Ingesta mit einem niedrigen pH-Wert in den Zwölffingerdarm. Das bedeutet, daß bei ihrem eigentlichen Substrat die proteolytischen Fermente entweder gänzlich unwirksam würden oder zum mindesten nicht in ihrem optimalen pH-Bereich wirken könnten. Hier kommt das Prinzip der getrennten Reizqualität und der unterschiedlichen Antwort ganz besonders zur Geltung. Säure im Duodenum ist der adäquate Reiz zur Freisetzung des Sekretin. Sekretin ruft einen alkalischen, wäßrigen, eiweiß- und fermentarmen Bauchspeichel hervor (Hydrochylie), der die Säure im Duodenum neutralisiert. So findet der nachfolgende enzymreiche Bauchspeichel ein Substrat im optimalen pH vor. Daß der enzymreiche Bauchspeichel erst zeitlich später sezerniert wird, ist dadurch gewährleistet, daß das untere Duodenum und das obere Jejunum das Pankreozymin absondert. Durch diesen Wechselmechanismus: Sekretin im oberen Duodenum als Locker eines alkalischen Sekretes zur Neutralisierung und Vorbereitung für den durch das im unteren Duodenum vom Pankreozymin gelockten Bauchspeichels werden die Verdauungsfermente gespart und rationell angesetzt. Die Qualität des Bauchspeichels ist also doppelgesichtig: Hydrochylie und Proteochylie.

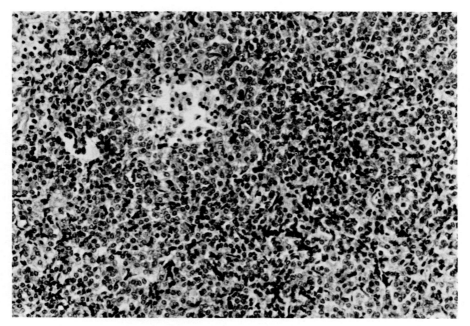

Abb. 53. Morbus Whipple (SN 922/62, P. I. Kiel). Auftreibung der Dünndarmzotten, der Tunica propria, der Lymphbahnen und des Mesenterium durch Einlagerungen von PAS-positiven, fettigen Massen. Tod im Malabsorptionssyndrom. Pankreas: Inaktivitätsatrophie, fehlender Sekretin- und Pankreozyminreiz (wegen der Darmepithelinsuffizienz), dazu fehlende Bauproteine. Extreme Atrophie der Acinusepithelien, gleichförmiges Bild durch die atrophischen, kaum noch acinär ausgerichteten Epithelien. Formalin, Paraffin, Trichrom Masson-Goldner, Mikrophotogramm, Vergr. 1:120

Ein aufschlußreiches Naturexperiment für das Fehlen dieser physiologischen humoralen Reizung ergab sich uns in einem Falle von Whipplescher Erkrankung (BECKER, 1964). Da von der pylorischen Falte bis zu der Bauhinschen Klappe der gesamte Dünndarm über lange Zeit hin für eine differenzierte Leistung ausgefallen war, fehlte der physiologische Reiz für die Pankreassekretion: Weder Sekretin noch Pankreozymin konnten produziert werden (Abb. 53). So sah man in der Bauchspeicheldrüse eine derartig ausgeprägte Atrophie jeder einzelnen Acinusepithelie (nicht des gesamten Organs), daß die histologische Organdiagnose fast nur durch die Anwesenheit von Inseln vorgenommen werden konnte (Abb. 54).

So wie das Zusammenspiel mit den anderen Verdauungsdrüsen über hormonale Wirkstoffe vor sich geht — Cholecystokinin, Hepatokrinin, Duodenokrinin — und eine Anpassung des Darmsaftes an die aufgenommene Speise gewährleistet, so wird die Qualität des Bauchspeichels — ob mehr Hydrochylus oder mehr Proteochylus — durch das sowohl qualitative, aber ebensosehr quantitative Wechselspiel zwischen Sekretin und Pankreozymin verursacht.

Es ist von vornherein unwahrscheinlich, daß zwei qualitativ so verschiedene Sekrete wie Hydrochylus und Proteochylus aus ein und derselben Drüsenzelle sezerniert werden. Der Verdacht, daß die Verschiedenheit der Bauchspeichelqualität durch verschiedene Bereitungsorte mit verursacht wird, ist schon sehr

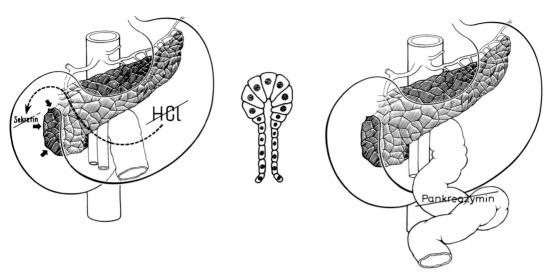

Abb. 54. Sekretionsschema der Inaktivitätsatrophie beim Morbus Whipple

alt, er klingt an bei R. HEIDENHAIN (1875). GROSSMAN und IVY (1946) sowie THOMAS (1950, 1952) führten den Gedanken weiter aus; mittlerweile ist eine Reihe von Indizien erbracht worden, die hinreichend wahrscheinlich machen, daß der Proteochylus von den Acinusepithelien allein gebildet wird, die für Fermentsynthese und Sekretausschüttung verantwortlich sind. Der Hydrochylus aber wird durch einen relativ einfachen Übertritt von Blutbestandteilen durch die Isthmusepithelien bereitgestellt, wobei mit Hilfe der Carboanhydratase genügend Alkali mitgegeben wird. Bei reiner Hydrochylie befinden sich die Acinusepithelien im proenzymreichen Stapelstadium. Die Isthmusepithelien sind besonders hell aufgelockert (Abb. 55), ihre Kerne sind groß, die Epithelien sind breit. Man kann den Übertritt von wäßrigen Flüssigkeitstropfen aus den hyperämischen Capillaren gelegentlich sehen (Abb. 56). Diese relativ reinen Bedingungen sind natürlich nur im Tierexperiment zu beobachten. Dennoch sehen wir häufig auch an Pankreaten von verstorbenen Menschen das Hydrochyliestadium (Abb. 57).

Wenn die Isthmusepithelien an der Absonderung eines wäßrigen, enzymarmen, alkalireichen Bauchspeichels beteiligt sind, müssen hier die Mechanismen der Alkalisierung lokalisiert sein. Nach BALL u. Mitarb. (1941) stammen 80% des sezernierten Bicarbonats aus dem Blut, 20% werden in der Pankreaszelle metabolisch gewonnen. Die hohe Bicarbonatkonzentration — fünf- bis sechsmal mehr als im Blut! — kann nur mit Hilfe der Carboanhydratase erhalten werden, die Verhältnisse werden aus einem Schema (Tabelle 7), das wir dem Buche von RICHTERICH (1958) entnehmen, verdeutlicht. Hier muß auch histochemisch die Carboanhydratase nachzuweisen sein. Dies ist tatsächlich der Fall. Die Untersuchungen von BLEYL (1965) zeigten: Die Carboanhydratase ist histochemisch an den Capillarwänden und in den Gangepithelien (Abb. 58), nicht aber oder nur in verschwindend geringem Maße in den Acinusepithelien darzustellen

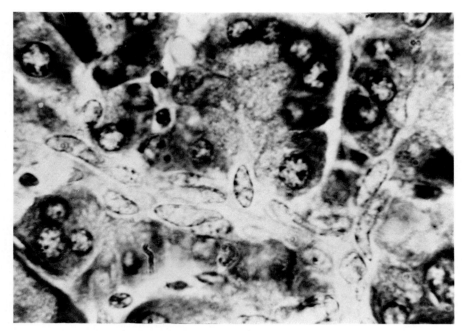

Abb. 55. Ratte, Pankreas. 44 Tage lang tägliche Pankreassaftreizungen durch Mecholyl: Aufquellungen der initialen Gangabschnitte mit funktioneller Kernschwellung. Bouin-Fixierung, Paraffin, Masson-Goldner-Trichrom, Vergr. 1:600

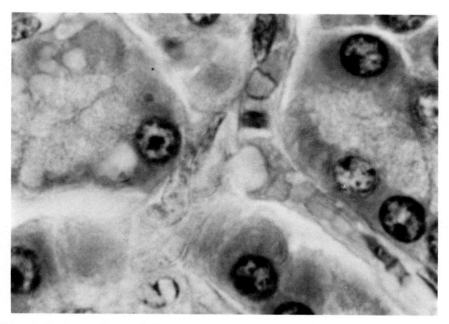

Abb. 56. Pankreas, Ratte. Hochgradige und langdauernde Mecholylreizung. Flüssigkeitsübergabe aus der Capillare in das Isthmusepithel in Form einer Vacuole. Formalin, Paraffin, Azan-Färbung, Mikrophotogramm, Vergr. 1:800. (Aus V. BECKER, 1957)

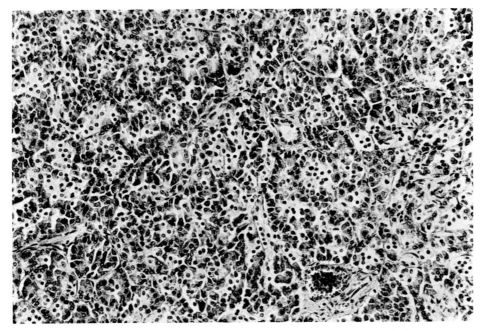

Abb. 57. 90 Jahre alt gewordener Mann (SN 727/69, P. I. FU Berlin). Lebercirrhose, Lungenarterienembolie. Pankreas: Auffällig stark durchwässerte centroacinäre Zellen und Isthmusepithelien. Formalin, Paraffin, Hämatoxylin-Eosin-Färbung, Vergr. 1:120

(BECKER, 1961). Welch große Aktivitäten hier lokalisiert sind, geht aus einer Beobachtung von VAN GOOR (1940) hervor, daß die Bauchspeicheldrüse nämlich nächst dem Blut die größte Menge Carboanhydratase enthält. Bei Hemmung der Carboanhydratase durch Diamox® sinkt nicht nur der Bicarbonatgehalt und die Alkalität, sondern auch das Volumen des Bauchspeichels um fast 95% (DREILING, JANOWITZ u. HALPERN, 1955). Dies zeigt die gemeinsam lokalisierte Bereitung dieser Sekretbestandteile. Es gibt noch weitere Indizien für die Rolle der Isthmusepithelien bei der Sekretbereitung. So kann man auch die Phosphatase an den Isthmus- und Gangepithelien (Abb. 59) (JACOBY, 1946; WANG, GROSSMAN u. IVY, 1948; TAKEUCHI u. NOGAMI, 1954), die Atmungsfermente, z. B. die Succinodehydrogenase (STIER, 1952; BECKER, DOERR, BECKER, 1955), gerade in den Ausführungsepithelien, nachweisen[2]. Die Ausführungsgänge sind also sehr viel mehr als nur ein Kanalsystem. Auch die Auffindung von Lipoidtröpfchen in den Gangepithelien bei Maus, Igel, Schwein und Pferd durch ARCHIETTI (1937), ferner die hydropische und glykogenhaltige Aufquellung der Isthmusepithelien nach Alloxanvergiftung, wie sie GOMORI und GOLDNER (1943) sowie LAZARUS und VOLK (1957, 1958, 1962) beschrieben, verdienen in diesem Zusammenhang genannt zu werden.

---

[2] Ob noch eine Rückresorption in den abwegigen Gangstrecken oder ein Ionenaustausch auf den Abflußwegen stattfindet (DICKSTEIN u. BIRNBAUM, 1960), ist nicht ganz geklärt. Die sehr starke Reduktionsfähigkeit des Gangepithels auch der größeren Gänge könnte so gedeutet werden (BECKER, DOERR u. BECKER, 1955).

Tabelle 7. Dissoziierte Pankreasfunktion von Drüsenzellen und Gangepithelien. Dissoziation der Reizung entspricht der Dissoziation der Reizantwort. [Aus RICHTERICH, 1958]

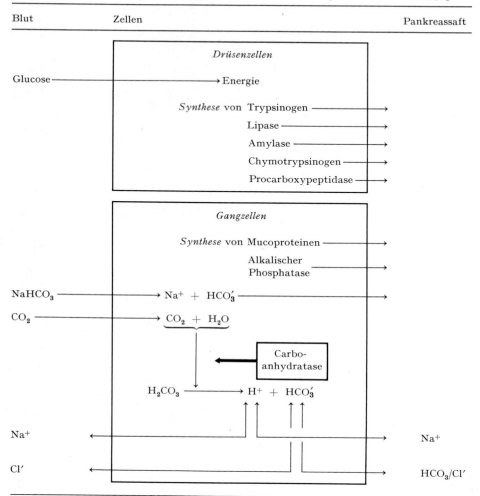

Auffällig ist auch der Reichtum an Mastzellen oder mastzellenwertigen Zellelementen im Gangsystem (FEYRTER, 1953; KUCH, 1968).

MONTGOMERY (1941) hat nachgewiesen, daß radioaktiv markiertes Natrium bereits 3 min nach der intravenösen Injektion im Bauchspeichel anzutreffen ist, eine Tatsache, die nur mit einer unmittelbaren Einschleusung und nicht mit einem Durchfluß durch das Acinusepithel mit seiner komplizierten Organisation erklärt werden kann. HIRSCH, JUNQUEIRA und ROTHSCHILDT (1954, 1957) haben in mehreren Studien die Frage näher untersucht und gefunden, daß radioaktiver Phosphor 2 min nach der intravenösen Injektion im Bauchspeichel bereits vorhanden ist, während markierte Aminosäuren nach 50 min in die Enzyme eingebaut sind und nach einigen Stunden im Bauchspeichel erscheinen. Phosphor wird

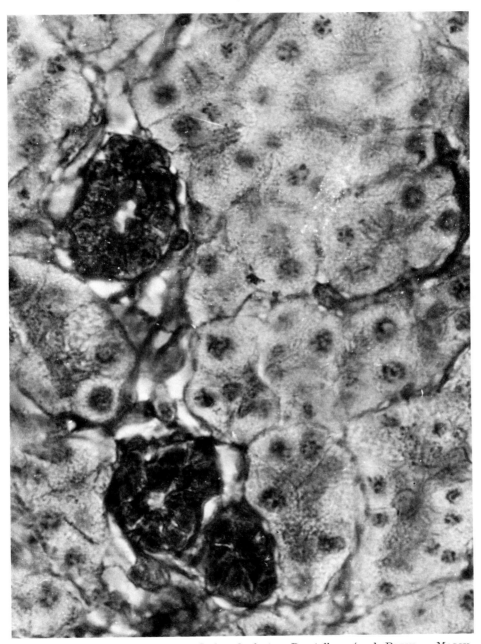

Abb. 58. Maus, Pankreas, Kryostat. Carboanhydratase-Darstellung (nach Bleyl u. Masch, 1964). Bevorzugte Fermentaktivität in dem Isthmus- und Gangepithel, geringere Imprägnation in den apikalen Acinusabschnitten. Mikrophotogramm, Vergr. 1:400

82 Physiologie

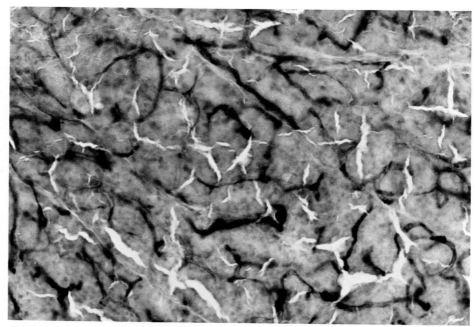

Abb. 59. Pankreas, Ratte. Dickschnitt. Alkalische Phosphatase: Sitz der alkalischen Phosphatase an der Capillarwand und in den Isthmusepithelien. Kryostat, Acetonfixierung. Vergr. 1:160

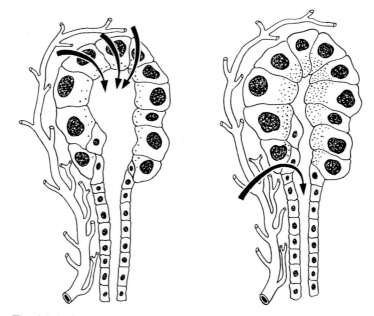

Abb. 60. Flüssigkeitsfluß beim Sekretin- bzw. Vagus-Sekretionstypus. Vagustyp (Pankreozymin): Extrusion der Proenzymgranula, enzymreiches Sekret: Proteochylus. Sekretintyp: dünnflüssiger, bicarbonatreicher, voluminöser Pankreassaft: Hydrochylus

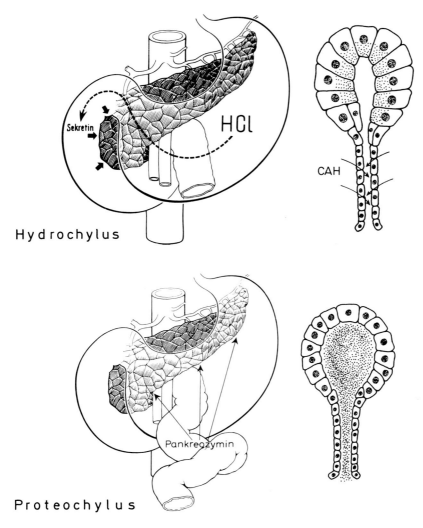

Abb. 61. Schema über den Hydrochylus und Proteochylus unter den Bedingungen der verschiedenen Sekretin- bzw. Pankreozymin-Reizungen

offenbar unmittelbar durch die Isthmusepithelien eingeschleust, während Aminosäuren erst durch die Syntheseprozesse im Acinusepithel und über ihren Einbau in dem Fermentmolekül an der Papille erscheinen können.

Wir müssen also entsprechend den zwei verschiedenen Speichelqualitäten auch zwei verschiedene Sekretionsmechanismen (im weitesten Sinne!) annehmen. Die Speichelbestandteile müssen in jedem Falle vom Blute herkommen. Wäßrige Bestandteile, Elektrolyte, vor allem Bicarbonat, werden durch die Isthmusabschnitte, Eiweißbestandteile aber durch die Acini in den Bauchspeichel eingeführt (Abb. 60). Entsprechend der Stelle der einzelnen Komponenten wird dann das Bild einer Proteochylie oder einer Hydrochylie entstehen (Abb. 61).

Ebenso wie leicht ein Übertritt vom Blutstrom in das Lumen des Ausführungsganges vor sich gehen kann, so kann auch umgekehrt bei einem Abflußhindernis im Gang Bauchspeichel in das Blut übertreten (Fermententgleisung, KATSCH). Die Blut-Speichel-Schranke der Isthmusepithelien (DOERR, 1952, 1953) kann auch — im pathologischen Falle einer Sekretanhäufung — zur Speichel-Blut-Schranke werden. Die Blut-Speichel-Schranke der Isthmusepithelien ist in beide Richtungen gangbar. Damit ist *hier* der Ort der Fermententgleisung erkannt. Die Schrankenfunktion mit dem Austausch von HCO_3^- und Cl^- gegen eine Durchströmungsgefälle haben die Versuche von WASTELL, RUDICK und DREILING (1969) eindeutig gezeigt.

Bei der Kenntnis der getrennten Saftreizung (Sekretin-Pankreozymin), der unterschiedlichen Saftqualität (Hydrochylie, Proteochylie) und dem doppelten Bildungsort (Isthmusepithelien, Acinusepithelien) ist die Dissoziation der Pankreassekretion verständlich und auch sinnvoll in der Ökonomie der Verdauung.

BALL hat schon 1930 eine „rasche" von einer „langsamen" Ausscheidung des Pankreas unterschieden und auf das stöchiometrische Verhältnis von Chlorid- und Bicarbonatsekretion hingewiesen.

Unter normhaften Bedingungen gilt aber für die Proteochylie die Regel von der Parallelsekretion aller Enzyme auf einen Stimulus der Acinusepithelien. Die Acinusepithelie schüttet auf jeden Sekretionsreiz hin alle gespeicherten Enzyme aus. Diese Regel (BABKIN, 1950; RICHTERICH, 1963) besagt, daß bei einer Proteochylie proteolytische, glykolytische und lipolytische Fermente in gleicher Stärke im Speichel vorhanden sind. Dies hat dazu geführt, daß man nur *ein* Ferment — in praxi meist die Diastase — biochemisch untersuchen muß, um sich ein Bild über die Fermentausscheidung zu machen. Diese Praxis ist im Regelverlauf durchaus brauchbar. Dennoch gibt es einige Fälle — und wir werden darauf hinweisen —, bei denen gerade die Dissonanz des Proteochylus einen Hinweis für Störung in der einen oder anderen Synthese oder in einem cellulären Abschnitt geben kann.

Die Leistung der Bauchspeicheldrüse ist nicht voll gewürdigt, wenn man nur die Absonderung des Pankreassaftes mit seiner feinen qualitativen Abstimmung auf den aktuellen Sekretionsreiz, d.h. also auf die zugeführte Nahrung, betrachtet. Die höhere Leistung liegt zweifellos nicht in der Sekretabgabe, sondern in der *Sekretbereitung*, in der Synthese der Enzyme. Wir müssen, wollen wir die Synthese morphologisch betrachten, auf die Histophysiologie der Acinusepithelie eingehen. Wir folgen hierbei den Vorstellungen und der Darstellung von C. G. HIRSCH, der sich mit einer großen Anzahl von Mitarbeitern über 3 Jahrzehnte mit der Frage der Sekretbereitung beschäftigt hat, und dem die wesentlichste Ausarbeitung dieser Vorgänge an Hand von Lebendbeobachtungen, insbesondere des Pankreas der weißen Maus, und von elektronenmikroskopischen Untersuchungen zu danken ist (Zusammenfassung bei HIRSCH, 1955, 1958, 1963. Einzelarbeiten aus dem Arbeitskreis von HIRSCH, u.a. von RIES, 1935; VAN WEEL, 1937, 1940; SLUITER, 1944; JUNQUEIRA, ROTHSCHILDT, 1954, 1956). Ein ähnliches, ebenfalls elektronenmikroskopisch unterlegtes Bild dieser Vorgänge hat D. LACY (1956) vorgelegt. Das wesentlichste Ergebnis, das insbesondere durch die Elektronenmikroskopie zu dem Problem der Histophysiologie geliefert worden ist, ist die Tatsache, daß die biochemischen Syntheseprozesse eng mit innerzelligen Permeabilitätsverhältnissen gekoppelt sind: Auf dem Gang durch die Zelle, auf dem Produktionsweg

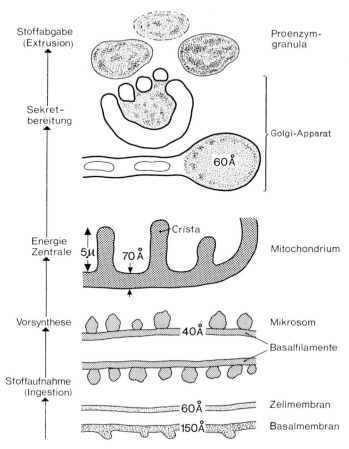

Abb. 62. Drüsenschema: Zellorganellen, die bei der Sekretion beteiligt sind. (Nach DOERR, 1964)

vom basalen Ergastoplasma zum Apex der Acinusepithelie müssen zahlreiche Lamellen, die aktiv oder passiv in den Produktionsgang einbezogen sind, überwunden werden. So verbinden sich die schematischen Vorstellungen, die seit den frühen Arbeiten von HIRSCH feste Formen angenommen haben, mit der elektronenoptischen Verfolgung der Stoffe durch die Zellorganellen zu einem geordneten Bild des Arbeitscyclus bei der Proteinsynthese (Abb. 62). Vorangestellt sei, daß bei der Verfolgung durch die Zelle lediglich die Proteinsynthese beobachtet werden kann, eine nähere Abgrenzung in einzelne Fermentgruppen — z.B. Proteasen — an einzelnen Zellelementen ist (noch) nicht möglich (Abb. 63).

„Die Sekrete sind Makromoleküle, die sich von den diffusen Makromolekülen des Cytoplasmas durch ihre Konzentration zu großen Körpern abtrennen (‚secret')" (HIRSCH, 1958). Die Synthesekette beginnt mit der Einschleusung der Blutrohstoffe an der Basalmembran; diese Stoffe gelangen sehr bald in das „Kraftfeld" der energietragenden Mitochondrien, dann in das Einflußgebiet des Kernes, schließlich zur Kondensation in das Areal des Golgi-Apparates. Der Fließbandprozeß bei der

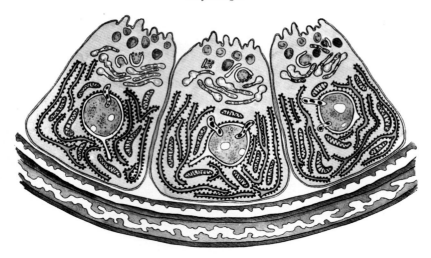

Abb. 63. Drüsenschema im Acinusverband. (Nach DOERR, 1959)

Sekretsynthese wird unterteilt in die Ingestion, die Einfuhr (ingero = ich trage hinein), in die Synthese, in die Stapelung und endlich in die Extrusion (extrudor = ich stoße aus).

Die Capillare umfaßt den Acinus und ist durch eine Basalmembran um den gesamten Acinus von der individuellen Epithelzellmembran getrennt. Lichtmikroskopisch ist die Basalmembran stets zu sehen, häufig auch die Zellwand. Die Basalmembran besitzt eine Dicke von 150—400 Å, die Zellmembran eine solche von 60 Å. Makromoleküle können diese Membran nicht passieren, die Synthese der Proteinenzymträger wird also vollständig in der Acinusepithelie vorgenommen. Die Aufnahme der Ionen, aber auch diejenige der Vitalfarbstoffe, ist sehr stark von der Reizung und dem Sekretionsstadium der Pankreasepithelie abhängig (vgl. auch LANGER u. GRAFFI, 1955). In dem basalen Ergastoplasma werden die ankommenden Aminosäuren in einem „geordneten Gewirr" von α-Cytomembranen (Ergastoplasma) aufgenommen. An der Außenseite der Membranen liegen, wie Weidenkätzchen aufgereiht, kleine Körper, die ribonucleinsäurehaltigen Paladegranula, die sehr rasch große Mengen Aminosäuren aufnehmen können. Der Einbau der radioaktiv markierten Aminosäuren erfolgt im Pankreas sehr rasch. Ähnliches zeigen die Untersuchungen von HANSSON (1959) am Ganztier. Das Maximum des Einbaues ist nach 30 min erreicht. Nach 60 min konzentriert sich die Aktivität im Acinuszentrum und in dem Gangsystem. Aminosäuren, z.B. C^{14}-Glykokoll, konnten JUNQUEIRA und ROTHSCHILDT (1955, 1956) bereits wenige Minuten nach der Injektion in den Granula des Basalcytoplasmas nachweisen, aber erst 6 Std später in den Zymogengranula wieder finden. Die basalen Granula enthalten relativ viel Ribonucleinsäure. Die Synthese könnte so vor sich gehen, daß die Ribonucleinsäuren sich in einer bestimmten Reihenfolge mit Aminosäuren beladen, wodurch Nucleoproteide als Matrize für weitere Aminosäureanlagen entstünden, die dann „Voreiweiße" bilden könnten.

Der Kern ist nicht ohne Einfluß auf die Synthese. Vermutlich bildet eine relative Ribonucleinsäureverarmung den adäquaten Reiz für die Ribonucleinsäureausschleusung aus dem Kern, die cytoplasmatischen Vorgänge erhalten durch die RNS-Ausschleusung aus dem Kern ihren effektiven Impuls. So stehen Kern und Cytoplasma in einem Wechselverhältnis, ohne daß ein Partner ein Primat besitzen würde (ORAM, 1955). Die Ribonucleinsäure ist im Nucleolus gespeichert und wird bei Bedarf, wie H. W. ALTMANN (1952, 1956) zeigte, aus dem Kern ausgeschleust (SEIFERT, 1952). Man kann durch geeignete Färbung und bei geeigneten Sekretionsverhältnissen den Funktionsformwechsel des Kerns verfolgen: Im Ruhestadium liegt der Nucleolus in der Mitte des Kernes, ist homogen anfärbbar mit angedeuteten Chromozentren nach der Kernmembran zu. Zu Beginn der Synthese vergrößert sich offenbar der Nucleolus, er sieht bläschenähnlich aus: die Nucleolarblase. Er besitzt deutliche feulgenpositive Verbindungsstränge zu der Kernmembran (Abb. 64). Diese Fortsätze bilden Röhren, durch die die Nucleolarsubstanz an die Kernmembran gelangt. Nun treten Nucleolus und Kernmembran in engen Kontakt und verschmelzen miteinander. Nach elektronenmikroskopischen Untersuchungen von SCHREIL (1959) spaltet sich die Doppelmembran des Kernes an dieser Stelle auf; vielleicht gelangt die Nucleolarsubstanz zwischen die beiden Blätter. Die feulgenpositiven, chromosomalen „Röhren", die Leitbahnen des Nucleolus, geben Wasser ab und machen durch eine Spiralisation gleichsam eine „Kontraktion" durch, mit der sie die Nucleolarsubstanz an die Kernmembran heranziehen. Diese wird geöffnet (Karyopyle), die Kernkörpersubstanz wird in das Cytoplasma ausgeschleust. Der Kern erscheint lichtoptisch hell, „leer", wasserklar. Die Desoxyribonucleinsäure ist aber nicht vermindert, die chromosomale Substanz ist nur verwässert. Je nach dem Zustande der chromosomalen Substanz spricht ALTMANN (1952—1963) von der „Kontraktionsphase", wenn die Leitbahnen die Nucleolarsubstanz an die Kernmembran heranführen, von der „Dekondensations- oder Dekontraktionsphase", wenn die Wasseraufnahme die chromosomale Substanz lichtoptisch verschwinden läßt. Dieser Kernfunktionsformwechsel ist an der Bauchspeicheldrüse so deutlich, daß es möglich ist, durch eine prozentuale Erfassung von etwa 1000 Kernen mit der Zuordnung zu einem dieser Stadien sich einen Eindruck von dem Sekretionszustand zu verschaffen. BECKER (1957) hat dafür ein Schema angegeben und es an experimentell erzeugten Sekretionsbildern — Atropin, Mecholyl, Cholin, Natrium oleinicum — erprobt. Daraus wird die Partnerschaft zwischen Kern und Cytoplasma bei der Sekretbereitung klar, die in einer RNS-Abgabe aus dem Kern an das Basalcytoplasma besteht. Die Abgabe wird von dem RNS-Gehalt eben dieses Plasmas gesteuert.

ALTMANN (1957) und sein Mitarbeiter STÖCKER haben diese Verhältnisse in sehr eindrucksvoller Weise an der DNS-Bewegung durch Autoradiographie dargestellt. (STÖCKER, 1962; ALTMANN u. Mitarb., 1952ff.).

In der Gegend des Basalplasma in der Umgebung des Kernes bis fast zu zwei Dritteln der Höhe der Acinusepithelie liegen die Mitochondrien, die Träger der energieliefernden Prozesse. Ihre Aufgabe ist vielfältig. Sie sind nicht nur Energieträger und Lieferant, sondern auch Energiespeicher. Zur Synthese stehen „Voreiweiß" von dem Basalcytoplasma, ausgeschleuste Nucleolarsubstanzen und Energie von der beweglichen Mitochondrien zur Verfügung. Offenbar findet die weitere

a b c d e f g

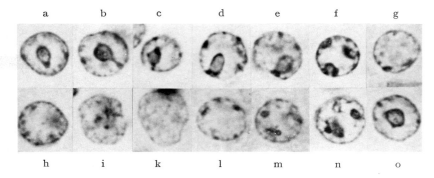

h i k l m n o

Abb. 64 A. Verschiedene Stadien des nuclearen Funktionsformwechsels (Feulgen-Präparate) von 30 min (a) bis 15 Std (o) nach Pilocarpin. Verbindung des ursprünglich zentralständigen, sich verformenden Nucleolus durch verdicktes Chromatin mit der Kernmembran (a—c); sich durch Extrusion verkleinernder Nucleolus (d—h); nucleolusfreier, funktionell stark geschwollener Kern (i—l: k = 7 Std nach Pilocarpin); allmählich wieder auftauchende und zusammentretende Nucleolarsubstanz (m—o). Vergr. a—o 1 920fach. (Aus STÖCKER, 1962)

a c

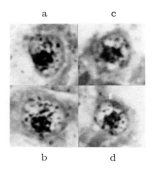

b d

Abb. 64 B. Autoradiogramme 3 Std nach Pilocarpin. 50 min nach Injektion von H^3-Cytidin. Graduelle Abnahme der Silberkorndichte über dem Nucleolus mit Ausprägung markierter nucleolärer Ausläufer (a—d) bei gleicher Expositionszeit. Hämatoxylin-Eosin-Färbung. Vergr. a, b 1 : 1 530; c, d 1 : 1 200. (Aus STÖCKER, 1962)

Sekretbereitung in den höheren Stadien des Fließbandes, dem Golgi-Apparat, statt. Die Voreiweiße werden hier kondensiert. Die Golgi-Körper bestehen aus der unregelmäßig gestalteten Externa-Substanz, einem osmiophilen Lipoideiweiß-Stoff, die an den sog. Golgi-Vacuolen (Interna) sitzt.

Die Golgi-Vacuolen, deren Existenz lange Zeit umstritten war (HIRSCH, 1955; D. LACY, 1956), sind von SJÖSTRAND und HANZON (1954) elektronenoptisch als regelmäßige Zellorganellen erkannt worden. Um das Golgi-Feld liegen 3—5 Lagen dicker Membranpaare oder Lamellen mit regelmäßiger Vacuolenbildung. Die Golgi-Membranen sind im Gegensatz zu den Cytoplasmalamellen nicht mit opaken Granulis versehen. Außerdem sind Partikel von der Größe der Proenzymgranula im Golgi-Feld nachgewiesen. In den Golgi-Vacuolen werden die synthetisierten Stoffe gespeichert, schließlich lösen sie sich von der osmiophilen Substanz

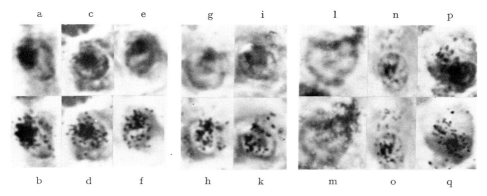

Abb. 64C. Autoradiogramme 3 Std nach Pilocarpin, 50 min nach Injektion von H^3-Cytidin. Verschiedene Stadien markierter nucleolärer Extrusionen bei unterschiedlicher Expositionszeit, oben auf das Objekt, unten auf die Silberkörner eingestellt. Links: beginnende, Mitte: weiter fortgeschrittene Stadien der Ausschleusung; rechts: nach erfolgter Extrusion Silberkorn-Wolken im Cytoplasma; Nucleolus, abgesehen von einer Markierung der chromatischen Hülle, weitgehend frei von Aktivität. Hämatoxylin-Eosin-Färbung, Mikrophotogramm, Vergr. a—f 1:1200; g, h, l, m 1:2400; i, k 1:1880; n—q 1:1530. (Aus Stöcker, 1962)

und werden zu den Proenzymgranula. Die Proenzymgranula — etwa 30 an der Zahl in jeder Acinusepithelie — enthalten dicht gepackt viele Tausende von Enzymmolekülen, sie liegen gestapelt in der lumenwärtigen Hälfte der Acinusepithelzelle und werden von dort ausgestoßen, entweder bei einem Sekretionsreiz oder — im Hunger — durch „Überfüllung" des Stapelortes. Die Ausstoßung erfolgt unabhängig von dem Vorgang der Sekretbereitung, sie ist im Gegensatz zu dieser durch Atropin hemmbar (Abb. 65). So wie der RNS-Mangel des Ergastoplasma offenbar den Reiz auf die Ausschleusung der Nucleolarsubstanz darstellt, ebenso ändert sich bei der Extrusion der Proenzymgranula die Permeabilität der Basalmembran, so daß die Extrusion eine neue Ingestion anregt (Langer u. Graffi, 1955). Aus der Lebendbeobachtung am Pankreas der Maus, die Hirsch früher durchgeführt hat, geht hervor, daß nach einer Sekretionsausstoßung die Neubildung der Granula in 13—16 Std erfolgt. Nach einer totalen Ausschüttung ist aber schon nach 3—4 Std eine erneute Teilausschüttung möglich (Daly u. Mirsky, 1952). Im Einzelfall kann man in dem Acinuslumen nicht nur bereits verflüssigte Granula, sondern auch in ihrer Individualität erhaltene Körnchen beobachten (Langer, 1957). Diese werden dann aber — vielleicht unter dem Einfluß des aus den centroacinären Zellen und den Isthmusepithelien herkommenden alkalischen Hydrochylus — sofort gelöst, so daß in den unteren Gangabschnitten selbst bei geringer Flüssigkeitsbeimengung manchmal eingedickter scholliger Pankreassaft, nicht aber Granula angetroffen werden.

Die Synthesevorgänge werden in der Abb. 52 dargestellt, die von D. Lacy (1956) übernommen wurde. Von welchem Zeitpunkt an man von aktiven Fermenten sprechen darf, ob schon im Voreiweiß oder erst in den Zymogengranula, ist nicht bekannt, aber auch für die einzelnen Fermente verschieden. Langer (1957) hat schon Amylaseaktivität im Ergastoplasma nachgewiesen, wenn auch keine Granula formiert sind.

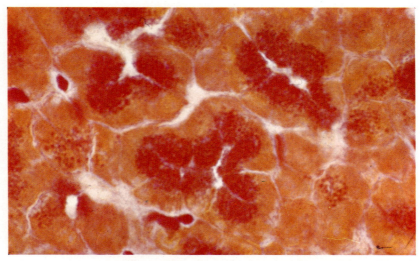

Abb. 65. Pankreas, Ratte. Hungerzustand (2 Tage Fasten). Stapelstadium der Acinusepithelien, Proenzymgranula im lumennahen Abschnitt der Drüsenzellen angehäuft. Formalin, Paraffin, Hämatoxylin-Safranin nach KRÜGER, Mikrophotogramm

Die gerichtete *Pankreasdiagnostik* ist stets stiefmütterlich behandelt worden. Sie ist in die Gallengangsdiagnostik mit einbezogen worden. Damit wurde die gedankliche Verbindung zwischen Pankreas- und Gallenwegserkrankung festgelegt, der eigentliche tiefere Zusammenhang zwischen den Erkrankungen des exkretorischen Pankreas und des Leberparenchyms aber vernachlässigt. Unabhängig davon ist es ganz zweifelsfrei, daß beide Gangsysteme häufig gemeinsam erkranken.

Es gibt viele Leberfunktionsteste sowie sehr zahlreiche, klinisch näher charakterisierte Leberschäden, deren anatomisches Korrelat ein relativ einheitliches Bild ergibt. Spezielle anatomische Untersuchungen der Leber führen viel seltener zu pathologisch-anatomischen Befunden als z.B. solche der Bauchspeicheldrüse. Die anatomischen Veränderungen des Pankreas dagegen sind durch klinische Funktionsproben, ja durch subjektive Erscheinungen meist nicht auffällig geworden. Genaue und vor allem gerichtete klinische Tests zeigen, daß Fermentabgabestörungen des Pankreas bei Leberleiden aller Provenienzen viel häufiger sind; meist werden sie von den Erscheinungen von seiten der Leber und der Gallenwege überdeckt (BARTELHEIMER u. Mitarb., 1955, 1966; RITTER, 1959, 1961, 1963; MÜLLER-WIELAND, 1961a, b, c, 1962).

Leber und Bauchspeicheldrüse stehen in einem klinisch-anatomischen reziproken Diagnoseverhältnis, sie sind aber andererseits einheitlich in ihrem Beschwerdekomplex.

Es kann hier nicht der Ort sein, alle Funktionsproben und ihre Anwendung bei Erkrankung der Bauchspeicheldrüse, die gesamte Symptomatik und den Untersuchungsgang abzuhandeln. Die Pankreasdiagnostik beginnt bei der Erhebung der Anamnese, deren allgemeine und gezielte Richtung das Bild der Erkrankung entscheidend formt. Der nicht regelmäßige und auch nicht entscheidende typische Linksschmerz, die Headschen Zonen zwischen D_7–D_{10} links, der Tastbefund, unter Umständen Fieber und Gewichtsabnahme, aber auch Symptome von seiten der Nachbarorgane und das Blutbild sind in jedem einzelnen Falle nachzuprüfen und ergeben in ihrer Gesamtheit einen Hinweis.

Als eigentliche Funktionsproben des Pankreas sind die Stuhluntersuchungen, die Harnuntersuchungen und die Blut-Ferment- und Blut-Zuckerbestimmungen zu nennen. Als spezifische Untersuchungstechnik folgen dann Duodenalsondierung mit fraktionierter Duodenalsaftbestimmung, Röntgenographie und — nur bei besonderen Gelegenheiten — die Probeexcision. Die übrigen klinischen Untersuchungen geben wir in einem Untersuchungsplan an, der natürlich nur Hinweis sein kann und im einzelnen durch die Besonderheiten des vorliegenden Krankheitsfalles und die besondere ärztliche Erfahrung ausgeweitet werden muß. Auf Einzelheiten bei verschiedenen Krankheiten gehen wir in dem betreffenden Kapitel ein. Hier in dem allgemeinen Teil wollen wir nur die Duodenalsondierung mit der Belastungsprobe, die Röntgendiagnostik und die Probeexcision streifen.

1. Die Duodenalsondierung ist mit der Schwierigkeit belastet, daß aus der Papille der Pankreassaft mit der Galle zusammen herausläuft und diesen stets Duodenalsaft aus den Brunnerschen Drüsen beigemischt ist. Hinzu kommt, daß vom Pylorus her, der durch die Sonde offengehalten wird, Magensaft nachfließt, und daß von der Jejunumperistaltik her auch rückläufig Flüssigkeit in das Duodenum gebracht werden kann. Diese beiden letzten Verunreinigungsquellen werden durch die dreiläufige Sonde von BARTELHEIMER „trockengelegt". Bei ihr werden der Pylorus und das Jejunum durch leere Gummiblasen, die dann in der richtigen Lage aufgeblasen werden und die der Wandung dicht anliegen, verschlossen. So steht der Saugsonde nur noch der Saft aus dem Duodenum zur Verfügung. Die eigentliche Fermentbestimmung wird durch die Gallebeimengung nicht beeinträchtigt, die ausschließliche Mengenbestimmung des gewonnenen Sekretes ist ohnehin nur von geringem Wert. Bei der klinischen Untersuchung (BARTELHEIMER, MARING u. STIMMING, 1955; MÜLLER-WIELAND, 1961; RITTER, 1963) wird die Sonde in die richtige Lage gebracht und der Ballon aufgeblasen. Der Duodenalsaft wird fraktioniert in Fünf- bis Zehnminuten-Portionen aufgefangen; Menge, Aussehen (Bilirubin!) und pH-Wert werden sofort festgelegt, die Proben ins Eis gestellt. Nach einiger Zeit — meist nach der 6. Fraktion — wird gereizt, d.h. es werden in die Sonde 2—3 cm³ Äther gegossen (Katschsche Probe). Nun erfolgt ein Pankreassaftsekretfluß von geringem Fermentgehalt und hoher Alkalität. Die Galle tritt gänzlich zurück. Der Patient gibt ein „Ätherbrennen" bei Berührung der Duodenalschleimhaut an. Erfolgt nach einem derartigen Brennschmerz *keine* erhebliche Saftabgabe, dann liegen sicher pathologische Verhältnisse vor. Mit der funktionellen Saftuntersuchung wird eine cytologische und bakteriologische Untersuchung verbunden (HENNING u. WITTE, 1957). Gleichzeitig läßt sich eine Kontrastdarstellung der Duodenalschleimhaut, besonders der Papillengegend, durchführen. Es kann eine intravenöse Belastung durch den Sekretintest bei liegender Sonde angeschlossen werden (DREILING u. Mitarb., 1950, 1957, 1963; ZAVELA u. Mitarb., 1955; SUN u. SHAY, 1957; MARKS u. TOMPSETT, 1958; HEINKEL, 1961; SCHÖN u. Mitarb., 1961, 1962; NEVES u. HONDA, 1962; BANK u. Mitarb., 1963; GOLDSTEIN u. Mitarb., 1964; PERRIER u. Mitarb., 1964; CHOI u. Mitarb., 1967; RICK, 1968, 1970). Das Sekretin lockt einen Pankreassaft, der den injizierten Mengen proportional ist.

2. Die Röntgendarstellung der Bauchspeicheldrüse ist nur mittelbar möglich. Am häufigsten wird die Füllung der Nachbarorgane durchgeführt, deren Verlagerung oder Verdrängung auf Erkrankungen der Bauchspeicheldrüse hindeuten. Dies setzt relativ grobe Verformungen der Bauchspeicheldrüse voraus, die dann eine Vergrößerung der C-Schlinge des Duodenum oder einen Pelotteneffekt in der Magenumrandung bewirken. Geringe Vergrößerungen der Drüse können mit der retroperitonealen Luftfüllung dargestellt werden. Freilich ist die genaue Kenntnis der topographischen Beziehungen und der Mobilität des Organes Voraussetzung. Die Abgrenzung eines autochthonen Tumors von Metastasen in den parapankreatischen Lymphknoten gelingt zumeist nicht. Während Laparotomien oder Endoskopien wurde die röntgenologische Darstellung des Ductus Wirsungianus, die Wirsungiographie, empfohlen, die aber nur einen begrenzten Indikationsbereich besitzt (LEGER u. Mitarb., 1957; MALLET-GUY, 1957; SARLES u. Mitarb., 1965). Die Szintigraphie ist besonders für die Diagnose des Carcinomes bedeutungsvoll (s. S. 480).

3. Schließlich ist die Probeexcision zu nennen, die bei geöffneter Bauchhöhle in besonderen Fällen, besonders bei Tumoren des endokrinen Pankreas, als sog. Schnellschnitt einen Hinweis auf weitere chirurgische Maßnahmen geben kann (W. H. BECKER, 1953). Gewarnt sei vor Probeexcision bei beginnender oder abklingender akuter tryptischer Pankreatitis. Wir sahen nach einer solchen eine Propagation der Erkrankung in die Bauchhöhle mit nachfolgendem Tod an Peritonitis.

Die Indikation der Probeexcision des Pankreas ist wegen der richtigen Ortswahl relativ eng, die Probeexcision als solche ist nicht ungefährlich (BOWDEN, 1954).

Zur Erfassung der Funktion aller Drüsenabschnitte ist die Totalexstirpation beim Hunde oft angewandt worden. Bei kleineren Versuchstieren ist sie schwierig durchzuführen und von einer hohen Mortalität belastet. Dies gilt insbesondere für Ratte und Maus (SCOW, 1954; TREADWELL u. Mitarb., 1954), deren gemeinsame Mündung von Gallen- und Pankreasgang bei der „Rollexstirpation" — die Drüse wird zwischen zwei Fingern von ihrem Gangskelet abgerollt und zerstört — oft gänzlich verschlossen wird. Interessanterweise tritt bei diesen Tieren meist *kein* Ikterus auf, sondern der Gallerückstau wird von den extrahepatischen Gallenwegen aufgefangen, die dann bis auf das Zwanzigfache ihres Volumens aufgetrieben werden. Beim Hund gelingt die Totalexstirpation mit nachfolgender Insulinsubstitution relativ gut.

Eine isolierte Zerstörung lediglich eines Drüsenteiles gelingt gut: Das exkretorische Parenchym geht nach Unterbindung des Ausführungsganges über den Weg einer serösen und dann fibrosierenden Entzündung fast vollständig zugrunde (BECKER u. SCHAEFER, 1957). Auch antimetabolisch kann man das Acinusepithel besonders bei kleinen Versuchstieren durch die Gabe von DL-Äthionin zerstören. Dies führt innerhalb von 2 Wochen zu einer vollständigen Entparenchymisierung. Allerdings kommt es im Anschluß daran selbst bei weiterer Äthioningabe zu einer Regeneration des Acinusepithels (BECKER, 1957).

Hier ist auch als Versuchsobjekt die Pankreasfistel zu nennen, die Ableitung des Bauchspeichels durch einen dünnen Katheter. Die Ergebnisse, die mit dieser Methode gewonnen wurden, können kontrolliert werden durch Untersuchungen an Patienten, bei denen eine Fistel spontan entstand oder angelegt werden mußte.

D. Entwicklungsfehler

Mißbildungen und Anomalien der Bauchspeicheldrüse sind durch die Entwicklung aus dem hepato-pankreatischen Ring, dem Vorhandensein mehrerer Pankreasanlagen und der Darmdrehung verständlich sowie aus der Tatsache, daß der gesamte Mitteldarm die Fähigkeit besitzt, Pankreasgewebe auszubilden. SEIFERT (1956) äußert, die Möglichkeit eines Zusammenhanges einer exogenen Schädigung während des intrauterinen Lebens und einer Entwicklungsstörung — also einer Kyematopathie, z.B. durch eine Virusinfektion (Coxsackie, Toxoplasmose, Listeriose usw.) — sei nicht von der Hand zu weisen. Diese Möglichkeit gewinnt an Wahrscheinlichkeit, wenn sich eine Verlagerung z.B. relativ gut zeitlich einordnen läßt und wenn noch andere Entwicklungsfehler gerade dieser embryonalen Determinationsperiode gefunden werden. Sicher müssen derartige Schädigungen sehr früh eintreten. Falls sie mit der Darmdrehung und der Anlageverschmelzung zusammenhängen, müssen sie um die Zeit der 3.—6. Embryonalwoche stattgefunden haben (KRISS, 1927). Die Beziehungen von heterotopen Nebenpankreasbildungen mit derartigen exogenen Schäden sind nur sehr vage.

I. Lagefehler

Die Lage der Bauchspeicheldrüse ist dann geändert, wenn alle Viscera sich nicht in gehöriger Situation befinden. Dies kann *primär* durch Störungen während der Entwicklung geschehen, es kann aber auch *sekundär* durch Lage- und Entwicklungsfehler *anderer* benachbarter Organe vorkommen.

Die primären Lagefehler sind erklärbar aus der Kenntnis der Entwicklungsvorgänge, insbesondere der Magendrehung, die ja von der enterofugal nach dorsal knospenden Bauchspeicheldrüse mitgemacht werden muß, um die Seitenlage und die „retroperitoneale" (semiretroperitoneale) Lage zu gewinnen.

Sekundäre Lagefehler sind durch während der Entwicklung erfolgende Verlagerungen anderer Organe zu erklären. Hier ist vor allem die Umordnung in den Brustraum, z.B. bei der Zwerchfellhernie oder bei dem Zwerchfelldefekt, unter Umständen auch bei der Relaxatio diaphragmatis, zu nennen.

Verlagerungen, die während des Lebens sich ereignen, selten z.B. einmal eine Einsenkung der Milz und des Pankreasschwanzes in einen Bruchsack einer Leistenhernie, gehören nicht hierher, da sie zu Entwicklungsfehlern keine Beziehung haben. Ebensowenig gehören die in der Differentialdiagnose zu erwägenden Lageänderungen der Bauchspeicheldrüse durch Entzündungsvorgänge der Umgebung hierher. HYRTL (1866) bestreitet wohl mit Recht die Richtigkeit der Beobachtung einer Verlagerung von Bauchspeicheldrüsengewebe in eine Narbenhernie bei einem Nabelbruch.

II. Entwicklungsfehler im engeren Sinne

Die *Ganganomalien* stellen keine Mißbildung dar. Die Gangverhältnisse und ihre Mündungen sind so vielfältig, daß lediglich statistische Angaben einen „Normalverlauf" erschließen lassen und daß Variationen dieses Normalverlaufes in unendlichem Formenreichtum vorkommen. Klinisches Interesse genießen diese Formvarianten durch ihre pathogenetische Bedeutung bei der Entstehung der tryptischen Pankreatitis, bei der chronischen Pankreatitis durch eine Verlegung im Bereiche des Wirsungianusknies oder durch ihre Gefährdung bei operativen Eingriffen im Pylorus-Papillenbereich (z.B. bei tiefgreifenden Billroth II-Operationen, CLAIRMONT, 1922). Sie werden daher in den betreffenden Kapiteln Berücksichtigung finden. Erwähnt sei, daß beim Situs inversus partialis der Ductus Wirsungianus öfter vermißt wurde; die Drainage funktionierte dann über einen großen Santorinischen Gang und eine weite Papilla minor (GRUBER, 1929).

Zwei zwar seltene, aber doch eindrucksvolle Mißbildungen der Bauchspeicheldrüse müssen hier genannt werden: Das Pancreas divisum und das Pancreas annulare.

Beim *Pancreas divisum* ist die Vereinigung von dorsaler und ventraler Anlage unterblieben. In den meisten der wenigen Fälle der 1865 von HYRTL zuerst beschriebenen Mißbildungen ist keine Verbindung der beiden Drüsenabschnitte gefunden worden. Die Ausführungssysteme beider Teile sind getrennt, die Gänge münden gesondert an der großen und kleinen Papille. Dieser Entwicklungsfehler ist außerordentlich selten. RISEL (1909) hat ihn bei einem partiellen Situs inversus der Bauchorgane gefunden.

Das *Pancreas annulare*[1] wird häufiger beobachtet. Es ist zuerst genauer von ECKER beschrieben worden (1862) (Abb. 66), vorher von BÉCOURT (1830)[2]. Ein Ringpankreas bei Erwachsenen ist seltener, bei Neugeborenen, die auch andere Mißbildungen aufweisen, findet sich diese Anomalie hin und wieder (Abb. 67), MAST, TELLE und TUREK (1957) sammelten 92 Fälle aus der Literatur (davon 12 eigene!), HUBER (1956) stellte 1956 94 Fälle zusammen. In 34% der Fälle soll eine Konkomitanz mit peptischen Ulcera gefunden werden (WINKLMANN, 1951; WHELAN et al., 1957). Eine Übersicht aus chirurgischer Sicht gaben LINDER und FRITSCHE (1956) (Tabelle 8).

Bei dem Pancreas annulare hat sich ein Ring von Drüsensubstanz um das Duodenum in Höhe der Papille gebildet. Das Pancreas annulare führt zu so hochgradigen Stenosen, daß eine angeborene Duodenalatresie vorgetäuscht werden kann (GASSMANN u. Mitarb., 1960). Man kann zwei Formen unterscheiden, einmal solche Pancreata annularia, die ausschließlich aus dem Ring bestehen und deren

---

[1] *Sprachlich* sind die Worte anus, annulus und annus gleichermaßen richtig als Bezeichnung für „das in sich selbst Zurückkehrende". „Anus", der After, kommt vom griechischen ἔνος, während „annuli", die Fingerringe, der römischen Ritter bezeichnet (HYRTL, 1880).

[2] ECKER (1862) hat als erster das Pancreas annulare beschrieben. STRITZKO und HUBER (1960) stellen den in der Literatur stets mitgeführten Irrtum richtig, daß TIEDEMANN (1818) der erste gewesen sei, der das Ringpankreas beschrieben habe. TIEDEMANN (1818) hat lediglich Ganganomalien beschrieben.

LECCO (1910) deutete als erster an Hand von zwei eigenen Beobachtungen (die er den bis dahin bekannten fünf in der Literatur niedergelegten Fällen beifügte) das Pancreas annulare durch die Entwicklungsgeschichte. Nach ihm stellt der pankreatische Ring den nach rechts verlagerten linken Teil der dorsalen Pankreasanlage dar.

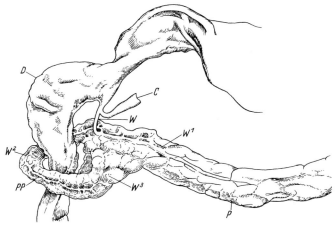

Abb. 66. Pancreas annulare. Erste Darstellung von ECKER, 1862. *D* Duodenum; $W^{1,2,3}$ Duct. Wirsungianus, der die Ringform mitmacht; *C* Duct. choledochus; *PP* Pankreasring; *P* Pankreas

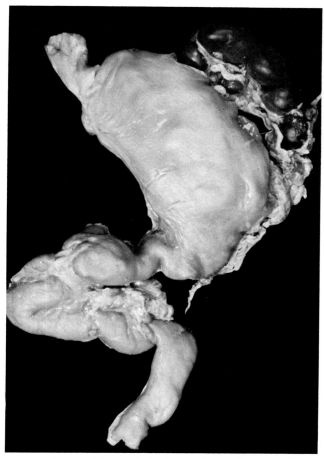

Abb. 67. Pancreas annulare und Hypoplasie des Pankreasschwanzes. Erweiterung des vor dem Ring gelegenen Duodenalstückes. (4 Monate alt gewordenes Mädchen.) Etwa natürliche Größe

Tabelle 8. Altersverteilung bei 88 Fällen von Pancreas annulare.
(Nach LINDNER und FRITZSCHE, 1955)

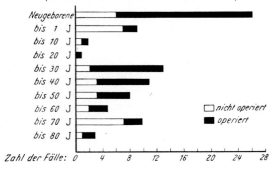

Körper und Schwanz fehlen (SMETANA, 1928, Fall 1). Dies ist die primitive Form. Zum anderen gibt es solche, bei denen außer der Ringbildung noch in gehöriger Weise und Größe Körper und Schwanz angelegt und ausgebildet sind (SMETANA, 1928, Fall 2 und 3). Meist schlängelt sich der Ausführungsgang inmitten der Ringdrüse um das ganze Duodenum herum und mündet dorsal in den Ductus Wirsungianus ein.

Sowohl beim Pancreas annulare als auch beim Pancreas divisum ist die Drüsenstruktur völlig unauffällig. Das Pancreas annulare wird nicht ganz selten bei einer angeborenen Dünndarmatresie gefunden. Der proximale Dünndarmstumpf endet dann im Kissen der ringförmigen Bauchspeicheldrüse. 70% der Kinder und 14% der Erwachsenen haben weitere Anomalien (Oesophagusatresie, Meckelsches Divertikel, Herzfehler, Darmmißbildungen).

Klinisch auffällig wird diese Mißbildung dann, wenn sich eine chronische Pankreatitis entwickelt, bei der durch eine narbige Fibrose der Ring schrumpft und zu einer Duodenalstenose führt (GENERSICH, 1890). Das röntgenologische Kennzeichen ist die enorme Dilatation des Bulbus duodeni und des Magens („doublebubble"). Röntgenologisch kann der Verdacht in Differentialdiagnose zu allen anderen Duodenalerweiterungen und -stenosen geäußert werden (POPPEL u. BERANBAUM, 1956). Eine chirurgische Spaltung oder Resektion bringt dann nicht immer totale Heilung, weil erneute Narbenstrikturen entstehen. Eine Gastroenterostomie oder eine Duodeno-Jejunostomie ist in ihrer Dauerwirkung sicherer. Auch die Kompression des Gallenganges kann einmal zu den ersten klinischen Zeichen führen (TH. H. MOORE, 1956).

Von DOUBILET und WORTH (1965) wurde sogar eine (postpankreatitische?) Pseudocyste in einem Pankreasring mittels der intraoperativen Wirsungiographie dargestellt.

Entwicklungsgeschichtlich ist die Anomalie entweder als eine Persistenz und Weiterentwicklung des hepato-pankreatischen Ringes zu verstehen oder als eine Ausbildung der aus der gleichen Matrix hervorgehenden Brunnerschen Drüsen zu Pankreasgewebe. Im Prinzip sind beide Deutungsmöglichkeiten gleichartig, da der hepato-pankreatische Ring sowohl für Leber, Pankreas als auch Brunnersche Drüsen gleichermaßen das Ausgangsblastem darstellt.

Literaturhinweise und Kasuistik bei SMETANA (1928); HUBER (1956); MAST et al. (1957); WHELAN und HAMILTON (1957). SEIFERT hat 1956 die Kinderfälle der Weltliteratur zusammengestellt und die Beobachtung eines eigenen Falles hinzugefügt. Einzelbeobachtungen bei ECKER (1862); GENERSICH (1890); CORDS (1911); GRUBER (1919 u. 1929, dort Lit.); PRIESEL (1922); KEYL (1924); WINKLMANN (1951); SILVIS (1952); MOORE (1956); STRITZKI und HUBER (1960); WALKO (1960); KOLE (1960); GILROY und ADAMS (1960); WITTEBOL u. Mitarb. (1961); BIGARDI u. Mitarb. (1961); GUILEMIN u. Mitarb. (1962); FEHR (1964); PEISKER (1965). Zusammenstellung bei LINDER und FRITSCHE (1956).

III. Fehlerhafte Gewebszusammensetzung

Manche Autoren sind geneigt, Epithelabfaltungen und papilläre Erhabenheiten in den Gängen, soweit diese bei Kindern angetroffen werden, ebenfalls als Gewebsmißbildung, als Hamartie im Sinne von EUGEN ALBRECHT, anzusprechen. Wir glauben, daß diese Epithelabfaltungen vorübergehende Überschußbildungen darstellen. Im Alter gehören derartige papilläre Erhabenheiten zu den fast regelhaft anzutreffenden Altersveränderungen der Drüse.

Die auffälligste Gewebsmißbildung ist die Cyste, die einzeln oder in größerer Anzahl beobachtet wird. Wir meinen hier nicht die Cysten der Fibrocystose, die als Kennzeichen einer Systemerkrankung aller exokrinen Drüsen aufgefaßt werden müssen, auch nicht die Retentionscyste, die Ranula im Sinne VIRCHOWs. Dagegen können angeborene Gewebsmißbildungen im Anschluß an den Ausführungsgang als Erweiterung desselben oder auch seiner Seitenäste bisweilen perlschnurartig hintereinandergeschaltet sein. NORRIS u. Mitarb. (1947a u. b) hat von derartigen Pankreaten Wachsplattenmodelle angefertigt und bewiesen (Abb. 68), daß die Cysten miteinander durch den Ausführungsgang verbunden sind (Abb. 69). In einer Beobachtung von CHRISTENSEN (1957) wurde bei einer 72 Jahre alten Frau eine 2×2 cm große Cyste in einem akzessorischen Pankreas im Magen gefunden und exstirpiert. Ob es sich hierbei um eine Gewebsmißbildung oder um eine Retentionscyste in dem Nebenpankreas handelt, bleibt offen.

Wichtig sind diese Gewebsmißbildungen im Rahmen einer allgemeinen visceralen Cystenbildung, also bei gleichzeitigem Bestehen der Cystenleber, Cystenniere und Gehirncyste (TEUSCHER, 1926). Bei einer derartigen „Cystenkrankheit" spricht man von einer Dysencephalia splanchnocystica. Die Cystenbildung kann aber auch ohne Beteiligung anderer Organe isoliert in der Bauchspeicheldrüse oder in Verbindung mit Cysten nur in einem der genannten Organe beobachtet werden. Histologisch besteht die Cystenwandung aus einem einschichtigen, meist abgeplatteten oder kubischen Epithel und einer dünnen Faserlage. Es handelt sich also um echte Cysten (Abb. 70). GRUBER (1929) gibt eine tabellarische Zusammenstellung, insbesondere auch des Cystenvorkommens in anderen Organen. Aus dieser Tabelle ist wohl nur der Fall von WURM (1927) als cystische Pankreasfibrose auszuklammern.

Vom Cystenpankreas hat außer GRUBER YAMANE (1921) in einer Monographie berichtet. Neben einer imponierenden klein- und großcystischen Durchsetzung der gesamten Drüse, solitären Cysten in der Leber und im Nebenhoden, beiderseitigen Cystennieren liegen besonders im Kleinhirn Cysten vor. So ist das Cystenpankreas Teilerscheinung der Lindau-Hippelschen Erkrankung. Die Differentialdiagnose gegenüber der cystischen Pankreasfibrose ist insbesondere in den Fällen schwierig,

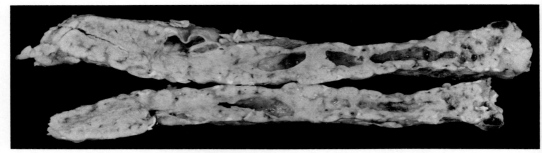

Abb. 68. Perlschnurartige Cysten des Pankreasausführungsganges (bei gleichzeitiger Cystenleber und Cystennieren). Fast natürliche Größe

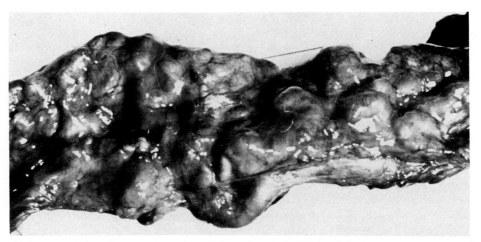

Abb. 69. 88 Jahre alt gewordene Frau (SN 522/54, P. I. FU Berlin). Tod im Leberkoma bei Gallenblasencarcinom. Cystenpankreas

bei denen andere Organe keine Cysten aufweisen. Dafür spricht der Fall eines 2 Tage alt gewordenen Neugeborenen, über das SEIFERT (1956) berichtet und dessen Cystenpankreas nicht Symptom einer Fibrocystose war, sondern eine morphologische Entwicklungsstörung darstellte.

Es kann in einem Cystenpankreas ein Cystadenom vorkommen, es handelt sich dann — ebenso wie bei den gleichartigen Veränderungen am Auge und an der Niere — um ein dysontogenetisches Blastom (BERBLINGER, 1922).

Häufig wurde der Gang bei den Cysten wenigstens in einigen Abschnitten verschlossen gefunden, dann war der Cysteninhalt eingedickt, krümelig, salbenartig oder kalkig-steinern. Bei offenem Gang war der Inhalt gelb, dünnflüssig. Im Zwischengewebe, das hauptsächlich aus faserreichem Bindegewebe besteht, liegen hier und da einige Langerhanssche Inseln. Die Umbildung ist sicher nicht auf eine Sekretionsretention zurückzuführen oder als Lymphangiom aufzufassen, wie es geschah, sondern es handelt sich um eine dysontogenetische Fehlbildung ohne primäre Gangabschnürungen (YAMANE, 1921). Es liegt eine Acinusproß- und Differenzierungshemmung vor, die verhindert, daß aus dem (überschießend) gebil-

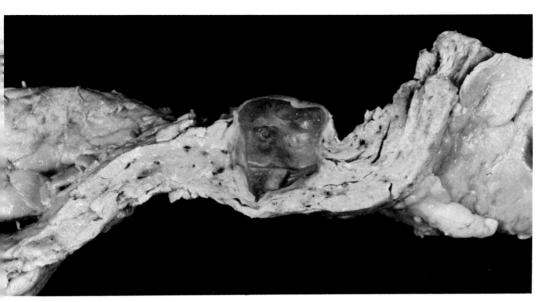

Abb. 70. 78 Jahre alt gewordene Frau (SN 343/55, P. I. FU Berlin). Tod an Schilddrüsencarcinom. Isolierte Cyste im Pankreas. Von Cylinderepithel ausgekleidet

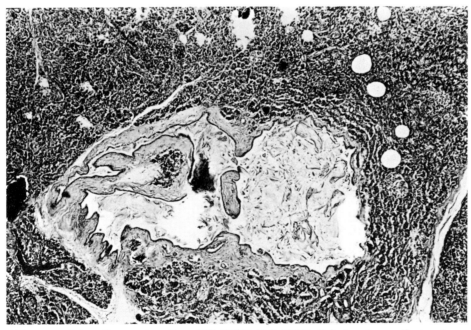

Abb. 71. 50 Jahre alt gewordene Frau (SN 671/69, P. I. FU Berlin). Angeborene Cystennieren, Tod an Urämie. Pankreas: Multiple Cysten im Pankreas, bizarre Verformung vieler Ausführungsgänge. Formalin, Paraffin, Hämatoxylin-Eosin-Färbung, Mikrophotogramm, Vergr. 1:30

deten Gang Acini sich abscheiden. Ebenso wie in der Leber kommen auch im Pankreas kleine Cystennester vor, die man in Analogie zur Leber auch als von MEYENBURG-Komplexe bezeichnen kann (Abb. 71).

Über die cystische Erweiterung des Pankreasausführungsganges als angeborener Bildungsfehler wird von PICARD u. Mitarb. (1956) berichtet.

Umschriebene Knoten von Bindegewebe sind bei einem 17jährigen Mädchen inmitten der Drüse von SEYFARTH (1921) beschrieben worden, die in Beziehung zur Lues connata oder einer intrauterin durchgemachten Erkrankung gesetzt wurden.

IV. Heterotopie

Heterotope Pankreasanlagen findet man häufig — mit der Sorgfalt der Nachsuche und dem Streben, welche zu finden, zunehmend — im Ausstrahlungsgebiet des entwicklungsgeschichtlichen Mitteldarmabschnittes, also vom Magen bis zur Ileocoecalklappe. Unübersehbar sind derartige Nebenpankreaten, die so groß sind, daß sie über die Schleimhaut im Magen und Dünndarm erheblich prominieren. Die Vielzahl breitet sich mehr flächenhaft aus, diese werden nicht beobachtet oder verkannt, jedenfalls nicht histologisch identifiziert, nie in ihrer Zahl systematisch mitgeteilt. Die meisten Beobachtungen werden im klinischen Schrifttum publiziert, da die Pankreaskeime dann so groß gewesen sind, daß sie klinisch in Erscheinung traten, als Tumor imponierten und Stenoseerscheinungen machten. Oft werden sie unter dem Verdacht eines Magencarcinomes operiert, und erst die histologische Untersuchung zeigt die wahre Natur — eben das Nebenpankreas.

Die wohl erste Beschreibung eines heterotopen Pankreas im Drüsenverband stammt von ENGEL (1840). Derartige getrennte Pankreaten im Drüsenverband werden als Pancreas minus bezeichnet.

Man unterscheidet verschiedene Bezeichnungen, die zum großen Teil synonym gebraucht werden: Pankreasheterotopie, Pancreas aberrans, Pankreaskeim, Pankreasknospe, Pancreas accessorium, Nebenpankreas. Über die Heterotopie im Magen-Darm-Trakt hat LAUCHE eine noch heute gültige Übersicht gegeben (Abb. 72).

Daß in derartigen Dystopien oder abgetrennten Parenchymanteilen gelegentlich ein Tumor entstehen kann, lehrt der Fall eines Cystoms in einem Pancreas minus, über den MARINUCCI (1939) berichtet.

Es handelt sich um Gewebsanlagen, die ohne Zusammenhang mit der gehörig gebildeten und gelegenen Bauchspeicheldrüse im Bereich des Mitteldarmes gewachsen sind. Das Nebenpankreas ist — nach FEYRTER (1929) — ein „neben der Hauptdrüse vorhandenes, an regelwidriger Stelle gebildetes Pankreas". Schließlich ist das Pancreas minus Winslowii zu nennen, das als abgewandelte Drüse in unmittelbarer Nachbarschaft der wohlgebildeten Bauchspeicheldrüse mit eigenem Ausführungsgang ohne jegliche Verbindung mit der Hauptdrüse dem Duodenum anliegt. Die Häufigkeit des aberrierenden Pankreas wird von FEYRTER (1929) mit 2,3% aller Sektionsfälle angegeben, von POGOLOTTI (1953) mit 1,8%. Es soll mehr bei Männern als bei Frauen vorkommen. 28% aller beschriebenen aberrierenden Pankreata saßen im Duodenum, 25% im Magen, 15% im Jejunum, 6% im Meckelschen Divertikel, 2% in Gastroduodenaldivertikeln. In 45% der Fälle lagen die Bildungen in der Submucosa, aber auch intramural und subserös sind sie zu finden.

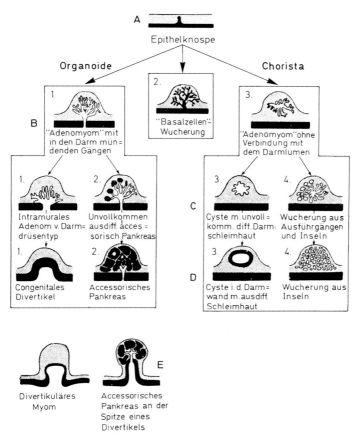

Abb. 72. Schematische Zusammenstellung der dysontogenetischen Heterotopien. (Nach A. LAUCHE, 1924)

FAUST und MUDGET (1940) haben bis 1940 370 Fälle aus der Weltliteratur zusammengestellt, POGOLOTTI (1953) bereits 620 Fälle (vgl. Tabelle 9).

Aberrierende Pankreaten sind seit der erstmaligen Beschreibung durch KLOB (1859) häufig im *Magen* gefunden worden, wo sie, bis zu Faustgröße angewachsen, klinisch zu Verwechslung mit bösartigen Magengeschwülsten Anlaß gaben (Abb. 73) (BUSARD u. WALTERS, 1950; EVANS u. WEINTRAUB, 1953; BRADLEY, KLEIN u. LEVY, 1956; DENSON, 1957; ROMIEU u. PAGÈS, 1957). Die Zahl der Funde wächst mit der Sorgfalt der Suche, auch mit der Art der angewendeten Methode (Abb. 74). Dementsprechend wird die Zahl der Pankreasgewebsstücke im Magen mit 0,6—5,6% angegeben (GOLDFARB, BENNET u. MONAFO, 1963). Die aberrierenden Pankreaskeime im Magen können gastroskopisch erfaßt werden und sollen charakteristischerweise als halbkugelige oder warzenförmige polypöse Vorwölbungen (Abb. 75) imponieren (NELSON u. SCOTT, 1958). Auch Pylorusverschlüsse sind durch heterotope Drüsenteile hervorgerufen worden, entweder durch Prolaps in den Pylorus oder — wie in dem Fall von MACKINNON und NASH

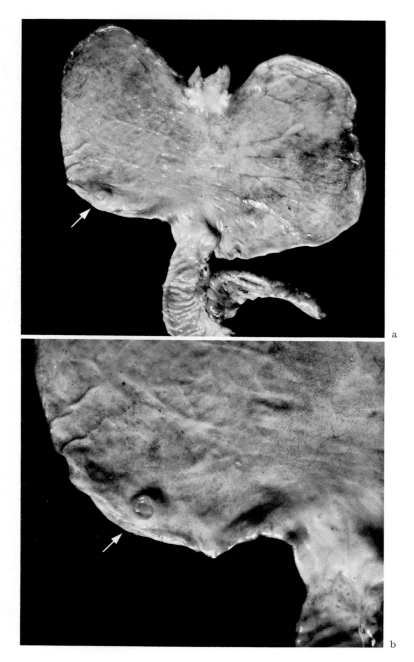

Abb. 73a u. b. Heterotopisches Pankreas im Magen. 2 cm im Durchmesser haltender oberflächlich leicht erodierter Drüsenkeim. a Übersicht. b Ausschnitt

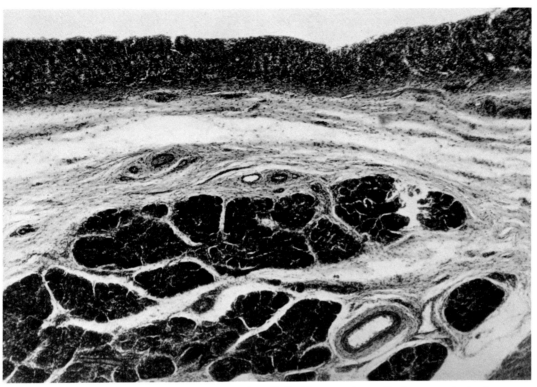

Abb. 74. 56 Jahre alt gewordene Frau, Tod an Gallenblasencarcinom. Pankreasgewebe in der Magenwandung zwischen Submucosa und Muskelmantel. Ortsständige Gefäße umgriffen. Kleine Ausführungsgänge und Schaltstücke im Drüsenbereich (Zufallsbefund). Formalin, Paraffin, Hämatoxylin-Eosin-Färbung, Mikrophotogramm, Vergr. 1:10

Tabelle 9. *Verteilung des Sitzes aberrierenden Pankreasgewebes mit Prozentangabe.* (Nach FAUST und MUDGETT)

	Anzahl der Fälle	%		Anzahl der Fälle	%
Magen	95	25,67	Divertikel (ohne Angabe des Sitzes)	1	0.27
Duodenum	105	28,37			
Duodeno-Jejunal-Winkel	2	0,54	Umbilicalfistel	1	0,27
Jejunum	65	17,56	Mesenterium	3	0,81
Ileum	18	4,85	Netz	4	1,08
Dünndarm (ohne Angabe des Sitzes)	6	1,62	Milzkapsel	3	0,81
			Milz	1	0,27
Magendivertikel	3	0,81	Gallenblase	3	0,81
Duodenaldivertikel	7	1,89	Ductus cysticus	1	0,27
Jejunumdivertikel	1	0,27	Ligamentum gastro-colicum	1	0,27
Ileumdivertikel	8	2,16			
Meckelsches Divertikel	21	5,67	Colon transversum	1	0,27
Dünndarmdivertikel (ohne Angabe des Sitzes)	2	0,54	Fragliche Lokalisation	18	4,86

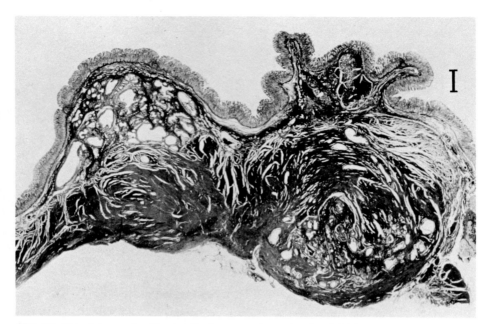

Abb. 75. Pseudotumor im Magen. Pankreasgewebe unter der Schleimhaut bis zum Muskelschlauch. Erweiterung der Gänge, keine Inseln! Formalin, Paraffin, Hämatoxylin-Eosin-Färbung, Mikrophotogramm, Vergr. 1:3

(1957) — durch eine ringförmige, im Pylorusbereich eingelagerte Heterotopie. Die Pankreasanlage muß nicht einmal selbst das Ostium verlegen, aber sie wird Anreiz zur Pylorushypertrophie. Unter 1 422 Fällen von Pylorushypertrophie wurde einmal ein derartig verlegendes Pankreasgewebe angeschuldigt (POLLOCK, zit. nach DEATON u. WILSON, 1961). Beim Erwachsenen ist die Pylorusstenose durch das Aberrans offenbar nicht so extrem selten (ELLIOT u. Mitarb., 1962). Es ist noch zu erwähnen, daß angenommen wurde, daß der alkalische Saft des heterotopen Pankreas im Magen eine Hyperacidität durch die dauernde Gastrinlockung verursachen soll. Tatsächlich werden bei aberrierenden Pankreasteilen häufig hyperacide Magensaftwerte gefunden. Zu dieser Ansicht paßt die häufige Auffindung von versprengten Pankreasanlagen am Fuße von Ulcera ventriculi (auch wenn gar kein klinischer Hinweis dafür angegeben wird). Die Syntropie der Pankreaskeime in der Magenwandung mit dem Sitz der Ulcerationen ist so augenfällig, daß wir an einem inneren Zusammenhang nicht zweifeln, auch wenn der pathogenetische Zusammenhang nicht klar überschaut werden kann. Wir sprechen dann von einem „Fußpunkt-Ulcus". (Literaturhinweise über diese Syntropie bei BÉHANT, 1956; DENSON, 1957; NELSON u. SCOTT, 1958; JOHNSTONE, 1959.) Die Lokalisation im Magen ist sicher die häufigste und klinisch bedeutungsvollste; selten, aber ebenfalls von klinischer Wichtigkeit sind aberrierende Drüsenteile in der Gallenblasenwand. Die meisten Heterotopien sind klinisch stumm (ELFVING u. Mitarb., 1965). Im Magen vermögen sie die Lokalisation eines Ulcus zu bestimmen (sog. Fußpunktulcus) (Abb. 76). Heterotope Pankreaskeime wurden in den periportalen Feldern der Leber (LUDWIG, 1942) gesehen.

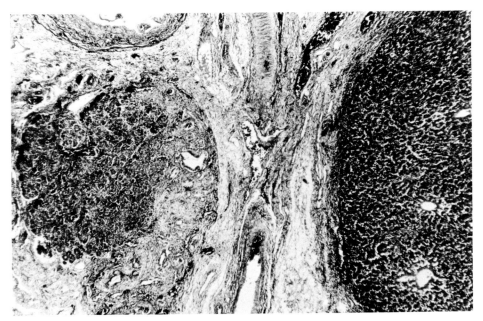

Abb. 76. Heterotopes Pankreasgewebe in der Leberpforte mit Fibrose um den Pankreaskeim und zwischen den Drüsenläppchen (chronisch-inveteriertes Speichelödem?). Formalin, Paraffin, Hämatoxylin-Eosin-Färbung, Mikrophotogramm, Vergr. 1:10

GADRAT u. Mitarb. (1965) beobachteten zweimal im Leberpunktat intrahepatisches Pankreasgewebe, einmal sogar mit einer Langerhansschen Insel. Dies erinnert an ein rudimentäres Cypridenpankreas, das den Gallengängen folgt. So wurde schon frühzeitig die Meinung vertreten, daß das heterotope Pankreas eine atavistische Bildung im phylogenetischen Prozeß darstelle. Pankreasanlagen wurden gefunden in der Gallenblasenwandung (HEDROY, 1922; MANN, 1922; JACOBSON, 1940; THORSNESS, 1940; JÄRVI u. MEURMAN, 1964; WEBER u. Mitarb., 1968), im Ductus cysticus, in der Darmwand (NAUWERCK, 1893; v. HEINRICH, 1909), im Mesenterium des Jejunum (SCHMIDT, 1921; THORSNESS, 1940), im Meckelschen Divertikel (ZENKER, 1861; BRANCH u. GROSS, 1935), dementsprechend am Nabel (WRIGHT, 1901), in der MILZ(!) (LUBARSCH, 1925). Vereinzelte Pankreasepithelien wurden von BURKL (1949) im Pylorusbereich als „abwegige Generation" gedeutet, also nicht als generative Fehlbildung, sondern als eine Metaplasie bei (gleichzeitig nachgewiesener) chronischer Entzündung. BRANCH und GROSS (1935) sahen zweimal ein Nebenpankreas im Pylorus. Im Magen werden bevorzugt Pankreaskeime vom Adenomyomtyp vorgefunden. Es kann sich dabei um eine Umbildung durch die Bedingungen der Örtlichkeit handeln. BUSARD und WALTERS (1950) haben 543 Fälle aus der Literatur zusammengestellt. Die Fähigkeit, Pankreasgewebe auszubilden, ist dem gesamten Mitteldarmabschnitt zu einem frühen Zeitpunkt eigen (BROMAN, 1937; NICOLESCO u. Mitarb., 1968). In diesem Zusammenhang ist der eigenartige Fall eines 19 Jahre alten Mädchens zu nennen, den SHILLITOE und WILSON (1957) schildern, bei dem dystopes Pankreasgewebe in der Wandung einer 2 l fassenden, intrathorakal gelegenen Enterocyste vorhanden war. Auch Langerhanssche Inseln ließen sich hier nachweisen. Bei 24 Heterotopien vom Magen bis zum Ileum wurden in der Reihe von BRANCH und GROSS (1935) 15mal histologisch kleine Inseln gefunden.

Histologisch handelt es sich bei all diesen zusätzlichen Drüsen um gehörig ausgebildetes Pankreasgewebe, das in seiner Zusammensetzung allerdings einige Umbildungen je nach der Drainagemöglichkeit erfahren kann. In einigen Fällen konnte kein Ausführungsgang nachgewiesen werden, eine Tatsache, die gern auf mangelnde Sorgfalt der Untersuchung zurückgeführt wurde. Nach dem Vorbild des Cypriden-Pankreas allerdings, bei dem ein Ausführungsgang auch einzelner Acini nicht vorhanden ist und dessen Sekretion durch ein Speichelödem in die Umgebung erfolgt, ist ein Gangsystem nicht unbedingt nötig. Die Tatsache des fehlenden Ausführungsganges darf allerdings nur angenommen werden, wenn sie durch Serienschnitte erwiesen ist (GRUBER, 1920). Ein dichtes Drüsengefüge ohne jegliche Fibrose in der Umgebung spricht gegen das Fehlen eines Ganges, reichlich vorhandenes Bindegewebe in der Umgebung einzel liegender Drüsenverbände, wie es häufig angetroffen wird, könnte als Hinweis für eine Abpressung von Speichel gewertet werden, also für ein dann physiologischerweise vorkommendes Speichelödem mit seiner pathologischen Steigerung in Form von ,,Sekretgranulomen" (PLEHN, 1938). Auch glatte Muskelfasern werden häufig in den Nebenpankreaten angetroffen, so daß FEYRTER (1929) nach ausführlichen Studien an der Papilla minor, in deren Bereich akzessorische Drüsenläppchen häufig beobachtet werden, zu dem Schlusse kam, daß die vielfältig anzutreffende Adenomyomata im oberen Darmbereich als rudimentäre Nebenpankreaten aufzufassen seien. Die Adenomyome seien eine Art ,,Nebenpankreasgang" ohne Drüsenepithel (vgl. auch LAUCHE, 1924; BUSARD u. WALTERS, 1950). Auch Langerhanssche Inseln werden in derartig verlagerten Drüsenkeimen angetroffen und können wohlgestaltet sein. Werden in derartigen heterotopen Pankreaten Ausführungsgänge gefunden, dann hängt es wiederum von der Sorgfalt der Suche ab, auch Inseln zu finden. Akzessorische Gänge im heterotopen Pankreas hat KUHLMANN (1967) röntgenologisch nachweisen können.

Ein Nebenpankreas an der Spitze eines Meckelschen Divertikels ist nicht so häufig, wie es die allgemeine Kenntnis dieses Sachverhaltes vermuten ließe (Abb. 77). ZENKER (1861) hat diesen Sitz zum ersten Mal beschrieben. Seit dieser Zeit sind einige Mitteilungen davon bekannt geworden. NEUMANN fand 1870 an der Spitze eines 9 cm langen Darmdivertikels ein Nebenpankreas (ein ganz ähnlicher Fall wird aus dem Jahre 1617 von SCHULZE bereits erwähnt, zit. nach SCHIRMER, 1893). Er bezeichnete dies als ein ,,Pankreasdivertikel", da in demselben Falle eines 10 Monate alt gewordenen Kindes außerdem noch ein Meckelsches Divertikel gefunden wurde. Er diskutiert, ob das zunächst subserös gelegene Nebenpankreas durch die eigene Schwere zu einem solch lang ausgezogenen Divertikel Veranlassung gegeben haben könnte. Ähnliche Fälle wurden später noch vereinzelt berichtet (NAUWERCK, 1893). Gelegentlich soll auf dem Boden eines aberrierenden Pankreas ein Krebs ausgebildet worden sein, im allgemeinen besteht jedoch keine Disposition zur Entstehung von Carcinomen, wohl aber sind Leiomyome und Fibromyome häufiger beschrieben worden. Nach GOLDFARB u. Mitarb. (1963) sind insgesamt drei Fälle von Carcinom in Pankreasanlagen in der

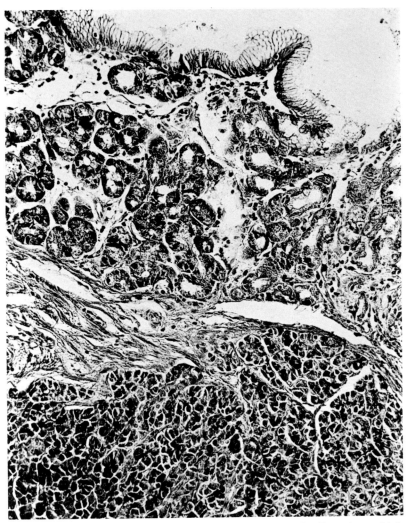

Abb. 77. Meckelsches Divertikel. Pankreasgewebe in den Falten der Dünndarmschleimhaut. Makroskopisch nur unwesentlich aufgetrieben. Keine Langerhansschen Inseln im vorliegenden Falle. Fcrmalin, Paraffin, Hämatoxylin-Eosin-Färbung, Mikrophotogramm, Vergr. 1:40

Magenwand beschrieben worden. Im Duodenum dürfte dieses Ereignis häufiger sein. Bei der relativen Seltenheit von Carcinomen des Dünndarms sind diese stets verdächtig, als Matrix nicht die Dünndarmschleimhaut, sondern eine versprengte Pankreasanlage zu haben. Im allgemeinen sind die histologischen Veränderungen im aberrierenden Pankreasgewebe denen in der Hauptdrüse ähnlich oder gleich, es sei denn, daß sie stärker durch die örtlichen Verhältnisse hervortreten, z.B. auch durch einen fehlenden Ausführungsgang.

KUBOTA (1955) beobachtete eine akzessorische Bauchspeicheldrüse von $2,3 \times 1,6$ mm Größe um die Arteria mesenterica inferior paravertebral.

Alle Erkrankungen des Pankreas können auch in den heterotopen Pankreasanlagen vorkommen, akute und chronische Entzündung, Cystenbildungen, gutartige und bösartige Tumoren, zum Teil mit hormoneller Aktivität (Vandevelde, 1962; Combemale u. Buffin, 1963). Wichtig sind die Fälle, bei denen eine tryptische Pankreasnekrose in dem Haupt- und dem Nebenorgan gleichzeitig entstanden ist. Diese sog. simultane Pankreatitis ist von Longmire und Wallner (1956) in zwei Fällen beobachtet worden.

Komplikationen solcher Heterotopien können in Tumorstenosen, in Blutungen und Invaginationen bestehen. Gohrbandt (1964) berichtete von zwei Fällen mit Perforationsperitonitis. Die Perforation war im Bereich eines Pancreas aberrans vorgekommen. In dem einen Fall eines 54 Jahre alt gewordenen Mannes war die Bauchspeicheldrüse selbst völlig intakt, aber drei einzeln gelegene Pankreaskeime im Ileum hatten je eine Perforation verursacht.

Eine Besonderheit stellt die Auffindung eines A-Zelladenoms in einer heterotopen Pankreasanlage im Magen dar (Romieu u. Pagès, 1957). Da gleichzeitig ein Diabetes mellitus vorhanden war, wurde dieser mit dem A-Zelladenom in Zusammenhang gebracht.

Übersichten bei Gruber (1929); Faust u. Mitarb. (1940) (370 Fälle); Pogolotti (1953) (620 Fälle); Bradley (1957) (589 Fälle); Nelson (1958) (35 Fälle seit 1951); Combemale und Buffin (1963).

V. Pankreashypoplasie

Eine *Agenesie* der Bauchspeicheldrüse ist selten. Sie kommt nur bei völlig mißgebildeten Früchten, bei Acardiern und Anencephalen vor (Anders, 1928).

Siwe (1932) beschreibt einen Fall einer Agenesie des exkretorischen Pankreas, wobei allerdings das Organ durch eine Pseudohypertrophie, durch eine Lipomatose, imponierte. Nach dem Bericht möchte ich diesen Fall mehr der lipomatösen Atrophie der cystischen Pankreasfibrose (Seifert, 1959) zuordnen.

Eine Pankreashypoplasie wurde öfter beschrieben. Die Anerkennung einer Unterentwicklung ist sehr schwierig, da die Normalmasse und das Normalgewicht der Bauchspeicheldrüse stark schwanken. Eine Hypoplasie ist bei groben allgemeinen Mißbildungen beschrieben worden, so bei Situs inversus. Für eine Hypoplasie kann nur sprechen, daß ein ganzer Drüsenabschnitt nicht ausgebildet wurde. So fehlt der Kopfteil in Fällen von Priesel (1923, Fall 1) und von Zinkgräf (1951), der Kopf und der Schwanz(!) bei dem Diabetiker, den Heiberg (1911) beschrieb, und in den Fällen 5, 6 und 7 von Smetana (1928). Die dorsale Anlage war nicht angelegt und hatte bereits einen Diabetes zur Folge in den Fällen von Ghon und Roman (1913) (Diabetes positiv); Duschl (1923) (Diabetes positiv); Priesel (1923, Fall 4); Kriss (1927); Christlieb (1933). In diesen Fällen führte der Diabetes mellitus häufig zur klinischen Auffälligkeit. Der Schwanzteil allein fehlte in den Beobachtungen von Heiberg (1911) und Smetana (1928, 4. Fall). Die Bestimmung der teratogenetischen Determinationsperiode ist bei derartigen mangelhaften Anlagen oder Verschmelzungen — darauf machte schon Kriss (1927) aufmerksam — vor der 6. Embryonalwoche anzusetzen.

Für die Anerkennung einer Hypoplasie muß die Anamnese mit klinischen Zeichen einer Unterfunktion der Drüse bekannt sein. Zwar ist von klinischer Seite eine Unterfunktion der Drüse nur selten erschlossen oder gesehen worden (PASSINI, 1919; GARSCHE, 1937, 1950; E. FREUDENBERG, 1955; u. a.), doch häufig fehlen dazu die anatomischen Korrelate. Die älteren klinischen Berichte sind deswegen meist nicht zu verwerten, weil es sich um Fälle von cystischer Pankreasfibrose gehandelt haben kann. Differentialdiagnostisch ist in diesem Zusammenhang wichtig, daß im Gegensatz zur cystischen Pankreasfibrose eine Lungenbeteiligung fehlt, der Schweißtest normal ist, keine erbliche Belastung besteht und in manchen Fällen pathologische Zuckerbelastungskurven vorkommen.

Es wurde von einem jungen *Löwen* berichtet, der typische ,,Pankreasstühle" absetzte und Fleisch nicht zu verdauen vermochte. Pankreasfermentsubstitution konnte ihn zum Gedeihen bringen. Bei diesem Löwen, der offenbar noch lebt, ist ebenfalls die Alternative — so wie in den älteren klinischen Berichten — zwischen einer Hypoplasie und einer cystischen Pankreasfibrose zu klären.

Bei dem Fall eines 2jährigen Mädchens, den OBERNDORFER (1907) beschreibt, fand sich bei allgemeinem Situs inversus ein rudimentäres, talerförmiges, 1 cm dickes Pankreas der Darmwand angeschmiegt. In dem erwähnten Fall von ZINKGRÄF (1951) (56jährige Diabetikerin) fehlte der Kopf völlig, Körper und Schwanz waren fibrös umgewandelt und wogen insgesamt 19 g! Vikariierend waren zwei dystope Pankreasanlagen vorhanden, die als Ventralanlagen angesprochen wurden.

Eine *Hyperplasie* des Pankreas wurde von ROESSLE (1921); von SKLAWUNOS (1922) (182 g!), ferner von DOERR (185 g!) gesehen. Man muß zur Anerkennung einer Hyperplasie extreme Gewichtswerte und eine sorgfältige Freilegung des eigentlichen Drüsenparenchymes, die genaue Vorgeschichte (starke Esser?) und die anderen Organgewichte und Körperdaten erforschen. Nach den Berichten von ROESSLE (1921) kann insbesondere durch die Gewichtsrelation der Leber 120 bis 130 g als physiologische Höchstgrenze des Organgewichtes angenommen und als ,,kritisches Organgewicht" bezeichnet werden (entsprechend einem Herzgewicht von 500 g und einem Lebergewicht von 2000 g). Eine derartige Hyperplasie kann im Sinne einer Arbeitshypertrophie als Anpassung aufgefaßt werden. Nicht in diesen Formenkreis gehört die auffällig häufige Erwähnung einer Pankreashyperplasie bei *Akromegalen* (zit. nach GRUBER, 1929): NORRIS 170 g, WEICHSELBAUM 155 g, 125 g, AMSLER 130 g, LUBARSCH 220 g).

Zu den Entwicklungsfehlern gehört auch der Mangel an Lipase (WOTZKA, 1954; BALZER, 1964; SHELDON, 1964).

LAMY u. Mitarb. (1966) beobachteten ebenfalls einen angeborenen Lipasemangel bei einem damals 10 Jahre alten Kinde, das sich ordentlich entwickelte und erst im 3. Lebensjahr durch Steatorrhoe auffällig wurde. SHELDON (1964) stellte den angeborenen Lipasemangel bei 5 Kindern zweier Familien fest.

Auch angeborener Trypsinogenmangel kommt vor (TOWNES, 1965). Immer mehr werden derartige Defekte aufgedeckt, die das Zusammenspiel von Fermenten und Schutzmechanismen aus dem Gleichgewicht zu bringen vermögen. LOPEZ u. Mitarb. (1964) sehen einen familiären Mangel an α_1-Antitrypsin. In der Elektrophorese fehlten die α_1-Globuline völlig. Immunelektrophoretisch stellte sich bei dem uncharakteristisch erkrankten 9jährigen Jungen, sowie noch bei zwei weiteren Familienangehörigen der α_1-Antitrypsinmangel heraus.

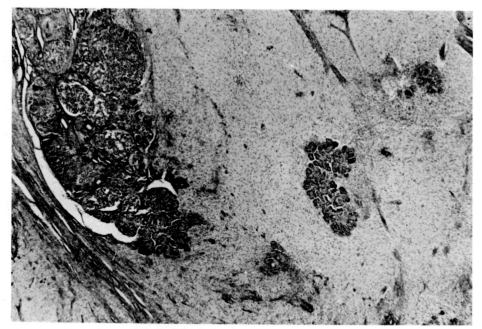

Abb. 78. Pankreasgewebe im Teratom. Pankreasgewebe im Teratom des Mediastinum. Formalin, Paraffin, Hämatoxylin-Eosin-Färbung, Mikrophotogramm, Vergr. 1:120 (a), 1:80 (b). (Präparat freundlichst zur Verfügung gestellt von Prof. Dr. A. BOHLE, Tübingen)

VI. Anhang: Pankreasgewebe in Teratomen

Die Auffindung von Pankreasgewebe in Teratomen hängt von der Mannigfaltigkeit und der Reichhaltigkeit der Gewebs- und Organkomposition dieser Gebilde ab, natürlich aber auch von der Sorgfalt, mit der man nach den Gewebsbestandteilen sucht. Auch hierbei läßt sich die Höhe der Ausdifferenzierung an dem Grade einer Inselentwicklung erkennen (Abb. 78). Der Ort der Teratomentstehung — im Ovar, am Steiß, im Mediastinum, am Herzbeutel (TIETZE) oder wo auch immer — ist für die Art der Gewebszusammensetzung nicht entscheidend: Pankreasgewebe wird an jedem Ort in gleicher Häufigkeit und mit der gleichen Inselbestückung gefunden[3].

Über *Blutzuckerschwankungen* nach Exstirpation eines pankreastragenden Teratomes ist nichts bekannt. Die Auffindung von Pankreasgewebe in Teratomen ist eine morphologische, keine klinische Beobachtung.

Eine eigenartige Form der *Aberration* von Pankreasgewebe, die in den Problemkreis des Pankreas im Teratom gehört, beschreibt BESKIN (1961). Bei einem 14 Monate alten Kinde mit stets rezidivierenden bronchopneumonischen Infekten war eine Pneumektomie wegen einer sequestrierten Cystenlunge nötig geworden. Histologisch fand man in der Wandung einer großen Cyste Pankreasgewebe.

---

[3] Ich verdanke mehrere einschlägige Beobachtungen Herrn Professor BOHLE, Tübingen.

E. Die cystische Pankreasfibrose

Zusammenfassende Literatur bei ANDERSEN (1938, 1946, 1958, 1962); WISSLER und ZOLLINGER (1945); ZUELZER und NEWTON (1949); BODIAN (1952); WERTHEMANN, GROGG und FREY (1952); SEIFERT (1956); BAUMANN (1958); DI SANT'AGNESE und ANDERSEN (1959); MCINTOSH (1960); JOHNSTONE (1962); KOCH et al. (1964); BACHMANN (1965); BERGER (1965); DI SANT'AGNESE und TALAMO (1967); WINDORFER und STEPHAN (1968).

Die cystische Pankreasfibrose gehört (vielleicht auch) zu der Gruppe der „kongenitalen Enzymopathien" (R. ABDERHALDEN, 1958), der „biochemischen Mißbildungen" mit unbekanntem Basisdefekt. Für diese Auffassung sprechen mehr und mehr die Ergebnisse und die Argumente der klinischen, biochemischen und genetischen Untersuchungen. Die recessive Vererbbarkeit des Leidens scheint gesichert (FANCONI u. Mitarb., 1944; BAUMANN, 1958). Ebenso sicher ist, daß es sich um eine *Systemerkrankung* handelt, die eine bevorzugte Manifestation in der Bauchspeicheldrüse besitzen kann (aber nicht muß), die aber durchaus nicht als Organkrankheit des Pankreas sui generis aufzufassen ist. Von dem Gedanken der Systemerkrankung her kommt der Ausdruck „Mucoviscidosis" (S. FARBER, 1944), der die Beteiligung aller Schleimdrüsen kennzeichnen soll. So fruchtbar dieser Gedanke ist, so trifft er dennoch nicht das Wesen. Selbst bei der Bauchspeicheldrüse sind es nicht einmal bevorzugt die Schleimdrüsen, die mukösen Drüsen, die verändert sind oder ein verändertes Sekret absondern, vielmehr die acinösen Drüsenabschnitte und vielleicht die Gangepithelien. Auch die Speicheldrüsen, die Tränendrüsen und vor allem die Schweißdrüsen sind bei dieser allgemeinen Sekretionsstörung beteiligt, deren Sekret eingedickt ist, d.h. hier: mehr Mineralien enthält (DI SANT'AGNESE, 1956, 1957). Daher geht auch der Ausdruck „Mukose" (BODIAN, 1952) an dem Wesen dieser Erkrankung vorbei. DI SANT'AGNESE (1956) will daher besser und treffender von einer allgemeinen Exokrinopathie sprechen. Diese Bezeichnung trifft auch besser den tatsächlichen Sachverhalt, nachdem die Organveränderungen in Pankreas, Lunge, Leber, Haut nicht als Folge des eingedickten Schleimes anzusehen sind. Als einzige Ausnahme mag das Krankheitsbild des Meconiumileus gelten, der unmittelbare Folge des zähen, schlecht beweglichen, durch die Peristaltik nicht transportfähigen Schleimes ist. Die Exokrinopathie besteht vielmehr darin, daß die exokrinen Drüsen nicht in der Lage sind, Sekret von normaler Konsistenz und Konzentration zu produzieren. Die Drüse selbst ist also krank, „basaldefekt", die eingedickten Sekrete sind Krankheitssymptome.

Dem *Wesen* der Erkrankung und ihrer Deutung näher kommen wir mit der Auffassung einer angeborenen, recessiv vererbbaren Stoffwechselanomalie. Die klinisch auffällige und durch vielfältige Stammbaumuntersuchungen über mehrere

Generationen verfolgbare Exokrinopathie (BAUMANN, 1952) ist als eine Krankheitseinheit anzusehen, die sowohl nach der *Ätiologie*, nach der *Pathomechanik* und der *Prognostik* die Voraussetzungen einer „entité morbide" erfüllt (BECKER, 1964). *Eine* sehr eindrucksvolle Manifestation der Allgemeinkrankheit liegt im Pankreas. Hier wurde sie auch zuerst nachgewiesen. Dennoch handelt es sich nicht eigentlich um eine pankreaseigene Erkrankung.

Wir werden diese Auffassung in vielen Einzelheiten bestätigt finden, ohne über den klinischen Basisdefekt bisher Näheres zu wissen. Wir wissen auch nicht, welches Fermentsystem nicht funktioniert, wir wissen aber noch viel weniger, wie es trotz und wegen dieses fehlenden Fermentsystems zu der gewaltigen Umgestaltung der Form, wie es zu der fehlenden oder fehlerhaften Ausgestaltung der Acini des Pankreas kommt. Wir haben den Eindruck gewonnen, daß *formal* eine Sperre in der gehörigen Ausgestaltung der Acini vorliegt: Normalerweise sprossen aus dem Ende der kleinen Speichelgänge die Drüsenträubchen aus. Diese Differenzierung ist am Pankreas nicht möglich, es entstehen keine oder nur unvollständig ausgestaltete Acini, die Gänge sind erweitert, das Sekret ist eingedickt, angesammelt, schollig abgelagert. Die so verunstalteten Drüsengänge, die Acini bilden sollten, werden an der einen oder anderen Stelle noch dichotom verzweigt, münden aber nicht in Acini, sondern in kolbige Enden. In diesem Zusammenhang ist wichtig, daß vereinzelt auch innerhalb von Inseln, die ja aus den Speichelgängen gebildet werden, Cysten auftreten (SEIFERT, 1956). Daß dabei eine Dyschylie sowohl der Sekretsynthese als auch der Sekrettransportierung vorhanden ist, ist selbstverständlich.

In der Bauchspeicheldrüse liegt das Sekret eingedickt wie Treibeisschollen auf winterlichen Flüssen im Gangsystem und in den erweiterten Acini. Die Ausführungsgänge sind sämtlich erweitert, richtig ausgestaltete Drüsenträubchen fehlen völlig, die Acinusepithelien sind abgeplattet oder überhaupt flach bis kubisch angelegt, die Drüsenlumina sind erweitert. Es ist, als ob die Aussprossung der Gänge bei der Entwicklung gut vonstatten gegangen wäre, doch die eigentlichen Acini nicht an die Gangendstücke angesetzt worden seien, so daß die ganze Drüse eher tubulär aufgebaut ist und aus erweiterten Gängen besteht. Das Interstitium wird eingenommen von dem zweiten Repräsentanten, der neben der Cystenbildung kennzeichnend und namengebend ist, dem kollagenen faserigen Bindegewebe. Die Drüse ist ja normalerweise im Kindesalter reich an lockerem „embryonalem", nichtkollagenem Bindegewebe im Interstitium. Im Falle der cystischen Pankreasfibrose jedoch ist das lockere Bindegewebe durch ein straffes Fasergewebe ersetzt, das die Cysten umgibt, einscheidet, das die Gänge abknickt und die Durchblutung erschwert und — nicht in allen Fällen — dem Organ eine ansehnliche Härte verleiht, die oft makroskopisch bereits einen Hinweis gibt.

Die cystische Pankreasfibrose als Krankheitseinheit wurde zum ersten Mal durch die grundlegenden Untersuchungen von DOROTHY ANDERSEN (1938) herausgestellt. Die Erkrankung ist zwar schon zu Beginn des 20. Jahrhunderts in einer ausführlichen Beschreibung von LANDSTEINER (1905) dargestellt worden. Die verschiedenen Manifestationen — Meconiumileus, cystische Pankreasfibrose, kindliche Lebercirrhose, Bronchiektasen usw. — führten aber zu einer uneinheitlichen Krankheitsauffassung, die erst durch die Arbeiten von ANDERSEN (1938) überwunden werden konnte.

Aus der älteren Literatur seien nur die Fälle von HERXHEIMER (1906), von LANDSTEINER (1905), von BURGHARD (1925) und von WURM (1927), von KORNBLITH und OTANI (1929) genannt. Die Fälle von cystischer Pankreasfibrose als Geschwistererkrankung, die PASSINI (1919) und vorher schon GARROD und HURTLEY (1912) beschrieben, sind hinweisend für die Erforschung des Erbganges gewesen (ANDERSEN, 1946).

Aber bereits bei ROKITANSKY findet sich im Handbuch Band 3 (1842) der Hinweis, der wohl, da die histologische Untersuchung offenbar nicht vorgenommen worden ist, mehr im Sinne der cystischen Pankreasfibrose als für die dort gegebene Deutung eines Krebses sprechen dürfte: „Eine krebsige Induration des ganzen Pankreas hat Dr. BERG bei seinem hiesigen Aufenthalt in einem Neugeborenen aufgefunden" (S. 397). EDWIN KLEBS schreibt in seinem Handbuch von 1876 auf S. 548: „Dagegen kommen Cystenbildungen, und zwar meist multipel vor, welche von den kleineren Gängen innerhalb der Acini oder von Endbläschen der Drüsen selbst ausgehen, neben dem oft unveränderten Ductus Wirsungianus gelegen sind und bei dem Mangel anderer Hindernisse am besten auf katarrhalische Sekretanhäufung zurückgeführt werden können. Man könnte sie daher als Acne pancreatica bezeichnen."

Die erste Beschreibung, bei der mit einem gewissen Grade von Wahrscheinlichkeit ein Meconiumileus angenommen werden darf, findet sich bei BARTHOLINUS (1654), bei der das eingedickte Meconium — „von der dritten Kochung hergeleitet" — auffällig war.

Ohne daß wir mit mehr oder weniger detektivistischem Scharfsinn auf der Suche nach noch nicht erkannten Pankreasfibrosen in der Literatur früherer Jahre uns weiter verbreiten wollen [vgl. hierzu SEIFERT (1956) und auch ULE (1948)], sei die Geschichte dieser Erkrankung seit der Kennzeichnung als Krankheitsentität geschildert, weil sie über den behandelten Gegenstand hinaus allgemeineres Interesse beanspruchen kann[1].

Die cystische Pankreasfibrose ist mindestens zweimal entdeckt worden, einmal von FANCONI und UEHLINGER (1936) und dann, wie erwähnt, von ANDERSEN (1938). FANCONI hat schon im Anfang der zwanziger Jahre unseres Jahrhunderts auf besondere Cöliakie-Fälle hingewiesen, auf Säuglinge, die eigentlich *zu früh* das Cöliakie-Syndrom boten und auch sonst in vielem von der klassischen Heubner-Herterschen Krankheit abwichen. In der Tat ist die Unterscheidung zwischen cystischer Pankreasfibrose und Cöliakie auch heute noch das entscheidende diagnostische Problem. Etwa ein Jahrzehnt später berichteten FANCONI, UEHLINGER und KNAUER (1936) über derartige Fälle, die klinisch dem Cöliakie-Syndrom ähnlich verliefen, anatomisch durch eine Cystenbildung in der Bauchspeicheldrüse und durch Bronchiektasen ausgezeichnet waren. Sie sprachen von „Pankreasfibrose und Bronchiektasen familiären Ursprungs". Als dann in Europa die Befunde von ANDERSEN (1938) bekannt wurden, wurden verschiedene Deutungen geäußert, die zum Teil heute bereits nur noch historisches Interesse beanspruchen. Dabei wurden doch erhebliche Fortschritte hinsichtlich der Kenntnis dieser Erkrankung erzielt. Vor allem wurde der *Erbgang* weiter erforscht und in den Mittelpunkt der Betrachtung gestellt. Demgegenüber hat die Deutung, daß lediglich

---
1 Eine Tabelle über die alten Befunde und ihre Benennung hat KULCZYCKI (1964) gegeben.

ein reaktives Geschehen, eine fetale Entzündung oder eine Gangmißbildung mit Retentionscysten vorläge, an Boden verloren. Die wesentlichste Erkenntnis aber war die Erfassung der *Krankheitsphasen*, auf die schon ANDERSEN (1938) hingewiesen hat. Dadurch wurde die Kenntnis der allgemeinen Drüsenerkrankung zum mindesten angeregt. Im frühesten Kindesalter — in den ersten beiden Lebenswochen — tritt die Erkrankung unter dem Bilde des Meconiumileus bzw. der Meconiumperitonitis auf. Bis zum 2. Lebensjahr stehen die pulmonalen Manifestationen — Bronchiektasen und immer wieder rezidivierende Bronchopneumonien — im Vordergrund. Später verläuft das Bild mehr unter den intestinalen Erscheinungen. Die Vereinheitlichung aller dieser verschiedenen Krankheitsmanifestationen wurde durch die Benennung „Mucoviscidosis" durch S. FARBER (1944) deutlich.

Die Erkenntnis, daß nicht nur die entodermalen Drüsen, nicht nur die mukösen Drüsen bei dieser Krankheit beteiligt sind, ist vor allem den Untersuchungen von DI SANT'AGNESE (1953 ff.) zu danken. Er konnte eine Elektrolyterhöhung im Schweiß mit einer einfachen, später verbesserten Technik beweisen. Dieser Befund ist entscheidend gewesen für die Ausdehnung des Begriffs Mucoviscidosis auf Exokrinopathie, für die die Suche — und Auffindung — auch anderer Organmanifestationen, z. B. in der Nasenschleimhaut und in den Mundspeicheldrüsen, spricht. Die Befunde sind noch von einer außerordentlichen diagnostischen Bedeutung gewesen. Gelingt es doch mittels des „Schweißtestes" oder „Schwitztestes", große Reihenuntersuchungen, umfangreiche klinische Verwandtenuntersuchungen ohne Beeinträchtigung des Patienten vorzunehmen. So ist durch die Sicherung des Schweißtestes in seiner Bedeutung für die kindliche cystische Fibrose unsere Kenntnis über den Erbgang und über die Häufigkeit erheblich erweitert worden. Zeigt es sich doch, daß im *Kindesalter* als einzige Differentialdiagnose für die Erhöhung der Schweißelektrolytwerte adrenogene Mineralstoffwechselstörungen in Frage kommen. Im Kindesalter läßt sich die Diagnose cystische Pankreasfibrose bzw. Mucoviscidosis durch die Schweißuntersuchung auch in klinisch nicht auffälligen Fällen sichern (DI SANT'AGNESE, 1953 ff.; SCHULTZE-JENA, 1960, 1964; VINK, 1962).

Der Gedanke, aus der Erfassung der Schweißelektrolytwerte auch die nicht erkrankten Gen-Träger zu erfassen, liegt nahe und ist von einer besonderen Faszination (BOHN und KOCH u. Mitarb., 1959 ff.). Leider ist aber der Schweißtest für die Erwachsenenuntersuchungen offenbar nicht geeignet. Die Schweißelektrolytwerte sind im Erwachsenenalter durchaus uneinheitlich. Die Schweißproduktion wird mit dem Eintritt der Pubertät — merkwürdigerweise nicht vorher — in den Elektrolythaushalt mit einbezogen und stellt einen Regulator für die Elektrolytwerte dar, so daß der Elektrolytgehalt im Schweiß mit dem Alter und mit der Grundkrankheit wechselt. Auch während akuter Erkrankungen (besonders einer Virus-Hepatitis) ist der Schweißwert sehr wechselnd. So wurden erhöhte Schweißelektrolytwerte bei Diabetes mellitus, Asthma bronchiale, chronischen Lungenerkrankungen sei es welcher Provenienz auch immer, etc. gefunden.

Die weittragenden Schlüsse aus den sehr umfangreichen Untersuchungen sind nur theoretisch interessant, in der Klinik aber nicht verwertbar. (Lit. vgl. bei BECKER, 1961, 1964; HUHNSTOCK, 1962, 1964; DUBACH, 1962.)

Die *Häufigkeit* der Erkrankung wird außerordentlich verschieden angegeben. Wenn BAUMANN (1958) schreibt, daß in der Schweiz (bei 5 Millionen Einwohnern) jährlich 75 Kinder an einer cystischen Pankreasfibrose sterben, so darf eine derartige Häufung nicht verallgemeinert werden. Die Anzahl der Krankheitsfälle wird so unterschiedlich angegeben, daß vielleicht doch regionäre Faktoren eine Rolle spielen müssen. Vor allem steht die Tatsache, daß die Bauchspeicheldrüse nicht in allen Sektionsfällen histologisch untersucht wird, einer genaueren Erfassung der anatomischen Häufigkeit in mehreren Instituten entgegen. Die Häufung der Fälle in der Schweiz (FANCONI u. Mitarb., 1936, 1944, 1956; WISSLER u. ZOLLINGER, 1945; WERTHEMANN u. Mitarb., 1952; BAUMANN, 1958) kann bei dem nachgewiesenen recessiven Erbgang auf die dichtere Zusammenlagerung der heterozygoten Anlagen zurückgeführt werden. Bemerkenswert ist, daß die ersten und die meisten Fälle der cystischen Pankreasfibrose aus der Ostschweiz beschrieben wurden. In seiner Monographie über Pankreascysten hat YAMANE (1921) unter 17149 Sektionen des Obduktionsgutes von Bern der Jahre 1866 bis 1920 nur 8 Fälle von Pankreascysten, davon keinen einzigen bei Kindern, verzeichnet gefunden. Dies ist offenbar nur so zu erklären, daß die kindlichen Pankreata makroskopisch so unauffällig waren, daß sie nicht histologisch untersucht wurden. Andererseits weist auch GLANZMANN, Bern, auf das seltenere Vorkommen der Erkrankung in der Westschweiz gegenüber der Ostschweiz hin. In den USA wird die Anzahl der erkrankten Kinder und Jugendlichen auf 25000 geschätzt (JOHNSTONE, 1962).

In dem Einzugsgebiet der Freiburger Klinik ließ sich eine Morbidität von 0,3⁰/₀₀ errechnen (VIVELL u. Mitarb., 1963). Nach den Angaben und Interpolationen vieler Autoren dürfte die relative Häufigkeit durch geographische Schwankungen bei 1:489 bis 1:1863 liegen (HONEYMAN u. SIKER, 1965; BACHMANN, 1965).

In unserem eigenen Wirkungskreis haben wir seit Jahren stets auf das Vorkommen der Erkrankung nicht nur geachtet, sondern auch danach gefahndet. Tatsächlich ist die Ausbeute der Suche ganz unterschiedlich gewesen. In Heidelberg fand sich die Erkrankung häufiger, in Berlin kamen in 4 Jahren trotz eines großen Kindersektionsgutes nur 2 Fälle zur Beobachtung (und diese in einem Jahr!). Auch andere Berliner Prosekturen betonen die relative Seltenheit einschlägiger Beobachtungen im dortigen Sektionsgut. In *Kiel* kamen in einem Jahr (1957) bei insgesamt 254 Kindersektionen kein Fall, im nächsten Jahr bei 240 Kindersektionen 4 Fälle zur Beobachtung, von den letzteren war allerdings 1 Kind aus Heidelberg(!) zugereist (sic!).

Die *Rassendisposition* scheint eine Rolle zu spielen. In Japan ist die Erkrankung fast völlig unbekannt. Die Neger in USA sollen weniger erkranken als die übrige Bevölkerung, ebenso die Mongolen und die Juden (DI SANT'AGNESE u. ANDERSEN, 1959, 1962). Bisher sind die meisten Fälle aus USA, der Schweiz und aus England gemeldet worden. Unter 397 einschlägigen Fällen sah DI SANT'AGNESE (1956) 2 Negerkinder erkranken.

Die *mongolische* Rasse wird von der cystischen Pankreasfibrose verschont. Im Jahre 1961 sind zwei kasuistische Beschreibungen einschlägiger Krankheitsfälle bei japanischen Kindern bekannt geworden (HAMAMOTA u. Mitarb., 1961). Bei einer Nachuntersuchung von 400 Kinderobduktionen sind noch 4 milde, anatomisch nicht stark ausgeprägte Fälle aufgefunden worden (IKAI u. Mitarb., 1965). Dieser Umstand wird damit erklärt, daß die japanische Bevölkerung nicht rein von der mongolischen Rasse herstammt. Der Rest eines „kaukasischen" Volksstammes, die *Ainu*, ist in der Ascendenz nachgewiesen. Durch die neuerliche Mischung mit der weißen Rasse werden die Fälle von cystischer Pankreasfibrose wohl öfter vorkommen.

Eine Geschlechtsdisposition besteht nicht. Der Geschlechtsindex beträgt nach BAUMANN (1958) 0,86—0,98, nichts spricht also für eine Geschlechtsdifferenz. Ebensowenig kann eine jahreszeitliche Schwankung, eine Beziehung zum Alter der Mutter oder zu der Ernährungsform sichergestellt werden (LOWE, MAY u. REED, 1949).

Auf die Bedeutung der *Vererbung* haben schon FANCONI, UEHLINGER und KNAUER (1936), WISSLER und ZOLLINGER (1945) sowie ANDERSEN und HOGES (1946) frühzeitig hingewiesen.

Vor allem BAUMANN hat ausführliche genealogische Forschungen aus der alemannischen Schweiz an Hand der Krankenbelastung von 42 Familien mit zusammen 139 Kindern bekannt gemacht, von denen 72 Kinder erkrankt waren. BAUMANN (1958) kann Stammbäume bis ins 17. Jahrhundert verfolgen und aus den Angaben frühkindlicher Todesfälle mit mehrfachen pulmonalen bzw. intestinalen Erkrankungen auf eine familiäre Häufung schließen. Eine Kombination mit andersartigen Mißbildungen kommt nicht vor, eine Rh-Inkompatibilität oder eine Häufung von Früh- und Totgeburten kann nicht signifikant sichergestellt werden. Auch in der älteren Literatur sind immer wieder einmal Erkrankungen von Geschwisterreihen aufgefallen (PASSINI, 1919; WURM, 1927), so daß der Verdacht eines Erbleidens immer wieder einmal geäußert wurde. Bei der Erhebung der Anamnese ist daher bei jedem Fall oder Verdachtsfall von cystischer Pankreasfibrose nach dem frühen Tode von Geschwistern oder langwierigen Verdauungsstörungen bzw. Pneumonien, asthmoiden oder pertussoiden Anfällen im Geschwisterkreis zu fahnden. Es sollen auch formes frustes, ja nach DI SANT'AGNESE (1955) sogar Abortivformen vorkommen, die lediglich einen erhöhten Elektrolytgehalt im Schweiß und sonst keine weiteren Symptome aufweisen. Dies ist besonders häufig bei (14 von 60) „gesunden" Familienangehörigen eines erkrankten Kindes beobachtet worden.

Der Verlauf der Erkrankung — die Art der Manifestation, die Latenzperiode und die Schwere der Erkrankung — ist bei Geschwistern nicht gleichartig. Das homozygote Gen zeigt also keinen ausschließlich letalen oder ausschließlich weniger letalen Charakter. „Die Mucoviscidosis ist in der großen Zahl der Fälle ein rein recessives Erbleiden mit voller Penetranz, wobei die phänotypisch und genotypisch kranken Mucoviscidosispatienten mit dem Vollbilde der Erkrankung homozygote Merkmalsträger sind. Gelegentlich kann sich aber das Vollbild der Erkrankung auch im heterozygoten Zustande manifestieren, dem dann eine irreguläre Dominanz mit einer Penetranzänderung des Gens zugrunde liegt. Die Mutationsrate für Mucoviscidosis dürfte sich in der Höhe der Mutationsraten bewegen, die für andere recessive Erbleiden bekannt sind, d.h. um 10—20 bis 50 Gene auf eine Million Gameten" (BAUMANN, 1958). Es handelt sich demnach um eine sehr hohe Mutationsrate $(0,7—1,00 \times 10^{-3})$, die von den bisher berechneten nur noch von der des Gens der Sichelzellanämie übertroffen wird (GOODMAN u. REED, 1952). Die Ergebnisse der Umgebungsuntersuchungen bei der Suche nach Heterozygoten sind sehr unterschiedlich zu bewerten. P. DI SANT'AGNESE (1961) fand bei 17% der Eltern und 29% der symptomfreien Geschwister, SIMÁNKOVÁ (1963) in 35% der Eltern und 10% der Geschwister erhöhte Schweißelektrolyte. LOBECK und HÜBNER (1962) fanden gar keine Unterschiede. SMOLLER und HSIA (1959) stellten bei der Hälfte der sicher heterozygoten Eltern abnorm hohe Elektrolytwerte fest, bei der anderen Hälfte dagegen nicht.

Es ist verständlich, daß eine Fülle von Theorien über die Ätiologie einer morphologisch so eindrucksvollen Erkrankung aufgestellt wurde, die mit Meconiumileus, cystischer Fibrose und Bronchiektasen vielfältig grobe Umgestaltungen und bedrohliche Erscheinungen hervorruft. Obwohl einige der Vorstellungen widerlegt und bereits verlassen wurden, müssen sie doch kurz erwähnt werden, um die Vielfalt der Argumente in einen Rahmen zu stellen. Wir wollen von den Theorien absehen, die, von einzelnen geäußert, keine größere Bedeutung erlangt haben (kongenitale Mißbildung des Pankreasganges, ALLEN und BAGGENSTOSS, 1955; Virusinfektion u.a.), sondern nur folgende Auffassungen über Ursachen und Entstehung der cystischen Pankreasfibrose betrachten:

1. Materne Schädigung.
2. Intrauterine Infektion.
3. Rhesus-Inkompatibilität.
4. A-Avitaminose.
5. Sekretinmangel.
6. Vegetative Störung im Vaguskerngebiet.
7. Mucoviscidosis.

Zu 1: Materne Schädigung

Von FANCONI (1921, 1928) wurde frühzeitig die Störung der Frucht durch materne, diaplacentar eintretende Schädlichkeiten als Ursache der cystischen Pankreasfibrose angeschuldigt. Die Geschwisterfälle, die FANCONI (1920, 1921) sah, mögen zu dieser Vorstellung Anlaß gegeben haben. Gegen eine solche Vorstellung spricht der über Geschwistererkrankungen hinaus zu beobachtende recessive Erbgang. ANDERSEN (1938) sah z.B. ein Zwillingspaar, bei dem nur eines der Kinder eine Fibrose der Bauchspeicheldrüse hatte, das andere aber nicht, ein Sachverhalt, der sich mit der Annahme einer intrauterinen Schädigung nur schwer vereinen läßt. Die Schädigung ist nicht an die Mutter gebunden, sondern familiär und irregulär verhaftet. FANCONI (1944) sprach von einer erblichen Empfindlichkeit der „Epithelschläuche" mit frühzeitig einwirkender intrauteriner Noxe. In diesem Zusammenhang sei betont, daß bei Fällen von cystischer Pankreasfibrose an der Placenta keine pathologischen Veränderungen gefunden werden (SCHULTZE-JENA, 1955).

Zu 2: Intrauterine Infektion

Als Folge der Auffassung von einer Schädigung von seiten der Mutter entstand die These, die cystische Pankreasfibrose beruhe auf einer intrauterin durchgemachten Entzündung; sie sei also eine Kyematitis (KL. GOERTTLER, 1957). ZOLLINGER (1945) war auf Grund seiner Beobachtungen an 49 Fällen aus 33 Familien beeindruckt von den entzündlichen Vorgängen im Interstitium und deutete die Fibrose als Narbenbildung, die Veränderungen im Drüsenparenchym als entdifferenzierende Atrophie. Der Meconiumileus und die Bronchiektasen paßten zum Bild einer chronischen umbildenden intrauterin ablaufenden Entzündung. Bei einer so großartigen Umgestaltung mit Dyschylie und Parachylie und bei den ständigen Bronchitiden und dem Bronchiektasenumbau sind selbstverständlich entzündliche Vorgänge beteiligt und histologisch imponierend. Häufig stehen gestaltlich die Entzündungsvorgänge im Vordergrund; untergehende Drüsenparenchymanteile müssen abgeräumt, das Speichelödem, das aus den von der Drainage abgeschnittenen Drüsenabschnitten ins Interstitium abgepreßt wird, muß resorbiert werden. Die entzündlichen Infiltrate zeigen jedenfalls an, daß die Umgestaltungen keineswegs zur Ruhe gekommen sind, daß allein durch die Fibrose das Drüsenparenchym nicht zur Ruhe kommen kann, die Abknickung, die Stenose, die Verlegung kleiner Ausführungsgänge stets zu einem Abbau von Drüsenbezirken führen muß. Eine Analogie besteht zu der konzentrischen und exzentrischen Atrophie bei der experimentellen Gangunterbindung, ferner auch zur chronischen Pankreatitis, die erst zur Ruhe kommt, wenn die Drüse „ausgebrannt" ist. Aber die Entzündung als *Ursache* des gesamten Krankheitsbildes anzusehen, ist wohl nicht angängig und verlassen. Es sprechen dagegen vor allem — ebenso wie der allgemeineren Formulierung der These der „maternen Schädigung" — die recessive Vererbung, ferner das Fehlen anders gearteter fetaler Entzündungsvorgänge, und schließlich der eigenartige Systemcharakter aller Drüsen mit äußerer Sekretion, der besonders bei den Schweißdrüsen dadurch deutlich wird, daß morphologisch weder entzündliche noch andere Kennzeichen vorhanden sind und doch eine erheblich erhöhte Schweißkonzentration besteht.

Zu 3: Rhesus-Inkompatibilität

Eine Rhesus-Inkompatibilität wurde von GLANZMANN (1946) und von RINIKER (1946) angenommen, weil bei 2 von ihren ersten 3 Beobachtungen eine Rh-Unstimmigkeit zwischen Mutter und Kind bestand. Bei weiterer Erforschung ließ sich eine solche Blutfaktorunstimmigkeit nicht beweisen. Diese Ansicht, die auch GARSCHE (1950) vertrat, ist heute verlassen. Sie zeigt aber, wie die neue Krankheitsauffassung für den lange bekannten Hydrops congenitus auch für die gleichermaßen lange bekannte (Meconiumileus!), aber ungeklärte cystische Pankreasfibrose herangezogen wurde in dem Bestreben, die durch die Rh-Inkompatibilität gefundene Krankheitseinheit zu erweitern (vgl. auch DIETZSCH, 1954).

Zu 4: A-Avitaminose

An eine Avitaminose des Vitamin A zu denken lag deshalb nahe, weil bei einer Hypovitaminose A umschriebene Plattenepithelinseln im Bronchus und in anderen Drüsenausführungsgängen auch in der Bauchspeicheldrüse beobachtet und experimentell erzeugt werden konnten (WOLBACH u. Mitarb., 1925). Es sind auch Fälle bekannt geworden, bei denen derartige Metaplasien zu Sekretrückstauungen und in deren Konsequenz zu Retentionscysten mit Sekreteindickungen geführt haben. Niemals sind solche Retentionen in irgend einer Weise systematisiert aufgetreten, und niemals erreichten sie nach ihrer Menge und nach ihrer Organdurchsetzung das Ausmaß, wie es bei der cystischen Pankreasfibrose vonnöten wäre; auch fehlte die so beherrschende Fibrose. So ist diese Theorie, die nur schwer den recessiven Erbgang zu erklären vermag, wohl allgemein verlassen worden, so vielversprechend sie auch zu sein schien. An dem Befund der Gangmetaplasie, der Sekretaufstauung und -eindickung ist bei der A-Hypovitaminose nicht zu zweifeln. Auch für die These, die nach Lage der Dinge denkbar wäre, daß ein intrauterin bestehender Vitamin A-Mangel das Geschehen in Form der Systemerkrankung in Gang setzte, ließ sich bisher keine Stütze finden. Andererseits besteht *durch* die exkretorische Pankreasinsuffizienz sicherlich, wenn auch nicht ursächlich, eine Vitamin A-Enterokarenz, die die Entstehung von Epithelmetaplasien zum mindesten begünstigt.

Zu 5: Sekretinmangel

Der Sekretinmangel wurde als Ursache für die Eindickung des Bauchspeichels von BAGGENSTOSS, POWER und GRINDLAY (1948, 1951) angeschuldigt. Die Autoren gingen von dem Befund an einem Falle aus, bei dem sie aus der Duodenalschleimhaut kein Sekretin extrahieren konnten. Dies gelang allerdings in anderen Fällen der cystischen Pankreasfibrose.

Die Vorstellung war die, daß durch einen angeborenen Sekretinmangel bzw. durch eine angeborene Unfähigkeit, Sekretin zu bilden oder wirksam zu verwerten, die Durchwässerung des Bauchspeichels nicht gewährleistet sei, daß also ein reiner Proteochylus ohne jeden Hydrochylus sezerniert würde. Durch die Vermehrung des Bindegewebes im Interstitium, durch die Entfernung der Capillaren vom Isthmusepithel, wird eine Hydrochylie progredient erschwert, die Krankheit schreitet stetig fort.

Mit dieser Hypothese ist zunächst nichts gesagt zu den pulmonalen Veränderungen, noch weniger zu denen der Schweißdrüsen und des Gallenwegsystemes. Letztere könnten zwar ebenso durch das Fehlen von Cholecystokinin oder Hepatokrinin ihre Erklärung finden, da beide Stoffe ebenfalls im oberen Duodenalabschnitt sezerniert werden.

Bis jetzt ist aber alles dies hypothetisch, zumal sich nicht in allen Fällen ein Sekretinmangel in der Duodenalschleimhaut nachweisen ließ, so daß die gleichen Autoren sich von der Allgemeingültigkeit ihrer erstgeäußerten Ansicht distanzierten.

Zu 6: Vegetative Störung im Vaguskerngebiet

Eng mit der Erkrankung der cystischen Pankreasfibrose als humorale Störung hängt die Auffassung einer übergeordneten nervalen Störung zusammen. So wurde die Erkrankung als Folge einer Störung im Vaguskerngebiet erklärt (S. FARBER, 1944), ohne daß anatomisch eine Läsion dieses Kerngebietes nachgewiesen worden wäre. An der vegetativen Regulationsstörung im Sinne einer Vagotonie, die auch die anderen Sekretionsstörungen erklären kann, ist kaum zu zweifeln (LÖBLICH, 1956). Auf ähnliche Weise versuchte H. BERGSTRAND (1951), die Mucoviscidosis als Unterfunktion des Sympathicus zu deuten; dies unterscheide die Krankheit wesentlich von dem Asthma bronchiale als der Sympathicusüberfunktionskrankheit. BERGSTRAND (1951) hat bei einem 7 Wochen alt gewordenen Mädchen keine autonomen Ganglien in Colon und unterem Ileum gefunden (vgl. auch F. SPRENGER, 1942; HOLZEL et al., 1962; RUBIN u. Mitarb., 1963).

Zu 7: Mucoviscidosis

Der glücklichste Gedanke ist der einer allgemeinen Störung zunächst der Drüsen des Entoderm (S. FARBER, 1944) als Mucoviscidosis, schließlich aller exkretorisch tätigen Drüsen (DI SANT'AGNESE, 1955). Unter diesem Begriff wird das *System*, das übergeordnete Prinzip, hervorgehoben, mit dem auch der Gedanke einer recessiven Vererbbarkeit als Ursache eines genisch bedingten Basaldefektes in Einklang zu bringen ist. Freilich ist damit über die *Ätiologie* der Mucoviscidosis so lange noch keine Aussage gemacht, wie nicht der Fermentdefekt gesichert und bekannt ist.

Wenn wir von der *Ursache* der cystischen Pankreasfibrose sprechen, stehen wir vor der Einsicht, daß wir außer einigen Umschreibungen keine klärende Aussage machen können. Über Wesen und Pathogenese haben die angeführten Hypothesen eine Fülle von Vorstellungen und Beobachtungen gebracht, die gegeneinander und miteinander ausgewertet werden müssen.

Mehrfach wurden Störungen des Tyrosinstoffwechsels bei der cystischen Pankreasfibrose nachgewiesen (GIBBONS u. Mitarb., 1967). Ein p-Hydroxyl-phenylpyruvat-Hydroxylasen-Mangel kann aus Urinuntersuchungen erschlossen werden (ROBINSON, 1966; BONHAM u. Mitarb., 1967).

Die cystische Pankreasfibrose ist ein recessives Erbleiden aus der Gruppe der kongenitalen Enzymstörungen, die sich im Pankreas u.a. als Hemmungsmißbildung manifestiert, bei der sich aus dem tubulären System der Ausführungsgänge keine Acini ausbilden. Dies hat sowohl eine acinäre als auch eine tubuläre Dyschylie zur Folge.

Vielfältig wie die Auffassung von Wesen und Ursache der cystischen Pankreasfibrose sind auch ihre *Namen*. Es ist selbstverständlich, daß, solange nur Einzelfälle bekannt waren, die Nomenklatur nicht einheitlich und lediglich organbezogen sein konnte. So schreiben LANDSTEINER (1905) noch über „kongenitale Steatorrhoe", FANCONI (1920) über „kongenitalen Ileus", später zusammen mit UEHLINGER und KNAUER (1936) über „Pankreasfibrose und Bronchiektasen familiären Ursprungs". KNAUER (1936) spricht von „cystischer Pankreasfibromatose"; ANDERSEN (1938) benennt die Krankheit rein deskriptiv als „cystische Fibrose", während WISSLER und ZOLLINGER (1945) entsprechend ihrer Auffassung der Krankheit als Entzündung von „Pancreatitis chronica fibrosa cystica" und LAZARUS (1904) von „Pancreatitis interstitialis cystica", F. GROSS (1926) von „kleincystischer Degeneration" sprechen. GLANZMANN (1946) betont die Funktionseinheit der entodermalen Organe und ihre Betriebsstörung mit seiner Bezeichnung „Dysporia entero-broncho-pancreatica"[2], bis schließlich SIDNEY FARBER (1944) den funktionellen Charakter des erkrankten Systemes mit seiner Bezeichnung „Mucoviscidosis" hervorhebt. REHSTEINER (zit. nach BAUMANN, 1958) drückt dies noch allgemeiner aus mit „Bronchopankreose". Die Erkenntnis der übergeordneten Drüsenstörung ohne Beschränkung auf die Schleimdrüsen drückt sich schließlich in der von DI SANT'AGNESE (1955), PETERSON (1959) u.a. bevorzugten (aber noch wenig allgemein eingeführten) Bezeichnung „Exokrinopathie" aus.

Die Manifestationen der Mucoviscidosis sind je nach dem *Alter*, in dem sie auftreten, verschieden (ANDERSEN, 1946). In den ersten Lebenstagen tritt die Erkrankung als *Meconiumileus* bzw. *Meconiumperitonitis* auf. Bei Säuglingen bis zum

---

2 δυσπορία = schwieriger Weg.

6. Monat halten sich die intestinalen und pulmonalen Erscheinungen die Waage. In den ersten beiden Lebensjahren steht die intestinale Form im Vordergrund, in den folgenden Jahren sind die pulmonalen Erscheinungen mehr als die intestinalen, d. h. pankreatischen Symptome, auffällig.

Nach BOHN und KOCH (1959ff.) soll die Mucoviscidosis auch eine charakteristische Manifestation im Erwachsenenalter besitzen. Die sehr reichhaltig vorgelegten Befunde überzeugen allerdings nicht, da bestenfalls eine der Krankheitseinheit der cystischen Pankreasfibrose ähnliche Syndromgruppe vorliegt, die in der Art der Vererbung, der Manifestation, ja des Organbefalls ganz unterschiedlich ist (KOCH, 1959ff.; BOHN, 1959ff.; HUHNSTOCK u. Mitarb., 1961; CH. ANDERSON u. Mitarb., 1960, 1961, 1962; BECKER, 1962, 1964; DUBACH u. Mitarb., 1962, 1963, 1964).

Es ist selbstverständlich, daß diese Manifestationen einer einzigen Krankheit nicht scharf voneinander zu trennen und auch nicht begrenzt sind, keineswegs in einem Ausschließlichkeitsverhältnis stehen. Der Szenenwechsel der Erkrankung geht oft mit Latenzperioden, aber auch mit Überschneidungen vor sich. Lediglich die führenden Symptome, die den Patienten zum Arzt hinleiten, sollen mit einer getrennten Besprechung der einzelnen Phasen gekennzeichnet werden. Das führende Symptom verpflichtet den Arzt, nach dem Vorliegen anderer Formen und damit nach der Systemerkrankung zu suchen.

Der *Meconiumileus* bzw. die *Meconiumperitonitis* als Manifestationsform ist für das Leben des Neugeborenen akut bedrohlich (Abb. 79). Häufig gelangt das Neugeborene unter der Diagnose „hochsitzende Analatresie" in die Hand des Chirurgen (EINECKE, 1956; STEINGRÄBER, 1953). Es handelt sich darum, daß durch die allgemeine Viscositätserhöhung aller, vor allem der enteralen Sekrete, das fetale Meconium zähflüssiger, eingedickt, klebriger, festhaftender, teigiger, gummiartig ist. Es wird auf der Wegstrecke durch den Darm nicht dünnflüssiger, es gleitet schlecht („Dysporie"), da die örtlichen Drüsen ebenfalls zu wenig und viscös sezernieren. So kann Meconium das Darmlumen verstopfen, die peristaltische Welle kann den klebrigen Schleim nicht weiterbefördern, die Ingesta stauen sich auf, es entsteht ein Ileus (Abb. 80).

Im Prinzip kommt die Eindickung des Darmsekretes in allen Lebensabschnitten vor. Lediglich beim Neugeborenen hat dies katastrophale Folgen, weil der Darminhalt ausschließlich aus diesem klebrigen Sekret besteht. Bei längerem Anhalten des Ileus kann unter Umständen schon intrauterin eine Perforation und eine konsekutive Peritonitis eintreten. GILBERT und RAINEY (1858) beschreiben die Ruptur eines Meckelschen Divertikels durch eine Meconiumeindickung.

Eine intrauterine Peritonitis kann blande verlaufen. Sie kann zu Verwachsungsbriden in der Bauchhöhle und zu flächenhaften Vernarbungen des Peritoneum führen, ohne daß in jedem Falle unmittelbar der Tod eintreten müßte (vgl. WILBERS u. WIGAND, 1959).

Eigenartig ist das gemeinsame Vorkommen von cystischer Pankreasfibrose und Duodenalatresie. Es ist möglich, daß die Atresie ein sekundäres Phänomen etwa als Vernarbungsfolgen intrauteriner Fremdkörperreaktionen darstellt (WERTHEMANN u. Mitarb., 1952; BERNSTEIN u. Mitarb., 1960; OPPENHEIMER u. Mitarb., 1962; BUSKIRK, 1965). Gegen diese Auffassung der Atresie als Folge der Meconiumperitonitis spricht die gelegentlich beobachtete familiäre Häufung z. B. bei 4 Geschwistern in der Beobachtung von BLANK u. Mitarb. (1965).

Ebenso wie gelegentlich ein Dünndarmvolvulus beschrieben wird, haben JEWETT und ATERMAN (1964) eine Intussuszeption des Wurmfortsatzes gesehen.

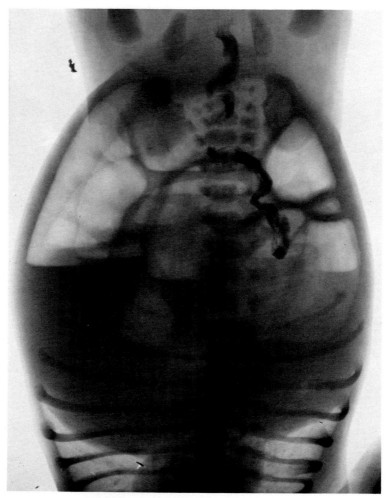

Abb. 79. Meconiumileus, 2 Tage alter Säugling. Röntgenaufnahme in Kopfhängelage. Massive Spiegelbildung im Dünndarm. Mit Kontrastmittel das Colon aufgefüllt („Mikrocolon"). (Für die Überlassung des Bildes danke ich Herrn Professor Dr. STEPHAN, Universitäts-Kinderklinik Erlangen)

Die Ursache der Eindickung des Meconium liegt unter anderem in dem Fehlen der Verdauungsfermente, die die Viscosität herabsetzen würde (LANDSTEINER, 1905); aber auch die primär erhöhte Viscosität des Darmsekretes spielt eine entscheidende Rolle. Das Meconium ist bei der cystischen Pankreasfibrose anders aufgebaut. Bei niedrigem Aschegehalt besitzt es einen höheren Total-Stickstoffgehalt, dagegen weniger Nicht-Protein-Stickstoff, weniger reduzierende Zucker und weniger säurelöslichen Phosphor. Physikochemisch erweist es sich als viscös mit starker Emulgatoreigenschaft (GLANZMANN u. BERGER, 1950; BERGER, 1965).

Der Chemismus der Schleimzusammensetzung ist derart verändert, daß gleichsam ein pathologischer Schleim sezerniert wird, der andere Mucopolysaccharide

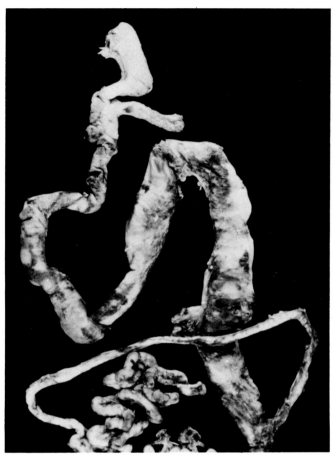

Abb. 80. Wenige Tage alt gewordener Knabe (SN 538/60, P. I. Karlsruhe). Mucoviscidosis, Meconiumileus. Totaler Verschluß des Ileum und des Colon durch eingedickte Meconiummassen. Hochgradige Erweiterung des Duodenum und Jejunum, Zustand nach operativer Entleerung und Anlage einer Jejuno-Rectostomie 20 Std nach der Geburt. Meconiumileus. Oben: Magen und graziles Pankreas. Starke Erweiterung des Duodenum und Jejunum. Rechts unten: Jejunorectostomie. Enges Dünndarmkonvolut (Bildmitte unten), besonders enges Colon. Etwa $1/2$ natürliche Größe

enthält. Der Mucoproteingehalt des Duodenalsaftes bei cystischer Pankreasfibrose ist in den einzelnen Fraktionen unterschiedlich erhöht (KNAUFF u. ADAMS, 1968). Diese pathologischen Schleime sind vereinzelt biochemisch untersucht worden (DISCHE u. DI SANT'AGNESE, 1959; MUTT, 1962). Es finden sich verschiedene Mengen von Neuraminsäure und Fucose, nach MUTT (1962) ,,charakteristische Mucoproteine im Pankreassaft der Kinder mit cystischer Pankreasfibrose".

Chemische Meconiumuntersuchungen stammen von GLANZMANN und BERGER (1950); RAPOPORT und BUCHNAN (1950); BEGUIN (1953); GREEN u. Mitarb. (1958); SCHULTZE-JENA (1958); BERGER (1965); KNAUFF und ADAMS (1968).

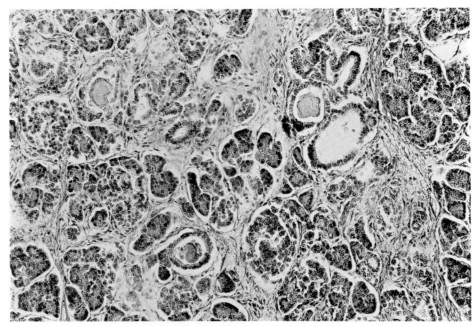

Abb. 81. 4 Monate alt gewordener Knabe (SN 890/65, P. I. Karlsruhe). Tod an Urämie bei angeborenen Cystennieren. Umschriebene Erweiterung der Acini und der kleinen Speichelgänge im Pankreas, Eindickung des Sekretes, Vermehrung des Bindegewebsgerüstes, Urämiefolge (sog. symptomatische Fibrocystose). Formalin, Paraffin, Hämatoxylin-Eosin-Färbung, Mikrophotogramm, Vergr. 1:120

Bei der Pankreashypoplasie oder bei sonstiger exkretorischer Unreife wird ausschließlich der Bauchspeichel und nicht das übrige Darmsekret eingedickt gefunden. Für eine andersartige Zusammensetzung des Schleimes sprechen biochemische Duodenalsaftuntersuchungen (DI SANT'AGNESE, 1954ff.; CHODOS, ELY u. KELLEY, 1958; LOWE u. Mitarb., 1966). Erwähnt sei, daß auch nicht ganz so selten in Fällen einer Darmatresie eine cystische Pankreasfibrose beobachtet wird (FANCONI, 1921; GUMBEL, 1957).

Bei einer eigenen Beobachtung (SN 538/60) war das *Rectum* in 4 cm Abstand von dem Analring verschlossen. Es wurde laparotomiert, dabei fand sich ein totaler Verschluß des Dünn- und Dickdarmes, so daß eine Jejuno-Rectostomie durchgeführt werden mußte (Abb. 80). Tod im Kreislaufversagen.

Obwohl beim Meconiumileus und bei der Meconiumperitonitis die Erscheinungen des Abdomen ganz im Vordergrund der Diagnose und der Behandlung stehen, sind hier auch bereits Sekreteindickungen der Bronchialdrüsen, ja sogar zylindrische und sackförmige Bronchiektasen vorhanden. Sie machen klinisch meist keine Erscheinungen, treten aber bei fortschreitender Erkrankung dann in Erscheinung, wenn das Stadium des Meconiumileus überstanden wird, d.h. wenn der so festhaftende Meconiumschleim aus dem Darm — mit Hilfe von nunmehr exogen zugeführten, meist flüssigen Ingesta — den Digestionstrakt verlassen hat. Nach längstens 14 Tagen ist die Gefahr der Manifestation eines Meconiumileus bzw. einer Meconiumperitonitis vorüber. Die ohnehin unreife kindliche exkretorische Verdauungsdrüse bietet nach Überstehen der ersten Lebensperiode keinen Anlaß zur klinischen Krankheitsmanifestation (Abb. 81). Die Latenzperiode ist durch die fehlende Anforderung bei z.b. reiner Muttermilchernährung erklärbar.

Aus ihrer diagnostisch stummen Rolle tritt — in zeitlich unmittelbarem Anschluß oder nach einer Latenzperiode — die *pulmonale* Manifestation hervor („Szenenwechsel zum Pertussoid", GLANZMANN, 1946).

Stets wiederkehrende Bronchopneumonien und Bronchitiden, die dann zu dauerndem Husten mit großen Mengen Auswurfes, zu sackförmigen und zylindrischen Bronchiektasen mit mucopurulenten Exsudatmassen (FARBER, 1944) und zu Lungenabscessen führen, sollten im Kindesalter den Verdacht auf das Vorliegen einer Mucoviscidosis lenken. Die pulmonalen Erkrankungen können schon sehr früh nach wenigen Lebenstagen auftreten und nähren dann die Vorstellung, daß sie bereits intrauterin durch eingedickte Sekretmassen begonnen haben oder daß die intrauterin eingedickten Sekretmassen der in den ersten Lebenstagen einsprossenden Bakterienflora (meist Staphylococcus aureus minderer Virulenz) (FARBER, 1944) einen guten Nährboden abgegeben haben. Auch der Nachweis von sackförmigen Bronchiektasen spricht für einen sehr *frühen* Prozeß. Doch kann die Latenzperiode sehr viel länger dauern. Die pulmonalen klinischen Manifestationen sind als Summe der Erscheinungen aufzufassen, die durch einen Verschluß von Bronchiolen und Bronchien mit nachfolgenden Atelektasen und dem begleitenden Emphysem hervorgerufen werden. Die Exacerbationen sind durch sekundäre Bronchopneumonien verursacht (DI SANT'AGNESE, 1953, 1955; WHITE, 1958). Das Schicksal der Patienten wird meist durch die Intensität der Lungenaffektion bestimmt.

Wir sahen einen voll ausgeprägten Fall einer Mucoviscidosis bei einem Knaben von 10 Monaten (SN 624/58), der, aus einer anderen Gegend kommend, an die Ostsee zu einer Asthmatherapiekur gebracht worden war und dort nach mehreren Wochen einer konfluierten Bronchopneumonie erlag. Histologisch fanden sich nicht nur neben carnifizierten Vernarbungsprozessen der Lunge frische, diffuse bronchopneumonische Herde, sondern auch cystöse Erweiterungen der bronchialen Schleimdrüsen, Doppelschichtigkeit und Metaplasien der Drüsenepithelien. Im Pankreas der klinisch unerkannten Mucoviscidosis bestand das Vollbild der fibrösen Cystose.

Die *intestinale bzw. pankreatische Insuffizienz* schließlich führt zwar häufig zur klinischen Auffälligkeit — der kindlichen Steatorrhoe —, auch oft zu uncharakteristischen dyspeptischen Erscheinungen, ist aber in einem großen Teil der Fälle nicht akut lebensbedrohlich und einer Substitutionstherapie zugängig. Eine Komplikation, die manchmal erstes Krankheitszeichen darstellt, ist der Rectumprolaps, den KULCZYCKI u. SHWACHMAN (1958, 1960) in 22% (bei 386 Fällen von cystischer Pankreasfibrose) sahen und der zwischen der Zeitspanne vom 6. Monat bis zum 3. Lebensjahr, selten später, auftritt. Die großen Fettstühle, unverdaute stinkende Stuhlmassen, sind für diese Krankheitsform besonders kennzeichnend. Gerade der stinkende Kot erlaubt die Diagnose bereits bei der sog. Stuhlvisite. Die intestinale Manifestation kann schon sehr frühzeitig auftreten, sie wird z.B. häufig nach dem Abstillen erkannt, weil die Frauenmilchlipase bisher die Steatorrhoe verdeckt hat (FREUDENBERG, 1955). Der frühzeitige Beginn bildet einen Unterschied zu der Cöliakie, auf den FANCONI (1928, 1936) schon 1928 aufmerksam gemacht hat. Die intestinalen Erscheinungen können aber auch nach langer

Latenzperiode einsetzen. Auf die intestinale Insuffizienz ist wohl auch das Zurückbleiben der Körpergröße zurückzuführen („intestinaler Zwergwuchs"). Nur selten wird ein Diabetes mellitus beobachtet. In ihrem Erfahrungsbericht über 550 Erkrankte in 21 Jahren berichten DI SANT'AGNESE und ANDERSEN (1959) nur zweimal von einer diabetischen Komplikation. Im allgemeinen erreichten die Kinder, von einzelnen Ausnahmen abgesehen, bis vor kurzer Zeit das Schulalter nicht. Sie sterben an den wiederholt auftretenden pulmonalen Komplikationen, die auch bei vielfältiger Behandlung zum Tode an respiratorischer Insuffizienz bei Bronchiektasen und carnifizierten Pneumonien oder an dem Infekt führen. Schließlich ist als relativ späte Komplikation das Cor pulmonale zu nennen.

Nur selten wird bei Jugendlichen und jungen *Erwachsenen* das Vollbild der Erkrankung beschrieben, so von U. BAUMGARTNER und DE VOOGD (1959) bei einem 25jährigen Weibe und einem 17jährigen Mann; von LEES und ROBERTS (1959) bei einem 24jährigen Mädchen; von DI SANT'AGNESE und ANDERSEN (1959) bei 3 Männern um 20 Jahre. Es ist dies eine Erkrankten-Gruppe, die man treffend als „überlebende Kinder" mit cystischer Pankreasfibrose bezeichnen könnte: Bei genauer Erhebung der Anamnese führen die Krankheitszeichen schon in die frühe Jugend zurück. Meist stehen dabei die pulmonalen Erscheinungen im Vordergrunde. KING (1956) berichtet von einem im 14. Lebensjahr wegen Intussuszeption des Darmes operierten Knaben mit cystischer Pankreasfibrose, bei dem erst darauf gerichtete Röntgenuntersuchungen die Bronchiektasen aufdeckten. Ferner sind Einzelfälle beschrieben worden von HENDRIX und GOOD (1956) (17 Jahre, weiblich), von FRAZIER und ROWE (1959) (18 Jahre, männlich), NORRIS (1962), POLGAR u. Mitarb. (1962). Der älteste Patient dieser Gruppe der „überlebenden Kinder" war zur Zeit der Veröffentlichung seiner Krankheitsgeschichte 46 Jahre alt (MARKS et al., 1960). Der Patient von ASLAKSEN (1961) war 45 Jahre alt, sein Vater war Diabetiker, er selbst wurde in diesem Lebensalter durch Diarrhoe auffällig; ob es sich hierbei wirklich um eine Mucoviscidosis handelte, ist nicht ganz sicher. Je mehr es durch gezielte, vorwiegend antibiotische und mucolytische Therapie gelingt, die Patienten am Leben zu erhalten, desto größer wird diese Gruppe werden.

Andererseits erreichen die Kinder mit cystischer Pankreasfibrose und rechtzeitig gestellter Diagnose durch die geeignete Therapie immer häufiger das fortpflanzungsfähige Alter, so daß mit einer Zunahme an cystischer Pankreasfibrose in den nächsten Jahren zu rechnen sein wird. Bei den erwachsenen „überlebenden Kindern" stieß man auf das merkwürdige Phänomen, daß viele — nicht alle! — der Männer infertil waren. Obwohl die histologisch nachweisbaren Spermiogonien intakt waren, fanden sich reichlich abnorme Spermatozoen (DENNIG u. Mitarb., 1968). Die gründliche anatomische Untersuchung von LANDING u. Mitarb. (1969) zeigt, daß bei einer großen Zahl (31 von 32!) von Männern die Vasa deferentia atretisch waren oder ganz fehlten. Ätiologisch wird eine genbedingte Hemmungsmißbildung des Wolffschen Ganges diskutiert, ohne daß dafür bisher weitere Argumente gesammelt werden konnten (KAPLAN u. Mitarb., 1968).

Weitere Krankengeschichten von älteren Erkrankten sind aufgeführt von TREVER u. Mitarb. (1960); NICE (1963).

Es ist von BOHN und KOCH (1959) sowie von KOCH und LAPP (1959) eine *Erwachsenenform* der Mucoviscidosis herausgestellt worden, die sich von der kindlichen Form dadurch unterscheidet, daß sie einem *dominanten* Erbgang folgt, daß sie im 3.—4. Lebensjahrzehnt zum Durchbruch kommt, daß sie eine Beziehung zur Ulcuskrankheit besitzt und in ihrer Symptomatik uncharakteristisch ist. Im Pankreas finden die Autoren kleine Cysten und Fibrosen, in der Lunge Bronchiektasen, im Darm auffällig viel Becherzellen. Die Abbildungen der anatomischen Untersuchungen sind jedoch nicht überzeugend angesichts der Häufigkeit der Umgestaltungen in der Bauchspeicheldrüse im Laufe eines Lebens (vgl. Kapitel Altersveränderungen) und der Tatsache, daß Cysten und Fibrosen des Pankreas noch keine cystische Pankreasfibrose — als Krankheitseinheit — ausmachen.

Eine Gefahr, in der die an dieser Exokrinopathie erkrankten Kinder anläßlich jeder Infektion schweben, ist die der Salzverarmung durch die erhöhte Elektrolytabgabe im Schweiß (RENDLE-SHORT, 1956). Dies legt die Möglichkeit nahe, die bisher verborgen gebliebene Erkrankung bei einer auffälligen — unproportionierten — Hitzeprostration zu erkennen.

Es ist noch ein Wort zu der *Latenzperiode* zu sagen. Daß der Meconiumileus *ohne* Latenzperiode auftritt, liegt in der Natur der Sache. Daß die intestinale und pankreatische Form eine unterschiedlich lange Latenzspanne besitzen, liegt nicht nur daran, daß die Patienten unterschiedlich genau beobachtet werden. BAUMANN (1958) berichtet von einer besonders aufmerksamen Mutter, der auffiel, daß die Fäkalien eines sich in gehöriger Weise entwickelnden Kindes in dem Kindertopf kleben blieben. Bei anderen Kindern kam erst auf Befragen heraus, daß die Kinder bereits seit Jahren einen penetranten Gestank um sich verbreiteten.

Wie die Befunde auch bei der chronischen Pankreatitis zeigen, fällt eine pankreatische Insuffizienz klinisch häufig nicht oder erst nach gerichteter Untersuchung von Duodenalsaft und Faeces auf. Eine allgemeine Eßunlust, schlechtes Gedeihen, vielleicht geringfügige Oberbauchschmerzen werden, soweit sie überhaupt auffallen, auf Gelegenheitsursachen geschoben.

Daß die pulmonalen Manifestationen nicht sofort auffällig werden, hängt von der komplizierenden Infektion, von der Beherrschbarkeit der Bronchitis bzw. der Bronchopneumonie ab. Es ergibt sich also, daß die Latenzperiode der intestinalen und pulmonalen Erscheinungen von der Intensität der Affektion und der komplizierenden Sekundärinfektion, aber auch von der Aufmerksamkeit der Mutter und dem „Drandenken" des konsultierten Kinderarztes, vielleicht sogar von der regelmäßigen Durchführung eines Schweißtestes abhängt.

Die *anatomischen* Befunde sind von Fall zu Fall außerordentlich verschieden. Keineswegs stehen die anatomischen Veränderungen in der Bauchspeicheldrüse bei allen Beobachtungen im Vordergrund. Zumeist sind sie aber die eindrucksvollsten und die strukturell eingreifendsten. In der Bauchspeicheldrüse ist der Drüsenaufbau völlig aufgehoben. Entsprechend der Entwicklung der Drüse herrscht während des Meconiumileus das Bild der unreifen Drüse mit einzelnen Cysten vor. In der folgenden Zeit findet man die Cysten mit dem eingedickten Sekret, das Zwischengewebe ist aber noch in Unruhe, Resorptionsentzündungen und Kollagenverfaserung sind noch im Gange. Nach 1—2 Jahren aber ist das anatomische Bild der Cysten und Fibrosen, der harten, grauweißen Bauchspeicheldrüse und der ausgewogenen Gewebsverhältnisse auffällig. Die Acini sind klein, die Cysten enthalten eingedickten, manchmal geschichteten Inhalt, die derbfaserige Bindegewebsanbildung ist voll entwickelt (D. ANDERSEN, 1962, l.c. bei JOHNSTONE, 1962). Auch elektronenoptisch lassen sich in den Speicheldrüsen nur die Eindickungen des aus den Acini stammenden Sekretes, nicht aber ultra-

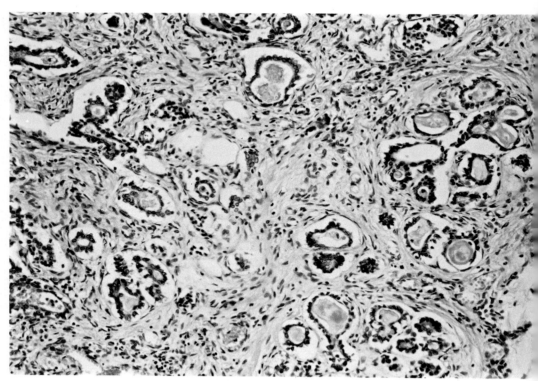

Abb. 82. 15 Monate alt gewordener Knabe, „Asthmaanamnese" (SN 648/58, P. I. Kiel). Cystische Pankreasfibrose: Hochgradige Vermehrung des straffen Bindegewebes, Reduktion des Parenchyms, cystische Erweiterung der Gänge und der Acini, Abflachung der Acinusepithelien, Zerstörung des Drüsenaufbaues, Pankreasinsuffizienz. Formalin, Paraffin, Hämatoxylin-Eosin-Färbung, Mikrophotogramm, Vergr. 1:120

strukturelle Besonderheiten oder gar Hinweise zur Aufklärung darstellen (SWENEY, 1968). Manchmal ist eine Erweiterung des Ergastoplasmas, eine Verminderung der Zymogengranula nachzuweisen (PORTA u. Mitarb., 1964). Das interstitielle Bindegewebe ist stets stark vermehrt, es umzieht teilweise in dichten Faserzügen die Drüsenareale und läßt dann noch den Läppchenaufbau erahnen. Meist finden sich keine gröberen entzündlichen Infiltrate. Die gesamte Drüse besteht aus mehr oder weniger stark erweiterten Ausführungsgängen.

Auch in den Endverzweigungen sind lediglich tubuläre Strukturen, selten oder nie acinäre Drüsenstücke ausgebildet. In den Randpartien der Drüsen überwiegen die Cysten, in den zentralen Abschnitten die erweiterten und teilweise geschlängelten Gänge. Die Cysten haben ein einschichtiges kubisches bis abgeflachtes Epithel, sie sind verschieden groß; an einzelnen Stellen ist ihre Entstehung aus der Konfluenz benachbart gelegener Cysten noch zu erkennen (Abb. 82). Das Lumen der Cysten ist ausgefüllt mit homogenen, oft geschichteten und nur durch ihre Dichte unterschiedenen Eiweißmassen. Diese färben sich im Azan-Präparat kokardenförmig verschieden an. Manchmal erreichen die zusammengesinterten Eiweißmassen die Härte von Mikrolithen (Abb. 83). Die

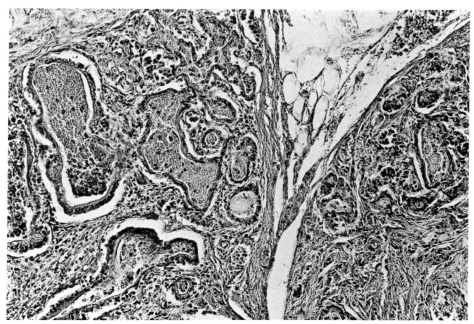

Abb. 83. 3 Monate alt gewordener Knabe (SN 75/64, P. I. Karlsruhe). Tod an mucopurulenter Pneumonie. Cystische Pankreasfibrose: Hochgradige Erweiterung der Acini und der kleinen Ausführungsgänge, Eindickung des Sekretes, Abflachung der Epithelien, Vermehrung des intraglandulären Bindegewebes. Pankreasunähnliches Bild. Formalin, Paraffin, Hämatoxylin-Eosin-Färbung, Mikrophotogramm, Vergr. 1:80

Sekretumwandlung ist das eindrucksvollste strukturelle Merkmal (SEIFERT, 1956). Im Saum der Cystenwandung finden sich vereinzelt noch „helle" Zellen. An anderen Stellen sind die Epithelien mehrschichtig oder auch zylindrisch. WERTHEMANN (1952) sah das hohe Cylinderepithel besonders in den großen Cysten. Häufig werden auch Plattenepithelmetaplasien beobachtet (SEIFERT, 1956). Wichtig und mit dem anatomischen Bilde in Übereinstimmung sind die Beobachtungen von HADORN u. Mitarb. (1968), die bei der cystischen Pankreasfibrose unter dem Pankreozymin-Sekretinreiz bei 10 Kindern ein nur geringes Bauchspeichelvolumen, einen niederen Bicarbonatgehalt und abnorm hohe Enzymwerte (= Eindickung) gefunden haben.

In den Abschnitten, in denen die Cysten nicht beherrschender Gewebsbestandteil sind, finden sich unregelmäßig gestaltete, manchmal sägeblattähnlich oder auch unregelmäßig bizarr ausgezogene Drüsenschläuche. Hier sind die Epithelien kubisch bis zylindrisch und lassen dann an den ausgezogenen Stellen Knospen von Proliferationen erkennen, in deren Umgebung sich eine zum Teil erhebliche mesenchymale Reaktion ausgebreitet hat (Abb. 84). Der Inhalt der Drüsenschläuche ist von gleicher Beschaffenheit wie bei den Cysten. Er besteht aus eiweißhaltigem eingedicktem, homogenem Sekret, das sich scheibenartig (zylindrisch) in dem tubulären System angesammelt hat oder auch wie Treibeisschollen sich gegenseitig überlagert. Auffällig häufig ist ein eigenartiges Schottermaterial aus abgeschil-

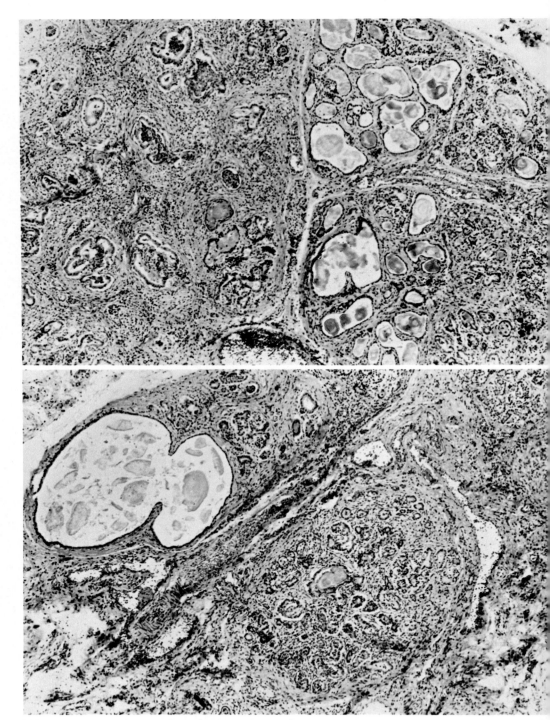

Abb. 84. 7 Monate alt gewordenes Mädchen (SN 243/59, P. I. Kiel). Mucoviscidosis. *Pankreas:* Cystisch und fibrosierende Umgestaltung der Drüse. Cysten angefüllt mit eingedicktem, schollenartigem Sekret Abflachung der Epithelien, derbe Faserzüge zwischen den Cysten und Cystchen, geringe Abräumentzündung „pankreasunähnliches Bild". Formalin, Paraffin, Hämatoxylin-Eosin-Färbung, Mikrophotogramm, Vergr. 1:80

ferten Epithelien, zusammengesintertem Sekret und — vielleicht auch — entzündlichen Beimengungen im Lumen der erweiterten Schläuche anzutreffen. Zellnekrosen fehlen völlig.

Eingelagert in das fibröse Gewebe liegen in ihrer äußeren Form von diesem getrennt und teilweise auch verformt die Langerhansschen Inseln. Häufig finden sich viele kleine Inseln, in manchen Fällen liegen jedoch auch vergrößerte Inseln, zum Teil konglomeriert, vor. Die erweiterten Drüsenschläuche greifen jedoch auch in das Inselgebiet hinein und bilden im Inselareal Cysten.

Die Inseln entsprechen einem fetalen Typus mit mäanderartig gelagerten Epithelbändern. PRINZ (1951) spricht von der „Persistenz eines frühen Embryonalstadiums im postfetalen Leben". Die Sprossung der Inseln und die Inselknospen sind vermehrt und lassen bei einer relativen Reduktion des exkretorischen Parenchymes auf eine auch absolute Inselvermehrung schließen. Die einzelnen Inselknospen, die mit den Cysten oft in Zusammenhang gefunden werden, können wegen der kräftigen Bindegewebsbarriere nicht zu einem Inselkomplex zusammentreten. Dadurch entsteht die Vielzahl der kleinen Inseln (EDER, 1953, 1955; MEISSNER, 1954; SCHULTZE-JENA, 1955). Vor allem sind die A-Zellen vermehrt (DOERR, 1952). Ob es sich hier um eine relative Vermehrung handelt, ist nicht erwiesen (SEIFERT, 1959). Die Inselzellen scheinen noch voll funktionstüchtig zu sein; eine Blutzuckerschwankung wird nur in Einzelfällen beschrieben.

In der *Lunge* sind die Bronchien stark erweitert, sie sind zum Teil vollständig von eitrigem Exsudat eingenommen (Abb. 85). Die begleitenden acinären Drüsen haben einen auffällig weiten Hof, der mit homogenem, stark anfärbbarem Material angefüllt und ausgestopft ist. Einige der acinären begleitenden Drüsen weisen eine Mehrschichtung des Epithels, andere vielleicht eine Metaplasie auf. Auch die Abplattung oder Abflachung des Epithels ist häufig. In der Umgebung der mit Eiter angefüllten Bronchien findet sich eine starke entzündliche Infiltration, ferner ein unterschiedlich entwickeltes Narbengewebe, in der weiteren Umgebung ein seröses Exsudat und eine Hyperämie. Inmitten derartiger bronchopneumonischer Herde und carnifizierter Lungenabschnitte liegen Reste kleiner untergegangener Bronchioli. Die carnifiziert-vernarbten Lungenabschnitte liegen zum Teil im Stadium der Organisation vor. Auch findet man hier Bronchien mit erweiterten Lumina, angefüllt mit homogenen Eitermassen als letzten Zeugen der völlig untergegangenen Lungenstruktur.

Auch in den kleinen Gallengängen der *Leber* können erweiterte Gangabschnitte und Gangwucherungen vorkommen. Die Leberveränderungen sind nicht regelmäßig zu beobachten, jedoch sind sie ein häufiges Beiwerk des anatomischen Krankheitseindruckes (WISSLER u. ZOLLINGER, 1945; MICHAUD, 1952; GATZIMOS u. Mitarb., 1955; GLOOR u. WERTHEMANN, 1955; MONTGOMERY u. ASKANAZY, 1956; CLAIREAUX, 1956; DI SANT'AGNESE u. BLANC, 1956; GIBSON u. RODGERS, 1957; OEHLERT, 1957; BECKMANN, 1959; WOLDMAN u. Mitarb., 1959; NORRIS, 1962, u.a.). Die Veränderungen der Gallengänge können bis zu cholostatischen Cirrhosen führen. Die Veränderungen der Leber sind nur wenig einheitlich. Häufig ist eine Leberverfettung unterschiedlichen Ausmaßes und auch eine Hämosiderinablagerung beschrieben, fast immer eine Fibrose im Bereich der periportalen Felder. Obwohl alle Übergänge zu einer biliären Cirrhose — in einigen Fällen sogar mit portaler Hypertension (DI SANT'AGNESE, BLANC, 1956; GIBSON

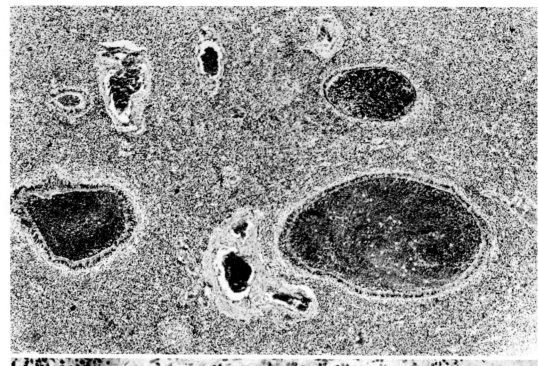
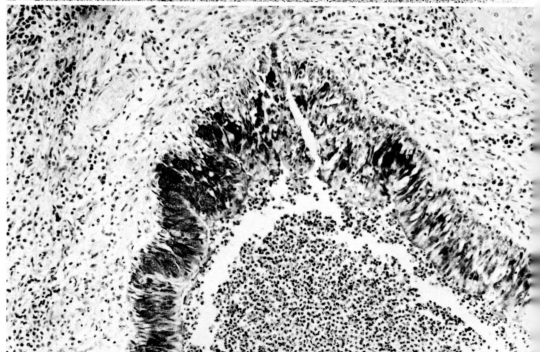

Abb. 85a u. b. Mucoviscidosis (gleicher Fall wie Abb. 84), Tod an Bronchopneumonie. *Lunge:* a Muco purulente Bronchitis und konfluierte Bronchopneumonie. Bronchien mit dickzähem Eiter gefüllt Vergr. 1:40. b Kleiner Bronchus, Mehrschichtung des Bronchialepithels, eitriges Exsudat. Formalin Paraffin, Hämatoxylin-Eosin-Färbung, Mikrophotogramm, Vergr. 1:120

und RODGERS, 1957) — beobachtet wurden, steht die Affektion der Leber nur vereinzelt im Vordergrund der klinischen Symptomatik (z. B. bei den 4 Fällen von GATZIMOS u. JOWITT, 1955). Eine vorübergehende Hyperbilirubinämie ist ein gewöhnlicher Befund bei Mucoviscidosiskranken. Außer einer Galleviscositätserhöhung im Rahmen der allgemeinen Systemerkrankung der „Mucoviscidosis" diskutieren GLOOR und WERTHEMANN (1955), ob nicht gerade die sog. herdförmige biliäre Cirrhose für eine örtliche cystöse Mißbildung der kleinen Gallengänge verantwortlich zu machen sei. Die Veranlassung zu dieser Auffassung liegt in den Befunden von WERTHEMANN, GROGG und FREY (1952), die in Fällen von cystischer Pankreasfibrose gehäuft Choledochusmißbildungen festgestellt hatten (vgl. auch KORNBLITH u. OTANI, 1929). Der *herdförmige* Beginn dieser cholostatischen Cirrhose wird auch von anderen Autoren betont (DI SANT'AGNESE u. BLANC, 1956). Die Veränderungen der Leber stehen sicher nicht in ursächlicher Abhängigkeit von dem Verlust des exkretorischen Pankreasparenchyms — etwa durch den Lipocaicmechanismus —, sondern sind, wenn sich keine örtliche Mißbildung nachweisen läßt, als selbständige Manifestation der exokrinen Pathie aufzufassen. Aber auch der chronische Eiweißmangel ist als Ursache der die cystische Pankreasfibrose begleitenden Lebercirrhose, insbesondere dann, wenn sie nicht ausgesprochen biliär-cholostatisch ist, sondern mehr dem „parenchymatösen" Typ der Lebercirrhose entspricht, angeschuldigt worden (WEBSTER u. WILIAMS, 1953; MONTGOMERY u. ASKANAZY, 1956; OEHLERT, 1957; CRAIG u. Mitarb., 1957; NORRIS, 1957; LE TAN VINH, 1959; GIEGLER, 1960; ALAGILLE u. LE TAN VINH, 1961).

Selten untersucht, aber doch theoretisch für das Verständnis der allgemeinen Sekret(ions)störung wichtig sind die Veränderungen an der Nasen- und Nebenhöhlen-Schleimhaut (PENNINGTON, 1956; LURIE, 1959). Die Haut ist auffällig oft — beim Säugling im Sinne der Leinerschen Erythrodermie — mitbeteiligt (MESTER, RADEK und KÁDAS, 1952; SEIFERT, 1956), vielleicht als Ausdruck der funktionellen Veränderung an den Schweißdrüsen. Morphologisch sind die Schweißdrüsen nicht verändert (BARTMANN u. LANDING, 1966). Manchmal können die Rectumschleimhautbiopsie oder auch der Wurmfortsatz mit den Schleimeindickungen diagnostisch einen Hinweis geben (PARKINS u. Mitarb., 1963) (Abb. 86).

Außer den Lungen-, den Leber-, den Darm- und Nasenschleimhautveränderungen macht SEIFERT (1956) auf das gleichzeitige Vorkommen von Dyschylie und Cystenbildungen in den Kopfspeicheldrüsen (PRINZ, 1951) aufmerksam. Auch die Kopfspeicheldrüsen liefern konzentriert Sekret (CHERNICK u. Mitarb., 1964). Die Amylasewerte und die Ribonucleinsäurewerte sind auf das 3—5fache erhöht. Diese Befunde können einmal gedeutet werden als Zeichen der allgemeinen Exokrinopathie; sie lassen aber andererseits den alten Gedanken der Kompensationsfähigkeit der Bauchspeicheldrüse erneut aufkommen. Auch Cysten in den Brunnerschen Drüsen und eine häufige Mitbeteiligung der Niere im Sinne einer Nephrose, teilweise mit Kalkcylindern und Mikrolithen, kommen vor. Die Enterokarenz an fettlöslichen Vitaminen begünstigt die Entstehung von Metaplasien aller „Epithelrohre" (Vitamin A!), führt aber auch durch den Vitamin E-Mangel vereinzelt zu Herdnekrosen in der Muskulatur (OPPENHEIMER, 1956; BLANC, REID u. ANDERSEN, 1958). Als Folge eines relativen Vitamin B-Mangels können Myokardschäden und auch Xerophthalmie auftreten (DANIEL, 1942; LÖBLICH, 1956; LIN-

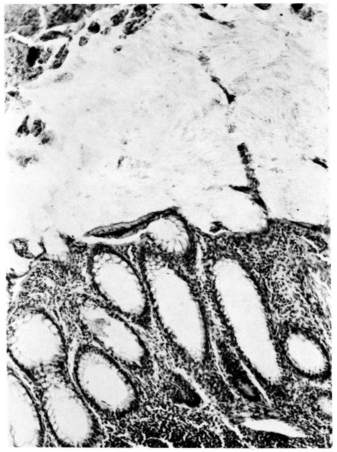

Abb. 86. Cystische Pankreasfibrose (Mucoviscidosis). Wurmfortsatz: Erweiterung der Schleimdrüsen, Ausguß des Lumens mit eingedickten Schleimmassen. Formalin, Paraffin, Hämatoxylin-Eosin-Färbung, Mikrophotogramm, Vergr. 1:80

HARTOVÁ, 1962; BENNET u. Mitarb., 1967). Obwohl große Mengen von fettlöslichen Vitaminen mit dem Stuhl verloren gehen, bleibt die Tatsache schwer erklärbar, die DI SANT'AGNESE (1961) hervorhebt, daß bis dahin nie eine Syntropie von cystischer Pankreasfibrose mit Rachitis beobachtet worden ist.

Zu den Resorptionsmangelfolgen bei der cystischen Pankreasfibrose gehört bis zu einem gewissen Grade das Fehlen fettlöslicher Vitamine mit Konsequenzen wie Muskelnekrosen (OPPENHEIMER, 1956), Herzmuskelveränderungen (RAUBER u. Mitarb., 1961), Knochenveränderungen (PARFITT u. Mitarb., 1962), Blutbildveränderungen (SHAHIDI u. Mitarb., 1961). An den Augen findet man gelegentlich Keratomalacien und Xerophthalmien durch den Vitamin A-Mangel (ULLERICH u. WITTE, 1961). Gelegentlich können als Folge des Vitamin E-Mangels Ablagerungen von Ceroid im Wurmfortsatz und Ileum konstatiert werden (BLANC u. Mitarb.,

1958, 1959). Gedeihen und Wachstum des Kindes sind behindert (BOYER, 1955; SPROUL u. HUANG, 1964).

Klinisch ganz gleichartig verläuft eine Sonderform der cystischen Pankreasfibrose, die SEIFERT (1959) als „lipomatöse cystische Pankreasfibrose" abgrenzt. Diese Sonderform muß anatomisch-histologisch vor allem von der lipomatösen Pankreasatrophie getrennt werden. Die lipomatöse cystische Pankreasfibrose tritt erst nach Jahren einer Dauer der Erkrankung — also bei den Fällen des fortgeschrittenen Kindesalters — auf (THOMAS u. SCHULTZ, 1938). Ihre Häufigkeit wird auf 5—8% der Fälle von cystischer Pankreasfibrose geschätzt. Der von SIWE (1932) beschriebene Fall gehört wahrscheinlich in die Gruppe der lipomatösen cystischen Pankreasfibrose.

SHANKLIN (1962) fand eine solche lipomatöse cystische Pankreasfibrose bei einem 9 Jahre alt gewordenen Knaben, der über 9 Monate Hydrochlorothiazid erhalten hatte. Wir glauben aber nicht, daß diese Pankreasveränderung mit der Therapie oder der Grundkrankheit in Zusammenhang steht.

Makroskopisch ist die Bauchspeicheldrüse durch ihre gelbe Felderung bei grober Körnung auffällig. Histologisch handelt es sich um im Sinne der cystischen Pankreasfibrose umstrukturierte Parenchymfelder inmitten von breiten Bezirken univacuolären Fettgewebes. Klinisch besteht das Cöliakie-Syndrom. Zu den gewöhnlichen Bildern der cystischen Pankreasfibrose tritt die exzessive Vakatlipomatose: Beide Komponenten bestimmen das morphologische Bild. Im Gegensatz dazu ist bei der lipomatösen Pankreas*atrophie* die Bauchspeicheldrüse auf das Doppelte, bis Vier-, bis Zehnfache der Norm vergrößert, graugelb verfärbt und von teigiger Konsistenz. Histologisch findet sich ausschließlich univacuoläres Fettgewebe, zwischen dem sich ein schmales Geäst der Ausführungsgänge und einzelne atrophische acinäre Drüsenkammern hinziehen. Im Gegensatz zur lipomatösen cystischen Pankreasfibrose fehlt bei der lipomatösen Pankreasatrophie die Komponente umstrukturierter Parenchymbezirke. MIKLÓS (1963) berichtet in seiner Zusammenstellung von einem derartigen Fall einer lipomatösen Pankreasatrophie bei einem 5 Monate alt gewordenen Säugling, bei dem gleichzeitig eine Cytomegalie nachgewiesen wurde.

An Besonderheiten sind vor allem die Syntropien mit anderen Krankheiten zu nennen.

Im Kindesalter ist das Zusammentreffen von cystischer Pankreasfibrose mit Ulcus ventriculi aut duodeni — im Gegensatz zu den Verhältnissen bei der sog. (und umstrittenen) Erwachsenen-Mucoviscidosis — selten beobachtet worden (DI SANT'AGNESE u. ANDERSEN, 1959; ATERMAN, 1961; WURM, 1927). Gelegentlich ist ein Antikörpermangelsyndrom bei cystischer Pankreasfibrose festgestellt worden (HANICKY, 1963).

Zweimal wurde bisher eine Botryomykose als Superinfektion in der Lunge nachgewiesen (PELZ, 1963; KATZNELSEN u. Mitarb., 1964).

Bei Knochenmarksinsuffizienz ist differentialdiagnostisch an das von SHWACHMAN u. Mitarb. (1964) beschriebene Krankheitsbild zu denken, das klinisch der Fibrocystose ähnlich ist, aber keine Bronchialbeteiligung und keine Schweißelektrolyterhöhung aufweist.

Die klinischen Besonderheiten der Exokrinopathie (Mucoviscidosis) ergeben sich aus den Befunden und Manifestationsarten der Erkrankung. Das sicherste

Diagnosticum ist im Kindesalter die Vermehrung der Schweißelektrolytwerte. Wichtig ist ferner die Prüfung des Duodenalsaftes, insbesondere auf Lipase (BAUMANN u. VOEGELI, 1957), aber auch auf Trypsin und Diastase; dennoch ist die Pankreasinsuffizienz, die Steatorrhoe, nur in einem kleinen Teil der Fälle klinisch auffällig. Die Kardinalsymptome des voll ausgebildeten Krankheitsfalles beim Säugling sind von FANCONI und BOTSZTEIN (1944) zusammengestellt worden: 1. Kaum beeinflußbares mangelndes Gedeihen; 2. stinkende Fettstühle; 3. chronisch-rezidivierender keuchhustenartiger Husten (Pertussoid); 4. Erkrankung mehrerer Geschwister; 5. Fehlen der Pankreasfermente im Duodenalsaft, günstige Wirkung der Fermentsubstitution (Diagnosis ex iuvantibus). Zu diesen Symptomen kommt vor allem noch die Elektrolyterhöhung im Schweiß, die routinemäßig nicht gut mit der Handplattenmethode oder auch mit der Iontophorese oder in Form der „Schwitzsackmethode" durchzuführen ist.

Der Meconiumileus ist durch die Trias 1. des fehlenden Meconiumabganges, 2. des Erbrechens und 3. der Bauchdeckenspannung ausgezeichnet (ROSSIER u. SARRUT, 1959), die pulmonale Manifestation durch rezidivierende Bronchopneumonien, Bronchitis und röntgenologisch nachweisbaren Bronchiektasen, Emphysem und Atelektasen, schließlich durch ein Cor pulmonale. Wegen der Vielfalt der Manifestationen ist die *Differentialdiagnostik* besonders wichtig. Der für die cystische Pankreasfibrose am wenigsten eingreifende und doch differentialdiagnostisch besonders wichtige Hinweis ist der Schweißtest, der mit Kritik anzuwenden ist. Auch der Gehalt an Aminosäuren im Schweiß scheint vermehrt zu sein (GHADIMI u. STERN, 1958). Trotz hoher Natriumausscheidung durch den Schweiß ist der Gehalt des Serums an Natrium und Kalium gleichbleibend (DI SANT'AGNESE u. VIDAURRETA, 1960). Bei der Prüfung der Serumeiweiße fand man nichts Charakteristisches, da die stets vorhandene Entzündung und die Lebermitbeteiligung die möglicherweise durch die cystische Pankreasfibrose bedingten Veränderungen des Eiweißspektrum verdecken (GREEN u. Mitarb., 1960). Immunologische Serumuntersuchungen stammen von TALAMO u. Mitarb. (1964).

Methodisch berichten LICHT, STERN, SHWACHMAN (1957) über ein Verfahren, die elektrische Leitfähigkeit des Schweißes als Maß des Elektrolytgehaltes zu verwerten (ähnlich auch BLOXOM, 1959). Über die Technik der Schweißgewinnung s. bei WEBB, FLUTE und SMITH (1957), über den Gelatinefilmtest zur Prüfung des Stuhls auf Trypsin s. bei SHWACHMAN, PATTERSON und LAGUNA (1949). Über Methodik und Klinik von Reihenuntersuchungen berichtete FINCH (1957).

Ob dem Schweißtest eine gesteigerte Sekretion des Natriums oder eine mangelhafte Rückresorption in den Ausführungsgängen zugrunde liegt, ist nicht klargestellt (MANGOS u. MCSHERRY, 1967).

Jeder Versuch, ein frühkindliches Asthma bronchiale durch Allergietests näher ätiologisch zu klären, sollte mit dem Schweißtest und der Bestimmung der Duodenalsaftmenge beginnen, weil die Differentialdiagnose zwischen Asthma bronchiale und einer Mucoviscidose gerade im Anfang der Erkrankung für den weiteren Fortgang der doch häufig umständlichen Allergiediagnostik entscheidend sein kann (CHRISTIAENS u. Mitarb., 1963).

Das Asthma bronchiale und die Cöliakie sind die wichtigsten Kinderkrankheiten, die bei der Diagnostik mit der cystischen Pankreasfibrose konkurrieren. Die klinischen Unterscheidungsmethoden zwischen der cystischen Pankreasfibrose und der Cöliakie, die beide das „Cöliakiesyndrom" gemeinsam haben, anatomisch aber verschieden sind, haben FANCONI u. Mitarb. (1956), ferner BACHMANN (1957) zusammengestellt.

Die weitere Diskussion der klinischen Differentialdiagnose wurde von DUBOIS-MANNE u. Mitarb. (1956), LENZ (1957), THOENES (1957) geführt.

Im Jugendlichen- und Erwachsenenalter ist vor allem das Sprue-Syndrom in die differentialdiagnostische Erwägung zu ziehen, doch sind gerade im höheren Lebensalter strenge Maßstäbe an die Diagnose der in Rede stehenden, recessiv vererbten Systemerkrankungen zu stellen, da dann mehrere exogene Faktoren in differentialdiagnostische Konkurrenz treten.

Entscheidend kann die Dünndarmbiopsie die Differentialdiagnose klären, weil die Cöliakie durch eine völlige Abflachung des Zottenreliefs gekennzeichnet ist („Flat", „Psilosis"). Es kommen Kombinationsformen von Mucoviscidosis und Cöliakie vor.

An Versuchen, die cystische Pankreasfibrose im Tierexperiment zu erzeugen, hat es nicht gefehlt, sie haben aber nicht zu einem eindeutigen Ergebnis, vor allem nicht zu der Systemerkrankung geführt. *Ähnliche* Bilder in der Bauchspeicheldrüse und in der Bronchialwand wurden von VÉGHELY, KEMÉNY und SÓS (1950) durch tägliche subcutane Injektionen von Tetrachlorkohlenstoff (0,07 g pro 100 g Körpergewicht) an in Vitaminmangel gehaltenen Ratten erzeugt. Außer einer regelmäßigen Erweiterung der Drüsenlumina wurden bei den Tieren Bronchiektasen festgestellt. Die Lungenveränderungen wurden durch eine direkte Beeinflussung der Bronchialschleimhaut durch den Tetrachlorkohlenstoff erklärt, der durch die Lunge ausgeschieden wird. Dies und auch die Versuche von VÉGHELY, SÓS und KEMÉNY (1955) an schwangeren Hündinnen führten zwar zu ähnlichen Bildern im Pankreas, konnten aber nicht die Systemerkrankung — die Stoffwechselmißbildung — nachahmen. Andere Wege haben O. N. MILLER und RIGDON (1952) beschritten. Wenn sie an 3 Tage alte Peking-Enten eine unterwertige Kost verabreichten, so traten außer neurologischen Symptomen im Pankreas Entartungen der Acini und eine Fibrose auf. Bei allen diesen toxischen bzw. Mangeldiäten gelang es ihnen nicht, eine der menschlichen cystischen Pankreasfibrose vergleichbare Erkrankung zu erzeugen, auch wenn Cysten, fibröse Vernarbung und Veränderungen an der Bronchialschleimhaut entstanden.

BOYD u. JARZYLO (1960) versuchten durch chronische Atropinisierung von Jungtieren zu einem ähnlichen Bild zu kommen.

F. Leichenerscheinungen, Autolyse

Die postmortalen Veränderungen der Bauchspeicheldrüse gehen *rasch* vonstatten. Die Autolyse stellt die hauptsächlichste Ursache dafür dar, daß von der histologischen Untersuchung des Pankreas im Vergleich zum Herzmuskel, zu Leber und Nieren so wenig Gebrauch gemacht wird. In vielen Sektionsprotokollen steht lapidar der Satz: ,,Pankreas: Schon faul." In gewissen Gegenden der Schweiz wird die Bauchspeicheldrüse wegen der raschen postmortalen Veränderungen als ,,Faulfleisch" bezeichnet.

Die postmortale Autolyse geht beschleunigt vor sich wegen des Fermentreichtums der Drüse, vor allem aber wegen des Reichtums an Eiweiß und Nucleinsäure, also der Stoffe, die postmortal leicht abgebaut werden. Auch die Lipoide sind in ihrem Abbau schnell und gut verfolgbar (LINDLAR, 1967). Mit fortschreitender Autolyse nimmt die Zahl der höheren freien Fettsäuren zu, Triglyceride nehmen ab (MÜTTER, 1967). Der hohe Gehalt des Bauchspeichels an Phospholipase A ist für den partiellen Abbau der Phospholipide verantwortlich und erklärt die relativ rasche Zersetzung des Fettes (LINDLAR, 1967). Amylase und Ribonuclease verlassen die Zelle in der ersten Autolysezeit (HOLTZER u. Mitarb., 1962). Hinzu kommt, daß die Bakterien des Darmes, wenn sie dem sich absetzenden Säftestrom folgen, leicht die Bauchspeicheldrüse erreichen, so daß zur Autolyse noch die bakteriell bedingte Fäulnis hinzutritt. Daß die Autolyse selbst bei einer makroskopisch weich, teigig bis schmierig erscheinenden Drüse nicht ohne weiteres — zum mindesten nicht in allen Abschnitten — angenommen werden darf, lehrt die regelmäßige Untersuchung der Drüse (Abb. 87).

Eine gesetzmäßige Zuordnung der rasch fortschreitenden Autolyse zu bestimmten Krankheiten ist bis auf eine Ausnahme nicht möglich, hauptsächlich wohl deswegen nicht, weil zu solchen Autolysekorrelationen bis jetzt keine systematischen Untersuchungen vorgenommen worden sind. Als einzige Ausnahme glauben wir eine besonders rasch einsetzende Autolyse bei zentral-nervösen Erkrankungen wahrgenommen zu haben. Die Autolyse bei diesen Erkrankungen scheint häufig großflächig, mehr in den inneren Drüsenbezirken ausgebildet als in den Randpartien. Man kann diese Form der Autolyse als Gegenstück zu der Gastromalacia acida bei zentral-nervösen Leiden als tryptische Pankreasmalacie bezeichnen (Abb. 88).

Im eigenen Material konnte statistisch eine Abhängigkeit von der Zeit zwischen Tod und Obduktion nicht gefunden werden (KUHNEN, 1969). Es scheint, daß die aktuelle Fermentbestückung der Acinusepithelien entscheidender ist als der Zeitfaktor. Die Gesetze, nach denen die Autolyse der Bauchspeicheldrüse abläuft, sind keineswegs klar. Sicher wird eine Drüse, die kurz vor dem Tode noch ausgeschüttet wurde, weniger rasch Autolyseerscheinungen aufweisen. Auffällig ist,

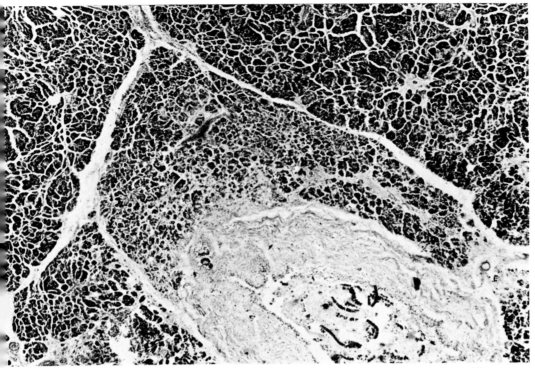

Abb. 87. 76 Jahre alt gewordene Frau, Tod am Herzmuskelinfarkt. Pankreas: sog. Uferautolyse: Autolytische Abschilferung der Epithelleiste im Ausführungsgang, beginnende spitzenförmige Autolyse vom Gang in das Parenchym. Formalin, Paraffin, Hämatoxylin-Eosin-Färbung, Mikrophotogramm, Vergr. 1:80

daß die Autolyse häufig in der Nähe von frisch oder subakut entzündeten Gewebspartien haltmacht. Es hängt dies wohl damit zusammen, daß durch die entzündungsbedingte Functio laesa eine Eiweiß- und Fermentsynthese in den Acinusepithelien nicht stattgefunden hat, die einzelne Acinusepithelie also nicht genügend für die rasch einsetzende Autolyse ausgerüstet ist. Man ist dann erstaunt, inmitten von akut entzündeten, ja in manchen Abschnitten gangräneszierenden Drüsen noch herdförmig intakte und beurteilbare Drüsenareale aufzufinden.

Auch die fibrösen Stränge im Gefolge von Altersveränderungen und nach überstandenen Entzündungsschüben mögen der Autolyse bis zu einem gewissen Grade in ihrer Ausbreitung eine Barriere entgegensetzen.

Die Autolyse unterbleibt dann, wenn durch eine postmortale Gastromalacie saurer Magensaft in Berührung mit der Bauchspeicheldrüse tritt. Dann kommt nicht nur die tryptische Autolyse zum Stehen, sondern in einigen Fällen kann eine Säurefixierung des Gewebes eintreten. In manchen Fällen läßt sich eindeutig eine Zuordnung der beginnenden Autolyse zu den großen Ausführungsgängen erkennen. Man spricht dann von der Uferautolyse (vgl. Abb. 87). Vielfach ist aber eine derartige Zuordnung nicht möglich, die autolytischen Bezirke sind kleinfleckig,

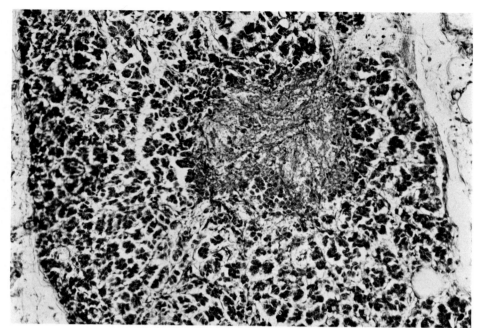

Abb. 88. Postmortale Autolyse des Pankreas (sog. tryptische Malacie) bei zentralem Tod. Umschriebene Autolyseherde ohne örtliche Reaktion (im Gegensatz zu den kleinfleckigen tryptischen Nekroseherden). Herdförmige Autolyse, beginnende gleichförmige Autolyse der übrigen Acini. Formalin, Paraffin, Hämatoxylin-Eosin-Färbung, Mikrophotogramm. Vergr. 1:100

gröber und konfluiert in die Drüse verstreut, ohne daß eine bestimmte Zuordnung zu einem Drüsenbezirk oder auch nur zur Randpartie (Darmbakterien!) oder den Ausführungsgängen erkennbar wäre.

Wenn man die autolytischen Vorgänge im Verlaufe der ersten Stunden durch fraktionierte Untersuchungen nachprüft (PFÖRRINGER, 1899; BECKER, 1957), erkennt man zwar die Ausbreitung der untergehenden Bezirke, eine Erfassung der dem Ausbreitungsweg und der Entstehungsart zugrunde liegenden Gesetze aber ist mit dieser Methode nicht möglich.

Eigene Versuche an der Bauchspeicheldrüse, die längstens 60 min nach dem Tode entnommen wurde, ergaben, daß die Milieubedingungen zum mindesten in den Anfangszeiten (in den ersten 4 Std), allerdings im Brutschrank bei 37°, eine erhebliche Rolle spielen. Dabei zeigt es sich, daß bei Anwesenheit von Gallensalzen (Natrium-Taurocholat) in der Inkubationsflüssigkeit eine Autolyse rasch der eindringenden Flüssigkeit entlang in dem Drüsenparenchym erfolgt — also vom Rande aus stetig fortschreitet. Bei einer Inkubation in aktiver Trypsinlösung ist der histologisch erkennbare Abbau keineswegs über die ganze Drüse ausgebreitet; vielmehr erkennt man dabei die disseminiert ausgebreiteten Autolysebezirke, wie sie auch von Sektionsfällen her bekannt sind.

Wird Natriumbicarbonat in die Milieuflüssigkeit gegeben, dann quellen die Acinusepithelien auf, ohne daß eine fortschreitende Autolyse in einer charakteristischen Weise zu bemerken wäre. Den entgegengesetzten Befund erhält man bei Inkubation in Aqua destillata. Hier erkennt man entquollene, kollabierte Acinusepithelien in dem im ursprünglichen Zustande verbliebenen Bindegewebsnetz. Die autolytischen Veränderungen des Drüsenparenchymes, besonders diejenigen nach Inkubation mit destilliertem Wasser, verlangen nach einer schonenden Behandlung während der Sektion. Die Entnahme aus dem Drüsenparenchym für die histologische Untersuchung muß unter allen Umständen *vor* der Einwirkung von Wasser vorgenommen werden. Es ist daher ratsam, die Bauchspeicheldrüse durch die „1"-förmigen Schnitte *vor* dem Magen und dem Duodenum zu sezieren und die Proben für die Histologie dabei zu entnehmen, da nach Eröffnung des Magens mit dem oft überquellenden Inhalt eine sofortige Abspülung unerläßlich ist.

Auch histochemische Untersuchungen an der menschlichen Bauchspeicheldrüse, z.B. die Darstellung der Carboanhydratase, ist dann möglich, wenn die Autolyse nicht zu weit fortgeschritten ist. Die Ergebnisse zeigen, daß unterhalb der Vierstundengrenze post mortem eine annehmbare Aussicht für histotopochemische Untersuchungen besteht (BLEYL, 1961, 1963).

Makroskopisch verliert die gesamte Bauchspeicheldrüse durch die Autolyse bald ihre feste, grobkörnige Konsistenz; ihre schmutziggelbe oder auch weiße Farbe wechselt in eine schmutzigbeige Lehmfarbe, der ein roter Farbton durch den Austritt von hämolysiertem Blut („sanguinolente Inbibition") beigemischt wird. Die Konsistenz wird fortgesetzt teigiger, fast schmierig-weich. Die Läppchenzeichnung ist nur noch in Andeutung, später nur noch auf einer neuen Schnittfläche zu sehen.

Dennoch ist es nicht möglich, von der makroskopischen Beschaffenheit der Drüse auf Brauchbarkeit und Möglichkeit der histologischen Untersuchung zu schließen.

Man ist oft erstaunt, wieviel noch bei einer makroskopisch eindeutigen Autolyse mikroskopisch zu erkennen ist, vor allem z.B. an den Epithelien der Ausführungsgänge (Epithelmetaplasien), die durch die Bindegewebsmanschette relativ geschützt liegen.

Die histologische Untersuchung der Bauchspeicheldrüse lohnt immer!

Histologisch ist die Autolyse durch eine verwaschene Zeichnung der Drüsenepithelien, durch ein Verdämmern der Acinusstruktur, durch unscharfe Begrenzung nach der Umgebung ausgezeichnet. Die disseminiert verteilten Autolysefoci halten sich nicht an die Begrenzung irgendeiner anatomischen Grundeinheit, an histologische Grenzen. Sie gehen z.B. vom Rande her in breiter Front nicht einmal gleichmäßig in das Drüsenparenchym vor, ohne daß eine Zuordnung, der Weg der Autolyse, vorausschaubar wäre. Die Kerne sind länger erhalten als bei der Nekrose, sie verschwinden synchron mit der Cytoplasmastruktur.

Eine wesentliche Unterscheidung der postmortalen Autolyse zu der intravitalen Autodigestion besteht in dem Verhalten der Umgebung. Der Autolyseherd geht ohne Demarkation, ohne scharfe Grenze, ohne Übergang in die Umgebung, die keinerlei Reaktion zeigt. Es liegt also keine Zellmobilisation oder gar Infiltration vor, auch wenn die Bindegewebskerne sich vielleicht noch deutlich in dem autolytischen Bezirk dann anfärben lassen, wenn das Parenchym bereits autolytisch geworden ist.

Bei einer totalen Autolyse ist der Drüsenaufbau nur noch an dem faserigen, ja manchmal aufgefaserten Bindegewebsgerüst erkennbar, die exkretorischen und inkretorischen Drüsenbestandteile sind gleichermaßen verwaschen, mit Hämatoxylin wolkig, mit Eosin nur schwach anfärbbar.

Aber selbst in einer derartigen totalen Autolyse der Bauchspeicheldrüse können noch Epithelkränze der Begleitdrüsen gut auszumachen sein, die in die starke Bindegewebshülle der großen Ausführungsgänge hinein abgetropft sind. Dies ist ein Zeichen dafür, daß der Bindegewebsfilz die Epithelien vor der raschen Autolyse bewahrt. Die Konsequenz daraus ist die, daß eine fibröse Bauchspeicheldrüse weniger zur Autolyse neigt als eine jugendlich-vollsaftige.

G. Statistik

Wegen der sehr rasch fortschreitenden Autolyse wird — zu Unrecht, wie wir sahen — die Bauchspeicheldrüse oft im Sektionsprotokoll mit einem Satz abgetan und nur wenig histologisch untersucht.

DOERR hat (1952) 110 Bauchspeicheldrüsen, die makroskopisch keinen autolytischen Eindruck machten, histologisch in jedem Abschnitt (Kopf, Körper, Schwanz) untersucht und darunter nur 10 „normale" Drüsen gefunden. Dieser hohe Prozentsatz an pathologischen Veränderungen unterstreicht die Forderung nach regelmäßiger histologischer Untersuchung.

Damit ist über die Häufigkeit von Krankheiten der Bauchspeicheldrüse, die zu einer Beeinträchtigung des Lebens oder gar zum Tode führen, nichts ausgesagt. Im folgenden sei in der Zusammenstellung aufgezeigt, wie häufig die Bauchspeicheldrüse in dem Sektionsgut eines Institutes erscheint, in dem *nicht* besonders auf die Bauchspeicheldrüse und ihre Veränderungen geachtet wurde.

Im Pathologischen Institut des Städtischen Krankenhauses Berlin-Charlottenburg (ab 1950 Pathologisches Institut der Freien Universität Berlin) wurden von 1930—1954 insgesamt 26500 Sektionen durchgeführt. In dieser Zahl erscheint 792mal die Bauchspeicheldrüse in der pathologisch-anatomischen *Hauptdiagnose*. Die Fälle von Diabetes mellitus — 1006 — ohne groben Befund an der Bauchspeicheldrüse wurden dabei *nicht* aufgeführt. 309mal ist das Pankreas Träger des Hauptleidens, das schließlich zum Tode führte, 483mal ist es nur als Nebenbefund genannt. Hierbei handelt es sich um ein sog. Routine-Sektionsgut, bei dem auf die Bauchspeicheldrüse kein besonderes Augenmerk gerichtet war, kein besonderes wissenschaftliches Interesse von seiten der Untersucher bestand.

Dabei ergibt sich folgende Zahlenzusammenstellung:

Es fand sich bei ausschließlich makroskopischer Untersuchung

Lipomatose	277mal
Pankreascarcinom	189mal
Metastasen	148mal
Akute tryptische Pankreatitis	103mal
Cysten	23mal
Chronische Pankreatitis	8mal
Steine	2mal
Varia	18mal

Die Zahlen eines gezielt und auch mikroskopisch untersuchten Materials sind demgegenüber ganz anders. Bei einer systematischen Untersuchung aller Pankreaten des Sektionsgutes (1963—1968 im Pathologischen Institut der Städtischen Krankenanstalten Karlsruhe) fanden wir bemerkenswerte Veränderungen des

Pankreas in 90% aller verwertbaren Organe. Die genaue statistische Auswertung von 1 000 Obduktionen *eines* Jahres (1964) erfolgte durch KUHNEN (1969). In 108 von 1 000 Fällen war kein geweblicher Befund von Bedeutung zu erheben, wobei die Mehrzahl der Fälle (63) auf die frühkindlichen Altersgruppen entfällt. In 318 — von 1 000 Fällen — war eine Beurteilung wegen der fortgeschrittenen Autolyse nicht möglich gewesen. Die Befunde liegen kaum in Beziehung zu einer „großen Krankheit", sondern beziehen sich auf Einzelbefunde, die subklinisch bleiben und oft Narben lange zurückliegender Ereignisse darstellen.

Unter 1 000 Obduktionen (einschließlich der Totgeborenen) fanden sich nach KUHNEN (1969):

Lipomatose	320
Carcinom	16
Akute tryptische Pankreatitis	14
Terminale tryptische Nekrosen	36
Cysten und Pseudocysten	13
Steine	4
Ektasie der Ausführungsgänge	28
Ektasie des Ductus pankr. major	15
Acinusdilatation	61
Acidophile Degeneration	23
Speichelödem	103
Speichelinfarkte	89
Allgemeine diffuse Fibrose	395
Periduktuläre Fibrose	43
Interlobuläre Fibrose	69
Autolyse	318
Fettgewebsnekrose	29
Diabetus mellitus	83

Die Bedeutung der Bauchspeicheldrüse für die Lehre der Pathologischen Anatomie wird ganz unterschiedlich beurteilt. Dies zeigt die Tatsache, daß z.B. in dem Buch von JAFFÉ über die Pathologie der Laboratoriumstiere das Pankreas in der ersten Auflage $1^1/_2$ Seiten, in der zweiten aber 30 Seiten einnimmt.

Die Verteilung der Pankreasbesprechung in den verschiedenen Lehrbüchern ergibt folgende (von H. U. ZOLLINGER gelieferte) Zahlen:

HAMPERL	0,64%
BÜCHNER	1,12%
ANDERSON	1,11% und 0,56% Diabetes mellitus
ROBBINS	2,44%
KETTLER	0,837%

H. Kreislaufstörungen, Blutungen, Thrombosen, Infarkte, Ödeme

Die Durchblutungsgröße der Bauchspeicheldrüse ist außerordentlich verschieden in Abhängigkeit von ihrer Funktion, das bedeutet: von dem aktuellen Blutbedarf der Endstrombahn und ihres Versorgungsbereiches. Bei eröffneter Bauchhöhle kann man sehen, wie stark und wie rasch Größe und Farbe der Bauchspeicheldrüse im Tierexperiment in wenigen Minuten nach der Injektion von Pilocarpin wechseln. Farbe und Größe sind die hauptsächlichen Indicatoren der Durchblutungsmenge, die auch bei der Sektion einen Rückschluß auf die *Zeit* des Todes nach einer Mahlzeit annäherungsweise erlaubt. Größe, Form und Konsistenz können daher nicht unbedingt als absolute Wertbezeichnungen der Drüse angesehen werden. Die zungenförmige, blaßweiße, oftmals weiche Drüse kann sich in kurzer Zeit in einen prallen Organwulst von dunkelroter Farbe umwandeln. Auf der Höhe der Verdauung sind alle Gefäßprovinzen eröffnet, die Drüse erscheint hart und erigiert.

Die Blutversorgung entspricht dem Bedarf — wie wir bei den anatomischen und physiologischen Vorbemerkungen gesehen haben —, und ist dementsprechend außerordentlich reizabhängig und reaktionsfähig. Jeder Acinus ist von einem Capillarkorb umsponnen, die Isthmusabschnitte der Ausführungsgänge sind umgeben von einem Geäst kleiner Gefäße. Um und in den Langerhansschen Inseln finden sich glomerulumartige Capillargeflechte, die zwischen den Inselepithelplatten zu sinusoiden Gefäßen erweitert werden. In manchen Fällen — ohne daß eine bestimmte Beziehung zur Grundkrankheit mit Regelmäßigkeit zu erkennen wäre — finden sich in der Drüse auffällig ektatische Sinusoide, die prall mit Blut gefüllt sind, so daß die Inselepithelien geradezu bedrängt werden (Abb. 89). Hier liegen große Blutseebildungen vor, die im exkretorischen Parenchym nicht fortgesetzt sind (Phänomen der „blutigen Inseln").

Die Verdauungsblutfülle ist als fluxionäre *aktive Hyperämie* aufzufassen. Dieser Zustand der Blutverteilung entspricht einer physiologischen Verhaltensweise im Rahmen der allgemeinen postcenalen Verdauungshyperämie im gesamten Splanchnicusgebiet.

Aber auch eine *Minderdurchblutung* bei sinkendem Blutdruck bei länger dauernder Hypotonie ist an der Farbe, an der Blässe, im Endzustand vielleicht sogar durch eine Selbstverdauung mit tryptischen Nekrosen zu erkennen. „Das anämische Pankreas ist trocken" (SCHMINCKE, 1921). Bei hämolytischen Anämien kommt zu dem weißen Farbton noch der rostfarbene bis schmutziggraue hinzu, der durch das eingelagerte Eisen bestimmt wird. Der Gedanke ist nicht von der Hand zu weisen, daß die Inappetenz bei verschiedenen Formen langdauernder Hypotonie — und auch Anämie — *auch* auf eine Minderdurchblutung und eine dadurch bedingte verminderte Enzymsynthese in der Bauchspeicheldrüse zurückzuführen ist.

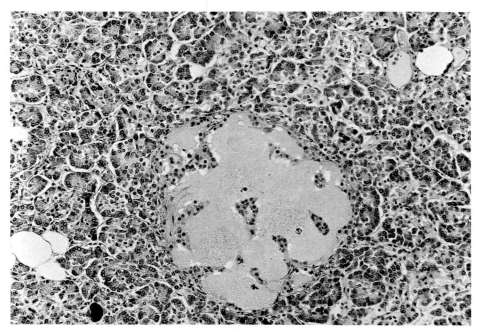

Abb. 89. Blutrückstauung bei Rechtsherzdekompensation. Isolierte Blutfülle und Ektasie der Inselsinusoide, sog. „blutige Inseln". Formalin, Paraffin, Hämatoxylin-Eosin-Färbung, Mikrophotogramm, Vergr. 1 : 120

Bei *passiver Blutrückstauung* in die Organe des Bauchraumes hat die Drüse eine mehr düsterrote bis blaurote Farbe, sie erscheint cyanotisch; hierbei ist die Farbe weniger abhängig von dem Funktionszustand. Man findet diese Blutrückstauung bei allen kardial bedingten Stauungszuständen, bei denen das Druckdepot der Leber überwunden ist, also bei erheblicher, allgemeiner und länger bestehender Blutrückstauung. GLAHN und CHODODOT (1925) haben in einer Untersuchungsreihe von 100 Fällen mit chronischer Stauung in etwa 65% eine periphere Läppchenatrophie durch den Druck der blutgestauten Venen beschrieben. Sie haben eindrucksvolle Bilder vorgelegt — und diese sind zum Teil in den Handbuchabschnitt von GRUBER (1929) übernommen worden —, sie zeigen, daß die Rückstauung die an die großen Venen angrenzenden Parenchymbezirke entweder in die Fibrose einbezieht oder durch Druck zugrunde gehen läßt. Davon ausgenommen werden die inselnahen Bezirke, so daß man den erhaltenen exkretorischen Acinuskranz um die Inseln herum als gestaltlich fixiertes Halo-Phänomen bezeichnen könnte.

Besonders hohe Grade erreichen die fibrotischen Straßen und Umstrukturierungen der Lobuli zu Insellobuli bei angeborenen Herzfehlern. Der Vergleich mit der Stauungscirrhose der Leber drängt sich auf, und es ist nicht einzusehen, warum hier nicht von einer cirrhose cardiaque gesprochen werden kann. Die Zentren der Pseudolobuli bilden die Inseln (Abb. 90).

Die Veränderungen finden ihre Parallele in denen der Leber und stehen in Abhängigkeit von der Länge der Dekompensation des Kreislaufes. GERLEI (1930)

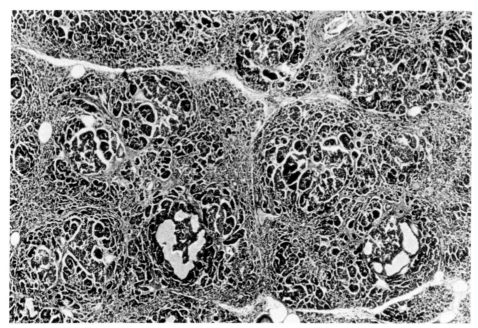

Abb. 90. 36 Jahre alt gewordener Mann (SN 746/65, P. I. Karlsruhe). Angeborene Aortenstenose, Kardiomegalie. Pankreas bei lange bestehendem Blutrückstau, sog. Cirrhose cardiaque, Erweiterung der Inselsinusoide. Inselbezogene (Pseudo-)Lobulierung mit bindegewebigen Stauungsstraßen. Völliger Drüsenumbau. Formalin, Paraffin, Hämatoxylin-Eosin-Färbung, Mikrophotogramm, Vergr. 1:60

deutet die Herdnekrosen, die in den Pankreaten von Herzkranken oft gefunden werden, und die diesen nachfolgenden herdförmigen Lipomatosen als Folge der Rückstauung. Für die Entstehung der Herdnekrosen zieht GERLEI (1930) die durch die duodenale Schleimhautschwellung bedingte Sekretrückstauung als Ursache für eine basalzellige Metaplasie des Gangepithels heran. Diese Metaplasie kann zur länger dauernden Rückstauung und damit zur tryptischen Nekrose über den Mechanismus des Speichelödems führen. Im Gegensatz dazu sind HRANILO-VICH und BAGGENSTOSS (1953) der Meinung, daß die Parenchymschäden auf den Blutdruck im Gewebe, nicht aber auf die Metaplasien ursächlich zurückzuführen seien.

Weitgehende und regelmäßige Blutrückstauung findet sich in der Bauchspeicheldrüse bei der *portalen Hypertension*. Hierbei ist die Vorbedingung für einen Drüsen*umbau* gegeben, weil der Druck langsam, aber stetig im Anstieg begriffen ist. Die Blutrückstauung bewirkt eine Ufersklerose, eine Induration des ganzen Organes, eine Fibrose entlang der großen Gefäße. Mit der Dauer der Zunahme des Druckes aber gehen auch tiefergreifende Umstrukturierungen des Drüsenparenchyms und der Gefäße selbst einher. Bei derartigen Fällen von länger bestehender portaler Hypertension lassen sich bei geeigneter Schnittführung zahlreiche kleine arteriovenöse Anastomosen im Bauchspeicheldrüsengebiet ebenso wie in den angrenzenden Wurzelgebieten der Pfortader nachweisen (Abb. 91).

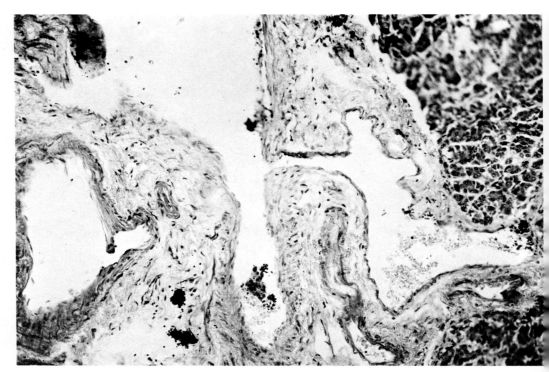

Abb. 91. Arteriovenöse Anastomose im Pankreas bei portaler Hypertension durch Lebercirrhose. Tod an Oesophagusvaricenblutung. Formalin, Paraffin, Hämatoxylin-Eosin-Färbung, Mikrophotogramm, Vergr. 1:120

Man hat diskutiert, ob im Pankreas bei Fällen von Lebercirrhose *gleichartige*, also auch cirrhotische Vorgänge ablaufen. SEIFERT (1951) hat nachgewiesen, daß es sich hier um Ödemsklerosen und Fibrosen handelt, die durch die portale Hypertension verursacht werden. Die Ähnlichkeit der Bilder in Leber und Pankreas ist also — meist — nicht durch die primäre Noxe, sondern durch den portalen Hochdruck im Gefolge der Lebercirrhose verursacht. Die Stärke der Sklerose im Pankreas ist abhängig von der Höhe und der Dauer des portalen Hochdruckes. KÖHN und RICHTER (1959) haben weiterhin Umgestaltungen der Venenwandung im Pfortaderwurzelgebiet bei länger bestehendem portalem Hochdruck beschrieben. Die gleichen Veränderungen, die sich überall im Mesenterialwurzelgebiet nachweisen lassen, werden auch in der Bauchspeicheldrüse gefunden. Hierbei verstärkt sich die Längsmuskulatur der Venen, die gleichsam im Sinne des „Intercor" gewisser Amphibien die portale Hypertension zu bewältigen und zu überwinden trachtet.

Die anatomische und klinische Bedeutung der *Blutung* hat im Schrifttum des vorigen Jahrhunderts eine gewisse Rolle gespielt. VIRCHOW (1854) macht die sicher revisionsbedürftige und heute auch allgemein redigierte Bemerkung, daß Blutungen im Bereiche der Bauchspeicheldrüse zu den allergrößten Seltenheiten gehörten. Sicher sind große Blutungen durch Aneurysmata selten, die an der

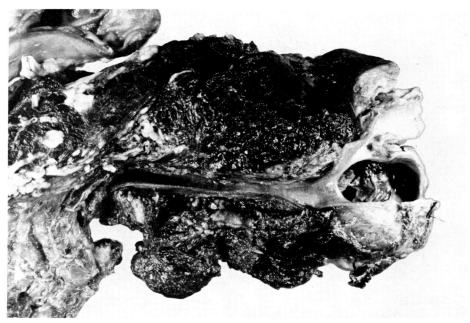

Abb. 92. 57 Jahre alt gewordener Mann (SN 725/67, P. I. Karlsruhe). Aneurysma der A. lienalis. Ruptur und Wühlblutung in die Bauchspeicheldrüse, Tod an Verblutungskollaps. Links Duodenum, Bildmitte durch Hämatom aufgetriebenes Pankreas, rechts Auftreibung des (aufgeschnittenen) Aneurysma in Milznähe. Aufsicht in das perianeurysmatische Hämatom

Arteria lienalis, an der Arteria hepatica oder am Tripus Halleri entstehen können und deren Ruptur eine Blutung im Bereiche der Bauchspeicheldrüse verursacht (W. SCHULTZE, 1905; weitere Fälle bei GRUBER, 1929). Sehr selten kommen Aneurysmen der pankreoduodenalen Arterien vor (Abb. 92). Selbst die Ruptur eines derartigen Aneurysma verläuft ohne charakteristische Erscheinungen, je nachdem ob das Aneurysma in das Duodenum (Hämatemesis), in das Retroperitoneum oder in den Oberbauch blutet (SCHULTZE, 1905; KELLY u. Mitarb., 1964).

Die Aneurysmata der Arteria lienalis sind auch das Ziel chirurgischer Interventionen gewesen, wenn es gelang, sie rechtzeitig zu erkennen (z.B. durch eine Kalkeinlagerung in ihrer Wandung; Differentialdiagnose: Pankreascyste; MARINONI u. PELLEGRINI, 1959). Ursächlich kommen Lues, Arteriosklerose und bakteriell-mykotische Prozesse in Betracht.

Punkt-, fleck- oder keilförmige Blutungen, breitflächige oder in die Tiefe reichende, diffus zwischen den Läppchen gelegene oder subcapsuläre Hämorrhagien sind recht häufig, wenn sie auch klinisch nicht in Erscheinung treten mögen (Abb. 93). Man findet sie bei den verschiedensten Ursachen einer allgemeinen Blutungsneigung, z.B. bei Leukämien, bei Urämie, bei Sepsis, bei Blutungsübeln, bei Verbrauchskoagulopathie, bei Malaria (SEYFARTH, 1926), bei Milzbrand, schließlich toxisch verursacht, aber auch bei perniciöser Anämie (GRUBER, 1929) — kurz bei allen Fällen mit hämorrhagischer Diathese.

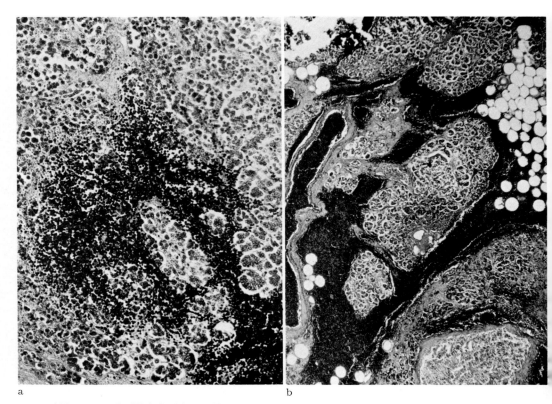

a b

Abb. 93a u. b. Kleinfleckige, z.T. konfluierte Blutungen (b) in der Bauchspeicheldrüse bei allgemeiner Blutungsneigung und Rechtsherzversagen. Formalin, Paraffin, Hämatoxylin-Eosin-Färbung, Mikrophotogramm, Vergr. a 1:160, b 1:100

Eigenartigerweise fanden wir im Falle eines 25 Jahre alt gewordenen Mannes (SN 959/62 P.I. Kiel), der an einer Hämophilie A litt, und im Gefolge einer Appendicitis unter profusen Blutungen im gesamten Darmbereich starb, in der Bauchspeicheldrüse keine Blutungen.

Sog. asphyktische Blutungen — Erstickungsblutungen — finden sich häufig bei Säuglingen und Neugeborenen unter der „Kapsel". Schließlich seien die Blutungen in der Umgebung von Metastasen genannt, bevorzugt um die Tochterabsiedlungen von Chorionepitheliomen (GRUBER, 1929), hypernephroiden Carcinomen oder Seminomen (Abb. 94).

Manche asphyktischen Blutungen sind aber auch nur die makroskopisch erkennbaren Zeugen der vielleicht noch mikroskopisch nachweisbaren terminalen Pankreatitis.

Der Begriff der „Pankreasapoplexie", der, soweit er später überhaupt noch gebraucht wurde, in das Krankheitsbild der akuten hämorrhagischen Pankreasnekrose einging, war ursprünglich als plötzliche große Blutung ohne Trauma und *ohne* vorherige Pankreasnekrose gedacht. Eine Nachprüfung und eine Fahndung nach entsprechenden Fällen von Blutungen ohne gleichlaufende oder vorherige Pankreasnekrosen blieb jedoch ergebnislos (vgl. GRUBER, 1929, S. 303): „Diese

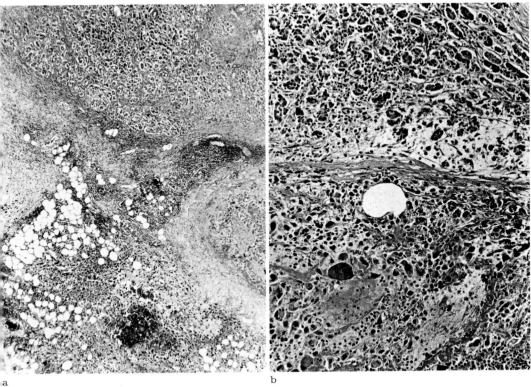

a b
Abb. 94a u. b. 33 Jahre alt gewordene Frau (SN 67/70, P. I. FU Berlin). Tod an metastasierendem Choriocarcinom. Metastase in der Bauchspeicheldrüse, Blutungen in der Umgebung der Metastasen. Formalin, Paraffin, Hämatoxylin-Eosin-Färbung, Mikrophotogramm, Vergr.
a 1:30, b 1:160

großen Blutungen, die als Todesursache anzusprechen sind, gehören allesamt in das Gebiet der traumatisch bedingten Blutungen oder der akuten hämorrhagischen Pankreatitis" („ultraakut verlaufende Pankreatitis" KATSCH).

Von den sog. „großen Blutungen" der Bauchspeicheldrüse mit Hämatom, Hämaskos und Blutansammlungen in der Bursa omentalis, die traumatisch bedingt oder Folge von akuter hämorrhagischer tryptischer Pankreatitis sind, soll hier nicht gesprochen werden.

Die selten *sicher* erweisbaren, aber nichtsdestoweniger von der Hand zu weisenden, bei allergischen Vorgängen, z. B. nach enteraler Sensibilisierung, auftretenden Blutungen müssen hier genannt werden, auch wenn sie zumeist unter dem Bilde der hämorrhagischen tryptischen Pankreatitis erscheinen (BRODEHL, 1959; KORN, 1963).

Die meisten derartigen Blutungen stellen Diapedesisblutaustritte nach toxischer, bakterieller oder andersartiger Reizung der terminalen nervösen Endstrecke dar, wie dies gerade an der Regio pancreatica des Mesenterium am Kaninchen von NATUS (1909, 1910a u. b), KNAPE (1912), RICKER (1912) gezeigt

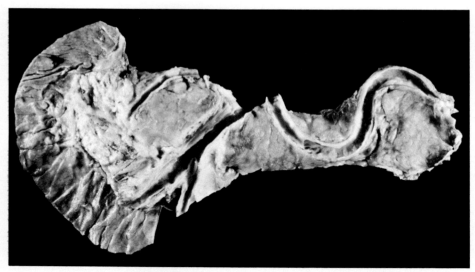

Abb. 95. Aneurysma cirsoides der Arteria lienalis (aufgeschnitten). Tief eingeschnittene Furchen in dem Drüsenparenchym

wurde. So klar diese Reizungen zu Diapedesisblutungen an der Bauchspeicheldrüse führen, so wenig sind sie zur Erklärung (aller Fälle) von akuter Pankreasnekrose geeignet.

Große Blutungen der Bauchspeicheldrüse werden ferner gefunden bei der Abdeckung von Ulcera des Magen-Darm-Traktes. Geht die Penetration in der Drüse sehr rasch, was nicht so häufig ist, dann können pankreaseigene Gefäße erreicht und arrodiert werden. Es kommt dann zur Blutung zunächst in die Drüse hinein, aber auch in den Verdauungsschlauch, so daß rasch ein Verblutungstod eintreten kann.

Die *Arteriosklerose* spielt in der Pathologie der Bauchspeicheldrüse eine nur geringe Rolle. Die cirsoide Umformung der Milzarterie ist nicht immer ein Maß für die Mächtigkeit der arteriosklerotischen Manifestation auch der Gefäße der Bauchspeicheldrüse (Abb. 95). Die Schlängelung der Milzarterie beruht auf einer Rohrverlängerung durch ungleiche Längsausdehnung und Dehnbarkeit gegenüberliegender Wandabschnitte, durch unterschiedlich feste Verhaftung mit der Umgebung (Plexus lienalis) und durch verschiedenartige Wandspannung. An den inneren Krümmungen erreichen die Kalkeinlagerungen eine beträchtliche Mächtigkeit (W. W. MEYER, 1958).

Nach unseren Erfahrungen besteht die Antwort der Bauchspeicheldrüse auf die *Arteriosklerose*, auch auf langsam entstehende Gefäßverschlüsse, am häufigsten in einer Lipomatose, also in dem langsamen Untergang des Parenchymes ohne gleichwertigen Ersatz.

Nach BALÓ und BANGA (1951, 1953) ist das Pankreas reich an *Elastase*, die bei der Entstehung der *allgemeinen* Arteriosklerose eine wesentliche Rolle spielen soll. Pankreaslose Hunde, die mit Insulin kompensiert waren, bekamen nach 9—11 Monaten eine hochgradige Arteriosklerose. Das Ferment Elastase, das mit

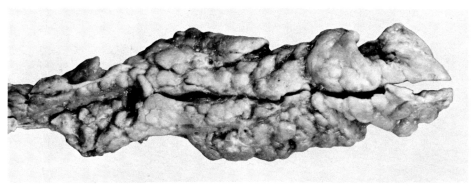

Abb. 96. Pankreas, Mensch. 72 Jahre alt gewordener Mann. Granularatrophie der Bauchspeicheldrüse (v. HANSEMANN) bei lange bestehender Bluthochdruckkrankheit

zunehmendem Alter weniger nachweisbar ist und schließlich gänzlich schwindet, soll der Arterioskleroseentstehung entgegenstehen.

Die *Arteriolosklerose* des Pankreas ist dagegen sehr häufig. Sie führt zu umschriebenen Parenchymuntergängen, denen häufig eine Fettgewebsvakatwucherung folgt (BALÓ, 1929). Zumeist findet man die Arteriolosklerose bei einer mehr oder weniger hochgradigen, schon makroskopisch erkennbaren Lipomatose, wenn sie auch nicht allein die Ursache einer derartigen Umwandlung der Drüse ist. Die Folge einer sehr ausgedehnten Sklerose ist eine breite adventitielle fibröse Umwandlung und Induration der Drüse, umschriebener Parenchymuntergang ist die Folge (GERLEI, 1930; SCHÜRMANN u. MACMAHON, 1933; HRANILOVICH u. BAGGENSTOSS, 1953). Von der Arteriolosklerose sind endokrines und exokrines Pankreas gleichermaßen betroffen. Makroskopisch ist die Drüse im Sinne der Granularatrophie (VON HANSEMANN, 1894) umgestaltet (Abb. 96).

Histologisch sind alle Wandschichten der kleinen Arterien verdickt, das Lumen ist oft sehr stark eingeengt. Die Wand ist umgebaut, hyalin durchtränkt, mit „deutlicherem, manchmal etwas geblähtem Endothelzellenbelag" (GRUBER, 1929). Im Gebiet der Inselglomerula führt die Gefäßsklerose zu Veränderungen der sinusoidalen Gefäße und zentral beginnender Inselhyalinose. Daher ist die Inselhyalinose im Gefolge einer Arteriolosklerose des Pankreas ein zwar nicht sehr zuverlässiges, aber doch das Verständnis erleichterndes anatomisches Substrat des Altersdiabetes.

Die vorwiegend pathologische Bedeutung der Arteriolosklerose ist der Bauchspeicheldrüse mit der Niere gemeinsam. Häufig gehen die Veränderungen nach Art und Grad im Arteriolengebiet der Bauchspeicheldrüse, der Niere und der Hoden parallel (HERXHEIMER, 1912; ASCHOFF, 1912; FAHR, 1913; SCHÜRMANN u. MACMAHON, 1933; W. W. MEYER, 1958; PAGEL u. WOOLF, 1948; HRANILOVICH u. BAGGENSTOSS, 1953). Die Syntropie und die Frage eines pathogenetischen Zusammenhanges zwischen der Inselhyalinose und der diabetischen Glomerulosklerose wird beim Diabetes abzuhandeln sein (PROBST, 1958).

An *entzündlichen* Gefäßveränderungen ist vor allem die Periarteriitis nodosa zu nennen (Abb. 98). Sie kann zu Gerüstentzündungen, sie kann aber auch — in

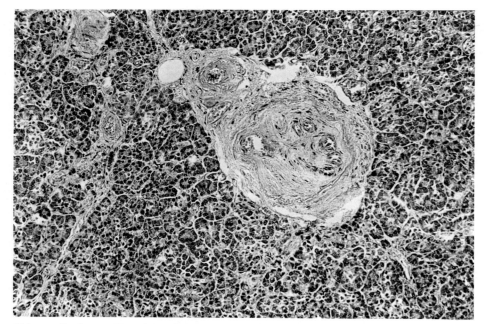

Abb. 97. Pankreas, Mensch. 77 Jahre alt gewordener Mann. Hochgradige Arteriolosklerose mit subtotalen Gefäßverschlüssen ohne nennenswerten acinären Parenchymschaden (auch kein Diabetes mellitus!). Formalin, Paraffin, Hämatoxylin-Eosin-Färbung, Mikrophotogramm, Vergr. 1:60

Kombination mit dem Speichelödem — zu einer akuten tryptischen Pankreasentzündung führen. Derartige Fälle sind jedoch selten (Abb. 98). In diesen Zusammenhang gehört ein Fall von W. BRUNNER (1937) einer 27jährigen Patientin mit Morbus Cushing und einer zum Tode führenden Manifestation der Periarteriitis nodosa in dem Pankreas. BRUNNER bezeichnet diese Entzündung als „Endarteriitis des Pankreas mit entzündlicher Pankreascirrhose". [Vgl. hierzu auch die 10 Fälle von Pankreasnekrose bei Gefäßerkrankungen, über die AUFDERMAUR (1947) berichtet hat.]

Bei generalisierter Arteriitis ist die Gefäßprovinz der Bauchspeicheldrüse häufig beteiligt, ihre Krankheitserscheinungen gleichen dann klinisch dem Bilde der akuten Pankreatitis; meist stehen sie im Rahmen des systematisierten Leidens nicht im Vordergrund. Manchmal wird eine Pankreasinsuffizienz beobachtet (FRUMUSAN u. Mitarb., 1968). Imponierend sind die Fälle von überstandener Periarteriitis nodosa, die in allen Organen spielt und das Pankreas nicht ausnimmt. Ein 66 Jahre alt gewordener Mann (SN 732/63 P.I. Karlsruhe) war wegen subfebriler Temperatur seit einem halben Jahr in der Klinik gewesen. Man fahndete nach einem bösartigen Tumor, schuldete die Prostata an, die entfernt wurde, bis schließlich ein dekompensierter Hochdruck dem Leben ein Ende setzte. Erst die histologische Untersuchung ließ eine alte Periarteriitis nodosa erkennen, die in allen Organen, unter anderem auch in dem Pankreas, knotige hyalinisierte Gefäßmanschetten hinterlassen hatte (Abb. 99).

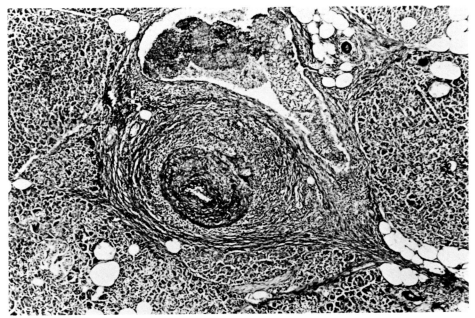

Abb. 98. 54 Jahre alt gewordener Mann (SN 69/70, P. I. FU Berlin). Periarteriitis nodosa. Pankreas: Periarteriitische Infiltrate in der Wandung einer mittelkalibrigen Arterie. Thrombose in der begleitenden Vene. Formalin, Paraffin, Hämatoxylin-Eosin-Färbung, Mikrophotogramm, Vergr. 1:60

Endangiitische Prozesse treten lokal im Bereich des Ulcusgrundes der penetrierenden Ulcera ventriculi oder auch duodeni ein, falls sie durch die Bauchspeicheldrüse abgedeckt wurden.

Über die Bedeutung des vasculären Faktors für die Erkrankung und den Verlauf der akuten tryptischen Pankreatitis wird dort gesprochen werden.

Die Thrombose im Venengebiet des Pankreas ist häufig eine Teilerscheinung der radikulären Pfortaderthrombose. Hier sind die Durchblutungsstörungen im Bauchspeicheldrüsenbereich für das gesamte Krankheitsbild weniger entscheidend. Klinisch manifestiert sich das Bild unter den Symptomen einer Milzvenen-Pfortaderthrombose. Anatomisch ist die Bauchspeicheldrüse blutgestaut, hämorrhagisch infarziert, auch wenn keine umschriebenen hämorrhagischen Infarkte beobachtet werden.

Meist entstehen die Thromben sekundär in der Umgebung von Entzündungsherden. Auch hier ist wiederum der Ulcusgrund als Wurzelgebiet einer langsam fortschreitenden Thrombose zu nennen. Venenthromben bei einer Periarteriitis nodosa sind häufige Begleiterscheinungen. Die wichtigsten Thromben sind die bei der tryptischen Pankreatitis, die *regelmäßig* gefunden werden, so regelmäßig, daß sie ursächlich für diese Krankheit verantwortlich gemacht wurden.

Infarkte sind recht selten in der Bauchspeicheldrüse. Ob *hämorrhagische* Infarkte vorkommen, ist zweifelhaft und schwer vorstellbar. Beobachtungen über isolierte *ischämische* Infarkte sind nicht häufig.

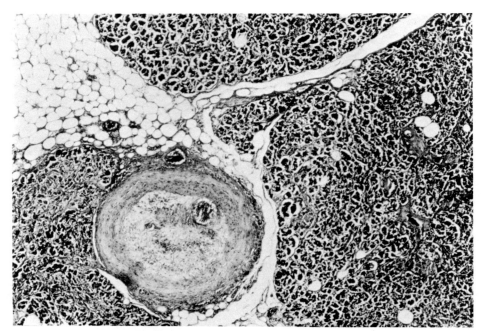

Abb. 99. 66 Jahre alt gewordene Frau (SN 732/63, P. I. Karlsruhe). Periarteriitis nodosa. Tod an dekompensiertem Bluthochdruck. Periarteriitische Knoten in Niere, Herzmuskel, Leber und Pankreas. Langdauernde Steroidtherapie. Pankreas: Konzentrische Hyalinose der mittelkalibrigen Arterienwände, kleine Restlumina oder Rekanalisationen. Nur mehr diskrete entzündliche Infiltrate in den Gefäßscheiden. Formalin, Paraffin, Hämatoxylin-Eosin-Färbung, Mikrophotogramm, Vergr. 1:60

NAGER und STEINER (1965) haben Infarkte als Folge eines plötzlichen Gefäßverschlusses im Rahmen einer Arteriopathie bei maligner Hypertension beschrieben. Die Pankreasinfarkte leiteten die letzte Krankheitsphase ein. Die Autoren geben den Hinweis, daß *allmähliche* Gefäßverschlüsse zu Atrophie und Fibrose, plötzliche Verstopfungen aber zu einem ischämischen Infarkt führen können.

McKAY, BAGGENSTOSS und WOLLAEGER (1958) haben zu den (bis 1958) 28 Fällen aus der Literatur eigene Beobachtungen hinzugefügt, die in 30 Jahren (bei 21 481 Sektionen) an der Mayo-Klinik autoptisch zur Beobachtung kamen. Die Autoren haben auch die Infarkte von der Größe eines Läppchens bei ihrer Zusammenstellung mit einbezogen. 5 der 41 erwiesenen Beobachtungen waren massiv. Bei den meisten Fällen lag ursächlich eine Periarteriitis nodosa oder eine essentielle Hypertonie zugrunde (vgl. LEMAIRE, LOEPER, HOUSSET, E. BERTRAND, 1954). Vereinzelt handelt es sich um Embolien bei Endocarditiden, öfter waren Sklerose und Thrombose der ortsständigen Gefäße vorhanden. Wichtig ist, daß bei 8 Patienten dieser 41 Beobachtungen *kein* organischer Gefäßverschluß gefunden wurde. Hierbei lag 4mal ein dekompensiertes Vitium cordis, 3mal ein protrahierter Kollaps vor. Übrigens verlief das Infarktereignis zumeist klinisch stumm oder uncharakteristisch. Besonders hervorzuheben ist, daß die Autoren die Entstehung der Pankreasinfarkte streng von derjenigen der tryptischen Pankreatitis unterscheiden. Es kann einmal eine kleinere oder auch ausgedehntere Pankreasnekrose durch einen derartigen Infarkt entstehen. Dadurch wird aber die allgemeine ursächliche Bedeutung der vasculären Pankreatitisentstehung keineswegs gestützt.

Den wohl größten Infarkt, nämlich eine totale anämische Infarzierung der Drüse, beschrieb 1949 FROBOESE bei einem 17jährigen Mädchen mit Periarteriitis nodosa. RÖSSLE (1921) fand im Pankreas eines 52jährigen Mannes mehrere ältere und frischere ischämische Infarkte mit allen Zeichen der Demarkation um die coagulationsnekrotischen Bezirke im Gefolge von (luischen) endarteriitischen Prozessen. GERLEI (1930) sah Infarkte durch Thrombose der Arteria lienalis. Multiple kleine Infarkte, insbesondere bei maligner Nephrosklerose, beobachteten SCHÜRMANN und MACMAHON (1933); sie bezeichneten eine derartige Umgestaltung der Drüse in Analogie zu der Fleckmilz als ,,Fleckpankreas". In 4 ihrer 17 Fälle von maligner Nephrosklerose waren ,,infarktähnliche Nekrosen" mit leukocytärem Randsaum vorhanden. Der Begriff ,,Fleckpankreas" ist vieldeutig (SCHEIDEGGER, 1940). Eindeutig ist das makroskopische Erscheinungsbild, vieldeutig die Ursache. Zumeist handelt es sich aber doch um Kreislaufstörungen, teilweise um solche rein funktioneller, teilweise aber auch um gestaltlich fixierter Art. So findet W. W. MEYER das Fleckpankreas im Falle von zahlreichen Nekrosen bei einer Periarteriitis nodosa. Die Wandungen der kleinen Arterien waren von Fibrinoid durchsetzt, das Lumen von Xanthomzellen eingenommen. SCHÜRMANN und MACMAHON (1933) erwähnen aber auch Fälle von blassen, grauweißlichen Flecken im Pankreas, die nicht auf anämische Nekrosen zurückzuführen sind, sondern eine umschriebene-entdifferenzierende Atrophie mit aufgelockertem Stützgewebe zur Ursache haben. In den Fällen, in denen die ,,Flecken" auf Infarkte zurückzuführen sind, bleiben die Langerhansschen Inseln nicht verschont. Nach unserer Erfahrung stellen sich die sog. Speichelinfarkte makroskopisch ganz ähnlich dar: Dann sind aber in dem Gebiet des umschriebenen chronischen Speichelödemes die Langerhansschen Inseln nicht mit in den Untergangsprozeß einbezogen.

Es sei hier die Beobachtung angefügt, daß von arteriosklerotischen Beeten cholesterinige Embolien in die Bauchspeicheldrüse eindringen können. Im Gefolge derartiger Embolien traten tryptische Pankreasnekrosen auf (Abb. 100).

Sicher werden sich die Zahlen der kleinen Embolien, die *kleinen* (läppchengroßen) Infarkte bei systematischer Nachsuche und histologischer Kontrolle vermehren lassen. Schon SCHMORL (1893) fand bei Eklampsie im Pankreas zahllose kleine arterielle und venöse Thromben mit Nekrosen in der Umgebung. Das läßt sich bei einer allgemeinen Thromboseneigung mit mehr oder weniger großer Häufigkeit bei genauer Untersuchung immer erweisen. Die histologische Kontrolle ist in allen Fällen nötig, da wechselnde Durchblutung, Speichelinfarkte und tryptische Nekrosen makroskopisch täuschen können. Schon RÖSSLE (1921) vermutete, daß hinter manchen kleinen, als einfache Fettgewebsnekrosen gedeuteten Herdchen in Wirklichkeit miliare Infarkte stecken.

Eng mit den Durchblutungsstörungen verknüpft ist das neurozirkulatorisch entstandene *Ödem*, das der ganzen Drüse oftmals ein fleckiges Aussehen verleiht, und ferner das reine Stauungsödem, das bei akuter Blutrückstauung in die Bauchorgane, z.B. bei einer truncularen Pfortaderthrombose und plötzlichem Anstieg

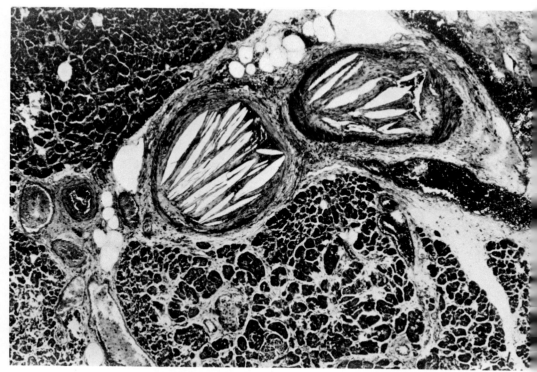

Abb. 100. 59 Jahre alt gewordener Mann (SN 69/69, P. I. Karlsruhe). Fortgeschrittene Arteriosklerose. Pankreas: Cholesterinembolie in einige Pankreasäste der A. lienalis bei fortgeschrittener usurierender Arteriosklerose. Keine ischämische Nekrosen! Formalin, Paraffin, Hämatoxylin-Eosin-Färbung, Mikrophotogramm, Vergr. 1:120

des portalen Druckes, einmal beobachtet werden kann. Das Stauungsödem ist differentialdiagnostisch von dem Speichelödem zu trennen. Dies gelingt färberisch und durch die Beachtung der erweiterten Speichelgänge, besser noch durch Nachweis des Gangverschlusses.

Das reine Stauungsödem ist jedoch nicht häufig, da die Transsudation eher zu einem Ascites führt, als daß es im Gewebe „stecken bleibt".

J. Begleitreaktionen des Pankreas bei andersartigen Erkrankungen

Mitreaktionen der Bauchspeicheldrüse bei nichtpankreatischen Erkrankungen

Ein Organ, das einen so regen Stoffwechsel besitzt wie das Pankreas, das andererseits derart im breiten Streufeuer von Magen- und Darmtrakt über Blut und Lymphe steht, ist für toxische Wirkungen besonders anfällig. Dieser Feststellung ist inhärent, daß die Bauchspeicheldrüse bei allen Allgemeinerkrankungen, bei Infektionskrankheiten, Stoffwechselstörungen und Intoxikationen mitbeteiligt ist.

Die *Mitreaktion* der Bauchspeicheldrüse bei Allgemeinerkrankungen kann sich auf die Masse der Acinusepithelien, auf die Sekretbereitung, auf das Interstitium und auf die Drüse als ganzes Organ sowie schließlich auf Reaktionen mit besonderen Modalitäten beziehen.

1. Die Gruppe der morphologischen Mitreaktionen der Acinusepithelien kann man unter dem Begriff der Zelldegeneration im weitesten Sinne zusammenfassen.

2. Die Reagibilität des Interstitium wird in der Gruppe der Begleitentzündungen besprochen werden, obwohl es sich dabei nur selten um organeigene Erkrankungen handelt, sondern zumeist um entzündliche Mitreaktionen bei einem allgemeinen Infekt oder bei einer allgemeinen entzündlichen mesenchymalen Reaktion.

Reaktionen der Drüse als Ganzes auf Intoxikationen, Infektionen und Stoffwechselstörungen äußern sich stets in einer Leistungsminderung, vielleicht in einer Veränderung im Sekret oder in einer unvollständigen Regeneration des normalen Zellverschleißes und der Substitution dieser unvollständigen Regenerationsherde durch Fettgewebe (Lipomatose).

3. Bei den besonderen Formen der Drüsenstörungen im Rahmen von Allgemeinerkrankungen muß die Pigmentbeladung und die Amyloidose des Pankreas besprochen werden.

I. Degenerationsformen des Acinusepithels

Die einfachste Form einer Zellentartung ist die sog. „acidophile Degeneration" (Abb. 101). Die für die Acinusepithelien so charakteristische Zweiteilung in basophiles Ergastoplasma an der Außenzone und acidophile Innenzone wird im Falle der acidophilen Degeneration aufgegeben: Das gesamte Acinusepithel ist leuchtend acidophil. Diese reversible Degenerationsform bringt eine erhebliche Leistungsminderung mit sich, da gerade in der basophilen Ergastoplasmazone die ersten Stufen der Aminosäurensynthese vor sich gehen.

Ein gutes Beispiel für die acidophile Degeneration aus der experimentellen Pathologie ist das erste Stadium bei der Äthionin-Intoxikation: Hier wird die Acinusepithelie scheinbar vergrößert, großflächig, weil die basale Ergastoplasmazone offenbar gänzlich geschwunden ist.

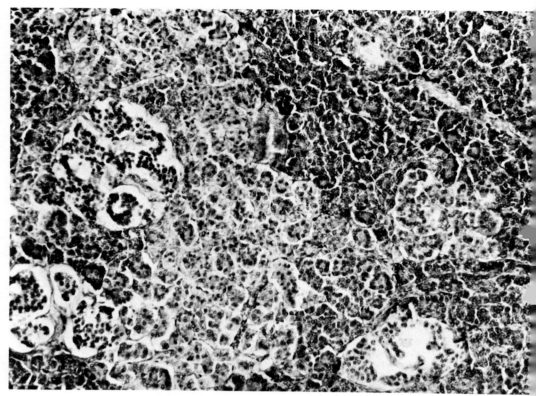

Abb. 101. Acidophile Degeneration des Pankreas. Begleitreaktion bei Gallenblasenempyem und Mitraendokarditis (66 Jahre alt gewordener Mann). Formalin, Paraffin, Hämatoxylin-Eosin-Färbung, Mikrophotogramm, Vergr. 1:120

Bei der Äthioninvergiftung ist die acidophile Degeneration in den ersten 24 Std (je nach Dosis) im Gegensatz zu der menschlichen Beobachtung in der gesamten Drüse ausgeprägt.

Beim Menschen findet man die acidophile Degeneration sehr häufig, besonders gut erkenntlich in der routinemäßigen Hämatoxylin-Eosin-Färbung. Kennzeichnend ist, daß ein Lobulus, ein Läppchenanteil oder auch nur ein ganz unregelmäßiger Acinusbezirk, ein Acinusbündel oder auch nur eine einzige Epithelie durch die Acidophilie aus dem übrigen Drüsenbestand herausgehoben wird. Die Veränderung ist reversibel, kann aber auch bei weiterer Verschlechterung der Stoffwechsellage in eine Nekrobiose übergehen.

Eine weitere Form der Degeneration des Acinusepithels ist die *Vacuolisierung* (Abb. 102). Vacuolen als Folge des Sauerstoffmangels sind bei der ausgiebigen Blutversorgung im Pankreas selten. Viel häufiger sind die sog. Erschöpfungsvacuolen bei sehr häufigen Sekretionsreizen — allerdings mehr unter den Bedingungen des Experimentes als in der menschlichen Pathologie — zu sehen, weil vor dem Tode selten in dieser erschöpfenden Weise Sekretionsreize erfolgen. Bei den sog. Erschöpfungsvacuolen sind die Zeiten zur Auffüllung der Proenzymgranula offenbar nicht ausreichend, weil neue Sekretionsreize das Sekret fordern.

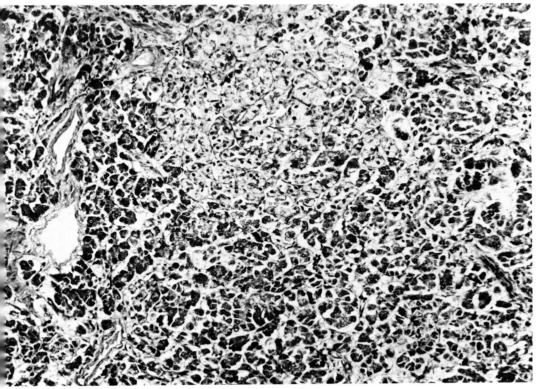

Abb. 102. Hydropisch-vacuoläre Degeneration bis ungeordnete Einwässerung der Acinusepithelien an umschriebener Stelle. Begleitreaktion der Bauchspeicheldrüse bei Gallenblasenempyem und Mitralendokarditis (gleicher Fall wie Abb. 101). Formalin, Paraffin, Hämatoxylin-Eosin-Färbung, Mikrophotogramm, Vergr. 1:120

SEIFERT (1964) kennt diese Veränderungen in den Kopfspeicheldrüsen als vesiculäre Transformation des Ergastoplasma. Die reinen funktionellen Erschöpfungsvacuolen sind jedoch nicht die Folge von Allgemeinintoxikationen, es sei denn im Falle einer nervalen Überlastung oder im Falle einer E-605-Vergiftung (Esterasevergiftung). Vacuolisierungen des Cytoplasma können aber auch als Intoxikationszeichen aufgefaßt werden. Derartige Vacuolen führen bei länger dauerndem Bestand zu einem Zellkollaps, schließlich zur sog. Stiftzelle (HELMKE, 1939), ein Zeichen für eine langdauernde Überbeanspruchung, eine Erschöpfung bzw. eine Intoxikation der sezernierenden Zellen.

Eine Degenerationsform des ganzen Acinus bildet die Acinusatrophie, die im Rahmen einer allgemeinen Drüsenatrophie vorkommt (Abb. 103). Eine Atrophie der Bauchspeicheldrüse deutet besonders auf einen chronischen Eiweißmangel (Beispiel: Kwashiorkor) oder auf fehlende Sekretionsreize hin (Beispiel: Morbus Whipple; vgl. S. 76).

Die häufigste Form einer allgemeinen Acinusatrophie, die sich in der makroskopischen Beurteilung des Organs nicht unbedingt auszudrücken braucht, gelangt

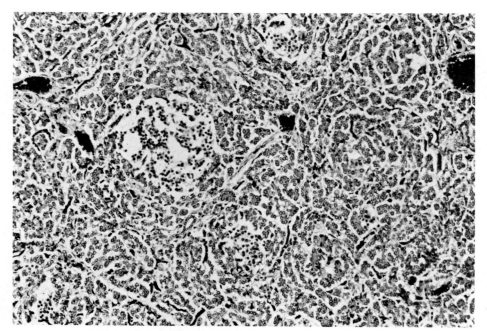

Abb. 103. Kwashiorkor; 10 Jahre alt gewordenes Mädchen vom Bassa-Stamm. Pankreas: Hochgradige Atrophie des exkretorischen Parenchymes, relativ „zu große" (nicht-atrophische) Inseln. Formalin, Paraffin, Hämatoxylin-Eosin-Färbung, Mikrophotogramm, Vergr. 1:120. (Präparat von Herrn Prof. Dr. H. H. Schuhmacher freundlichst überlassen)

bei der Kachexie zur Beobachtung, wobei das funktionierende Parenchym atrophisch sein kann, das Fettgewebe, vor allem aber die Fibrose und ein chronisch inveteriertes Ödem den makroskopischen Eindruck der Verkleinerung auszugleichen vermag.

Auf eine besondere Form der Pankreasschädigung hat Doerr (1964) hingewiesen. Bei chronischem Phenacetinabusus kann man gelegentlich wie in der Niere, so auch im Pankreas eine Auflichtung des Parenchyms, eine Entlaubung des Drüsenbaumes, eine interstitielle Abräumentzündung finden („Phenacetinpankreas").

Es kommt aber sehr häufig zu einer anderen Form der Acinusatrophie, zu einer exzentrischen Atrophie, einer Acinusdilatation. Einzelne Acini vermögen ihr Sekret nicht in der gehörigen Weise weiterzugeben, weil es nicht verdünnt wird wie im Falle der Proteochylie. Man trifft dann inmitten des Drüsenparenchyms einzelne atrophische, in ihrem Lumen stark erweiterte Acini an (Abb. 104). Diese Form der Acinusatrophie mit Lumenerweiterung kommt als Degenerationsform ohne immer ersichtlichen Grund vor (sog. idiopathische Acinusdilatation nach Baggenstoss, 1948). Die generalisierte Acinusdilatation mit Eindickung der Sekrete haben wir als exzentrische Atrophie bezeichnet (Becker, 1957). Die Acinusektasie ist sehr häufig. Stein und Powers (1956) fanden unter 358 Autopsien in 21% der Fälle herdförmige oder diffuse Zonen von Acinusektasien ohne wesent-

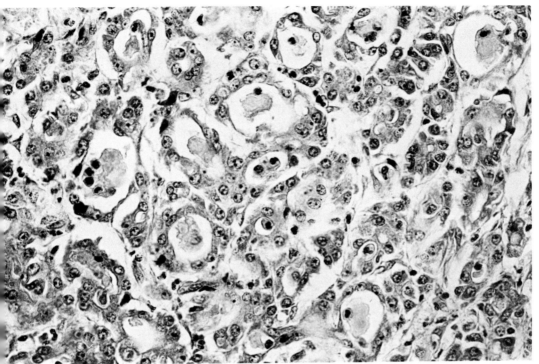

Abb. 104. 70 Jahre alt gewordene Frau (SN 591/54, P. I. FU Berlin). Tod an Urämie bei Glomerulonephritis. Entdifferenzierende Atrophie der Acini, Acinusdilatation, Eindickung des Sekretes. Formalin, Paraffin, Hämatoxylin-Eosin-Färbung, Mikrophotogramm, Vergr. 1:120

liche Organveränderungen. Bei 35 von 256 Obduktionsfällen haben MENTEN und KINSEY (1949) Acinusdilatationen gefunden. Das Besondere dieser Untersuchungsserie liegt darin, daß es sich hierbei um Kinder im Alter von 10 Tagen bis 16 Jahren handelte. Eine Beziehung dieser Acinusdilatation zu einer Grundkrankheit konnte nicht aufgezeigt werden. Die Acinusektasie wird als einheitliches morphologisches Kennzeichen verschiedener klinischer Ursachen angesehen. Die Ursachen rufen einen Zellstoffwechselschaden, vermutlich mit Wasserverlust, hervor. Aber auch als Funktionshemmung muß diese Zellveränderung angesehen werden. So kann die Acinusdilatation das charakteristische Kennzeichen einer Secretinstörung, einer Secretininsuffizienz sein (BAGGENSTOSS, 1948; MENTEN u. KINSEY, 1949; BECKER, 1957). BALÓ und BALLON (1929) haben schon früher auf den Zusammenhang von Acinusdilatation und Kachexie hingewiesen. In einer Zusammenstellung von COLLINS (1965) wird aufgeführt, welche Krankheiten zu einer Abflachung bis Atrophie der Dünndarmzotten führen können, das heißt aber auch für unser Problem, welche Krankheiten mit einer Secretininsuffizienz zu einer Acinusdilatation führen können. Es sind dabei alle Formen einer Enteritis, aber auch extraintestinale Malignome, Herzinfarkte, Cirrhosen und Vergiftungen aufgeführt.

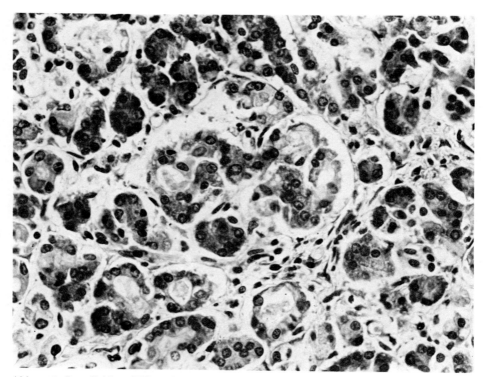

Abb. 105. Grundleiden: Miliartuberkulose. Entdifferenzierende Atrophie der Acinusepithelien mit Proteochylie; intraglanduläres Ödem. Keine Pankreatitis tuberculosa! Begleitreaktion. Formalin, Paraffin, Hämatoxylin-Eosin-Färbung, Mikrophotogramm, Vergr. 1:240

Die Acinusdilatation ist also ein häufiger Fund. Auch hier findet man sie desto eher, je mehr man sucht. Es ist dann lediglich die Frage, was man *schon* als eine Acinusdilatation bezeichnen will, da man *einen* erweiterten Acinus nicht rechnen kann. WALTERS (1964) hat die Dilatation in 34% gefunden. Wahrscheinlich ist die Duodenitis mit dem Sekretinmangel *ein* Grund für die Acinusdilatation, die bei der Urämie so häufig gefunden wird (BAGGENSTOSS et al., 1948). Aber auch die Lebercirrhose kann zu umschriebenen oder generellen Acinusdilatationen und Sekreteindickungen führen, wie dies auch bei Gastrektomien mit gewisser Regelmäßigkeit beobachtet wird (BECKER, 1957).

Entsprechende Befunde liegen beim sog. „Feldflaschenmagen", bei Linitis plastica und auch bei dem scirrhösen Carcinom des Antrum vor.

Eine *Allgemeinintoxikation* führt immer zu einer Degeneration der Acinusepithelien. Die allgemeine toxische Situation gibt sich durch eine sog. „Auflichtung" der Drüse mit Atrophie der Acini zu erkennen, d.h. acidophile, vacuoläre oder auch atrophische Degenerationen der Acini wechseln hintereinander und auch nebeneinander ab. So findet man Pankreasveränderungen bei schleichenden Infekten — z.B. Endocarditis lenta —, bei zerfallenden Tumorprozessen — z.B. bei dem zerfallenden Bronchialcarcinom —, bei der exsudativen Lungentuberkulose wie auch bei Stoffwechselkrankheiten (Abb. 105), ohne daß

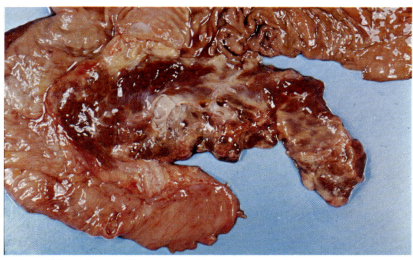

Abb. 106. 50 Jahre alt gewordener Mann (SN 518/64, P. I. Karlsruhe). Hämochromatose. Klinisch: Lebercirrhose, Diabetes mellitus. Pankreas: Rostfarbene Bauchspeicheldrüse, hochgradige Fibrose, Pankreascirrhose. Keine tryptischen Nekrosen!

die Veränderungen charakteristisch für die Grundkrankheit wären (NESSWETHA u. Mitarb., 1951).

Röntgenbestrahlung der Bauchspeicheldrüse führt zu einem degenerativen Schwund mehr des exokrinen Drüsenbestandteiles als des Inselbestandes (DANNEGGER u. PÖSCHL, 1955).

Zu den Veränderungen des Pankreas bei Allgemeinerkrankungen gehören auch die Amyloidose, die Pigmenteinlagerung und die Verkalkung.

Die *Amyloidose* der Bauchspeicheldrüse ist Teilerscheinung einer allgemeinen Amyloidose. Die Gefäße des Pankreas sind nicht bei allen Amyloidosen, immer aber bei fortgeschrittenen Fällen, beteiligt. Arteriolen und Inselsinusoide sind bevorzugte Ablagerungsstellen (SEIFERT, 1964). Die Inselamyloidose ist nicht unbedingt Bestandteil einer allgemeinen Amyloidose.

Bei Störungen im *Pigmentstoffwechsel* ist das Pankreas zuweilen beteiligt. Selten finden sich Metastasen von Melanocytoblastomen in der Bauchspeicheldrüse.

Dagegen ist das Pankreas immer bei der Hämochromatose bevorzugter Ablagerungsort der Eisensalze (Abb. 106).

Die Verrostung der Bauchspeicheldrüse im Verlaufe der Hämochromatose (Siderophilie) ist so charakteristisch, daß sie makroskopisch erkannt wird. Die Drüse ist verhärtet, in fortgeschrittenen Fällen „eisenhart", die Drüsenläppchen sind rostbraun verfärbt. Histologisch sind Eisenpigmentschollen in großen Mengen sowohl im Interstitium als auch in den Acini, vor allem aber auch in den Inseln des Pankreas abgelagert. Klinisch wird ein Diabetes mellitus (Bronzediabetes, besser: Rostdiabetes) in fortgeschrittenen Stadien der Krankheit kaum vermißt. Klinisch kann entweder das Bild eines Diabetes oder einer chronischen Pankreatitis im Vordergrund stehen (MACHELLA, 1959).

Kalkablagerungen im Parenchym kommen zuweilen in alten Nekrosen vor, in Acinusnekrosen oder in den Narbensträngen von Lobulusnekrosen mit derbfaseriger Vernarbung. Eine besondere Verkalkung kann gelegentlich — wie in der Leber — im Interstitium bei einem Hyperparathyreoidismus beobachtet werden. Hierbei sind die Verkalkungen in dem Drüsenparenchym selbst, nicht die Steine gemeint. Bei den Verkalkungen des Parenchyms müssen die Kalkeinlagerungen in die Wandungen der kleinen Gefäße ausgeschlossen werden. Viele Kalkschatten, die im Röntgenbild erkannt werden, sind Gefäßverkalkungsherde.

Die calcifizierende Form der Bauchspeicheldrüsenentzündung (SARLES) wird bei der Pankreatitis Erwähnung finden.

II. Lipomatose

Als Mitreaktion bzw. unphysiologische Reaktion der ganzen Drüse kann die Leistungsminderung und die unvollständige Regeneration in Form der Lipomatose aufgefaßt werden. Bei jeder Allgemeinerkrankung, bei der die Eiweiß-Synthese behindert ist, bei der die genannte Zelldegeneration (acidophile Degeneration, vacuoläre Degeneration, Atrophie der Acinusepithelien) im einzelnen Acinus beobachtet wird, kann die Drüsenleistung mehr oder weniger stark reversibel beeinträchtigt sein. Wenn nach dem Stadium der Degenerationsformen der Acinusepithelien über die Atrophie ein Zelluntergang eintritt, dann geht die reversible Zellbehinderung in die irreversible über.

Die Leistungsfähigkeit der Drüse ist in weitem Umfange ein Spiegel des Ausmaßes der Drüsenepitheldegeneration, wenn auch die Gesamtdrüsenfunktion auf eine erhebliche Leistungs- und Kompensationsbreite eingestellt ist, so daß klinisch auffällige Insuffizienzen erst bei weitgehendem Untergang des Drüsenparenchyms bei Allgemeinerkrankungen ganz ohne pankreaseigene Krankheiten vorkommen können. Dies sind jedoch Seltenheiten.

Ohne daß eine eigentliche pankreaseigene Erkrankung vorliegt, kann es bei Allgemeinerkrankungen zu einem unvollständigen Ersatz des Drüsenparenchyms im Verlauf des natürlichen Verschleißes kommen. Viel später kann die Allgemeinerkrankung folgenlos ausgeheilt sein, die Lipomatose der Bauchspeicheldrüse aber bleibt bestehen, so daß die Lipomatose als ein Dokument für eine vorübergehende Regenerationsschwäche aufzufassen ist.

Wir sprechen von einer *Lipomatose*, obwohl das Fettgewebe lediglich Platzhalterfunktion ausübt (substitutio e vacuo). Die Lipomatose kommt nie als Folge einer Entzündung vor, sie ist frei von Narbengewebe (Abb. 107).

Die Lipomatose der Bauchspeicheldrüse ist ungeheuer häufig, besonders bei Drüsen von Menschen im fortgeschrittenen Lebensalter. Sie stellt den häufigsten Befund an der Bauchspeicheldrüse bei Obduktionen dar. Fettgewebe im Pankreasparenchym kann in gewissen Grenzen als musterhafter (normaler) Konstituent aufgefaßt werden. Im eigenen statistisch aufgearbeiteten Material war sie in 32% aller Sektionsfälle in mehr oder minder ausgeprägtem Maße vorhanden (KUHNEN, 1969), WALTERS (1966) fand sie sogar in 60%.

Einige Fettgewebszellen liegen in der Umgebung der Gefäße, die diesen als Verschiebeschicht dienen, so wie dies auch um die Coronargefäße in der rechten Herzkammerwandung oder um die Tubuluskonvolute der Schweißdrüsen

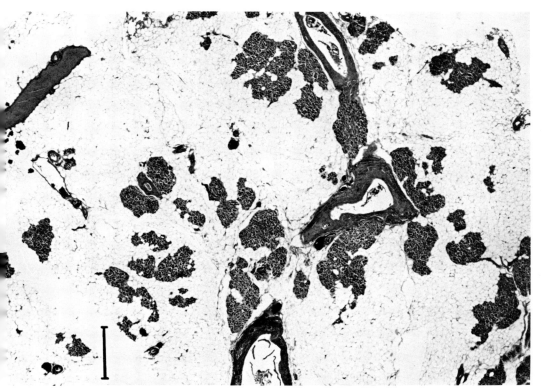

Abb. 107. 84 Jahre alt gewordene Frau. Pankreas: Excessive Lipomatose. Nur ganz vereinzelte acinäre und insuläre Drüsenbezirke in dem Fettgewebe. Formalin, Paraffin, Hämatoxylin-Eosin-Färbung, Mikrophotogramm, Vergr. 1:2

(V. BECKER, 1964) der Fall ist. Diese Einlagerung von Fettgewebszellen, die gelegentlich auch in Winkeln zwischen zwei Läppchen als Substituenten liegen können, gehören noch nicht zu dem Begriff einer Lipomatose. Von der Fettgewebsdurchwachsung kann man erst sprechen, wenn Fettgewebe an die Stelle des Drüsenparenchyms tritt, also wenn es sich wirklich um einen Fettgewebsersatz handelt. Zuweilen kann man diese Substitution auch deutlich daran erkennen, daß aus dem Parenchym einige Abschnitte herausgeschlagen sind, die durch Fettgewebe ersetzt wurden.

Inseln und Ausführungsgänge werden, soweit wir wissen, nicht von Fettgewebe ersetzt, so daß bei der Lipomatose die Inseln oft völlig „nackt" unter den einzelnen Gruppen, häufig relativ vergrößert, anzutreffen sind.

Die Inseln scheinen durch den Schwund und den fettigen Ersatz ihrer Umgebung in ihrer Leistungsfähigkeit beeinträchtigt zu sein, da die Lipomatose ein ziemlich häufiges Korrelat beim Diabetes mellitus darstellt. KISCH (1909) sprach geradezu von einem „lipogenen Diabetes" (BALÓ, 1929).

Bei 84 Fällen von Diabetes mellitus aller Schweregrade im Obduktionsgut eines Jahres fand sich dieser Befund der Lipomatose 25mal, d.i. 29,8%.

Auf die *Ätiologie* der Lipomatose wirft wieder die Äthioninvergiftung der Bauchspeicheldrüse an der Ratte ein bezeichnendes Licht (BECKER, 1956, 1957). Bei der chronisch protrahierten Äthioninvergiftung tritt nach 3—4 Wochen — je nach Dosis — eine Regeneration des Drüsenparenchyms ein. Die alte Vollständigkeit des Drüsenbaumes kann aber durch die Regeneration nicht erreicht werden. Es liegen zwischen den regenerierten Drüsenläppchen Fettgewebszellen eingelagert in mehr oder weniger starker Mächtigkeit. Die Folge einer derartigen unvollständigen Regeneration ist also eine Lipomatose des Pankreas unter dem Äthioninschaden. In eigenen Versuchen (zusammen mit WOLFMÜLLER) zeigte sich im Pankreas des Meerschweinchens nach lange fortgesetzter subletaler E-605-Vergiftung eine periductuläre Lipomatose. GERLEI (1930) hält eine chronische Blutrückstauung (z.B. bei Herzkranken) für einen begünstigenden Faktor bei der Entstehung der Lipomatose.

Entsprechend der Vorstellung, daß die Lipomatose der Bauchspeicheldrüse die Folge einer unvollständigen Regeneration bei natürlichem Verschleiß, also keine eigene Krankheit, darstellt und auch ohne eine solche entstehen kann, ist eine klinische Wertigkeit der Fettdurchwachsung des Pankreas nicht zu erkunden, wenn man von offenbar komplizierteren Verhältnissen beim Diabetes mellitus absieht. Selbst bei der fortgeschrittenen Lipomatose ist eine Pankreasinsuffizienz nicht bekannt geworden. Die Kompensationsbreite des Organs ist allerdings eingeschränkt.

Anatomisch kann man die Lipomatose von ihren Anfängen an verfolgen. Oft nimmt *eine* große Fettgewebszelle den Raum eines atrophischen Acinus ein. So kann man den Ausfall einzelner Acini im Verband der Drüse (bei Übersichtsvergrößerung) erkennen. Der Untergang und die unvollständige Regeneration einzelner Acini können gerade am Obduktionsgut in eigenartigen Formen angetroffen werden, auf die KUP (1930) hingewiesen hat und die von ANDREW (1944) an der Ratte genauer bearbeitet wurden. KUP (1930), der das Phänomen der Lipomatose am Mastschwein bearbeitete, rechnet, wie auch BALÓ (1929), die Lipomatose zu der chronischen Pankreatitis. Er beschreibt Einzelnekrosen mit entzündlichen Reaktionen, die unseren Fettgewebsnekrosen entsprechen (und die beim Mangalica-Mastschwein nicht selten vorkommen, vgl. BALÓ, 1929). Er beschreibt aber auch „homogene Nekrosen ohne Reaktion", die als erste Stufen des lipomatösen Ersatzes anzusehen sind. ANDREW (1944) hat derartige, von homogenen Randsäumen ausgelegte Cavitäten näher untersucht, die aber noch nicht von Fettgewebe substituiert sind. ANDREW (1944) sah derartige Cavitäten bei Ratten, die älter als 400 Tage waren. Das Kupsche Phänomen kommt sehr häufig zu Gesicht, wenn es auch in der Literatur nur spärliche Erwähnung findet. Nach eigener Erfahrung ist die beginnende Lipomatose im Sinne des Kupschen Phänomens durch einen homogenen eosinroten Randsaum der Fettgewebszelle ausgezeichnet. Im Dunkelfeld leuchtet dieser homogene Saum nach gewöhnlicher Hämatoxylin-Eosin-Färbung hellgrün auf. Mit der PAS-Reaktion läßt sich der Saum hellrot anfärben. Ähnliche Fettgewebsuntergangserscheinungen haben RUTISHAUSER, HELD und ROHNER (1960) bei ischämischen Fettgewebsnekrosen im Knochenmark beschrieben.

Aus der Form der Lipomatose, die den Ersatz des Drüsengewebes noch unmittelbar erkennen läßt, kann man die lobuläre von der lobären Lipomatose

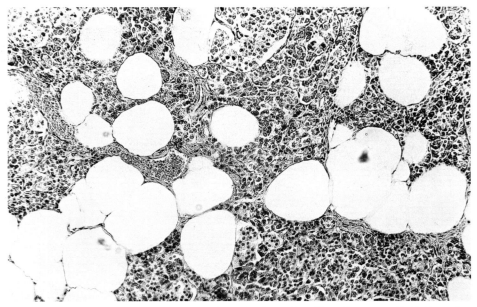

Abb. 108. Viele einzelne lipomatöse Bezirke, beginnende „Gitterlipomatose", Fettgewebszellen im Acinusverband, Läppchenaufbau nicht gestört. Formalin, Paraffin, Hämatoxylin-Eosin-Färbung, Mikrophotogramm

unterscheiden. Die lobuläre Lipomatose hat einen Lobulus ersetzt, eine lobäre Lipomatose trennt durch breite Fettgewebsstraßen ganze Drüsenpartien. Einen Übergang von Einzelfettzelldurchsetzungen zu der lobulären Form bildet die sog. netz- oder gitterförmige Lipomatose, bei der gleichsam wahllos, aber doch über die ganze Drüse, die einzelne Acinusepithelie substituiert wurde (Abb. 108). Diese Form leitet über zu der diffusen Lipomatose, bei der die Masse des Drüsengewebes ersetzt ist. Langerhanssche Inseln, das Gangsystem und einzelne kleinere Drüsenbezirke sind noch erhalten, aber das Fettgewebe überwiegt bei weitem. Diese Form ist besonders beim Diabetes mellitus, aber auch bei der Mastfettsucht anzutreffen. Das Fettgewebe kann derartig überwiegen, daß eine Pseudohypertrophie der Bauchspeicheldrüse entstehen kann, die aber in ihrem Drüsenbestand weitgehend verarmt ist.

Sehr eindrucksvolle Bilder erhält man, wenn man die gesamte lipomatös durchsetzte Drüse — oder auch nur eine Scheibe von ihr — in Sudan III- oder Scharlachrot-Lösung (nach Formalinfixierung) einlegt (Abb. 109). Das Fettgewebe wird dann leuchtend rot gefärbt, während das restliche Drüsengewebe — das endokrine sowohl als auch das gering noch vorhandene exokrine — hellweiß (formalinfixiert) sich hervorhebt. Man kann sich dann ein Bild machen, wie *wenig* Drüsenparenchym noch zur Verfügung steht.

Gerade bei der diffusen Lipomatose bzw. sogar bei der Pseudohypertrophie ist die klinische Irrelevanz besonders bemerkenswert. Einschlägige Beobachtungen liegen vor von RÖSSLE (1921), KNOFLACH (1926), HANTELMANN (1931) und BAZAN (1957), bei dessen Beobachtung die fettersetzte Bauchspeicheldrüse 480 g wog!

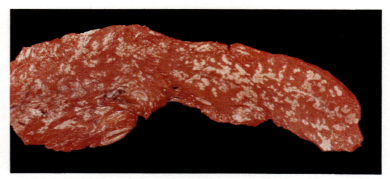

Abb. 109. Lipomatose der Bauchspeicheldrüse. Übersicht. Fettfärbung (mit Scharlachrot) der ganzen Drüse. Weiße Herde: erhaltene exkretorische und inkretorische Drüsenabschnitte. Hochgradige Reduktion des Parenchymes. Klinisch unauffällig. Etwa $1/3$ natürlicher Größe

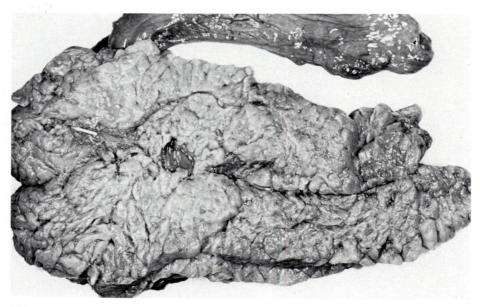

Abb. 110. 78 Jahre alt gewordene Frau (SN 361/66, P. I. FU Berlin). Hypertension, chronisches Ulcusleiden, Tod an Perforation eines Ulcus duodeni. Hochgradige Lipomatose — ,,Pseudohypertrophie'' — des Pankreas: Männerarmdickes, 25 cm langes fettdurchwachsenes Pankreas. Weitgehender Schwund des Parenchymes, durchgängiger Ductus pancreaticus, kein Diabetes mellitus, klinisch keine Pankreasinsuffizienz beobachtet. Zufallsbefund

Ein *Sonderfall* der Lipomatose ist die *sog. primäre Lipomatose* (Abb. 110), von der einige Berichte in der Literatur niedergelegt sind, die aber nicht einheitlich zu werten sind (APOLANT, 1913; HOYER, 1949; BURKHARDT, 1949; ROBSON, 1953; BARTHOLOMEW et al., 1959). BARTHOLOMEW, BAGGENSTOSS, MORLOCK und COMFORT (1959) sowie LEGER, DÉTRIE und GUYET-ROUSSET (1960) beschrieben eine besondere Form der ,,parenchymatös-degenerativen'' Pankreatitis, die in einer

Lipomatose ausläuft. Sie sehen ausgesprochen eine Parallele zur Äthioninschädigung des Pankreas in dieser Form. Das Krankheitsbild ist durch linksseitigen Oberbauchschmerz, durch erhöhte Amylasewerte im Blut und Urin bei normalem Blutzucker charakterisiert. Gelegentlich kommen Fettleber und Magenulcera gleichzeitig vor. Bis 1960 sind 14 einschlägige Beobachtungen bekannt geworden. Diese Form der Lipomatose ist nicht nur durch das besondere Ausmaß der Lipomatose ausgezeichnet, sondern auch durch klinische Erscheinungen. Die Beobachter sprechen von einer nosologischen Einheit. Hierher gehört auch die *lipomatöse Pankreasatrophie*, die im Kindesalter SEIFERT (1959) näher bearbeitet hat. Zu den von SEIFERT (1959) aufgeführten einschlägigen Fällen kommen noch die neueren Beobachtungen von LUMB und BEAUTYMAN (1952) sowie von NÉZELOF und WATCHI (1961) und die ältere von ARNDT (1926). Die Bauchspeicheldrüse ist makroskopisch auf das Doppelte bis Zehnfache(!) der Norm vergrößert. Im Gegensatz zu der lipomatös-cystischen Pankreasfibrose fehlt bei der lipomatösen Pankreasatrophie die Umstrukturierung des Parenchymrestes. Nach den Untersuchungen von SEIFERT (1959) ist es wahrscheinlich, daß der Krankheit eine intrauterin oder frühkindlich durchgemachte Virusinfektion, vermutlich mit den viscerotropen Virusarten der Coxsackie B-Gruppe zugrunde liegt. Auch hierbei handelt es sich also um einen lipomatösen Ersatz unvollständig regenerierter Drüsenparenchyme, nicht um einen primären Defekt der Anlage. Von der lipomatösen Atrophie der Bauchspeicheldrüse getrennt ist die lipomatös-cystische Pankreasfibrose, bei der es sich um eine cystische Pankreasfibrose mit lipomatöser Substitution handelt, eine Sonderform der cystischen Pankreasfibrose, nicht eine Besonderheit der Lipomatose. RÖSSLE (1921) sah einen fast völligen Schwund der Bauchspeicheldrüse bei einem 12jährigen Jungen. Ein Diabetes mellitus ist nicht bekannt geworden. Es will uns im nachhinein scheinen, daß bei dem Knaben eine lipomatös-cystische Pankreasfibrose vorgelegen hat, da chronisch-rezidivierende Bronchopneumonien und eine beginnende Lebercirrhose gleichzeitig bestanden.

Für die Annahme der Coxsackie und Virusschädigung kann die Beobachtung von SACREZ u. Mitarb. (1969) sprechen, derzufolge bei zwei Brüdern eine lipomatöse Atrophie mit einer Endomyokardfibrose kombiniert vorkam.

In einem einzelnen Fall von lipomatöser Pseudohypertrophie wurde bei einem 69jährigen Mann die Entstehung eines scirrhösen Adenocarcinoms im Pankreaskopf beschrieben (SALM, 1960).

III. Entzündliche Mitreaktion

Als Formen der entzündlichen Mitreaktion können genannt werden:
1. Echte Pankreatitiden, die sich im Verlaufe einer anderen Erkrankung gleichzeitig abspielen. Hier ist als Beispiel die Viruspankreatitis, z. B. bei Mumps und Hepatitis, zu nennen. Sie wird im Rahmen der Pankreatitis besprochen werden.
2. Begleitpankreatitiden durch Übergang entzündlicher Prozesse von der Umgebung auf die Bauchspeicheldrüse. Als Beispiel sei die umschriebene Pankreatitis bei penetrierenden Ulcera ventriculi et duodeni zu nennen, bei der das Pankreas durch entzündliche Verlötung dem drohenden Durchbruch zuvorkommt und ihn abdeckt.

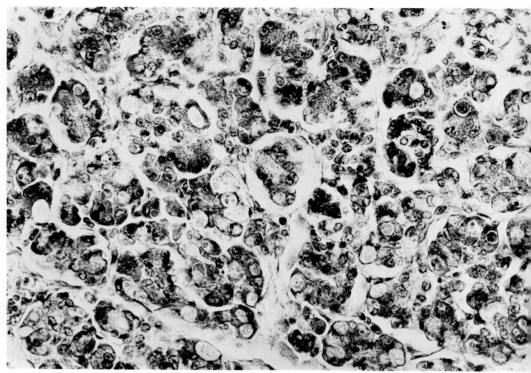

Abb. 111. 3 Monate alt gewordener Knabe (SN 549/65, P. I. Karlsruhe). Säuglingsdyspepsie, Status toxico-infectiosus. Pankreas: Vacuolige Degeneration der Acinusepithelien als Mitreaktion der Darmintoxikation. Hochgradiges peri- und interacinäres Ödem. Formalin, Paraffin, Hämatoxylin-Eosin-Färbung, Mikrophotogramm, Vergr. 1:160

Auch diese Form wird bei der Pankreatitis besprochen werden.

3. Entzündliche Mitreaktion ohne eigentliches pankreatitisches Bild im Sinne einer mesenchymalen Aktivierung des interstitiellen Bindezellgewebes.

Diese Form der Mitreaktion ist bei allen entzündlichen bakteriellen oder auch nichtbakteriellen Darmerkrankungen zu erwarten, besonders bei der Dyspepsie des Säuglings, wenn sie einen bestimmten Grad und eine bestimmte Dauer annimmt, noch mehr bei den bakteriellen Enteritiden des Erwachsenenalters.

Chronische Enteritis, spezifische Darmentzündungen, chronische Colitiden, aber auch Tumorzerfallscolitis führen bereits zu hochgradigen Veränderungen, nicht nur zu einer Aktivierung im Interstitium, sondern auch zu degenerativen, also epithelialen Schäden: NESSWETHA und HOHENSCHUTZ haben dies schon 1951 am Beispiel der exsudativen Tuberkulose gezeigt.

Als Beispiel einer solchen Mitreaktion sind die kindlichen Dyspepsien zu nennen, bei denen das sonst nicht sehr reaktionsbereite kindliche Pankreas eine Aktivierung des Interstitium, eine Desmolyse, ja eine entdifferenzierende Atrophie ausbildet (SEIFERT, 1956).

Bei den akuten Ernährungsstörungen des Kindes (Abb. 111) liegt eine seröse Begleitpankreatitis mit herdförmigen, eiweißreichen Exsudatmassen im Zwischengewebe vor, die bei der chronischen Ernährungsstörung in eine Fibrose und eine

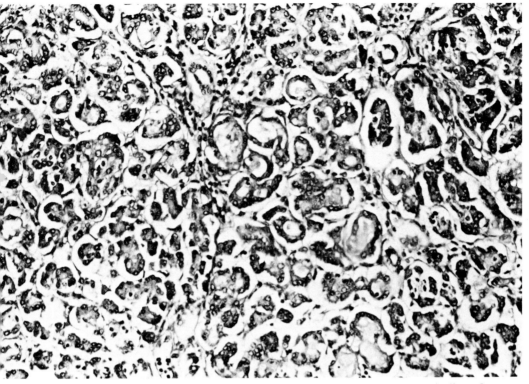

Abb. 112. 54 Jahre alt gewordene Frau (SN 256/70, P. I. FU Berlin). Ulcus ventriculi, große Blutung. Magenresektion nach Billroth II 4 Wochen vor dem Tode. Pankreas: Acinusdilatation in fast allen Abschnitten der Drüse, eingedicktes Sekret, Proteochylus. Formalin, Paraffin, Hämatoxylin-Eosin-Färbung, Mikrophotogramm, Vergr. 1:120

Verhärtung des Organes übergeht. Schon in den Stadien der akuten Ernährungsstörung lassen sich Zeichen der Dyschylie, vor allem Acinusdilatationen beobachten (SEIFERT, 1954).

Bei der tropischen Sprue ist das Pankreas gelegentlich atrophisch gefunden worden. Leider wird in der Literatur auch die pankreogene Maldigestion wegen der Steatorrhoe dem Begriff der Sprue subsummiert. Die Pankreasfermentproduktion und auch die Sekretabgabe ist bei der tropischen und einheimischen Sprue ungestört (AMMANN, 1967).

Bei den Veränderungen in der Bauchspeicheldrüse im Verlaufe von chronischen Enterocolitiden des Erwachsenen finden sich ebenfalls interstitielle entzündliche Aktivierungen, aber auch Dyschylien im Acinusbereich. Hier liegen nicht nur entzündliche Mitreaktionen des Interstitium vor, sondern auch noch eine Funktionsbehinderung durch den Secretinmangel mit proteochylischer Dyschylie und Stoffwechselschäden der Acinusepithelien.

Häufig folgt diesem Vorgang eine Verhärtung und Kollagenisierung des Interstitium mit umschriebener oder generalisierter Acinusektasie und Eindickung des Sekretes sowie einer Atrophie des ganzen Organes.

Eine besondere Form der entzündlichen Mitreaktion, ja eines Umbaues der Bauchspeicheldrüse, findet man nach Magenresektion. Ist eine morphologische Mitreaktion der Bauchspeicheldrüse bei Gastroenterostomien mit langen zuführenden Schlingen durch den Ausfall des Secretins zu erwarten, so ist aber auch bei typischer Billroth-Resektion eine geringfügige Secretininsuffizienz nicht selten morphologisch zu erfassen. Bei langer Duodenalschlinge und großer gastroduodenaler Anastomose entsteht eine pankreaticocibale Asynchronie, d.h. es gelangen große Mengen von Speise in den Darm, ohne daß das Pankreas neurogen oder humoral Kenntnis davon erhält (Abb. 112), also auch nicht sekretorisch aktiv wird (BRAIN und STAMMERS, 1951). Kennzeichnend, wenn auch nicht spezifisch, ist hier eine knorrige Fibrose der Bauchspeicheldrüse, die die Konsistenz des Organes ziemlich verhärtet und sowohl interacinär als auch interlobulär ausgebreitet ist. Die knorrige Fibrose fängt offenbar mit einer entzündlichen Begleitreaktion im Verlauf der neuen Darmorganisation an, sie wird aber stärker, je länger die Magenresektion zurückliegt.

In diesem Zusammenhang ist die Fibrose der Bauchspeicheldrüse bei portaler Hypertension zu erwähnen, die nicht allein durch chronische Blutrückstauung, vielleicht auch durch die gleiche Schädlichkeit, die zur Lebercirrhose führt (Hepatitis, Alkohol) und noch durch lang andauernde unterschwellige Secretinreizung mit Proteochylie verursacht wird.

Eigenartig ist bei dieser Fibrose im Gefolge der Hypertension, daß sie sich von derjenigen bei kardialer Stauung unterscheidet. So haben wir bei angeborenen Herzfehlern das Bild der „cirrhose cardiaque" gefunden, das wir bei auch lange bestehenden portalen Hypertensionen nie gesehen haben (vgl. S. 146ff.).

IV. Alternsgang der Bauchspeicheldrüse

Die Masse der morphologischen Mitreaktionen im Laufe des Lebens, seien sie entzündlicher oder degenerativer Art, subsummieren sich und interferieren mit den biorrheutischen Altersveränderungen. So ist eine Zuordnung des Altersstandes der Drüse zu einem bestimmten kalendarischen Alter ein nur relativer Versuch.

SELBERG (1961) sagt, daß, *weil* das Pankreas der Greise so wenig Altersveränderung aufweise, unter anderem diese so alt geworden seien. Es hat diese Ansicht vieles für sich, zumal man diesen Sachverhalt vom Blickpunkt des Pankreas auch für andere Organe annehmen darf. So kann hier nur von Altersveränderungen die Rede sein, die auch im Gefolge der entzündlichen oder degenerativen Mitreaktion auftreten können, ohne daß damit auf das Alter geschlossen werden darf. Wir wollen damit sagen, daß die Altersveränderungen der Drüse nicht nur nicht spezifisch, sondern sehr relative Kennzeichen sind.

Bei der Obduktion ist das Alterspankreas auch deswegen gut erhalten, weil wenig Autolyseferment zur Verfügung stehen.

Erschwerend kommt zur Beurteilung der Altersveränderung hinzu, daß es nur *statistisch* möglich ist, eine dem Altern zuzuordnende Funktionseinschränkung zu erfassen. Im Alter ist die Leistungsfähigkeit der Drüse nicht wesentlich gemindert, lediglich die Leistungsbreite, die Kompensationsfähigkeit der Drüse scheint eingeengt zu sein. Offenbar ist besonders die Fettverdauung eingeschränkt

(NECHELES, PLOTKE u. J. MEYER, 1942; LABÒ, PISI u. CAVASSINI, 1957; PUECH, PAGES u. HERTAULT, 1957; RITTER, 1958; ROSENBERG u. Mitarb., 1966).

Nicht nur die Funktion der Drüse, auch jede einzelne Zelle ist alternsabhängig. Nach Untersuchungen mit tritiiertem Thymidin ist die DNS-Synthese im Alter (gemessen an Ratten) erheblich verringert (CRANE u. DUTTA, 1964). Die Zellorganellen sind signifikant verringert (GASBARRINI u. Mitarb., 1968).

Morphologisch kann im Alter ein „normales" Pankreas nicht angetroffen werden. Ein allgemeines Kennzeichen des Alterns und auch der Alternszeichen ist die Irreversibilität (RÖSSLE, 1923). Die gealterte Bauchspeicheldrüse ist klein und hart („Pancreas duriusculum" Friedreich). Die Arteria lienalis ist häufig in Form des Aneurysma cirsoides in die Drüse hineingesenkt, ohne daß dieser Befund für das gesamte Gefäßsystem der Bauchspeicheldrüse repräsentativ wäre. Das Gangsystem ist etwas weiter als das der jungen Bauchspeicheldrüse und entsprechend der verstärkten Bindegewebsmanschette von knorriger Beschaffenheit (MILLBOURN, 1960).

Zu den morphologischen Alternsveränderungen rechnen wir:

    a) Atrophie,
    b) Fibrose,
    c) Lipomatose,
    d) Metaplasie,
    e) Papilläre oder adenomatöse Hyperplasie der Gangepithelien,
    f) Tubuläre Wucherungen.

a) Atrophie

Die Erkennung der Atrophie ist durch den unterschiedlichen Gewebsbestand einerseits, durch die Fettgewebssubstitution andererseits und durch die Fibrose, die eine Verhärtung und eine Gewebsvermehrung verursacht, erschwert. HEIBERG (1914) weist auf diese Schwierigkeit der Bestimmung der Drüsenatrophie hin, während BALÓ (1929) lediglich die chemische Bestimmung — Fettextraktion und Trockensubstanzbestimmung — als Methode zum Erkennen einer Atrophie anerkennt. Nach HEIBERG (1914) ist für die einfache Atrophie (atrophia simplex) vor allem der Wasserverlust bei den vorausgehenden Krankheiten, bei Erbrechen, Kachexie und dergleichen verantwortlich zu machen. Es handelt sich dabei um ein relativ akutes Geschehen. Beim diabetischen Koma sind die Wasserverschiebungen für die Atrophie des Pankreas auch im exokrinen Anteil entscheidend.

GRUBER (1929, l.c., S. 321) macht auf die Schwierigkeit einer Gewichtsfeststellung der Bauchspeicheldrüse aufmerksam, die durch Fibrose, lipomatösen Ersatz, ungenaue Freipräparation nicht relevant für den Bestand und das Gewicht des exokrinen, schon gar nicht des endokrinen Drüsenkörpers sein könne.

Trotz der Schwierigkeiten der Gewichtsbestimmung läßt sich aber mit statistischen Mitteln ein leichter Gewichtsrückgang im Alter sichern, besonders wenn gleichzeitig das Lebergewicht mitberücksichtigt wird (vgl. RÖSSLE-ROULET: Gewichtskurve des Pankreas, Tabelle 1, S. 7).

Unabhängig vom Alter gibt es eine Organatrophie. Man trifft auf sie bei bestimmten Erkrankungen, und besonders in der älteren Literatur wird auf sie immer wieder im Zusammenhang mit dem Diabetes mellitus hingewiesen (vgl.

Abb. 96). D. von Hansemann (1894) hat auf eine besondere Verkleinerung (Atrophie) mit einer periductulären, perivasculären und insulären Fibrose als einer Granularatrophie hingewiesen. Diese sei für das diabetische Pankreas typisch. In der heutigen Zeit sehen wir nicht mehr so viele lange unbehandelte Diabetikerpankreaten. Eine Hansemannsche Atrophie ist selten geworden, wenn auch ein verhärtetes, atrophisches Pankreas bei der Zuckerkrankheit — aber auch bei anderen Erkrankungen — nicht so selten ist.

Die Granularatrophie des Pankreas wird in Analogie zur Granularatrophie der Niere auf eine Arteriolosklerose, also u. a. auf vasculäre Altersveränderungen zurückgeführt, dabei ist die diabetische Angiopathie als erschwerender Faktor in Rechnung zu setzen.

Bei einer allgemeinen Inanition, die zur Atrophie aller Organe führt, ist das Pankreas an der Involution beteiligt. Die allgemeine Atrophie betrifft zuvörderst den exkretorischen Drüsenteil, so daß die Inseln „zu groß" in dem umgebenden atrophischen Parenchym wirken. Wir verweisen auf die Atrophie bei Ernährungsstörungen, in hohem Grade beim Kwashiorkor, die im Rahmen der Leistungsminderung der Bauchspeicheldrüse besprochen wird (S. 212). Eine Atrophie durch Inaktivität haben wir an dem Beispiel der Whippleschen Erkrankung beobachtet (S. 76), bei der jede einzelne Drüsenepithelie extrem atrophisch wurde, weil weder Secretin- noch Pankreozyminreize die Drüse trafen. Auch der Altersvorgang in den Organen wird durch Ausschaltung eines Organes aus seinem Wechselspiel mit den anderen Organen beschleunigt (Rössle, 1923), so daß man die Atrophie durch Inaktivität (Beispiel: Morbus Whipple) auch als antizipierte Alterung auffassen kann.

b) Fibrose

Die Fibrose ist regelmäßiger Befund in der gealterten Bauchspeicheldrüse. Sie hält mit der Lipomatose bezüglich der Häufigkeit die Spitze an pathologischen Befunden, so daß oft nicht klar ist, ob die Fibrose im Alter nicht einen „Normalbefund" darstellt. Entsprechend dem Grundsatz, daß die größte Häufigkeit — das arithmetische Mittel — nicht die Norm ausmacht (Jaspers, Ingber), ist jede Fibrose als ein Befund außerhalb der Norm zu werten. In dem statistisch genau durchgearbeiteten Material fand Kuhnen (1969) die Fibrose in 39,5% mit einer besonderen Häufung jenseits des 55. Lebensjahres.

Die Alterszunahme kollagener Fasern in den inneren Organen steht mit gefäßbedingter Gerüstvermehrung und vielleicht mit diskreten interstitiellen Vernarbungen alter Entzündungserscheinungen in Konkurrenz. Neben der sklerosierenden Fibrose tritt auch eine Vermehrung der elastischen Fasern ein (Barbara u. Mitarb., 1960).

Begrifflich ist es gut zu unterscheiden zwischen: *Sklerose* als einer Bindegewebsvermehrung um die Gefäße (mit Organverhärtung).

Fibrose als einer Vermehrung des ortsständigen Bindegewebes.

Cirrhose als einer Vermehrung des Bindegewebes, zugleich aber auch mit einer Vergewaltigung der Form des Parenchyms. Hier kommen zu der Bindegewebsvermehrung noch Parenchymuntergang, Regenerationszeichen (zum mindesten der Gänge) und Umstrukturierung der erhaltenen Parenchymbezirke.

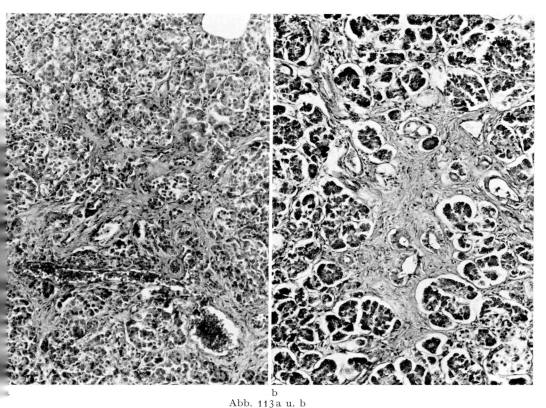

b
Abb. 113a u. b

Abb. 113a—d. Verschiedene Formen der Pankreasfibrose (bei für den Befund gleichgültigem Grundleiden). a Herdförmig, vorwiegend perivasculär angelegt. b Spinnenförmig umschrieben, doch über die Drüse verteilt. c Diffus-knorrig. d Relativ frische und noch zellreiche diffuse Faserbildung. Formalin, Paraffin, Hämatoxylin-Eosin-Färbung, Mikrophotogramm, Vergr. 1:120

Die Cirrhose hat stets eine mehr oder weniger stürmisch verlaufende Entzündung zum Vorläufer.

Die *Sklerose* als die gefäßbezogene Bindegewebsvermehrung geht häufig — aber nicht regelmäßig — mit einer Arteriosklerose der Gefäße einher. Sie ist bei chronischer Blutrückstauung, vor allem auch bei portaler Hypertension, häufiger gefunden[1].

Die *Fibrose* aber ist die eigentliche Altersveränderung, die auch in den anderen parenchymatösen Organen vorkommt (EHRENBERG, WINNECKEN u. BIEBRICHER, 1954).

Als Formen der Fibrose kann man eine interlobuläre, eine intralobuläre (interacinäre) Ausbreitung unterscheiden (Abb. 113). Eine Zuordnung, wann die eine oder die andere Form aufzufinden ist und mit welchen Krankheiten die Arten

---

[1] Diese Form ist schon sehr frühzeitig von LEMOINE und LANNOIS, Archives de médicine experimentale III, zit. nach KASAHARA (1896) unter der Bezeichnung „Sclérose d'origine vasculaire" beschrieben worden.

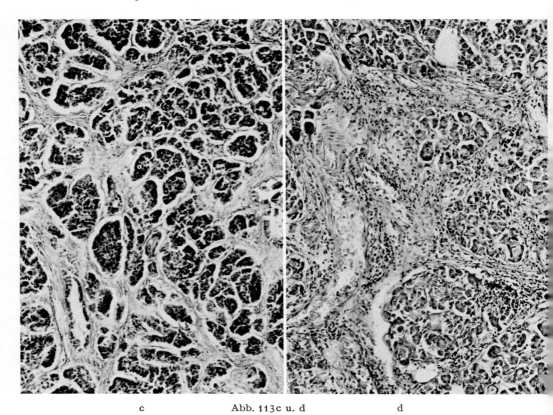

c   Abb. 113c u. d   d

vergesellschaftet sind, gelingt nicht. Eigenartig ist, daß die Fibrose häufig nicht gleichmäßig über die Drüse ausgebreitet ist, sondern vielmehr herdförmig verschieden stark entwickelt erscheint. Stets ist die bindegewebige Manschette um die Ausführungsgänge frühzeitig verstärkt. Die Fibrose „wächst" aber nicht vom Gangbaum in die Umgebung, sondern entsteht, zuerst als kleine, spinnenförmige fibrosierende Herde (Abb. 114), die dann konfluieren und in einzelnen Drüsenbezirken besonders stark, in anderen minder entwickelt sind, jedenfalls ohne Regelhaftigkeit (Abb. 115). Nur die Gegend des Wirsungianusknies scheint besonders und frühzeitig bevorzugt zu sein, vielleicht unter dem Eindruck der dortigen gewebsmechanischen und sekretdynamischen besonderen Verhältnisse (vgl. Abb. 35).

    Wegen der Vermehrung des kollagenen Bindegewebes wird die Drüse in der Konsistenz vermehrt, sie „erstarrt". Diese Verhärtung macht dem Chirurgen differentialdiagnostische Schwierigkeiten bei der Beurteilung, ob eine chronische Entzündung oder gar ein Tumor — beide mit Verhärtung des Organs — vorliegt. Die Fibrose ist in dem exokrinen wie in dem endokrinen Drüsenanteil gleichermaßen ausgebreitet. Bei der diffusen Fibrose kann es sich um Folgezustände einer immunologisch unterhaltenen Pankreatitis handeln. Die Vermehrung des ortsständigen Bindegewebes bedeutet ein deutlicheres Hervortreten der sog. Inselkapsel.

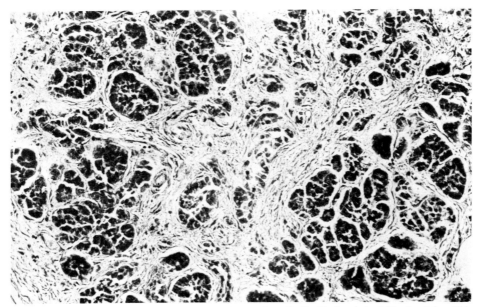

Abb. 114. 54 Jahre alt gewordene Frau (SN 925/67, P. I. Karlsruhe). Mitralendokarditis
Pankreas: Vorwiegend intralobulär angeordnete Fibrose mit Strangulation der Drüsenbezirke
Formalin, Paraffin, Hämatoxylin-Eosin-Färbung, Mikrophotogramm, Vergr. 1:120

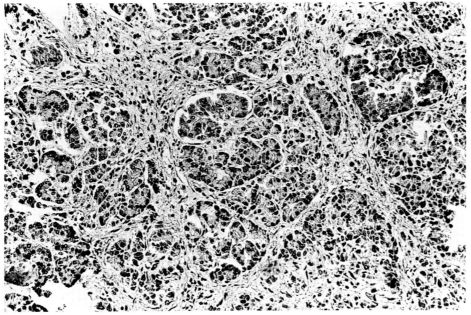

Abb. 115. 49 Jahre alt gewordener Mann (SN 178/68, P. I. Karlsruhe). Tod im Lebercoma wegen Lebercirrhose. Inter- und intralobuläre Fibrose des Pankreas mit Verdrängung des Drüsenparenchymes. Formalin, Paraffin, Hämatoxylin-Eosin-Färbung, Mikrophotogramm, Vergr. 1:120

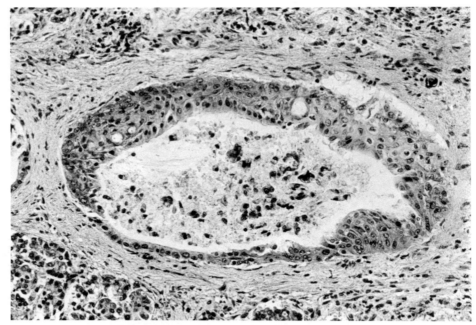

Abb. 116. Plattenepithelmetaplasie des Gangepithels. Einschichtiges bis mehrschichtiges Plattenepithel in einem mittelkalibrigen Ausführungsgang. Formalin, Paraffin, Hämatoxylin-Eosin-Färbung, Mikrophotogramm, Vergr. 1:120

Bemerkenswert ist ferner, daß die Bauchspeicheldrüse des *Säuglings* und die des *Greises* bindegewebsreich ist. Der Unterschied zwischen beiden besteht darin, daß beim Säugling lockeres, verdrängbereites, retikuläres Bindegewebe als Platzhalter für das sich erst entfaltende Drüsenparenchym vorliegt, während im Alter das Bindegewebe kollagenisiert, verhärtet, ja gelegentlich hyalinisiert, also etwas Endgültiges, Irreversibles darstellt.

László (1954) hat darauf hingewiesen, daß neben der Fibrose, besonders unter der Einwirkung chronischer Blutrückstauung sich noch eine Elastose entwickelt, die bemerkenswerte Grade erreichen kann.

Die Elastose des Pankreas ist offenbar nur wenig untersucht und gewürdigt worden.

c) *Lipomatose*

Eng mit der Fibrose, der Elastose und der Atrophie als Alternszeichen ist die *Lipomatose* verbunden. Im Material von Kuhnen (1969) kommt die (Alters-) Fibrose in knapp der Hälfte der Fälle mit der Lipomatose kombiniert vor. Wir haben oben die Lipomatose der Bauchspeicheldrüse besprochen und sie als eine unvollständige Regeneration bei natürlichem Verschleiß gekennzeichnet. Bei diesem Sachverhalt ist die Beziehung der Lipomatose zu der Atrophie des Drüsenparenchyms verständlich, so daß man die Lipomatose bis zu einem gewissen Grade auch unter die Alternszeichen der Bauchspeicheldrüse rechnen kann.

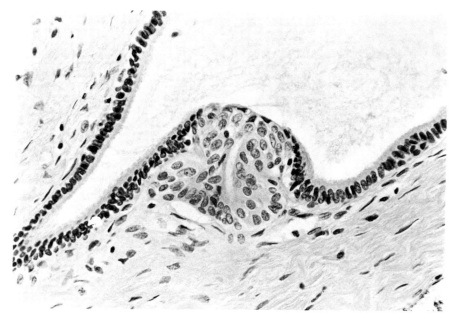

Abb. 117. Plattenepithelartige Knospung des insulären Gangorganes (FEYRTER) an einem kleinen Pankreasgang. Formalin, Paraffin, Hämatoxylin-Eosin-Färbung, Mikrophotogramm, Vergr. 1:160

d) Metaplasie

Die Metaplasie der Gangepithelien kommt etwa in der Hälfte aller Pankreaten von Menschen jenseits des 50. Lebensjahres vor. Bei jungen Menschen ist die Abgrenzung dieser Plattenepithelbildungen von den Endophytien des insulären Gangorganes schwierig (vgl. Abb. 116). Für FEYRTER ist es unzweifelhaft, daß die Plattenepithelmetaplasie als lumenwärtig geschichtete Wucherung des insulären Gangorganes aufgefaßt werden muß (Abb. 117). In der Tat kann man bei einigen mehr *unter* dem Niveau der Epithelleiste gelegenen Plattenepithelmetaplasien diesen Eindruck gewinnen, Cylinderepithelien der Gangauskleidung wären dann druckatrophisch geworden.

Es gibt aber doch einige ganz klare, nicht vom insulären Gangorgan abstammende Plattenepithelmetaplasien, die auch als Matrix für Adenocancroide, ja sogar für Plattenepithelcarcinome zu gelten haben. Sie sind allen Untersuchern, die sich mit Reihen- oder Serienuntersuchungen der Bauchspeicheldrüse beschäftigt haben, aufgefallen (OBERLING, 1921; PRIESEL, 1922; UKAI, 1926; ZIMMERMANN, 1927; BALÓ u. BALLON, 1929; OBERLING u. GUÉRIN, 1931; YOTUYANAGI, 1936; KORPÁSSY, 1939; ANDREW, 1944; WAINWRIGHT, 1951; SOMMERS, MURPHY u. WARREN, 1954; BECKER, 1957; BIRNSTINGL, 1959; GÜRICH, 1961; DREWS, 1963).

Über die Häufigkeit von Metaplasien, Epithelabfaltungen und Gangadenomen unterrichtet unsere frühere Zusammenstellung (1957). In unseren neueren Serien

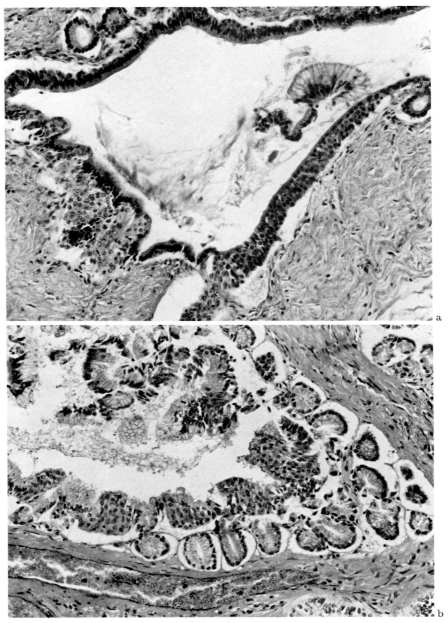

Abb. 118a u. b

Abb. 118a—c. Plattenepithelmetaplasien im Pankreasgang (Zufallsbefund). Formalin, Paraffin, Hämatoxylin-Eosin-Färbung, Mikrophotogramm. a Gleichmäßige Plattenepithelleiste in der rechten Zirkumferenz. Doppelschicht in der linken Zirkumferenz, unten Plattenepithelmetaplasie, darüber restierende Lage Drüsenepithel. Vergr. 1:100. b Plattenepithelmetaplasie über restierendem Cylinderepithel, z.T. desquamiert. Vergr. 1:100. c Totale Plattenepithelmetaplasie in der gesamten Zirkumferenz, Schichtung und Einengung des Lumens. Vergr. 1:120

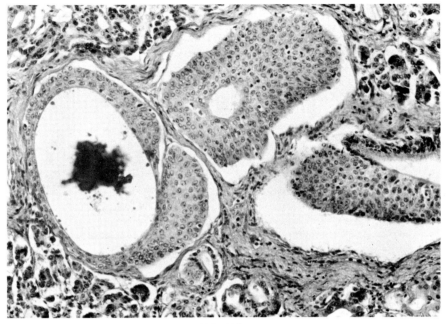

Abb. 118c

sind die Epithelumwandlungen nicht weniger gefunden, die älteren Untersuchungen sind bestätigt worden von GÜRICH (1961) und DREWS (1962).

Die Metaplasien kommen herdförmig und zirkulär im ganzen Rund des meist erweiterten Ausführungsganges vor (Abb. 118). Wenn eine Metaplasie in einer Drüse gefunden wird, dann sind in anderen Bezirken noch andere zu finden: Metaplasien kommen so gut wie nie als Einzelgänger vor. Mit der Entstehung von insulären Plattenepithelmetaplasien ist oft eine Proliferation der centroacinären Zellen vergesellschaftet (BURKL, 1950), die auch in den Rahmen der Altersveränderungen gehört.

Über die *Entstehung* dieser Epithelmetaplasien mit Mehrschichtung sind verschiedene Ansichten geäußert worden. ANDREW (1944) hält sie für eine Funktion des „normalen Alterns". Da aber gleichartige Veränderungen beim Vitamin A-Mangel in den Ausführungsgängen der Bauchspeicheldrüse wie auch in anderen cylinderepitheligen Gängen gefunden werden (WOLBACH u. HOWE, 1925; GOLDBLATT u. BENISCHEK, 1927) und der (relative) Vitamin A-Mangel ebenfalls eine Funktion des Alterns (z.B. der Darmschleimhaut?) ist, könnten die Plattenepithelmetaplasien auch Folge dieses relativen Vitaminmangels sein.

Chronische Entzündungen begünstigen die Entstehung derartiger Bildungen, wie dies PRIESEL (1922) und HAMPERL (1931) vermutet und KAWAMURA (1911) durch eine Beobachtung von Distomum hepatis im Ductus Wirsungianus mit Plattenepithelmetaplasie erweisen konnte. Dann rechnet eine derartige Veränderung nicht mehr zu den reinen Altersumwandlungen, sondern zu den durch die Entzündung antizipierten Alterserscheinungen.

Die Folgen der Plattenepithelmetaplasien sind Gangverlegungen, besonders im Bereiche der subalternen Ductuli. FEYRTER (1953) hält die Gangsprossung — die Metaplasie wie die gleich zu besprechende papilläre Abfaltung — für durch die Atrophie der Drüse in ihrer Entstehung begünstigt.

Wir selbst haben den Eindruck, daß derartige Mehrschichtungen des Epithels mit plattenepitheliger Umwandlung durch eine Druckerhöhung, z.B. nach Abbindung des Ganges, vorkommen. Metaplasien können so Ursache und Folge eines Gangverschlusses sein (BECKER, 1957).

Dies zeigen auch die älteren Untersuchungen von GERLEI (1930) am menschlichen Beobachtungsgut. Eigene Tierversuche brachten uns zu der Überzeugung, daß ein chronischer Sekretrückstau, vielleicht damit ein Durchtritt von Sekretbestandteilen in der „falschen Richtung", eine basalzellige Metaplasie induziert (BECKER u. SCHÄFER, 1957; BECKER, 1957). Es ist wohl so, daß eine Retention zu einem Druck auf die Epithelauskleidung führt. Hierbei kommt es zum Durchtritt von Speichelbestandteilen. Diese — mechanisch wie chemisch nicht inert — lösen eine Epithelproliferation aus. Sobald die Proliferation so mächtig geworden ist, daß ein Durchtritt nicht mehr erfolgen kann, kommt es zu einer Retentionscyste. So sind Metaplasien und kleine Cysten stets zusammen anzutreffen.

Dieses Phänomen ist nicht auf die Bauchspeicheldrüse beschränkt, man kann es an anderen Speicheldrüsen und auch an der Leber bei länger bestehenden Verschlußikterusfällen immer wieder beobachten (BECKER, 1968).

KORPÁSSY (1939) sieht — wie wir selbst (1957) — eine parallele Beziehung zwischen der Metaplasie, der adenomatösen und der papillären Wucherung. Das einschichtige Cylinderepithel beginnt selbst zu wuchern. Falls der ursprünglich einreihige Cylinderepitheltyp bestehen bleibt, hat dies zur Folge, daß sich die kleinen Ausführungsgänge adenomartig vermehren und daß in den größeren papilläre Abfaltungen durch ein „Zuviel an Epitheldecke" entstehen.

Sind aber weder Wurmeier, noch Entzündungen, noch Druckerhöhungen in den Gängen zu erkennen, dann muß die Epithelmetaplasie als reines Alternszeichen angesehen werden.

Als *Besonderheit* ist die Entstehung eines Plattenepithelkrebses auf dem Boden derartiger insulärer Polster anzusehen, die zwar selten, aber doch gelegentlich vorkommt (S. 471).

GIERMANN und HOLLE (1961) sahen derartige Plattenepithelmetaplasien auch im Papillenbereich.

e) Papilläre Abfaltung der Epithelien

Eng mit den Plattenepithelmetaplasien in der gleichen Drüse und wohl auch mit ihrer Entstehung ist die papilläre Abfaltung der Epithelien verknüpft. Der Cylinderepithelschlauch scheint zu groß geworden zu sein, obwohl der Gang weit ist. Es entstehen so Knospen und Falten in das Lumen hinein, die so weit gehen können, daß das Lumen verlegt wird. GRUBER (1929) spricht von papillenförmigen Cylinderepithelknospen, die teils gestielt, teils breitbasig aufsitzen. Derartige papilläre Ausknospungen sind besonders eindrucksvolle Kennzeichen des Greisenpankreas (Abb. 119). Mit dem Verschluß des Ausführungsganges Hand in Hand

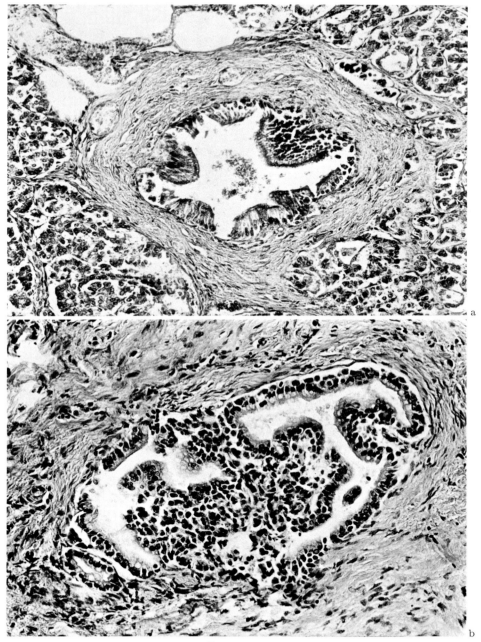

Abb. 119a u. b. Epitheliale Abfaltung am Übergang zu dem intraductulären Adenom. Formalin, Paraffin, Hämatoxylin-Eosin-Färbung, Mikrophotogramm, Vergr. 1:120. a Leistenartige Vorbuchtungen, beginnende Abfaltung des Epithels. b Fortgeschrittene Abfaltung mit subtotalem Verschluß des Ganglumen

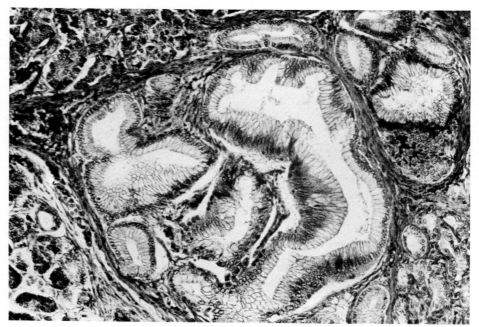

Abb. 120. Papilläre Abfaltung der Gangauskleidung mit verschleimenden Cylinderepithelien. Nahezu völlige Gangverlegung. (Zufallsbefund, 56 Jahre alt gewordener Mann, Bluthochdruckkrankheit.) Formalin, Paraffin, Hämatoxylin-Eosin-Färbung, Mikrophotogramm, Vergr. 1 : 120

geht die Atrophie des Parenchyms (Abb. 120). Sehr eigenartig ist, daß derartige papilläre Knospen ganz plötzlich ohne Übergang — aber auch mit angrenzenden Verschleimungszonen — im Cylinderepithel vorkommen.

f) Tubuläre Wucherungen

Endlich muß noch der *tubulären Wucherungen* gedacht werden (Abb. 121), die ebenfalls in großer Häufigkeit im Alterspankreas angetroffen werden (BECKER, 1957). Wenn wir oben sagten, daß bei der papillären Abfaltung die Epitheldecke zu groß geworden zu sein scheint, so ist im Falle der tubulären Regeneration die Anzahl der Gänge vermehrt. Auch hier kommt es zu Gangverlegungen und Gangkompressionen. Gewundene Gangschleifen liegen dicht bei dicht, man kann 25 oder mehr zählen! Es handelt sich dabei wohl um eine echte Hyperplasie der Gänge (HERXHEIMER, 1906, 1909), die im Gefolge des Drüsenunterganges auftritt, vergleichbar mit der Gallengangsregeneration bei Parenchymverlust, z. B. bei der Lebercirrhose. Der Vergleich mit der Überregeneration drängt sich nach Kenntnis der Regenerationsversuche im Pankreas auf (KYRLE, 1908). Drüsenparenchym kann nicht regenerieren, wohl aber das Gangsystem.

Eine Ausnahme von dieser Regel bildet das Beispiel der Äthioninschädigung, für das es aber beim Menschen kein Äquivalent gibt. Eine Regeneration des Parenchyms ist nach Äthionin möglich (BECKER, 1957, 1961; NETTER, 1962).

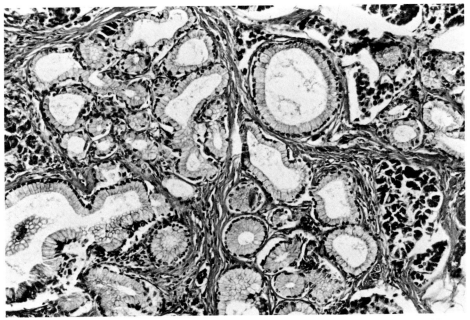

Abb. 121. Tubuläres Adenom der Speichelgänge bei Pankreasfibrose (Grundleiden: Magencarcinom). Formalin, Paraffin, Hämatoxylin-Eosin-Färbung, Mikrophotogramm, Vergr. 1:120

In allen Gangabschnitten kann es ohne ersichtlichen Grund — sozusagen von einer Epithelie zur anderen — zur Verschleimung kommen. Eine Schleimanhäufung ist besonders reichlich in den Epithelien der tubulären Abfaltungen zu finden. WALTERS (1965) hat diese „Becherzellmetaplasie" fünfmal häufiger als die Plattenepithelmetaplasien registriert.

V. Regeneration

Die Probleme der geweblichen Regeneration in der Bauchspeicheldrüse sind nicht völlig gelöst, vielfältige Untersuchungen liegen vor, deren Ergebnisse uneinheitlich interpretiert werden. So sicher es ist, daß eine nennenswerte Organregeneration mit auch funktionell erkennbarem Ersatz bei exokrinem und endokrinem Parenchym *nicht* möglich ist, so sicher ist es auch, daß die Speichelgänge zu einer lebhaften Regeneration — etwa vergleichbar derjenigen der Gallengänge der Leber — befähigt sind.

Neidvoll schauen die Pankreasforscher auf das ans Wunderbare grenzende Regenerationsvermögen der Leber. Im Pankreas gibt es nur eine sehr viel geringere Regeneration unter bestimmten Bedingungen (z. B. Äthioninvergiftung), beim Menschen bezieht sich die Regenerationsleistung lediglich auf die Gänge. Mit dieser anatomischen Regeneration darf man nicht die unter Umständen sehr auffällige funktionelle Erholung verwechseln, einer Regeneration der Organleistung nach Wegfall des Hindernisses, etwa nach dekomprimierenden Operationen (TISCORNIA u. DREILING, 1966).

Nach experimenteller Teilausschneidung der Bauchspeicheldrüse setzt unmittelbar anschließend eine lebhafte Mitosetätigkeit im Gangepithel ein. Solide Zapfen werden neu gebildet (CIUFFINI u. Mitarb., 1955).

Der entscheidende Übergang von den soliden Zapfen in eigentliche, auch sezernierende Acinusepithelien ist nur auf der Ebene der Einzelzellen bewiesen, ein acinärer oder gar ein lobulärer Verband kann aus diesen Zapfen nicht hervorgehen. Trotz wiederholter Beispiele von klinischer und röntgenologischer Seite (LEGER u. Mitarb., 1969) kann man von einer echten Organwiederherstellung nicht, allenfalls von einer enormen Erholungsfähigkeit geschädigter, aber nicht vernichteter Gewebsbezirke sprechen. Diesem anatomisch interpretierten Gedanken der Regeneration widerspricht nicht der klinische Befund, daß nach Überstehen einer akuten Pankreatitis die Organleistung „fast" normal ist, d. h. normal in den Grenzen der alltäglichen Anforderung, dagegen eingeschränkt in ihrer Kompensationsbreite. In diesem Sinne ist eine klinische Wiederherstellung des Organes unbestreitbar, eine Organregeneration ohne Parenchymverlust und ohne Narbe undenkbar. Aus der Übersicht, die TISCORNIA und DREILING (1966) gegeben haben, geht hervor, daß exstirpiertes oder untergegangenes Parenchym nicht mehr regeneratorisch ersetzt werden kann und allein die Speichelgänge regenerationsfähig sind. Es ist aber wichtig, daß Acini, die durch exzentrischen oder konzentrischen Gewebsdruck, z.B. bei der Ligatur (BECKER u. SCHAEFER, 1957) oder bei der chronischen Pankreatitis, geschädigt und verformt sind, durch Beseitigung des Druckes wieder auch anatomisch vollwertig erscheinen können. Daraus ergibt sich die Notwendigkeit, bei Steinverschluß oder chronischer Pankreatitis frühzeitig mit dekomprimierenden Methoden operativ einzugreifen (DOUBILET u. MULHOLLAND, 1956).

Und dennoch ist die Regenerationsfähigkeit der Bauchspeicheldrüse unter bestimmten experimentellen Bedingungen erwiesen. Einfache Gangligatur führt zum Parenchymuntergang ohne jede Regenerationsneigung (BOQUIST u. EDSTRÖM, 1970). Dagegen führt die Äthioninvergiftung über die kompetitive Hemmung zu einem Parenchymuntergang, läßt aber nach Absetzen des Äthionin, ja sogar noch während der Versuchsperiode, etwa von der 4. Woche ab (NETTER, 1962) eine deutliche, manchmal sogar überschießende Regeneration erkennen. FITZGERALD und seine Gruppe (1952, 1960, 1961, 1963, 1965, 1966, 1968a u. b); HERMAN u. Mitarb. (1962); MARSH u. Mitarb. (1968) haben sich mit dieser Form der Regeneration immer erneut beschäftigt, und die Regeneration des Acinusunterganges erwiesen. FITZGERALD (1960) hat gezeigt, daß die Regeneration sowohl von den Acinusepithelien als auch von den Gängen ausgeht, ohne daß gesagt werden kann, *wer* die Vorhand hat.

Theoretisch wichtig ist die Frage, wie eine Drüse auf den normalen Verschleiß, auf die Zellmauserung reagiert. Es besteht gar kein Zweifel darüber, daß ein so hoch differenziertes Gewebe, wie die Bauchspeicheldrüse, auch für eine lebhafte Zellerneuerung sorgen muß. Dies geht ohne jede Störung vor sich, wie bei anderen Organen auch, die einen hohen Zellumsatz besitzen (wie z.B. die Darmschleimhaut). Und doch gibt es dann im Laufe der Zeit erst Einzel-, dann Gruppenverluste, die nicht mehr durch Drüsengewebe, nicht durch faseriges Gewebe, sondern durch

Fettgewebe ersetzt werden. So stellt die Lipomatose des Alterns (vgl. S. 180) ein Indiz für eine unvollständige Regeneration des Drüsengewebes dar.

Die ältere Literatur findet man zusammengefaßt bei TISCORNIA und DREILING (1966). Weitere nicht erwähnte Literatur bei LÖWENFELD und JAFFÉ (1914), FISHER (1924), UKAI (1926), YOTUYANAGI (1936).

VI. Pankreasveränderungen bei Allgemeinkrankheiten und Erkrankungen anderer Organe

Bei Erkrankungen anderer Organe, nicht nur derjenigen der Nachbarschaft, erkrankt das Pankreas in Abhängigkeit von der Schwere der Allgemeinschädigung, der Stoffwechselstörung und den Infektionserregern mit. Es treten Schäden des Eigenstoffwechsels der Acini (Degenerationen) und mehr oder weniger ausgedehnte Aktivierungen des interstitiellen Mesenchyms, echte Pankreatitiden, auf.

Die Bauchspeicheldrüse ist in die „Oberbaucheinheit" der Verdauung derart eingebaut, daß eine Mitreaktion, ein Miterkranken der Bauchspeicheldrüse bei Störungen des Verdauungstraktes selbstverständlich ist und auch morphologische Veränderungen verursacht, sogar dauerhaft hinterläßt.

Es gibt aber auch Beziehungen besonderer, ja spezifischer Art zwischen den einzelnen Organen und der Bauchspeicheldrüse, die physiologischerweise kaum erkennbar, aber im Falle des Ausfalles oder der pathologischen Übertreibung deutlich werden (s. Antifettleber-Faktor).

Diese Beziehungen sollen hier kurz erwähnt werden.

Nicht erfolgt hier eine Besprechung der Beziehung zu anderen Organen bei der Pankreatitis oder beim Diabetes mellitus; diese Korrelationen werden bei speziellen Krankheitsbildern abgehandelt werden.

Die Bauchspeicheldrüse gehört zu dem Oberbauchintegrationssystem, bei dem nicht ein Glied krank werden oder ausfallen kann, ohne daß das ganze System in Unordnung gerät.

Mit der *Leber* verbindet das Pankreas die gemeinsame Ausführungsöffnung in der Papille, die entwicklungsgeschichtliche gemeinsame Herkunft aus dem hepatopankreatischen Ring des Mitteldarmes und die Sensibilität gegenüber bestimmten Giften und Mikroorganismen. Die engen entwicklungsgeschichtlichen Verbindungen von Leber und Pankreas bestehen bei einigen Fischen auch nach der Entwicklungsperiode weiter, so daß ein entlang den Pfortaderverzweigungen gelegenes Pankreas in der Leber anzutreffen ist. Daher leitet sich auch der seltene Befund eines intrahepatischen oder periportalen Pankreaskeimes ab (Abb. 41, 76), der auch beim Menschen gelegentlich erhoben wird (vgl. LAGUESSE, 1895). Wir erwähnten oben das Beispiel der Karpfenleber (Abb. 41). Jeder chemische Stoff, der die Leber schädigt, verursacht auch in den Acini der Bauchspeicheldrüse Epithelschäden und umgekehrt (POPPE, 1956), z. B. Äthionin (POPPER, DE LA HUERGA und KOCH-WESER, 1952; BECKER, 1956, 1957), Alloxan (GROSSMAN u. IVY, 1964), Amanita phalloides (COVA, 1957), Nickel (FISCHER u. HUBER, 1947), Tetrachlorkohlenstoff (VÉGELHYI et al., 1950ff.; SPECKMANN, 1953), Thyreotoxin (GLASER, 1926).

Alle Schäden, die zur Lebercirrhose führen können — Virushepatitis und Alkohol, um sie schlagwortartig zu umkreisen —, verursachen gleichermaßen

Epitheldefekte des Pankreas. Bei der Lebercirrhose ist ferner noch eine Syntropie mit dem Diabetes mellitus vorhanden. Bei der portalen Hypertension besteht eine Fibrose in der Bauchspeicheldrüse.

SEIFERT (1951) hat nachgewiesen, daß diese Fibrose mit der Dauer und der Druckhöhe der portalen Hypertension in Korrelation steht und nicht mit dem Ausmaß des Leberparenchymschadens. Die Erkrankungen der Gallenwege sind vielfältig und eng mit der Entstehung einer Pankreatitis verknüpft. Wir werden hierauf noch bei der Pankreatitis einzugehen haben (S. 355).

Bei Feststellung derartiger Syntropien von Leber- und Pankreasschäden sollte man Leberparenchym und Pankreasparenchym vergleichen und nicht *nur* die Gallenwege berücksichtigen.

Eine Beziehung des Pankreas zur *Leber*, die sich am deutlichsten im Negativbild zeigt — nämlich nach Pankreasexstirpation —, besteht durch den sog. Antifettleberfaktor bzw. das Lipocaic, über das wir bei den physiologischen Leistungen des Pankreas schon kurz berichteten (S. 65 ff.). Es war schon frühzeitig aufgefallen, daß nach Pankreasektomie eine exzessive Leberepithelverfettung auftrat. Diese Beobachtung ist immer wieder bestätigt, freilich in ihren Modalitäten unterschiedlich interpretiert worden. Während die Leber eines gesunden Hundes 4—6 g Lipid pro 100 g Frischgewicht enthält, steigt der Lipidgehalt nach Pankreasektomie um etwa 30 g pro 100 g Leberfrischgewicht (HÉDON, 1953). DRAGSTEDT u. Mitarb. (1930) führen diese Leberepithelverfettung auf das Lipocaicmangelsyndrom zurück, also auf den Ausfall eines Hormones des endokrinen Pankreasanteiles. Aus der Tatsache, daß die totale Ableitung des Pankreassaftes nach außen *keine* Leberverfettung hervorruft (ALLEN, VERMEUL, OWENS u. DRAGSTEDT, 1943), kann gefolgert werden, daß Lipocaic nicht mit dem Pankreassaft, sondern im Inselsystem gebildet wird. Interessanterweise läßt sich die Leberepithelverfettung nahezu völlig durch die Verfütterung von rohem Pankreas verhindern (MONTGOMERY, ENTENMAN, GIBBS u. CHAIKOFF, 1940). Nach DRAGSTEDT u. Mitarb. (1930) beruht die Wirkung des Lipocaic *nicht* auf der lipotropen Wirkung von Cholin und Methionin, wie dies CHAIKOFF und ENTENMAN (1948) sowie BEST u. Mitarb. (1933, 1960) vermutet haben. Aber offenbar wird die Verwertung der lipotropen Faktoren durch die Anwesenheit des Antifettleberfaktors ermöglicht. Ohne den Lipocaicfaktor sinkt der Serumlipidspiegel ab, es entsteht eine exzessive Leberepithelverfettung. Die Hunde bekommen nach 2—5 Jahren eine Fettcirrhose der Leber (CHAIKOFF u. CONNOR, 1938, 1940). Das Lipocaic allein ohne lipotrope Faktoren ist zur Verhinderung der Leberepithelverfettung ungenügend. Bei Pankreasektomie fehlt aber nicht nur der Antifettleberfaktor, sondern auch die Möglichkeit, aus der Nahrung genügend lipotrope Faktoren abzuspalten. Über die Pankreas-Leber-Beziehung und den Antifettleberfaktor haben FEHLAUER (1956) und LEUBNER (1962) Übersichten geliefert (vgl. auch Abschnitt Physiologie, S. 65 ff.).

Die Herkunft und die Mitwirkung des Antifettleberfaktors bzw. des Lipocaics ist in vielem unklar, zumal die Arbeitsgruppen um CHAIKOFF und ENTENMAN (1948) sowie um DRAGSTEDT u. Mitarb. (1930) in einigen experimentellen Befunden nicht übereinstimmen. Auf die unterschiedlichen Befunde von Lipocaic (DRAGSTEDT, 1930) und Vagotonin (SANTENOISE u. Mitarb., 1954) wurde oben eingegangen (S. 66).

Weniger enge Wechselbeziehungen, mehr gleichartige Reaktionsweisen von Pankreas und Leber finden sich bei den *Ernährungsstörungen* (Zusammenfassung bei GROS, 1959).

Für beide Organe sind Ernährungsstörungen sowohl der Quantität als auch der Qualität nach gleichermaßen pathogenetisch wirksam. Bei der extremen Form einer Ernährungsstörung, dem Kwashiorkor (S. 212), sind beide Organe hochgradig verändert. Atrophie, Verfettung und Desmolyse der Parenchymverbände und Fibrose liegen in beiden Organen (und auch im Dünndarm) vor, die Leistung ist erheblich eingeengt. Vermutlich haben beide Organschäden die gleiche Ursache, deren wesentlichster Faktor der Eiweißmangel, vielleicht auch der Vitaminmangel, darstellt. Die Leberverfettung wird allerdings noch durch die „Depankreatisation" (GROS, 1959) begünstigt.

Daß besonders der Eiweißmangel auf das Pankreas mit seinem hohen Proteingehalt — und damit mittelbar oder unmittelbar — auch auf die Leber schädigend wirkt, ist einzusehen, obwohl beim akuten und bleibenden Eiweißmangelschaden die Leberschädigung ganz im Mittelpunkt der Überlegungen steht und Beeinträchtigungen der Pankreasfunktion nur gelegentlich nachgewiesen wurden. GÜLZOW (1948) hat bei Hungerdystrophie nicht nur die bekannte Leberschädigung, sondern auch eine Herabminderung der Fermentaktivität des Pankreas festgestellt, wobei besonders die Trypsinaktivität herabgesetzt war. Hin und wieder wurden in der Wiederaufütterungsphase akute und chronische Pankreatitiden beobachtet.

Bei Hungerzuständen sind die Acini im Volumen reduziert, sie besitzen häufig doppelkernige Epithelien, die charakteristisch für die Malnutrition sein sollen (WATRIN, 1924). Bei Kwashiorkor und bei anderen Arten der Malnutrition sind alle Enzyme, die Amylase, die Lipasen, die Ribonuklease und das Trypsinogen vermindert, nicht dagegen die Pankreassaftmenge (BARBEZAT u. HANSEN, 1968).

Wichtige Beziehungen beider Organe untereinander bestehen über ihre Stellung und ihr Zusammenspiel im Stoffwechsel. Daß bei *Ernährungsstörungen* sowohl *Leber* wie *Pankreas* beteiligt sein können und auch sind, beobachtete man vor allem im letzten Krieg und seiner Folgezeit. Das Paradigma hierfür ist der Kwashiorkor.

GUALANDI und BRACALI (1957) berichten über Pankreasfibrosen als Folge längerdauernder Ernährungsstörungen. Funktionelle Insuffizienzen treten frühzeitig auf, das exkretorische Parenchym wird atrophisch, schließlich durch Fibrose ersetzt. Die Autoren sprechen von der „trophopathischen Pankreopathie". Weniger allgemeine Ernährungsstörungen (z. B. in Hungerzeiten) sind hier zu nennen als vielmehr die viel häufigeren Enterokarenzen, z. B. nach Billroth II-Magenresektion. Die Leber ist in derartigen Fällen verfettet (vgl. Kwashiorkor), doch sollen die Leberveränderungen später als die Pankreasinsuffizienz auftreten. Die Inselepithelien sind unbeteiligt. Wichtige Voraussetzung für eine ungestörte Rolle der Leber im Eiweißstoffwechsel ist abhängig von der Funktion der Bauchspeicheldrüse (WEWALKA, 1959): Eine sowohl quantitativ als auch qualitativ ausreichende Zufuhr von Aminosäuren an die anatomisch und funktionell unversehrte Leberepithelie mit geregeltem Energiestoffwechsel. Die nach der Pankreasexstirpation auftretende Leberverfettung deutet auf eine „funktionelle Stütze" hin, der Energiestoffwechsel wird von dem innersekretorischen Teil der Bauchspeicheldrüse gesteuert, die Zufuhr der Aminosäuren von einer funktionierenden Verdauungsleistung des Pankreas. Aber auch die vom Pankreas selbst synthetisierten und in den Darm ausgeschiedenen Eiweißmengen — täglich etwa 15—45 g (BYRNE, 1951; WEWALKA, 1959) — werden der Leber wieder zugeführt („pankreato-entero-hepatischer Eiweißkreislauf", WEWALKA, 1959).

Über die primären gleichzeitigen Schädigungen von *Leber und Pankreas* ist — abgesehen von den erwähnten Experimenten und den experimentell wichtigen Giftstoffen — nur wenig bekannt. Außer einigen allgemeinen Hinweisen, daß bei Erkrankungen des einen Organs an die Mitbeteiligung des anderen gedacht werden müsse und außer einzelnen Mitteilungen über Fallberichte findet man über die Anfangsstadien gleichzeitiger Erkrankungen von Leber und Pankreas nichts. HÉDON (1953) und HOLLE (1959) haben sich (in *Übersichten*) über die Beziehungen beider Organe geäußert.

Über die Pankreasbeteiligung bei *Hepatitis epidemica* gibt es Mitteilungen von SJÖBERG (1953), KHASANOV (1959), GÜLZOW (1956, 1960), HADNAGY, KELEMEN, PALENCSÁR, SZILÁGY, BODÓ, ERDÉLYI und LÁSZLÓ (1961), HAGEN (1956). Daß über *morphologische Veränderungen* des Pankreas bei der akuten Hepatitis nicht viel bekannt ist, nimmt bei der Sachlage, daß die Zellbilder der Leber selbst erst seit wenigen Jahrzehnten bekannt sind, nicht wunder. Bei der geringeren Beachtung, die die Bauchspeicheldrüse stets erfahren hat, und bei der Schwierigkeit, eine Biopsie durchzuführen, ist diese Tatsache nicht überraschend. In funktionell-klinischen Reihenuntersuchungen (von KHASANOV) an 639 Patienten mit einer Hepatitis epidemica ergab sich folgendes: Von 451 untersuchten Patienten war nur bei 12 eine Nüchternhypoglykämie, davon bei nur 2 Fällen klinische Zeichen einer Hypoglykämie (Schweiß, Schwäche, Heißhunger) vorhanden. Hyperglykämie wurde bei 12 Patienten gefunden. In nicht ganz 10% aller Fälle ergab sich eine geringgradige Erhöhung der Diastase (im Harn) während des akuten Stadiums. Hierbei verlief die Hepatitis besonders schwer (50-Tage-Ikterus), und die Oberbauchbeschwerden deuteten auf eine begleitende Pankreatitis hin. In 7 Fällen, die an einer akuten Leberdystrophie verstarben, wurden „schwere entzündliche Pankreasveränderungen" nachgewiesen. GÜLZOW (1956, 1960) glaubt, daß bei den meisten Fällen von Hepatitis eine Begleitentzündung der Bauchspeicheldrüse auftritt, die mit abklingender Erkrankung wieder verschwindet. Eine Hepatitis kann jedoch auch eine chronische Pankreatitis aktivieren oder komplizieren — bis zum letalen Ausgang. In etwa 1% der Fälle von Hepatitis soll eine chronische Pankreasentzündung als Folgekrankheit dauerhaft manifest sein. Meist ist die Beteiligung der Bauchspeicheldrüse nur durch gezielte Ferment-Diagnostik erkennbar. RITTER (1961, 1963) hat bei cholangiolitischen Lebercirrhosen mit der Doppelballonsonde eine schnellere Erschöpfbarkeit der Sekretion konstatiert, bei fortgeschrittenen Cirrhosen fehlte die akute Reizerhöhung völlig, die Sekretion war insgesamt versiegt.

Anatomisch sah man häufiger fibröse, ja cirrhöse Prozesse im Pankreas bei Lebercirrhose, so daß man daran dachte (GRUBER, 1929), der cirrhogene Prozeß wirke auf Leber *und* Pankreas gleichermaßen. Eine intraacinäre Fibrose des Pankreas sollte das Kennzeichen der Bauchspeicheldrüse bei Lebercirrhose sein (LANDO, 1906; POGGENPOHL, 1909). G. SEIFERT hat aber (1951) nachgewiesen, daß nicht die Lebercirrhose eine Pankreascirrhose bzw. -fibrose verursacht, sondern daß es der Grad der portalen Hypertension ist, der die Stärke der Fibrose (interlobulär und interacinär) bestimmt. Die Fibrose entsteht über die Sklerose eines chronischen Ödems (STINSON, BAGGENSTOSS und MORLOCK, 1952). Wir selbst sahen bei fortgeschrittenen Fällen von portaler Hypertension arteriovenöse Anastomosen im Bereiche der Bauchspeicheldrüse. Lymphangiektasien im Pankreas sind bei der portalen Hypertension gewöhnlicher Befund (vgl. Abb. 91).

Oft wird bei Leber- und Pankreaserkrankungen die Frage nicht entschieden werden können, welche der beiden Organkrankheiten die andere verursacht hat, welche zeitlich und ursächlich vorausgegangen ist, oder ob beide Erkrankungen durch die gleiche Ursache bedingt wurden (NECHELES, 1963). Diese Frage erhebt sich besonders bei allen Formen der Hepatitis und Lebercirrhose. Interstitielle Entzündungen der Bauchspeicheldrüse kommen regelmäßig bei der Hepatitis vor (LANDO, 1906; STINSON, BAGGENSTOSS und MORLOCK, 1952). Während die Virushepatitis offenbar zu einer Fibrose, vielleicht sogar zu einer Pankreascirrhose *durch* einen Virusinfekt führt, ist die Sachlage bei der alkoholisch bedingten Cirrhose unterschiedlich. Hier spielt die Art des Alkohols für die Entstehung von Schäden in beiden Organen offenbar eine entscheidende Rolle. Wir verweisen in diesem Zusammenhang auf die Bemerkung von SARLES, daß bei den in Marseille so häufigen, alkoholisch bedingten, calcifizierenden Pankreatitiden so gut wie nie eine Lebercirrhose auftritt, weil die Südfranzosen mit vielem Wein eiweiß- und fettreich essen. Bei der durch Alkoholgenuß bedingten Lebercirrhose und den durch Alkohol bedingten Pankreasschäden wird in hohem Maße Eisen abgelagert (BUTT et al., 1964), so daß dabei an die Hämochromatose erinnert wird.

Vergleichsuntersuchungen klinischer und pathologisch-anatomischer Art im Falle der Virushepatitis zeigen zwar Einschränkungen der Pankreasleistung, auch Fermententgleisungen (HADNAGY, KELEMEN, PALENCSÁR, SZILÁGYI, BODÓ, ERDÉLYI, LÁSZLÓ, 1961), unterstreichen aber auch die Tatsache, daß die klinischen Methoden zur Erfassung sowohl der Leber- als auch der Pankreasleistung derartige Schäden nur unvollkommen erfassen können (FRIEDMAN und CHANG, 1961).

HERFORT (1947) hat bei der Lebercirrhose die Pankreaslipase stets vermindert gefunden, das Trypsin aber kaum beeinträchtigt gesehen. Eine rasche Erschöpfung der Fermentproduktion, d.i. aber eine Einschränkung der Kompensationsfähigkeit des Pankreas, hat RITTER (1958) besonders bei cholangiitischen Lebercirrhosen nachgewiesen. In einer anatomischen Analyse von WOLDMAN, FISHMAN und SEGAL (1959) wurde an 1 000 Obduktionen von im Erwachsenenalter Verstorbenen die Frage einer gleichzeitigen Fibrose in Leber und Pankreas geprüft. Bei 234 Fällen von Pankreasfibrose wurde 117mal in der Leber eine Epithelverfettung, 32mal eine Cirrhose gefunden, so daß eine Erkrankung dieser Art in beiden Organen 149mal auf 1 000 Sektionen gefunden wurde. Die Verfasser neigen dazu, der durch die Fibrose bedingten Pankreasinsuffizienz das Primat bei der Entstehung der Lebererkrankung zuzubilligen.

Unsere Vorstellungen vom Einfluß des Pankreas auf die Resorption von *Eisen* haben in den letzten Jahren einen neuen Aspekt erhalten, der wichtig für die Pankreasinsuffizienz einerseits, für die Eisenresorption und die Hämochromatose (Siderophilie) andererseits erscheint. Vom Pankreas wird offenbar ein Faktor abgesondert, der die Resorption des Eisens hemmt (BIGGS u. DAVIS, 1963; DAVIS u. BIGGS, 1965). DIETZE u. Mitarb. (1967) haben diesen „Pankreasfaktor" näher untersucht und gefunden, daß Trypsin, Chymotrypsinogen und Chymotrypsin die Eisenresorption hemmen.

Damit führt eine Pankreasinsuffizienz zu einer vermehrten Eisenaufnahme — eine Pankreasinsuffizienz *durch* die Hämochromatose führt also immer weiter zur vermehrten Eisenaufnahme (WÖHLER, 1966). Die Befunde sind allerdings nicht ganz einheitlich (BALCERZAK u. Mitarb., 1967), sie sind schlecht im Experiment nachzuarbeiten (KAVIN u. Mitarb., 1967). Auch in Fällen der cystischen Pankreasfibrose ist eine erhöhte Eisenaufnahme nicht die Regel (LONGNECKER, 1965; TOENZ u. Mitarb., 1965, 1966). Obwohl mehr der endokrine Anteil des Pankreas auffällig wird, soll hier auch die Hämochromatose (Siderophilie) Erwähnung finden, weil häufig neben und zeitlich *vor* dem (Bronze-)Diabetes eine Leber- und Pankreascirrhose vorliegt. Der Diabetes mellitus ist oft eine Zweitkrankheit. Die Siderophilie gehört auch deswegen zu dem exokrinen Pankreas, weil die Befunde von BIGGS und DAVIS (1963) eine Abhängigkeit der Eisenresorption von der Pankreasverdauung bewiesen haben. Die Autoren haben durch Gabe von Radioeisen und gleichzeitig zugegebenem Pankreasextrakt an Hämochromatosepatienten einen signifikanten Rückgang der Eisenresorption vom Darm dann nachweisen können, wenn die Pankreasverdauung durch die Zugabe der Fermente verbessert wurde. Die Eiseneinlagerung ist bei der idiopathischen Hämochromatose makroskopisch bereits in Leber und Pankreas zu erkennen (Abb. 106), mikroskopisch liegt das Eisen in großen Schollen in den breiten Bindegewebssträngen, aber auch in dem ebenfalls verrosteten Parenchym vor. Beide Organe sind gleichermaßen betroffen.

In neuerer Zeit wird bei der Entstehung der Siderophilie — besonders unter dem Eindruck der zahlreichen Beobachtungen bei den Bantus — die ursächliche Rolle des Alkoholismus diskutiert (BUTT et al., 1964).

Bei der sekundären Hämochromatose ist das Pankreas nicht beeinträchtigt. Der Befall des Pankreas mit Eisenschollen soll nach CACHERA und DARNIS (1956) geradezu ein Unterscheidungsmerkmal zwischen idiopathischer und sekundärer Hämochromatose sein.

Über die Beziehung des Pankreas zu anderen Organen liegt ein ungleich kleineres Beobachtungsgut vor, als dies bei der Leber der Fall ist.

Die Beziehung zu der *Kopfspeicheldrüse*, die bezüglich der Wirkung glandotroper Viren so auffällig ist, ist — wenn man von der Mumpspankreatitis und der postpankreatischen Parotitis absieht — nur wenig bekannt. SOEMMERING, der den Namen „Bauchspeicheldrüse" in ausdrücklicher Parallele zu den Kopfspeicheldrüsen geprägt hat, hat wohl doch nur nach dem äußeren Anschein geurteilt. Ein gewisser Kompensationseffekt der Kopfspeicheldrüsen bei der Pankreasinsuffizienz ist gelegentlich behauptet und wohl im wesentlichen aus der Anschwellung der Kopfspeicheldrüsen geschlossen worden. Bei der Fülle von Möglichkeiten, die eine oft symmetrische Parotisschwellung verursachen (JANSEN, 1958; SEIFERT, 1963, 1964), ist es nicht verwunderlich, wenn bei einer Pankreasinsuffizienz — mit pankreatogener Unterernährung — eine Parotisdurchwässerung entsteht, ohne daß dadurch aber eine funktionelle Überleistung oder gar Kompensation bewiesen wäre.

Die Beziehungen der exokrinen Pankreasfunktion zu dem *Blutgerinnungssystem* sind durch mehrere Untersuchungsbefunde nahegelegt worden (INNER-

Field, 1953; Shinowara, Waite u. Saleeby, 1953; Storer u. Kazdan, 1953; Dreiling, Greenspan u. Sanders, 1954; Szirmai, 1958). Eine endgültige Klarheit ist jedoch nicht erreicht. Die Gerinnungsentgleisungen bei der akuten Pankreatitis und die Thromboseneigung bei dem Pankreascarcinom sind pathologische Exzesse der physiologischen Beziehungen zwischen Pankreasparenchym und den Gerinnungsfaktoren.

Ein eigenartiges Syndrom einer Pankreasinsuffizienz mit einer Knochenmarksdepression wurde von Shwachman, Diamond, Oski und Khaw (1964) an 7 Kindern beobachtet, die unter dem Verdacht einer cystischen Pankreasfibrose in klinische Untersuchung kamen. Im Gegensatz zu der cystischen Pankreasfibrose waren aber die Bronchien nicht miterkrankt, Veränderungen des Schweißes wurden nicht ermittelt. Gleichzeitig bestand eine Anämie, eine Thrombocytopenie und eine Neutropenie, die jeder Behandlung trotzten. Im Pankreas bestand eine fortgeschrittene Lipomatose. Vom anatomischen Bilde her wären diese Fälle der lipomatösen Atrophie des Pankreas zuzuordnen. Allerdings stand bei diesen Beobachtungen die therapieresistente Blutbildveränderung ganz im Vordergrund.

VII. Die Beziehung der Bauchspeicheldrüse zu den anderen Organen

Bei einigen Pankreaserkrankungen sind die anderen Organe in mehr oder weniger charakteristischer Weise mitbeteiligt. Dies ist zum Teil aus der nachbarlichen Lage, aus den ähnlichen canaliculären Verhältnissen — wie z.B. bei Leber und Magen — zu verstehen. Zudem spielt eine gemeinsame Blutversorgung oder — wie bei der Leber — die gemeinsame entwicklungsgeschichtliche Herkunft, die (vielleicht dadurch bedingte?) gemeinsame Giftempfindlichkeit (Alkohol), eine Rolle. Andererseits werden andere Organe durch die gestörte Funktion der Bauchspeicheldrüse mit beeinträchtigt, vor allem die Verdauungsorgane im Mitteldarmbereich. Man kann die Bauchspeicheldrüse in ihrer Funktion nicht als Einzelorgan werten, sondern muß sie in der funktionellen (hormonellen, nervösen, vasculären, collaborierenden) Verhaftung in dem Magen-Darm-Komplex sehen. Es ist daher gar keine Besonderheit, daß bei mangelnder Salzsäureproduktion im Magen die Bauchspeicheldrüse — durch den unterwertigen Secretinreiz — im Sinne einer verstärkten Proteochylie mit Acinusdilatation u. dgl. reagiert. Andererseits sind hormonelle Einflüsse des endokrinen Pankreas auf die Salzsäureproduktion des Magens bekannt geworden, so daß pankreogene (pankreatogene) Ulcera ventriculi auftreten (Zollinger-Ellison-Syndrom).

Im folgenden Abschnitt werden die Beziehungen der Bauchspeicheldrüse zu den anderen Organen im Zusammenhang besprochen, ohne daß auf Einzelheiten, z.B. der Beteiligung von Gallenwegerkrankungen bei der akuten Pankreatitis oder der Schweißdrüsenmitbeteiligung bei der cystischen Pankreasfibrose, hier (noch einmal) eingegangen werden könnte.

Naturgemäß sind die Verbindungen der Bauchspeicheldrüse — in gesunden und kranken Tagen — zu *Magen* und *Leber* besonders eng.

Über die innige Integration von *Magen—Duodenum—Pankreas* bei der Verdauungsfunktion durch Secretin usw. wurde schon gesprochen (s. S. 70). Jede

Störung der *Magen*funktion beeinträchtigt die Arbeit der Bauchspeicheldrüse: Bei *fehlender* Magensalzsäure entsteht kein Secretinreiz. Bei Duodenitis, Stauungszuständen in der Duodenalschleimhaut — z. B. bei portaler Hypertension — ist die Secretinproduktion bzw. -ausschüttung ebenfalls herabgesetzt. Bei dieser Sachlage ist es verwunderlich, daß es keine größeren Untersuchungen über die Veränderungen der Bauchspeicheldrüse bei anacider Gastritis, z. B. perniziöser Anämie, gibt.

Andererseits besteht eine hormonale Wirkung der Bauchspeicheldrüse auf die Sekretion der Magensalzsäure. Diese Wirkung wurde seit langem vermutet, sie ist erst gesichert worden in ihrer pathologischen Übertreibung, nämlich bei den Inseladenomen, die ganz sicher kein Insulin produzieren, die aber dennoch eine endokrine Übersekretion entfalten und eine Hyperacidität verursachen, so daß im Magen und Darm peptische Ulcerationen in großen Mengen entstehen. Oft werden diese Adenome bei der Operation nicht gefunden, so daß nichts anderes übrig bleibt, als den Magen total zu exstirpieren. Die Adenome der Inseln, die diese peptischen Ulcera hervorrufen (Zollinger-Ellison-Syndrom), sind oft vergesellschaftet mit Adenomen auch anderer endokriner Organe (G. SEIFERT u. BERDROW, 1958).

Hier sind aber auch die drei Fälle (von 20 Beobachtungen) von Pankreascarcinomen zu erwähnen, bei denen ein Ulcus im Magen bzw. im Duodenum gefunden wurde (DASHIELL, 1948). Andererseits fanden DRAGSTEDT und seine Mitarbeiter nach Gangligatur in fast einem Viertel der Versuchstiere nach Anlage, einer äußeren Pankreasfistel bei allen Hunden ein Ulcus duodeni. Diese endokrinen Beziehungen sind deswegen zu erwähnen, weil sie hin und wieder in den Regenerationsknoten der chronischen Pankreatitis entstehen, weil sie bei der von KATSCH (1938) genannten Pancreatitis adenomatosa insularis gelegentlich vorkommen. So müssen dann peptische Ulcera im Magen und Duodenum als im Gefolge und bedingt durch eine chronische Pankreatitis entstanden aufgefaßt werden.

Zur Feststellung einer derartigen Beziehung zwischen exkretorischem Pankreas und Magenschleimhaut sind Fälle von Pankreascarcinomen — trotz DASHIELL — nicht geeignet. Im eigenen Material von 38 Pankreascarcinomen waren fünf alte und frische Ulcera vorhanden. In drei Fällen war allerdings vor Jahren eine Magenresektion nach Billroth II vorausgegangen.

Vielfach sind Untersuchungen angestellt worden über die Leistung der Bauchspeicheldrüse nach Billroth II-Operation. Hier sind die Ergebnisse außerordentlich verschieden. Große Untersuchungsreihen versuchen nachzuweisen, daß keinerlei Beeinträchtigung der Pankreasfunktion nach einer Magenresektion nach Billroth II oder nach einer Magentotalexstirpation — eine gute Salzsäuremedikation vorausgesetzt — besteht. Andererseits gelten diese Untersuchungsreihen nur für die Zeit unmittelbar nach der Magenoperation; anders liegen die Befunde mehrere Jahre nach der Resektion (RICHMAN u. Mitarb., 1954; FOTI, 1953; V. BECKER, 1969). In sehr gründlichen Untersuchungen haben MAIER und ELSTER (1970) Fibrose und entzündliche Infiltrate, Sekretstau, Gangerweiterungen und papilläre Abfaltungen der Epithelien als Zeichen einer komplexen Dyschylie im Gefolge der Magenresektion nachgewiesen.

Dissoziierte Pankreasinsuffizienzen sind gehäuft bei Ulcuspatienten konstatiert worden, wie die Syntropie-Untersuchungen von BOHN und KOCH (1959) zeigten. Nach LINDENSCHMIDT (1956) soll etwa bei 10—20% aller Cholelithiasispatienten eine Magen- *und* Pankreasinsuffizienz bestehen. Eine weitgehende Kompensation des Ausfalls der humoralen Phase als Pankreasreiz bei totaler Gastrektomie kann nach NEUMAYR, PREIBISCH und REIMER (1953) durch die vagale Phase der Pankreasreizung erfolgen. Die Wichtigkeit der Schonung von Vagusfasern bei der Magenoperation geht aus diesen Untersuchungen hervor, die aber nicht über die sehr unterschiedlichen Ergebnisse und das sehr breite Bild der Streuung von Pankreaswerten hinwegtäuschen.

Wenn allerdings — wie es häufig geschieht — die Steatorrhoe als einziges Insuffizienzzeichen der Bauchspeicheldrüse gewertet wird, dann muß die Pankreasbeeinträchtigung bereits sehr hochgradig sein, bevor sie entdeckt wird. Vielleicht erklären sich durch die Auswahl eines solchen Parameters (Steatorrhoe) die Unterschiede in der Beurteilung von Pankreasleistungen nach Magen-Resektion. Bei einer Steatorrhoe handelt es sich um postoperative chronische Pankreatitisfälle. Ob Verletzungen der Äste des Nervus vagus tatsächlich eine entscheidende Rolle für die später auftretende Pankreasinsuffizienz spielen, ist nicht entschieden. Von den extremen Fällen der Verletzung des Pankreas bei Magenoperationen soll hier abgesehen werden. Derartiges kommt aber doch immer einmal wieder vor (LIGDAS, 1951), zumal wenn die Ausführungsgänge ungünstig liegen. Ein hoch (pylorusnahe) mündender und womöglich als Hauptast fungierender Ductus Santorini ist bei einer Magen-Resektion gefährdet und kann die Pankreasleistung in der postoperativen Phase nachdrücklich beeinflussen.

Pankreas und Magen werden von *Therapiemaßnahmen* in gleicher Weise erreicht. Magenschonkost ist auch Schonkost für die Bauchspeicheldrüse. Manche schleichende Pankreatitis wird als „verdorbener Magen" angesehen und — mit Erfolg — therapiert. Andererseits ist z.B. die Wirkung der Carboanhydratasehemmstoffe (Diamox®, Nirexon®) zu nennen, die in gleicher Weise auf die Salzsäureproduktion des Magens wie auf die Alkalibildung der Bauchspeicheldrüse wirken (DREILING, JANOWITZ u. HALPERN, 1955; BECKER, 1957, 1961; JANOWITZ, 1959).

Funktionell ist das *Duodenum* der Bauchspeicheldrüse vor- und nachgeschaltet. Die Secretinproduktion der Duodenalschleimhaut bildet den adäquaten Reiz für die Hydrochylie des Pankreassaftes, der Bauchspeichel bildet einen wesentlichen Faktor in dem Verdauungsprozeß im Duodenum.

Morphologisch beeinflussen Krankheitsprozesse an der Vaterschen Papille Bauchspeicheldrüse und Duodenum gleichermaßen. Seltener beeinträchtigt einmal ein Pankreas annulare die Motilität des Duodenum. Andererseits sind alle tumorösen und entzündlichen Veränderungen sowie operative Eingriffe an der Duodenalschleimhaut, die diese in ihrer Beweglichkeit irgendwie beeinflussen, auch auf die Bauchspeicheldrüse wirksam.

Vor allem sind es die Divertikel, die in den Kopf der Bauchspeicheldrüse eindringen. Derartige Divertikelbildungen in Papillennähe führen ohne Übergang, falls sie zu einer chronischen Entzündung Anlaß geben, über eine Peridiverticulitis zu einer Kopfpankreatitis. Divertikelartige Vatersche Ampullen mit der Ausmündung von Ductus choledochus und Ductus pancreaticus bilden Receptacula für Gallensteine *einerseits*, für Ingesta *andererseits*. LEGER, KOBEL und CAZÈS (1960) machen auf eine Komplikation des Duodenalulcus aufmerksam, die darin besteht, daß durch peridivertikulitische oder periulceröse Prozesse die Milzvene thrombosiert. Diagnostisch, besonders röntgenologisch, werden die Divertikel leicht mit tiefen Duodenalulcera verwechselt. Das Ulcus duodeni kann, wenn es in der kleinen Kurvatur des Duodenum liegt, ebenso zu einer *Kopfpankreatitis* wie *zu einer* Diverticulitis führen. Es kann tief in den Kopf der Bauchspeicheldrüse eindringen. Im allgemeinen wird in der Drüse selbst ein fibröser Wall die Entzündung eindämmen, so daß die Drüse als Ganzes nicht von dem entzündlichen Krankheitsprozeß beeinträchtigt wird unter der Voraussetzung, daß das Gangsystem der Bauchspeicheldrüse nicht verzogen oder verschlossen wird. Immerhin hat Fräulein VENZLAFF (1941 am Material der Katschschen Klinik) in 58 Fällen von Duodenaldivertikeln 21mal eine Pankreatitis festgestellt (davon 3 mit Diabetes mellitus; vgl. S. 323).

In diesem Zusammenhang weist BAYER auf das Symptom der Hypoglykämie als Zeichen der Pankreasschädigung bei Duodenaldivertikeln hin.

Ganz verschiedenartige Berichte über *Haut*veränderungen bei Pankreaserkrankungen liegen schon relativ früh in der Literatur vor. 1889 berichtete D. V. HANSEMANN über ein masernähnliches Exanthem bei der Pankreatitis. Autoptisch stellten sich in zwei Fällen die Hautveränderungen als subcutane Fettgewebsnekrosen heraus. Über die bläulichen, zum Teil gitterförmigen Hautverfärbungen um den Nabel — das Turner-Cullen-Zeichen — bei abdominellen Blutungen, wie z. B. hämorrhagischer Pankreatitis, aber auch bei Tubarabort, wird bei der tryptischen Pankreatitis gesprochen (Lit. bei SIGMUND u. SHELLEY, 1954; LYON, 1961).

Umgekehrt konnte bei Psoriasis trotz entgegengesetzter Behauptungen keine sichere Beeinträchtigung der Bauchspeicheldrüsenleistung gefunden werden (MADDEN u. CARON, 1953; FARBER, JOHNSON u. SHWACHMAN, 1957). Ein benignes Schleimhaut-Pemphigoid war erstes klinisch auffälliges Symptom bei einem Pankreascarcinom in der Beobachtung von KILBY (1965). Manchmal sind knotige Fettgewebsnekrosen im Unterhautfettgewebe erste Anzeichen einer Pankreatitis, doch sind diese Beobachtungen Raritäten (SCHRIER u. Mitarb., 1965).

Die Beziehungen der Bauchspeicheldrüse und der *Niere* sind nicht nur durch die toxischen Parenchymschäden der Harnkanälchenepithelien bei tryptischer Pankreatitis gegeben (vgl. S. 396).

Niere, Pankreas (und Hoden) sollen bei der Arteriolosklerose in etwa gleichem Maße beteiligt sein (HERXHEIMER, 1912; FAHR, 1913; ASCHOFF, 1912; SCHÜRMANN und MCMAHON, 1933), was D. V. HANSEMANN dazu brachte, von einer Granularatrophie der Bauchspeicheldrüse analog zu den Nierenveränderungen zu sprechen (vgl. Abb. 96). Andererseits sind recht kennzeichnende Befunde bei schweren Nierenerkrankungen in der Bauchspeicheldrüse zu erkennen, vor allem eine meist generalisierte Acinusdilatation mit Sekreteindickung. Es können die Acini so ausgerundet sein, ihre Epithelien so abgeflacht, daß man geradezu an das Bild der cystischen Pankreasfibrose zu denken geneigt ist (BAGGENSTOSS, 1948; SEIFERT, 1956). Bei der chronischen Präurämie ist die Bauchspeicheldrüse von ungewöhnlich fester Konsistenz, von der Schnittfläche kann man gelegentlich geleeartige, eingedickte Sekrettropfen abdrücken. Bei minder lang dauernden Zuständen der Urämie findet man nur herdförmige Acinusdilatation und eine entdifferenzierende Atrophie der Epithelien.

BARTÓS u. Mitarb. (1970) fanden in etwa einem Viertel der chronisch Nierenkranken die Funktion des Pankreas wesentlich eingeschränkt.

Ob die Sekreteindickung als Folge der Elektrolytverschiebungen — z.B. bei Urämie — aufzufassen ist oder ob sich die urämische Enteritis bis zum Duodenum hin erstreckt und dadurch ein Secretinmangel die entscheidende Rolle bei der ungenügenden Durchwässerung des Sekrets darstellt, ist nicht sicher. Beide Faktoren werden das ihre zu dem charakteristischem Bilde der festen, zum Teil sklerosierten Drüse mit den vielfältigen Acinusdilatationen und der gelee- oder schollenartigen Eindickung des Sekretes tun.

Die Beteiligung des Pankreas bei Systemerkrankungen bietet keine Besonderheiten, wohl aber eigenartige Manifestationen. Extramedulläre plasmacelluläre Herde bei Plasmocytom im Bereich der Papille sind keine Seltenheiten (RICHARDS u. Mitarb., 1958). Eine gehäufte Syntropie von plasmocytärer und (terminaler) Pankreatitis kann durch diese Infiltration erklärt werden, aber auch durch den erhöhten Calciumspiegel, durch die Knocheneinschmelzung oder durch die Steroidtherapie begünstigt sein (SPAIN, 1967).

K. Betriebsstörungen der Bauchspeicheldrüse (Störungen der Funktion)

Störungen der Funktion sind bei einer derart tätigen Drüse ein ganz wesentlicher *pathogenetischer Faktor*, ein die Klinik interessierendes Phänomen, weil sie mit den daraus resultierenden Symptomen und Krankheitszuständen am Krankenbett alltäglich befaßt ist. Wenn wir die gestaltlichen Veränderungen der Funktionsstörungen betrachten, dann kann es derartige Umgestaltungen *einmal* als Ursache der Funktionsstörung geben: Die Sekretsynthese kann ver- oder behindert sein, die Sekretzusammensetzung kann dem Bedarf nicht genügen, die Sekretabgabe kann gestört sein. *Andererseits* können pathologisch-anatomische Drüsenveränderungen vorkommen, weil die Funktion gestört ist. Schließlich müssen wir auch noch klinische Krankheitsbilder erwähnen, bei denen die Funktionsstörung klinisch offen zutage tritt, die anatomische Ursache bzw. das anatomische Korrelat aber nicht so klar hervortritt. Hier ist z.B. die Dyspepsie der Kinder zu nennen.

Jegliche Funktionsstörung der Drüse, die morphologisch faßbar ist, wird ohne Rücksicht auf die Genese als *Dyschylie* bezeichnet (SEIFERT, 1956). Die Definition der Dyschylie ist *weitgefaßt* (SEIFERT, 1956): „Der Begriff der ‚Dyschylie' umfaßt eine Gruppe von sowohl in ihrer Ätiologie als auch in ihrem morphologischen Erscheinungsbild unterschiedlichen Gestaltwandlungen des Pankreas, die als Folge einer primären Änderung der Sekretproduktion, Sekretzusammensetzung und des Sekretabflusses entstanden sind."

Der weite, auf die gestaltlichen Veränderungen festgelegte Begriff muß, um mit der Physiologie und der pathologischen Physiologie der Drüse in Einklang gebracht zu werden und um für die klinische Pathologie von Wert zu sein, aufgegliedert werden. Es kann dies sinnvoll durch Unterscheidung nach dem *Sitz* der Veränderungen geschehen. Nach dieser Einteilung kann man von einer

      acinären,
      isthmischen,
      canaliculären (ductulären) und
      papillären

Dyschylie sprechen. Man kann aber die Dyschylie auch als Folge einer einseitigen Reizung auffassen, so daß unter diesem Begriff die einseitigen und wegen der Einseitigkeit funktionell unterwertigen pathologischen Arten des Bauchspeichels zu verstehen wären. Hier sind der extreme Proteochylus, unter anderem z.B. auch der hyperviscöse Chylus der cystischen Pankreasfibrose oder der einseitige Hydrochylus zu nennen, dessen morphologisches Äquivalentbild man gelegentlich auch ohne sichere Beziehung zu einer bestimmten Grundkrankheit sehen kann (vgl. S. 83).

Alle diese Einteilungen sind jedoch ärztlich gesehen „ohne Leben", wenn man die eigentliche *Krankheit* der *Drüse*, wenn man das anatomische Substrat bzw. die Pathologie der Drüse betrachten möchte.

Die Aufgabe, die sich daraus ergibt, ist, die gestaltlichen Bilder der Dyschylie — der acinären, der isthmischen und der ductulären — den klinischen Krankheitsbildern zu unterlegen, d. h. also ausgehend vom klinischen Krankheitsbild, auf die gestaltliche Veränderung, auf den Sitz der Dyschylie zu schließen.

Bei der Sekretion jeder Drüse kann entweder eine *Hypersekretion*, eine *Hyposekretion* oder eine *fehlerhafte Sekretion* vorliegen. Die Hypersekretion, die bei den anderen Organen des Verdauungstraktes, z. B. beim Magen, eine wohlerkennbare Symptomatik und eine Ursache für Nachfolgekrankheiten darstellt, ist beim Pankreas weitaus problematischer. Wir kennen die Hypersekretion der Bauchspeicheldrüse bei bestimmten Vergiftungen, die auch zu einer Hypersekretion der Kopfspeicheldrüsen führen, z. B. bei der Sublimatvergiftung. Eine klinische Symptomatik einer Hypersekretion der Bauchspeicheldrüse gibt es jedoch nicht. Zwar sind vor allem durch die Untersuchungen mit der dreiläufigen Sonde (BARTELHEIMER, 1953; BARTELHEIMER, MARING u. STIMMING, 1955) derartige hypersekretorische Zustände diagnostizierbar und diagnostiziert geworden, eine Rolle in der klinischen Pathologie der Bauchspeicheldrüse spielen sie jedoch nicht: Der zuviel produzierte Saft läuft ab, wird im Darm neutralisiert und resorbiert; doch eine Krankheit „Hyperchylie" gibt es nicht.

Eine Pankreassaftübersekretion scheint klinisch gleichsam „stoßweise" bei vegetativ labilen Patienten vorzukommen (BARTELHEIMER, MARING u. STIMMING, 1955). Zumeist handelt es sich lediglich um eine Volumenzunahme, also um eine Hydrochylie, nicht jedoch um eine Enzymmehrproduktion. Freilich schwanken die „Ruhewerte" bereits sehr stark (zwischen 5 und 40 cm^3 pro 10 min).

Anders ist dies bei der *Hypochylie*. Eine Unterfunktion der Drüse durch Insuffizienz ihrer Sekretbereitung ist relativ häufig. *Klinisch* tritt eine Hypofermentie, dann eine Verdauungsinsuffizienz, schließlich eine Steatorrhoe auf, die allerdings erst bei *erheblicher* Reduktion der Drüsensubstanz auffällig wird.

Als Ursache für die Hypochylie kommt jeder Krankheitsprozeß in Frage, der in die Sekretsynthese eingreift — also vorwiegend toxische und metabolische Prozesse — oder aber zu einer Drüsenparenchymzerstörung führt. Weitere kausale Faktoren sind länger dauernde Mangeldurchblutung und peripherer Druck durch eine Ödemeinpressung mit Übergang in fibröse Manschettenbildung. Eine Hypochylie aller Grade bis zu dem klinischen Bilde der Steatorrhoe oder der pankreogenen Maldigestion kann sehr viele Gründe haben. Zwischen der äußerst seltenen Aplasie oder Hypoplasie des Pankreas und der häufigsten Ursache, der chronisch rückfälligen Pankreatitis, sind viele Krankheitsursachen zu nennen: Die cystische Pankreasfibrose, die lipomatöse Atrophie, die primäre, selten auch die sekundäre Lipomatose, der Pankreasstein, Tumoren aller Art, vor allem das Carcinom, manchmal auch ein verschließendes Papillencarcinom.

Im *Alter* besteht eine milde Hypochylie, die am besten ex iuvantibus diagnostizierbar ist und die als Teilerscheinung der mäßigen Sekretions- und Verdauungsinsuffizienz des gesamten Digestionstraktes im Alter — atrophisierende Gastritis, Altersatrophie der Leber und Gallenblase, Atrophie der Dünndarmschleimhaut, Adenomyofibrose der Vaterschen Papille — aufzufassen ist (SCHIEVELBEIN, 1957).

Physiologischerweise nimmt im *Alter* die Sekretproduktion nur unwesentlich ab. Entscheidend vermindert ist die Produktion lediglich in der Fraktion der Lipase (NECHELES, PLOTTKE u. MEYER, 1942). Diese Reduktion der Lipase zeigt sich in der Verminderung der Jodausscheidung (PUECH, PAGES u. HERTAULT, 1957); die sich darauf gründende Bezeichnung „senile Pankreatose" für die Summe der anatomischen Altersveränderungen und ihre klinischen Auswirkungen erscheint uns allerdings nicht sehr glücklich gewählt. Ganz ähnliche Ergebnisse erbrachten die Untersuchungen mit der dreiläufigen Sonde, bei denen RITTER (1958) erst nach der Doppelbelastung einen Unterschied zweier Kollektive verschiedenen Alters feststellte. Die Erkennung und Behandlung derartiger Altershypochylien ist wichtig, weil sie gerade bezüglich der fettlöslichen Vitamine Enterokarenzen zur Folge haben, die ihrerseits wieder eine Verschlechterung der Sekretabgabe verursachen können. Ein Vitamin A-Mangel bzw. eine Enterokarenz für Vitamin A kann die Ursache von Metaplasien in den Pankreasausführungsgängen — übrigens auch in den Gallenwegen und in den Bronchien! — sein. Aber auch ein Vitamin B-(Komplex-)Mangel kann durch eine derartige komplexe Verdauungsinsuffizienz verursacht sein, bei der die Hypochylie des Pankreas *ein* Faktor ist.

Meist ist die Verdauungsinsuffizienz Begleiterscheinung einer klinisch im Vordergrund stehenden andersartigen Erkrankung, z. B. einer Infektionskrankheit, einer zur Kachexie führenden Erkrankung oder eines über einige Zeit hin bestehenden Kreislaufleidens. Die metabolische Unterwertigkeit überträgt sich auch auf die Sekretsynthese und leistet mengenmäßig nicht genügend. Andererseits steht die Verdauungsinsuffizienz als ein Symptom selbst bei Pankreaserkrankungen nicht im Vordergrund, z. B. bei der chronisch-rückfälligen Pankreatitis oder bei dem Pankreaskopfcarcinom.

Bei der *akuten Ernährungsstörung* finden sich regelmäßig Miterkrankungen des Pankreas, die für den weiteren Ablauf und für die Unterhaltung — oft auch für die Wendung zum Ungünstigen — der Darmerkrankung verantwortlich zu machen sind (GARSCHE, 1937, 1950; SEIFERT, 1954, 1956).

Unter „akuten Ernährungsstörungen" der Kinder faßt SEIFERT (1954) diejenigen Krankheitsbilder zusammen, die als *Folge* und *Begleiterscheinungen* akuter Durchfallserkrankungen aufgetreten und unter der Mitwirkung von Mikroorganismen entstanden sind. Es fallen unter diese weite Definition — für unseren Zusammenhang aus praktischen Gründen und klinisch nicht absolut verbindlich — auch die spezifischen Organmanifestationen von Dysenterie, Enteritis Breslau, Paratyphus und Typhus. Am Pankreas finden sich dabei eiweißreiche Exsudate herdförmig ausgeprägt in der Nachbarschaft von Gefäßen, Sekretansammlungen in den Gängen (canaliculäre Dyschylie) sowie Acinuserweiterungen mit tropfiger Sekretverhaltung, jedoch ist die Fibrose gering. Es handelt sich also um eine seröse Begleitpankreatitis mit Sekretabflußstörung. In diesem Zusammenhang sind die geradezu enormen Ödemseen zu erwähnen, die LETTERER (1949) im Pankreas von Mäusen unter der Einwirkung von Ruhrtoxin erzeugt hat und die ein gezieltes Experiment zu der Frage der Giftwirkung auf die Bauchspeicheldrüse bei Darmerkrankungen darstellen. Ganz ähnlich ausgedehnte interstitielle Ödeme sieht man bei Vergiftungen mit Glyoxal (DOERR, 1949; HELGE, 1958).

Die seröse Begleitpankreatitis bei der Dyspepsie entsteht durch direkte Einwirkung ascendierender Bakterien (Dyspepsie-Coli), die um so schwerwiegender wirkt, als sie auf ein unausgereiftes, im Umbau begriffenes, an lockerem Bindegewebe reiches Organ trifft. Bei langer Dauer führt die seröse Entzündung zu einer entdifferenzierenden Atrophie (DOERR, 1952) des Parenchymes, schließlich zu einer Fibrose (BECKER u. SCHAEFER, 1956). Andererseits wird — wie alle Parenchyme — die Bauchspeicheldrüse auch geschädigt durch die bakteriell-toxischen Einflüsse der Dyspepsie, die ebenfalls zu einer Acinusdegeneration mit einer für den weiteren Krankheitsverlauf folgenschweren acinösen Dyschylie führt (Abb. 111).

Die seröse Entzündung und die entdifferenzierende Acinusdegeneration stellen das anatomische Substrat der Begleiterkrankung des Pankreas bei der akuten Ernährungsstörung des Kindesalters dar, ebenso wie bei allen Enteritiden des Erwachsenenalters die Bauchspeicheldrüse als Mitreaktion zunächst im Sinne der serösen Entzündung, dann als entdifferenzierende Atrophie und schließlich als Fibrose verändert ist. Die aus diesen Veränderungen resultierende Dyschylie ist die Ursache der „Subfermentie" und der Verdauungsinsuffizienz: Die komplizierten Vorgänge der Sekretsynthese sind behindert, die Sekretionsstätten werden reduziert und vernichtet.

Bei *chronischen* (rezidivierenden) Ernährungsstörungen des Säuglings ist — im Gegensatz zu den akuten Fällen — die Fibrose sowohl inter- als auch intralobulär verstärkt. Eine Beziehung zu dem herdförmig abgegrenzten Exsudat in der Nachbarschaft der Gefäße ist in vielen Fällen unabweisbar (seröse Entzündung — Fibrose s. unten). Wir folgen hier der Darstellung von SEIFERT (1954). Entzündlich-zellige Infiltrate fehlen zumeist, eine Sialangitis und Perisialangitis gehört nicht zu dem Bilde, auch wenn die Gänge häufig umschrieben erweitert sind. Hier — bei der chronischen Ernährungsstörung — handelt es sich also um eine chronische serös-fibrosierende Entzündung auf dem Wege zu der diffusen Organsklerose.

Vor der histologisch eindeutigen Umgestaltung ist — offenbar als Folge des akuten Eiweißmangels (SEIFERT, 1956) — eine Sekretsynthesestörung bereits cytologisch erkennbar in Gestalt einer Verminderung der Desoxyribonucleinsäure in den Acinusepithelien. Sie ist ebenfalls als Zeichen einer acinären Dyschylie aufzufassen. Diese in Verbindung mit der serösen Pankreatitis reduziert fortschreitend die Sekretionsleistung und vermindert die Resorptionsfähigkeit im Darm, so daß Hypochylie des Pankreas, pankreogene Maldigestion und echte Malabsorption eng miteinander verknüpft sind.

Die Hypochylie kann Folge einer acinären, einer isthmischen und einer canaliculären Dyschylie sein. Die Sekretsynthese stellt einen hochdifferenzierten Vorgang dar, der relativ leicht in seiner Mechanik gestört werden kann. Vermögen schon allgemeine oder umschriebene Kreislaufstörungen hier eine Minderung oder einen Stillstand der Sekretproduktion zu verursachen, so sind toxische Stoffe jeglicher Provenienz dazu noch eher geeignet. Die „Mitreaktion" bei allen septischen und auch infektiösen Krankheiten, die sich als Begleitentzündung anatomisch in einer Mindersekretionsleistung klinisch ausdrückt, bedeutet eine derartige vorübergehende Störung durch Bakterientoxine, die auch gerade bei der kindlichen Dyspepsie deswegen entscheidend ist, weil ein Circulus vitiosus angeregt wird.

Von den *Giftwirkungen* sind besonders diejenigen zu nennen, die dadurch in der Bauchspeicheldrüse wirksam werden, daß die Gifte im Pankreassaft aus-

Tabelle 10

Sitz der Störung	Formen der Dyschylie	Ursache	Folgen

Sekretsynthese	acinäre:
	Acidophile Degeneration
	hydrop.-vacuoläre Degeneration
	basale Abschmelzung
	Atrophie, primär
	Atrophie, sekundäre
		1. Anlagefehler
		   Hypoplasie
		   lipomatöse Atrophie
		   cyst. Pa.-Fibr.
		2. metabolisch
		   (Modell: Äthionin)
		3. Entzündlich
		   (Modell: Functio laesa)
		4. Narbig: chron. Pankreatitis
		   ("ausgebrannte Drüse")
			Hypochylie

Sekretmischung	isthmisch: Acinusdilatation	1. Magenanacidität 2. Secretinmangelkrankheit ? 3. Secretinmangel durch Duodenalkrankheiten (Duodenitis, portale Stauung usw.) 4. Fibrose der Isthmen 5. (Carboanhydratasemangel ?)	Proteochylie
Abflußgebiet	canaliculär: Sekretschollen Speichelstein Gangcysten Gangadenom Metaplasie	1. Tumor 2. Stein 3. Abfaltung 4 Metaplasie	Parachylie
Abflußgebiet	papillär: Sphinctersklerose Papillitis Drüsenhyperplasie Papillencarcinom		Parachylie, chronische interstitielle fibrosierende Entzündung

geschieden werden und eine periductuläre Entzündung hervorrufen. Ein Modellbeispiel hierzu ist das Sublimat (vgl. Abb. 162). Ausgesprochen und gezielt toxisch auf das exkretorische Pankreas sind die Gifte des Eiweißstoffwechsels, wie z. B. das Äthionin. Alle Lebergifte schädigen auch mehr oder weniger das exkretorische Pankreas, z. B. Äthylalkohol, Tetrachlorkohlenstoff. Diese Gifte sind ebenso wie die Inselgifte auch für das exkretorische Pankreas nicht ohne Einfluß (vgl. POPPE, 1956), z. B. Alloxan, Glyoxal, IPTD u. a. Der Alkohol spielt bei der Pankreaserkrankung etwa die gleiche Rolle in der Krankheitsvorstellung wie bei der Leber. Amerikanische Autoren legen großen Wert darauf, dem chronischen Alkoholabusus in der Vorgeschichte von chronischen und akuten Pankreaserkrankungen nachzugehen, und ihre Statistiken zeigen eine relative Häufigkeit. SARLES und MERCARDIER (1960) haben eine besondere Form der calcifizierenden Pankreatitis nach Alkoholabusus herausgestellt und sehen diese bei der exzessiv weinkonsumierenden Bevölkerung Marseilles, die sich gleichzeitig gut ernährt, in einer besonderen Häufigkeit, ohne eine Leberschädigung zu diagnostizieren (vgl. S. 349).

Gestaltlich lassen sich die Sekretionsstörungen des Pankreas auch nach der toxischen Einwirkung unter dem Begriff der *Dyschylie* fassen.

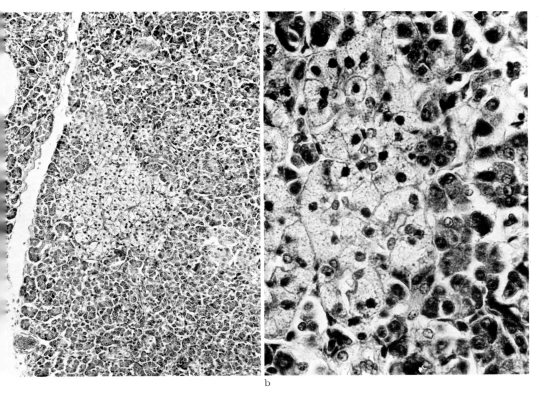

b

Abb. 122a u. b. 66 Jahre alt gewordener Mann. Gallenblasenempyem, Mitralendokarditis. Pankreas: Herdförmige hydropisch-vacuoläre Auftreibung der Acinusepithelien, schaumig verquollenes Cytoplasma. Formalin, Paraffin, Hämatoxylin-Eosin-Färbung, Mikrophotogramm, Vergr. a 1:120, b 1:240

Wenn wir uns einen Überblick verschaffen wollen über die Möglichkeiten des Sitzes einer Dyschylie und über die Folgen, die sich aus der verschieden lokalisierten Veränderung ergeben, so kommen wir zu folgender Übersicht (Tabelle 10).

I. Acinäre Dyschylie

Die acinäre Dyschylie ist durch eine funktionelle Minderleistung und durch eine gestaltliche Veränderung des exkretorischen Parenchyms ausgezeichnet. Durch Eingriffe in die Reaktionen des Zellstoffwechsels werden in den Acinusepithelien Degenerationsformen beobachtet, die eine Unterbrechung oder Verminderung der Sekretsynthese nach sich ziehen.

Die *vacuoläre* Entartung des Cytoplasma gilt, wie auch in anderen Organen, als Äquivalentbild der gestörten Zellatmung (Abb. 122). Tiefere Einblicke in eine Störung der Sekretion gestattet der Eingriff in die Sekretsynthese durch *Äthionin*.

Das Äthionin ist das Äthylhomologon der Aminosäure Methionin, das nach dem Prinzip des „betrügerischen Austauschs" in die Acinusepithelien eingebaut wird. Das erste anatomische Kennzeichen dieses fehlerhaften Einbaues — damit das *erste* Kennzeichen einer

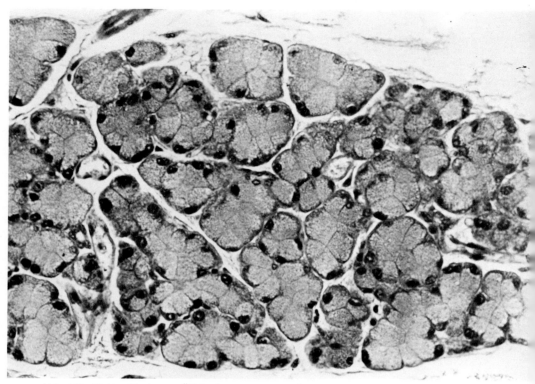

Abb. 123. Ratte, Pankreas. Äthionin per os, 40 mg/die, 3 Tage. Acidophilie des Acinuscytoplasma, Schwund des basalen Ergastoplasma, randständige Kerne, Drüsenverband noch erhalten. Formalin, Paraffin, Hämatoxylin-Eosin-Färbung, Mikrophotogramm, Vergr. 1:180

acinären Dyschylie — ist der *Schwund der basalen Basophilie*, also der Verlust des nucleinsäurereichen Ergastoplasma. Die Acinusepithelie, die normalerweise zweigeteilt erscheint — basophile Randzone, acidophiler Apex —, wird scheinbar größer, flächenhaft acidophil, weil der basale Randsaum strichförmig erscheint, bzw. gänzlich verschwindet (HENNING u. HEINKEL, 1952; DOERR, 1952; CASTRINI, 1954; BECKER, 1956, 1957; EDLUND, 1962; EKHOLM u. Mitarb., 1962; FELDMAN u. Mitarb., 1963; HARTL u. Mitarb., 1963; DIWOK u. Mitarb., 1963).

Ohne eine unbedingte Identität aus dieser formalen Ähnlichkeit herauslesen zu wollen, muß hier auf die *acidophile Degeneration* aufmerksam gemacht werden (Abb. 123), die in dem menschlichen Untersuchungsgut als erstes Kennzeichen einer acinären Dyschylie gilt. Auch hier, freilich aus anderer Ursache, handelt es sich um einen Verlust der basalen Cytoplasmabestandteile. Der Verlust oder der Mangel an den für den Zellstoffwechsel hochqualifizierten Nucleinsäuren, der basalen Basophilie, ist ein besonders einprägsames Beispiel für den viel umfassenderen Begriff der entdifferenzierenden Atrophie oder zum mindesten für deren Anfangsstadium.

Bei der Äthioninvergiftung (an Ratte, Meerschweinchen, Hund; vgl. BECKER, 1956, 1957) tritt als nächstes Stadium der acinären Cytoplasmaveränderungen eine *hochgradige Vacuolisierung* auf, die nur zum Teil Fett enthalten kann. Es kann durch geeignete Versuchsanordnung das gesamte Pankreas in ein Netz von kleinen

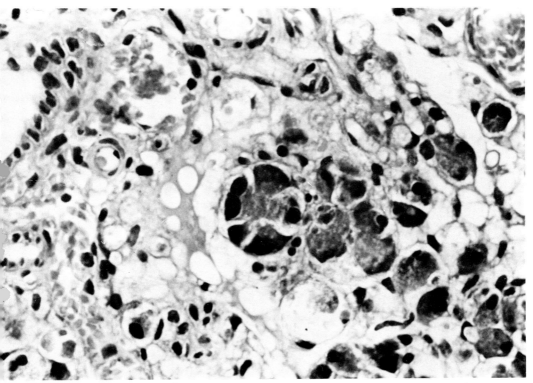

Abb. 124. Ratte, Pankreas. Äthionin per os, 40 mg/die, 10 Tage lang. Basale Abschmelzung der Acini, beginnende Dissoziation des Drüsenverbandes, eiweißreiches Ödem im Interstitium. Formalin, Paraffin, Hämatoxylin-Eosin-Färbung, Mikrophotogramm, Vergr. 1:240

und großen Vacuolen und cytoplasmatischen Hohlräumen umgewandelt werden. Die nächste Stufe ist durch einen wirklichen Verlust des Zellbestandes ausgezeichnet (Abb. 124): Basal erscheint die Begrenzung des Acinus unscharf, dicht an der Zellmembran sammeln sich die kleinen Vacuolen, die schließlich mit den extracellulären Räumen konfluieren. So sieht die Zelle wie angenagt aus (Abb. 125), man spricht von einer „basalen Abschmelzung" (DOERR, 1952, 1953). Alle diese Vorgänge finden sich, je nach Dosierung des Äthionin und nach dem Geschlecht des Tieres wechselnd, in der Zeit von etwa einer Woche an. Danach bricht das gesamte exkretorische Parenchym zusammen, und nach zwei Wochen Äthioningabe erkennt man nur ein wirres Gerüst von Speichelgängen in der Umgebung von großflächigen Inseln, das exkretorische Parenchym ist nahezu vollständig zugrunde gegangen. Nur hier und da findet sich ein erhaltener Acinus, eine Acinusepithelie als „Einzelgänger", die dann abgerundet und kugelig geworden ist. Im Interstitium kommt es zu einer histiocytären Reaktion, die zum Teil sehr heftig sein kann, daß von einer „Äthionin-Pankreatitis" gesprochen wurde (Abb. 126). Diese histiocytäre Reaktion hält sich streng an die Läppchengrenzen, die Entzündung ist gleichsam auf den Schauplatz der Läppchengrenze beschränkt (Abb. 127), überschreitet auch nicht, wie die echte Entzündung, das Drüsengebiet.

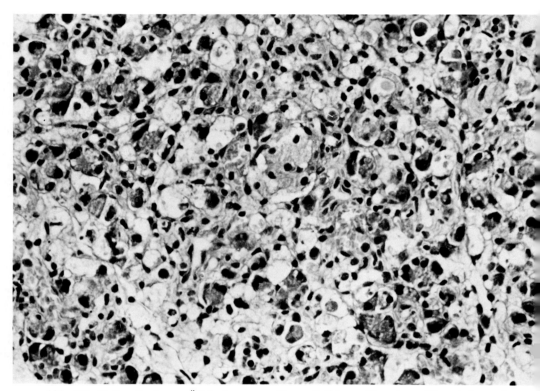

Abb. 125. Ratte, Pankreas. Äthionin per os, 40 mg täglich, 12 Tage lang. Dissoziation mit hydropischer Degeneration des exkretorischen Parenchymes. Formalin, Paraffin, Hämatoxylin-Eosin-Färbung, Mikrophotogramm, Vergr. 1:180

Dieses Stadium der acinären Dyschylie aus metabolischem Grunde läßt sich bei der Äthioninschädigung leicht und gut verfolgen und übersehen. In ähnlicher Weise, wenn auch langsamer und mehr vereinzelt, verlaufen die Vorgänge bei der menschlichen acinären Dyschylie, die durch eine Stoffwechselstörung entsteht und die nicht zu einer manifesten, klinisch erkennbaren Erkrankung führen *muß*.

Die erste Stufe bildet die acidophile Degeneration. Auch die vacuoläre Entartung findet man bei der Untersuchung menschlicher Bauchspeicheldrüsen häufig. Die vacuoläre Entartung des Cytoplasma deutet lediglich auf eine Energieverminderung hin, gleichgültig durch welche Schädigung diese erfolgt (BECKER u. NEUBERT, 1959).

Ob diese Verminderung der Energieverwertung durch Gifte oder durch körpereigene Stoffwechselprodukte eingetreten ist, oder ob eine relative Energie-Insuffizienz vorliegt — z. B. durch eine Überbelastung —, ist damit nicht gesagt. Im letzteren Fall kann man geradezu von „Erschöpfungsvacuolen" sprechen, der Befund würde für eine gesteigerte Sekretion, eine stärkere Reizung, eine Hyperchylie sprechen.

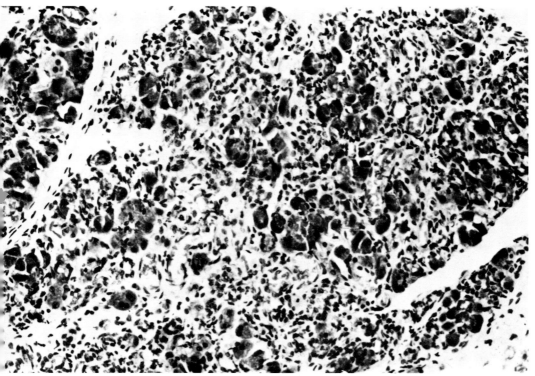

Abb. 126. Ratte, Pankreas. Äthionin per os, 40 mg pro die, 24 Tage lang. Sog. Äthioninpankreatitis. Dissoziation der Acini mit weitgehender Zerstörung des exkretorischen Parenchymes. Resorptionsentzündung. Formalin, Paraffin, Masson-Goldner-Trichrom, Mikrophotogramm, Vergr. 1:120

Beide Formen der vacuolären Entartung, ob durch relative oder durch reale Energieminderung entstanden, sind reversibel, falls die Ursache der Energieminderung reversibel ist. Ist die Ursache der Energie-Insuffizienz nicht zu beseitigen, so kann es zu einer Atrophie oder einer Nekrose einzelner Acini oder Acinusepithelien kommen. Ein solcher mehr oder weniger schleichender Untergang wird zwar eine acinäre Dyschylie in einzelnen Bezirken der Drüse zur Folge haben, eine wirklich fühlbare, klinisch deutliche Sekretverminderung aber wird nicht eintreten.

Die atrophisch gewordenen Acini können durch eine Regeneration meist rasch ersetzt werden.

Auch da ist die Äthionin-Vergiftung des Pankreas der Ratte ein gutes Modellbeispiel. Man kann selbst bei völliger „Entlaubung" der Speichelgänge eine nahezu totale Regeneration des exkretorischen Parenchyms beobachten (BECKER, 1956; SIESSL, 1956; FARBER u. Mitarb., 1950; NETTER, 1969; FITZGERALD u. Mitarb., 1956ff.).

So sind acidophile und vacuoläre Degeneration, basale Abschmelzung, Atrophie und Nekrose der Acinusepithelien die anatomischen Stufen einer acinären Dyschylie, zu denen noch die Dyschylie bei einer Lipomatose nach unvollständiger Regeneration tritt.

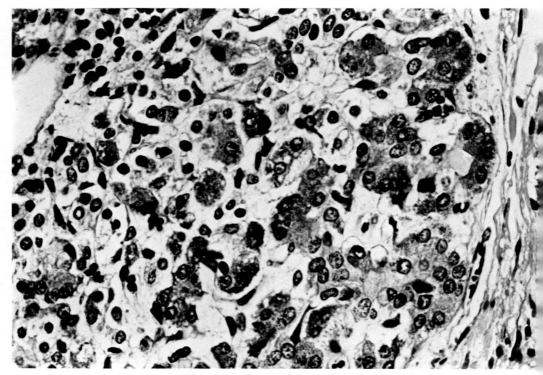

Abb. 127. Entdifferenzierende Atrophie der Acini bei Endocarditis lenta. Hochgradiges intraglanduläres Ödem, vereinzelt eingedicktes Sekret. Aktivierung des Mesenchymes. Formalin, Paraffin, Hämatoxylin-Eosin-Färbung, Mikrophotogramm, Vergr. 1:240

Aus der Tatsache, daß die Lipomatose oftmals das anatomische Substrat einer acinären Dyschylie darstellt, kann man folgern, daß alle Störungen des Parenchyms, die zu einer Reduktion des exkretorischen Epithels führen, die eigentliche Ursache einer acinären Dyschylie sein können. Neben den erwähnten Störungen des Zellstoffwechsels des Acinusepithels — Modell: Äthioninvergiftung — sind hier vor allem die Entzündungsprozesse zu nennen, die zu langsamem Untergang der Drüsensubstanz führen, vor allem die chronische und schleichend verlaufende Pankreatitis (Kennwort: ausgebrannte Drüse).

Selbst die erhaltenen Acini, die in der Umgebung von entzündlichen Herden liegen, sind in ihrer Leistung zurückgeblieben. Es ist dies an dem verminderten Proenzymgranulagehalt und -ausstoß erkennbar. Man kann dies als Functio laesa eines entzündlichen Gewebes ansprechen.

Es ist verständlich, daß jeder angeborene oder erworbene *Mangel an acinärem Parenchym* eine Sekretproduktionsminderung verursachen muß, daß acinäre Dyschylie höchsten Grades, also bei Aplasie, Hypoplasie, bei der lipomatösen Atrophie und der cystischen Pankreasfibrose beobachtet wird.

Dieser *primären acinären Dyschylie* steht eine *sekundäre Dyschylie* gegenüber, die durch eine Proteochylie verursacht wird, wenn ein eingedickter Sekrettropfen im Lumen des Acinus liegen bleibt. Da der Tropfen nicht weiter transportiert und auch nicht verflüssigt werden kann, kommt eine Acinusdilatation und eine Druckatrophie mit Lochbildung im Acinus zustande. Diese Acinuslochbildung, die von SEIFERT (1956) als dyschylische Acinuscyste bezeichnet wird, kann bei verschiedenartigen Krankheitsprozessen auftreten, die bei Besprechung der isthmischen Dyschylie noch einzeln behandelt werden. Sie stellen, wie wir aus den Darlegungen über die acinäre Dyschylie erkennen können, keine primäre Störung der Sekretproduktion (Synthese) im Acinusbereich dar, sondern sind vielmehr die Folge einer Minderleistung des Isthmusabschnittes, also der ersten Gangepithelien. Hier, bei dem reinen Proteochylus, handelt es sich um eine isthmische Dyschylie mit sekundärer (daraus folgender und durch sie hervorgerufener) acinärer Dyschylie. *Daher* haben wir diese Form als *sekundäre acinäre Dyschylie* abgegrenzt.

Nicht nur bei einer cellulären Erschöpfung oder bei Stoffwechselminderung kann eine acinäre Dyschylie des Pankreas eintreten, sondern auch im Gefolge einer allgemeinen Stoffwechseldepression, z.B. im Rahmen einer chronischen Unterernährung.

OVERZIER (1947, 1949) hat die pathologisch-anatomischen Befunde am Pankreas bei Unterernährung geschildert. Das hervorstechendste Merkmal ist die Atrophie der Acinusepithelien und der Acini im Ganzen, funktionell die verminderte Enzymsynthese. GÜLZOW (1948) macht demgegenüber auf den Unterschied zwischen den Veränderungen beim absoluten Hunger — Atrophie der Drüse — und bei der Unterernährung aufmerksam. Er war beeindruckt durch den Fund relativ großer Drüsen bei Unterernährten und führte dies auf die einseitige Kohlenhydratnahrung zurück. Im Hungerzustand ist mindestens die Variationsbreite der externen Pankreassekretion geringer. Das ist auch experimentell an hungernden Ratten nachgearbeitet worden (DEBRAY, VAILLE, DE LA TOUR, ROZE u. SOUCHARD, 1963). Vor der Atrophie kann man bei Ernährungsstörungen eine Abnahme der Proenzymgranula, in späteren Stadien eine Acinusdilatation, dann eine Fibrose erkennen (OVERZIER, 1947; GROS, 1959).

Bei der Atrophie der Drüsenepithelien im Hunger ist eine relative Proenzymgranulavermehrung cytologisch erkennbar; offenbar haben sich die Sekretionsprodukte aus dem eingeschmolzenen Zellmaterial gebildet. Diese Theorie hat HIRSCH (1964) vertreten, da in Zeiten der Not bei Eiweißmangel die Bauchspeicheldrüse ihr eigenes Protein einschmilzt und zur Sekretsynthese benutzt. Man kann einige Argumente auffinden, die das zeigen. Elektronenoptisch wird die experimentelle eiweißfreie Diät in einer Reduktion der Zymogengranula bei Größenzunahme des Golgi-Apparates sichtbar (WEISSBLUM u. Mitarb., 1962).

Gelegentlich wird ein unterschiedliches Verhalten der Acini je nach Inselnähe beschrieben (TAMARIN, WANAMAKER u. SREEBNY, 1963). Die periinsulären Acini zeigen eine geringere acinäre Dyschylie. Granulaabnahme, Atrophie und Entdifferenzierung, cystische Umwandlungen kleiner und großer Ausführungsgänge, später Fibrose und Verfettung mit Verminderung der RNS im Cytoplasma, oder, in formalgenetischer Sprache: acinäre und isthmische Dyschylie — alles dies findet man bei der hungernden oder mangelernährten Ratte.

In Zusammenhang mit der Atrophie der Bauchspeicheldrüse im Hunger sind Versuche von SAXENA u. Mitarb. (1963) wichtig, denen es gelang, eine Pankreashypertrophie bei Hühnern durch Verfütterung einer Fraktion des Sojabohnen-Inhibitors von Trypsin zu erzeugen.

Als Vertreter der acinären Dyschylie durch Unterernährung sind zwei *Krankheitsbilder* zu nennen, die klinisch relevant sind.

Das eine ist die trophopathische Pankreopathie, die andere Erkrankung ist der Kwashiorkor.

Trophopathische Pankreopathie

Unter dieser funktionell erfaßbaren acinären Dyschylie, die anatomisch mit Drüsenatrophie und Fibrose einhergeht, wurden zunächst die Schäden des Pankreas verstanden, die bei Gastrektomie, Gastroenteroanastomosen und Billroth II-Resektion des Magens auftreten (GUALANDI u. BRACALI, 1957), während COPPO und CAVAZUTTI (1963) unter dieser Bezeichnung alle Schäden des Pankreas bei unterwertiger Ernährung — also auch Malabsorption nach Magenresektion —, vor allem aber Eiweißmangelschäden zusammenfassen. Diese Form der ernährungsbedingten Schäden berührt sich mit der metabolisch bedingten Pankreatitis. Die Schäden im Pankreas entstehen durch einen echten Baustoffmangel (Aminosäuremangel) bei der Sekretsynthese. Pathogenetisch erfüllt damit die trophopathische Pankreopathie die Bedingungen der Definition einer acinären Dyschylie.

Stärker noch und bis zum Extrem gesteigert ist die acinäre Dyschylie beim *Kwashiorkor*.

Unter Kwashiorkor versteht man eine in Afrika (BROCK, 1955) und auch in Indien (GOPALAN, RAMALINGASWAMI, 1955) vorkommende, besonders Säuglinge und Kleinkinder betreffende Erkrankung, die durch eine ständige unterwertige (kohlenhydratreiche, fett- und protein- sowie vitaminarme) Ernährung hervorgerufen wird (Pluri-Karenz-Syndrom, „maligne Unterernährung"). Sie wird durch massive Ödeme in der Haut und in den inneren Organen, durch Diarrhoe, pellagroide Dermatosen, Apathie, durch Leberverfettung und -cirrhose, sowie durch Pankreasatrophie auffällig. Trotz der Ödeme besteht Untergewicht. Die Krankheit tritt bei Brustkindern selten auf. Meist beginnt sie nach dem Abstillen und dem Übergang auf die unterwertige Ernährung (TROWELL, DAVIES u. DEAN, 1952). Der Tod tritt sehr plötzlich, wohl durch ein Ödem im Herzmuskel auf.

Der Name „Kwashiorkor" soll „rotes Kind"[1] bedeuten, weil die Haare der Negerkinder einen eigenartig rötlichen Schimmer erhalten und ihre Haut kupferfarben werden soll (Lit. bei BROCK, 1955). Die Symptomatik wird mehr durch die Erscheinungen von seiten des Herzens, der Ödeme und der Leber, weniger von seiten des Pankreas bestimmt (Abb. 103).

Im Pankreas sind alle Kennzeichen einer acinären Dyschylie ins Extreme getrieben. Die Acinusatrophie und die Acinusdesmolyse sind so hochgradig, daß das Organ geradezu „pankreasunähnlich" aussieht. Es besteht ein Granulaschwund in den Acinusepithelien, die Gänge sind unbeeinflußt. Im Duodenalsaft sind Fermentverminderungen bis Fermentschwunde festzustellen. Auch die Duodenaldrüsen sind atrophisch. Der Mangel an essentiellen Aminosäuren macht die Drüse zur Fermentsynthese ungeeignet. Die Inseln sind oft hyperplastisch, zumindest relativ vergrößert (Abb. 103). Gelegentlich ist die Fibrose derart mit

---

[1] In der Ga-Sprache.

Cysten kombiniert, daß die Differentialdiagnose gegenüber der cystischen Pankreasfibrose erwogen werden muß (SÉNÉGAL u. DUPIN, 1956). In der Leber entsteht eine grobtropfige Verfettung der Epithelien, eine Fibrose, schließlich eine Cirrhose als Folge der „Depankreatisation".

Die Krankheit wurde in verschiedenen Staaten von Afrika (BROCK, 1955) beobachtet, ferner in Indien (GOPALAN u. RAMALINGASWAMI, 1955), in Indonesien (ZUIDEMA, 1955; RATNAIKE u. RAJASURIYA, 1963), in Guinea (VENKATACHALAM u. IVINSKIS, 1957), aber auch in Südamerika (WATERLOW, 1947; PIERINI u. GIANNATONIO, 1958).

Unsere eigenen Bilder verdanken wir Herrn Prof. H. H. SCHUHMACHER, der die Fälle in Liberia obduzierte.

Eine Übersicht über die Verbreitung des Kwashiorkor in der Welt hat TROWELL (1957) gegeben.

II. Isthmische Dyschylie

Mit isthmischer Dyschylie bezeichnet man alle die Zustände, bei denen die Funktionen der Isthmenabschnitte, die für die Alkalität und für die wäßrigen Speichelbestandteile zu sorgen haben, nicht in der gehörigen Weise ablaufen. Die Wirkung einer isthmischen Dyschylie kann in einer ungenügenden Einwässerung des Speichels oder in einer Minderleistung der Carboanhydratase bestehen. Im ersten Falle wird ein dickflüssiger Proteochylus sezerniert, im zweiten eine zu gering alkalische Flüssigkeit abgesondert, so daß die tryptischen Fermente unter Umständen nicht ihr optimales Wirkungs-pH erhalten. Zumeist tritt beides gemeinsam ein, beides führt zur Pankreasinsuffizienz, zum mindesten nicht zu einer optimalen Pankreasverdauung.

Durch eine Verminderung der Alkalität kann die Säure-Base-Barriere nicht in der gehörigen Weise ausgebildet sein, so daß Bakterien der Nahrung diese Barriere überwinden. Dies wird um so mehr geschehen, wenn, wie häufig vorkommt, die isthmische Dyschylie die Folge einer ungenügenden Acidität des Magensaftes darstellt. Dann kann sich in den oberen Dünndarmabschnitten eine Darmflora entwickeln, wie sie sonst nicht vorkommt, und die — nach eigenen Beobachtungen — außerordentlich abhängig ist von der zugeführten Nahrung und deren Bakterienflora: Die Konstanz der Darmflora ist — vielleicht sogar als erstes Zeichen — bei der isthmischen Dyschylie verlorengegangen.

Eine gesteigerte Leistung der Isthmusepithelien führt zur Hydrochylie, ein krankhafter klinischer Befund ist, außer bei besonders auf die Pankreasfunktion und die Sekretvolumina gerichteten Untersuchungen, nicht bekannt.

Die Verminderung der Isthmusleistung, die isthmische Hypochylie, ist nicht selten. Sie kann zuvörderst und am häufigsten rein funktionelle Gründe haben, sie kann aber auch örtlich durch die Verstärkung der Bindegewebsmanschette verursacht sein. Im letzteren Sinne wirken alle Krankheitsprozesse, die zu einer interlobulären Bindegewebsvermehrung führen, zu einer Fibrose im Läppchenbereich, und zwar dadurch, daß die Capillare vom Isthmusepithel abgedrängt wird.

Weit häufiger wird die isthmische Dyschylie durch eine Dysfunktion der Wirkungskette

Magensalzsäure — Sekretinreiz — Hydrochylus

verursacht.

Die Absonderung von Hydrochylus erfolgt auf den Reiz des in der Duodenalschleimhaut sezernierten Sekretin hin. Die Freisetzung des Sekretin ist abhängig von der Salzsäure, die mit den Ingesta durch den Pylorus vom Magen in das Duodenum gelangt. Die Sekretinproduktion, die die Alkalität des Bauchspeichels bestimmt, sorgt gleichsam für die Neutralisierung im Duodenum, alkalischer Bauchspeichel bringt die Sekretin-Freisetzung — und damit seine eigene Quelle — zur Sistierung.

Fehlt der Sekretinreiz, dann fehlt auch der Hydrochylus. Alle Zustände, die zu einer geringen oder gar versagenden Sekretinproduktion oder -freisetzung Veranlassung geben, können eine Verminderung des Hydrochylus und damit eine isthmische Dyschylie bewirken. Ob es — etwa im Rahmen der noch so wenig in ihrem Umfange abzusteckenden angeborenen Stoffwechselanomalien oder Fermentmängel — eine „angeborene Sekretinmangelkrankheit" gibt, ist nicht bekannt.

Eine Verminderung der Sekretinproduktion wird durch pathologische Zustände am Orte der Sekretinbildung verursacht. Bei jeder Duodenitis desquamativa fällt der physiologische Sekretinreiz durch Verlust oder Verminderung der Produktionsstätten aus. Ist dies über längere Zeit der Fall, dann kann man den chronischen Sekretinmangel an den Umgestaltungen der Bauchspeicheldrüse erkennen: Der so eingedickte Proteochylus führt zur Acinusdilatation, zur Ausfüllung und zum Ausguß der kleinen Speichelgänge durch schollige Speichelmassen. Bei einer weiteren Begleitentzündung kommt es zur entdifferenzierenden Atrophie der Acinusepithelien, zur narbigen Fibrose fast um jeden einzelnen Acinus herum.

Das bekannteste Beispiel für den Ausfall der Salzsäurereizung der Duodenalschleimhaut stellt die Billroth II-Magenresektion dar. Dadurch fällt die Sekretinreizung auf die Bauchspeicheldrüse fort, es wird ein Proteochylus produziert.

Die Abb. 53 zeigt den Fall einer Whippleschen Erkrankung, bei dem durch die Unterwertigkeit der Darmschleimhaut weder Sekretin noch Pankreozymin gebildet wurde. Infolgedessen bleiben die Acinusepithelien ohne Sekretionsreiz.

Durch den Ausfall des Reizes einer Drüsensekretion der Dünndarmschleimhaut fehlten alle humoralen Reize auf die Bauchspeicheldrüse, hier kann es zu einer Atrophie des gesamten proteopoetischen Apparates, zu einer Atrophie der Drüse kommen.

Mit der *Acinusdilatation* haben sich näher beschäftigt BIZARD und BOULET (1934); BAGGENSTOSS (1948a u. b); MENTEN und KINSEY (1949); BERENS u. Mitarb. (1954); STEIN und POWERS (1956); BECKER (1957); WALTERS (1964).

Die Acinusdilatation ist eine Reaktionsform der Bauchspeicheldrüse, kein Symptom einer bestimmten Krankheit, wenn auch u. a. ein Sekretinmangel zugrunde liegen kann.

BAGGENSTOSS u. Mitarb. (1948a, b) haben die Dilatation bis zur Lochbildung, aber auch bis zu einer hochgradigen Reduktion des Acinusbestandes durch die entdifferenzierende Atrophie bei Urämie, bei der Lebercirrhose und bei der Colitis gravis in einem hohen Prozentsatz gefunden.

Bei der Lebercirrhose führt die chronische Blutrückstauung der portalen Hypertension ebenfalls zu einer Vermehrung des Bindegewebes, zu einer Stauungsduodenitis, aber auch zu einer Stauungsinduration der Bauchspeicheldrüse.

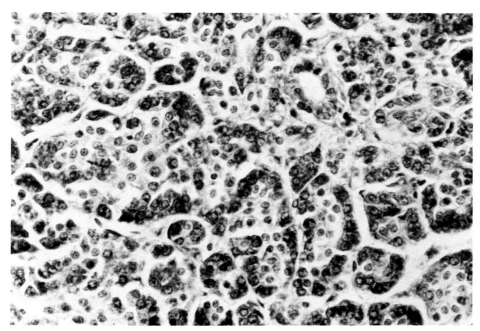

Abb. 128. 26 Jahre alt gewordener Mann (SN 578/65, P. I. Karlsruhe). Colitis ulcerosa, Perforation, Peritonitis. Entdifferenzierende Atrophie der Bauchspeicheldrüse, Schwund des basalen Ergastoplasma, Verbreiterung und Verplumpung der centroacinären Zellen. Formalin, Paraffin, Hämatoxylin-Eosin-Färbung, Mikrophotogramm, Vergr. 1:160

Die Wirkung des Sekretinmangels kumuliert mit der örtlichen Verbreiterung („Erhöhung") der Blutspeichelschranke.

Klarer wird das Bild bei einer chronischen Urämie, bei der in Abhängigkeit von der Dauer der Urämie (Präurämie) eine chronische Duodenitis und eine Acinusdilatation, ja sogar eine entdifferenzierende Atrophie beobachtet werden kann (BAGGENSTOSS, 1948).

Bei der Diagnose einer länger bestehenden Präurämie ist die Acinusdilatation als neues anatomisches Indiz willkommen. Häufig kann man bei derartigen Fällen schon makroskopisch bei einem Schnitt durch das meist verhärtete Pankreas einen geleeartigen Bauchspeichel aus den großen Gängen herausdrücken. Je nach der Dauer der bestehenden Urämie ist die Veränderung der Bauchspeicheldrüse verschieden stark ausgeprägt.

Enterocolitis, Lebercirrhose (Stauungsduodenitis) und Urämie (urämische Duodenitis) stellen den größten Anteil an den Fällen mit Acinusdilatation, wie BAGGENSTOSS (1948) und auch wir (1957) festgestellt haben (Abb. 128). Die Medikation von Salzsäure zur Sekretinstimulation hat in diesen Fällen wenig Erfolgsaussichten, weil die Sekretinproduktionsstätte ja selbst zerstört ist und nicht etwa nur der Stimulus fehlt. Anders liegen die Verhältnisse bei den eindrucksvollen Fällen, bei denen Monate vor dem Tode große Teile des Magens oder der ganze Magen reseziert werden mußten (Abb. 129). Dann fehlt die Magensalzsäure-

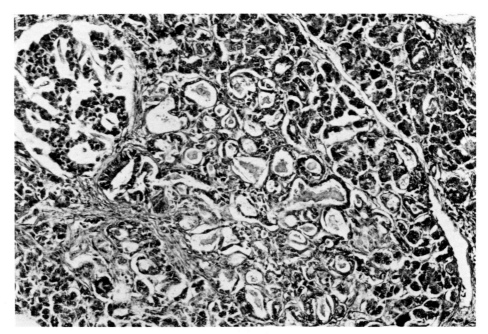

Abb. 129. 26 Jahre alt gewordener Mann (SN 578/65, P. I. Karlsruhe). Colitis ulcerosa, Perforation, Peritonitis. Entdifferenzierende Atrophie der Bauchspeicheldrüse, Schwund des basalen Ergastoplasma, Verbreiterung und Verplumpung der centroacinären Zellen. Formalin, Paraffin, Hämatoxylin-Eosin-Färbung, Mikrophotogramm, Vergr. 1:120

produktion. Wenn in der Folgezeit keine Salzsäure mediziniert wird, fehlt im Duodenum der physiologische Reiz für die Sekretin-Freisetzung, mit dem Sekretinmangel dickt der Bauchspeichel in den Acini ein, eine Acinusdilatation und ein Geschiebe schollig-brüchiger Bauchspeichelmassen im Gangsystem ist die Folge. Die Bauchspeicheldrüse derartiger Fälle ist durch systematisiert auftretende Acinusdilatationen und Lochbildungen ausgezeichnet, so daß man beim ersten Anblick an die cystische Pankreasfibrose erinnert wird (SEIFERT, 1956; BAGGENSTOSS, 1948).

Derartige Fälle demonstrieren eindrucksvoll die Notwendigkeit der Salzsäuremedikation, nicht nur wegen der Säureverdauung der Ingesta, sondern auch für die Verdauung im alkalischen Bereiche des Duodenum durch den Bauchspeichel (vgl. auch NEUMAYR, PREIBISCH und REIMER).

Die Acinusdilatation stellt, wie STEIN und POWERS (1956) auf Grund einer vergleichend-anatomischen und klinischen Untersuchung aussagen, wohl eine histologische, aber keine klinische Einheit dar. Pathophysiologisch aber kann der Entstehungsmechanismus verstanden werden durch die Störung *eines* Gliedes der Wirkungskette.

Gastrinliberierung — Magensalzsäureproduktion — Sekretinproduktion — Hydrochylie.

Die Störung dieser Wirkungskette führt zu einer isthmischen Dyschylie mit dem Proteochylus, der Acinusdilatation, der fehlenden Alkalität des Bauch-

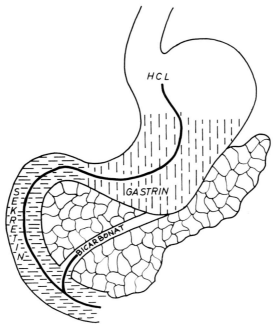

Abb. 130. Gastrin-HCl-Sekretin-Bicarbonat-Zusammenspiel. Übersicht. (Nach V. BECKER, 1970)

speichels und der Verdauungsinsuffizienz. Die Kette zeigt erneut die Einheit des Verdauungssystems, zeigt das funktionelle Ganze der Organisation der Verdauung im Wechsel zwischen Säureverdauung und alkalischer Verdauung und ihre gegenseitige Abhängigkeit (Abb. 130). „Der Gegensatz zwischen saurem und alkalischem Milieu ist für den Verdauungsmechanismus zu einer Einheit geworden" (BECKER, 1957).

Die Bilder der reinen Hydrochylie sieht man oft bei chronisch Kranken, so daß man daraus schließen darf, daß die Pankreozyminproduktion, deren zellige Herkunft ja im einzelnen nicht bekannt ist, eine differenziertere Leistung als die Sekretinproduktion darstellt.

Dies alles sind Beispiele von Pankreasinsuffizienzen aus extrapankreatischer Ursache.

Eine Form kombinierter acinärer und isthmischer Dyschylie kommt bei der cystischen Pankreasfibrose vor, wenn auch aus ganz anderen Gründen. Diese Feststellung schließt keine Deutung der cystischen Pankreasfibrose, keine Erklärung der Entstehung ein, vielleicht eine Begründung von Progredienz- und Latenzperioden. Die isthmische Dyschylie ist bei der cystischen Pankreasfibrose zumeist Folge, nicht Ursache; die acinäre Dyschylie ist kausal im Gesamtkomplex der Krankheitsursachen zu nennen.

Außer einer mengenmäßig fehlerhaften acinären oder isthmischen Speichelsekretion kann der Bauchspeichel auch gelegentlich ganz fremde Stoffe enthalten, oder die Mischungsverhältnisse können nicht optimal sein. Beides ist dann der

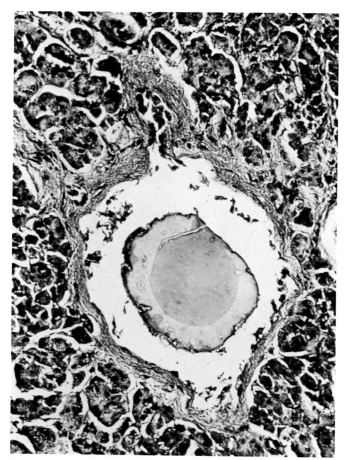

Abb. 131. Acinäre Dyschylie (Zufallsbefund). Kugelige Sekreteindickung mit konzentrischer Koazervierung. Formalin, Paraffin, Hämatoxylin-Eosin-Färbung, Mikrophotogramm, Vergr. 1:120

Fall, wenn im Bauchspeichel eine Ausscheidung von Fremdstoffen erfolgt. Die Bauchspeicheldrüse ist bis zu einem gewissen Grade auch ein Ausscheidungsorgan. Diejenigen Gifte, die durch die Blutspeichelschranke hindurchgelangen, z. B. das Sublimat, rufen dann im Gangbereich eine „descendierende Entzündung" hervor.

Am auffälligsten wird die fehlerhafte Zusammensetzung, die qualitative Dyschylie, bei der Ausbildung von *Steinen* (Abb. 131, 132).

Die Steinbildung hat Beziehung zu den übergeordneten Calciumstoffwechselstörungen, wie sie bei der Steindiathese, beim Hyperparathyreoidismus zutage treten. Sie hat aber auch Beziehungen zu der sog. lithogenen calcifizierenden Pankreatitis (der Franzosen). Die Steinbildung in dem Bauchspeichel wird hier unter dem Gesichtspunkt der Betriebsstörung oder der Dyschylie erwähnt. Eine ganz genaue und einheitliche Zuordnung der Steinentstehung zu einer Dyschylie-

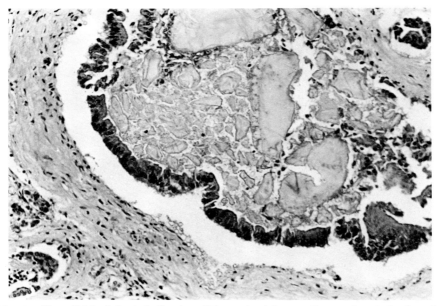

Abb. 132. Eingedickte Sekretschollen in mittleren Ausführungsgängen, chronische ductuläre Entzündung. Zufallsbefund. Fester Ausguß des Ganges bei erhaltenem, eher überhöhtem Epithelsaum. („Treibeisschollen"). Formalin, Paraffin, Hämatoxylin-Eosin-Färbung, Mikrophotogramm, Vergr. 1:100

Form gelingt oft nicht. Die Steinbildung verbindet vielmehr ihrer Herkunft nach die acinäre mit der isthmischen Dyschylie und stellt gleichzeitig *eine* Ursache der canaliculären Dyschylie dar.

Pankreassteine, Sialolithe

Hier ist die Rede von Speichelsteinen. Wir wollen hier nicht die Kalkinkrustationen berühren, die in vernarbten Fettgewebsnekrosen oder in Parenchymnekrosen beobachtet werden (Abb. 133). Sie bereiten vielleicht röntgenologisch, meist aber nicht pathologisch-anatomisch, differentialdiagnostische Schwierigkeiten (LEGER u. LATASTE, 1955; BISSI u. LUCARELLI, 1957). Von diesen Verkalkungsarten wird bei der sog. lithogenen (calcifizierenden) Pankreatitis gesprochen werden (Abb. 134). Daß bei der chronischen Pankreatitis bei (und durch) Hyperparathyreoidismus Steine vorkommen (BIRNSTINGL, 1960), ist nicht verwunderlich (vgl. S. 331 ff.).

Zumeist werden multiple Steine gefunden, nur selten ist ein einzelner großer Stein zur Beobachtung gekommen (Abb. 135). Monströs große Steine sind in der älteren Literatur aufgeführt. So wog ein Pankreasstein (60—)70 g! Von SCHUPMANN wird (in Hufelands Journal der praktischen Heilkunde, Bd. 92, S. 41, 1841) ein Stein von „200 Gran Medizinalgewicht" beschrieben. Bereits REGNIER DE GRAAF (1664) und COWLEY (1788) beschreiben Beobachtungen von Pankreassteinen erheblicher Größe. Die großen Steine sind außerordentlich selten, zumeist

220 Betriebsstörungen der Bauchspeicheldrüse (Störungen der Funktion)

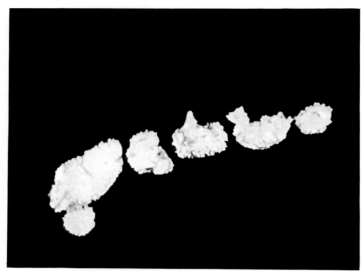

Abb. 133. 59 Jahre alt gewordener Mann (SN 918/64, P. I. Karlsruhe). „Steinreihe" aus dem Gang einer Bauchspeicheldrüse bei chronischer Pankreatitis. Etwa natürliche Größe

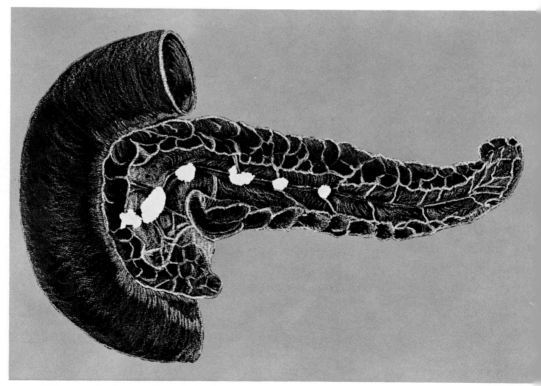

Abb. 134. Pankreassteine, Steinreihe. Eine Kollage: Herauspräparierte (echte) Steine auf gezeichnetem Hintergrund

Isthmische Dyschylie 221

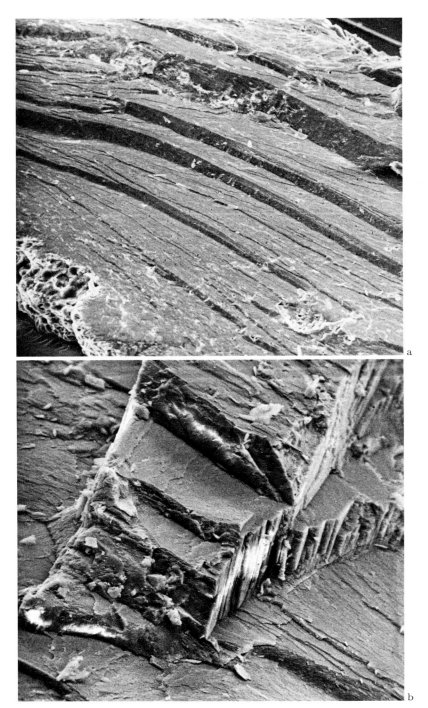

Abb. 135a u. b. Pankreasstein, Bruchfläche. Rasterelektronenmikroskopische Darstellung.
„Glatte" schieferartige Schnittfläche. Bei a links unten Oberfläche: Abrundungen.
Vergr. 1:500

handelt es sich aber um kleine und um viele Steine, oft nur um Steingrieß oder um Sand. MOYNIHAM (1902) zählte 300 Steine in *einer* Bauchspeicheldrüse!

Noch vor wenigen Jahrzehnten wurde die Auffindung von Pankreassteinen zu den größten Seltenheiten gerechnet, die dann zumeist, auch wenn es sich nur um kleine Konkremente gehandelt hatte, kasuistisch mitgeteilt wurden. Seitdem aber LÜDIN und SCHEIDEGGER (1941) 1000 bei der Obduktion gewonnene Pankreaten röntgenologisch untersucht haben und in 8% (!) Sialolithe — zum Teil winzig kleine, peripher gelegene — gefunden haben, die bei der konventionellen Sektionstechnik der Untersuchung entgangen wären, seitdem ist die Auffindung von Steinen mehr oder weniger an die Sorgfalt des Obduzenten, an seine Geduld, aber auch an die Notwendigkeit einer Präparation der kleinen Ausführungsgänge und ihrer Verzweigungen gebunden. Die Häufigkeitszahlen, wie sie z. B. noch von GRUBER (1929), aber auch noch von MÖCKEL (1920) und von SCHMIDT (1932) angegeben werden, haben ohne Röntgenkontrolle der anatomischen Präparate keinen realen Hintergrund mehr und sind gänzlich umgestoßen. Allerdings muß man sich bei derartigen röntgenologischen Untersuchungen klar werden, was man unter „Stein" verstehen will. Röntgenologisch werden alle Kalkinkrustationen, auch des Parenchyms, in Speichelinfarkten und in Fettgewebsnekrosen erfaßt. Ja sogar umschriebene Gefäßwandsklerosen imponieren als „Steine". Hier muß der Röntgenologe die histologische Kontrolle verlangen oder zum mindesten die präparatorische Nachsuche fordern. MALLET-GUY u. Mitarb. (1962) unterscheiden zwischen Steinen, die in dem Ductus Wirsungianus selbst entstehen und denen, die als Inkrustation von Sekretschollen in den kleinen Gängen gefunden werden, und schließlich diffuse Verkalkungen im Bereich fokaler Parenchymnekrosen bilden (Abb. 136). Die kleinen Steine haben für eine Leistungsminderung der ganzen Drüse keine Bedeutung. Sie stellen nur Indizien und Zeugen dafür dar, daß in einem Abschnitt der Drüse eine häufig kombinierte Dyschylie, meist auf Grund einer Entzündung, geherrscht hat. Die partielle Umgestaltung der Drüse kann aber auch in Abhängigkeit von dem Steinverschluß eines kleinen Speichelganges erfolgen. Man sieht dann scharf gegen die ungeschädigte oder wieder regenerierte Umgebung abgesetzte sog. Speichelinfarkte. *Klinisch* unterscheiden DUVAL und auch ESPOSITO u. Mitarb. (1958) 5 verschiedene Arten der Sialolithiasis:

1. Latente Steinablagerungen, keine Funktionsstörung.
2. Schmerzhafte Form.
3. Intermittierend oder chronisch ikterische Form.
4. Stein bei Tumoren.
5. Stein mit Funktionsbehinderung.

Man sieht daraus, daß die Formen ineinander übergehen und nicht scharf abgegrenzt werden können, ja daß die 3. Gruppe vielleicht gar nicht in das Gebiet der Sialolithiasis gehört. Über die klinischen und röntgenologischen Gesichtspunkte der Sialolithiasis berichten LEGER und LATASTE (1955); KELLY, SQUIRE, BOYNTON und LOGAN (1957); OWENS und HOWART (1958); SCHÄFER (1959, 1961); MOLDENHAUER und PUTZKE (1960); MALLET-GUY u. Mitarb. (1962).

Die *Entstehung* der Steine erfolgt durch eine fehlerhafte Mischung der Speichelbestandteile. Schon FRIEDREICH sprach von Mischungsanomalien. Das kommt ganz gut durch den Vergleich der chemischen Analyse der Steine mit der Zu-

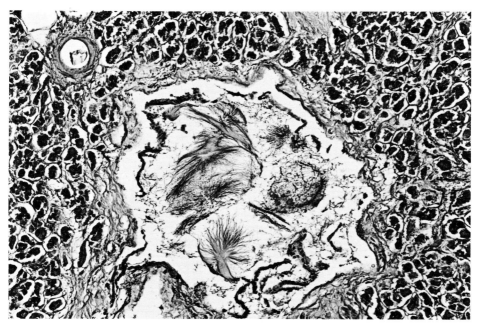

Abb. 136. 67 Jahre alt gewordener Mann (SN 891/64, P. I. Karlsruhe). Tod im Coma diabeticum. Pankreas: Sekretschollen mit Auskristallisation einzelner Speichelbestandteile. Formalin, Paraffin, Hämatoxylin-Eosin-Färbung, Mikrophotogramm, Vergr. 1:100

sammensetzung des Bauchspeichels zum Ausdruck. Die chemische Analyse, besonders der größeren Steine, hat ganz zweifelsfrei ergeben, daß ihre überwiegende Masse aus anorganischen Bestandteilen, und zwar aus kohlensaurem und phosphorsaurem Kalk besteht. Die meisten Steine stimmen in ihrer Zusammensetzung darin überein. RUDOLF VIRCHOW hat zwei Steine analysiert (1853) und sie als „Konkretionen in halbweichem Zustand" bezeichnet. Bei diesen beiden Steinen handelte es sich ausnahmsweise überwiegend um organische Bestandteile. Daß die Hauptbestandteile der meisten Steine Kalksalze sind, ist deswegen bemerkenswert, weil im Bauchspeichel Calcium nur in geringen Mengen vorkommt, nämlich 2,2—3,2 mval/l, das entspricht der Serumcalciumkonzentration. Dadurch wird die ursächliche Bedeutung einer Dyschylie, einer Speichelmischungsänderung, offensichtlich. Da es kaum denkbar ist, daß durch den sekretbildenden Apparat, durch die Acinusepithelien, Kalk in der notwendigen Menge hindurchgeschleust wird, müssen aus der Kalkanreicherung tiefgreifende Schrankenstörungen und übergeordnete Calciumstoffwechselstörungen, z.B. Hyperparathyreoidismus, Steindiathese, Calciphylaxie etc., erschlossen werden, oder es muß eine Entzündung, ein calciumreiches entzündliches Exsudat als Einfluß in die Gangabschnitte vorausgegangen sein. Dadurch wird ein besonderes Licht auf die Pathogenese der Speichelsteine geworfen: Die Sialangitis mit der Dyschylie ist die Voraussetzung für die Entstehung von Pankreassteinen, wobei es eine weitere Frage ist, ob die Sialangitis eine Teilerscheinung einer allgemeinen oder umschriebenen („lithogenen") Pankreatitis darstellt (LEGER u. LATASTE, 1955). Die überwiegende Mehrzahl der Fälle von klinisch-röntgenologisch festgestellter Pankreolithiasis bildet den Endzustand der chronischen Pankreatitis (COMFORT u. Mitarb., 1946; EDMONDSON u. Mitarb., 1949, 1950; LEGER, DUPUY u. HARTMANN, 1953; LEGER u. LATASTE, 1955; OWENS u. HOWARD, 1958; SARLES u. Mitarb., 1960).

Durch die gezielte Röntgenuntersuchung ist eine Steindiagnose auch am Lebenden möglich. Differentialdiagnostische Schwierigkeiten kann bei einer derartigen Diagnose nach unseren Erfahrungen einmal die beginnende oder auch fortgeschrittene Verkalkung eines Lipoms der Mesenterialwurzel bei völlig gesundem Pankreas machen.

Die Ausfällung der anorganischen Bestandteile geht nach den Gesetzen der Kristallisation vor sich, wobei es für die Konkretion gleichgültig ist, ob z. B. Bakterien oder Gangepithelien als Kristallisationskern dienen (LEGER u. LATASTE, 1955). Zumeist wird es sich um Kalkimprägnation von eingedickten Speichelschollen handeln. Der eingedickte Chylus ist nicht reicher an Elektrolyten als der nichteingedickte, da die Elektrolytkonzentration von der Blutkonzentration abhängt. So ist der eingedickte Chylus als Kristallisationskern, als Wegehindernis, als Kennzeichen einer bestehenden Dyschylie in den Prozeß des Steinausfalles eingebaut, eine Conditio sine qua non ist der eingedickte Bauchspeichel jedoch nicht. Das Calcium wird von dem entzündlichen Exsudat geliefert, das durch die Speichelschrankenstörung vielleicht besser in den Binnenraum der Drüse hineingelangen kann.

Bei einem Fall (SN 122/60) einer angeborenen Wabenlunge, die zu einer respiratorisch bedingten Acidose und zu einer Steinausfällung in der Lunge und in der Niere führte, fanden sich wohl wegen der fehlenden Dyschylie *keine* Steinablagerungen im Pankreas. Offenbar war die Blutspeichelschranke intakt, so daß eine höhergradige Calciumdiffusion nicht hatte stattfinden können. Außer der Acidose und der Kalkausfällung gehört also für die Ortsauswahl des Ausfalles von Calciumsalzen der „Terrainfaktor" unbedingt hinzu.

MÖCKEL (1920) schreibt in seiner sehr gründlichen Studie über die Entstehung der Pankreassteine, daß nicht nur eine Sialangitis eine unbedingte Voraussetzung sei, sondern daß ursächlich auch ein akuter Magenkatarrh eine Rolle spielen könnte. Diese Beobachtung gewinnt unter dem Gesichtspunkt der Entstehung einer Dyschylie durch Störung in der Wirkungskette:

Gastrinliberierung — Magensalzsäure — Secretinproduktion — Hydrochylus, von der wir oben sprachen, an Bedeutung. Bei dem akuten Magenkatarrh kann es zum Mangel an Salzsäure kommen, zu einer ungenügenden Secretin-Freisetzung, so zu einer fehlenden Wässerung des Bauchspeichels, damit zu einer Eindickung des Chylus, vor allem aber zu einer fehlenden Alkalität. In dem relativ sauren Milieu können Calcium-Ionen ausfallen. So sind auch die Steinablagerungen bei der chronisch rückfälligen Pankreatitis als Folge einer isthmischen Dyschylie bei verminderter Alkalität und entzündlicher Acidität des Gewebes zu verstehen.

Makroskopisch sind die Steine unregelmäßig gezackt, manchmal abgerundet, rauh, fast immer hellfarben bis porzellanweiß, gelegentlich mit Ansätzen und Höckern versehen. Dunkle Sialolithe sind nur in Papillennähe gesehen worden. Eine Facettierung findet sich so gut wie nie. Es gibt auch Steinausgüsse kleiner Ausführungsgänge. Die Steine liegen in den Ausführungsgängen, aber auch in Narbengewebe oder in Erweichungscysten. Meist sind die Steine nicht so groß, daß sie operativ entfernt werden könnten. Die Konsistenz ist ganz verschieden, gipsartig bis bröckelig, ,,halbweich" (VIRCHOW, 1852), ,,tuffsteinartig", wie MÖCKEL (1920) sagt — eine Übersetzung der Meckelschen ,,Massa tophosa et lapidea". Die chemische Analyse der Steine, die im einzelnen bei MÖCKEL und auch bei GRUBER (1929) aufgeführt ist, zeigt, daß die Steine, von Ausnahmen abgesehen, zum überwiegenden Anteil aus phosphor- oder kohlensaurem Kalk bestehen. Organische Substanzen werden mit 0—8% angegeben.

Über Pankreassteine in den verschiedenen Altersstufen gibt GRUBER (1929) eine Tabelle, der wir entnehmen, daß im 4. und 5. Lebensjahrzehnt die Steine, insbesondere beim männlichen Geschlecht, im Gegensatz zu den Gallensteinen, am meisten beobachtet wurden.

Bei *Tieren*, insbesondere bei Rindern, werden relativ häufig Steine von respektabler Größe beobachtet (BAER, 1893; SCHEUNERT u. BERGHOLZ, 1907; WYPYCHOWSKI, 1937).

Oft wurde versucht, im *Tierexperiment* Steine im Ausführungsgang des Pankreas zu erzeugen. Durch Retention, z. B. durch Gangabbindung, wird ein Sialolith allein *nicht* erzielt. Man kann die Tierexperimente summarisch so zusammenfassen, daß sie zeigen, daß *ohne* eine Sialangitis, *ohne* eine Entzündung, *ohne* Schrankenstörung eine Steinbildung nicht zu erreichen ist.

Ursache der Speichelsteine ist die Dyschylie. Daher kann der Stein eine Teilerscheinung einer viel allgemeineren und tiefergreifenden Umänderung der Drüsentextur sein. Er kann aber auch je nach seinem Sitz wieder die Ursache einer allgemeinen Sekretaufstauung mit einer Abpressung von Speichelbestandteilen in die Umgebung sein, ein Vorgang, den wir als Speichelödem, als Parachylie oder — klinisch — als Fermententgleisung kennen und den wir im vorliegenden Zusammenhang als *canaliculäre Dyschylie* bezeichnen müssen.

III. Canaliculäre Dyschylie

Der Stein ist nur *eine* Ursache einer solchen *canaliculären Dyschylie*. Viel häufiger sind hier Tumoren aller Art, dann Spasmen, Druck von der Nachbarschaft, Papillenstenosen, noch häufiger Epithelabfaltungen im Ausführungsgang, Metaplasien oder auch Gangadenomatosen.

Die Ursachen einer solchen canaliculären Dyschylie sollen hier nur aufgezählt werden. Um aber diese Dyschylie und ihre Folgen richtig zu verstehen, müssen einige physiologische Daten in Erinnerung gerufen werden. Wir haben gesehen, daß der Bauchspeichel durch einen echten Sekretionsvorgang im acinären Anteil und durch eine Einschleusung von wäßrigen Bestandteilen gebildet wird. Der Ausführungsgang muß als ziemlich starrer Schlauch verstanden werden, der sich im Schwanzteil nur wenig verjüngt. Glatte Muskelfasern fehlen, so daß allein die vis a tergo der Acini und des nachstoßenden Bauchspeichels die Beförderung des Pankreassaftes bewerkstelligt. Andererseits ist das Epithelrohr in eine dicke, derbe, zwar gut durchblutete, aber weitgehend unelastische Bindegewebsmanschette eingelagert, wodurch eine Speicherung in nennenswerter Weise nicht möglich ist. Im Gegensatz zu den Gallenwegen kann man bei dem Speichelgang keine dyskinetische Dilatation beobachten. Der große Ausführungsgang durchzieht die Drüse, ohne sein Kaliber zu verbreitern oder wesentlich zu wechseln. Von den Drüsenprovinzen kommen sehr zahlreiche Seitengänge — meist mehr oder weniger rechtwinklig einmündend — im Sinne des „Tausendfüßler"-Modells (CRUVEILHIER).

Bei einem Verschluß des Ausführungssystemes an irgendeiner Stelle muß sich sofort ein Stop der Saftsäule und ein Druckanstieg für die Sekretproduktion bemerkbar machen. An welcher Stelle der Gangverschluß eintritt, ob dies im Bereich des großen Ganges oder eines kleineren Seitenastes geschieht, ist im Prinzip gleichgültig, wenn es auch für die Krankheitserscheinungen und für die klinische Manifestation von ganz wesentlichem Interesse ist. Da der Gang nicht speichern kann, muß die nichtkompressible Flüssigkeit abgepreßt werden, soll nicht der Ausführungsschlauch an irgendeiner Stelle einreißen. *Eine* Stelle im System ist für die Kommunikation durch das intakte Gangepithel besonders geeignet, nämlich die Blutspeichelschranke am Isthmus des Ausführungssystemes. Hier treten ja normalerweise die wäßrigen und wasserlöslichen Blutbestandteile — Ionen, Bestandteile des Blutplasma — in das Gangsystem ein. Hier kann der Weg auch in umgekehrter Richtung beschritten werden. Während eines Abflußstops wird an der Stelle der Isthmusepithelien Bauchspeichel abgepreßt, die Blutspeichelschranke wird zur Speichelblutschranke. Über sie wird im Zusammenhang mit den Folgen des Speichelödems noch weiter gesprochen werden (vgl. S. 243). Hier soll nur die Entstehung eines Speichelödems als Folge einer canaliculären Dyschylie, eines Steinleidens oder einer Epithelabfaltung genannt werden.

IV. Papilläre Dyschylie

Die ductuläre bzw. canaliculäre Dyschylie kann durch Veränderungen des Epithels der Gänge, ihres Inhaltes — z. B. Steine — oder durch Kompression von außen — z. B. Kopftumor — vonstatten gehen. Eine Ausdehnung oder eine isolierte Einwirkung dieser Ursachen auf den Papillenbereich führt zu der *papillären Dyschylie*, die hier nur deshalb von der ductulären Dyschylie abgetrennt wird, weil die Papille als Organ im Grenzbereich eine eigene Pathologie besitzt. Diese eigene Pathologie wird bestimmt durch die anatomischen Besonderheiten des Schleimhautbildes (HOLLE u. GIERMANN, 1961), durch die besonderen Verhältnisse der Muskulatur (SCHREIBER, 1944), durch die Drüsen, durch die Konfluenz der Gallen- und Pankreasgänge sowie des Duodenum (vgl. S. 31 ff.).

Die bedeutsamste Besonderheit der papillären Dyschylie liegt aber darin, daß bei geeigneter Konstellation ein Reflux zwischen den beiden Gangsystemen möglich wird und ein Influx aus dem Duodenum erfolgen kann.

Die Engen des Gangsystems im Bereiche der Papille führen sehr bald zu dramatischen Krankheitsbildern. Sie kommen daher eher zum Bewußtsein als die Einengungen im Rahmen der canaliculären Dyschylie. Klinisch kommen sie scheinbar in der überwiegenden Mehrzahl vor. Die tatsächlich am häufigsten vorkommenden, klinisch allerdings meist nur durch uncharakteristische Beschwerden oder überhaupt nicht erfaßbaren Engen liegen im Bereich der mittelkalibrigen Äste des Speichelganges, in denen man praktisch in jeder Bauchspeicheldrüse alter Menschen Umgestaltungen, Metaplasien oder Abfaltungen der Epithelleiste findet (vgl. S. 181 ff.).

Über die eigene Pathologie der Papilla major Vateri liegen die Ergebnisse großer anatomischer Untersuchungsreihen vor (STERLING, 1943, 1954; STERLING

u. GOLDSMITH, 1954; CATTEL u. COLCOCK, 1953, 1957; W. HESS, 1954; SELBERG, 1957; BECKER, 1957, 1959; COLCOCK, 1958; HEIN, 1964; KIEF u. NIEDNER, 1965), aber auch größere röntgenologische Erfahrungsberichte, da gerade die Papillengegend in den letzten Jahren für den Röntgenologen besonders anziehend geworden ist (HESS, 1955; POPPEL u. JACOBSON, 1956; STENGEL, 1956; NIEDNER, 1957, 1965; MILLBOURN, 1950, 1958).

Ein *dauernder* Verschluß der Papille wird auf jeden Fall klinisch auffällig, und zwar mehr durch das Auftreten eines Verschlußikterus als durch Erscheinungen von seiten der Bauchspeicheldrüse.

NIEDNER (1957) hat vier Gruppen von Papillenstenosen nach der Pathogenese unterschieden: 1. Primär entzündliche Stenosen durch den verdickten, geschrumpften und fibrös vernarbten Sphincter Oddi. 2. Sekundär entzündliche Stenosen, z.B. bei Choledochussteinen, vor der ersten physiologischen Enge (HOLLE, 1960). 3. Papillenadenome bzw. -polypen, heterotope Pankreasteile, Schleimhauthyperplasien. 4. Papillencarcinom.

Nach dem Sitz trennt NIEDNER (1965) die Ostiumstenose von den duodenalen Papillenengen.

Die Bauchspeicheldrüse erhält häufig durch das Seiten-Überdruck-Ventil des Santorinischen Ganges eine Entlastung. Die Angaben über die Häufigkeit einer durchgängigen Papilla minor als Entlastungs-Ventil sind sehr uneinheitlich, da meist nur über das Vorhandensein einer zweiten Papille berichtet wird oder über den Zusammenfluß des Ductus Wirsungianus mit dem Ductus Santorini. Die Frage aber, ob der kleine Gang einen tatsächlichen funktionellen Abfluß in der Carunkel der kleinen Papille erlaubt und zugleich eine genügend große Kommunikation mit dem großen Ausführungsgang besteht, m.a.W., ob tatsächlich eine Überlauf-Ventilwirkung möglich ist, wird nur selten expressis verbis verbucht. Unserer Schätzung nach ist in etwa 50% der Fälle eine wirkungsvolle Papilla minor vorhanden. In der Untersuchungsreihe von DAWSON und LANGMAN (1961) war bei 57% der weiblichen, bei 49% der männlichen untersuchten Erwachsenen eine Papilla minor funktionell tüchtig. KLEITSCH (1955) fand in 60% zwei Papillen, in 10% die sog. kleine Papille als diejenige des Hauptausführungsganges. Andererseits führt ein Verschluß der Papille nicht plötzlich zu den Erscheinungen der Gallenrückstauung, weil das Gallenwegsystem zur Speicherung relativ großer Sekretmengen befähigt ist. Das bedeutet, daß auch stundenlanger, aber vorübergehender — vielleicht durch eine Kolikserie überwundener — Verschluß der Papille für die Gallenwege und die Leber ungefährlich ist. Da aber der Ductus Wirsungianus kein Sekret zu speichern vermag, führt auch ein kurzdauernder Papillenverschluß stets zu einem Speichelödem unter der Voraussetzung, daß der Speicheldruck nicht durch den Ductus Santorini ausgeglichen werden kann.

Theoretisch wären die Verhältnisse interessant in den Fällen, in denen eine sog. Pankreasblase, ein Äquivalent zu der Gallenblase, vorhanden ist. Dies ist in wenigen Fällen bei Katzen beobachtet worden (JOHNSON, BECKWITH, LARSELL, BOYDEN, BREMER). Es handelt sich aber stets um Sektionsbeobachtungen. Während des Lebens ist eine derartige Diagnose bei einer Katze noch nicht gestellt worden. Würde dies möglich sein, so wäre diese Katze ein ideales Versuchstier, um die Folgen experimentellen, aber vorübergehenden Verschlusses der Vaterschen Papille im Vergleich zur Gallerückstauung zu erfassen.

Durch die mangelnde Speicherungsfähigkeit ist der häufige, aber vorübergehende Verschluß der Papille für die Bauchspeicheldrüse gefährlicher als für die

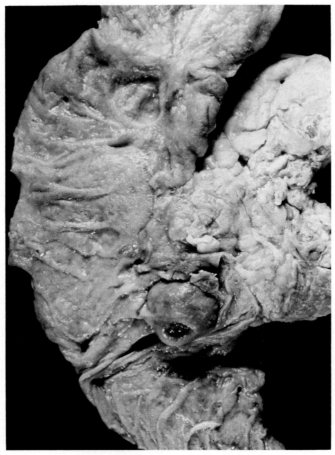

Abb. 137. 91 Jahre alt gewordener Mann (SN 616/66, P. I. Karlsruhe). Prostatahyperplasie, Urämie. Vatersche Papille aufgetrieben. Subtotaler Verschluß durch kirschgroßen Gallenstein, *kein* Ikterus! Konsekutive Erweiterung des Gallen- und Pankreasganges

Leber. Die Ursache eines solchen Verschlusses kann unter Umständen ein *Papillenstein* sein. Ein großer Gallenstein, der vor der Papille steckenbleibt, kann zum Verschlußikterus führen (Abb. 137), kann aber auch den Ductus Wirsungianus durch Druck von außen oder durch Abschluß der Papille abdrücken. Ganz gleichartige Verhältnisse liegen beim Papillencarcinom vor, solange der Tumor noch nicht in größerem Maße zerfallen ist. Hier werden meist *beide* Ausführungssysteme, Gallenwege und Pankreasgänge, vollständig komprimiert.

Die sehr kompliziert gebaute Papille, in der sich drei Hohlorgane vereinen, kann der Schauplatz eines Gangverschlusses dadurch sein, daß ihre drei hauptsächlichen geweblichen Elemente jeweils eine Verschlußursache abgeben können, die sich aber auch kombinieren und damit zu addieren vermögen.

Die *Schleimhaut* des Zwölffingerdarmes stößt dicht unter dem Niveau der Tunica muscularis mucosae auf diejenige des Papillenlabyrinthes. Die Mannigfaltigkeit der Schleimhautfaltungen, die weitgehend von dem Alter abhängig ist, die aber vor allem anlagemäßig außerordentlich groß ist (DOERR, 1959), gibt jeder Schleimhautschwellung, jeder Duodenitis Verschließungsmöglichkeiten (Abb. 138), so daß aus der Kenntnis dieser Situation die alte Virchowsche Lehre von dem Papillenverschluß durch Schleimpfropf zu verstehen ist[2], auch wenn dies für die Entstehung der Hepatitis epidemica bzw. des Icterus catarrhalis keine Bedeutung hat. An der Nahtstelle der beiden Epitheldecken kommt es, besonders wenn die Gelegenheitsursache einer Duodenitis die Initialzündung oder eine chronische Enteritis die Schürung dazu liefern, zu einem Grenzkampf der Epithelien mit allen von anderen Epithelnahtstellen her bekannten Gewebsveränderungen, wie Epithelübergriffe, Retentionscysten, Metaplasien, Verquellungen, Hyperämien, Abfaltungen, Verwerfungen usw.

Sehr selten sind im Pankreasbereich der Papillen Plattenepithelmetaplasien gefunden worden, die sich in das Lumen des Ausführungsganges vorschieben und so den Boden abgeben können für das Plattenepithelcarcinom, das ganz vereinzelt einmal beobachtet worden ist (GRAGE u. Mitarb., 1960).

So kann eine Ursache des vorübergehenden Papillenverschlusses in der Beschaffenheit und der Reaktionsweise der Schleimhaut liegen, letzten Endes aber abhängig sein von einer allgemeinen Duodenitis bzw. Enteritis.

Ähnlich wie bei den Papillenverschlüssen zwei Komponenten eine pathogenetische Rolle zukommt, scheint auch die physiologische Aufgabe der Papille zweigeteilt zu sein. Während Öffnungs- und Melkperistaltik eine der Aufgaben des muskulären Apparates darstellt, sind die Schleimhautfalten dazu da, während der Ruhe das Ostium abzuschließen (HOLLE und GIERMANN). Vielleicht spielt sogar die polsterartige Schwellung dieser Schleimhautfalten physiologischerweise die Rolle einer Abdichtung. Über die Physiologie der Papille in Abhängigkeit von den verschiedenen Reizeinflüssen haben sich RITTER (1955, 1961, 1963) und CHOCOLÀC (1960) geäußert.

Eine *isolierte* Papillitis, eine Papillenentzündung als Krankheitseinheit, haben wir bei der Durchsicht von etwa 1000 Papillen nicht gesehen. Auch SELBERG (1957) spricht sich gegen eine solche isolierte Papillitis aus, die Schleimhautentzündung ist vielmehr nur im Rahmen eines allgemeinen Darmschleimhautkatarrhs vorhanden.

Weil die Entzündung entweder von dem Duodenum oder dem Gallengang sekundär übergreift, weil andererseits die Entzündung bei der geweblichen Umgestaltung und der Entstehung der Papillenstenose sicher nicht der entscheidende Faktor sei, schlagen FÖDISCH und MARZOLI (1963, 1964, 1969) vor, überhaupt nicht mehr von „Papillitis" zu sprechen, sondern das einzig einheitliche Kennzeichen zur Benennung zu verwenden, nämlich die Bezeichnung „gutartige Stenosen der Papilla Vateri".

Dem Begriff der stenosierenden Papillitis liegt kein einschlägiges anatomisches Substrat zugrunde (HOLLE, 1963). Oft ist die Enge nur relativ, stets ist das „Papillenspiel" durch eine Starre ersetzt (SELBERG, 1957). Neben funktionellen Störungen, Drüsenhyperplasien und chronisch entzündlichen Veränderungen manifestieren sich Störungen der Magen—Duodenum—Gallengangeinheit auch in der Papille (JACOBSON u. Mitarb., 1958; FÖDISCH u. MARZOLI, 1962; FÖDISCH, 1969).

---

[2] Virchows Arch. path. Anat. 32, 117—125 (1865).

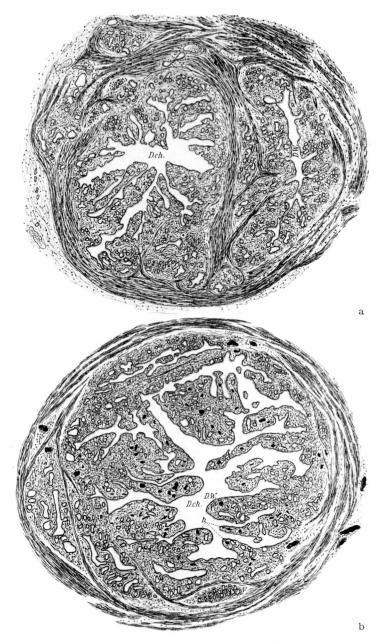

Abb. 138a u. b. a Querschnitt durch den Ductus Wirsungianus und Ductus choledochus bei ihrem Eintritt in die Muscularis. Beide zeigen Leisten ihrer Schleimhaut, zwischen denen Buchten liegen, in die zum Teil Schleimdrüsen münden. Letztere sind teils in den Gangwandungen, teils in den Leisten zu sehen. *D.ch.* Ductus choledochus. *D.W.* Ductus Wirsingianus. b Querschnitt durch das gemeinschaftliche Endstück derselben zwei Gänge, ebenfalls noch in der Muscularis. Die Leisten enthalten außer den Drüsen noch viele kleine Blutgefäße, welche zum Unterschiede von jenen als dunkle Punkte dargestellt sind. (Nach HELLY, 1899.) *D.ch.* Ductus choledochus. *D.W.* Ductus Wirsingianus. *b.* Schleimhautfalten. Vergr. 1:200

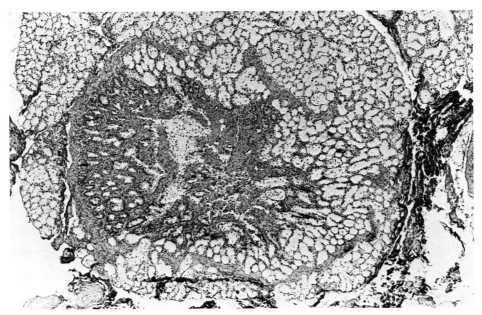

Abb. 139. 85 Jahre alt gewordene Frau (SN 867/65, P. I. Karlsruhe). Diabetes mellitus, allgemeine Arteriosklerose, Coronarsklerose. Nebenbefund: Polyp der Brunnerschen Drüsen im Duodenum, keine klinischen Erscheinungen

Nicht nur die Stenosen der Papille, auch die Atrophie der Schleimhaut kann zum pathogenetischen Faktor werden. Das Jalousiewerk der Papille kann nur funktionieren, wenn die Schleimhaut vollsaftig, also nicht atrophisch ist. So ist es zu verstehen, daß außer einem Verschluß der Papille durch eine hypertonische Muskulatur auch eine Hypotonie mit klaffender Papillenöffnung beobachtet wird. MALLET-GUY (1969) sagt, daß gerade die Hypotonie — weites Lumen aus Schleimhaut- und Muskulaturgründen — häufiger Ursache einer Pankreatitis sei als die Hypertonie des Sphincter.

Wie wichtig die Frage der stenosierenden Papillitis bzw. der gutartigen Papillenstenose ist, ergibt sich auch daraus, daß die Journées Internationales d'Hepatologie, Lyon, 1965, in zwei Tagen dieses Problem behandelten. Auch die Aussage von W. HESS (1953), daß in 29% aller Gallenleiden eine Papillenstenose beobachtet wurde, unterstreicht die Bedeutung dieser Erkrankung.

Die Absiedlung von Metastasen bei malignen Tumoren ist, auch wenn sie nicht im Verdauungstrakt ihren Ursprung haben, nicht ganz selten, auch leukämische Infiltrate, plasmocelluläre Polster bei Plasmocytose, finden sich mehr als zufällig im Papillenbereich. Ein Verschluß der Papille — mit Tod im ikterischen Koma — wurde auch im Rahmen einer Retikulose beobachtet (ARON u. Mitarb., 1961). Die Ursache für die bevorzugte Manifestation mag in der reichen Lymphgefäßversorgung dieser Gegend zu suchen sein. Dies unterstreicht die „naturhistorische Stellung" der Vaterschen Papille als Wetterwinkel im Gange der Entwicklung, ihre funktionelle Bedeutung als Confluens canalium (A. FR. WALTHER, 1724) und als Ausflußdüse hochaktiver Fermentlösungen.

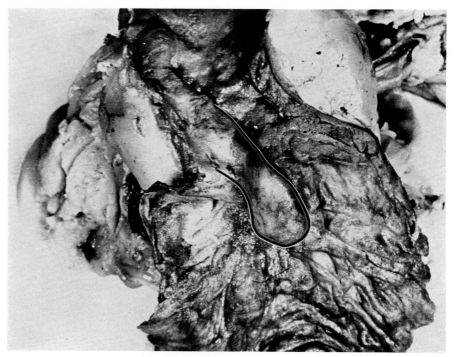

Abb. 140. Papillenadenom. Ektatische verschlungene tubuläre Formationen an den Lippendrüsen der Vaterschen Papille. Klinisch: Verschlußikterus

Zur Formfülle der Gegend sei die Einteilung der Papillitis nach DEL VALLE (zit. nach FUCHSIG und HARTMANN) aufgeführt, ohne daß wir speziell auf die Einzelheiten eingehen wollen: Papillitis hypertrophica (spitzes Fischmaul), Papillitis atrophica („Duodenalnabel"), Papillitis erosiva, Papillitis cholesterosica („erdbeerartig"), Papillitis vegetativa (condylomatica), Papillitis phagedenica.

Die Duodenaldrüsen, die Brunnerschen Drüsen[3], können auf breiter Fläche hypertrophieren (FEYRTER, 1934; GROSSMAN, 1958; WILLIAMS u. MICHIE, 1957; BUCHANAN, 1961), so daß das Drüsenstratum zu einem dicken, in das Lumen des „Pankreasdarmes", wie LUSCHKA das Duodenum nennt, hervorstehenden Kissen wird (Abb. 139).

Dann reichen sie bis an den Ausführungsgang der Papille heran und können ihn einengen. Man spricht von der glandulären Hyperplasie der Brunnerschen Drüsen. Auch diese glanduläre Hyperplasie kann zur Ursache des Papillenverschlusses werden. Echte Tumoren — Adenome — der Brunnerschen Drüsen sind nicht so selten (FELDMAN, 1958).

3 Die Brunnerschen Drüsen heißen in der älteren französischen Literatur auch Brunsche Drüsen, weil BRUNNER von den Pfalzgrafen zu Rhein geadelt wurde und dem Stile der Zeit entsprechend als „Chevalier de Brun" genannt wurde. So kamen die 1687 entdeckten Duodenaldrüsen zu den beiden Namen: Brunnersche Drüsen und Brunsche Drüsen (J. HYRTL, Lehrbuch der Anatomie des Menschen, 1870).

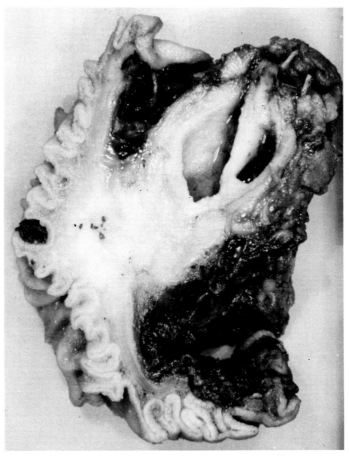

Abb. 141. 43 Jahre alte Frau. Carcinom der Vaterschen Papille mit Übergriff auf die Ampulle. Stenosierung des Duct. choledochus (oben) und Duct. Wirsungianus. Erweiterung der Gänge, manschettenförmiges Wachstum des Tumors. Duodenopankreatektomie, Operationspräparat
(Prof. K. SPOHN, Karlsruhe)

GOLDEN (1948) nennt die Adenome der Brunnerschen Drüsen die häufigsten gutartigen Tumoren des Duodenum. Sowohl die Hyperplasie als auch die cystische Umwandlung etwa im Gefolge einer Entzündung können Ursache für die Einengung der Papille werden (MATTIOLI u. Mitarb., 1957). Nicht ganz so selten ist in Papillennähe unmittelbar um den Ausführungsgang ein mehr oder weniger großes *Divertikel* (SN 790/58, Abb. 205), aber auch als darmwärtiges Stück des Ausführungsganges, so daß dieser scheinbar dorthin einmündet. Diese sind in ihrer Füllungsgröße sehr starken Wechseln unterworfen, so daß sie bei vorübergehender Retention von Ingesta mechanisch als Kompression auf die Ausführungsgänge drücken können, aber auch durch eine Diverticulitis und eine Peridiverticulitis sowohl eine Schleimhautentzündung unterhalten als auch einen Narbenzug mit Verziehung der ganzen Gegend verursachen können (F. BAYER, 1954).

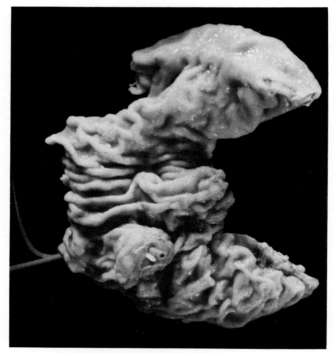

Abb. 142. Papillencarcinom (Operationspräparat, Op.: Prof. K. Spohn, Karlsruhe). Gleichmäßige Auftreibung der Papille, Gänge eben sondierbar

Die häufigste Ursache eines Papillenverschlusses ist nicht eine Fehlbildung (Divertikel), auch nicht durch die Schleimhaut bedingt (Grenzkampf der Epithelien) oder durch die Drüsen verursacht (glanduläre Hyperplasie der Brunnerschen Drüsen), sondern die besonders im Alter mehr und mehr zunehmende Umgestaltung der glatten Muskulatur. Die fibröse Muskulatur kann einen Gang dadurch einengen, daß er sich durch die straffen Bindegewebszüge, zwischen denen man nur noch vereinzelte Muskelfasern erkennen kann (DOERR, 1959), hindurchwinden muß. Diese *Adenomyofibrose* ist die häufigste Ursache für die lange remittierende, klinisch häufig unerkannt bleibende Verschließung der Papille, bei der der Chirurg durch die Papillenplastik allein eine chronische Pankreatitis behandeln kann (DE ROSA, 1964).

FUCHSIG und HARTMANN (1958) messen der Entzündung beim gutartigen Papillenverschluß lediglich eine begleitende Rolle zu. Führend seien vielmehr fibrosierende Prozesse und adenomatöse Wucherungen. Letztere mögen auch ohne entzündliche Reaktion beobachtet werden, erstere aber sind sicher die Folgen von chronisch-serös-fibrosierenden Entzündungen. Die erwähnten Autoren nennen die adenomatösen Bildungen Adenomyofibrosis partim cystica stenosans (der Choledochusmündung).

Aus der Kenntnis der Gefahr einer solchen Bindegewebsersatzwucherung und der straffen Einengung des Ganges scheint es vom Gewebe her gesehen bedenklich,

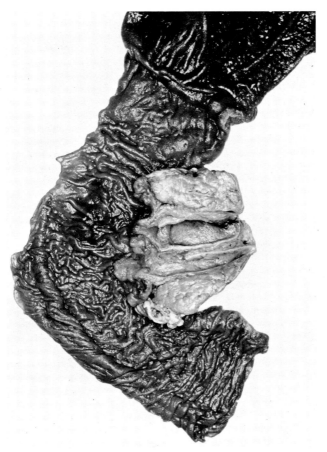

Abb. 143. Papillencarcinom (Operationspräparat, Op.: Prof. Dr. K. SPOHN, Karlsruhe). Carcinom am Papillenostium. Aufgeschnitten sind die erweiterten Gänge, die getrennt bis unmittelbar an das Carcinom verlaufen

aus diagnostischen Gründen Excisate aus der Papille zu entnehmen, da sich hier als Folge bindegewebige Vernarbungen bilden müssen (WERTHEMANN, 1953; HESS u. WERTHEMANN, 1957).

Die häufigste und auch schwerwiegende Ursache eines Papillenverschlusses sind gutartige und vor allem bösartige Tumoren, davon am häufigsten das Papillencarcinom (Abb. 140).

Über das Papillencarcinom, das eigentlich zum Dünndarm gehört, kann hier nur in seiner Eigenschaft als Verschlußursache, also im Rahmen der papillären Dyschylie des Pankreas gesprochen werden.

Die Prognose des Papillencarcinoms ist nicht so schlecht wie diejenige des Pankreaskopfcarcinomes (Abb. 141), weil durch den gleichzeitigen und unmittelbaren Verschluß auch des Gallenganges der Verschlußikterus frühzeitig auffällig wird (Abb. 142).

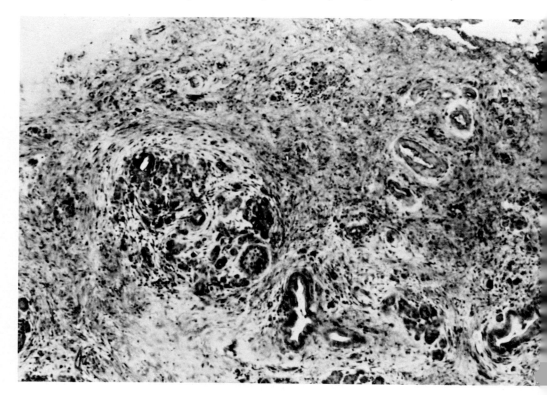

Abb. 144. Chronisch fibrosierende Pankreatitis im Schwanzteil der Bauchspeicheldrüse bei Verschluß des Ausführungsganges durch Pankreaskopfcarcinom (gleichzeitig lange bestehender Ikterus). Nur noch Reste des exkretorischen Pankreas, weitlumige Pankreasgänge, kleine Arterien, narbige Bindegewebsplatte. Formalin, Paraffin, Hämatoxylin-Eosin-Färbung, Mikrophotogramm, Vergr. 1:60

Nahezu jedes Papillencarcinom wird von einer sekundären Pankreatitis begleitet, was immer in Rechnung gestellt werden muß (Abb. 143, 144, 145).

Außer dem Adenocarcinom, das stabartig in das Ganglumen bzw. die Ganglumina und ostienwärts — vergleichbar einem Lavastrom — in das Faltenwerk der Umgebung vordrängt, kommt das undifferenzierte, aber auch das schleimbildende Carcinom in Frage, selten auch der Pflasterzellkrebs (Abb. 146). Oft dringt das Papillencarcinom fächerförmig in den Pankreaskopf ein, so daß bei der Obduktion der Ausgangspunkt — Papille oder Pankreaskopf — nicht ausgemacht werden kann (MILLBOURN, 1958).

Weniger häufig kommen noch andere Tumoren in Betracht, wenn auch die Differentialdiagnose ob Tumor oder „benigne Papillenstenose" nicht immer leicht ist, selbst bioptisch erhebliche Schwierigkeiten machen kann (Tabelle 11).

Unter den Tumoren ist das Carcinoid zu nennen, das häufiger in der kleinen Papille — oder selten in heterotopen Pankreasanlagen — vorkommen kann (FEYRTER, 1954), aber auch in der Papilla major Vateri beobachtet wird (McRAE u. CONN, 1959). CHANGYUL und JEMERIN (1965) sahen ein polypöses Adenom, das

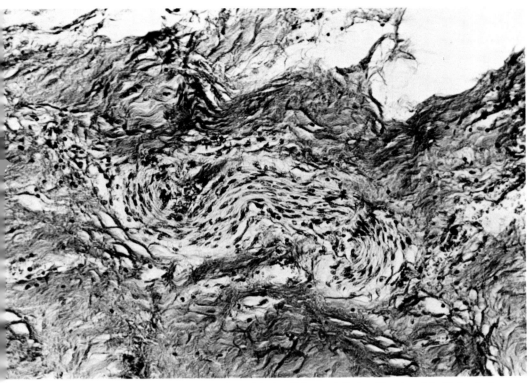

Abb. 145. Chronisch fibrosierende Pankreatitis im Schwanzteil der Bauchspeicheldrüse bei Verschluß des Ausführungsganges durch ein Pankreaskopfcarcinom (gleicher Fall wie Abb. 144). Eingelagert in das Narbenfeld ein kleiner Nervenstrang. Formalin, Paraffin, Hämatoxylin-Eosin-Färbung, Mikrophotogramm, Vergr. 1:180

Tabelle 11. Papillentumoren

Gutartig	Bösartig
Primär epithelial	
Adenom	Adenocarcinom
Cysten der Brunnerschen Drüsen	tubuläres
	schleimbildendes
Adenom der Begleitdrüsen	undifferenziertes
	Pflasterzellcarcinom
	Carcinoid
Adenomyosis	
Stützgewebe	
Leiomyom	
Fibrom	?
Lipom	
Neurinom	

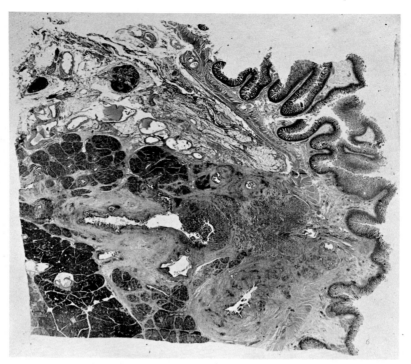

Abb. 146. 63 Jahre alter Mann. Papillencarcinom. Adenocarcinom der Vaterschen Papille. Vorwiegend intracanaliculäre Ausbreitung, beginnender Einbruch in die Ampulla Vateri. Operationspräparat (Prof. K. Spohn, Karlsruhe). Formalin, Paraffin, Hämatoxylin-Eosin-Färbung, Mikrophotogramm, Vergr. 1:10

offensichtlich von den Lippendrüsen ausging. Stiftadenome in der Papille werden gelegentlich als ,,Ampullom" bezeichnet.

Allen Tumoren gemeinsam ist der Verschluß der Papille. Die größeren Tumoren komprimieren nicht nur das Papillendelta, sondern auch die Ausführungsgänge, so daß die — nur aus didaktischen und wegen der Besonderheiten getrennt behandelten — papillären und ductulären Dyschylien ineinander übergehen.

Wenn man zusammenfaßt, was alles das feine Gangwerk der Papille verändern kann, so kommt man mit Cattell und Colcock (1953) auf ein Bündel von Ursachen: Steine (Gallensteine, Papillensteine), narbige Strikturen, aber auch sackartige Erweiterungen der Gangenden (,,Steinlogen"), abnormer Verlauf des Gallenganges durch den Pankreaskopf, Stenosen durch chronische Pankreatitis im Kopftunnelbereich, Adenomyosis (Fibrosis) des Sphincter, Duodenaldivertikel, gutartige epitheliale und mesenchymale Tumoren, Papillencarcinome.

L. Speichelödem[1]

Die papilläre Dyschylie und die Pankreolithiasis geben ein Beispiel für ein Phänomen, das für die Pathologie der Bauchspeicheldrüse in ihrer Gesamtheit von entscheidender Bedeutung ist. Wir meinen die Behinderung der Speichelabgabe. Die Sekretion gegen Hindernisse ist sicher nicht die tiefstgreifende, wohl aber die folgenschwerste Form der Dyschylie.

Bei jeder Behinderung der Saftabgabe im Gangsystem tritt ein Rückstau des Sekretes, eine Abpressung des Bauchspeichels in das Interstitium auf (Parachylie). So entsteht das *Speichelödem*[1].

Das Speichelödem kann zur Vorstufe der Pankreatitis werden, es kann überführen in die Fibrose, es kann aber auch folgenlos aufgesogen werden.

Das Speichelödem stellt eine Art Drehscheibe in der Pathogenese der Pankreaserkrankungen dar.

Es entsteht durch Verschluß der großen oder nur kleinerer Gänge durch verschiedenartige Ursachen, die wir näher betrachten wollen.

Es ist wichtig, im voraus zwei Dinge festzuhalten:

1. Ein Speichelödem verursacht zwar eine sog. Fermententgleisung, bildet aber noch keine Pankreatitis im engeren Sinne. Daraus ergibt sich, daß nicht Fermententgleisung mit Pankreatitis gleichzusetzen ist.

2. Alle Ursachen, die zu einem Speichelödem führen, können daher im Ursachenkomplex der Pankreatitis eine Rolle spielen.

Das Speichelödem ist nicht an die Kaliberstärke eines Ausführungsganges gebunden: der Verschluß jeglichen Ganges führt zu einem Speichelödem in dem von diesem Gang abhängigen Gebiet. Bei Verschluß kleinerer Gänge entsteht ein sog. Speichelinfarkt, beim Verschluß der Papille (z.B. beim Papillencarcinom) wird das gesamte exkretorische Drüsengewebe über den Mechanismus des Speichelödems und der nachfolgenden serös-fibrosierenden Entzündung atrophisch. Bei jedem Verschluß des Ausführungsganges tritt in dem von dem verschlossenen Gangabschnitt versorgten Drüsenbereich ein Speichelödem (DOERR, 1953) ein.

Die Entstehung des Speichelödems wurde experimentell sehr eingehend untersucht (POPPER, 1940; POPPER u. NECHELES, 1943; POPPER, NECHELES u. RUSSELL, 1948; GASTER u. Mitarb., 1950; GIBBS u. IVY, 1951; BECKER, 1954; IHMANN, 1955; BECKER, 1957; DOERR, 1959; PIZZECCO, 1960; DOERR u. BECKER, 1961; DOERR, 1964, 1965). Historisch gesehen ist das Speichelödem zum ersten Male von ZOEPFFEL, 1922 anläßlich seiner Gallenwegoperationen als „glasiges Ödem des Pankreas" beschrieben worden (Zoepffelsches Ödem). Die Bauchspeicheldrüse ist vergrößert, die Drüsenläppchen sind auseinandergetreten, sie haben zwischen

---

[1] In der Literatur werden „Zoepffel-Ödem", „glasiges Ödem des Pankreas", „Poppersches Ödem" und „Speichel-Ödem" (DOERR) synonym gebraucht.

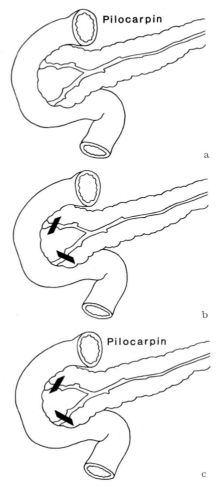

Abb. 147a—c. Versuchsanordnung zur Erzeugung des Speichelödems: a Pilocarpinreizung führt zur excessiven Pankreassaftabgabe. b Gangligatur, langsame Entstehung des Speichelödemes. c Pilocarpinreizung und Gangligatur: Speichelödem in wenigen Minuten, „unter den Augen des Experimentators"

sich eine wasserklare glasige Flüssigkeit gelagert, die sich in alle nur irgend erreichbare Spalten hineingeschoben hat (ZOEPFFEL, 1921, 1922; WANGENSTEEN, LEVEN u. Mitarb., 1931; SOUPAULT, 1932).

Experimentell ist dieses Ödem in wenigen Minuten (10—30 min) zu erzeugen durch Unterbindung (aller) Ausführungsgänge und durch gleichzeitigen starken Sekretionsreiz (Abb. 147), z.B. durch Pilocarpin oder — bei subakuten Versuchen — durch eine fettreiche Fleischnahrung (PIZZECCO, 1960; DUMONT u. MARTELLI, 1968).

Theoretisch könnte das Speichelödem durch drei Vorgänge entstehen (Abb. 148):

1. Könnte allein der Sekretionsreiz ein zirkulatorisch entstandenes, also aus dem Blute nachsickerndes Ödem im Sinne der Plasmadiapedese von RICKER hervorrufen.

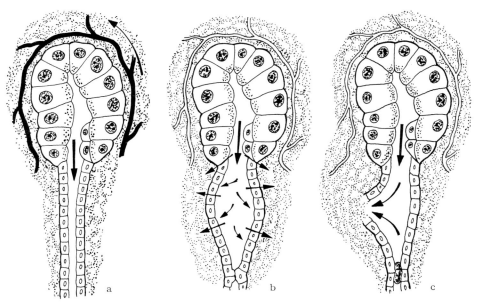

Abb. 148a—c. Schema der theoretisch möglichen Entstehungsweise des Speichelödems. a Zirkulatorisch, b Abpressung aus dem intakten Gangsystem, c Ruptur kleiner Speichelgänge

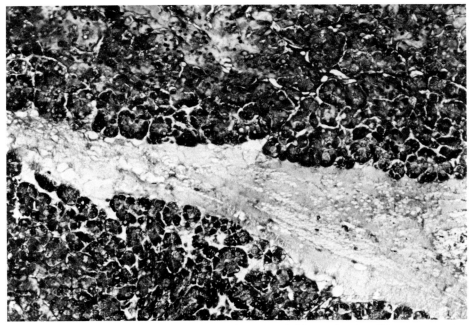

Abb 149. Speichelödem. 60 min nach Gangligatur und Pilocarpingabe. Ödemsee zunächst nur im lobären Interstitium und unter der Kapsel („glasiges Ödem" ZOEPFFELs). Methode nach POPPER. Formalin, Paraffin, Masson-Goldner-Trichrom, Mikrophotogramm, Vergr. 1:100

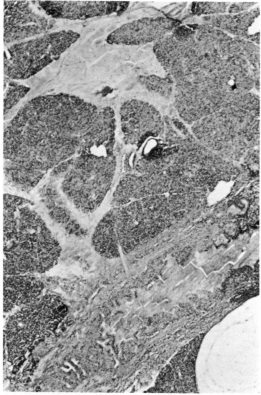

Abb. 150. Speichelödem, Hund. Verschluß des Ausführungsganges 60 min, Pilocarpin als „Sekretionspeitsche". Eingedickte (rote) Speichelmassen im Ganglumen, lockere Ödemseen im Interstitium, Auseinanderdrängung der Drüsenläppchen, „glasiges Ödem". Färberischer Unterschied der Speichelbestandteile *in* den Gängen von denen *um* die Gänge. Formalin, Paraffin, Masson-Goldner-Trichrom, Mikrophotogramm

2. Kann durch eine Ruptur eines oder mehrerer kleiner Speichelgänge der Pankreassaft in das Interstitium ablaufen (RICH u. DUFF, 1936; PHILIPPS, 1954).

Die 3. Möglichkeit besteht in einer Abpressung im Bereiche der Speichel-Blut-Schranke.

Gegen ein rein zirkulatorisch bedingtes Ödem spricht die Tatsache, daß zur Entstehung des glasigen Ödems der Verschluß der Ausführungsgänge eine wesentliche Vorbedingung ist, daß die kreislaufwirksame Sekretionspeitsche allein nicht zu einem solchen Ödem führt und daß ferner in dem Ödem Fermente nachgewiesen worden sind (POPPER u. NECHELES, 1943, 1948), die nicht aus dem Blute stammen können.

Gegen die Ruptur der kleinen Speichelgänge, die den Fermentgehalt erklären könnte, spricht vor allem das färberische Verhalten beider Flüssigkeiten (Abb. 149). Wenn im Gangsystem und im Interstitium der Inhalt gleich, die beiden Räume in freier Kommunikation verbunden wären, dann dürften färberisch und physikochemisch keine Unterschiede bestehen. Ein solcher ist aber sowohl durch die kon-

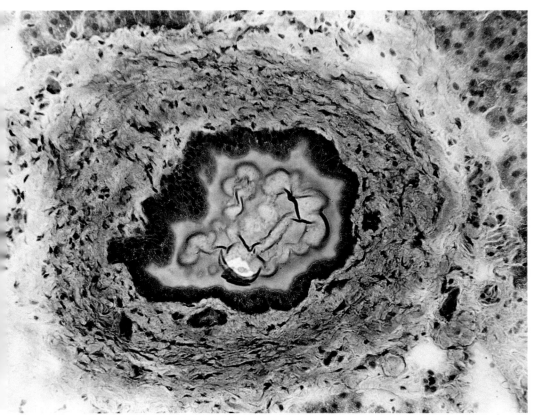

Abb. 151. Hund, Pankreas. Mittelkalibriger Ausführungsgang mit aufgestautem, eingedicktem Speichel. Zonale Ablagerung der Speichelschollen, sternförmige „Bruchlinien" im eingedickten Sekret. Nativer Gefrierschnitt (Kryostat). (Aus DOERR u. BECKER, 1961)

ventionelle histologische Technik als auch durch die Fluorescenzmikroskopie ganz eindeutig nachzuweisen: Im Ausführungssystem findet sich ein ausgesprochen eingedicktes eiweißreiches Sekret, das an vielen Stellen schollig zerbirst (Abb. 150). Das Ödem im Interstitium ist dagegen eiweißarm, sehr viel dünnflüssiger und substanzloser. Im UV-Mikrospektrograph zeigt sich, daß der in den Gängen befindliche Bauchspeichel etwa doppelt soviel Eiweißkörper enthält wie das Speichelödem (BECKER, 1954) (Abb. 151).

Im Gegensatz zu den beiden ersten Möglichkeiten der zirkulatorischen und „traumatischen" Genese hat die dritte Möglichkeit, die Abpressung der Speichelbestandteile aus dem Gangsystem, alle Argumente für sich. Man kann zeigen, daß gerade die Stelle, die für einen Wasserdurchtritt physiologischerweise in Frage kommt, die Blutspeichelschranke in dem Isthmusabschnitt, im Falle des Speichelödemes Durchtrittsstelle für die Speichelbestandteile wird: Die Blutspeichelschranke wird zur Speichelblutschranke. Die Entstehung des Speichelödemes wurde von EDLUND, EKHOLM und ZELANDER (1962), von ZELANDER, EKHOLM und EDLUND (1964) sowie von DOERR und seinen Mitarbeitern

(1965) im Elektronenmikroskop verfolgt. Die Autoren zeigen zwei Wege der Ödementstehung auf: Durch das isthmische Epithel der intercalären Gangabschnitte, also durch die Blut-Speichel-Schranke, gehen bei Gangverschluß wäßrige Blasen. Andererseits sind auch in den Acinusepithelien Bläschen zu sehen, die in das interacinäre Interstitium geschleust werden (MORRIS, 1964; M. ANDERSON et al., 1962). PAPP, NÉMETH, FEUR und FODOR (1958) haben sich mit der Resorption des Speichelödems befaßt. Sie haben zur Gangunterbindung noch das Lymphabflußsystem gesperrt und damit — weil das Speichelödem nicht abfließen konnte — viel eher eine Parenchymschädigung erzielt, als wenn die Lymphbahnen unbeeinflußt blieben. Bei einer Lymphabflußstauung wurde begreiflicherweise eine Fermententgleisung erst viel später manifest. Während diese mehr instruktiven Untersuchungen die Bedeutungen des Lymphabflusses zeigten, haben DUPREZ und seine Mitarbeiter (1962, 1963) diese Frage systematisch geprüft und untersucht.

Diese Autoren (1962) haben an 50 Kaninchen verschiedene Substanzen — vor allem chinesische Tusche — in den Pankreasgang injiziert. Durch einen Druck von 20—60 mm Hg haben sie Wandzerstörungen erzielt und einen entzündlichen Randwall um diese Eruptionen herum gesehen. Durch die injizierten Farbstoffe konnten sie den Weg der „Fermententgleisung" unmittelbar sichtbar machen. Dabei zeigten die Untersuchungen von DUPREZ und seinen Mitarbeitern (1963, 1964) und von DUPONT (1964), daß man die Tusche bis in die feinsten Verzweigungen der Acini verfolgen kann und daß der Farbstoff durch die Lymphbahnen geführt wird.

DUMONT und MARTELLI (1968) haben den Gehalt an Amylase und an Bicarbonat im Ductus thoracicus nach der Ligatur des Pankreasganges untersucht; etwa 30 min nach der Ligatur steigt langsam, aber stetig der Enzymgehalt an. Dies entspricht dem Beginn der Aufsaugung des Speichelödems. Der Bicarbonatgehalt bleibt auf gleicher Höhe (Tabelle 12 nach DUMONT u. MATELLI, 1968).

Das vom Blute aufgenommene Trypsin wird von dem Trypsininhibitor des Serums gebunden, wenn der Ansturm des Fermentes nicht in zu großem Ausmaße erfolgt. Die diastatischen und lipolytischen Fermente können im Blut und nach ihrer Ausscheidung im Harn erfaßt werden. Die Feststellung der Fermententgleisung, die die „Sialorrhoe ins Gewebe" an der Stelle der Blut-Speichel-Schranke anzeigt, ist ein wichtiger klinischer Hinweis für eine Dyschylie bzw. Parachylie. Auf die *Art* der Dyschylie kann allein aus dem Sachverhalt der Fermententgleisung nicht geschlossen werden, weil eine Fermententgleisung sowohl bei einer acinären, einer isthmischen oder canaliculären Dyschylie zur Beobachtung kommen kann[2]. Die durch Acetylcholin, Histamin und Pilocarpin provozierte Fermententgleisung kommt nach den Versuchen von GÜLZOW (1940) nicht bei pankreaslosen Hunden zustande. Dies zeigt, daß die „entgleisten Fermente" aus der Bauchspeicheldrüse

---

[2] Der Begriff der Fermententgleisung von KATSCH (1924) hat sich klinisch durchgesetzt. HORSTERS bezeichnet den gleichen Vorgang als Enzymämie, Sialämie oder Enzymurie. Diese Begriffe, soweit sie synonym gebraucht werden mit der Speichelparapedese und der Sialorrhoe ins Gewebe, haben sich im klinischen Sprachgebrauch nicht einbürgern können. Trotz mancher Einwände der Biochemiker benutzen wir deswegen den Ausdruck von KATSCH „Fermententgleisung" (vgl. BRINCK u. GÜLZOW, 1937; GÜLZOW, 1940, 1952; BYRD u. SAWYERS, 1957). Schon 1921 hat OSATO auf den Gehalt der Lymphe an Pankreasfermenten hingewiesen sowie auf den sehr viel höheren Fermenttiter in der Lymphe als im Blute.

Tabelle 12. Folgen der Ligatur des Pankreasganges und Sekretingabe (nach DUMONT). a) Amylase- und Bicarbonatgehalt in der Lymphe des Duct. thoracicus. b) Wassergehalt der Bauchspeicheldrüse nach Ligatur des Ganges (●——●) und nach Ligatur und Lymphdrainage des Duct. thoracicus (○——○): keine Änderung!

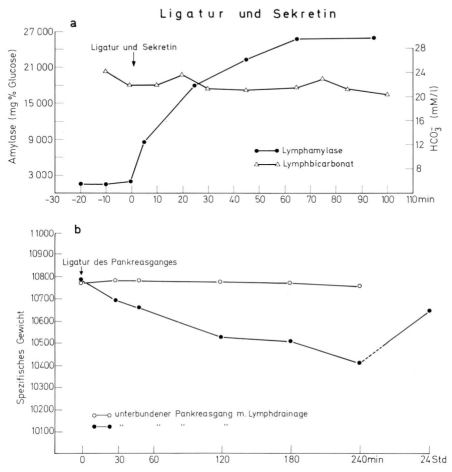

kommen. GÜLZOW (1964) unterscheidet analog zu den Verhältnissen beim Ikterus eine obstruktive von einer pankreatocellulären Diapedese.

Bleibt das Hindernis im Abflußgebiet nicht weiter bestehen, dann sinkt der Blutspiegel an Fermenten ab (POPPER u. SORTER, 1948; KERN, 1961), es geschieht weder im Organismus noch an der Bauchspeicheldrüse etwas Entscheidendes (GIBBS u. IVY, 1951). Der funktionelle Schaden wird ohne morphologische Residuen überwunden. Bleibt aber der Stop im Ausführungssystem längere Zeit bestehen, sickert das Speichelödem immer wieder nach, dann kommt es zu den anatomischen Folgen des chronisch inveterierten Ödems.

BECKER und SCHAEFER (1957) haben in langfristigen Tierversuchen die Zwischenstufen des chronischen Speichelödems untersucht und gefunden, daß hier — wie DOERR (1952) schon früher formuliert hat — eine besondere Art einer

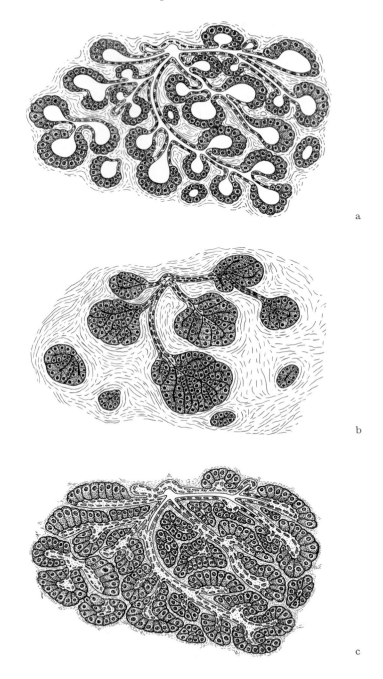

Abb. 152a—c. Halbschematische Darstellung der normalen Bauchspeicheldrüse (a), im Vergleich mit dem konzentrischen (b) oder exzentrischen Parenchym (c). (Aus BECKER u. SCHAEFER, 1957)

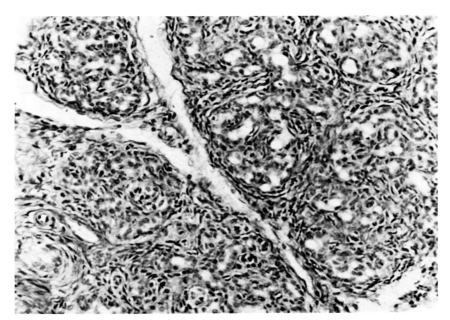

Abb. 153. Katze, Pankreas 40 Tage nach Unterbindung des Ausführungsganges. Das interlobuläre Bindegewebe umfaßt in Achtertouren die kleinen Läppchen und rundet sie ab. Kleine Speichelgänge und Acinuslumina dilatiert. Formalin, Paraffin, Elastica-van-Gieson-Färbung, Mikrophotogramm, Vergr. 1:180

serösen Entzündung vorliegt. Trotz des steten Nachlaufens des Speichelödemes können seine Fermente das ungeschädigte Drüsengewebe zunächst nicht angreifen. Das Speichelödem wirkt aber, wie RÖSSLE es für die chronischen Ergüsse überhaupt gezeigt hat, gewebsfeindlich. Das Speichelödem wirkt als flüssiger(!) Fremdkörper, der eine zunächst seröse Blut-Gefäß-Antwort hervorruft. Es kommt zunächst zu einer serösen Entzündung, deren Exsudat sich mit dem Speichelödem mischt. Nun befinden sich im Exsudat sowohl die serösen Abwehrfermente der Entzündung als auch die tryptischen, diastatischen und lipolytischen Fermente des Speichels, die vielleicht nur zu einem Teil abgebunden werden können. Diese seröse Entzündung führt jetzt zur Parenchymschädigung im Sinne der Dissoziation des Drüsenverbandes und der Desmolyse. Im serösen Exsudat bilden sich Bindegewebsfasern, so daß die seröse Entzündung langsam unter geringer zelliger Anteilnahme sich in eine fibröse Narbe umwandelt. Dies alles — Speichelödem, chronische Inveteration, serös-fibrosierende Entzündung — bildet im anatomischen Sinne eine Entzündung, es entspricht aber klinisch nicht dem, was unter dem umschriebenen Symptomenkomplex der Pankreatitis erfaßt wird (Abb. 152).

Daß nach Unterbindung der Ausführungsgänge die Bauchspeicheldrüse zugrunde geht, ist seit langem, seit REGNIER DE GRAAF (1664), bekannt. PAWLOW (1878) hat den Untergang des exokrinen Pankreas genauer verfolgt (vgl. auch SSOBOLEW, 1912; LÖWENFELD u. JAFFÉ, 1914; JORNS, 1927; BLOCK, WAKIM u. BAGGENSTOSS, 1954; RETTORI, 1960).

Wir haben nach unseren Versuchen (BECKER u. SCHAEFER, 1957) die Überzeugung gewonnen, daß der Untergang des exkretorischen Parenchyms über eine

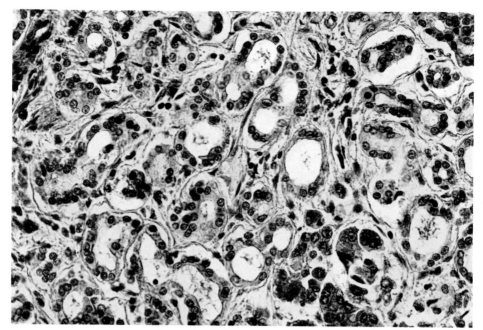

Abb. 154. 55 Jahre alt gewordene Frau (SN 231/63, P. I. Karlsruhe). Chronische Cholecystitis, Gallengangsteine. Rückstau des Pankreassaftes in die Drüse, Dilatation der Acini mit Atrophie (Exzentrische Atrophie). Formalin, Paraffin, Hämatoxylin-Eosin-Färbung, Mikrophotogramm, Vergr. 1:180

seröse Entzündung mit Entleimung und Desmolyse, mit nachfolgender Fibrose ohne wesentliche zellige Beteiligung, vor allem ohne Granulationsgewebe, vor sich geht. Es kann dieser Untergang über zwei verschiedene Formenwege erfolgen, einmal dadurch, daß das Speichelödem und damit die seröse Plasmadiapedese entlang der Läppchengrenze abläuft. Dann wird auch die Faserbildung in der Umgebung der Läppchen beginnen und die Drüse von außen zernieren (Abb. 152b).

Die Drüsenlappen werden einzeln kleiner, es tritt eine *konzentrische Atrophie* ein (Abb. 153). Die andere Form einer Atrophie erfolgt dann, wenn nicht genügend Bauchspeichel abgepreßt werden kann. Dies geschieht vielleicht unter dem Eindruck einer vorausgegangenen Fibrose. Dann beginnt die Atrophie im Acinuslumen, die Acinusepithelien werden abgeflacht, das Lumen wird loch- und cystenartig erweitert, das Läppchen wird von innen heraus atrophisch. Man spricht hier von der *exzentrischen Atrophie* (Abb. 152c, 154).

Wenn Kreislaufstörungen, vor allem Blutungen oder andere Schäden von außen vermieden werden, kann es ziemlich rasch zu einer serös-fibrösen Atrophie der tubulären Drüsen kommen, ohne daß sich dabei Einschmelzungen des Gewebes oder Anfälle von tryptischer Pankreatitis ereignen.

Nur scheinbar steht die Ansicht des Popperschen Ödems mit den Versuchen von LONGO, SOSA-GALLARDO und PESSAT (1954) in Widerspruch. Diese Autoren haben nämlich festgestellt — und sie glauben im Gegensatz zu den Popperschen Experimenten —, daß nach dem Ausfall der MacManus-Färbung der *Initialschaden* im Interstitium und nicht am Parenchym erfolgt, daß das interstitielle Ödem aus dem Blutstrom und nicht aus dem Gangsystem stammt. Dies erscheint uns deswegen nicht als Widerspruch, weil unmittelbar *nach* dem Austritt von Ganginhalt, der nach POPPER und auch nach unserer Meinung am Anfang steht, die humorale, vasculäre Antwort kommt und daß erst nach Zusammentreffen dieser beiden Komponenten an eine Eiweißreaktion, eine Fibrin- bzw. Fibrinoidbildung, jedenfalls eine ,,serologische" Reaktion zu denken ist, die von den genannten Autoren färberisch dargestellt wurde.

Ein sehr eigenartiges und eindrucksvolles Naturexperiment über das Speichelödem wurde von PLEHN (1938) mitgeteilt: Cypriden haben ein intramurales Pankreas, d.h. es liegt ohne Ausführungsgang in der Umgebung des Darmkanales und — wie wir gesehen haben — zum Teil noch periportal in der Leber. Hier wird der Bauchspeichel via Speichelödem in das Duodenum eingeschleust. Wird dieser Mechanismus zu sehr strapaziert, dann kommt es zu örtlicher, serös-fibrosierender Entzündung, zu ,,Sekretgranulomen", dann vielleicht einmal zu einer Pankreasnekrose, wie dies PLEHN (1938) an Goldkarpfen gesehen hat, die in einem Zierteich vom Publikum zu stark gefüttert worden waren: Stärkerer Sekretionsreiz, Erschöpfungsvacuolen, Energieinsuffizienz, tryptische Autodigestion.

Das Modell des Speichelödems mit Gangverschluß und Sekretionsreiz ist für das Verständnis der schleichenden Atrophie der Bauchspeicheldrüse und der dramatischen Erkrankung der tryptischen Pankreatitis, für das Verständnis der Retentionscysten und der chronisch-schleichenden und rückfälligen Pankreatitis notwendig. Das Speichelödem mit Austritt von fermentativ wirksamen Speichelbestandteilen in die Umgebung stellt einen wesentlichen Faktor bei allen Erkrankungen der Bauchspeicheldrüse dar, einen pathogenetischen Sachverhalt für klinisch auffällige Erkrankungen, aber auch für unauffällige, anatomische Zufallsbefunde, wie dies z.B. für die sog. Speichelinfarkte gilt. In etwa einem Drittel aller Obduktionsfälle von Verstorbenen jenseits der Lebenswende kann man Speichelinfarkte auffinden.

Der *Speichelinfarkt* entsteht bei Abklemmung eines kleinen Ausführungsastes (Abb. 155). Dadurch wird Speichel nur in dem von der Drainage abgeschnittenen Gebiet zurückgehalten, abgepreßt, bei dauerndem Verschluß geht die Drüsensubstanz hier zugrunde, das Zwischengewebe wird in eine fibröse Narbe umgewandelt. Zurück bleiben ein Narbenfeld, geschlängelte, etwas erweiterte Speichelgänge und dann eingeschlossene Inseln, falls in dem von dem verschlossenen Speichelgang abhängigen Gebiet eine Insel gelegen hatte. Der eigentliche anatomische Umgestaltungsprozeß beschränkt sich aber lediglich auf das Gebiet der von dem Abflußhindernis betroffenen tubulären Drüsenteile. Das Drüsengewebe der Umgebung bleibt völlig ungeschädigt und unbeteiligt am Krankheitsprozeß. Die scharfe Abgrenzung gegen gesundes Gewebe der Umgebung ist eines der auffälligsten Kennzeichen der beschriebenen Dyschylie des Speichelinfarktes. Der Speichelinfarkt wird regional umschrieben in der gleichen Weise ausgebildet, wie dies in der Gesamtdrüse bei Gangunterbindung oder bei Pankreaskopf-Carcinom, bei Papillen-Carcinom, bei Stein- oder sonstigem Verschluß des großen Ganges beobachtet wird.

Die *Bedeutung des Speichelödems* für die gesamte Pathophysiologie der Bauchspeicheldrüse liegt darin, daß das Speichelödem als ,,Drehscheibe" der meisten pathophysiologischen Prozesse im Pankreas anzusehen ist. Die Tatsache, daß die Fermente des Bauchspeichels ,,außer Bahn" geraten, stellt das Abwehrsystem

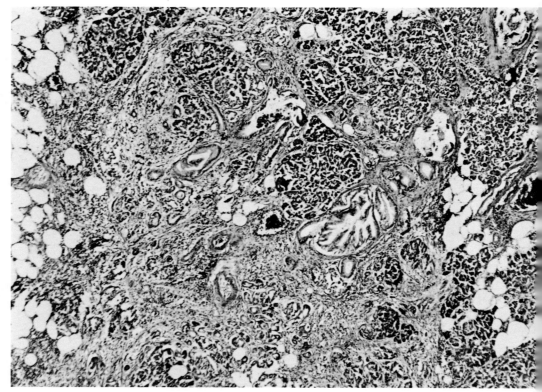

Abb. 155. 58 Jahre alt gewordene Frau, Tod an lymphatischer Leukämie. Pankreas: Speichelinfarkt (klinisch unauffällig): Fibrosierung eines einzigen randständigen Lobulus neben völlig intakten Drüsenabschnitten. Verschluß eines kleinen Ganges, Untergang des exkretorischen Parenchyms, Langerhanssche Inseln und Speichelgänge bleiben in dem fibrotischen Narbenfeld erhalten. Scharfe Begrenzung zwischen dem erhaltenen Gewebe und dem Narbenfeld. „Umschriebenes Speichelödem". Formalin, Paraffin, Hämatoxylin-Eosin-Färbung, Mikrophotogramm, Vergr. 1:60

der Drüse im Interstitium vor die Aufgabe, dieses ausgetretene enzymatische Potential möglichst rasch unschädlich zu machen, zu inaktivieren, abzufangen. Dies geschieht mittels der reichen Blut- und Lymphversorgung durch die Hemmstoffe des Blutes, die vor allem die proteolytischen Fermente abfangen, nicht aber die Amylase und nicht die Lipasen, die offenbar ohne wesentliche Schädigungen der Organe durch die Niere ausgeschieden werden. Es ist daher möglich, diese Fermente — Amylase und Lipasen — im Serum und auch im Harn nachzuweisen. Die Bauchspeicheldrüse ist auf die Begegnungen mit ihren Sekretionsprodukten im Interstitium vorbereitet.

Episodenhafte Speichelödeme — in der ganzen Drüse (z.B. bei einem Durchtritt eines Gallensteines durch die Papille), mehr noch in kleinen Abschnitten der Drüse (Speichelinfarkte!) — kommen viel häufiger vor, als klinisch eine Pankreatitis beobachtet wird. Daß aber eine derartige Gangabschnürung allein nicht zu einer Pankreatitis führt, ist seit langem bekannt (HOLZAPFEL, 1930), muß aber stets in das Gedächtnis bei der Bewertung von Fermententgleisungen zurückgerufen werden. Auch an der *Ratte* konnte gezeigt werden (ARAI, 1965), daß die Druckerhöhung im Gangsystem allein *nicht* zur Pankreatitis führt.

Damit sich aus dem Speichelödem das klinische Krankheitsbild einer Pankreatitis entwickeln kann, muß mindestens noch ein zweiter Faktor hinzutreten. Welche Faktoren hierbei in Frage kommen, wird bei der Pathogenese der tryptischen Pankreatitis besprochen. PATEL (1963) hat einen Test angegeben, der den Übergang der unkomplizierten Fermententgleisung (Amylasurie) in eine Pankreatitis dadurch feststellt, daß bei der Pankreatitis im Blut Methämoglobin gebildet wird und der Gehalt ansteigt. Hier genügt es, den prinzipiellen Weg aufzuzeigen: Wenn die in das Interstitium gelangten Fermente in die Lage versetzt werden, das umgebende Parenchym, das Bindegewebe und die Gefäße anzudauen, dann kann eine Parenchymzerstörung und damit eine Pankreatitis eingeleitet werden. Dies ist der Fall, wenn das Parenchym angreifbar — „verdaubereit" — wird. Eine solche Angreifmöglichkeit wird z.B. durch eine drastische Senkung des Parenchymstoffwechsels mit Zellmembrandefekt und der Überflutung des Cytoplasma vor allem dessen Organellen mit Fermenten erreicht. Eine derartige Andaubarkeit kann aber auch durch das Zusammentreffen von Fermenten mit Vollblut vorkommen, wie M. ANDERSON (1961, 1964) gezeigt hat. Es entsteht bei einer derartigen „Inkubation" von Pankreasfermenten mit Blut ein toxisch wirkendes Abbauprodukt, was den Zellstoffwechsel des Parenchyms schädigt. HOFERICHTER (1962) hat dies: Blut und Speichelödem als Ursachenkomplex der postoperativen Pankreatitis bezeichnet. Ganz ähnlich wirken die Kinine im Rahmen des Ödem- und Entzündungsprozesses. Wird Bradykinin in den Speichelgang infundiert, dann entsteht keine Pankreatitis, wohl aber ein Ödem, *nur* ein Ödem (PAPP, FODOR u. MAKEWA, 1968).

Die Blut-Speichel-Schranke (DOERR, 1952, 1953) mit der Kontaktnahme von aktiven Speichelfermenten mit dem Blut ist Angelpunkt alles weiteren Geschehens: Hier entscheidet es sich, ob die Fermente durch die Blutinhibitoren unschädlich gemacht werden können oder ob die Fermente aus dem Blut das toxische Hämochrom freizusetzen vermögen.

Aus diesen, hier nur angedeuteten Verhältnissen geht die zentrale Bedeutung des Speichelödemes für die Entstehung der Pankreatitis, aber auch für die vielfältigen Umgestaltungen hervor, die wir an dem Obduktionsgut sehen, ohne daß sie je klinisch eine Relevanz gefunden haben (Speichelinfarkte, Fibrosen usw.).

Es muß daher geradezu als Axiom gelten:

Das Speichelödem ist nicht mit der Pankreatitis gleichzusetzen, selbst wenn biochemisch eine Fermententgleisung festgestellt wird.

Das Speichelödem kann aber der Pankreatitis als Schrittmacher dienen, unter der Voraussetzung, daß noch irgendein Akzidens hinzutritt (Stoffwechselminderung, Blutung).

Tierexperimente haben gezeigt, daß alle Versuche, die zu einem Speichelödem führen, auch zu einer Pankreatitis führen *können* bzw. weitergeführt werden können, daß aber umgekehrt *ohne* ein Speichelödem keine tryptische Pankreatitis erzeugt werden kann. Ebenso klar geht aber auch aus allen Tierversuchen hervor, daß das Speichelödem *allein* (z.B. nach Gangunterbindung) nicht zu einer Pankreatitis führt.

M. Pankreatitis

I. Einteilungsmöglichkeiten

Die Bauchspeicheldrüsenentzündung und ihre Folgen sind in der Vielfalt ihrer Erscheinungsformen anatomisch ungleich häufiger anzutreffen als dies klinisch der Fall ist.

Man kann die Einteilung der entzündlichen Erkrankungen parenchymatöser Organe vornehmen (DOERR, 1959):

1. Nach der Beschaffenheit des Exsudates,
2. nach der Pathogenese,
3. nach der Ätiologie,
4. nach dem klinischen und pathologisch-anatomischen Bild, nach der nosologischen Entität.

So sehr interessant die Einteilung der Organentzündung nach Beschaffenheit des Exsudates (1.) für das gewebliche Bild ist, so gilt sie doch für die Erkennung einer Krankheit nur als Diagnostikum unter der Voraussetzung, daß der Exsudatart auch ein einheitliches klinisches Krankheitsbild entspricht (4.).

Erstrebenswertes Ziel wäre es, die Einteilung der Pankreatitis nach der Ätiologie (3.) vorzunehmen. Dies ist jedoch nur in begrenztem Maße möglich. Bei der überwiegenden Mehrzahl der Fälle ist die Ätiologie nicht klar.

Die Einteilung nach der nosologischen Entität umfaßt das große Gebiet der Begleitpankreatitiden nicht vollgültig.

Es ist daher unser Ziel, die Pankreatitis in ihrer Besonderheit und ihrer Einheitlichkeit einer Organentzündung mit organeigentümlichem Charakter in jeder Richtung zu erfassen, auch wenn die einzelnen Einteilungsparameter Überschneidungen mit sich bringen. Nach Würdigung aller Formen ist es vielleicht möglich, noch weiter zu einer befriedigenden Einteilung einzudringen.

Zunächst aber wollen wir die Begleitpankreatitis nach Art des Exsudates besprechen, weil diese Form nicht als Krankheitseinheit aufgefaßt werden kann. Danach wollen wir unter pathogenetischer Sicht eine Einteilung versuchen, um dann die organeigentümliche Entzündungsform als selbständiges Krankheitsbild zu schildern.

Daß die Begleitentzündungen hier besprochen werden und nicht, wo sie vielleicht hingehören könnten, bei den *Mitreaktionen* der Drüse, liegt in der Möglichkeit des Überganges in die tryptische Pankreatitis begründet.

Aus der „Mitreaktion" kann dann das führende Krankheitsbild einer tryptischen Pankreatitis werden.

Bei der Übersicht über die Vielfalt der entzündlichen Erkrankungen der Bauchspeicheldrüse je nach Art des Exsudates, aber auch nach ätiopathogenetischen Gesichtspunkten zeigt es sich, daß das Pankreas bei nahezu allen Allgemeinerkrankungen „mitmachen kann", wie wir ja schon bei der Besprechung der „Mitreaktionen der Bauchspeicheldrüse" gesehen haben.

1. Einteilung nach Art des Exsudates

Die Art der Einteilung einer Entzündung nach dem Exsudat, also nach dem eigentlichen anatomischen Kennzeichen der Entzündung, ist dem pathologischen Anatomen sehr geläufig, wenn auch klinisch schwer — und nur nach der Erfahrung — zu übertragen. Daher ist auch die morphologisch so einleuchtende Einteilung nach Art des Exsudates für die klinische Krankheitsforschung nur von akademischem Interesse.

a) Seröse Pankreatitis

Die *seröse Pankreatitis* ist außerordentlich häufig, wenn auch nur selten von klinischem Gewicht. Eine Schwellung der Bauchspeicheldrüse nach Art einer serösen Pankreatitis wurde bei Männern unter Einwirkung von therapeutischen Gaben von Follikelhormon gesehen (KUHLMANN, 1965). Es ist möglich, daß hier Beziehungen zu der Steroidpankreatitis oder auch zu der postpartalen Pankreatitis bestehen.

Bei jeder Allgemeinerkrankung ist das Pankreas als ein Organ mit starker Durchblutung und hochdifferenzierter Leistung der Sekretsynthese im Sinne einer serösen Entzündung oder aber auch mehr oder weniger im Sinne einer entdifferenzierenden Atrophie mitbeteiligt. Man kann vielleicht eine Schwankung des Diastasegehaltes im Blut, gelegentlich eine Blutzuckerschwankung, einen Widerwillen gegen Speisen und einen mäßig starken Oberbauchschmerz oder Oberbauchdruck feststellen. Immer aber stehen die Symptome der Grundkrankheit im Vordergrund.

b) Serofibröse Entzündung

Eine seröse bis *serofibröse* Entzündung findet man außer bei vielen Begleitentzündungen auch bei der Viruspankreatitis. Die Fähigkeit des chronisch inveterierten serösen Exsudates, Fasern ohne ein Granulationsgewebe auszubilden, führt zu einer serös-fibrosierenden Pankreatitis. Dieser Vorgang ist leicht überschaubar im Tierexperiment bei der Unterbindung der Ausführungsgänge unter sterilen Bedingungen. Das abgepreßte Speichelödem führt unter Kompression des acinären Parenchymes zu einer fibrosierenden Entzündung (vgl. Abb. 144), wobei sowohl eine exzentrische als auch eine konzentrische Form der Druckatrophie beobachtet wird (BECKER u. SCHAEFER, 1957; MALLET-GUY, FEROLDI, VIDIL, BOSSER u. MICHEL, 1962). Die letztere ist beim Menschen häufiger. Die chronisch-fibrosierende Entzündung ist eine stete Begleitung der Kompressionszustände der Ausführungsgänge[1].

Eine fibrosierende Entzündung der gesamten Drüse findet man bei lange bestehender portaler Hypertension. Dies ist eine Stauungssklerose, wie sie bei

---
[1] Die Atrophie des exkretorischen Pankreas bei Gangunterbindung bzw. Steinverlegung mit der Überführung der Bauchspeicheldrüse in ein ausschließlich endokrines Organ — weil die Inseln erhalten bleiben — nennen die Anglo-Amerikaner „Banting und Best-Pankreas".

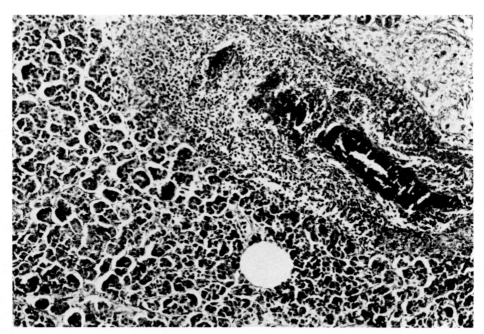

Abb. 156. 74 Jahre alt gewordene Frau (SN 95/66, P. I. Karlsruhe).Grundleiden: Endocarditis lenta, Sepsis. Pankreas: Eitrige Pankreatitis. Bakterienembolus in einem kleinen Gefäß, eitrige Exsudation und Blutung in der Nachbarschaft. Formalin, Paraffin, Hämatoxylin-Eosin-Färbung, Mikrophotogramm, Vergr. 1:120

chronischer Rückstauung auch in anderen Organen vorkommt. Der Organumbau (Stauungscirrhose) kann zu einer knorrigen Fibrose führen, die dann nicht mehr von der serös-fibrosierenden Form anderer Genese zu unterscheiden ist. Es erhebt sich dann die Frage, ob die Fibrose als Folge einer im Rahmen z. B. einer Virushepatitis entstandenen Pankreatitis aufzufassen ist oder als Stauungssklerose bei portaler Hypertension, die durch eine im Gefolge einer Virushepatitis aufgetretenen Lebercirrhose unterhalten wird. Die Untersuchungen von SEIFERT (1951) sprechen dafür, daß der Stauungssklerose die größere Bedeutung zukommt.

Die circumscripte serös-fibrosierende Entzündung stellt sich als sog. Speichelinfarkt dar, über den wir oben gesprochen haben (vgl. S. 249).

c) Eitrige Pankreatitis

Selten ist die *eitrige* Pankreatitis (GÜLZOW, 1956; SPINKA, 1961), die entweder Teilerscheinung einer Sepsis mit multiplen pyämischen Metastasen ist, oder auch im Gefolge von paranephritischen und subphrenischen Abscessen beobachtet werden kann (Abb. 156). LEGER, PREMONT, CITTADINI, SORS und LEMAIGRE (1962) beschreiben viele kleine Abscesse im Pankreasparenchym während einer chronischen Pankreatitis oder einer eitrigen Sialangitis ohne Gallengangsinfektion. Eine eitrige oder auch abscedierende Entzündung kann einer traumatischen Pankreatitis folgen, insbesondere wenn bei dem Trauma noch andere Organe verletzt worden sind (PETRI, 1958). Bei Gasbildung in Pankreasabscessen können röntgenologisch entweder viele kleine Bläschen oder eine größere zusammenhängende Blase, die wohl nach Reinigung zu einer Pseudocyste wird, darstellbar werden (FELSON, 1957). Eine Gasbrand-Pankreatitis beobachtete BRÜTT (1923) bei einer jugendlichen Patientin mit Gallensteinen. Bei der Probelaparotomie wurde eine Pankreasnekrose gefunden und Fränkelsche Gasbrandbacillen nachgewiesen. Bei der Obduktion, zwei Tage nach der Operation, wurden keine Bakterien mehr gefunden, keine Schaumorgane und auch keine allgemeine Ausbreitung des Gasbrandes. Die Mortalität dieser seltenen Krankheitsfälle ist sehr hoch (FISCHER u. GEFFEN, 1959; LEGER u. Mitarb., 1962). Die eitrige Pankreatitis stellt ein schweres, bedrohliches Krankheitsbild dar, das nur selten im Leben diagnostiziert, häufig aber auch verdeckt wird durch das Grundleiden. ULE (1948) beschreibt in den Jahren unmittelbar nach dem Kriege zwei Fälle von phlegmonöser Pankreatitis bei kindlichen Sepsisfällen. In der Beobachtung von FRUHLING, DANY und CHAUMONT (1950) wurden aus dem Eiter der putriden Pankreatitis bei einem 19jährigen Mädchen Streptokokken gezüchtet.

Bei der eitrigen Pankreatitis überwiegt wegen der anatomischen Nähe des Bauchfelles meist das Peritonitisbild, so daß der Befall des Pankreas erst bioptisch erkannt wird. Pankreasabscesse wurden beschrieben von INGALL (1964).

d) Tryptische Pankreatitis

Durch ein besonderes Exsudat ist die *tryptische* Pankreatitis ausgezeichnet. Die Besonderheit des Exsudates besteht in der Anwesenheit pankreaseigener Fermente im Interstitium. Diese Fermente bewirken eine Exsudation aus dem Blutgefäß-System.

Diese Form stellt die organeigentümliche Entzündung der Drüse mit der Selbstverdauung des Parenchyms unter dem Einfluß des enzymreichen Exsudates dar.

Sie wird als Krankheitsbild unten abgehandelt werden (S. 272).

Schließlich müssen noch die Formen der Pankreatitis genannt werden, die durch ein spezifisches Granulationsgewebe ausgezeichnet sind, d.h. also die *spezifischen Entzündungen:*

Tuberkulose,
Lues, und ganz vereinzelt wurden noch spezifische Gewebsveränderungen bei
Lymphogranulomatose,
Aktinomykose und
Mycosis fungoides beobachtet.

e) Tuberkulöse Pankreatitis

Die *tuberkulöse Pankreatitis* kommt selten vor (Abb. 157, 158). Selbst bei einer diffusen miliaren Aussaat, bei der Leber und Milz völlig von Epitheloidtuberkeln durchsetzt sind, ist die Bauchspeicheldrüse häufig verschont. Eher sind die begleitenden Lymphknoten beteiligt, die verkäsenden Massen können dann per continuitatem in das Parenchym der Bauchspeicheldrüse eindringen.

Wir hatten in der letzten Zeit häufiger Gelegenheit miliare Tuberkulosen im Pankreas zu sehen. Es handelte sich dabei stets um Fälle, bei denen eine alte Tuberkulose während einer aus ganz anderen Gründen vorgenommenen langwierigen Steroid-Hormonbehandlung aktiviert worden und meist klinisch unbemerkt geblieben war.

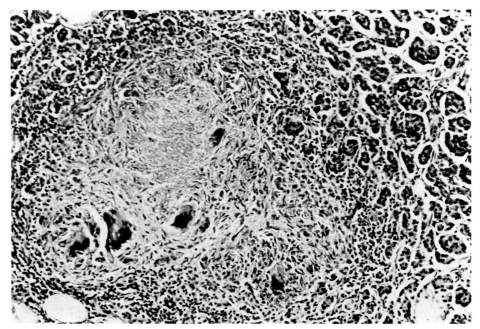

Abb. 157. 72 Jahre alt gewordene Frau (SN 425/58, P. I. Kiel). Tod an Miliartuberkulose. Pankreas: Miliare Tuberkel auch in der Bauchspeicheldrüse, Pancreatitis tuberculosa. Formalin, Paraffin, Hämatoxylin-Eosin-Färbung, Mikrophotogramm, Vergr. 1:120

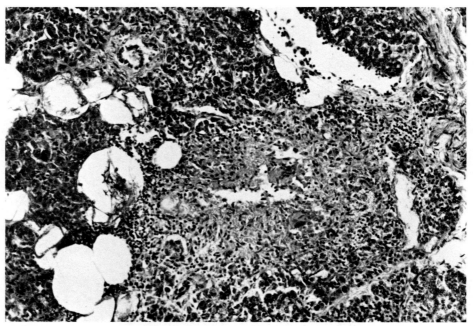

Abb. 158. 64 Jahre alt gewordene Frau (SN 493/64, P. I. Karlsruhe). Tod an Miliartuberkulose. Pancreatitis tuberculosa. Zentral käsig zerfallener Epitheloidzelltuberkel in einer knorrig-fibrotischen Bauchspeicheldrüse. Paraffin, Formalin, Hämatoxylin-Eosin-Färbung, Mikrophotogramm, Vergr. 1:150

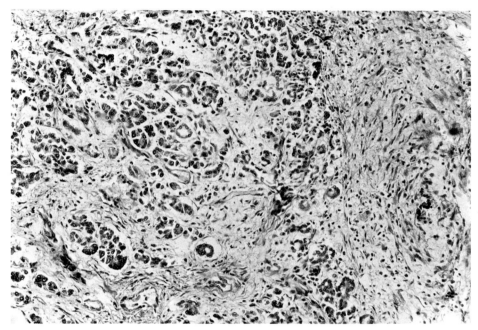

Abb. 159. 49 Jahre alt gewordene Frau. Tod an Ruptur eines luischen Aneurysma. Pankreas: Interstitielle gummöse Pankreatitis. Rechts im Bilde ein vernarbtes Gumma, übrige Bauchspeicheldrüse fibrotisch durchsetzt. Formalin, Paraffin, Hämatoxylin-Eosin-Färbung, Mikrophotogramm, Vergr. 1:100

Bei der miliaren Tuberkulose des Pankreas überwiegt die Verkäsung. Epitheloidzellen und Langhanssche Riesenzellen sind nur spärlich vorhanden. COPPITZ (1948) hat drei Fälle von Pankreastuberkulose, darunter eine bei einem $2^{1}/_{2}$jährigen Knaben, beschrieben. Eine Pankreascirrhose auf dem Boden einer tuberkulösen Pankreatitis sah E. KIRCH (1918).

f) Lues

Ähnlich selten kommt die *Lues* vor. Bei der relativen Seltenheit von organluischen Veränderungen findet man die luische Pankreatitis nur ausnahmsweise. Dies steht im Gegensatz zu den viel häufigeren älteren Beobachtungen (vgl. bei GRUBER, 1929). Wir selbst sahen einen einzigen Fall einer gummösen Pankreatitis; die Lues war vorher nicht bekannt geworden (Abb. 159). Mit der Zahl der Beobachtungen einer Lues im II. und III. Stadium nimmt auch die Zahl der Pankreatitiden auf luischer Grundlage ab.

Eine gute Übersicht hat CHARIF (1958) geliefert. Die luische Pankreatitis des Erwachsenen führt immer zu differentialdiagnostischen Schwierigkeiten, zum Teil auch durch die ungeheuere Auftreibung des Pankreaskopfes, die einen Tumor vortäuscht. Bei spezifischer Behandlung bildet sich der luische Pseudotumor des Pankreaskopfes rasch zurück (CHARIF, 1958). Bei der Lues aquisita findet man

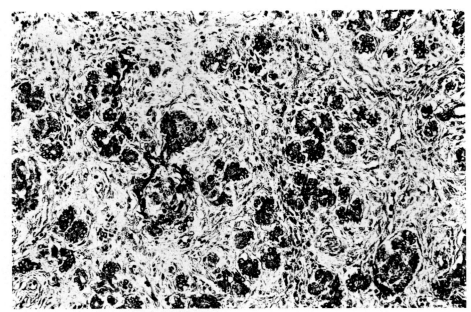

Abb. 160. Totgeborene unreife weibliche Frucht (SN 269/68, P. I. Karlsruhe). Lues connata. Luische interstitielle Pankreatitis, hochgradige Induration der Drüse. Entfaltungsunfähigkeit des exkretorischen Parenchyms durch das nicht verdrängbare Narbengewebe (im Gegensatz zu dem lockeren platzhaltenden Bindegewebe des gesunden Säuglings). Formalin, Paraffin, Hämatoxylin-Eosin-Färbung, Mikrophotogramm, Vergr. 1 : 120

mehr gummöse Entzündungen, die aber doch auch zu den Seltenheiten gehören (K. Koch, 1913).

Dagegen führt die *Lues connata* stets zu einer interstitiellen Pankreatitis etwa entsprechend der interstitiellen Hepatitis (Stoerk, 1905). Nach Schneider (1928) stellt das Pankreas das bei der angeborenen Lues am häufigsten veränderte Organ dar. Bei Lebendgeborenen findet man eine höhere Pankreasbeteiligung als bei macerierten Totgeborenen. Makroskopisch ist das Pankreas knorpelartig verhärtet und auch vergrößert. Hinzu kommt, daß durch die intrauterine Infektion auch die Ausreifung und Ausdifferenzierung des acinären Gewebes hintangehalten wird. Das Mesenchym ist verbreitert, das Interstitium ist reich an epitheloiden Zellinfiltraten (Abb. 160).

Bei der *Lues connata* liegt — nach Seifert (1956) — eine Persistenz des unreifen Organparenchyms mit erheblichem platzhaltendem Bindegewebe vor. Es ist dies in Analogie zu sehen zu ähnlichen Persistenzen von platzhaltendem Gewebe bei der interstitiellen Hepatitis, der luischen Pneumonie (Pneumonia alba) und auch bei ähnlichen Veränderungen an der Placenta (Becker, 1962).

Die älteren in der Literatur niedergelegten Befunde müssen mit Kritik weitergegeben werden, weil es sich hierbei nicht ganz selten um Fälle von cystischer Pankreasfibrose handelt. Das reiche kollagene Bindegewebe zwischen den erweiterten Drüsenanteilen wurde häufig als Entzündungsfolge gedeutet.

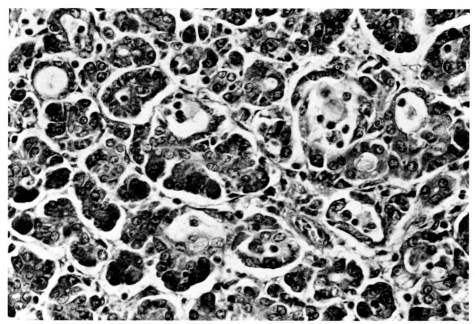

Abb. 161. Entdifferenzierende Atrophie der Acini bei Morbus Weil. Acinäre Cysten mit eingedicktem Sekret. Formalin, Paraffin, Trichrom Masson-Goldner, Mikrophotogramm, Vergr. 1:160

g) Seltene Pankreasbeteiligungen

Die *Lymphogranulomatose* der Bauchspeicheldrüse ist zu trennen von der häufigeren Form der Lymphogranulomatose in den parapankreatischen Lymphknoten. Wenn man scharf zwischen dem Befall der Lymphknoten und der eigentlichen Organdurchsetzung unterscheidet, sind letztere Fälle doch sehr selten. Es wird aber gelegentlich über eine Einzelbeobachtung berichtet. So beschreiben YIGITBASI und MAMAOGLU (1960) den Fall einer 28 Jahre alten Türkin mit sog. maligner, d.h. blastomatöser Lymphogranulomatose im Pankreaskopf. In der Bauchhöhle wurden keine weiteren Granulome gefunden! Bei der diagnostischen Laparotomie wurde der Tumor im Pankreaskopf als inoperabel angesehen. Vor allem bei dem Lymphogranulom des Magens oder anderer Abschnitte des Verdauungsschlauches sollte die Bauchspeicheldrüse auf ihre Beteiligung hin untersucht werden. Bei der Pankreasbeteiligung sollte vor allem die interstitielle diffuse Form der Lymphogranulomatose dem Organ zugerechnet werden, während die knotige Form häufig von außen an die Bauchspeicheldrüse herantritt oder den Befall interstitiell gelegener Lymphfollikel bezeichnet.

Gelegentlich ist das Pankreas bei der *Mycosis fungoides* und bei der *Aktinomykose* sowie bei der *Oidiomykose* beteiligt gewesen. AOYAMA (1955) hat eine Candida-Pankreatitis durch Injektion von Candida albicans in den Ausführungsgang erzeugt. Es entstand zuerst ein Absceß, der dann knorrig-narbig mit einer interstitiellen Fibrose abheilte. Über die Pankreasbeteiligung bei der Malaria hat SEYFARTH (1926) eine monographische Abhandlung geliefert.

Dieser Autor berichtet bei seinen Beobachtungen von Malaria-Pankreatitiden, daß die häufigste Ursache der hämorrhagischen (tryptischen) Pankreatitis und auch der chronischen Bauchspeicheldrüsenentzündung in Ceylon die Malaria-Pankreatitis sei. Es lagen Parasitenhaufen massenweise in den Capillaren vor. Es ist dies ein Beweis für unsere Behauptung, daß jede Art der Pankreatitis in eine tryptische Bauchspeicheldrüsenentzündung übergehen kann.

Bei Morbus Weil sah AREAN (1962) eine interstitielle Pankreatitis. Dies scheint jedoch nicht immer so zu sein. Wir selbst sahen in einem Fall von Morbus Weil neben typischen Leberveränderungen eine extreme Proteochylie mit Acinusdilatation und Sialolithbildung mit abgeschilferten Epithelien und beginnender Fibrose (Abb. 161).

Ganz analoge Veränderungen lassen sich im Experiment nach über 150 Tage währender Reserpin-Applikation erzeugen (KADAS u. VARGA, 1965).

Früher hat HAMAN über eine Brucella-Pankreatitis berichtet (nach RAINER MÜLLER, 1950). Erwähnt sei die Begleitpankreatitis bei Amöbeninfektion (O. FISCHER, 1965).

Bei den bisher aufgeführten Pankreatitis-Formen, die wir nach dem Exsudat einteilten, handelt es sich ausschließlich um Begleitpankreatitiden. Sie können am ehesten nach ihrer Pathogenese unterteilt werden.

2. Einteilung nach der Pathogenese

Wir unterscheiden nach der Pathogenese

    a) ascendierende Pankreatitiden,
    b) descendierende Entzündungen,
    c) per continuitatem aus der Nachbarschaft entstandene Entzündungen,
    d) lymphogene Entzündungen.

a) Ascendierend-canaliculäre Pankreatitis

Mit der *ascendierend-canaliculären* Pankreatitis haben wir bei einer in ihrem Schleimhautrelief abgeflachten und daher nicht mehr schlußfähigen Papille zu rechnen. Die Pankreatitis durch die offene Papille ist nicht so häufig, als man dies bei der Häufigkeit der funktionell offenen Papille vermuten könnte. Es wirkt der Ascension ein Strom des Bauchspeichels entgegen, wenn keine Abflußbehinderung vorhanden ist. Daher führen auch die gewollten oder ungewollten Kontrastdarstellungen der Pankreasgänge nur ganz ausnahmsweise beim Menschen zu einer entzündlichen Komplikation, weil dann, wenn die Papille so weit offen ist, daß Kontrastflüssigkeit eindringen kann, diese auch wieder in das Duodenum zurückläuft. Selbst bei Einheilung eines Fremdkörpers (Kanüle) trat die ductulär entzündliche Infiltration nicht auf das Parenchym über, sofern der Abfluß gewährleistet war. Tryptische Nekrosen entstanden nicht (HEYMANN u. Mitarb., 1969). Dagegen ist jede Überwindung einer schlußfähigen Papille durch eine zu große intracanaliculäre Instillation — wie die Versuche von D. KUNZE (1963) zeigen — gefährlich wegen der ascendierenden Entzündung.

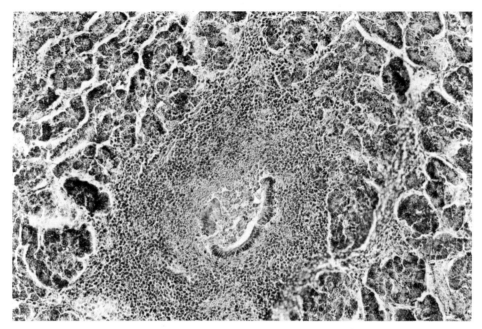

Abb. 162. Ductuläre Entzündung („Ausscheidungsentzündung") mit Zerstörung der Gangepithelien, zellige Infiltrate in der Bindegewebsmanschette. Formalin, Paraffin, Hämatoxylin-Eosin-Färbung, Mikrophotogramm, Vergr. 1:120

Die ascendierend-canaliculäre Pankreatitis stellt das Hauptkontingent der Fälle von Begleitpankreatitiden bei Cholangitis und Cholecystitis besonders dann dar, wenn ein Gallengangstein an der Papille vielleicht zu einem intermittierenden Verschluß Anlaß gibt. Bleibt die Rückstauung länger bestehen, dann tritt auch eine Rückstauung von Bauchspeichel mit einem Speichelödem und allen seinen Folgen ein. Bleibt der Stein aber nur kurz in der Papille und kann dann durchgetrieben werden, dann besteht bei gemeinsamer Endstrecke die Möglichkeit einer Propagation der Entzündung der Gallenwege in den Pankreasgang hinein. Diese ascendierende Pankreatitis führt nicht zu einer Organzerstörung und heilt nach Abklingen der Entzündung in den Gallenwegen ab. Die ascendierende Pankreatitis stellt eine wichtige Indikation zur Sanierung der Gallenwege dar.

b) Descendierend-canaliculäre Pankreatitis

Der ascendierenden Pankreatitis steht die seltene Form der *descendierend-canaliculären* Pankreatitis gegenüber.

Das Pankreas ist für Ionen und Aminosäuren ein „Ausscheidungsorgan". Im Falle von Vergiftungen mit anorganischen Salzen können diese zu einer Ausschleusung, ähnlich wie in den Kopfspeicheldrüsen, gebracht werden.

Wir sahen zwei Fälle von Sublimatvergiftung, bei denen eine akute canaliculäre Entzündung der kleinen und mittelkalibrigen Ausführungsgänge vorhanden war (Abb. 162). Der Kranz der histiocytären und lymphocytären Entzündungszellen in dem Gangwall bildet den „Merkursaum der Bauchspeicheldrüse". WILDBERGER (1920: dort ältere Literatur) spricht geradezu von einer „Pankreatitis merkurialis".

Die Ausscheidung von intravenös verabreichten Brom- und Jodsalzen, von Sulfonamiden und Chinin durch den Pankreassaft ist nachgewiesen (DISSARD, REYNAUD, RAFFIER, 1953). Auch Antibiotica werden durch den Bauchspeichel zum Teil in hoher Konzentration ausgeschieden, allerdings ohne daß es zu Ausscheidungsentzündungen kommt (DAINKO u. Mitarb., 1963).

Diese Art der descendierenden, der Ausscheidungspankreatitis, ist Vorbild und Ziel für die Versuche, die Pankreasausführungsgänge röntgenologisch durch ein intravenös verabreichtes Kontrastmittel darzustellen, das im Pankreas ausgeschieden wird (Selen).

c) Serös-fibrosierende Pankreatitis

Die per continuitatem entstehende, meist serös-fibrosierende oder auch fibrosierende Pankreatitis findet man mit Regelmäßigkeit bei in die Bauchspeicheldrüse penetrierenden Geschwüren des oberen Darmtraktes und des Magens. Das in gewissen Grenzen bewegungsfähige Pankreas deckt die Perforationsstelle ab und verhindert die freie Perforation. Am Ulcusgrund wird dann das lappige Drüsenparenchym erkennbar. Bei der histologischen Untersuchung erkennt man, daß ein fibrosierender Randwall des Granulationsgewebes vom Ulcusgrund in das Interstitium des Pankreas übergeht, daß oft dazwischen einzelne komprimierte Drüsenreste noch eingeschlossen sind. Ähnliche Bilder sieht man in der Umgebung von Metastasen bösartiger Tumoren, die in das Pankreas eindringen oder eingelagert sind und meist von den peripankreatischen Lymphknoten ausgehen. Derartig umschriebene Entzündungen sind von den Speichelinfarkten gut zu unterscheiden durch den Umstand, daß sie nicht an eine Drainageeinheit des Ausfluß-Systems gebunden sind, wie dies bei dem Speichelinfarkt der Fall ist.

Eine andere Form, die im Prinzip derjenigen um penetrierende Ulcera duodeni gleichzusetzen ist, ist diejenige in der Umgebung von meist peripapillär gelegenen Duodenaldivertikeln. Diese Divertikel stellen Herde chronisch fibrosierender Entzündung dar, die auf die Umgebung übergreift. Schließlich sind die umschriebenen, meist fibrosierenden Pankreatitiden in der Umgebung des Kopftunnels des Gallenganges zu nennen. Hier kann eine chronisch-fibrosierende Pankreatitis zu einer Verhärtung und zu einer beginnenden Stenose des durchziehenden Gallenganges führen, die dann wegen Verschlußikterus operativ gelöst werden muß. Dem Chirurgen fällt der Pankreaskopf durch seine „Eisenhärte" auf und macht differentialdiagnostisch gegenüber dem Pankreaskopf-Carcinom Schwierigkeiten (RIEDEL, 1896). In der Tat ist die Differentialdiagnose auch an den punktierten Biopsiebröckeln schwierig, weil eine cirrhotische Entzündung und ein cirrhotisches Carcinom nur schwer mit der wünschenswerten Sicherheit zu trennen sind (vgl. HESS, 1963).

d) Lymphogene Pankreatitis

Die *lymphogene* Pankreatitis stellt die Begleiterkrankung bei allen Erkrankungen des Dünn- und Dickdarmes dar. Dies ist bei der innigen Beziehung des Darmlymphnetzes mit demjenigen der Bauchspeicheldrüse besonders im Kopfabschnitt gut verständlich. Das Lymphnetz der Bauchspeicheldrüse ist eng verwoben mit demjenigen der Mesenterialplatte, dem der Leberpforte und der Aorta. Dadurch findet man derartige lymphogene Begleitpankreatitiden ebenso wie bei der Enteritis oder wie bei der Colitis, auch bei Nierenkarbunkeln.

Die extreme serös-toxische Pankreatitis, die LETTERER (1949) bei seinen Ruhr-Toxin-Versuchen an Mäusen erzeugt hat, läßt sich auch in die lymphogene Bauchspeicheldrüsenentzündung einordnen.

e) Hämatogene Entzündungen

Hämatogene Entzündungen sind bei Sepsis zu erwähnen, ferner bei den Formen, die wir oben unter den eitrigen, den phlegmonösen und abscedierenden, aber auch bei den spezifischen Erkrankungen erwähnt haben.

Wenn wir die *Wege* der Entstehung der Begleitpankreatitis bedenken, wenn wir andererseits die gute Vascularisierung, die enge Nachbarschaft von Darm, Magen und Gallenwegen, die anatomisch-funktionell problematische Papille, den Kopftunnel, die Lymphbeziehung erwägen — kurz die „anatomische Situation" und den hohen Stoffumsatz uns ins Gedächtnis zurückrufen, dann wird verständlich, daß es keine Allgemeinerkrankung gibt, bei der die Bauchspeicheldrüse im Sinne der serösen Begleitentzündung oder der mehr stoffwechselgestörten (degenerativen) Zellveränderung nicht mitbeteiligt ist. Es ist dies *eine* Ursache der so reichen anatomischen Umgestaltungen, die von DOERR (1952) systematisch untersucht worden sind und später vielfach bestätigt wurden (DOERR, 1952, 1959, 1964; BECKER, 1957; EVANS u. Mitarb., 1958; JECKELN, 1961; GÜRICH, 1961; DREWS, 1962; SANDRITTER, 1964; KNORRE, 1963; CZERNOBILSKY, 1964), der Tatsache nämlich, daß nur ein verschwindend geringer Teil von Bauchspeicheldrüsen im Erwachsenenalter „anatomisch unversehrt" ist.

3. Einteilung nach der Ätiologie

Nur wenige Formen der Pankreatitis sind ätiologisch gut überschaubar. Diese sind gegenüber den Entzündungen der anderen Organe durch keine Besonderheiten ausgezeichnet, sie haben ein mehr oder weniger charakteristisches (spezifisches) Exsudat. Ihr gewebliches Bild ist bei der Besprechung der verschiedenen Formen des Exsudates bereits behandelt worden.

Bei den mikrobiell entstandenen Entzündungen sind vor allem die virusbedingten Bauchspeicheldrüsenentzündungen zu nennen. So fiel NIEDNER (persönliche Mitteilung) eine Häufung von Pankreatitisfällen in Grippezeiten auf. Eine tryptische Pankreatitis mit ausgedehnten Parenchymnekrosen und Fettgewebsnekrosen durch das Ornithose-Virus beschrieben KIRMSE, HARTMANN, STELZNER und URBACH (1965) bei einem 4jährigen Kind. Wenige Monate vorher hatte das Kind Mumps und Masern durchgemacht.

Die Parotitis epidemica (Mumps) wird von einer zum Teil auch klinisch auffälligen Pankreatitis begleitet, häufig wird auch die Virushepatitis mit einer Viruspankreatitis kombiniert angetroffen. Bei der letzteren ist es verständlich, daß die Pankreasbeteiligung nur bei besonders darauf gerichteten Untersuchungen nachgewiesen wird, während Verdauungsstörungen mit Recht im allgemeinen auf die Leber bezogen werden. Dies ist bei der Mumps nicht so, hier kommt die Pankreatitis dem Patienten nicht nur zum Bewußtsein, sondern sie kann auch die Parotitis-Symptome zeitlich überdauern. In ihrer Statistik von 644 Fällen von Pankreatitis haben BERMAN, DUNN und STRAEHLEY (1961) 16 Fälle von Mumps-Pankreatitis aufgeführt.

Bei Scharlach sinkt in den ersten Wochen die Aktivität der Pankreasfermente im Bauchspeichel ab, die Blutdiastase und -lipase aber steigen an. Das hält eine Woche lang an (VÉGHELYI, 1950).

Eine eigentümliche infektiöse Virus-Pankreatitis wurde bei bestimmten Fischen der Salmgruppe beschrieben (WOOD, SNIESZKO u. YASUTAKE, 1955; WOLF, SNIESZKO, DUNBAR u. PYLE, 1960). Möglicherweise hat dieses Virus etwas mit demjenigen der Coxsackie-Gruppe zu tun. Es besteht gleichzeitig eine Myotropie (SNIESZKO, WOOD u. YASUTAKE, 1957). Eine besondere Prägung gewinnt die Pankreatitis bei der *Coxsackie-Infektion*. „Die Affinität der Coxsackie-Stämme zum exkretorischen Drüsengewebe des Pankreas hängt eng mit der hohen Eiweiß-Synthese der Drüse zusammen. Bekanntlich vollzieht sich die Reproduktion der Viren in der Latenzphase mit Hilfe der zelleigenen Nucleinsäure und Fermentsysteme. Der hohe Nucleinsäuregehalt der Acinuszellen stellt einen günstigen Nährboden für die Virusvermehrung dar" (SEIFERT, 1959).

Die Coxsackie-Infektion kann experimentell an säugenden Mäusen erzeugt werden. Wie oft diese Art einer Virusinfektion beim Menschen eine Rolle spielt, ist nicht bekannt, über die Häufigkeit der Coxsackie-Infektion und deren pathogenetische Wertigkeit für die Bauchspeicheldrüsenentzündungen gibt es nur Vermutungen. Verdauungsstörungen — bis hin zu acholischen Stühlen — gehen dem akuten Schmerz- und Fieberanfall bei der menschlichen Coxsackie-Virusinfektion voraus, Durchfälle begleiten sie zuweilen. Wieweit hierbei eine Schädigung des Pankreas mit eine Rolle spielt, läßt sich nicht sicher sagen. DOERR (1964) nimmt an, daß die Coxsackie-Infektion unter Umständen bei den seltenen kindlichen akuten Pankreatitiden ursächlich beteiligt ist.

Als Spätfolge einer derartigen Infektion kann die primäre Lipomatose mit erheblichem Parenchymverlust und lipomatöser Pseudohypertrophie — die es auch bei Mäusen gibt (APOLANT, 1913) — angesehen werden (SEIFERT, 1959).

Auch bei der *Cytomegalie* ist das Pankreas beteiligt, auch wenn die Cytomegalie-Pankreatitis nur als Begleiterscheinung einer allgemeinen Infektion aufzufassen ist (SEIFERT u. OEHME, 1957) (Abb. 163).

Unter 66 Neugeborenen mit Cytomegalie war die Bauchspeicheldrüse 4mal beteiligt (SEIFERT, 1960).

Bakterielle Entzündungen der Bauchspeicheldrüse laufen wie diejenigen in anderen Organen ab; Pilze sind ungewöhnlich selten bei Pankreatitiden beteiligt, wohl stets als Sekundärflora.

Über die allergischen und parallergischen Pankreatitiden wird bei der tryptischen Pankreatitis gesprochen werden.

Die in bezug auf das Gewebsbild uncharakteristische — vom Erreger abgesehene — Pankreatitis bei Wurmkrankheiten wird im Kapitel „Parasiten" abgehandelt werden.

Die Ursachenkette der *nicht mikrobiell* bedingten Entzündungen ist eindeutig überschaubar nur bei dem *Trauma*. So kommt es, daß Kenner der Materie die

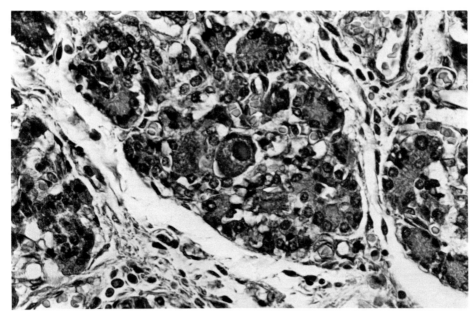

Abb. 163. 2 Tage alt gewordener Knabe (SN 94/68, P. I. Karlsruhe). Hypogenesie der intrahepatischen Gallengänge. Allgemeiner Ikterus, Cytomegalie. Pankreas: Cytomegalie im exokrinen Parenchym. Große Einschlüsse in einzelnen Acinusepithelien. Formalin, Paraffin, Hämatoxylin-Eosin-Färbung, Mikrophotogramm, Vergr. 1:200

traumatisch verursachte Pankreatitis als die einzig ätiologisch geklärte Form anzusehen geneigt sind (NIEDNER, 1966).

Wir werden dem Pankreastrauma mit der sog. traumatischen Pankreatitis einen gesonderten Abschnitt widmen (vgl. S. 492).

Chemisch bedingte Entzündungen der Bauchspeicheldrüse sind vor allem im Experiment vielfältig untersucht worden. So kann man eine experimentelle Natrium-Taurocholat- von einer Olivenöl-Pankreatitis auch im Gewebsbild unterscheiden (WANKE, 1965, 1968). Diese Arten spielen beim Menschen keine Rolle.

In der Gruppe der chemisch bedingten Entzündungsform ist auch der sog. Alkohol-Pankreatitis zu gedenken.

Hierzu ist ganz allgemein folgendes zu sagen:

Aus dem Ätiologie-Schema von DREILING (1962) geht hervor, daß nur wenige Sonderfälle der Pankreatitis in ihrer Ursache klar überschaubar sind (Tabelle 13). Aber auch die Fälle von akuter und chronischer tryptischer Pankreatitis, die scheinbar in ihrer Ursache klar sind, machen unüberwindbare Schwierigkeiten, wenn es gilt, außer der Ursache auch die Pathogenese zu verfolgen. So wird der Alkoholabusus als Ursache einer tryptischen Pankreatitis genannt, weil besonders bei den chronischen Pankreatitiden statistisch der Alkoholabusus in der Anamnese der Patienten gehäuft vorkommt. Es ist aber bisher z.B. im Experiment nicht eindeutig gelungen, durch Alkoholgabe eine Pankreatitis zu erzeugen (SARLES, 1964; BECKER, 1970).

Tabelle 13. Ätiologische Faktoren bei 124 Fällen von chronischer Pankreatitis.
(Nach DREILING, 1963)

	Zahl der Fälle	%
Alkohol	22	22
Alkohol (?)	3	3
Gallenblasenkrankheit	42	42
Gallenblasenkrankheit (?)	8	8
Duodenal-Verstopfung — Ca des Duodenums	1	1
Lupus erythematosus — Steroid-Therapie	1	1
(?)	23	23
gesamt	100	100

Die Alkoholschädigung des Pankreas führt zu einer zunächst rein degenerativen Veränderung des Parenchyms, einer Auflichtung des Geästes der Speichelgänge mit einer resorptiven Entzündung.

Die Tatsache, daß derartige acinäre Schäden ebenfalls überführen können in eine tryptische Entzündung — als organeigene Antwort —, hat die Ursachenkette bei vielen Krankheitsfällen von Pankreatitis mit dem Alkohol beginnen lassen, auch wenn die weiteren Glieder der Kette nicht geklärt wurden [2].

Ganz ähnliche Verhältnisse der Ätiologie — vielleicht noch weniger klar — bestehen bei der Zusammenhangsfrage von Hyperparathyreoidismus und Pankreatitis [2].

Wir stoßen hier auf eine große Gruppe von Pankreaserkrankungen, vor allem auch von Übergängen von unspezifisch beginnenden Entzündungsformen in tryptische Ereignisse, die mit Stoffwechselabhängigkeiten und -abwegigkeiten zusammenhängen. Dieser Sachverhalt unterstreicht schon hier den später noch mehr hervortretenden Gesichtspunkt, daß die autodigestiv-tryptische Pankreatitis ganz wesentlich von dem Zellstoffwechsel der Acinusepithelien abhängt.

4. Einteilung der Pankreatitis nach der nosologischen Einheit

Diese Einteilung gründet sich darauf, daß die Bauchspeicheldrüse wie jedes andere Organ auch banal von einer Entzündung erfaßt werden kann, und daß sie entweder uncharakteristisch oder auch spezifisch, entweder von der Umgebung her, vom Lymphstrom, vom Blutstrom oder durch canaliculäre Beziehungen zu den Nachbarorganen von der Entzündung ergriffen werden kann. Neben banalen Entzündungsformen gibt es aber in der Bauchspeicheldrüse eine Form der Entzündung, die keinem anderen Organ zukommt, in keinem anderen Organ vorkommen kann, weil sie mit der physiologischen Organeigentümlichkeit zusammenhängt, nämlich mit dem Fermentgehalt und der Fermentproduktion. Sie wird verursacht durch die Drüsenfunktion selbst, freilich durch eine Verdauungsfunktion am falschen Orte.

---

[2] Diese Arten der Pankreatitis werden heute noch bei den Sonderformen der Pankreatitis abgehandelt. Es ist aber offensichtlich, daß bei weiterer Zunahme unserer pathogenetischen Kenntnisse diese Formen — die alkoholische und diejenige bei Hyperparathyreoidismus — im Zusammenhang mit den chemisch-metabolisch bedingten Drüsenerkrankungen besprochen werden müssen, freilich mit dem Zusatz, daß die acinäre Stoffwechselschädigung die Basis für eine tryptische Pankreatitis abgeben kann.

Man kann also nach der nosologischen Einheit unterscheiden
1. die banale Entzündung, die vorzugsweise als Begleitentzündung bei einer Allgemeinkrankheit vorkommt,
2. die organeigentümliche Entzündung, die autodigestiv-tryptische Pankreatitis.

Der Vorzug einer derartigen Betrachtungsweise liegt darin, daß man außer einer begrifflichen Einheit auch die klinisch und anatomisch-pathologisch einheitliche Phänomenologie der Krankheit erfaßt (DOERR, 1964).

Die beiden genannten Entzündungsformen, die banale und die organeigentümliche, können ineinander übergehen. Dadurch wird auch die anatomische Erkennung und Zuordnung erschwert. So ist es zum mindesten zu einem gewissen Zeitpunkt, nämlich im Intervall, auch dem morphologischen Diagnostiker nicht möglich, mit aller Sicherheit die banale Pankreatitis von der chronischen tryptischen Pankreatitis zu unterscheiden; dies ist stets in dem sog. metatryptischen Stadium (vgl. S. 413) unmöglich.

Gemeinsam ist beiden — wenigstens zuzeiten — die Fermententgleisung, die freilich auch in die Irre leiten kann; gemeinsam ist ferner beiden der Schmerz.

Bevor wir die organeigene Form der Pankreatitis besprechen, die in diesem Zusammenhang und in allen pathologisch-anatomischen Überlegungen der Bauchspeicheldrüse überhaupt eine besondere Rolle spielt, muß noch einmal darauf hingewiesen werden, daß viel häufiger als die tryptische Pankreatitis die banale Bauchspeicheldrüsenentzündung vorkommt (BECKER, 1970).

5. Überblick

Beim Überblick über die Einteilungsgrundlagen — nach Exsudat, nach Ätiologie und Pathogenese, nach der Krankheitseinheit — könnten noch vielfältige andere Formen als Ergänzung angeführt werden durch die Beachtung anderer Gesichtspunkte, z.B. durch den makroskopischen Eindruck (McWHORTER, 1932), durch die Unterscheidung in akute und chronische Entzündungsform, in rezidivierende, „relapsing" (GAMBILL, COMFORT u. BAGGENSTOSS, 1948), progressive (FITZGERALD et al., 1963), in leichte, mittelschwere, schwere und schwerste Formen (FORELL, 1962), in schmerzhafte, pseudoulceröse, dyspeptische und ikterische Formen (LAMBLING u. BERNIER, 1961), in akute, akute rückfällige und chronisch rückfällige und chronisch fortschreitende Formen (Marseiller Manifest, SARLES, 1965), in satellitäre, autonome und Retentionsformen der Pankreatitis (MERCARDIER, 1965), in akute, rezidivierende chronische Pankreatitis und Sonderformen (CREUTZFELDT, 1964), in ductogene, papillogene, lymphogene, hämatogene, vasculäre, allergische und hormonal bedingte Pankreatitisformen (KUHLMANN, 1957), in Schocktyp, Ileustyp, Peritonitistyp der Bauchspeicheldrüsenentzündung (BERNHARD, 1931, 1944; POPPER, 1952; HERCZEG u. KUN, 1961) — die Reihe ließe sich mühelos fortsetzen.

Wie wir begründen werden, sehen wir — mit den meisten Autoren — einen nur quantitativen, keinen prinzipiellen Unterschied in der akuten und chronischen tryptischen Entzündung. *Beide* Formen werden daher in unserer folgenden Einteilung gleichermaßen berücksichtigt.

Die chronischen Pankreatitisformen sind aus Gründen der geweblichen Veränderungen schwerer zu unterteilen, weil z.B. im metatryptischen Stadium eine tryptische Nekrose nicht mehr im Gewebsbild erwartet und daher die Genese nicht mehr ausgemacht werden kann. Andererseits kann eine über Jahre uncharakteristisch verlaufende Begleitentzündung etwa in der Umgebung eines Magenulcus gelegentlich einmal eine tryptische Einzelnekrose „erleben".

Selbst wenn wir auf Sachverhalte, die wir bei der Pathogenese der tryptischen Pankreatitis abhandeln werden, hier nur verweisen können, wollen wir nochmals eine Einteilung der Pankreatitis nach der *Ätiopathogenese* versuchen, vorab müssen wir einige Prämissen voranstellen, die die Einteilung erleichtern werden.

Alle Arten der Entzündung der Bauchspeicheldrüse haben zwei Dinge gemeinsam

1. die drastische Reduktion des Parenchymes,
2. den jederzeit möglichen Übergang in die organeigentümliche Form der Bauchspeicheldrüsenentzündung, in die tryptische Pankreatitis.

1. Die drastische Reduktion des Parenchymes gehört nicht nur zu den entzündlichen Erkrankungen der Bauchspeicheldrüse, sondern auch weitgehend zu den Formen, die wir als Mitreaktionen der Drüse bei andersartigen Erkrankungen beschrieben haben, also jeder Pankreopathie.

Dies ist auch der tiefere Grund dafür, daß häufig in Einteilungsschemen besonders der chronischen Pankreatitis viele Formen der Pankreopathie — also der mehr degenerativen Erkrankungen —, ja sogar die cystische Pankreasfibrose mit aufgeführt wird (HAEMMERLI u. HEFTI, 1963).

Durch den Sachverhalt der Parenchymreduktion wird über kurz oder lang eine Leistungsminderung manifest.

2. Der Übergang in die organeigentümliche Form, in die tryptische Pankreatitis, ist dann möglich, wenn der pathogenetische Kausalkomplex während oder durch die uncharakteristischen Entzündungs- und Narbenprozesse hervorgerufen wird. Dazu müssen mehrere pathogenetische Faktoren zusammenkommen, die wir ausgiebig besprechen werden, die zum Teil abhängig sind von der Dauer und der Heftigkeit des Grundleidens. Dadurch wird der eigenartige Umstand begründet, daß eine bezüglich der Bauchspeicheldrüse harmlose Allgemeinerkrankung plötzlich gefährlich wird durch eine tryptische Pankreatitis (z.B. im Falle der sog. terminalen Pankreatitis).

Es ist aber nicht richtig zu sagen, Gallensteine rufen eine Pankreatitis hervor, der Alkoholismus sei *die* Ursache der akuten und chronischen tryptischen Pankreatitis oder auf den Hyperparathyreoidismus als Ursache der Pankreatitis zu verweisen.

Die Gallenwegentzündung führt oft zu Entzündungen der Bauchspeicheldrüse, die bei geeigneter Konstellation auch mit der organeigentümlichen tryptischen Pankreatitis beantwortet werden können. So banal — fast möchte ich sagen: überspitzt — diese Feststellung ist, so bringt sie bei den Bemühungen um die Einteilung der chronischen und akuten Pankreatitiden den Vorteil mit sich, daß man die tryptische Form nicht in eine einheitliche Linie bringen muß etwa mit der Pankreatitis bei Mumps oder bei dem postoperativen pankreatitischen Geschehen, weil sie selten bei der Mumps vorkommen *kann* und oft Erscheinungsbild der postoperativen Pankreatitis ist.

Tabelle 14. Ätiopathogenetische Einteilung der akuten und chronischen Pankreatitis

übergeordnete Stoffwechsel- faktoren	Exogene Toxine	Mikrobiell	Mechanische Faktoren	Traumen	Begleit- entzündung
hereditär (mit Amino- acidurie)		Allergie	*Gallensteine* Papillenstein	exogenes Trauma (stumpfes Bauch- trauma)	penetrierende Magen-Darm- Geschwüre
Gestation	Calciphylaxie Steroid	Shwartzman Viren Mumps	periampulläre Divertikel und Tumoren	postoperativ	Enterocolitis
Hyperparathy- reoidismus	Chlorothiazid	Coxsackie Cytomegalie Hepatitis	Duodenum- Obstruktion		Duodenitis
Hyperlipämie		Grippe ?	Mißbildung des Gang- baumes		
Hämo- chromatose	Hämo- chromatose	Bakterien			
Alkohol ?	Alkoholismus	Mykosen	Papillen- und Kopftumor		
Interval	Esterasegifte	Protozoen			
Retention der Pankreasfermente + Senkung des örtlichen Zellstoffwechsels					
tryptische Nekrose					

Die tryptische Pankreatitis stellt die organeigene Antwort dar auf Schädigungen, die zu der Verdauung am falschen Orte führen, gleichgültig woher diese Schädigung kommt oder auf welche Art sie verursacht ist.

In der Erkenntnis, daß jede Art der Bauchspeicheldrüsenentzündung in die tryptische Pankreatitis übergehen *kann*, wird die Einteilung nach der Ätiopathogenese einfacher und übersichtlicher.

Wir geben in der Tabelle 14 eine derartige Übersicht. Die einzelnen ätiopathogenetischen Faktoren werden weiter unten abgehandelt werden. Es sei darauf verwiesen, daß der Hauptteil der Tabelle die uncharakteristischen Formen der Organentzündungen enthält und nur unter dem unteren Querstrich die eigentliche organcharakteristische Entzündung aufgeführt ist. Dies mag im Zusammenhang der Darstellung von Veränderungen an der Bauchspeicheldrüse verwundern, doch entspricht die Platzaufteilung in der Tabelle nicht der tatsächlichen Häufigkeit der Organveränderungen z. B. im menschlichen Obduktionsgut: Der weitaus überwiegende Teil der Organveränderungen, die man nach dem Tode in so überreicher Mannigfaltigkeit in der Bauchspeicheldrüse findet, gehört in die Rubrik der uncharakteristischen Veränderungen [die meisten davon in die letzte Spalte der Begleitentzündungen: STEIN und POWERS (1958) geben diese in einem Prozentsatz von 66% an!].

Die Frage verschiebt sich aber im Hinblick auf die nosologische Entität 1. nämlich unter welchen Bedingungen der Übergang der uncharakteristischen Entzündungen in die tryptische Form vor sich geht und 2. wie dies klinisch bemerkbar wird.

Die erste Frage zur Pathomechanik des Überganges wird sich nach der Abhandlung der ätiologischen Grundlage der tryptischen Pankreatitis beantworten lassen. Die zweite Frage nach der klinischen Auffälligkeit eines derartigen Überganges ist auch im Zusammenhang der Krankheitsunterteilung wichtig, weil ihre Beantwortung möglicherweise die Eingruppierung einzelner Krankheitsformen auch am Krankenbett erlaubt.

Die *einfache* Fermententgleisung hilft diagnostisch nicht weiter, weil beim Speichelödem ebenfalls eine Diastase-Erhöhung im Blut und Harn vorkommt. Die *komplizierte* (komplexe) Fermententgleisung aber, bei der nicht nur Pankreasfermente in das Interstitium abgepreßt werden, sondern auch noch Inhaltsstoffe der zerstörten Acinusepithelien — als Folge der tryptischen Nekrose — in den Blutkreislauf gelangen, zeigt den Zeitpunkt des Überganges der beiden Krankheitsformen an. Wir denken dabei an Kallikreinogen, Kallidinogen und andere (WERLE, 1963, 1967; KATZ u. Mitarb., 1964). Der Zeitpunkt des Überganges der uncharakteristischen in die tryptische Pankreatitis wird klinisch durch die Kreislaufbeeinflussung von der einfachen Rötung des Gesichts bis zum schweren Kreislaufschock deutlich (HEINSEN, 1967). Die Kreislaufbeteiligung bei der Pankreatitis kann als Zeichen einer tryptischen Gewebszerstörung gedeutet werden, eine Pankreatitis mit Kreislaufbeteiligung zeigt, daß es sich hierbei um eine tryptische Pankreatitis, also um die dem Organ eigene Entzündungsart handelt.

Bei der weiteren Besprechung der tryptischen Pankreatitis werden wir Gelegenheit haben, auf diese Unterscheidung hinzuweisen. Hier sei nur erwähnt, daß jene Formen der chronischen Pankreatitis, bei denen niemals Kreislaufbeeinträchtigungen beobachtet worden sind (LAWSON, 1962; SARLES, 1964), auch keine tryptischen Nekrosen zeigten. Diejenigen experimentell erzeugten Pankreatitisformen, die *keine* tryptischen Nekrosen ausbilden — wie z. B. die Äthioninpankreatitis —, werden nicht durch Proteinaseninhibitoren beeinflußt (GÜLZOW, TRETTIN u. DIWOK, 1961). Das entscheidende Kriterium bei der Unterteilung der verschiedenen Entzündungsformen in der Bauchspeicheldrüse ist die tryptische Nekrose, die Selbstverdauung der Acini. Sie ist es, die die Unterscheidung der uncharakteristischen Entzündung von der tryptischen Pankreatitis ermöglicht.

So sehr es (uns ganz besonders) nahe liegt, diese gewebliche Unterscheidung zu treffen, die in der Kreislaufkomponente ihre klinische Relevanz findet, so ist wegen des Überganges der chronisch interstitiellen in die tryptische Entzündungsform, wegen der klinisch stumm beginnenden Pankreatitis, wegen der primär chronischen Formen die Eingliederung im (theoretischen) Kollektiv, nicht aber oder nicht ohne weiteres im Einzelfall möglich. Die gewebliche Kennzeichnung der tryptischen Nekrose zeigt an, daß wir nicht berechtigt sind, eine *grundsätzliche* Unterscheidung zwischen der akuten und chronischen tryptischen Pankreatitis zu machen (vgl. S. 376). Vielmehr kann die akute tryptische Pankreatitis eine Exacerbation einer — vielleicht bis dahin stummen — chronischen tryptischen Entzündung darstellen. Die chronische Pankreatitis kann als Folgezustand einer akuten aufgefaßt werden. Beide Formen sind klinisch eng verbunden in der rezidivierenden — akuten — stets tryptischen Pankreatitis. Dieses Dilemma hat die Arbeitsgruppe des Marseiller Symposium 1963 empfunden, als sie ihre Unterteilung in folgende vier Gruppen vorgenommen hat: Akut, akut-rezidivierend, chronisch interstitiell

Tabelle 15. Schema der Krankheitsformen der Pankreatitis nach dem Marseiller Manifest (SARLES, 1965)

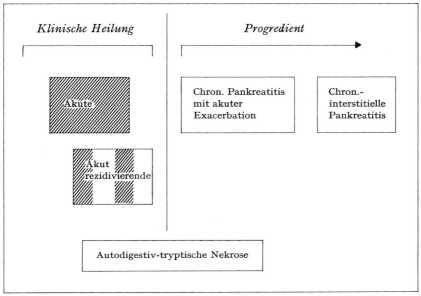

Tabelle 16. Schema der Einteilung der akuten und chronischen Pankreatitis nach klinischen, pathogenetischen und pathologisch-anatomischen Gesichtspunkten

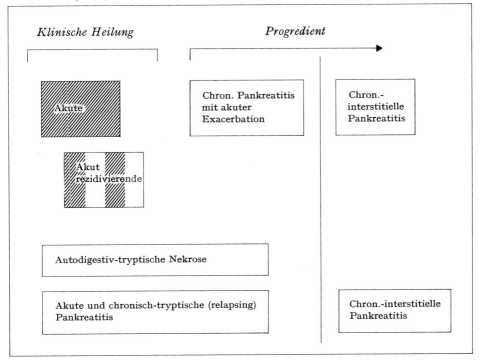

mit akuter Exacerbation, chronisch interstitielle Pankreatitis (Tabelle 15). Wenn man den geweblichen Vorgang der tryptischen Nekrose welchen Ausmaßes auch immer als Einteilungsmaß — in Verbindung mit dem klinischen Bilde — zugrunde legt, kommt man zu einer Verschiebung der Zäsur gegenüber derjenigen des Marseiller Manifestes: Man unterscheidet dann die akute, akut-rezidivierende und chronische Pankreatitis mit akuter Exacerbation als Formen der tryptischen (relapsing) Pankreatitis von der chronisch interstitiellen (uncharakteristischen) banalen, häufigen Pankreatitis (Tabelle 16).

Die Tatsache, daß die akute Pankreatitis einmal klinisch zu Ende ist, kann nicht zu einem Einteilungsprinzip erhoben werden; sie zeigt vielmehr nur an, daß die Leistungsfähigkeit des Organes ungeheuer groß ist. Daß dabei eine anatomische Narbe — mit oder ohne Progredienz — zurückbleibt, ist selbstverständlich, kann aber ebensowenig als Einteilungsprinzip dienen.

Grundlegende Gedanken zur Einteilungsproblematik der Pankreatitis sind in den meisten Monographien über diese Krankheit niedergelegt (vgl. Literatur). Im einzelnen verweisen wir — soweit die Arbeiten nicht im Text bereits genannt worden sind — auf folgende Literatur, die sich mit der Einteilung der Erkrankung befaßt: JOSKE (1955), LEGER und LEGER (1956), DOERR (1959, 1964), FORELL (1962), HOWARD und EHRLICH (1960), V. BECKER (1962, 1964, 1970), CREUTZFELDT (1963, 1964), SARLES (1965), GÜLZOW (1966).

II. Akute autodigestiv-tryptische Pankreatitis

Das Wesen der akuten hämorrhagischen Pankreatitis besteht in der Selbstzerstörung der Drüsensubstanz. Das bedeutet, daß durch das *Zusammentreffen verschiedener pathogenetischer Faktoren* die einzelnen Drüsenepithelien angedaut und verdaut werden, und zwar von ihren eigenen Fermenten. Wir sprechen von der Autodigestion.

Unter *Autodigestion* verstehen wir jede *intravitale* Verdauung durch organeigene, ja zelleigene Fermente. Die Autodigestion setzt also eine Fermentaktivität der lebenden Zelle voraus, die dann auf dem Wege der Selbstverdauung zugrunde geht. Im Gegensatz dazu ist für die *Autolyse* der Tod der Zelle eine Voraussetzung. Nach dieser Auffassung kann man von einer „intravitalen Autolyse" (KOSLOWSKI, 1959) nicht sprechen.

Die Lysosomen treten, soweit wir bisher wissen, erst bei der Autolyse in Funktion. Die so typische tryptische Nekrose hat mit den Lysosomen, die im Pankreas reichlich vorhanden sind, primär nichts zu tun, da in anderen lysosomenreichen Gebieten, vor allem in der Leber, die tryptische Nekrose nicht beobachtet wird.

Anatomisch findet man eine ausgedehnte jauchige, schmierige, übelriechende Nekrose, so daß es verständlich ist, wenn GULEKE von „hämorrhagischer Pankreas-Nekrose" sprach und diese von der Entzündung getrennt wissen wollte (NORDMANN, 1938). Aus der Kenntnis der *Pathogenese* der akuten Pankreatitis wird klar ersichtlich, daß die Nekrose Folge eines enzymreichen Exsudates ist. Der Austritt der zelleigenen Fermente in das Interstitium und die Möglichkeit dieser Fermente, die Drüsensubstanz anzudauen, ist Ausdruck eines entzündlichen Prozesses. Der Enzymgehalt des Exsudates macht die Besonderheit dieser Erkrankung und auch die allgemein-pathologische paradigmatische Eigenart dieses Krankheitsereignisses aus (BECKER, 1964).

1. Benennung

In anderen Ländern wird die akute Pankreatitis auch als Balsersche Erkrankung bezeichnet, weil W. BALSER (1882) zuerst die „Fettnekrosen" beschrieben hat. Die Pankreasnekrose im heutigen Sinne wurde von FITZ (1889) in ausgezeichneter, noch gültiger Darstellung geschildert. FITZ (1889) war der erste, der den Zusammenhang der Fettgewebsnekrosen mit der Bauchspeicheldrüse beobachtete und auch beweisen konnte. Unabhängig davon hat auch R. LANGERHANS (1890) die Verbindung erkannt und beschrieben. VON HANSEMANN beschrieb schon 1889 einen Fall einer traumatischen Pankreatitis, bei dem als tertium comparationis die Fettgewebsnekrosen genannt werden. Er stand wohl unter dem Eindruck der Untersuchungen seines Mitassistenten R. LANGERHANS. BENDA (1900) hat mit seiner Methode an der Bauchspeicheldrüse bewiesen, daß die Fettgewebsnekrosen unabhängig von entzündlichen Vorgängen entstehen. Danach ist die ältere Vorstellung PONFICKs (1896) erledigt, der die Fettgewebsnekrosen als bakterielle Metastasen deutete. GULEKE und VON BERGMANN (1927) sprechen von akuter hämorrhagischer Nekrose.

Wegen des Gehaltes des Exsudates an pankreaseigenen Fermenten sprechen wir von der *tryptischen Pankreatitis* (DOERR, 1959). Der Ausdruck bedarf einer etwas ausführlicheren Erklärung, weil — insbesondere von biochemischer Seite — Einwände gegen ihn erhoben wurden (CREUTZFELDT, 1963, 1965; HENNING u. Mitarb., 1964; RICHTERICH, 1964).

Die tryptische Pankreatitis bedeutet die Selbstverdauung der Bauchspeicheldrüse. Das anatomische Kennzeichen dieser Form der Bauchspeicheldrüsenentzündung ist die tryptische Nekrose. Sie stellt einen mehr oder weniger umschriebenen, wie ausgestanzt wirkenden, entzündlichen nekrotisierenden Herd im Parenchym der Bauchspeicheldrüse dar. Dieser Herd ist mikroskopisch der Autolyse nicht unähnlich; er ist aber im Gegensatz zu dieser durch eine vitale Reaktion in Gestalt eines breiten Demarkationswalles ausgezeichnet. Die scharfe Demarkation durch Leukocyten, das erhaltene Netzwerk von Basalmembran und Bindegewebsgerüst, Fettsäure-Nadeln und die Schnelligkeit der Entstehung sind Characteristica dieser Form der nekrotisierenden Entzündung.

Die tryptische Nekrose ist die Folge des Fermentgehaltes des Exsudates bei dieser besonderen Form der Entzündung. Durch die Fermententgleisung treten — wohl alle — Fermente des Bauchspeichels in das Interstitium über und sind dem Exsudat beigemischt. Nach der Lehre der Allgemeinen Pathologie wird eine Entzündung nach der Art des Exsudates benannt. Wir sprechen — auch bei der Pankreatitis — von seröser, eitriger, hämorrhagischer und fibrinöser Entzündung. Das Besondere des Exsudates der tryptischen Pankreatitis ist dessen Fermentgehalt. Das Kennzeichen dieser eigentümlichen Entzündung, der Fermentgehalt des Exsudates, führt zur tryptischen Nekrose und zu Fettgewebsnekrosen in der gesamten Bauchhöhle (über tryptische Nekrosen vgl. S. 376). So nannten wir diese Form der Pankreatitis wegen der Besonderheiten des Gewebsunterganges, wegen der Besonderheiten des Exsudates und wegen ihrer Organeigentümlichkeit autodigestiv-tryptische Pankreatitis (DOERR, 1959, 1964; BECKER, 1963, 1964, 1970; DOERR u. Mitarb., 1965).

Die tryptische Pankreatitis ist nach der Pathomechanik und nach den geweblichen Prozessen benannt. Über die Ätiologie ist damit keine Aussage gemacht.

Häufig erkennt man eine tryptische Nekrose, ohne auch nur den mindesten Hinweis auf die Ätiologie zu besitzen. Der Begriff der tryptischen Pankreatitis will nicht allein das Trypsin bezeichnen, das selbst eine vielleicht initiale oder auch nur untergeordnete, jedenfalls zur Zeit nicht genau gekennzeichnete Rolle im Nekroseprozeß spielt. Die Bezeichnung tryptische Pankreatitis ist derjenigen des Ulcus pepticum analog, von dem berechtigterweise ohne jede biochemischen Skrupel gesprochen wird, obwohl das Pepsin selbst kaum die alleinige Rolle bei der Entstehung des Magengeschwürs spielt.

„Trypsin" ist ein viel allgemeinerer Begriff und bezeichnet im Pankreas von altersher (W. KÜHNE, 1877) den gesamten proteolytischen Komplex der Bauchspeicheldrüsenfunktion, ja sogar die Eiweißverdauung im alkalischen Milieu schlechthin. Der Ausdruck „Trypsin" wird in der alten Literatur keineswegs nur auf die Tätigkeit der Bauchspeicheldrüse beschränkt. So gebraucht FRIEDRICH VON RECKLINGHAUSEN (1910) das Wort „Trypsis" (von $\vartheta\varrho\acute{\upsilon}\pi\tau\varepsilon\iota\nu$ = zerbröckeln, zerfasern, zerstückeln) bei langsam verlaufender Verflüssigung von Knochengewebe, „welche mit einer Lockerung des Zusammenhanges, einem Mürbewerden und schließlich dem Untergang des Gewebes" einhergeht. Die Trypsis ist also viel umfassender als die Aktivität des Trypsins allein. Das Wort Trypsis wurde im erklärten Gegensatz zu der ischämischen Nekrose gebraucht. Gerade daher ist Trypsis auch im Falle der tryptischen Bauchspeicheldrüsenentzündung berechtigt und trifft den Kern der Veränderung auch dann, wenn die Fermentkette der Proteolyse klar herausgearbeitet sein wird. „Leider hat W. KÜHNE nie verraten, ob er das Ferment der Bauchspeicheldrüse nach dem Vorgang der Trypsis benannt hat" (DOERR, 1964).

Die tryptische Pankreatitis bezeichnet also die autodigestiv-proteolytische Zerstörung der ganzen Drüse oder großer Teile; bei der chronischen Pankreatitis fallen nur kleinere Drüsenareale der autodigestiv-tryptischen Verdauung anheim.

Eine tryptische Pankreatitis liegt dann vor, wenn im Verlaufe der Erkrankung eine tryptische Nekrose — operativ oder obduktiv — nachgewiesen wird. Dadurch wird die Abgrenzung besonders der chronischen tryptischen Pankreatitis von den anderen Formen der chronischen Bauchspeicheldrüsenentzündung ermöglicht, wenn auch nicht vereinfacht.

Das Fermentpotential ist die besondere Leistung der Bauchspeicheldrüse, die Fermententgleisung ist ihre besondere Krankheit, die tryptische Nekrose ist die besondere Art ihres Unterganges (BECKER, 1964).

2. Häufigkeit

Die Erkrankung ist nicht besonders häufig, doch spielt sie immerhin sowohl im Beobachtungsgut einer chirurgischen oder auch internistischen Abteilung, z.B. 200 Fälle von 250000 klinischen Aufnahmen (WHARTON u. SLOAN, 1958), als auch in dem eines pathologischen Institutes eine gewisse Rolle. Da von einer frühzeitigen Erkennung der Erkrankung das Schicksal des Patienten abhängt, gehört die akute hämorrhagisch-tryptische Pankreatitis zu den wichtigen Erkrankungen, ihre Erkennung ist in vielen Fällen lebensentscheidend.

Die Sektionsstatistik gibt im Durchschnitt eine Häufigkeit von 0,15—0,5—1% aller Sektionsfälle an (Tabelle 17). Dieser Prozentsatz erhöht sich, wenn nur

Tabelle 17. Häufigkeit der Pankreasnekrose im Sektionsgut. (Nach LINK, 1965)

Autor	Jahr	Sektionen	Pankreas-nekrosen	%
ROBERTS, BAGGENSTOSS, COMFORT	1950	13788	25	0,18
EDMONDSON	1949	33500	62	0,18
GULEKE	1912	9019	17	0,19
GÜTHERT	1958	9444	19	0,20
MOENCH	1924	9500	21	0,22
BELL	1958	75986	179	0,23
CHIARI	1906	10000	25	0,25
WEITZ	1959	17800	48	0,27
HAMPERL	1933	22577	67	0,30
LIEBER	1952	34666	105	0,30
GRUBER	1929	17164	58	0,34
GRUBER	1929	3134	11	0,35
IVY und GIBBS	1952	41333	158	0,38
MOLANDER und BELL	1946	41663	160	0,39
SCHNEIDER und HOFMANN	1956	27737	153	0,55
PRIESEL	1936	7819	55	0,70
LINK	1963	14960	130	0,87
WEINER und TENNANT	1938	4000	38	0,95
V. BECKER	1959	4000	66	1,65
		398090	1397	0,35

Erwachsenensektionen als Vergleichsunterlagen benutzt werden. In Kriegs- und Notzeiten wurde die Krankheit (trotz reichlichen Gebrauches minderer Alkoholika) seltener, in Wohlstandszeiten steigt die Häufigkeit an (SCHMIEDEN u. SEBENING, 1927; WURMA, 1957). So, wie man von einer Wohlstandscirrhose (KALK), von einem Wohlstandsdiabetes gesprochen hat, kann auch diese Erkrankung in gewissem Sinne zu den Wohlstandsleiden gerechnet werden.

Aus der Tabelle 18 ergibt sich, daß, soweit die Literatur verwertbar angegeben ist, bei der akuten Pankreatitis ein leichtes, bei der chronischen tryptischen Pankreatitis ein erhebliches Überwiegen des weiblichen Geschlechtes festzustellen ist. Das Verhältnis bei der akuten tryptischen Pankreatitis beträgt 1♂:1,2♀, bei der chronisch tryptischen Pankreatitis 1♂:2,25♀ (Abb. 164).

In den meisten europäischen Statistiken werden die Zahlen des Alkoholismus gar nicht angegeben, weil sie unter der 5%-Gruppe liegen. Anders dagegen in den Statistiken der USA.

Bei unserer *Sammelstatistik* (Tabelle 18) ergab sich die Notwendigkeit, die Calcifizierung gänzlich außer acht zu lassen. Nur selten sind genaue Angaben gemacht, vor allem aber schwanken die Beurteilungen von Calcifizierungen zwischen dem Fund einzelner Steine oder Inkrustationen zwischen Bruchteilen von Prozenten und den Angaben von weit über 50%!

Wie aus der Tabelle 18 zu ersehen ist, sind die Angaben, ob das männliche oder das weibliche Geschlecht bevorzugt befallen ist, ganz unterschiedlich. Die Angaben in der Literatur sind deswegen ganz uneinheitlich, weil akute Pankreatitisfälle mit den Zahlen der chronischen Erkrankung verglichen werden. Dies ist zwar möglich, weil, wie wir zeigen werden (S. 270ff.), die chronische Pankreatitis

Tabelle 18. Über die Häufigkeit der Pankreatitis (soweit die Angaben sich aus den Arbeiten tabellarisch auswerten lassen)

Jahr	Autor	n	♂	♀	♂ %	♀ %	Mortalität %	Alter, durchschnittlich	Galle %	Alkohol %
I. Akute Pankreatitis: Sammelstatistik										
1927	Schmieden u. Sebening				35	65			69	
1961	Bermann u. Mitarb.	644			45	55	17		50	14
1965	Link	1 397			aus 398 090 Sektionen					
		2 041								
II. Akute Pankreatitis: vorwiegend klinische Berichte										
1931	Bernhard	74			23	77	34		87	
1932	McWhorter	64	32	32	50	50	33		40	11
1939	Griessmann	80			10	90	13		94	
1948	Paxton u. Payne	307					33		40	18
1952	Maintz	63	7	56	11	89			90	
1953	Altvater u. Mitarb.	86					29,2		61	
1954	Becker, W. F.	100	53	47	53	47	12	5. L.-Jahrz.		
1955	Wildegans	282			30	70			91	
1955	O'Brien u. Thayer	108	108		Männerhospital				32	51
1957	Thompson u. Derrick	89	43	46	47	53	14			
1957	Wapshaw	40	12	28			32			
1957	Fritsch	106	32	74	30	70				
1957	Wurma	257	81	176				53,3		
1958	Bockus	78							46	44
1958	Reid u. Dorsey	100	48	52					66	
1958	Wharton u. Sloan	198	112	86			30		16,6	23,4
1958	Heffernon u. Mitarb.	100	55	45	55	45	35	5.—6. Jahrzehnt	30	34
1959	Melzer	240	43	197			13,6		89	
1959	Pollock	100	29	71	29	71	26			
1959	Lobachev	1 105					23—35			
1960	Hofmann	240			35	65	13,6			
1961	Bumm u. Welte	50	25	25	50	50	10	55 (20—87)	80	
	Übertrag:	3 867	680	935						

Häufigkeit

Tabelle 18 (Fortsetzung)

Jahr	Autor	n	♂	♀	♂ %	♀ %	Mortalität %	Alter, durchschnittlich	Galle %	Alkohol %
	Übertrag:	3 867	680	935						
1962	Sarles u. Mitarb.	60	36	24					58	25
1963	Borm	108	36	72	33	66	17,5		72	
1963	Haemmerli	169			39	61		52,3		
1963	Albo u. Mitarb.	133			56	44	25	30—40	21	60
1963	Lill	62	21	41			19,3	5.—8. Jahrzehnt	50	
1963	Camatte u. Sarles	73	44	29			25	50,4		
1963	Krupp	162	60	102	37	63	14,2		69	7
1964	Sailer u. Ecke	128	50	78			32,8		54	(1 Fall)
1964	Rosetti	190					10,5			
1964	Lauschke u. Mitarb.	134	(1 : 1,3)						57	
1964	Haim	52	18	34			11		68	
1965	Bumm u. Dressler	144	58	86	40	60				
1965	Link	130	52	78	40	60				
1965	Haemmerli	217			39	61		52,3		
1965	Marks u. Mitarb.	345	2		7,5	92,5			25	60
1965	Sarles	70	43	27					38	
1966	Niedner				44	56				
1966	Ziegler u. Schaumann	117	55	62	47	53		♂ 51 ♀ 53	60,7	2,6
1966	Shelagurov	111	26	85	23	77		41—70		
1967	Solheim	101	56	44				über 40		
1968	Moberg u. Mitarb.	105	51	54	49	51			80%	
1969	Arcidiacono	90	64	26				23—76	50	10
1969	Grözinger u. Bodem	220							55,5	
1970	Spohn	272	133	139	48,9	51,1	17	60—80	57,3	
1970	Mayday u. Mitarb.	167						70—80	38	
	Gesamt:	7 227	1 485	1 916						

Tabelle 18 (Fortsetzung)

Jahr	Autor	n	♂	♀	♂ %	♀ %	Mortalität %	Alter, durchschnittlich	Galle %	Alkohol %
	III. Akute und chronische Pankreatitis:									
1955	Fogerson u. Mitarb.	74	46	28						
1960	Howard u. Jordan	353					13		48	27
1963	Krupp	361	135	226	37,3	62,7				
1964	Rosetti	288					7,6			
	Gesamt:	1076	181	254						
	IV. Chronische Pankreatitis:									
1946	Comfort u. Baggenstoss	29	25	4	86	16				68
1948	Gambill u. Mitarb.	27	19	8					100	50
1949	Edmondson	62								38
1954	Phillips	28							21	68
1955	O'Brien u. Thayer	108	107	1					32	51
1958	Gross, J. B.	125								
1958	Wharton u. Sloan									
	recid.	127	67	60					53	25
	relaps.	19	11	8					52	52
1962	Sarles	60	56	4						100
1962	Dreiling	100							50	25
1962	Howard	40							50	2,5 (1 Fall)
1962	Bartelheimer									
1963	Fitzgerald u. Mitarb.	53	20	33					41,4	7,6
1963	Johnson u. Zintel	64							29	36
1963	Herfort	151	74	77					55	4,6
1963	Creutzfeldt	40							12	6
1965	Müller-Wieland	202	110	92	55	45			22	11
1965	Mercardier	99	91	8	90	10				
1965	Heinkel	19	16	3					(13 Fälle)	(1 Fall)
1965	Sarles	79	73	6					1	78
1965	Priestley	32	21	11						
1965	Marks u. Mitarb.	243							16	60
1965	Haemmerli	15	13	2	87	13				53
1967	Sharma u. Mitarb.		6		63	37			20	66
1969	Hess	202	145	57	71	29			43	20
	Gesamt:	1924	854	374						

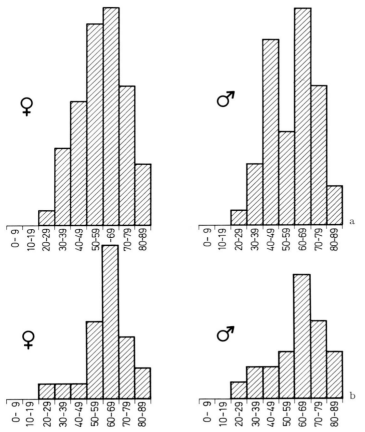

Abb. 164a u. b. Akute tryptische Pankreatitis. Altersverteilung und Geschlechtsverhältnis. a Archivmaterial Berlin-Charlottenburg, 25 Jahre, 1930—1954. b Eigene Beobachtungen (Berlin, Kiel, Karlsruhe, Berlin)

sich nur durch das Ausmaß der nekrotischen Bezirke von der akuten Pankreatitis unterscheidet. Man muß aber dazu gleichzeitig die Sterberate an akuter Pankreatitis, also die Sektionsstatistik, mit hinzuziehen.

Bei so uneinheitlichen Unterlagen ergeben sich bezüglich einer besonderen Geschlechtsbevorzugung keine Unterschiede, die besonders ins Gewicht fallen. Mehr Beachtung verdient die auffällige Tatsache, daß in allen Statistiken, bei denen eine Trennung in Geschlechter vorgenommen worden ist, die Mortalität beim männlichen Geschlecht höher ist (MCWHORTER, 1932; seitdem viele andere).

3. Pathogenese

a) Einführung in die pathogenetischen Vorstellungen

Seitdem BALSER die Erkrankung 1882 zuerst beschrieben hat und sie als Fettgewebswucherungen mit Absterbevorgängen des Fettgewebes und nachfolgender Blutung deutete, also die Fettgewebs-Nekrosen in den Vordergrund der pathogenetischen Überlegungen stellte, sind für Ätiologie und Pathogenese verschiedene Vorstellungen entwickelt worden.

Es gibt wohl keinen Begleitumstand, der nicht als Ursache angesehen worden ist. Das hat zu geradezu grotesken Vorstellungen geführt. Bei der Ätiologie der akuten Pankreatitis weist CLAESEN (1842) auf STARK hin, der die Onanie dafür verantwortlich macht. „Alle anderen Schriftsteller haben eine häufigere oder seltenere Entstehung unter der spezifischen Einwirkung des Quecksilbers auf die Drüse angenommen" (CLAESEN, S. 190, 192).

KLEBS (1876) hat als erster die Möglichkeit und die Rolle der Pankreasfermente bei der Pankreatitis diskutiert.

Die intravitale Autodigestion als Wesen der Erkrankung haben FITZ (1889), R. LANGERHANS (1890), HANNS CHIARI (1895) und HANS EPPINGER (1906) erkannt und die Frage aufgeworfen, warum nicht *jede* Bauchspeicheldrüse verdaut würde. Der Gedanke der Selbstverdauung des Pankreas wurde nie widerlegt, zunächst aber nicht weiter gepflegt, da die Bedingungen der Autodigestion nicht ersichtlich waren und die entscheidende Frage, warum nur einzelne Drüsen verdaut wurden, nicht beantwortet werden konnte.

Die entscheidende und für die Vorstellung von der Entstehung der Erkrankung lange herrschende Ansicht wurde von OPIE und HALSTED (1901) an Hand von 31 Beobachtungen entwickelt. OPIE wies auch auf die fast stets gleichzeitig vorhandene Erkrankung des Gallenwegsystems hin und zeigte an eindeutigen Fällen, daß beispielsweise bei der Einklemmung eines Gallensteines in die Papilla Vateri ein Überfließen der Galle in das System des Pankreas-Ausführungsganges möglich ist. Durch die Galle kann dann das inaktive Pankreasferment aktiviert werden, dann kann eine Selbstverdauung der Drüse in Szene gehen. OPIE (1901) hat selbst erklärt, daß nicht alle Fälle von akuter hämorrhagischer Pankreas-Nekrose über diesen Mechanismus zu erklären seien. Bei Beobachtungen, bei denen ein Gallereflux sicher auszuschließen war, traten zunächst Zweifel an der entscheidenden Bedeutung des Galleüberflusses auf. Durch andere, bei denen sich verschiedene Momente für die Entstehung der Erkrankung anboten, wurde das pathogenetische Monopol des Gallerefluxes durchbrochen.

Zunächst legte die so imponierende *Blutung* bei der hämorrhagischen Pankreas-Nekrose den Gedanken an die Gefäßbeteiligung nahe. In der Tat ließen sich Einzelfälle finden, bei denen die auslösende Ursache für die Autodigestion in einem Gefäßfaktor bestand. So wurden örtlich entstandene Thromben im Bereich der Bauchspeicheldrüse als ursächlich entscheidend aufgefaßt (REITMANN, 1906), die dann später durch alle Bedingungen, die zu einem Infarkt innerhalb der Drüse führen können, ergänzt wurden (LÖWENTHAL, 1932). Es wurde ein Vasospasmus, der — ähnlich wie bei der Entstehung des Ulcus ventriculi nach VON BERGMANN — zu einem Infarkt der Drüse führt, als Ursache der Pankreas-Nekrose angeschuldigt (BENEKE, 1904). Weitere Beobachtungen von akuter hämorrhagischer Pankreas-Nekrose bei allgemeinen Gefäßerkrankungen — Periarteriitis nodosa (BALÓ, 1933; AUFDERMAUR, 1947; FROBOESE, 1949) — stützten diese Vorstellung.

Auch der *nervalen* Komponente wurde gedacht, die nach RICKER und seiner Schule (NATUS, 1909, 1910; KNAPE, 1912), später HEILMANN (1952), am Gefäßnervensystem den Krankheitsprozeß einleiten soll, aber auch in Gestalt von Dyskinesien des Ausführungsganges für die Sekretabfuhr wirksam wird (VON BERGMANN, 1927; WESTPHAL, 1923, 1936). Außer dem Spasmus gilt die Gallenwegdyskinesie als Wegweiser der Pankreatitis (WESTPHAL, 1929, 1936; STOCKER, 1932; SCHÖNDUBE, 1952). Des Angiospasmus BENEKEs (1904), einer Verbindung der nervalen und der vasculären Vorstellung, wurde schon gedacht. Für die Beteiligung des Nervensystems sprechen Tierexperimente, bei denen durch eine Faradaysche Reizung des Nervus splanchnicus entweder eine akute hämorrhagische Pankreatitis erzielt oder eine anderweitig entstandene verschlimmert wird. Die Pathophysiologie einer nervalen Reizung mit der Folge einer nervalen Pankreatitis wurde eingehend von BLEYL (1963) bearbeitet.

Der Sekretverhaltung — auch ohne ausgesprochenen Gallereflux — wurde eine erhebliche Rolle zuerkannt und eine Andauung durch den rückgestauten und anderweitig aktivierten Bauchspeichel für möglich gehalten. Dafür sprechen in gewisser Weise die bei Gallenblasenoperationen zu beobachtenden, zuerst von ZOEPFFEL (1922) beschriebenen Befunde des sog. glasigen Ödems, des Zoepffelschen Ödems (Speichelödem), das als Vorstufe oder gar als erste Stufe der akuten hämorrhagischen Pankreatitis gedeutet wurde.

Eine Theorie von ARNSPERGER (1904, 1911—1939) sagt, daß die akute hämorrhagische Pankreatitis durch lymphogene, wohl bakterielle Beeinflussung von der entzündlichen Gallenblase her entsteht. Tatsächlich werden nach den Untersuchungen von ROSTOCK (1926) die lipolytischen Fermente durch die Lymphbahnen des Mesenteriums und des peripankreatischen Raumes in die Umgebung abgeführt. ARNSPERGER (1904) braucht daher für die akute hämorrhagische tryptische Pankreatitis die Bezeichnung „Lymphadenitis pancreatica" (vielleicht besser „Lymphangitis pancreatica"). Als Analogie weist ARNSPERGER (1911) auf die häufig lymphogen entstandenen Metastasen eines primären Gallenblasencarcinomes im Pankreaskopf hin (DEAVER u. Mitarb., 1921). Die lymphogene Entstehung ist bei der sog. Begleitpankreatitis bei Magen- oder Duodenalgeschwüren gesichert. Ob eine akute hämorrhagische Pankreas-Nekrose nach dieser Vorstellung auf lymphogenem Wege entstehen kann, ist allerdings zweifelhaft.

Nur mit einem Wort sei noch der *Infektion* gedacht, die in der älteren Literatur gelegentlich als Ursache der Pankreas-Nekrose angesehen wurde. Die Virusinfektion wurde weitgehend diskutiert und Fälle wie der von RADL und WALZEL (1957) mitgeteilte, können so gedeutet werden: An einem 7jährigen Knaben war eine akute hämorrhagische Pankreatitis als eine Komplikation einer typisch verlaufenden Masernerkrankung mit gleichzeitiger Masern-Meningo-Encephalitis beobachtet worden. Die Pankreatitis war bei einer diagnostischen Laparotomie entdeckt und mit Novocain-Infiltration, Absaugung und Drainage behandelt worden. Auch SAINT und WEIDEN (1953) glauben in einigen, besser: nicht zu wenigen Fällen an eine Virus-Ätiologie.

Eine viel beachtete Auffassung von der Entstehungsweise der akuten Pankreatitis haben RICH und DUFF (1936) vorgelegt. Sie glauben an eine Ruptur des Ausführungsganges als Initialschädigung der Erkrankung. Von hier aus gelangen aktivierte Fermente in das Interstitium, die Arterienwände würden angedaut, Blutungen sind die Folge. Die Ursache der Gangruptur sei eine Verstopfung des Abflußsystemes, vor allem durch die Epithelmetaplasien, die ja relativ häufig gesehen werden (vgl. auch CHISHOLM und SEIBEL, 1947; LIUM und PORTSMOUTH und MADDOCK, 1948; BECKER, 1957). Andere (ARCHIBALD, 1929; ferner DRAG-

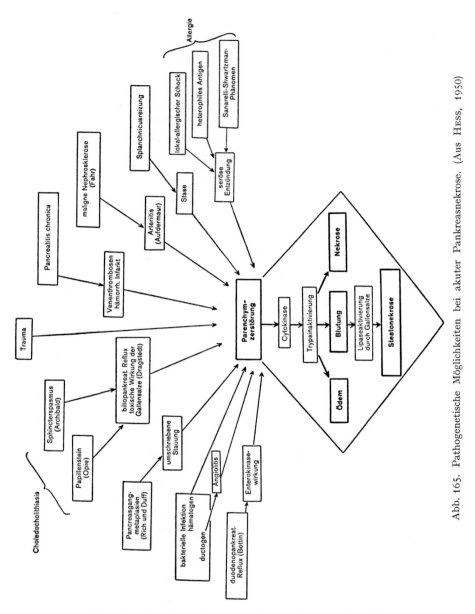

Abb. 165. Pathogenetische Möglichkeiten bei akuter Pankreasnekrose. (Aus HESS, 1950)

STEDT u.a., 1930, 1934) sahen den eigentlichen Beginn der Erkrankung in der Parenchymzelle selbst, wir selbst in einer Hemmwirkung auf den zelleigenen Stoffwechsel (DOERR, 1952, 1953, 1959, 1964; BECKER, 1957, 1963, 1964, 1970; BECKER u. WILDE, 1963).

Wenn wir die Fülle der Theorien und Hypothesen betrachten, dann vermissen wir zunächst einen einheitlichen Gesichtspunkt. Alle Hypothesen sind an Hand von Beobachtungen und Beschreibungen einschlägiger Fälle entstanden und zum größten Teil durch gezielte Experimente in verschiedener Weise erhärtet und überlegt worden. An der einzelnen Beobachtung, an der Möglichkeit einer Deutung unter dem einen oder anderen Gesichtspunkt, ist kein Zweifel. Bei einigen Deutungsversuchen bleibt ein mehr oder weniger großer unbefriedigender Rest bei der Erklärung von Pathomechanismen, wenn es gilt, den vorgetragenen Sachverhalt zu verallgemeinern. Wir lassen ein Schema von W. HESS (1950) folgen, das die verschiedenartigen Gesichtspunkte im Zusammenhang aufzeigt (Abb. 165). Es soll weniger zu einer Deutung führen als durch seine Fülle verwirren: Scheinbar ist hier kein einheitlicher Gesichtspunkt zu gewinnen, der für *alle* Fälle zutrifft, der allgemein zu erkennen wäre, der zu einem Verständnis für den Pathomechanismus und zu einer Grundlage für die Therapie der Erkrankung führen könnte. So seien zunächst die pathogenetischen Vorstellungen, die aus den geschilderten Hypothesen hervorgingen, kurz beschrieben.

b) Theorien zur Pathogenese

α) *Gallereflux-Theorie.* Die Gallereflux-Theorie, die auf OPIE und HALSTED (1901, 1902) zurückgeht, sieht die Ursache der Erkrankung darin, daß das inaktive Pankreasferment im Gangsystem der Drüse durch eingedrungene Galle aktiviert wird und das Gangepithel sowie das Drüsenparenchym verdauen kann. Dieser Rückfluß wird begünstigt durch den Verschluß der Papille. Er wird ermöglicht durch eine gemeinsame Endstrecke von Ductus choledochus und Ductus pancreaticus. Daß ein reichlicher Gallereflux möglich ist, ist zweifelsfrei erwiesen, freilich auch an Fällen beobachtet worden, bei denen die Bauchspeicheldrüse völlig intakt gewesen ist (W. W. MEYER, 1950)[3].

Der Galleeinfluß in das pankreatische Gangsystem ist bei der Cholangiographie ein häufiges und meist folgenloses Ereignis (W. HESS, 1955; BERGKVIST u. Mitarb., 1957). MALLET-GUY (1960, 1961) beobachtete in einer großen Serie von Cholangiographien in etwa 20% den Rückfluß in den Ductus pancreaticus. Nach WILDEGANS (1951, 1954) gibt es nur *einen* einschlägigen Fall (ZECH, 1949), bei dem eine Pankreasnekrose ursächlich auf eine Röntgendarstellung zurückgeführt werden muß. KERN gibt 1961 jedoch schon mehrere Beobachtungen an. Allerdings sind hier die Pankreatitisfälle nach Cholangiographie nicht von denen nach Gallenwegeingriffen getrennt. Es scheint, daß außer dem Gallereflux auch noch die Sekretverhaltung nötig ist, daß also auch die Papille einen Abfluß des gemischten Bauchspeichel-Galle-Saftes nicht gestattet. Der Papillenstein, der seit OPIEs Zeiten als ein Musterbeispiel für die Entstehung des Gallerefluxes angesehen wird, ist für eine solche Sekretrückstauung verantwortlich zu machen.

Immer wieder gibt es Beobachtungen, bei denen der Papillenstein-Mechanismus angenommen werden muß. VAYRE, CHATELIN und ROUX (1964) sahen in einem Jahr acht Fälle von akuter Pankreatitis, die sich kausal durch einen eingeklemmten Papillenstein erklären ließen. Die Autoren halten die Opiesche Vorstellung keineswegs für abgetan, wenn sie auch besonders betonen, daß viel öfter ein Stein durch die Papille getrieben wird, daß dabei sogar oft ein Speichelödem entsteht, daß aber in einem nur kleinen Teil dieser Fälle dadurch eine Pankreatitis auftritt. Bei derart passageren Ereignissen wird das Speichelödem völlig aufgesogen.

---
3 Schon A. VON HALLER schreibt von der Papille (Element. Physiol. VI, S. 638 1774): „Dieser Posten wird bisweilen so schlecht bewacht, daß die Galle oft genug in den Gekrösedrüsengang übergeht."

Dabei muß aber eine Einschränkung gemacht werden, die als sog. Opie-Halsted-Regel nur wenig Beachtung im Schrifttum gefunden hat: Der verschließende Papillenstein muß so groß sein, daß er nicht die Papille passieren kann, muß aber so klein sein, daß er nicht beide Gänge gleichmäßig verschließt und damit einen Reflux unmöglich macht. Er kann sehr klein sein, so daß er röntgenologisch nicht erkennbar ist.

Es ist aber noch einmal hervorzuheben, daß ein Gangverschluß *allein* eine Selbstverdauung, eine tryptische Pankreatitis, nicht hervorrufen kann: Der eingeklemmte Papillenstein macht Koliken, aber keine akute hämorrhagische Pankreatitis, oder doch nur dann, wenn noch andere Faktoren hinzutreten. Der Papillenstein der Beobachtung von OPIE (1901), der Anlaß für die Gallereflux-Theorie wurde, ist also durchaus in den Ursachenkomplex und in die Vorstellung der Autodigestion eingebaut: Der Papillenstein kann nicht Grundstein, doch Eckstein der Pathogenese der akuten tryptischen Pankreatitis werden[4].

Rückstauung *ohne* Gallereflux ist bei der üblichen Steingröße eher wahrscheinlich, als daß ein Stein den Postulaten der Opie-Halsted-Regel entspricht[5] (Abb. 166).

Die sog. erste physiologische Enge des Ductus choledochus (HOLLE, 1960) schützt geradezu das terminale Konfluenz (durch die Rückhaltung der Steine) vor Steineinklemmung und dadurch vor dem Reflux.

Die anatomischen Voraussetzungen sind bei der Vielfalt der Varianten des Ductus Wirsungianus und seiner Mündung nicht immer gegeben. Man muß ja für die Möglichkeit eines Refluxes nicht nur ein V-förmiges Konfluenz von Gallen-

---

[4] Matth. 21, Vers 42: „Der Stein, den die Bauleute verworfen haben, der ist zum Eckstein geworden."

[5] OPIE, EUGENE LINDSAY, in Stauntop, Virginia, am 5. Juli 1873 geboren, bezog die Johns Hopkins University und promovierte 1897. Eine Zeitlang Assist. Instructor und Associate für Pathologie an der Johns Hopkins University, gehörte er von 1904—1910 dem Rockefeller Institute for Medical Research als Mitglied an, war von 1910—1923 Professor für Pathologie an der Washington University, St. Louis, und wirkte in gleicher Eigenschaft an der University of Pennsylvania sowie als Direktor der Laboratorien des Henry Phipps Institute. 1931 wurde er an die Cornell University in New York berufen. O.s Studien betreffen die Malariaparasiten, die Anatomie und Pathologie des Pankreas, die Beziehungen des Pankreas zum Diabetes, Studien über Entzündung, Tuberkulose, Schützengrabenfieber, Influenza, Immunität etc. Publikationen: „Malaria and micro-organisms", New York 1900, „Diseases of the pancreas", Philadelphia 1902 (2. A. 1910), (mit BLAKE u.a.) „Epidemic respiratory disease", St. Louis 1921. OPIE starb 1971 mit 97 Jahren [Amer. J. Path. **65**, 483 (1971)].

HALSTED, WILLIAM STEWART, geboren am 23. September 1852 in New York, studierte am College of Physicians and Surgeons, New York, wo er 1877 promovierte. Nach einer Spitaldienstzeit am Bellevue Hospital und einer zweijährigen Studienzeit in Wien, Leipzig und Würzburg wurde er Demonstrator der Anatomie an seiner Alma mater. Schon 1885 begann er sich mit dem damals noch wenig bekannten Cocain zu beschäftigen und wurde der Schöpfer sowohl der Leitungs- wie der Lumbalanaesthesie. Ende der achtziger Jahre unter W. WELCH am Pathologischen Institut der Johns Hopkins University arbeitend, wandte er sein Interesse dem Studium der Wundheilung zu, und als in Baltimore die Medizinische Schule gegründet wurde, übernahm er die Lehrkanzel der Chirurgie, die er auch nach Beendigung seiner Privatpraxis weiterführte, als 1913 die Full time-Professur geschaffen wurde. Die Struma-, die Mamma-, die Darm- und Leberchirurgie danken H. wesentliche Fortschritte. Die Halsted-Naht und die Halstedsche Operation (erweiterte Radikaloperation des Brustdrüsenkrebses, tragen seinen Namen. Seine Schriften 1884—1922 erschienen gesammelt in drei Bänden, Baltimore 1924ff.) H. starb am 7. September 1922 in Baltimore.

(Biographischer Atlas der hervorragenden Ärzte aller Zeiten).

Kein Reflux möglich

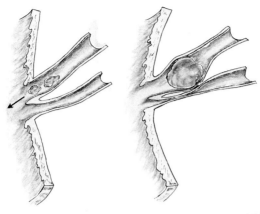

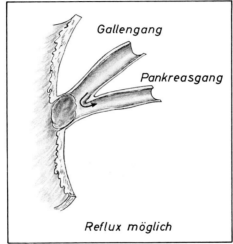

OPIE-HALSTED-REGEL

Abb. 166. Übersicht über die Opie-Halsted-Regel (nach V. BECKER, 1960): Reflux nur möglich, wenn der Papillenstein größer als die Papillenöffnung und kleiner als das gemeinsame Endstück ist

gang und Pankreasgang fordern, sondern eine Y-förmige Endstrecke mit einem so langen gemeinsamen Endstück, daß ein Überfließen auch bei einem Verschluß des Musculus sphincter Oddi in der Papille möglich ist. Die gemeinsame Endstrecke muß also noch außerhalb des Sphincterbereiches vorhanden sein. Es ist in sehr eingehenden anatomischen Untersuchungen über die Mündungen der Gangsysteme von Leber und Pankreas gearbeitet worden, ohne eine Klärung über die anatomischen Verhältnisse und über die Häufigkeit gebracht zu haben. Dieser zunächst verblüffende und befremdliche Schluß erklärt sich durch die uneinheitliche Nomenklatur und durch die nicht immer erfolgte Beachtung der Beziehung zu dem Musculus sphincter Oddi. Wenn man die Ergebnisse der alten und der

Tabelle 19. Aufstellung über eine gemeinschaftliche oder separate Mündung der Gänge. (Nach MICHELS, 1955)

Autor	Zahl der Fälle	Gemeinsame Mündung	%	Separate Mündung	%
SCHIRMER (1893)	47	25	53	22	47
LETULLE and NATTAN-LARRIER (1898)	21	6	29	12	57
OPIE (1903)	100	89	89	11	11
v. BÜNGNER (1903)	58	57	98	57	98
RUGE (1908)	43	32	75	7	16
STRACKER (1909)	44	35	80	9	20
BALDWIN (1911)	90	70	78	20	22
BELOU (1915)	50	13	26	28	56
MANN und GIORDANO (1923)	200	90	45	62	31
MAEDA (1924)	60	46	77	?	?
CAMERON and NOBLE (1924)	100	74	74	26	26
NAGAI und SAWADA (1925)	58	52	90	5	9
HOLZAPFEL (1930)	50	10	20	39	78
NUBOER (1931)	75	57	76	14	19
CESTARI und TANTINI (1933)	50	48	96	?	?
COUVELAIRE (1934)	25	8	32	17	68
DARDINSKI (1935)	100	49	49	51	51
MEHNEN (1938)	449	248	55	170	38
NÄÄTÄNEN (1941)	100	67	67	33	33
RIENHOFF und PICKRELL (1945)	250	81	32	73	29
HOWARD und JONES (1947)	150	109	73	41	27
HJORTH (1947)	100	86	86	14	14
STERLING (1949)	50	18	36	32	64
MILLBOURN (1950)	200	171	85	18	9
HUGHES und KERNUTT (1954)	30	17	57	11	37
Zusammen	2500	1558	62	772	30

neuen anatomischen Untersuchungen zusammenstellt, dann ist die Diskrepanz der Ergebnisse auffällig: MICHELS (1955) hat eine Übersicht über 2500 Beobachtungen gegeben und dabei eine gemeinsame Mündung in 63% der Fälle gefunden (Tabelle 19).

Aus der Tabelle 19 kann man abstrahieren, daß es in dieser Gegend „normal anatomische" Verhältnisse nicht gibt. Die rein anatomische Ausmessung der gemeinsamen Endstrecke ist ohne Kenntnis der Beziehung zu dem Musculus sphincter Oddi ohne Wert für die Erklärung einer akuten Pankreatitis durch einen Gallereflux bei Papillenstein oder durch einen Oddi-Spasmus. SCHMIEDEN und SEBENING (1927), die ein sehr großes Material übersehen — 2137 Fälle von akuter hämorrhagischer Pankreatitis aus 104 Krankenanstalten — haben eine Refluxmöglichkeit von 22,8% errechnet. Dies besagt, daß der Gallereflux zwar bei der Entstehung der Erkrankung eine Rolle spielen kann, aber keine unbedingte Voraussetzung dafür ist. Aus biochemischen Ergebnissen von Duodenalsaftuntersuchungen haben JANOWITZ und DREILING (1959) geschlossen, daß bei 92% aller Kranken an chronischer Pankreatitis (und 67% aller Kontrollpatienten) ein common channel besteht.

Wir glauben, daß die *Sekretverhaltung*, die auch durch den Papillenstein, den Oddi-Spasmus oder die Ostiumstenose (NIEDNER, 1965; NIEDNER u. KIEF, 1965) verursacht wird, für die Entstehung der akuten hämorrhagischen Pankreatitis wichtiger ist als der Galleübertritt.

Wenn sich bei der Beurteilung der anatomischen Verhältnisse bereits Zweifel über die mögliche Bedeutung des Galleüberfließens aufdrängen, so treten auch bei Betrachtung der physiologischen Verhältnisse Bedenken auf. Außer einem Verschluß der Papille muß ja auch ein Galleüberdruck über den des Ausführungssystemes der Bauchspeicheldrüse gefordert werden. Nur ein solcher Galledruck macht einen Überfluß gegen den Gangdruck und den sog. Sekretionsdruck der Bauchspeicheldrüse möglich.

Der Gallengangdruck ist nach HICKEN und MCALLISTER (1952), deren Methode vielleicht nicht ganz zuverlässig ist, so hoch, 100—150 mm Wasser, daß, wie sie selbst schließen, der Gallereflux ein physiologischer Vorgang sein kann. Über die genauen Druckverhältnisse in den beiden Ausführungssystemen sind aber ebenfalls recht unterschiedliche Angaben gemacht worden (HERRING u. SIMPSON, 1909; JUDD, 1921; MANN u. GIORDANO, 1921; HARMS, 1927; ARCHIBALD, 1913a, b, 1929; WESTPHAL, 1923; HORSTERS, 1936; JONES, 1943; WULSIN u. Mitarb., 1953; ELLIOT, 1957). In den aufgeführten Arbeiten werden für den Ductus pancreaticus von 26—570 mm Wasser mit einem Durchschnitt von 300 mm Wasser, für den Ductus choledochus Werte von 30—600 mm Wasser mit einem Durchschnitt etwa über 300 mm Wasser angegeben. Letzterer soll aber nach Cholecystektomie für lange Zeit auf 70 mm Wasser absinken. W. HESS (1955) gibt für den Ductus choledochus einen Wert von ungefähr 100—150 mm Wasser an, während der Druck im Ductus pancreaticus etwa doppelt so hoch ist. Nach den Erfahrungen unserer chirurgischen Partner (SPOHN, DE ROSA) und den Literaturangaben von WHITE, ELMSLIE, MAGEE (1964) sowie RYAN (1957), DOUBILET und MCHOLLAND (1956), ferner ANDERSON u. Mitarb. (1960) beträgt der Druck im Gallenwegsystem etwa 110—180 mm Wasser, der Druck im Ductus Wirsungianus 170 bis 200 mm Wasser und der Papillenüberwindungsdruck etwa 180—250 mm Wasser. Es zeigt sich bei einem Überblick, daß der Druck in dem Gallenwegsystem, wenn überhaupt, keineswegs so erheblich größer ist, daß die Galle gleichsam spielend in den Ductus Wirsungianus hinübergedrückt werden könnte. Diese Druckverhältnisse und die Tatsache, daß sichere Fälle von akuter hämorrhagischer Pankreatitis zur Beobachtung gekommen sind, bei denen ein Ostium des Ductus Wirsungianus überhaupt fehlte und nur der Ductus Santorini in das Duodenum einmündete, lassen an dem Primat des Gallerefluxes in der Pathogenese der tryptischen Pankreatitis erneute Zweifel aufkommen. DRAGSTEDT, HAYMOND und ELLIS (1934) machen auf einen Mechanismus aufmerksam, der sicher oft vernachlässigt wird: Sie nehmen einen Gallereflux — entweder auf dem Boden eines Papillensteines (10%) oder eines -ödems bzw. eines Oddi-Krampfes — an. Der Gallereflux wird dann weniger durch den Galleüberdruck möglich, als vielmehr deswegen, weil durch die Anastomose von Ductus Wirsungianus mit dem Ductus Santorini eine Ableitung des Druckes aus der Bauchspeicheldrüse über den Ductus Santorini möglich ist (Abb. 167). Nach dieser Ansicht ist aber eine Retention bei vorhandenem Ductus Santorini nicht möglich, weil ja eine Drainage des Ausführungssystems vorhanden ist. Die Autoren nehmen einen cytolytischen

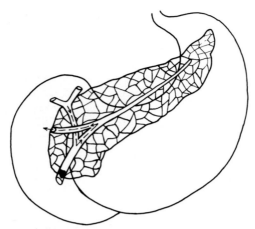

Abb. 167. Schema über den Duct. pancreaticus minor (SANTORINI) in seiner Eigenschaft als „Überlaufventil" bei Papillenverschluß. (Nach den Vorstellungen von DRAGSTEDT)

Effekt der Gallensalze an. Der toxische Effekt der Gallensäure würde neutralisiert durch Blutplasma, so daß die Blutung und das Exsudat als eine Art von „Schutzphänomen" zu deuten wäre.

Nach diesen Ergebnissen steht also die Gallereflux-Theorie, so gesichert sie für einzelne Fälle sein mag, nicht auf festen anatomischen und physiologischen Füßen. Die Gallereflux-Theorie aber als überholt gänzlich abzutun, geht angesichts der sicheren Refluxfälle und angesichts der gesicherten Beziehungen zwischen Gallenwegerkrankungen und Pankreatitis (z.B. durch die Erfahrungen der Entlastungsoperationen) nicht an. Auch gibt es Gründe, gelegentlich ohne Stein einen Galleeinfluß anzunehmen. Man kann dies im Röntgenbild unmittelbar sehen, man kann auf dem Sektionstisch oft unmittelbar die Grünfärbung des Ductus Wirsungianus erkennen. Die Retention — Stein, Oddi-Spasmus, Stenose — scheint *ein* entscheidender Faktor auch für die Fälle zu sein, deren Entstehung sich über die Gallereflux-Theorie erklären läßt.

H. L. POPPER (1932) hat mit Recht und mit guten Gründen die Frage aufgeworfen, ob nicht auch ein Bauchspeichelreflux stattfinden könne. Er hat bei 200 Fällen von Gallenblasen-Exstirpation in der Gallenblase 20mal Pankreasfermente nachgewiesen (Diastase). UNGER u. Mitarb. (1959) fanden erhöhte Diastasewerte und zum Teil auch Trypsin in 52% aller Gallenblasen von Verstorbenen, in 28% in der Galle von Cholecystektomierten. Daraus wurde geschlossen, daß zumindest in einigen Fällen auch ein Überfließen von Bauchspeichel stattfinden kann. Neuere Untersuchungen — ELLIOT, WILLIAMS und ZOLLINGER (1957) sowie UNGER u. Mitarb. (1957), DE ROSA (1963, 1964), V. BECKER (1964) — bestätigen diese Ergebnisse. Das Überfließen von Pankreassaft wird zunächst nicht und offenbar überhaupt nicht von einem dramatischen Krankheitsbild begleitet, wie es etwa die akute hämorrhagische Pankreatitis darstellt. Die Gründe liegen darin, daß die Gallenblasenschleimhaut für eine Andauung nicht ohne weiteres immer geeignet ist (GRIESMANN, 1942; GREWE, 1955; UNGER u. Mitarb., 1957, 1959; ROBINSON u. Mitarb., 1962; DE ROSA, 1964).

Die Entstehung der akuten hämorrhagischen Pankreatitis stellt sich H. L. POPPER (1929, 1932) so vor, daß der mit Galle vermischte Bauchspeichel eine Veränderung der Kolloidalität der Galle verursache, so daß diese in ihrem Dispersionsgrad verändert würde. Dadurch wäre ein Austreten der Galle durch die intakten Gallenwege möglich. Die Entstehung der „galligen Peritonitis ohne Perforation" könnte so erklärt werden (BAUMANN, 1963; R. DE ROSA, 1964, 1965; STAUBER, 1964). Aber gleichzeitig ist auch ein Galledurchtritt in *den* Teil des Ductus choledochus möglich, der angelegt oder gar im Pankreaskopf verläuft, also im Bereich des Kopftunnels des Ductus choledochus. Dann kommt die penetrierte Galle im Kopfabschnitt der Bauchspeicheldrüse mit den ortsständigen Pankreasfermenten in Berührung, kann diese aktivieren und zu einer Verdauung der Drüsenepithelien führen, zumal durch die Galle selbst vielleicht noch eine toxische Schädigung der Drüsenepithelien verursacht wird. Für einen Teil der Fälle ist diese Theorie — die „reziproke Gallereflux-Theorie" — denkbar, jedoch vermag sie nicht die Fälle von akuter Pankreatitis zu erklären, die im Schwanzteil beginnen und — wie bei eigenen Beobachtungen, SN 891/55, s. unten Fall 1 — auch im Zeitraum von einigen Monaten lediglich auf den Korpusteil übergreifen, den Kopfabschnitt der Bauchspeicheldrüse aber, der doch in erster Linie und in intimer Beziehung zu der refluierten oder penetrierten Galle steht, völlig intakt lassen. Auch tierexperimentelle Untersuchungen zeigten, daß der Bauchspeichel zunächst gar nicht schädigend auf Galle und Gallenwege wirkt (UNGER, 1957). Wenn ohne Druck Pankreassaft durch die Gallenblase geleitet wird, dann entsteht eine mäßige uncharakteristische Cholecystitis, kein Gallenstein und auch keine perforationslose gallige Peritonitis (NAJARIAN u. Mitarb., 1957).

Fall 1. S.N. 891/55, P.I. Berlin, 55 Jahre alt gewordene Frau. Aus der Vorgeschichte ist eine extrauterine Gravidität bekannt. Sieben Jahre vor dem Tode erstmalig Gallenbeschwerden. Am 15. 9. — 14 Tage vor dem Tode — als „akutes Abdomen" in die Klinik eingewiesen. Akute Pankreatitis. Zehn Tage nach der Einweisung, während deren es der Patientin besser ging, kam es zu einer akuten Verschlechterung, zu einem Kreislaufkollaps. Der Blutzucker stieg über 400 mg-% an. Am 14. Tag nach der Einweisung exitus letalis. Magenatonie. Im Stuhl waren keine Krankheitserreger der TPE-Ruhr-Gruppe vorhanden. Subakute Pankreatitis vornehmlich im Schwanzbereich mit Ausbildung einer doppelfaustgroßen Pseudocyste. Frischere Nekrosen mit Autodigestion im Korpusabschnitt bei erhaltenem caput pancreatis. Multiple Fettgewebsnekrosen im großen und kleinen Netz, im Mesenterium, im perirenalen Bindegewebe sowie im Fettgewebe des kleinen Beckens. 500 cm^3 jauchiger Ascites. Peritoneale Reizung. Paralytischer Ileus, Meteorismus, Zwerchfellhochstand. Kompressions-Atelektasen, besonders im linken Unterlappen. Flächenhafte Ekchymosen der Magenschleimhaut. Anfüllung des Magens mit flüssigem und geronnenem Blut. Aspiration von erbrochenem Blut in der Trachea und in den großen Bronchien. Chronisch-rezidivierende Cholecystitis, Cholelithiasis.

Durch die doppeltfaustgroße, nicht ganz gereinigte Höhle der Pseudocyste im Pankreasschwanzbereich ziehen baumähnliche Stränge. Einer davon stellt sich als „sondierbarer" Ductus Wirsungianus mit seinen Ästen dar. Anderseits sind größere Gefäße intakt.

In dem völlig erhaltenen und intakten Pankreaskopf ist der Ductus choledochus auf eine kurze Strecke eingetunnelt. An der Papille besteht eine Refluxmöglichkeit.

Die *gallige Peritonitis ohne Perforation,* deren Entstehungsbedingungen früher POPPER (1932) und neuerdings DE ROSA (1964), HANGOS u. Mitarb. (1966) heraus-

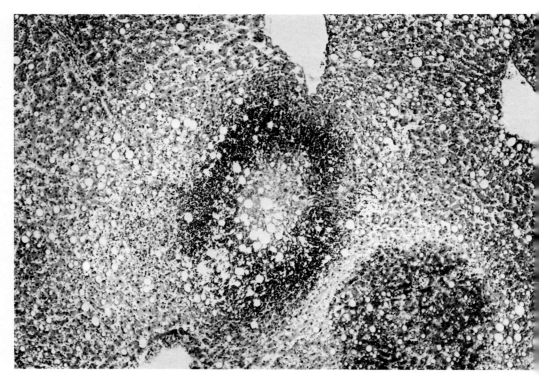

Abb. 168. 63 Jahre alt gewordener Mann (SN 383/63, P. I. Karlsruhe). Tod im protrahierten Kreislaufkollaps mit akuten Oberbauchsymptomen. Funktionell ausgeschaltete Schrumpfgallenblase. Tryptische Nekrose in der Leber in der Umgebung kleiner Gallengänge. Formalin, Paraffin, Hämatoxylin-Eosin-Färbung, Mikrophotogramm, Vergr. 1:140.
(Aus V. Becker, 1964)

gearbeitet haben, liefert den Beweis für eine Refluxmöglichkeit, aber auch für eine begrenzte pathogenetische Wirksamkeit dieses Refluxgeschehens in der einen oder anderen Richtung. Die ganz selten beobachtete tryptische Nekrose in der Leber (Becker, 1964) — bei funktionell ausgeschalteter Gallenblase — bietet ebenfalls ein Indiz für den Überlauf des Pankreassaftes in das Gallenwegsystem (Abb. 168). Auch experimentell sind derartige tryptische Nekrosen in der Leber erzeugt worden (Foley u. Ellison, 1964). Damit ist einmal mehr die Möglichkeit eines Überfließens von Galle in das Pankreas — Gallereflux — und auch von Pankreassaft in die Gallenwege — Speichelreflux — bewiesen. Die Bedeutung des Gallerefluxes für die Entstehung der akuten tryptischen Pankreatitis ist aber damit nicht als essentiell hingestellt.

Ein Gedanke, der bei Popper (1932) anklingt, wurde von Dragstedt u. Mitarb. (1930, 1934, 1957) in den Mittelpunkt der Betrachtungen gestellt. Die Galle könne deswegen eine akute hämorrhagische Pankreatitis hervorrufen, weil die Gallensalze eine gewisse cytotoxische Wirkung hätten. Dragstedt (1934) stellte also an den Anfang seiner Vorstellung von der Entstehung der akuten hämorrhagischen Pankreatitis die toxische Wirkung auf das Gang- und Drüsenepithel. Ähnliche Vorstellungen sind auch von HALLENBECK u. Mitarb. (1953) vertreten worden. So bestehend dieser Gedanke ist, so entwirrt er doch nicht das anatomische und physiologische Dilemma des Refluxgeschehens, abgesehen davon, daß die cytotoxische Wirkung der Gallensalze stark in Zweifel gezogen wird (s. bei RICHTERICH, 1958).

Nicht nur sachlich, sondern auch methodengeschichtlich ist es interessant, daß die „cytotoxische" Wirkung der Galle, die als Zellgift nicht erwiesen ist, erneute Bedeutung gewinnt bei den Überlegungen über den Schutz der Drüse vor der eigenen Verdauung (BECKER, 1963, 1964; NIEDNER, 1966). Zwar schädigt die Galle selbst die Gangepithelien nicht wesentlich, zerstört aber vielleicht deren Schleimschutzschicht. WANKE (1968) hat den Effekt der Gallesäure als Detergenzwirkung herausgearbeitet.

Die Aufschlüsselung der chemisch ja sehr komplexen „Galle", so wie sie HANSSON, LUNDH, STENRAM und WALLERSTRÖM (1963) vorgenommen haben, führt hier vielleicht weiter. Die Autoren fanden, daß Galle allein nicht als pathogenetischer Faktor für die Pankreatitis anzusehen ist, wohl aber ihr hoher — zum Teil zu hoher — Gehalt an *freien Gallensäuren*.

Eine vom Gallenrefluxgeschehen abzutrennende Frage ist die der *Notwendigkeit* der Galle zur Entstehung der akuten hämorrhagischen Pankreatitis. Damit ist die Beziehung zu der klinisch beobachteten Häufung von Gallenwegserkrankungen und Pankreasleiden gleichsam auf dem biochemischen Sektor angesprochen. Bei dieser Frage treffen wir auf ein sehr bemerkenswertes Faktum, das die Gallenreflux-Theorie als allgemeines und alleiniges pathogenetisches Prinzip zu Fall bringt. Die Galle vermag zwar Trypsin zu aktivieren, es kann dies aber auch durch sehr viele andere Körperbestandteile, die ohne jeden Reflux in das Pankreas hineinkommen, vor sich gehen. Es genügt, wenn ein Molekül Trypsin aktiviert wird, da Trypsin selbst Trypsinogen spaltet. Galle ist zur Aktivierung des Trypsinogen also gar nicht notwendig (LATTES, 1913; WEGELIN, 1921; VON BERGMANN, 1927; BALÓ, 1933; KRETZSCHMAR, 1957).

Die Aktivierung eines einzigen Moleküles Trypsinogen kann schon in der Ampulla papillae durch Gallensaft, aber auch durch Bakterien, durch Ionen des Blutplasmas und vielleicht anderes geschehen, ohne daß es zu einer Pankreasnekrose oder auch nur zu einer Andauung der Drüsensubstanz kommen müßte. Dies hat seinen Grund darin, daß aktives Trypsin die lebende Drüsensubstanz nicht zu verdauen vermag. Aber ganz unabhängig von der jederzeit möglichen Aktivierbarkeit des Trypsinogens ist die Rolle gerade dieses Fermentes heute bei der Pathogenese der Pankreatitis noch nicht klar. Vermutlich leitet das Trypsin lediglich eine Kette von Fermentprozessen ein (NAGEL u. WILLIG, 1965).

So wertvoll die Gallereflux-Theorie für die Diskussion und die pathogenetischen Vorstellungen gewesen ist, so ist seit ihrer Formulierung im Jahre 1902 durch die Beobachtung zahlreicher Krankheits- und Todesfälle und durch eine Unzahl von experimentellen Unterlagen eine Fülle von Material bekannt geworden, so daß sie in der strengen Form nicht mehr haltbar ist. Trotz aller Argumente gegen sie ist sie jedoch immer noch nicht gestürzt. Die Erkenntnisse, die in der Auseinandersetzung mit ihr seit ihrer Überwindung in der strengen Form gewonnen wurden, sind für die Erklärung der Pathogenese der akuten hämorrhagischen Pankreatitis unendlich wichtig geworden. Daher mußte das Gedankengebäude um die Galle-

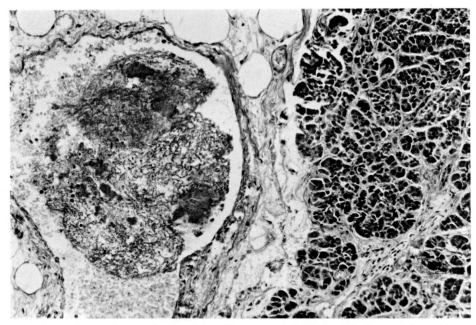

Abb. 169. 84 Jahre alt gewordener Mann (SN 235/67, P. I. Karlsruhe). Grundleiden: Gallenblasenempyem. Terminale Pankreatitis, Thrombose einer Vene im pankreatitischen Bezirk bei Sepsis. Formalin, Paraffin, Hämatoxylin-Eosin-Färbung, Mikrophotogramm, Vergr. 1:120

reflux-Theorie hier breiter dargestellt werden. In der Literatur wird sie stets erwähnt, weil jeder pathogenetische Gedanke mit der Refluxtheorie sich auseinanderzusetzen gezwungen ist, nicht nur aus historischen Gründen, sondern vor allem deshalb, weil ein großes Material zu ihrer Erhärtung zusammengetragen wurde, ein Material, das aber nicht den lückenlosen Beweis ihrer Richtigkeit hat liefern können.

β) *Die Gefäßtheorie.* Nach der Gefäßtheorie zur Entstehung der akuten hämorrhagischen tryptischen Pankreatitis soll eine vasculäre Komponente die entscheidende Rolle bei der Entstehung dieser Erkrankung spielen. Die Grundlage zu dieser Hypothese ergibt sich aus der Tatsache, daß bei der histologischen Untersuchung von Nekrosen der Bauchspeicheldrüse fast stets ein Verschluß der Gefäße durch Thromben beobachtet werden kann (Abb. 169). Ferner deutet die hämorrhagische Komponente in diesem Erscheinungsbild auf die Beteiligung des Gefäßapparates hin. Die vasculäre Hypothese gewinnt vollends an Bedeutung für die Fälle, bei denen die akute hämorrhagische Pankreatitis als Organmanifestation einer allgemeinen Gefäßerkrankung aufgefaßt werden muß. AUFDERMAUR (1947) hat über zehn einschlägige Fälle von akuter hämorrhagischer Pankreasnekrose bei maligner Nephrosklerose mit mehr oder weniger ausgedehnter Arteriitis als Teilerscheinung einer allgemeinen Arteriitis berichtet. FROBOESE (1949) hat über das Problem an Hand eines Falles von nahezu totalem Infarkt der Bauchspeicheldrüse gearbeitet. PAGEL und WOOLF (1948) weisen in ihrer

Beobachtung eines 45jährigen Mannes auf den Unterschied hin zwischen der aseptischen Nekrose im Pankreas durch multiple Gefäßverschlüsse im Rahmen einer malignen Nephrosklerose und der Nekrose der akuten hämorrhagischen Pankreatitis (vgl. auch FRATER u. Mitarb., 1959). Eine sichere Proportion oder auch nur eine wahrscheinliche Beziehung zwischen maligner Hypertension und akuter hämorrhagischer Pankreatitis lehnen jedoch HRANILOVICH und BAGGENSTOSS (1953) sowie MCKAY, BAGGENSTOSS und WOLLAEGER (1958) auf Grund neuerer eingehender Untersuchungen bei ihrem sehr großen Material ab. Selbstverständlich können nicht alle Fälle von akuter hämorrhagischer Pankreatitis auf eine derartige allgemeine Gefäßerkrankung zurückgeführt werden, ebensowenig wie etwa alle Fälle von Ulcus ventriculi wegen der basalen Endarteriitis obliterans als Organmanifestationen von allgemeinen Gefäßerkrankungen aufgefaßt werden dürfen.

Für die Pankreatitisentstehung kommen aber noch andere vasculäre Mechanismen in Frage: Es sei an die Angiospasmen erinnert, die nach BENEKE (1904) eine mehr oder weniger ausgedehnte Infarzierung und von da ausgehend die ganze Organkrankheit in Szene gehen lassen. Schließlich werden arterielle und venöse Thromben im Gefäßbereich der Bauchspeicheldrüse bei der akuten Pankreasnekrose stets gefunden, in einigen Fällen auch Embolien, kurioserweise auch Cholesterin-Embolien bei einer allgemeinen Arteriosklerose (PROBSTEIN, JOSHI u. BLUMENTHAL, 1957) (vgl. Abb. 100). Der Vorgang entspricht der experimentellen Öl-Embolie beim Hunde zur Erzeugung der Pankreasnekrose (RADAKOVICH, PEARSE u. STAIN, 1952). MCPHEDRAN u. LEE (1963) haben Untersuchungen mit dem ausgesprochenen Ziel verfolgt, die Bedeutung des vasculären Faktors, im engeren Sinne des Spasmus über einige Zeit hin, bei der Entstehung der akuten Pankreatitis herauszuarbeiten. Sie fanden — und das stimmt auch mit den Ergebnissen unserer eigenen Untersuchungen überein —, daß die Ischämie lediglich Zusatzfaktor — im Sinne der Verschlimmerung —, nicht essentieller, kausaler Faktor sei. Selbst die Drosselung aller arteriellen Zuflüsse führt bei der Ratte im Pankreas nicht zu größeren Schäden, jedenfalls nicht zu einer Pankreatitis (NESTEL, 1957). Werden außer den arteriellen Zuflüssen auch die Venen unterbunden, dann entsteht eine in 5 Tagen zum Tode führende Pankreatitis, die vermieden werden konnte, wenn die Thrombosebildung durch Heparin ausgeschaltet worden war. Die embolische Komponente untersuchte SMYTH (1940), der Quecksilberkügelchen in die Arterien instillierte. Eine eigentliche große hämorrhagische Pankreatitis entstand nicht, wohl aber einzelne Nekrosen besonders dann, wenn pharmakologisch die Sekretion angeregt worden war. Schwerwiegend ist der Fall einer tödlichen Komplikation bei einer translumbalen Aortographie, bei der es zu einer „Kontrastmittel-Embolie" im Tripus Halleri gekommen war (ROBINSON, 1956). Allerdings war bei dieser Beobachtung ein thrombotischer Verschluß der Lendenaorta und der rechten Nierenarterie vorhanden, so daß möglicherweise dadurch eine stärkere Umleitung über die Arteria coeliaca die Komplikation der Aortographie verursacht hat. Eine Allergie gegenüber dem Kontrastmittel konnte ausgeschlossen werden.

Zwei Fälle von akuter Pankreatitis nach Aortographie wurden von OTTO (1961) geschildert. Bevor noch das Kontrastmittel injiziert wurde, kam es bei den Punktionen zu heftigsten Schmerzen, so daß eine unmittelbare Punktion der

Bauchspeicheldrüse vermutet worden war. Nach einem Intervall von fast 2 Wochen wurde ein entzündlicher Pseudotumor operativ gesichtet. *Wir* verfügen im Gegensatz dazu über einen Fall einer arteriellen Embolie im Tripus Halleri, bei dem nicht nur keine akute hämorrhagische Pankreatitis entstand, sondern auch im Pankreas histologisch keinerlei auffällige Veränderungen auftraten, während in der Leber herdförmige Nekrosen aufzufinden waren (SN 618/58, P.I. Kiel). Diese Fälle zeigen aber, daß jeder beobachtete Sektions- oder Krankheitsfall auf derartige „Spezialmechanismen" hin zu überprüfen ist, weil damit die Chance zur Aufklärung des Individualfalles günstig wird, aber auch allgemeingültige Gesichtspunkte gewonnen werden können. Sicher spielt — selbst bei Annahme eines wirksamen Gallerefluxes — die vasculäre Komponente schon deswegen eine Rolle, weil ja auch die Gallereflux-Theorie die Andauung der kleinen Gefäße fordert. Diese Andauung ist aber keineswegs ohne weiteres anzunehmen, sie setzt vielmehr eine Wanderkrankung oder eine schlechte Wanderernährung der betreffenden Gefäße voraus. Wir erwähnten dabei den Befund des oben beschriebenen Falles 1 (SN 891/55, S. 289), bei dem durch die verjauchte Nekrosehöhle, die etwa 10 Tage nach dem akuten Ereignis im Stadium der beginnenden Reinigung sich bildete, strangartige, mittelgroße und große Arterien- und Venenstämme hindurchzogen, aus denen es sicher nicht geblutet hat, weil sonst bei der Kaliberstärke dieser Gefäße eine akute Verblutung erfolgt wäre. Die Gefäßstränge sind nicht unähnlich denjenigen, die durch tuberkulöse Kavernen in der Lunge hindurchziehen.

So ist also — ebenso wie bei der Gallereflux-Theorie — als Resumée zu sagen, daß die vasculäre Komponente durchaus nicht verallgemeinert werden darf, daß sie im Einzelfall eine Rolle spielt, daß sie aber keine Aufklärung für die Entstehungsweise der akuten hämorrhagischen Pankreatitis im allgemeinen gibt.

Einschlägige Mitteilungen zur vasculären Theorie der Pankreatitis finden sich bei BENEKE (1904), REITMANN (1906), LOEWENTHAL (1932), MÄNZ (1934), RICH und DUFF (1936), BRUNNER (1937), AUFDERMAUR (1947), CHISHOLM u. Mitarb. (1947), FROBOESE (1949), WAINWRIGHT (1951), WILLIAMS (1954), NESTEL (1957), MENGUY u. Mitarb. (1957), PROBSTEIN u. Mitarb. (1957), REID u. Mitarb. (1958), BOIKO (1960), LÉGER u. Mitarb. (1963).

γ) *Die nervale Theorie.* Zu einem Teil ist die nervale Theorie der vasculären verwandt. Handelt es sich doch hierbei zunächst um Ergebnisse der Rickerschen Schule, also um eine Beeinflussung der terminalen Strombahn durch das Gefäßnervensystem. Die Blutung erscheint als Folge der Stufe III des Rickerschen Stufengesetzes als Diapedesis-Blutung. Eine wie auch immer geartete Schädigung, die über das Gefäßnervensystem zu der Stufe III des Rickerschen Stufengesetzes führt, läßt die akute hämorrhagische Pankreasnekrose beginnen. Die Autodigestion ist dann ein Sekundärphänomen. Durch elektrische Reizung des Nervus vagus tritt jedoch kein Speichelödem, wohl aber eine acinäre Erschöpfung auf (PIZZECCO, 1960).

Für die Bedeutung der nervalen Komponente spricht die mittlerweile therapeutisch ausgenutzte Tatsache, daß eine Resektion oder auch nur vorübergehende Ausschaltung des linksseitigen Nervus splanchnicus im Tierexperiment eine akute hämorrhagische Pankreatitis hemmt, beim Menschen im akuten Anfall die Heilung begünstigt oder eine Wiederholung unter Umständen verhindert (MALLET-GUY

1949—1963). Wie bei der Sympathicus-Chirurgie überhaupt wird in diesen Fällen das gewünschte Ziel über die Beeinflussung des Gefäßnervensystems erreicht; man greift aber auch in andersartige Wirkungen des sympathischen Grenzstranges ein, was sich vielleicht ebenfalls günstig auswirken kann. In der Bauchspeicheldrüse hat der Splanchnicus zwar keine gesicherte direkte Einwirkungsmöglichkeit auf die Sekretion, doch begünstigt seine Reizung die Sekretion durch eine Durchblutungsänderung (RICHINS, 1953). Gerade bei der Einwirkung auf die Sekretion muß auch das Gefäßsystem bei dieser Vorstellung bedacht werden. Vor allem wird aber auch die bessere Blutversorgung nach der Ausschaltung des Sympathicus für die Erhaltung und Aufrechterhaltung des Zellstoffwechsels eine wesentliche Rolle spielen. Sicher geht VON LINHARDT (1926) zu weit, wenn er die Pankreasnekrose überhaupt als eine Dysharmonie zwischen Vagus und Sympathicus bezeichnet.

Über die Pathophysiologie der nervalen Pankreasbeeinflussung und einschlägige Fälle von tryptischer Pankreatitis nervaler Genese hat U. BLEYL (1963) berichtet (s. unten, S. 336).

Nach den Beobachtungen und Deduktionen von U. BLEYL (1963) ist in einzelnen Fällen an der nervalen — besser: vagalen — Verursachung der Pankreatitis kein Zweifel. Eine Verallgemeinerung aber ist ebensowenig wie bei der vasculären Theorie statthaft.

Einschlägige Mitteilungen zur nervalen Theorie der Pankreasnekrose finden sich bei BENEKE (1904), NATUS (1910), KNAPE (1912), LINHARDT (1926), MÄNZ (1934), HEILMANN (1952), KMENT (1953), MALLET-GUY (1953—1962), KEHDROO (1957), PAMPINI u. Mitarb. (1955), BLEYL (1963), GILSDORF u. Mitarb. (1965), DUPLAY u. Mitarb. (1969).

δ) *Die bakterielle Theorie*. Die bakterielle Genese der tryptischen Pankreatitis ist heute allgemein verlassen, unbeschadet der Tatsache, daß in vielen Fällen in den verjauchten Nekrosegebieten sowohl bei der chirurgischen Intervention als auch bei der Obduktion verschiedenartige — auch anaerobe — Bakterien nachgewiesen werden konnten. Aus der Senkung der Mortalität zunächst im Experiment, dann aber auch beim Menschen (HEINKEL, 1964) bei Verabreichung von Antibiotica schließen SCHWEINBURG u. Mitarb. (1953) zumindest auf eine bakterielle Teilursache, die wesentlich mitbestimmend sei. Sie glauben nach ihren bakteriologischen Befunden und nach der Wirkung einer Antitoxinbehandlung an Chlostridien. Als Ursache oder auslösendes Moment kommen bakterielle Einflüsse nicht in Frage. Bei der Injektion von Bakterien — unter anderem Escherichia coli in den Ausführungsgang des Pankreas — entstehen kleine venöse Thromben (THAL u. Mitarb., 1956; KORN, 1963), so daß hierbei die Grenze zwischen der bakteriellen, der vasculären und der canaliculären Hypothese verwischt wird.

An der guten therapeutischen Wirkung von Antibiotica ist kein Zweifel, allerdings ist eine solche auch verständlich bei der Annahme einer bakteriellen Komplikation und Ascension. An der Möglichkeit einer solchen aufsteigenden Infektion zweifelt niemand. Die Vertreter der bakteriellen Theorie bezeichnen aber die Bakterien nicht als Komplikation, sondern als Ursache. Für die antibiotische Therapie sind FORELL (1959, 1964), CREUTZFELDT (1964), HEINKEL (1964), KINZLMEIER (1965) eingetreten.

Auf die Infektion der Bauchspeicheldrüse durch Viren, vor allem durch Coxsackie-Viren, aber auch durch das EMC- (Encephalomyocarditis-)Virus sei hier nur verwiesen (STEMMERMAN, 1957; CRAIGHEAD, 1965, 1966). Auch einige Varianten (ME) der EMC-Virusgruppe verursachen im Pankreas Nekrosen (wie auch in den Kopfspeichel- und Tränendrüsen). Auch das Pleurodynievirus führt zu einer Pankreatitis (DINEEN u. Mitarb., 1955, 1956). Die pankreotrope Wirkung des Coxsackie-Virus wurde besonders bei säugenden Mäusen nachgewiesen (DALLDORF u. Mitarb., 1952; KUNZ u. Mitarb., 1952). Bei der Virushepatitis wurde vielfach auch eine gleichzeitige Viruspankreatitis vermutet. Zum Beispiel wurde im Laufe der Hepatitis eine Amylasurie entdeckt (CHARMOT u. Mitarb., 1963; ACHORD, 1968).

Als Sonderform der Pankreatitis, nicht eigentlich in kausaler Beziehung, ist auch die Beseitigung des Zelldetritus durch gasbildende Bakterien zu nennen. Diese „emphysematöse nekrotisierende Pankreatitis" (FISCHER u. GEFFEN, 1959) kann röntgenologisch diagnostiziert werden. Sie hat eine sehr schlechte Prognose.

Einschlägige Mitteilungen zur bakteriellen Theorie der Pankreasnekrose-Entstehung finden sich bei BRÜTT (1923), SCHWEINBURG u. Mitarb. (1953), THAL (1955), THAL u. Mitarb. (1956).

Eine Pankreatitis durch *Pilze* ist selten. BIANCHI u. Mitarb. (1967) beobachteten eine tödlich verlaufende Bauchspeicheldrüsenentzündung durch Chytridiales (aus der Gruppe der Phycomyceten).

ε) *Die allergische Theorie.* Es ist nicht verwunderlich, daß eine so plötzlich einsetzende Erkrankung eines ganzen Organes, die anatomisch mit Blutungen und Nekrosen einhergeht, durch die Allergie zu deuten versucht wurde. Ist doch das anatomische Bild von einer verblüffenden Ähnlichkeit etwa mit den Nekrosen eines Arthus-Phänomens. Verschiedenartige Tierexperimente (HORSTERS u. WÜLFINGHOFF, 1938; THAL, 1955; BRODEHL, 1959; KORN, 1963) und Beobachtungen am Menschen (SCHWEIZER, 1923; HEILMANN, 1952; EICHELTER, 1952) legen diesen Gedanken nahe. Und auch hier wieder gilt, was schon bei der Besprechung der anderen Theorien gesagt wurde, daß nämlich auch die allergische Theorie trotz ihrer vielseitigen, vor allem morphologischen Ähnlichkeit — Venenthromben, Blutungen, Gefäßwandverquellung — keine allgemeine Gültigkeit für sich beanspruchen kann, selbst wenn einige Fälle möglicherweise auf Grund des Arthus-Phänomens oder der Sanarelli-Shwartzman-Reaktion, vielleicht sogar durch eine orale Sensibilisierung erklärt werden könnten. Keineswegs geht es aber an, die akute hämorrhagische Pankreatitis schlechthin als ein Shwartzman-Phänomen oder als Allergose zu erklären.

Im Tierexperiment hat KORN (1963) durch Auslösung des Shwartzman-Phänomens durch Endotoxin von Escherichia coli am Kaninchen eine hämorrhagische Pankreatitis auszulösen vermocht, sie aber in dem feingeweblichen Vergleich dennoch gegen die allein tryptisch bedingte Pankreatitis abgegrenzt (s. unten).

Im Experiment haben FREYTAG und KLÖPPEL (1969) durch Antiseren gegen wässrige Pankreasextrakte an Mäusen eine diffuse interstitielle Pankreatitis erzeugt.

Einschlägige Mitteilungen zur allergischen und parallergischen Theorie der Pankreasnekrose stehen bei SCHWEIZER (1923), HEILMANN (1950), MARAGLIANO (1948), FROBOESE (1949), EICHELTER (1952), LONGO u. Mitarb. (1952), KRAUCHER

(1953), LEMAIRE u. Mitarb. (1954), THAL u. Mitarb. (1954, 1955, 1956, 1957, 1959, 1960), BRODEHL (1959), KORN (1963).

ζ) *Die canaliculäre Theorie.* Als weitere Theorie, die einige Beziehung zu der Gallereflux-These besitzt, ist die canaliculäre zu nennen. So wie bei der Gallereflux-Theorie die überfließende Galle als aktivierendes Agens angesehen wird, so stellt die canaliculäre Theorie jede Art der ascendierenden Auslösung vom Gangsystem aus als entscheidend für die Entstehung und den Ablauf der akuten hämorrhagischen Pankreatitis hin. Diese Art der Erklärung ist nicht an das anatomische Confluens von Gallen-Pankreas-Wegen gebunden. Sie stützt sich aber doch zum Teil wenigstens auf die häufige Beobachtung von gleichzeitiger Erkrankung der Ausführungsgangsysteme beider großer Verdauungsdrüsen. So bezeichnet O. NORDMANN (1938) wie auch BERNHARD (1935, 1944) eine akute hämorrhagische Pankreatitis *ohne* Cholecystitis als größte Seltenheit.

Die canaliculäre Theorie führt auch die ascendierende Enterokinase als die Trypsinogen aktivierende Substanz an, wobei es gleichgültig ist, ob sie durch die Vatersche Papille oder durch die Papilla minor aufsteigt. Andererseits kann diese Theorie auch solche Fälle, die immer wieder einmal beobachtet werden, erklären, bei denen Ascariden in den Ductus Wirsungianus aufgestiegen sind und zur Auslösung einer tödlichen hämorrhagischen Pankreatitis führten. Auch die experimentelle Injektion von Bakterien, z.B. in den Ductus Wirsungianus, kann als eine Form der ductogenen Entstehungsweise aufgefaßt werden. Begünstigt wird die Aszension durch die Dyskinese des Gallenganges, die nach VON BERGMANN die functio laesa bei der Entzündung darstellt.

JUDD (1921, 1923) sieht zwischen den Gallenwegerkrankungen und dem Pankreas eine andere Beziehung: Im Gefolge einer Cholangitis tritt eine Gangerweiterung auf, schließlich eine Sphincter-Parese. Die Sphincter-Parese begünstigt eine Aszension vom Darm her, damit eine Aktivierung der proteolytischen Pankreasfermente durch die Enterokinase. Dieser Mechanismus wird bei den Oberbauchbeschwerden im Anschluß an eine Cholecystektomie, die meist von dem Pankreas ausgehen, angenommen. Die extrahepatischen Gallengänge erweitern sich kompensatorisch im Anschluß an eine Cholecystektomie, so daß eine Dehnung und eine Sphincter-Insuffizienz entstehen. Nun kann eine chronische, ascendierende Entzündung auftreten, die dann als Ursache von postoperativen Beschwerden in Frage kommt.

Die Untersuchungen von MCCUTCHEON (1962) sprechen gegen den Reflux, wohl aber für den Influx von Duodenalsaft. Auch die Cholangio- und Wirsungiographien, die PAULINO-NETTO und PAULINO (1963) vorgelegt haben, sprechen mehr für die pathogenetische Bedeutung eines Influxes als für die eines Refluxes von der Gallenseite her. MALLET-GUY (1965) faßt die langjährigen Erfahrungen mit der Cholangiographie und Pankreaskrankheiten darin zusammen, daß die Hypertonie des Sphincter Oddi sehr viel seltener zur Ursache einer Pankreatitis werde als dessen Hypotonie.

HORSTERS (1936) macht darauf aufmerksam, daß die Wandung des Ductus Wirsungianus keine Muskulatur besitzt (GREIFFENHAGEN, 1965; GOMES-OLIVEROS, 1969). Der Wirsungianus wird von einem Geflecht von kollagenen und elastischen Fasern umsponnen (DERCUM, 1938). Die Sekretabfuhr im Ductus pancreaticus erfolgt stets nur durch die vis a tergo — im Gegensatz zu dem Gallenwegsystem, dessen Eigenperistaltik physiologischerweise und dessen Dyskinesien pathologischerweise eine so große Rolle für krankhafte Prozesse im Gallengangsystem, aber auch in der Bauchspeicheldrüse spielen sollen, zumal hier noch die Gallenblase als ein Reservoir vorgeschaltet ist.

So bestechend der Gedanke eines aufsteigenden Agens ist, so muß doch darauf hingewiesen werden, daß bei einem derartigen Sachverhalt — Einfluß von Darmsaft, Ascariden oder Bakterien — stets ein Sekretionsreiz gesetzt wird. Gegen die Annahme einer canaliculären Ascension spricht die Tatsache, daß „offene" Papillen, also solche, deren Faltwerk atrophisch geworden ist und deren „Jalousie" nicht mehr funktioniert (GIERMANN u. HOLLE, 1961), sehr oft beobachtet werden, ohne daß eine Pankreatitis vorliegt: Wenn das, was durch die offene Papille eindringt (z.B. Röntgenbrei), auch wieder aus der offenen Papille ungehemmt herausfließen kann, besteht offenbar keine Gefahr. Wenn aber die Sekretausschwemmung verhindert ist, wird stets ein Sekretaufstau stattfinden; eine Einwirkung des Sekretes auf die Epithelien des Ausführungsganges, sogar unter Umständen mit Einriß des Ausführungssystemes (RICH u. DUFF, 1936; DUPREZ, 1963), mit einer möglichen Aktivierung des aufgestauten Sekretes, kann niemals völlig ausgeschlossen werden.

Einschlägige Mitteilungen zur canaliculären Theorie der Pankreasnekrose-Entstehung finden sich bei EPPINGER (1906), JUDD (1921, 1923), ARCHIBALD (1929), DARDINSKI (1931, 1935), WANGENSTEIN (1931), STOCKER (1932), WESTPHAL (1923, 1936), HAMPERL (1933), BLEYL (1934), HORSTERS (1936), RICH und DUFF (1936), BRESNIHAN (1939), CHISHOLM und SEIBEL (1947), LIUM u. Mitarb. (1948), BLATHERWICK u. Mitarb. (1954), BERENS (1954), HILL u. Mitarb. (1955), BARTLETT u. Mitarb. (1957, 1960), UNGER (1957), ELLIOT u. Mitarb. (1957), DOUBILLET u. Mitarb. (1961), MCCUTCHEON (1968).

Über die Pankreatitis, die durch ein Trauma entsteht, wird in dem Kapitel über das Trauma des Pankreas gehandelt werden, ferner bei den Sonderformen der Pankreatitis (traumatische Pankreatitis). Daß aber das Trauma schlechthin die Ursache der Pankreatitis sei — wie dies einige ältere Autoren wollen (BUSSE, 1904) —, ist nicht haltbar.

4. Ätiopathogenese

Bei der Übersicht über die Vorstellungen, die über die Entstehung der akuten tryptischen Pankreatitis herrschen, wird klar, daß *ein einheitlicher Mechanismus nicht* erkannt werden kann, daß es sich vielmehr um ein Mehrfaktorenproblem handelt. Es wird ebenso klar, daß im Einzelfall gelegentlich *ein* Faktor durch einen grob-sinnfälligen Befund oder durch einen einleuchtenden Mechanismus die Oberhand gewinnt. Dann wirft dieser Pathomechanismus ein Schlaglicht auf die Ätiopathogenese aber nur dieses einen Falles, ohne daß daraus Verallgemeinerungen hergeleitet werden dürfen.

Die tryptische Pankreatitis ist die organeigene Krankheit, sie ist aber auch die organeigene Antwort auf vielerlei Schäden, so daß z.B. eine Mumps-Pankreatitis oder eine Gefäßkrankheit in der Bauchspeicheldrüsenregion nicht tryptisch beginnen, dann aber durch tryptische Nekrosen kompliziert werden und vielleicht zum Tode führen unter dem Bilde der tryptischen Pankreatitis, die ihre wahre Ursache verschleiert.

Das Kennzeichen der tryptischen Pankreatitis — also der organeigentümlichen Entzündungsform, wie wir sagten — ist die tryptische Nekrose. Sie zeichnet diese besondere Art der Entzündung aus, sie ist pathognomonisch für die tryptische Pankreatitis, sie wird bei den anderen, den banalen oder auch den spezifischen Entzündungen nicht gefunden. Die tryptische Nekrose ist die Invariante (im Sinne von W. Ostwald, 1895), die Größe, die unverändert bleibt, dann, wenn die übrigen pathogenetischen Bestimmungsstücke verschiedenartig sind oder sich stets verändern.

Wenn es gelingt, die Ursache für die tryptische Nekrose zu finden, ist damit die Ursache der tryptischen Pankreatitis aufgezeigt.

Die enzymatischen Vorgänge bei der Autodigestion mit der Folge einer phänomenologisch erkennbaren, eben der tryptischen Nekrose, sind nicht vollständig klar. So einleuchtend es zunächst erscheint, daß die proteolytischen Fermente des Bauchspeichels, vor allem das Trypsin, den entscheidenden Faktor in dem Digestionsprozeß darstellen, so wenig ist dies eindeutig zu beweisen, so starke „Konkurrenten" gibt es noch. Die Tatsache der gleichzeitigen Sekretion eines Trypsininhibitors deutet einen weiteren Aspekt der Kompliziertheit der Entstehung der tryptischen Nekrose an. Auf die mögliche Bedeutung der Elastase, vor allem für die Gefäßzerstörung und auch der Kollagenase wurde bereits hingewiesen. Nagel und Willig (1964, 1965) haben eine unspezifische Restproteolyse unabhängig von dem Trypsin nachgewiesen. Schmidt, Creutzfeldt und Habermann (1967) ferner Schmidt und Creutzfeldt (1969) wiesen auf die Bedeutung der Phospholipase A für die toxische Wirkung hin, die im Bauchspeichel physiologischerweise vorkommt (vgl. S. 64), Lysolecithin freisetzt, das als Detergens wirken kann und so die Nekrose hervorruft. Schön u. Mitarb. (1963, 1964) vermuten, daß vielleicht eine Aminopeptidase eine Rolle spielen könnte. Diese Überlegungen werden genährt aus der Tatsache, daß sich Trypsin im nekrotischen Pankreas nicht nachweisen ließ (Beck u. Mitarb., 1962; Schön u. Mitarb., 1963, 1964; Creutzfeldt u. Mitarb., 1963, 1965; Nagel u. Willig, 1964, 1965, 1966; Richterich, 1964; dagegen: Geokas u. Mitarb., 1969). Die Reihenfolge der Aktivierung der Pankreasproteasen im Autolyseversuch — der mit einigem Vorbehalt auf die Autodigestion übertragen werden darf — ist: Peptidase — Procarboxypeptidase — Trypsinogen (Schön u. Henning, 1963). Die Aktivierung des Trypsinogen hinkt also hinter den anderen Profermenten her.

Aus diesen Befunden muß gefolgert werden, daß die Entstehung der tryptischen Nekrose einen komplexen Vorgang darstellt, der sich in mehrere Teilprobleme aufteilen läßt.

Die Teilprobleme werden bestimmt durch die einzelnen proteolytischen, lipolytischen und amylolytischen Enzyme, die in der Bauchspeicheldrüse gebildet und „am falschen Orte" wirksam werden.

Spielt eine intravitale proteolytische Verdauung eine Rolle, läßt sich eine Proteolyse nachweisen?

Diese Frage gewinnt an Bedeutung seit der Kenntnis der sog. Detergens-Pankreatitis (Wanke, 1968). Auch Beck u. Mitarb. (1969) zeigten, daß die so viel geübte experimentelle Taurocholat-Pankreatitis — praktisch alle Rattenpankreatitiden der letzten Jahre sind durch Taurocholat erzeugt worden — eine Detergens-Pankreatitis darstellt. Dies hat Wanke (1968) schon vorher aus dem morphologischen Bilde geschlossen und wir (PARASTAR, 1968) haben dies im in vitro-Versuch gezeigt. Die Vorstellung, die der Taurocholat-Pankreatitis zugrunde lag, war die, es könne die Stiergalle zu einer intraglandulären Aktivierung des Trypsinogens führen. Mittlerweile hat sich gezeigt, daß der Gedanke der Aktivierung für den Drüsenbestand ohne Belang ist und die Galle sicher auch nicht der entscheidende Faktor für die intraglanduläre Aktivierung und damit für die Pankreatitis-Entstehung darstellt.

Vielleicht spielt die Galle als Detergens zur Erlangung der „Verdaubereitschaft" (vgl. S. 319 ff.) des Parenchyms eine Rolle, so daß durch diese Parenchymveränderung dieses verdaubereit wird.

Es ist inzwischen gelungen, Trypsin und Chymotrypsin in freier Form in dem Bauchspeichel von Pankreatitiskranken mit Fistel nachzuweisen (GEOKAS u. Mitarb., 1968a, b). Der gleichen Arbeitsgruppe (GEOKAS u. Mitarb., 1969) gelang es darüber hinaus, mit einer eigenen Methode Trypsin in freier Form bei autodigestiven Prozessen in der Bauchspeicheldrüse festzustellen, und zwar in der Kontrollgruppe in einer Menge von 100 ng/g Pankreas, in der Pankreatitisgruppe in einer Menge von 4800 ng/g!

Die Messung der Trypsinsteigerung im Falle der experimentellen Pankreatitis stellt einen labortechnischen Fortschritt dar, er bezeichnet aber auch einen erkenntnistheoretischen Schritt in unseren Vorstellungen über die tryptische Nekrose. BLEYL, GRÖZINGER, NAGEL und WANKE (1966, 1967) ist es gelungen, am histologischen Schnitt die Proteolyse in der unmittelbaren Abhängigkeit von der autodigestiv-tryptischen Nekrose topochemisch in Übereinstimmung nachzuweisen. Nichtpankreatische und nekrotische Areale waren proteolytisch stumm, das enzymatische Potential war entweder noch nicht aktiviert oder bereits erschöpft (BLEYL u. Mitarb., 1967).

Chymotrypsinogen ist bei der Aktivierung zu Chymotrypsin auf die Anwesenheit und Aktivität des Trypsins angewiesen. Chymotrypsin wird also den Trypsineffekt verstärken, in Abwesenheit des Trypsin aber keine Wirkung entfalten.

Im Komplex der tryptischen Nekrose ist das Chymotrypsin von den anderen proteolytischen Vorgängen nicht zu trennen.

Die „*proteolytische Restaktivität*", die von dem aktivierten Trypsin unterscheidbar ist, wurde von NAGEL und WILLIG (1964a, b) noch unter der Vorstellung der Aktivierung des Trypsinogen bei der Natrium-Taurocholat-Pankreatitis gefunden. Obwohl wir wissen, daß das Modell der Taurocholat-Pankreatitis für die Erforschung vielleicht nicht besonders gut geeignet ist, bleibt der Befund doch bedeutungsvoll, da er deutlich macht, daß die Proteolyse zwar im wesentlichen, aber doch nicht ausschließlich an die Aktivität von Trypsin und Chymotrypsin gebunden ist. Die proteolytische Aktivität nach NAGEL und WILLIG (1964a, b) geht in den Komplex der autodigestiv-tryptischen Nekrose ein, auch wenn wir noch nicht den Standort und den Stellenwert bei dem Gesamtvorgang anzugeben vermögen.

Die *Elastase*, die BANGA und BALÓ (1953, 1956) im Pankreas entdeckt haben, ist sicherlich für manche Folgevorgänge im Gewebsbild der akuten tryptischen Pankreatitis dadurch verantwortlich, daß sie die elastischen Lamellen der Gefäßwände digerieren (vgl. S. 67) (Abb. 170). Wie weit sie sonst noch proteolytisch am Bilde der tryptischen Nekrose beteiligt ist, steht dahin. Immerhin gelang es GEOKAS

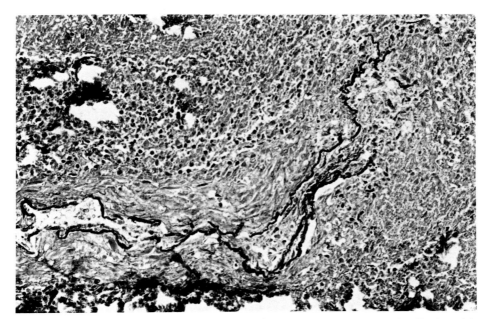

Abb. 170. 64 Jahre alt gewordene Frau (SN 692/62, P. I. Kiel). Postoperative Pankreatitis bei Cholecystitis. Nierenversagen. Zerstörung der Elastischen Lamelle, Blutung aus kleiner Arterie, Kollaps der Arterie durch das frische Hämatom. Formalin, Paraffin, Elastica-van-Gieson-Färbung, Mikrophotogramm, Vergr. 1:120

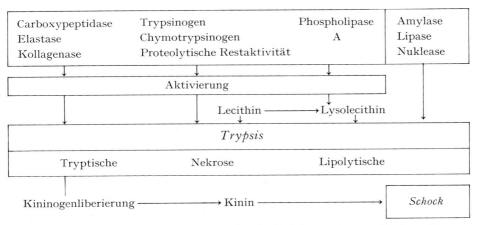

Abb. 171. Schema zur Entstehung der Trypsis mit Aktivierung der verschiedenen Enzymvorstufen. (Unter Verwendung von Schemata von CREUTZFELDT-SCHMIDT, DOERR, KÖSSLING u. Mitarb., NAGEL, HABERMANN, WANKE, WERLE)

und seiner Gruppe (1968), eine „Elastase-Pankreatitis" durch Injektion von aktiver Elastase in den Pankreasgang zu erzeugen. Die Elastase wird aus einer Proelastase durch Trypsin aktiviert und stellt somit auch ein Glied in dem dicht vernetzten System der Trypsin-abhängigen Proteinasen dar (Abb. 171).

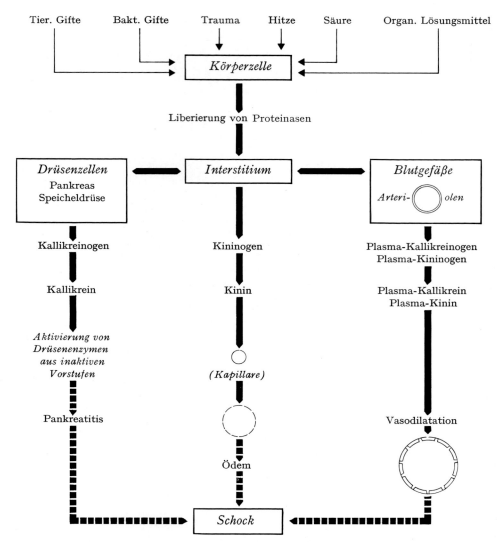

Abb. 172. Kininwirkung und Kininliberierung. (Aus WERLE, 1963)

Mit der Zerstörung der Acini — vielleicht auch schon bei Permeabilitätsschäden im Drüsenepithel — werden kreislaufwirksame *Kinine* frei, die für die allgemeinen Kreislaufsensationen, für den Schock und u. U. auch für die Schmerzart verantwortlich sind. Kinine sind pharmakologisch aktive Polypeptide, die durch die Einwirkung verschiedener Proteinasen („Kininogenasen") aus einer inaktiven Vorstufe, den Kininogenen, gebildet werden (HABERLAND, 1969) (Abb. 172).

Die *Phospholipase A* spielt dann, wenn sie „am falschen Orte" wirksam wird, im Rahmen der autodigestiv-tryptischen Nekrose und damit bei der akuten Pankreatitis eine Rolle.

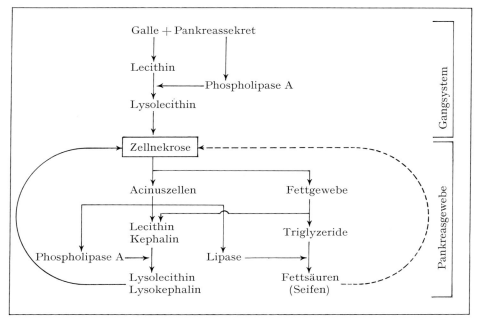

Abb. 173. Schematische Darstellung des möglichen pathogenetischen Mechanismus der akuten Pankreatitis. (Nach SCHMIDT u. CREUTZFELDT, 1969)

Phospholipase A kommt in den Giften der Skorpione, der Wespen und der Schnaken vor, aber auch in mehreren Geweben (WILKINSON u. CATER, 1969)[6]. Der höchste Organgehalt ist offenbar in der Bauchspeicheldrüse vorhanden. Das Enzym ist hitzestabil, hat ein Wirkungsoptimum bei pH 9,0 und wird durch Ca^{++}-Ionen inhibiert (MAGEE u. Mitarb., 1962). Phospholipase A wird (wie auch Elastase) nur durch Trypsin aktiviert.

Das Ferment führt Lecithin in Lysolecithin über, das toxisch für den Zellstoffwechsel ist (NEIDERHISER u. ROTH, 1970). SCHMIDT, CREUTZFELDT und HABERMANN (1967) sowie CREUTZFELDT u. SCHMIDT (1970) haben ein Wirkungsschema (Abb. 173) für die Phospholipase A-Funktion bei der Pankreatitis angegeben.

WANKE u. Mitarb. (1968) haben eine Modifikation dieses Schemas vorgelegt, das die Gewebsacidose zusätzlich berücksichtigt (Abb. 174). Diese beiden Schemen zeigen die Kompliziertheit, das Funktionsbündel, aber auch die Störanfälligkeit und die Regulationsmöglichkeiten an, sie zeigen, daß die tryptische Nekrose sicher nicht durch *ein* Ferment, nicht durch einen biochemischen Vorgang, sondern durch das Zusammenspiel mehrerer Fermente, die voneinander abhängen, in Szene geht. Ob eine dieser Vorstellungen endgültigen Charakter hat, steht dahin, sie haben sicher ihren heuristischen Wert. Es geht aber aus diesen Schemen die Bedeutung

---

[6] Hierzu paßt der regelmäßige Befund einer begleitenden Pankreatitis bei Skorpionstichen (BARTHOLOMEW, 1970), wenn auch nicht klar ist, ob dies auf die Phospholipase A-Aktivierung oder auf den allgemeinen Status toxicosus zurückgeführt werden kann. Anatomische Untersuchungen der Bauchspeicheldrüse liegen nicht vor.

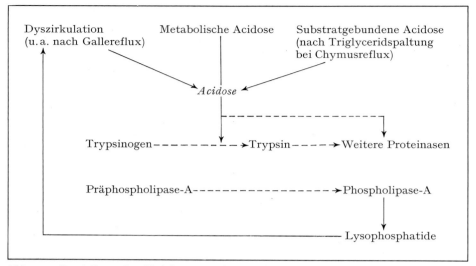

Abb. 174. Darstellung der Aktivierung und der Wirkung der Phospholipase-A im Rahmen der Pankreatitis-Pathogenese. (Nach WANKE u. Mitarb., 1968)

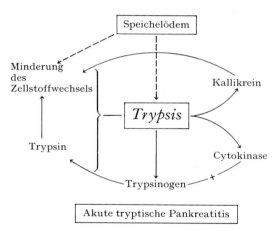

Abb. 175. Schema zur Trypsis. (Nach DOERR, 1959)

des Trypsins als Aktivator der Phospholipase A, der Elastase und der Kinine hervor.

Die Aktivierung anderer Fermente durch Trypsin — Chymotrypsinogen, Proelastase, Prophospholipase A und Kininogene — stellt einen Teilvorgang dar, der die Proteolyse einleitet und begleitet. Trypsin, Chymotrypsin, Carboxypeptidasen, Aminopeptidasen, die proteolytische Restaktivität mögen Hauptträger der Proteolyse, der Trypsis im weiteren Sinne sein. Wir lassen das Schema von DOERR (1959) folgen (Abb. 175), das KÖSSLING, NAGEL und SCHÄFER (1967) modifiziert haben (Abb. 176).

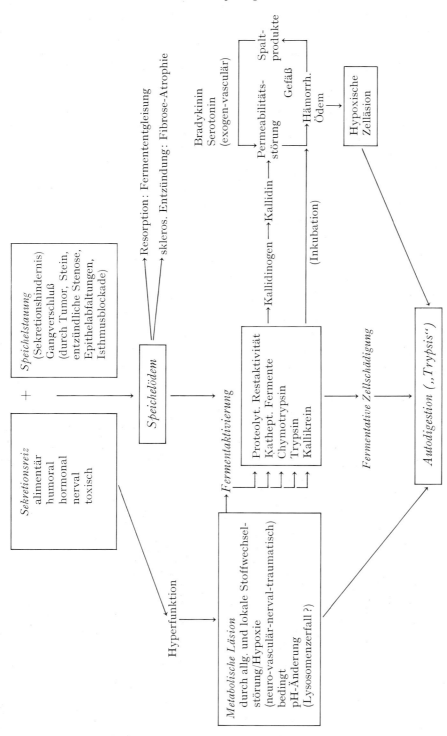

Abb. 176. Schema zur Pathogenese der tryptischen Pankreatitis. (Nach KÖSSLING u. NAGEL, 1967)

Wir glauben, daß das Trypsin auch wegen seiner Aktivierungseigenschaften die Schlüsselposition im Geschehen zur tryptischen Nekrose hin einnimmt. Wir werden darin bestärkt durch den erhöhten Gehalt proteolytischer Fermente bei der akuten Pankreatitis, der von GEOKAS und seiner Gruppe (1969) biochemisch und von BLEYL und seinen Mitarbeitern (1966) histotopochemisch festgestellt wurde. Wir glauben aber auch, daß die Eigenart des Gewebsbildes und die Abhängigkeit von der Wirksamkeit des Bauchspeichels (BECKER, 1964) Ausdruck der Pathogenese der tryptischen Pankreatitis durch die Selbstverdauung, also der *Trypsis* im weiteren Sinne ist. Für den Morphologen ist — gleichsam jenseits der Diskussion um die Biochemie der Fermentkette — unabweisbar die Eigenart der Nekrose, die im wesentlichen durch die Lysis — etwa im Gegensatz zur ischämischen Nekrose — gekennzeichnet ist.

Die enzymatische Kettenreaktion ist also noch nicht gänzlich geklärt (NAGEL u. WILLIG, 1964, 1965), doch ist die tryptische Nekrose, die Selbstverdauung, nicht ausschließlich ein biochemisches Problem. Zu der Fermentaktivität kommt noch eine celluläre Komponente, ein geweblicher Faktor, der entscheidet, warum das Parenchym jetzt, hier und nur an dieser Stelle von der Selbstverdauung zerstört wird. Es ist ein Spiel von Wirkung und Gegenwirkung, ein Zugewinn an enzymatischer Aktivität oder eine Abnahme an Gewebsschutz notwendig.

Die Bedingungen, die zur Autodigestion führen, sind der Schlüssel zum Verständnis der Ätiopathogenese der Pankreatitis. Hier müssen unsere Überlegungen einsetzen.

Wenn wir den Gedanken der Autodigestion im Auge behalten, dann ist Akteur und Szenerie des Ablaufes der hämorrhagisch-autodigestiven Pankreatitis die Acinusepithelie selbst: Ihr eigener Fermentbestand verdaut den eigenen Zellkörper. Das Krankheitsgeschehen, die „Abnormalität", das Unphysiologische der Erkrankung, liegt darin, daß diese Verdauung möglich wird. Mit einer einfachen Aktivierung proteolytischer und lipolytischer Fermente läßt sich das nicht befriedigend erklären, da aktiver Pankreassaft nicht die gesunde Zelle zu verdauen vermag. Der Beginn der Erkrankung muß unter der Voraussetzung und bei Unterstellung eines aktivierten Proteasensystems in dem Zustande der Acinuszelle selbst liegen. Die nekrotische Acinuszelle kann verdaut werden, aber die Verdaubarkeit hat offenbar nicht den Zelltod (Nekrose) zur Voraussetzung, sondern lediglich die Herabsetzung des zelleigenen Stoffwechsels, die Zellschädigung (Degeneration, Nekrobiose), einen Schädigungsstoffwechsel der Acinusepithelien.

Hier erinnern wir an die Experimente zur Erzeugung des Speichelödemes (S. 239), die wir oben geschildert haben. Das Speichelödem entsteht nach einer Gangunterbindung, verstärkt durch einen Sekretionsreiz mit einer Abpressung von fermenthaltigem Pankreassaft in das Interstitium. Dort liegen dann in den Speichelödempfützen Pankreasfermente, die jedoch das intakte Parenchym nicht zu verdauen vermögen. NECHELES, LING und FERNANDO (1926) konnten zeigen, daß Niere, Leber und Milz, wenn sie ins Duodenum eingenäht wurden, unangetastet und unversehrt bis zu 73 Tage des Versuches blieben. Pankreassaft kann also „lebendes" Gewebe nicht verdauen.

Bei *alleiniger* Gangligatur entsteht ein Speichelödem, niemals eine Pankreatitis. Darauf stützt sich auch der oben mehrfach begründete Satz, daß die Fermententgleisung nicht gleichzusetzen ist mit der Pankreatitis.

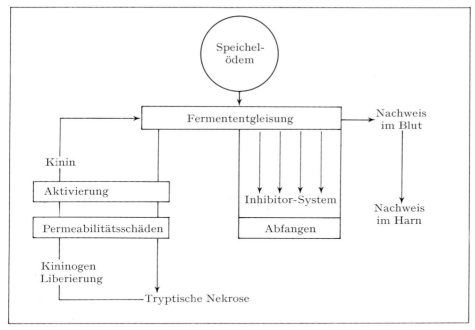

Abb. 177. Schema über die Beziehung zwischen Speichelödem, Fermententgleisung und tryptischer Nekrose

Die Versuche sind von POPPER (1944), POPPER, NECHELES und RUSSEL (1948), DOERR (1952, 1959, 1964), BECKER (1954, 1957), DANI (1963, 1966) und von M. NAGEL (1966) nachgearbeitet und weitergeführt worden. Dabei hat sich ergeben, daß immer dann eine Pankreatitis mit tryptischen Parenchymnekrosen und lipolytischen Nekrosen auch in der Umgebung entsteht, wenn zu der Ligatur der Ausführungsgänge und der Sekretionsreizung (das ist: Speichelödem) noch eine *Parenchymschädigung* hinzutritt. Eine geringe Schädigung des Zellstoffwechsels der Acini läßt die Schrankenfunktion der Zellmembran offenbar so insuffizient werden, daß das enzymhaltige Ödem die Zellmembran durchdringen kann (Abb. 177).

Wie empfindlich das Pankreasparenchym auf eine derartige Schädigung reagiert, mit anderen Worten: wie wenig es bedarf, daß eine genügend große Herabminderung des Zellstoffwechsels hervorgerufen wird, geht daraus hervor, daß POPPER und Mitarbeiter (1940—1957) in ihren Versuchen, den Zellstoffwechsel des Parenchyms dadurch geschädigt haben, daß sie vor der Ligatur des Ausführungsganges und vor dem Sekretionsreiz eine Unterbindung der Arteria pancreatico-duodenales inferior et superior vorgenommen hatten. Diese Ligatur blieb 20 min lang bestehen, wurde dann aber wieder gelöst! Erst dann erfolgte die Ligatur der Ausführungsgänge und die Applikation von Pilocarpin. Die relative Ischämie über 20 min lang genügte, um den Zellstoffwechsel so zu schädigen, daß eine Verdauung möglich wurde: Bei dieser Versuchsanordnung tritt eine typische akute hämorrhagische Pankreatitis auf. LEGER, GUYET und DE FERRON (1957) kommen auf Grund von Beobachtungen am menschlichen Untersuchungsgut zum gleichen Schluß, daß die vasculäre Behinderung und der Sekretabfluß-Stop zusammenkommen müssen, damit die Pankreatitis entsteht.

Einschlägige Mitteilungen zur Entstehung der Pankreatitis, die den Parenchymschaden in den Mittelpunkt der pathogenetischen Vorstellungen setzt, findet man bei ARCHIBALD (1913, 1929), ARCHIBALD und BROW (1919), DRAGSTEDT (1934, 1957), LÖFFLER (1938), DOERR (1952, 1959, 1964, 1965), RADAKOVICH u. Mitarb. (1952), BECKER (1954, 1957, 1964, 1965, 1970), THAL u. Mitarb. (1955, 1963), SAINT (1956), MENGUY u. Mitarb. (1957, 1958), EGDAHL (1958), HEINKEL (1959, 1961, 1963), HESS (1961, 1963, 1969), BECKER und WILDE (1963), GONZALES u. Mitarb. (1963), VÉGHELYI und KEMÉNY (1963), DANI (1963, 1965), NAGEL und seine Gruppe (1967).

5. Pathomechanik

Aus den Untersuchungen, die zur Überführung des Speichelödemes in die Pankreatitis unternommen worden sind, ergibt sich, daß vier Faktoren zur Entstehung einer akuten tryptischen Pankreatitis zusammentreffen müssen:

1. Gangverschluß,
2. Sekretionsreiz,
3. Aktivierung der Speichelfermente,
4. Schädigung des Zellstoffwechsels.

1. *Gangverschluß.* Die Gangobstruktion, sei sie nun in dem großen Gang gelegen oder in kleinen Seitengängen, ist die Basis aller Formen der akuten Pankreatitis (DREILING, 1961). Der Gangverschluß ist deswegen eine Voraussetzung, weil der Bauchspeichel, ob er aktiviert ist oder inaktiv bleibt, in das Duodenum abfließt, ohne eine Lokalwirkung ausgeübt zu haben. Wenn eine Verdauungsleistung „am falschen Orte", nämlich in der Drüse selbst, stattfinden soll, dann muß das enzymatische Verdauungspotential in der Drüse zurückgehalten werden. Der Gangverschluß gehört also zu den essentiellen Voraussetzungen bei der Entstehung der Pankreatitis. Dabei ist es gleichgültig, *wer* Veranlassung zu dem Gangverschluß gibt: der Papillenstein, die aufsteigende Ascaris lumbricoides und der Oddispasmus, ein Tumor des Pankreaskopfteiles oder der Papille, ein eingeklemmter Schleimpfropf, die Papillitis stenosans, die in der letzten Zeit gelegentlich in der Literatur beschriebenen plasmocytären und leukämischen Infiltrate in der Papillengegend (RUBENS-DUVAL u. a., 1961; MELZER u. Mitarb., 1962) — alles dies sind Gründe für den Verschluß des Ganges in der Gegend der Papille. In diesem Zusammenhang spricht W. HESS (1969) geradezu von der Retentions-Pankreatitis. An eine Vielzahl von Möglichkeiten ist zu denken, die im Einzelfalle einen Gangverschluß verursachen können, ohne deswegen *die* Ursache der akuten tryptischen Pankreatitis zu sein. Man kann daher auch nicht etwa sagen: In 80% der Fälle von akuter Pankreatitis ist die Ursache in einem Gallensteinleiden zu suchen.

Der Gangverschluß muß nicht notwendigerweise an der Papille sitzen, auch der Verschluß eines mittelkalibrigen Ganges führt zu dem allerdings örtlich begrenzten Bilde der tryptischen Pankreatitis. Die Kenntnis von dem Gangverschluß als *einem* Faktor in dem Ursachenkomplex führten zu der heute allgemein geübten Entlastungsoperation im Intervall der Erkrankung (DOUBILLET u. MULHOLLAND, 1956; HESS, 1955, 1961, 1969). Der Gangverschluß muß nicht auf den großen Gang beschränkt sein. Auch in kleinen Gangarealen und in subalternen Gängen können Verstopfungen und Verschlüsse vorkommen, so daß örtlich ein Speichelödem austritt. Auch jetzt können Kreislaufstörungen hinzukommen, so daß örtlich begrenzt eine Pankreatitis aufflammt (Pancréatite en miniature).

2. Der *Sekretionsreiz* ist immer vorhanden. POPPER (1940) sagt, daß keine nervale Beeinflussung und kein Pharmakon einen so umfassenden und so starken Sekretionsreiz abgäbe, wie eine gehörige Mahlzeit. Der einfachste Weg, eine enzymreiche Sekretion zu erhalten, ist die Nahrungsaufnahme (LIUM, PORTSMOUTH u. MADDOCK, 1948). Deswegen ist es zu verstehen, daß die akute tryptische Pankreatitis meist nach einer reichlichen Nahrungsaufnahme eintritt und daß sie unter den Begriff der „Pathologie des Sonn- und Feiertages" (H. CURSCHMANN, 1931) gerechnet werden muß. Auffallend ist in diesem Zusammenhang auch die Abnahme dieser Erkrankung während Kriegs- und Notzeiten (WILDEGANS, 1955; WURMA, 1957; WILMS, 1918), während nach den Notzeiten, nach dem 2. Weltkrieg, eine anhaltende Zunahme der Erkrankungen beobachtet wurde (SCHNEIDER u. HOFMANN, 1956).

Aus der (mit-)verursachenden Bedeutung des Sekretionsreizes für die Entstehung der Pankreatitis ergibt sich die Konsequenz, daß nach Ausbruch der Erkrankung ein weiterer Reiz für die Sekretion streng vermieden werden muß: Weil die Ausfuhr des Sekretes nicht möglich ist, vermehrt ein weiterer Sekretionsreiz die interstitielle Fermentmenge. Die Therapie hat dafür Sorge zu tragen, daß nicht nur völlige Karenz und Ruhigstellung der Bauchspeicheldrüse eingehalten wird, sondern daß auch von seiten des Magens und des Duodenums keine Sekretionsreizung erfolgt. Es ist daher auch jegliche Flüssigkeitsaufnahme durch den Magen zu unterbinden, ja eine Magenabsaugung gehört zur Therapie der tryptischen Pankreatitis. Ferner sollte durch sekretionsverhindernde Mittel die Drüse weiter ruhiggestellt werden.

Bei der häufig empfohlenen Therapie mit Atropinum sulfuricum muß man sich aber darüber klar sein, daß das Atropin zwar den Sekretausstoß, nicht aber die Sekretproduktion verhindert. In dem restlichen, erhaltenen Parenchym ist also stets ein Enzympotential selbst unter der Einwirkung des Atropin aufgespeichert. Sollte die Pankreatitis weiter um sich greifen, dann könnten auch diese Bezirke mit einbezogen werden und die vermehrt aufgestapelten Proenzymgranula für die Selbstverdauung zur Verfügung stehen.

3. Wenn auch im Faktorenspiel die *Aktivierung* der Fermente als jederzeit möglich zu bezeichnen ist, so muß dennoch darauf hingewiesen werden, daß es sich um eine Aktivierung am falschen Orte, in der Drüse selbst handelt. Diese Erkenntnis stammt von H. CHIARI (1902), R. LANGERHANS (1890), H. EPPINGER (1906), E. POLYA (1906, 1908) und bedeutete am Anfang dieses Jahrhunderts einen gewaltigen Fortschritt. Die proteolytischen Fermente spielen eine Doppelrolle bei der akuten hämorrhagischen Pankreatitis. Einmal ist es ihre Tätigkeit „am falschen Orte", die die Autodigestion der Drüsenepithelien verursacht. Daraus entstehen die Nekrosen. Nun sind die proteolytischen Fermente aus den noch erhaltenen Drüsenpartien bereit, die nekrotischen Detritusmassen zu verdauen. So entsteht ein Erguß in der Bauchhöhle, in der Bursa omentalis, mit Eiweißabbauprodukten aller Grade, Peptiden und Aminosäuren, die teilweise leicht resorbierbar werden. Hatte man bei dem Vorgang der Aktivierung den Blick vornehmlich auf das Trypsinogen gewandt, so wissen wir heute, daß die Aktivierung von Trypsinogen in Trypsin eine vielleicht nur untergeordnete oder initiale

Rolle bei dem Vorgang der tryptischen Nekrose spielt. Dementsprechend wird von biochemischer Seite den Aktivierungsvorgängen keine entscheidende Bedeutung mehr zugesprochen. Andererseits ist die Aktivierung der proteolytischen Fermente, auch des Trypsinogens in der Nekrose, in dem Sequester, in der Gangrän wichtig, weil diese Fermente für den raschen Abbau und die Verflüssigung der Drüsenreste und des Zelldetritus verantwortlich sind.

In dem speziellen Fall der akuten tryptischen Pankreatitis ist die Aktivierung ganz besonders durch das zerfallende Gewebe, durch die plasmatische und exsudative Durchtränkung der Drüsensubstanz möglich.

Theoretisch ist die Frage interessant, ob bei der Pankreasnekrose eine Aktivierung des Trypsinogens dadurch erfolgt, daß intracelluläre Inhibitorsysteme in Wegfall kommen. Derartige Inhibitoren werden zusammen mit dem Trypsinogen in der Acinusepithelie gebildet und von dort sezerniert, so daß sie das Trypsin in den Ausführungsgängen und auch im Interstitium in der inaktiven Form erhalten und es begleiten. Bei gleichem Effekt muß daher die Frage aufgeworfen werden, welche Umstände zu einer Insuffizienz des Inhibitorsystems führen. Die Aktivierung des Fermentes selbst oder die Inaktivierung seines Inhibitors — beide Vorgänge wirken in gleicher Richtung.

Man hat früher großen Wert darauf gelegt, die Aktivierung des Trypsinogens im Duodenum als einen sinnreichen Mechanismus zu verstehen. Dieses Problem ist mittlerweile etwas verlagert worden. Es ist nicht sicher, welche Rolle das Trypsinogen bzw. Trypsin bei der Entstehung der tryptischen Nekrose spielt. Ganz unabhängig davon aber ist sichergestellt, daß Trypsinogen unter Umständen bereits — und gar nicht selten — im Bereiche der Ausführungsgänge oder sogar im Acinuslumen in Trypsin übergeführt wird. Der Schleimschutz (saure Mucopolysaccharide) der Gangepithelien einerseits und der eigene Stoffwechsel andererseits verhindern, daß der Speichel in die Zelle eindringt (vgl. Abb. 182). Selbst die operative Durchleitung der Galle, wie sie WHITE und MAGEE (1962) am Hunde über längere Zeit vornahmen, brachten im Experiment keine eigentliche Pankreatitis zustande, weil kein Ganghindernis vorhanden war, und der Stoffwechsel trotz der Aktivierung der Fermente diese daran hinderte, in den Zell-Leib einzudringen.

Wir müssen hier noch eine andere Form einer Aktivierung erwähnen, weil sie therapeutisch vielleicht von Nutzen sein kann. Ein Teil der proteolytischen Fermente ist in seiner Wirksamkeit an ein alkalisches Milieu gebunden. Wenn es gelingt, die Alkalität zu verringern, dann ist eine besondere Wirksamkeit z. B. des Trypsins nicht möglich, weil es keine optimalen Bedingungen vorfindet. Die Alkalität des Bauchspeichels wird durch eine Bicarbonatbeimischung mit Hilfe von Carboanhydratase erzielt. Die Hemmung von Carboanhydratase vermag die Alkalität und auch das Volumen des Bauchspeichels zu mindern (JANOWITZ, COLCHER u. HOLLENDER, 1952; POPPER, SPORN, LEVINSON u. NECHELES, 1955; DREILING u. Mitarb., 1955, 1964; JANOWITZ, 1958; BECKER, 1960; BLEYL, 1964). So ist die Gabe von Carboanhydratase-Hemmstoffen eine wirkungsvolle therapeutische Unterstützung in der Behandlungsmethode der akuten tryptischen Pankreatitis. Freilich sind auch hier Gegenstimmen laut geworden, die auf eine möglicherweise entstehende Niereninsuffizienz durch eine Verschiebung der Elektrolyte unter dem Einfluß der Carboanhydratase hinweisen.

4. So wichtig die anderen benannten Faktoren für die Entstehung der akuten hämorrhagischen Pankreatitis sind, so wesentlich ist die *Verdaubarkeit der Drüse*

für die organeigenen Fermente. Dieser Gedanke findet sich bereits bei GULEKE (1923). Pankreasfermente vermögen gesundes Zelleiweiß nicht zu verdauen (KESTNER, 1923; WESTPHAL, DRAGSTEDT u. Mitarb., 1929; FORELL u. Mitarb., 1955; RICHTERICH, 1968).

Der Schutz vor der Verdauung liegt vermutlich in der Aufrechterhaltung der gerichteten Zellmembranpermeabilität begründet, die verhindert, daß die Fermente mit der Flüssigkeit in das Zellinnere eintreten (BECKER, 1964, 1970).

Hier finden sich Parallelen zum Magen. Bei der Entstehung des peptischen Magengeschwürs wird die Frage diskutiert, warum gerade jenes Magenschleimhautareal für die Salzsäure und das Pepsin angreifbar wird. Auch hier lassen sich die vier Faktoren — vice versa — als Ursache anführen: Weniger der Verschluß des „Ausführungsganges", aber vielleicht die mangelnde Kinese des Magens bei gestörter Motilität, Übersekretion, Sekretionsreiz und dann — beim Magen offenbar entscheidend — Verdaubarkeit der Schleimhaut. RAMB (1953) spricht von einem Verlust des vitalen Schutzes (d. i. Zellstoffwechselherabminderung).

Die gerichtete Zellpermeabilität der Acinusepithelien ist der Grund für das Unvermögen der Pankreasfermente, aus dem Interstitium in die Zelle einzudringen. Jede Zellstoffwechseldepression bewirkt ein Nachlassen, ja einen Verlust der gerichteten Permeabilität, so daß die Fermente das Cytoplasma überfluten und die Organellen zerstören. So ist die Pankreatitis als Todesursache oder Komplikation bei einer Auskühlung und Hypothermie durch die Senkung des Zellstoffwechsels zu verstehen (READ u. Mitarb., 1961).

Die Tierversuche von VÉGHELYI, KEMÈNY, ZSINKA und FAUR (1963) haben gezeigt, daß bei Senkung der Körpertemperatur auf 31—29° die Enzymaktivität des Duodenalsaftes erheblich reduziert war, bei 26—21° sistierte die Sekretion völlig. Bemerkenswerterweise sind Hydrochylus und Proteochylus in der Hypothermie gleichermaßen vermindert. Auf diese Untersuchungen stützen sich die Befunde von NAGEL u. Mitarb. (1967), die den Einfluß von direkter und indirekter Organkühlung bei experimenteller tryptischer Pankreatitis untersuchten. Anzufügen ist, daß auch durch eine allgemeine Narkose der Bauchspeichelfluß reduziert wird. Die Sekretinstimulation ist in Narkose um etwa ein Drittel vermindert (BEN ARI u. Mitarb., 1967; EICHELTER u. SCHENK, 1968).

Für die entscheidende Bedeutung des Zellstoffwechsels als Schutz der Acinusepithelien gibt es experimentelle Argumente und klinische Beobachtungen:

α) Die oben angeführte Poppersche Methode zur Erzeugung einer experimentellen Pankreatitis zeigt, daß ein Rückstau des Pankreassaftes in der Drüse zu einem Speichelödem, nicht aber zu einer Pankreatitis führt. Erst wenn eine Stoffwechselstörung mit der Fermentrückstauung kombiniert wird etwa durch eine zeitlich begrenzte Arterienligatur, dann entstehen tryptische Nekrosen (BECKER, 1954; BLOCK u. Mitarb., 1954; IHMANN, 1955).

β) Ähnlich wie eine Arterienligatur wirkt eine intraarterielle Malonat-Gabe oder Monojodacetat-Injektion (BECKER, 1954, 1957). Beide Stoffe rufen eine Stoffwechselsenkung hervor. DANI u. Mitarb. (1963), RASO u. Mitarb. (1966) haben den Zellstoffwechsel gesenkt durch Injektion von Malonat unter die Kapsel. Es ist nach Galleapplikation in den Pankreasgang eine eindrucksvolle Pankreatitis entstanden. Ähnliche Versuche, allerdings in vielfältiger Abwandlung und Modifikation und mit intraarterieller Malonat-Gabe haben NAGEL (1967, 1969), KÖSSLING u. Mitarb. (1967) ausgeführt. Es wird dadurch der Pathomechanismus der

Senkung des Stoffwechsels, des Sekretionsreizes und des Gangverschlusses auf überzeugende Weise deutlich gemacht. Aus der Kenntnis der besonderen Bedeutung des optimalen Milieus haben D. KUNZE, CLAUSS und FABIAN (1964) die Magenunterkühlung bei der Behandlung der experimentellen Pankreatitis eingesetzt und sahen gute Erfolge am Hunde. Uns scheint es von besonderer Wichtigkeit zu sein, daß die Hypothermie rasch und tief eingestellt wird, damit nicht eine Stoffwechselsenkung zu einer Parenchymveränderung in dem Kältebereich führt, in dem Fermente noch wirksam sind.

γ) MARION ANDERSON hat eine Pankreatitis am Hunde nur dann erzeugen können, wenn er in den Pankreasgang Trypsin-Serum-Inkubat injiziert hat. Trypsin und Serum unmittelbar vor der Injektion vermischt ergaben keine Pankreatitis. Durch die Inkubation des Serums mit dem Trypsin wird offenbar ein Stoff frei, der — ebenso wie im Modellfall die Malonsäure — den Stoffwechsel zu senken in der Lage ist und daher das Trypsin in die Drüsenzelle eindringen läßt. HOFERICHTER (1964, 1965, 1969) hat in ähnlichen Versuchen einen Hämin-komplex für eine derartige Zellstoffwechselminderung verantwortlich gemacht. NEMIR u. Mitarb. (1967) haben dieses Hämochromogen intravenös injiziert. Bei diesem denaturierten Globulin-Hämin-Komplex handelt es sich um eine sehr toxische Substanz, die letale Dosis liegt in der Größe von 0,015 mMol/kg.

δ) Sehr eindrucksvolle Untersuchungen, die die Bedeutung des Stoffwechsels für die Entstehung der Pankreatitis unmittelbar ablesen lassen, stammen von DAY u. Mitarb. (1960). Die Autoren instillierten Galle in den Pankreasgang vom Hunde, gaben eine Pilocarpin-Sekretionsreizung und variierten im Narkosegerät den Sauerstoffgehalt der Einatmungsluft. Wenn eine Blut-Gas-Verschlechterung oder eine mechanische Apnoe während der Operation eintrat, kam es zum Bild der hämorrhagischen Pankreatitis. Blieben die Sauerstoffwerte auf gehöriger Höhe, trat keine Pankreatitis ein.

BECKER und WILDE (1963) haben die Verhältnisse in vitro studiert. Es gelingt am isolierten Ratten-Pankreas im Warburg-Apparat die Wirkung bestimmter Stoffe zu prüfen (Abb. 178). Das dentritisch verzweigte Pankreas junger Ratten ist genügend flach ausgebreitet, so daß die sog. Grenzschnittdicke nicht überschritten wird. Wird ein solches Ratten-Pankreas in Trypsinlösung unter genügender Sauerstoffzufuhr inkubiert, dann geschieht am Gewebe nichts, es bleibt völlig intakt. Wird das Pankreasgewebe in Malonsäure inkubiert, dann entstehen die bekannten hypoxydotischen Vacuolen, jedoch keine Gewebszersetzung. Erst eine Kombination von Malonsäure und Trypsin als Inkubationsmedium vermag das Gewebe in 20 min völlig zu verdauen. Die Malonsäure bahnt dem (aktiven) Trypsin den Weg in die Zelle und ermöglicht eine Verdauung. Wird der Gewebsschnitt in Malonsäure und Enterokinase inkubiert, dann erfolgt ebenfalls eine Selbstverdauung: Die Malonsäure bahnt der Enterokinase den Weg in die Zelle, die Enterokinase aktiviert das ortsständige Trypsinogen, das nun die Selbstverdauung ins Werk setzt.

ε) Einige klinische Beobachtungen lassen sich hier anführen, die für die Bedeutung des Zellstoffwechsels bei der Entstehung der Pankreatitis sprechen:

Mit der Genauigkeit der Suche findet man bei menschlichen Obduktionen immer häufiger die sog. terminale Pankreatitis (STEIN u. POWERS, 1958). Klinisch sind keinerlei Hinweise auf eine Beteiligung der Bauchspeicheldrüse bei einem schweren, zum Tode führenden Leiden vorhanden und auch nicht zu erwarten. Bei der Obduktion findet man Fettgewebsnekrosen und in verschiedener Menge auch Parenchymnekrosen.

Hierbei handelt es sich um Verstorbene, die unter dem Zeichen des protrahierten Kollapses zu Tode gekommen sind. Der Kollaps ließ in der Peripherie die Sauerstoffversorgung versanden. Wenn dann zufällig zurückgehaltenes Pankreassekret in einem peripheren Ast des Ausführungsganges vorhanden war, konnte dieser zur Wirkung kommen und eine Nekrose auslösen.

In einer eigenen Zusammenstellung des Sektionsgutes eines Jahres (1000 Obduktionen) fand sich 57mal eine terminale Pankreatitis ohne ein pankreatitisches klinisches Erscheinungsbild. SACHAR und PROBSTEIN (1954) fanden unter 600 Obduktionen 10mal die terminale Pankreatitis.

Auch die Pankreatitis, die gelegentlich bei Plasmocytom oder anderen chronischen, zur Kachexie führenden Krankheiten beobachtet worden ist, ist auf eine Minderung des Stoffwechsels zu beziehen und gehört in die Gruppe der terminal entstandenen Pankreatitiden. Die geradezu unglaublich erscheinende Häufigkeit, in der W. BALSER (1882) die Fettgewebsnekrosen angibt, erklärt sich ebenfalls aus den Verhältnissen einer terminalen Pankreatitis (vgl. JAFFE u. LÖWENBERG, 1932). Zu dem Thema der terminalen Pankreatitis paßt unser Fall 4 (S. 327).

Die These von der Bedeutung des Zellstoffwechsels für die Aufrechterhaltung der Permeabilität und damit für den Schutz der innerzelligen Organisation hat ihre Bestätigung gefunden durch die elektronenmikroskopischen Untersuchungen von DOERR u. Mitarb. (1965). Diese Arbeiten zeigen, daß die Initialschädigung der tryptischen Pankreatitis *nicht* an der Zellmembran, also an dem Orte entsteht, an dem das eindringende Gift (Natriumtaurocholat) mit der Zelle in Berührung kommt, sondern *in der Zelle selbst*, also erst nach Überwindung der Zellmembran vor sich geht. Dem lichtmikroskopisch ungeordneten Bilde entspricht ultramikroskopisch erkennbar eine Reduktion des rauhen endoplasmatischen Reticulum Erweiterung der Zisternen, und Sequestration von endoplasmatischem Reticulum (intrazisternale Sequestration) (Abb. 179). Als Zeichen der Funktionsunfähigkeit fehlen die reifen Zymogengranula. Die Zahl der Mitochondrien ist drastisch vermindert (BLACKBOURN u. Mitarb., 1969).

Die *Art* der Schädigung ist nach alldem offenbar nicht so wesentlich als vielmehr der *Grad*, der so erheblich sein muß, daß die Acinusepithelzelle von dem organeigenen proteolytischen Ferment angegriffen werden kann. Weil die Art der Schädigung, der Weg der Herabminderung des Stoffwechsels für die autodigestive Erkrankung der Drüse gleichgültig ist, haben alle Theorien, die die Entstehung der akuten hämorrhagischen Pankreatitis erklären wollen, in ihrem Sinne recht — sie führen alle hin zu einer Zellstoffwechselherabminderung bzw. zu dem Akkord der vier Bedingungen: Gangverschluß — Sekretionsreiz/Sekretaufstauung — Aktivierung der Fermente — Herabminderung des Zellstoffwechsels.

Die *Gallerefluxtheorie* kann z. B. Aktivierung, Gangstop, aber auch dadurch die Herabminderung des Zellstoffwechsels erklären, daß Gallesalze auf die Epithelien in der Drüse vielleicht toxisch einwirken können (DRAGSTEDT u. a., 1934). FORELL, GENEWEIN und WERLE (1955) weisen auf die gewebsschädigende Wirkung der Taurocholsäure hin, die „die Voraussetzung für die verheerende Wirkung des

314 Pankreatitis

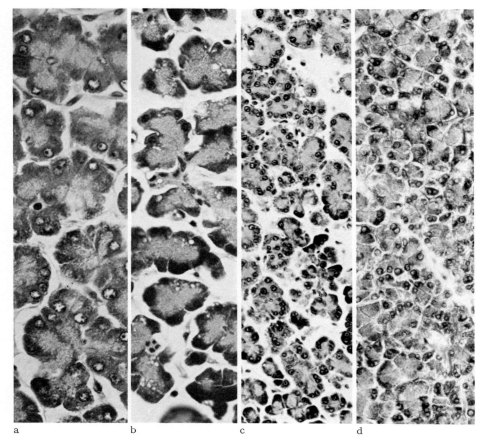

a b c d

Abb. 178 a—d

Abb. 178a—h. Pankreas, Ratte. 40 min Inkubation in Krebs III-Lösung bei 37,5° im Warburg-Apparat. Formalin, Hämatoxylin-Eosin-Färbung, Mikrophotogramm. Vergr. a, b, g 1:400; c, d, e, f, h 1:160. a Kontrolle, Inkubationsflüssigkeit ohne Zusatz. b Zusatz von Malonat 3,5%: Zahlreiche kleine basale Vacuolen in den Acinusepithelien. c Zusatz von Trypsin 1:1000: Keine Verdauung des Drüsenepithels. d Zusatz von Enterokinase 1:1000: Keine Verdauung. e Zusatz von Malonat 3,5% und Trypsin 1:1000 gleichzeitig: Subtotale Verdauung der Acinusepithelien. f Zusatz von Malonat 3,5% und Enterokinase 1:1000: weitgehende Verdauung der Acinuszellen. g Zusatz von Malonat 3,5%, Trypsin 1:1000 und Trypsin-Inhibitor: keine Verdauung. Einzelne Vacuolen als Zeichen der Malonatwirkung. h Zusatz von Malonat 3,5%, Enterokinase 1:1000 und Trypsin-Inhibitor: weitgehende Verdauung

Trypsins darstellt". Bei den Fällen, bei denen galliges Pigment in dem Ausführungsgang beobachtet wurde, ist die Zellstoffwechselminderung offensichtlich nicht so hochgradig gewesen, daß eine Autodigestion eingetreten ist.

Mittels der *Gefäßtheorie* läßt sich wohl am deutlichsten die Verminderung des Zelleigenstoffwechsels erklären, wenn auch nicht immer so eindeutig ein Verschluß

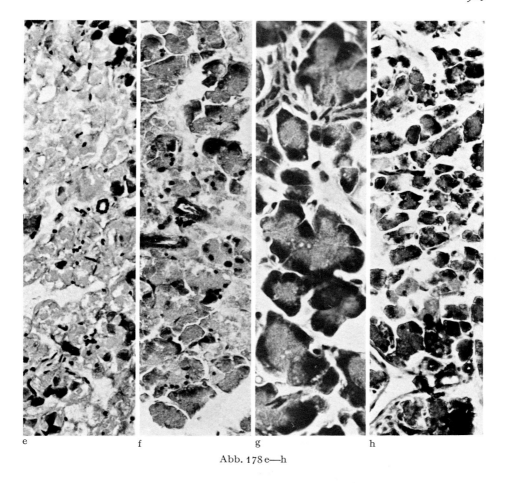

e f g h

Abb. 178e—h

nachzuweisen ist, wie dies in der erwähnten singulären Beobachtung von FROBOESE (1949) mit einer vasculär bedingten ischämischen Hypoxydose der Fall war. Aber gerade die angeführten Versuche von POPPER (1940, 1944) zeigen doch deutlich, wie empfindlich die Pankreasepithelie gegen hypoxydotische Eingriffe ist! Bereits 1895 sagte HANNS CHIARI, daß die Pankreasnekrose „das Vorhandensein irgendeiner Alteration der Pankreaszellen voraussetzt, so daß sie der Wirkung des eigenen Sekretes unterliegen".

Weniger klar ist der Einfluß über den Nervus splanchnicus, der ja wohl zu einem gewissen, wenn auch nur geringen Grad über den Gefäßnervenapparat zu denken ist. Die exzessive Secretinreizung, der spastische Papillenverschluß und der Sekretionsreiz sind klar als Effekte nervöser Reizung aufzufassen, die Herabminderung des Zellstoffwechsels ist schwieriger, vielleicht über die Blutversorgung, vorstellbar.

Die Fälle, die mehr oder weniger deutlich in die canaliculäre Entstehungsweise eingereiht werden können — wir nannten die ascendierende Entzündung von den Gallenwegen und vom Duodenum her (die Ascaris und andere) —, weisen

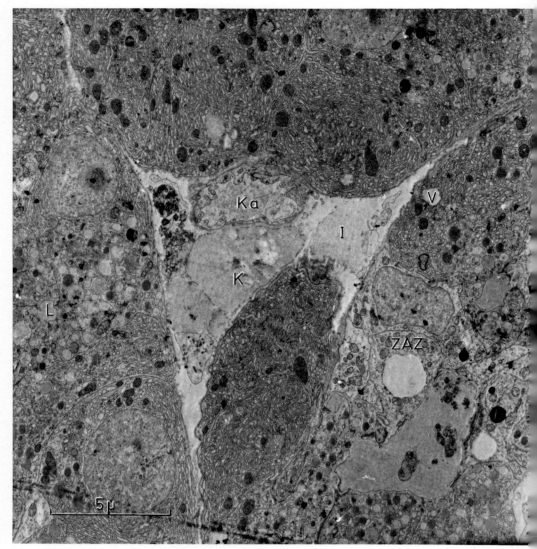

Abb. 179. Hund, Natriumtaurocholatpankreatitis, 11 Std Schädigungszeit. Schräg getroffener Acinus (rechts unten) mit centroacinären Zellen (*ZAZ*). Stark erweitertes zentrales Sekretrohr (*L*). Singuläre Vacuole (*V*) im Grundcytoplasma. Im Interstitium (*I*) Querschnitt einer Capillare (*KA*) und multiple Coacervattropfen (*K*). Übersicht. Vergr. 1:6200

stets einen *Gangverschluß*, einen Sekretionsreiz, meist eine Sekretaufstauung und stets einen (toxisch bedingten) Schädigungsstoffwechsel der Acinusepithelien auf. Bakterielle und allergische Einflüsse können jederzeit eine Herabminderung des Zellstoffwechsels verursachen. Es werden stets Thromben in kleinen Venen auf-

> 1. Verschluß des Ausführungsganges
> 2. Sekretionsreiz
> 3. Aktivierung des Trypsinogen
> 4. Verlust des Verdauungsschutzes des Parenchymes
>   = Verdaubereitschaft des Drüsenparenchymes

Abb. 180. Bedingungen zur Entstehung einer tryptischen Nekrose

gefunden, die neben der toxischen Komponente eine Verschlechterung der Blutzirkulation verursachen.

Ein Oddispasmus (WESTPHAL, 1923; SCHMIEDEN u. GEISSENDÖRFER, 1938), der durch allergische Vorgänge ausgelöst wird, entspricht etwa einem „Papillenasthma".

Es zeigt sich also, daß nicht, weil einige Tierversuche eindeutig für die allergische Genese der akuten hämorrhagischen Pankreatitis sprechen, *die* Ursache der akuten Pankreasnekrose ein allergischer Mechanismus ist, ebensowenig wie *die* Ursache die ascendierte Ascaris ist, die zweifelsfrei in einigen (etwa 100) Fällen als Ursache der Erkrankung in Frage kommt.

Der Gallereflux, die Infektion, eine Anaphylaxie können aber den *Ursachenkomplex* anstoßen, so daß die akute Pankreatitis abläuft.

Das einmal eingetretene autodigestive Geschehen beeinflußt die Fortsetzung des Vorganges: Die organeigenen Eiweißabbauprodukte, der Zelldetritus, der aus dem jauchigen Teil des autodigestiv-nekrotisch gewordenen Gewebes entsteht, vermag den Zellstoffwechsel der noch gesunden Parenchymzellen herabzumindern, er kann weiterhin den Bauchspeichel aktivieren, er kann die Gefäßnerven reizen und zu einer Stase führen und damit erneut eine transportative Hypoxydose hervorrufen. Mit der autodigestiven Initialphase, vielleicht nur in einem Teil der Drüse, ist ein Circulus vitiosus angestoßen, der katastrophale Folgen hat. Dieser Circulus vitiosus kann durch den gehörig *hohen* Zellstoffwechsel in einigen Drüsenabschnitten unterbrochen werden, oder aber durch eine Inhibition der in Freiheit gesetzten Fermente, schließlich aber auch durch eine Milieuänderung (Carboanhydratase-Hemmstoffe) zum Stillstand gebracht werden. Die Entscheidung fällt in den ersten 3 Tagen der Erkrankung, daher ist die therapeutische Konsequenz gerade in den ersten Tagen der Erkrankung entscheidend.

Die vier Komponenten — Gangverschluß, Sekretionsreiz, Fermentaktivierung und Verdaubereitschaft der Drüsenepithelien — stellen den Grundakkord dar, vor dem das Pankreas-Drama in Szene geht (Abb. 180). Zu ähnlichen Schlußfolgerungen kommt MCCUTCHEON (1968).

Die Bauchspeicheldrüse ist so vollgepfropft mit hochaktiven Fermenten zur Verdauung aller Stoffgruppen, daß es besonders bemerkenswert ist, daß eine derartige Enzymmenge nicht öfter zur Eigenverdauung der Drüse führt: Nicht die

Schutzeinrichtungen der Bauchspeicheldrüse			
I	II	III	IV
In der Zelle	Im Organ	Im Blut	Parenchymschutz-
Trypsinogen	Abfluß	Serum-Inhibitor	stoffwechsel

Abb. 181

Autodigestion, sondern die Nicht-Autodigestion ist das Besondere am Pankreas! Dafür bestehen noch besondere *Sicherheitsmechanismen* vor dem eigenen Produkt, vor dem eigenen Fermentpotential. Die Aufgaben der Acinusepithelien bestehen ja darin, hochwirksame Fermente in einer erheblichen Menge herzustellen, die auf Abruf hochaktiv zur Verfügung stehen sollen. Die Mengen der Fermente sind potentiell in der Lage, die eigenen Produktionsstätten in Kürze zu verdauen.

Wir unterscheiden verschiedene Gewebsmechanismen, die in der Zelle, im Organ und im Blute zur Sicherung des Organes und zur Organleistung entwickelt sind (Abb. 181).

α) *In der Zelle* werden die Fermente in inaktiver Form hergestellt die sehr leicht in die aktive Form überführt werden kann. Die Aktivierung des Trypsinogens in das Trypsin z.B. geht durch die Abspaltung weniger Aminosäure vor sich. Die inaktiven Vorstufen der Fermente sind für die Zelle unschädlich. Sie können — im Falle des Stapelstadiums — in großer Menge lange Zeit im Apexabschnitt der Acinusepithelie liegen bleiben.

Lediglich zum Zeitpunkt seiner eigenen Entstehung und der Stapelung in Form der Proenzymgranula ist das Trypsinogen intracellulär gelegen. Vom Standpunkt der intracellulären Organellen her betrachtet kommen diese niemals mit aktivem Trypsin in Berührung, weil dann, wenn das Trypsin entstanden ist, die Zellmembran einen Schutz der Organellen darstellt. So gesehen ist die inaktive Vorstufe Trypsinogen als intracellulärer Schutz — und hier vollständig! — gegen die intracelluläre Verdauung gedacht. Nach der Überwindung der Zellmembran kommt es nicht selten zu einer Aktivierung des Trypsinogens zu Trypsin, dann aber ist es den Zellorganellen ungefährlich.

Da die Aktivierung durch einen einfachen chemischen Vorgang durch verschiedene Faktoren erfolgen kann, muß verhindert werden, daß die *Aktivatoren* der Profermente in die Zelle eindringen können, d.h., die Zellmembran muß für die Aktivatoren undurchlässig sein. Als Aktivatoren kommen physiologischerweise die Enterokinase, aber auch das Trypsin, bestimmte Ionen, Blutplasma etc. in Frage. Eine derartige Permeabilitätsauswahl wird erreicht durch einen genügend hohen Zellstoffwechsel. Eine Minderung der Permeabilitätsbarriere durch eine Stoffwechselsenkung kann zu einem Influx von Stoffen in die Zelle und damit zu einer innerzelligen Aktivierung der Profermente führen. Die ausreichende Höhe des Zellstoffwechsels der Acinusepithelie und damit die Aufrechterhaltung der gerichteten Permeabilität sind der beste Schutz gegen eine Selbstverdauung.

β) Ein weiterer Schutz der Bauchspeicheldrüse gegenüber ihren eigenen Fermenten besteht in der gleichzeitigen Produktion eines *Inhibitors*. Mit dem Bauchspeichel wird gleichzeitig ein Hemmstoff abgesondert, der von KUNITZ kristallin dargestellt werden konnte und der erst im Duodenum unwirksam gemacht wird (vgl. S. 61). Über die Natur dieses Inhibitors ist wenig bekannt. Vermutlich handelt es sich hierbei um den gleichen Inhibitor, der auch im Blute eine erhebliche Aktivität aufweist.

γ) Ein besonderer Schutz der Drüse gegenüber den eigenen Enzymen besteht in der mechanischen Beseitigung des Bauchspeichels. Dadurch, daß das Ausführungssystem der Bauchspeicheldrüse nicht zu speichern vermag, daß eine Reservoirbildung — wie bei den Gallenwegen — nicht vorhanden ist und der Gang nicht wesentlich dilatiert werden kann, weil die Wandung des Ductus pancreaticus nicht dehnbar ist (GREIFFENHAGEN, 1965), wird der Bauchspeichel sofort abgeführt. Aus diesem Grunde ist auch die mechanische Zurückhaltung des Sekretes für die Entstehung der Organentzündung von entscheidender Bedeutung.

δ) Die Gangepithelien, die beim Abfließen oder im Ruhestadium doch mit den Resten des Pankreassaftes in Berührung kommen, sind durch eine Schicht von Mucopolysacchariden in den obersten Anteilen ihres Cytoplasmaraumes geschützt (Abb. 182). Diese Schleimschicht ist derjenigen des Magens vergleichbar. Der flach in einer dünnen Schicht gelegene Schleim verhindert eine Andauung der Epithelwand. So wie ein „versiegelter Boden" gegen Wasser geschützt ist, so sind auch die Epithelien der Ausführungsrohre durch diese Schleimschicht „versiegelt" (BECKER, 1964, 1970).

ε) Sollte Pankreassaft ins Interstitium oder ins Blut gelangen, dann werden wenigstens die aktiven Fermente — vor allem die proteolytischen Fermente (z. B. das Trypsin) — im Blut unwirksam gemacht bzw. abgefangen, durch einen Inhibitor. Er stellt auch den wirkungsvollsten Schutz gegen die Selbstverdauung überhaupt dar.

Der Seruminhibitor ist an der α_1-Globulinfraktion gebunden (MEHL u. Mitarb., 1966).

Inaktive Vorstufe, gleichzeitige Produktion eines Inhibitors im Bauchspeichel, mechanischer Ablauf, Schleimschicht, Blutinhibitor, vor allem aber der Gewebsstoffwechsel sind die Schutzeinrichtungen der Bauchspeicheldrüse gegenüber der Gefahr der Autodigestion.

Nach Kenntnis der pathogenetischen Faktoren, die zu einer tryptischen Nekrose führen, und nach Besprechung der Schutzmechanismen vor der Selbstverdauung des Pankreas kommen wir zu folgendem Bild der Entstehungsweise der tryptischen Pankreatitis:

Aus einem der aufgeführten Gründe wird Pankreassaft in der gesamten Bauchspeicheldrüse oder in einem Teil zurückgehalten („Gangstop"). Es entsteht ein Speichelödem.

Durch die Bedingungen der Parachylie treten Pankreasfermente in das Interstitium über. Diese werden entweder sofort vom Blut- und Lymphstrom aufgenommen und können in Blut und Harn nachgewiesen werden (Fermententgleisung). Dies ist ein sehr gewöhnlicher Vorgang, der sicher viel öfter geschieht, als es dem Patienten zum Bewußtsein kommt.

Wenn aber aus irgendeinem Grunde der Zellstoffwechsel des acinären Parenchyms abgesunken ist, kommt es zur geordneten oder auch zur ungeordneten

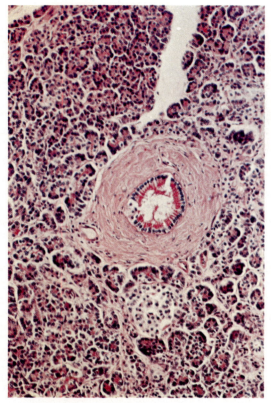

Abb. 182. Pankreas, mittelkalibriger Ausführungsgang. Intracelluläre, lumennahe Schleimschicht in den Gangepithelien. „Versiegelung" der Epitheldecke. Formalin, Paraffin, PAS-Färbung, Mikrophotogramm, Vergr. 1:120

Einwässerung (BECKER u. NEUBERT, 1959). Dann können unter Umständen Fermente in die Zelle eindringen, dann kann das Parenchym angedaut werden.

Es gilt, die Bedingungen näher kennenzulernen, die zu einer Stoffwechseldepression des Acinusgewebes führen.

Gerade die Frage nach der Ursache der Stoffwechselsenkung ist in jedem einzelnen Falle zu prüfen und zu eruieren. Sie ist die zentrale Frage des individuellen Krankheitsfalles bei einer Pankreatitis. Ich erinnere an die sog. terminale Pankreatitis, über die oben gesprochen wurde (siehe auch S. 324).

Während wir im Experiment in vitro (BECKER u. WILDE, 1963), ferner DANI u. Mitarb. (1963, 1964, 1965) und M. NAGEL (1966, 1967, 1969) in vivo die Stoffwechselsenkung durch ein bekanntes Atemgift — die Malonsäure — bewerkstelligten und kontrollierten, kann bei der menschlichen Erkrankung die Ursache der Stoffwechselsenkung aus ganz verschiedenartigen Gründen auftreten.

Hierzu haben M. ANDERSON u. Mitarb. (1958, 1961, 1963) richtungsweisende Versuche geliefert, die von HOFERICHTER (1963, 1964) in ganz ähnlicher Weise unternommen wurden.

Die Ergebnisse sind folgende: Wenn Pankreassaft in den Ductus pancreaticus beim Hunde ohne wesentlichen Druck injiziert wurde, entstand ebensowenig eine Pankreatitis, wie wenn Blut des Versuchstieres in den Gang appliziert wurde. Werden Blut und Pankreassaft gemischt, dann entsteht nach der Injektion in den Gang ebenfalls keine Pankreatitis unter der Voraussetzung, daß die beiden Bestandteile erst unmittelbar vor der Injektion gemischt wurden. Es entsteht aber mit Regelmäßigkeit eine der menschlichen Erkrankung vergleichbare autodigestivtryptische hämorrhagische Pankreatitis, wenn Pankreassaft und Blut mehrere Stunden vor der Injektion bei 37° im Brutschrank inkubiert werden (M. ANDERSON, 1961, 1963).

Die Versuche sind so zu deuten, daß bei der Digerierung des Blutes mit Bauchspeichel ein von ANDERSON nicht näher bezeichneter Stoff entsteht, der wohl stoffwechselsenkend („toxisch") für das Pankreas-Parenchym wirkt. HOFERICHTER (1963, 1964) hat gezeigt, daß bei der Inkubation ein hämochromogener Stoff entsteht, der spektrophotometrisch erkannt und definiert werden kann, der aber noch nicht weiter untersucht worden ist. NORTHAM u. Mitarb. (1963) haben diese Ergebnisse in gewisser Weise auf die klinische Diagnostik übertragen und durch die Bestimmung von *Methämoglobin* im Serum einer Unterscheidung von ödematöser Pankreatitis (wohl auch Speichelödem) und hämorrhagischer Pankreatitis vorgenommen. Auch GEOKAS u. Mitarb. (1969) haben im Serum von 7 Patienten mit hämorrhagischer Pankreatitis Methämalbumin nachgewiesen, das nicht in der ödematösen Phase (= Speichelödem) vorhanden war.

Die Untersuchungen von ANDERSON und seinen Mitarbeitern (1961, 1963) und von HOFERICHTER (1963, 1964) sind deswegen wichtig für die Vorstellungen der Pathogenese der Bauchspeicheldrüsenentzündung, weil die Bedingungen, die während der Inkubation im Brutschrank vorliegen, auch bei der menschlichen Erkrankung oft gegeben sind: Bauchspeichelbestandteile (Speichelödem) mischen sich mit Blut — von vielleicht kleinen Diapedeseblutungen — und reagieren miteinander. Folgerichtig hat HOFERICHTER (1963, 1964, 1969) diese Versuche vor allem zur Erklärung der Entstehungsweise einer postoperativen Pankreatitis herangezogen. Wahrscheinlich ist der Komplex aus Speichelödem und Blut mit seiner toxischen Parenchymschädigung als Folge die eigentliche Ursache der „Operationsfeindlichkeit" des Organs gewesen.

Auch interstitielle Injektion von Trypsin produziert — vielleicht über die Mischung mit Blut — eine Pankreatitis (KEITH u. Mitarb., 1958).

Das Zusammentreffen von Speichelödem (Gangverschluß und Sekretionsreiz) mit Zellstoffwechselsenkung (Stoffwechseldepression durch Hämin oder Anderson-Faktor) ist das eigentlich ätiopathogenetische Prinzip der tryptischen Pankreatitis.

Verschiedene Untersucher (SIM, DUPREZ u. ANDERSON, 1966; BARTOS u. Mitarb., 1966) haben das toxisch wirkende Speichelödem durch Ableitung des Ductus thoracicus (nach außen) dem Kreislauf entzogen, so daß weder Kinine noch Hämochromogene allgemein wirksam werden konnten. Sie konnten dadurch das schwere Bild der Pankreatitis mildern oder gar aufheben.

Um unsere Vorstellung von dem Komplex der Ursachenkombination auf ihre Dignität zu überprüfen, wollen wir zunächst einige einschlägige, zum Teil klassische Fälle aus der Literatur und auch aus eigener Beobachtung zu deuten versuchen.

Es sei jedoch hervorgehoben, daß es im Einzelfall oft nicht möglich ist, den gesamten Ursachenkomplex und die Kausalkette zu rekonstruieren, wie das ja nicht nur bei dieser Erkrankung der Fall ist.

6. Sonderformen der Pankreatitis. Exemplarische Fallschilderungen

Zunächst einige Fälle aus der *menschlichen* Pathologie, dann einige Tierexperimente.

a) Papillenstein

Die Beschreibung des Falles von OPIE und HALSTED (1901) zeigt alle typischen Charakteristica:

48 Jahre alter, fettleibiger Mann, Alkoholiker, häufige Schmerzen im Oberbauch, die letzte Attacke um die Weihnachtszeit(!). Der erste Schmerzanfall dieser Attacke, die zur Krankenhauseinweisung geführt hat, trat nach dem Lunch auf. Der Patient hatte ein Völlegefühl in der Magengegend, der Arzt purgierte ihn. Es schien alles vorüber, da trat eine erneute Attacke nach dem Genuß von Keksen auf. Der Patient trank große Mengen von Wasser, um das Erbrechen zu fördern. Ein erneuter Schmerzanfall wurde durch drei Gaben Morphin(!) ohne Erfolg bekämpft. Bei der Betastung war der Oberbauch schmerzhaft, doch nicht in extremer Weise. Die Bauchhaut zeigte fleckige Cyanose. Bei der Operation wurden unzählige Fettgewebsnekrosen in dem gesamten Bauchraum, im subperitonealen Fett, gefunden. Das Pankreas war mit blutfarbenem Serum durchtränkt. Der Pateint starb. Der Gallengang war auf Fingerdicke vergrößert. Ein Stein im Gang, den man vermutet hatte, konnte nicht nachgewiesen werden. Bei der (von OPIE) durchgeführten Obduktion wurde später doch ein Papillenstein gefunden, der das Duodenalorificium verstopfte. Die Bauchhöhle war voll von blutig-seröser Flüssigkeit. Das Pankreas war umgewandelt in eine schwarze, geschwollene Masse vom Duodenum bis zur Milz. Die Papille prominierte über das Niveau der Darmschleimhaut, das Orificium betrug 1 mm im Durchmesser. Der Gallengang war komplett eingescheidet von der Pankreasmasse.

Das gesamte Endstück von Gallengang und Ductus Wirsungianus betrug 10 mm, der kleine grauweiße Stein hatte einen Durchmesser von 3 mm. Durch die Maßverhältnisse: 1 mm Papillenöffnung, 3 mm Papillenstein, 10 mm Diverticulum Vateri ist ein Gallereflux möglich. Im Anfangsteil des Ductus Wirsungianus wurde auch Gallepigment gefunden.

b) Oddi-Spasmus

POWERS, BROWN und STEIN (1955) sehen in der Obstruktion des Ausführungsganges bzw. in dem Oddi-Spasmus oder einem Duodenal-Spasmus und in der nachfolgenden Aktivierung von Trypsinogen die nötige Voraussetzung zur Entstehung einer akuten hämorrhagischen Pankreatitis. Die Aktivierung kann durch die refluierende Galle oder durch das zirkulierende Blut, z.B. durch Gewebsabbaustoffe, erfolgen. Die erwähnten Autoren nennen das Beispiel des Milzinfarktes oder die Entstehung der Pankreatitis nach größeren chirurgischen Eingriffen. Beiläufig erwähnen sie, daß sie zwei Fälle gesehen haben, bei denen eine tödliche Pankreatitis nach einem Herzinfarkt erfolgte. Wegen des Herzinfarktes wurde Morphin gegeben. Diese beiden Fälle sind in ihrer Pathogenese gut zu überschauen und für die Vorstellung der Entstehungsweise einer Pankreatitis wichtig. Die notwendigen Faktoren, deren Zusammentreffen für die akute hämorrhagische Pankreatitis verantwortlich zu machen sind, sind folgende:

a) Verschluß der Papille durch Oddi-Spasmus, ausgelöst durch die Morphingabe;
b) Aktivierung, hier durch Gewebstrümmer möglich;

c) Sekretionsreiz durch jede, auch flüssige Nahrungsaufnahme;
d) Parenchymschädigung und Herabminderung des Zellstoffwechsels bei minimaler Herzleistung (Myokard-Infarkt, sog. Zentralisation des Kreislaufes, terminale Pankreatitis).

Ähnliche Fälle werden von BOSSAK und JOELSON (1956) beschrieben (besonders deren Fall 2).

c) Wurm-Pankreatitis

Fall 2. EN 6825/57. 31jährige Frau, sehr adipös. Erkrankung am Nachmittag des Einweisungstages plötzlich mit heftigen Schmerzen im Oberbauch und in der unteren Brustseite rechts. Eine Gallen- und Magenanamnese war nicht bekannt. Leber nicht vergrößert, keine Gallenblase fühlbar, Milz nicht palpabel. Abwehrspannung oder Druckschmerz waren im Bauch nicht ausgesprochen betont, Blutsenkungsgeschwindigkeit betrug 2/4 mm.

Hämoglobin 95%, 14400 Leukocyten, Reststickstoff 21,7 mg-%, Harndiastase über 1024 WE. Behandlung mit Infusionen, absoluter Nahrungskarenz und feuchter Wärme. Oberbauchschmerzen klangen durch die Behandlung ab. Es bestand noch ein geringer Druckschmerz, doch keine Abwehrspannung im Oberbauch. Am Mittag des 4. Tages der stationären Behandlung wurde die Patientin plötzlich unruhig, der Leib war stark meteoristisch gebläht, die Patientin kollabierte, trotz aktiver Kreislaufbehandlung konnte der Kollaps nicht beherrscht werden. Bei der Sektion fanden sich Fettgewebsnekrosen im ganzen Oberbauch und im Kapselfett der Nieren, der Ductus pancreaticus war auf eine Strecke von 9 cm von einer Ascaris lumbricoides eingenommen, deren Ende in einer Länge von 2,2 cm aus der Papille herausragte (Abb. 183).

Eine ähnliche Beobachtung bei einer 58jährigen Frau, die nur 20 Std krank gewesen war, machten HAIM und SCHMID (1966). Sie fanden einen lebenden Spulwurm im Ductus Wirsungianus (Abb. 184).

d) Duodenal-Divertikel-Pankreatitis

Fall 3. SN 601/61, P.A. 1317, P.I. Kiel. 79jährige Frau, Diabetes mellitus seit 3 Jahren bekannt, insulinbedürftig. Seit einigen Jahren Gallenbeschwerden. Seit 5 Monaten im Krankenhaus wegen Decubitalulcus über dem Kreuzbein; zunehmende diabetische Gangrän am linken Unterschenkel, daher 7 Tage vor dem Tode Amputation des linken Unterschenkels. Unmittelbar nach der Operation langsam zunehmender Ikterus! Tod im Kreislaufkollaps.

Bei der Obduktion wird eine fortgeschrittene Arteriosklerose in allen Organen mit vielfältigen ischämischen Bezirken gefunden.

Im Duodenum lag eine vierfache Divertikelbildung im Bereich des absteigenden Zwölffingerdarmes vor. Pankreas- und Gallengang mündeten jeweils in einem Diverticulum. Obturation des Wirsungianus und des Choledochus-Divertikels durch mehrere zusammengerollte Tomatenschalen! Ektasie der Gänge, Gangverschluß, terminale Pankreatitis und Verschlußikterus (Abb. 185).

Das Duodenal-Divertikel wirkt für die Entstehung der Pankreatitis, wie unser Fall zeigt, als mechanisches Receptaculum für stenosierende Materialien, aber auch als Herd für die Unterhaltung der Entzündungsprozesse, insbesondere im Jalousiewerk der Papille. Manchmal mündet der Ductus choledochus unmittelbar in ein Duodenal-Divertikel (EIKEN u. Mitarb., 1961). Die Bedeutung des chronisch entzündeten Duodenal-Divertikels, vor allem für die chronische Pankreatitis hoben SVARTS und SJÖBERG (1953) hervor. Unter 58 Patienten der Greifswalder Klinik mit Duodenal-Divertikeln entstand 21mal eine Pankreatitis (VENZLAFF, 1941).

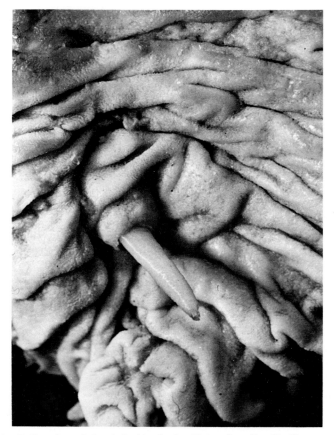

Abb. 183. Fall 2. Ascaris lumbricoides in der Vaterschen Papille (DOERR, 1959)

In diesem Zusammenhang ist des von DAGRADI und SCHINDLER (1959) beobachteten Falles zu gedenken, bei dem der Wall eines Ulcus duodeni in Papillennähe zur Pankreatitis geführt hatte und der Verschluß des Pankreas-Ausführungsganges durch den Verschluß-Ikterus klinisch erkennbar geworden ist. HERFORT (1963) fand in 9% seiner Kranken mit chronischer Pankreatitis eine peripapilläre Divertikulose. HEINRICH und GREVE (1963) haben die pathogenetische Bedeutung des Duodenal-Divertikels für die Entstehung der Pankreatitis hervorgehoben. Einige, vor allem ältere Autoren sprechen geradezu von peridiverticulogenen Pankreatitiden (SCHOTTMÜLLER, 1923; SVARTS u. SJÖBERG, 1953).

e) Terminale Pankreatitis

Fälle mit sog. terminaler Pankreatitis lassen sich in großer Zahl anführen. Die Genauigkeit der Suche einerseits, die Kenntnis von ihrer Entstehung bei ganz anderen Krankheiten und der (oft nur mikroskopische) Blick für die tryptische Nekrose andererseits sind Voraussetzungen für ihre Identifizierung.

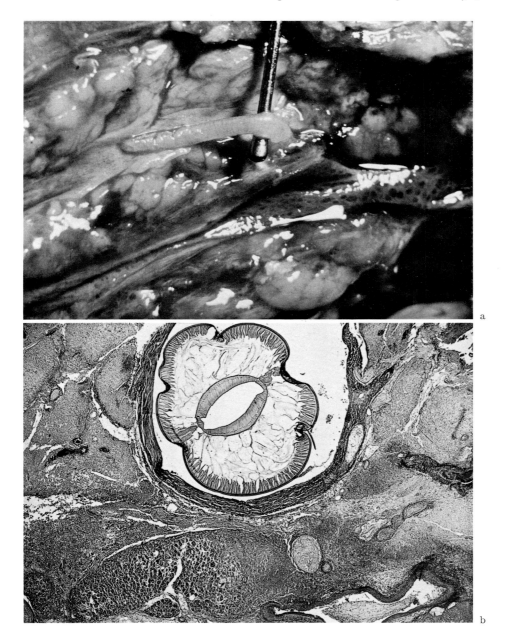

Abb. 184a u. b. Akute Ascaridiasis-Pankreatitis. 58 Jahre alt gewordene Frau, Tod 20 Std nach Beginn der akut einsetzenden typischen Beschwerden im Schock. a Ascaris lumbricoides im Gang. Ödematös-blutige Durchsetzung der Drüse. Im Bilde unten der eröffnete Duct. choledochus (gefleckt). b Wohlerhaltene Ascaris im eröffneten Pankreasgang. Vergr. 1:20. (Beobachtung von HAIM u. SCHMID, 1966; für die Überlassung der Abbildung danken wir Herrn Doz. SCHMID sehr herzlich)

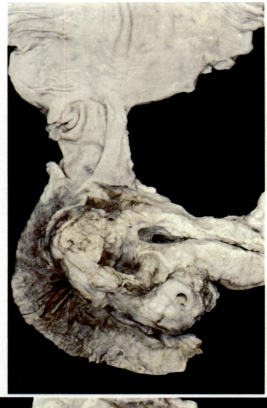
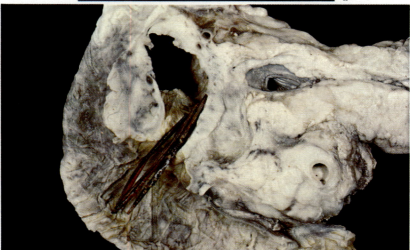

Abb. 185a u. b. Fall 3. 79 Jahre alt gewordene Frau. Diabetes mellitus, seit Jahren Gallebeschwerden, diabetische Gangrän. 7 Tage vor dem Tode beginnender langsam zunehmender Ikterus. Pankreas: Terminale Pankreatitis, Verschluß der Papille durch gerollte Tomatenschalen! Perivaterianisches Divertikel als Receptaculum für die Tomatenschalen. a Übersicht. b Divertikel aufgeschnitten. Bündel der gerollten Tomatenschalen zumeist in dem Duct. choledochus (Ikterus!), einige Rollen in dem Duct. Wirsungianus (terminale Pankreatitis)

Fall 4. SN 240/63, P.A. 1448, P.I. Karlsruhe. 65jähriger Mann, klinische Diagnose: Retothelsarkomatose, Tod im Leberkoma.

Anatomisch wird die ausgedehnte Retothelsarkomatose bestätigt. In der Leber waren nur einzelne Tumorknoten vorhanden. Ein Tumorkonglomerat in der Leberpforte engte den Ductus choledochus ein, so daß ein allgemeiner Verschluß-Ikterus entstanden war. Einengung auch des Ductus Wirsungianus durch begleitende tumoröse Lymphknotendurchsetzung: Terminale Pankreatitis mit multiplen Fettgewebs-Nekrosen. Jauchige Nekrose des Pankreasschwanzes, hämorrhagisches Exsudat von 500 cm^3 in der Bauchhöhle.

f) Steroid-Pankreatitis

Immer wieder ist auf die *Steroid-Pankreatitis* hingewiesen worden. Dabei handelt es sich um eine Entzündung der Bauchspeicheldrüse mit Selbstverdauung und Blutungen, die im Verlaufe einer Steroid-Behandlung auftritt, welche aus andersartiger Indikation nötig geworden ist. Es werden also hier nicht die Fälle eingereiht, die wegen einer hämorrhagischen Pankreatitis zur Schocktherapie mit hohen Dosen Cortison und ACTH behandelt wurden, eine Therapie, die gelegentlich dramatische Besserung bringt (ERICSON, 1957, 1960). COTLAR, SHELBY, MASSARI, HUDSON, KAPLAN und COHN (1962) führen die günstige Wirkung weniger auf die Schockbeeinflussung, als vielmehr auf eine Entzündungsminderung zurück. Es sind aber auch ungünstigere Berichte bekannt geworden (GÜLZOW, 1960).

Einschlägige Fälle von Steroid-Pankreatitiden sind zu finden bei CARONE und LIEBOW (1957). Die ACTH-Behandlung im Falle eines 5 Jahre alt gewordenen Mädchens über eine Zeit von 4 Monaten war wegen einer Stillschen Erkrankung nötig geworden. Das Kind starb an einer akuten Pankreatitis nach Überstehen einer Lungenentzündung (MARCZYNSKA-ROBOWSKA, 1957). Außerdem sind im Kindesalter Steroid-Pankreatitiden beschrieben worden von BAAR und WOLFF (1957), OPPENHEIMER und BOITNOTT (1960), SHRIER und BULGER (1965), RIEMENSCHNEIDER u. Mitarb. (1968). BOURNE und DAWSON (1958) sahen bei Prednison-Therapie (wegen akuter Nephritis) nach zweiwöchiger Dauer eine Pankreatitis. Im Falle von MASSARELLI (1958) war die Pankreatitis im Verlaufe einer Steroid-Therapie wegen eines generalisierten Erythematodes entstanden. GÜLZOW (1960) sah einen Todesfall an einer akuten hämorrhagischen Pankreatitis bei einer Frau, die wegen nephrotischen Syndromes Prednison und ACTH erhalten hatte. LINDNER (1964) hat unter 115 mit Prednison behandelten Lebercirrhose-Fällen sechsmal Todesfälle an tryptischer Pankreatitis gesehen. In einem gleichgroßen Kollektiv ohne Steroid-Behandlung befand sich keine Pankreatitis, so daß er diese Pankreatitis auf die Steroid-Medikation, allerdings bei Vorschädigung der Leber (Lebercirrhose) und auch des Pankreas (Pankreas-Sklerose und Pankreas-Fibrose), zurückführt. Der Wert einer Schockbekämpfung mit Cortison ist somit umstritten (GEOKAS u. Mitarb., 1969).

Der pathogenetische Mechanismus ist nicht klar (NELP, 1961). Bei Wistar-Ratten wurde mit Prednison in einer Dosis von 5—10 mg/pro 150 g Körpergewicht über 2 Wochen oral oder intramuskulär eine Vergrößerung der Acinusepithelien, verursacht durch eine Ansammlung von eosinophilen Granula, erzeugt. Das Ergastoplasma war reduziert. DREILING, JANOWITZ und ROLBIN (1958) haben gezeigt, daß ACTH, Hydrocortison und Prednison beide Qualitäten der exkretorischen Pankreasfunktion vermindern.

PUTZKE und NICSOWICS (1965) deuten die Befunde als eine zumindest anfängliche Stimulierung der Enzymbildung, während bei höherer und längerer Dosierung die Aktivität nachläßt. Eine Pankreatitis entstand bei diesen physiologischen Versuchen niemals. Am Hunde konnte SIRCUS (1961) nach kurzer ACTH- und Hydrocortison-Applikation die Konzentration und den Bicarbonatgehalt im Bauchspeichel vermehren, während eine längere Medikation das Gesamtbicarbonat verringert, die Enzymkonzentration nach wie vor erhöht, die Drüse also fermentreich gewesen war. Beim Kaninchen lassen sich mit diabetogenen Dosen von Cortison Mehrschichtungen und Proliferationen der Gangepithelien in den kleinen Speichelgängen erzeugen. Ähnliche Mehrschichtungen sind beobachtet worden nach Gangligaturen. BENCOSME und LAZARUS (1956) sowie LAZARUS und BENCOSNE (1956) halten es deswegen für möglich, daß das Cortison eine Sekreteindickung bewirkt und daß dies das tertium comparationis zu den Veränderungen bei Gangligatur darstellt. Eine Adrenalektomie hat eine Verminderung der Enzymproduktion an der Ratte zur Folge, während Hydrocortison diese Enzymproduktionsstörung wieder aufhebt (GÜLZOW, TRETTIN u. DIVOK, 1960). WANKE und NAGEL (1968) konnten eine direkte Proportion zwischen dem Absinken des Enzymgehaltes nach Adrenalektomie und der Entstehungszeit einer experimentellen Pankreatitis nachweisen (vgl. auch WANKE u. HOREYSECK, 1970). Bei experimenteller Vorschädigung des Pankreas etwa durch Gangligatur ergaben Cortisongaben bei der Ratte in kurzfristigen Versuchen keine anatomischen Veränderungen (BERGENTZ u. EDLUND, 1960).

Auch ohne das Vollbild der Pankreatitis wurden bei lange durchgeführter Medikation im Sektionsgut Acinusektasien und Sekretverhaltungen nachgewiesen (NELP, BANWELL u. HENDRIX, 1961).

Nicht immer führt die funktionelle Störung zu einer Pankreatitis, nicht immer muß die zunächst interstitielle Bauchspeicheldrüsenentzündung in eine tryptische Pankreatitis übergehen. WANKE u. Mitarb. (1970) sahen den Fall eines 10jährigen Knaben mit einem Cushing-Syndrom wegen eines Nebennierenrindencarcinoms, der nach der Exstirpation des Tumors an einer Pankreatitis verstarb. Passagere Pankreatitisschübe sind bei M. Cushing öfter beobachtet worden (GÜLZOW, 1964).

Um diesen Komplex noch zu vervollständigen, seien hier die Fälle von Pankreascarcinomen erwähnt, die unter dem Bilde des M. Cushing abgelaufen sind. Selbst bei einer chronischen Pankreatitis ist das Cushing-Syndrom beobachtet worden (BERNARD u. Mitarb., 1960).

Ohne daß das Vollbild der interstitiellen oder tryptischen Pankreatitis erreicht wird, können bei langer Medikation von Steroidhormonen auch andere Schäden beobachtet werden. WOLFMÜLLER (1968) beschrieb den Fall eines 20 Monate alt gewordenen Knaben, der wegen einer aplastischen Anämie mit hohen Dosen Steroidhormon — insgesamt 1 940 mg — behandelt worden war. In der Bauchspeicheldrüse imponierten hochgradig erweiterte Acini, so daß fast der Eindruck einer cystischen Pankreasfibrose entstand (Abb. 186). Vereinzelt lagen inmitten des hochgradig erweiterten Acinussystems entzündliche Infiltrate und auch lipolytische Nekrosen. Die erweiterten Acini waren angefüllt mit eingedicktem Sekret. Vermutlich liegt der Angriffspunkt des Nebennierenrindenhormons in dem Isthmusepithel, dessen Funktion für die Hydrochylie eine Voraussetzung ist. Man-

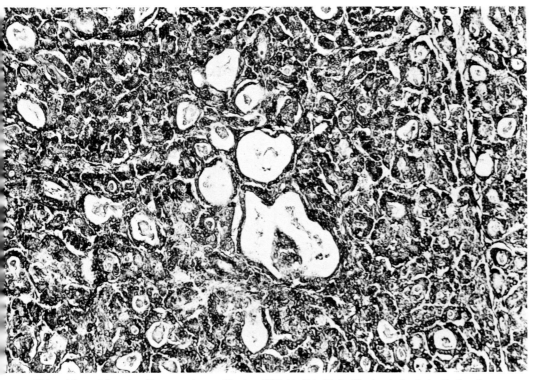

Abb. 186. 20 Monate alt gewordener Knabe (SN 540/66, P. I. Karlsruhe). Aplastische Anämie, Therapie mit hohen Dosen Steroidhormonen. Pankreas: Atrophie der Acini, Dilatationen der Drüsenendkammern und der Gänge. Geringgradige interstitielle Fibrose. Formalin, Paraffin, Hämatoxylin-Eosin-Färbung, Vergr. 1:160

gelnde Hydrochylie — vielleicht durch verhinderte Responsibilität des Isthmusepithels auf Secretin — führt zur Sekreteindickung, zu dem Bilde also, das zuerst als Steroidschaden gesehen wird.

g) Gestations-Pankreatitis

Wahrscheinlich eng mit der steroidalen Pankreatitis hängt die sog. Gestations-Pankreatitis (GÜLZOW, 1961, 1964; GRÖZINGER, 1967) zusammen. Zunächst sprach man von der postpartalen Pankreatitis, bis man erkannte, daß die Vorgänge während der Schwangerschaft, um die Geburt, aber auch um die Menstruation bei der Auslösung der Pankreatitis-Schübe eine Rolle spielten. Ausführliche Betrachtungen mit Darstellung der älteren Literatur findet man bei MARCUS (1930), später bei JOSKE (1955) und vor allem bei GÜLZOW (1961, 1964) sowie bei GRÖZINGER (1967). Unter knapp 20000 Geburten fanden WALKER und DIDDLE (1969) 5 Fälle von Gestations-Pankreatitis. Eine kritische Durchsicht der Literatur vor 1930 brachte MARCUS zu einer Sammelstatistik von 43 Fällen von Pankreatitis, die während der Schwangerschaft, unter der Geburt und im Wochenbett, jeden-

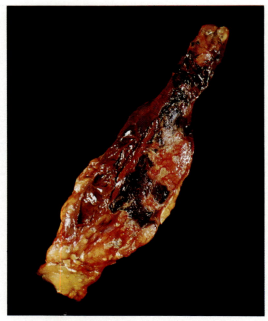

Abb. 187. 34 Jahre alt gewordene Frau. Tod 3 Wochen nach Entbindung an subakuter Pankreatitis mit Kreislaufkollaps. Akute hämorrhagisch-tryptische Pankreatitis, postpartale Pankreatitis, erster pankreatitischer Schub im Wochenbett

falls in sicherem zeitlichen Zusammenhang mit dem Gestationsgeschäft beobachtet wurden. Die Arbeit von MARCUS (1930) enthält eine sehr übersichtliche Fallzusammenstellung; es werden aber auch Gründe aufgezeigt, die dafür sprechen, daß ein Zusammenhang zwischen der Schwangerschaft und der Pankreatitis viel häufiger ist, als es aus der Literatur hervorgeht, da die klinische Diagnose während der Schwangerschaft ungeheuer schwierig ist (Abb. 187). Der pathogenetische Zusammenhang bleibt ungewiß. Wir konnten einen noch älteren Bericht einer chronischen Pankreatitis mit Steinen („gipsähnliche Masse") bei einer Octopara und Zwillingsmutter während der Schwangerschaft in der Literatur finden (SCHMITT, 1818). Im Falle der chronischen tryptischen Pankreatitis hat GÜLZOW (1961) eine Exacerbation der Schmerzattacken um den Menstruationstermin beobachtet. Auch rezidivierende Pankreatitiden kommen in jeder Schwangerschaft vor (GÜLZOW, 1964). Die Kranke, die von CERCKEZ (1965) beobachtet wurde, gab auch eine deutliche provokative Wirkung der Menses auf die Rezidivauslösung der chronischen Pankreatitis an. Dies ist auch der Grund, warum GÜLZOW von der Gestations-Pankreatitis spricht. Sicher gehen vielfach pankreatitische Schmerzen im Beschwerdebild der Menstruation unter, wenn nicht gezielte Untersuchungen die Ursache der Schmerzen aufdecken. Auch während der Schwangerschaft werden pankreatitische Beschwerden der Gravidität zur Last gelegt und nicht der Pankreatitis zugeordnet. Nur so ist es zu erklären, daß einige Fälle von schwerer, ja tödlicher Pankreatitis in unmittelbarem Anschluß an die Geburt auftreten, wenigstens manifest werden (OTTO, 1961; GHILAIN u. Mitarb., 1956; ROTH, 1958).

Ob diese Art der Bauchspeicheldrüsenentzündung mit den Änderungen im Steroidhaushalt zusammenhängen oder andere Stoffwechselfaktoren ursächlich in Frage kommen, ist nicht bekannt. FAARVANG und LAURITSEN (1963) beobachteten eine Schwankung im Inhibitorsystem während der Schwangerschaft, allerdings mit einem erhöhten Trypsin-Inhibitor-Spiegel.

WOLTER und DE ALVAREZ (1958) berichten ausführlich über den Fall einer 22jährigen Schwangeren, die in den letzten Tagen der Schwangerschaft und im Puerperium an einer akuten Pankreatitis litt. Die Autoren machen auf die Ähnlichkeit der Beschwerden mit Schwangerschaftserscheinungen aufmerksam: Erbrechen, Oberbauchschmerz, Kreislaufkollaps, Elektrolytverschiebungen. Diese Symptome sollten eine Amylasebestimmung in der Schwangerschaft veranlassen. Vielleicht sind auch einige episodenhafte Schwangerschaftsglucosurien auf eine pankreatitische Komponente zurückzuführen.

Fall 5. SN 958/65, P.I. Karlsruhe. (Gestations-Pankreatitis.) 24 Jahre alt gewordene Frau, Gravidität mens VIII$_3$.

Seit 4 Wochen Oberbauchschmerzen, die durch die Gravidität und den Druck nach oben erklärt wurden, gelegentlich Erbrechen, 3 Tage vor der Krankenhausaufnahme Sturz. Oberbauchschmerz und Abwehrspannung, Blutdruck 130/80 mm Hg. *Diastase* 1024 im Harn.

Das akute Stadium der Pankreatitis mit Schockbekämpfung, Nulldiät und Trasylol® beherrscht, dazu Tetracyklin(!). Danach rasche Zunahme eines Ikterus, Leberdystrophie, Tod im Leberkoma.

Auszug aus der Sektionsdiagnose: Subakute Pankreatitis in graviditate mens VIII (46 cm Körperlänge). Ausgedehnte Fettgewebsnekrosen im Netz, im mesenterialen Fettgewebe und im Retroperitoneum, Stadium der Rückbildung. Keine frischen Parenchymnekrosen. Akute Leberdystrophie, exzessive Verfettung, Nekrosefelder. 400 cm^3 bernsteingelber Ascites.

Hochgradige toxische Nephrose mit Verbreiterung und Verquellung der Nierenrinde (Rest-Stickstoff über 100 mg-%).

VYTÁSEK, GAZAREK und KIRCHMANN (1961) glauben, daß die Gefäß-Spasmen während der Schwangerschaft und unter der Geburt eine ursächliche Bedeutung haben. In der Beobachtung von OTTO (1961) begannen Schock und Schmerz unmittelbar während einer Entbindung bei präeklamptischer Vorschädigung, nämlich während einer Episiotomie!

Komplikationen einer chronischen Pankreatitis haben gelegentlich in dramatischer Weise das Leben der Mutter unter der Geburt oder unmittelbar hinterher gefordert, und zwar dann, wenn die Milzvene rupturierte oder — wie im zweiten Fall von FRIEBEL (1962) — eine nekrotische Einschmelzung der Milzvene im Bereich der Pankreatitis erfolgte (RAHN u. STEFFEN, 1959; FRIEBEL, 1962). Kasuistische Mitteilungen sind aufgeführt bei GÜLZOW (1961). Ergänzend seien noch folgende Beobachtungen genannt: SCHMITT (1818), HAIDLEN (1884), E. LIEK (1911: 1 Fall), BRIQUET (1953: 2 Fälle), JOSKE (1955), FITZGERALD (1955: 1 Fall), GHILAIN u. Mitarb. (1956: 1 Fall), WHARTON und SLOAN (1958: 13 Fälle, 10 nach der Gravidität), PROBST (1961: 1 Fall), VYTÁSEK, GAZÁREK und KIRCHMANN (1961: 2 Fälle), GEISTHÖVEL (1963: 2 Fälle), STAUBER (1964: 1 Fall), RUMMEL (1964: 1 Fall), PORADOVSKY u. Mitarb. (1967), GRÖZINGER (1967: 5 Fälle), WILLI (1967: 1 Fall), WALKER und DIDDLE (1969: 5 Fälle).

h) Hyperparathyreoidismus und Pankreatitis

Eine so auffällige Syntropie zwischen Pankreatitis und Hyperparathyreoidismus ist in der letzten Zeit beobachtet worden, daß sie zu einer ätiologischen

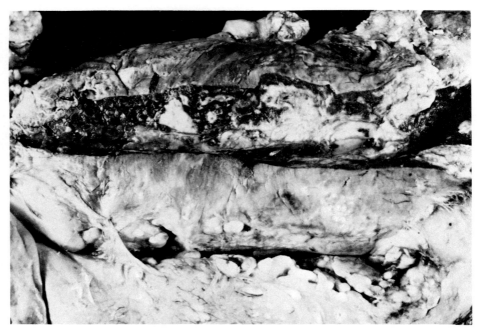

Abb. 188. Akute Pankreatitis bei Hyperparathyreoidismus durch Epithelkörperchenadenom (54 Jahre alt gewordener Mann, P. I. Karlsruhe). Durchschnitt durch die Bauchspeicheldrüse. Blutige Durchsetzung, helle Partien: erhaltene Drüsenabschnitte

Sondergruppe geworden ist. Korrekt ist zu sagen, daß die Pankreatitis bei Hyperparathyreoidismus *eine* Erscheinungsform darstellt, die in die Gruppe der abdominalen Symptome der Epithelkörperchen-Überfunktion gehört. COPE, CULVER, MIXTER und NARDI (1957) haben auf diese Syntropie hingewiesen in einer Arbeit, die den Titel hatte: „Pankreatitis — ein diagnostischer Schlüssel für den Hyperparathyreoidismus". Seit dieser Zeit ist die Syntropie immer wieder einmal in Einzelfällen oder in kleinen Fallreihen mitgeteilt worden — allerdings bestehen über die möglichen pathogenetischen Zusammenhänge ganz uneinheitliche Vorstellungen. Aus der Sammelstatistik von CREUTZFELDT und SCHMIDT (1965) ergibt sich, daß bei 370 Fällen von Hyperparathyreoidismus 15mal eine akute oder chronische Pankreatitis beobachtet worden ist. Bei dem akuten Hyperparathyreoidismus ist die Pankreatitis 10mal, in der hyperparathyreotoxischen Krise 100mal häufiger als in dem gewöhnlichen Krankengut. Dabei sollen bei der chronischen Pankreatitis besonders häufig Verkalkungen beobachtet werden.

Die Erhöhung des Calciumspiegels — Calcium gilt als Aktivator für die Pankreas-Proteinasen (HAVERBACK u.a., 1960) — könnte eine Rolle spielen. Es gibt aber noch komplexe Vorstellungen, die sich nicht *allein* auf die erhöhte Epithelkörperchenfunktion gründen. Die Syntropie von Hyperparathyreoidismus und Pankreatitis ist nicht zu verallgemeinern, selbst die calcifizierende Pankreatitis läßt sich im Regelfall nicht auf einen Hyperparathyreoidismus zurückführen (DREILING, MAZURA, COHEN, MOSKOVITZ, TODARO u. PAOLINO-NETTO, 1962).

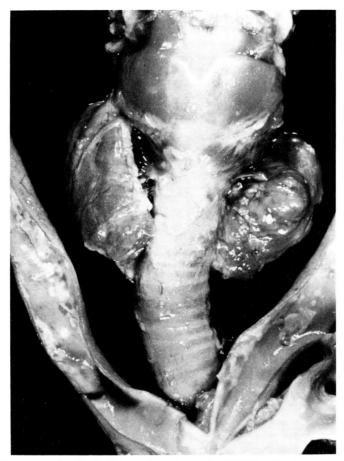

Abb. 189. Pflaumengroßes Epithelkörperchenadenom bei tödlicher Pankreatitis (gleicher Fall wie Abb. 188)

Wir sahen einen Fall (SN 783/63) von tödlicher Pankreatitis, bei dem die genaue Suche ein winziges Onkocytom der Nebenschilddrüsen brachte (Abb. 188).

Einen anderen Fall beobachteten wir, bei dem ein pflaumengroßes Epithelkörperchen-Adenom von trabeculärem Typus vorkam (Abb. 189).

Schließlich sahen wir einen dritten Fall mit einem ganz ähnlichen walnußgroßen und histologisch gleichartigen Adenom der Parathyreoidea ohne jede Pankreasbeteiligung, dafür aber mit typischer Recklinghausenscher Erkrankung.

Bis zu einem gewissen Grade scheint eine alternative Wirkung der Epithelkörperchen-Überfunktion vorzuherrschen: *Entweder* abdominale Erscheinungen, unter Umständen mit Pankreatitis, *oder* Recklinghausensche Erkrankung. So liegen bei der Vielzahl der Beschreibungen gerade in den letzten Jahren und der sehr stark intensivierten Epithelkörperchen-Forschung nur sehr vage Beobachtungen von beiden Erkrankungen bei Epithelkörperchen-Adenom vor (PLOUGH

u. KYLE, 1957. In diesem Falle war die akute Pankreatitis 8 Jahre vor der Adenom-Entfernung vorausgegangen). Die Beschreibung stammt aus dem gleichen Jahr wie die Arbeit von COPE u. Mitarb. (1957), in der erstmals auf die positive Syntropie aufmerksam gemacht wurde. Es ist zweifelhaft, ob die Autoren nach Kenntnis dieser Syntropieverhältnisse zu einer anderen Deutung gekommen wären.

Eine Gruppe von Autoren halten die durch den Hyperparathyreoidismus auftretende Steinbildung für die Ursache der intrapankreatischen Obstruktion und glauben, daß dadurch der Mechanismus der Pankreatitis abläuft (COPE, CULVER, MIXTER u. NARDY, 1957; BIRNSTINGL, 1960). Auch eine unmittelbare Giftwirkung des Parathormons auf die Bauchspeicheldrüse wurde diskutiert (TURCHI u.a., 1962), heute aber wohl allgemein abgelehnt. Dafür sprechen auch folgende Beobachtungen: Bei einer 40 Jahre alten Frau wurde nach einer Thyreoidektomie Vitamin D in so hoher Dosis mediziniert, daß von einer Vitamin D-Vergiftung gesprochen werden kann (LEESON u. FOURMAN, 1966). Es entstand eine akute Pankreatitis. Die Hypercalciämie scheint nach dieser Beobachtung entscheidend für die Entstehung der Pankreatitis bei Hyperparathyreoidismus zu sein. Ebenso unsicher wie die Pathogenese der Pankreatitis ist auch die Genese des bei dem Hyperparathyreoidismus vorkommenden Geschwürleidens im Magen und Duodenum (JACKSON, 1958; DEMLING, 1961). Zu den abdominellen Erscheinungen des Hyperparathyreoidismus gehört außer der Pankreatitis und den atypischen Ulcerationen von Magen und Darm auch noch, wie die Beobachtungen von FROSCH, WANKE, BARTH und WEGENER (1965) zeigen, eine Leberdystrophie.

Über die *Häufigkeit* der durch Hyperparathyreoidismus oder bei Hyperparathyreoidismus vorkommenden Pankreatitis läßt sich wenig sagen, da nur an wenigen Stellen die Überfunktion der Nebenschilddrüse routinemäßig untersucht wird und nur selten die Pankreatitis als „diagnostischer Schlüssel" aufgefaßt wird. Die Koinzidenz beider Krankheiten liegt um 10% (KELLY, 1968). Es scheint sich so zu verhalten: Wenn man von den nachgewiesenen Beobachtungen eines Epithelkörperchen-Adenoms ausgeht, wird man relativ oft auf eine akute oder chronische Pankreatitis treffen (unter 27 Patienten mit Hyperparathyreoidismus 1 Fall von Pankreatitis: BORM u. PORTWICH, 1964).

Geht man dagegen von dem Krankheitsbild der Pankreatitis aus, dann trifft man in einigen (wenigen) Fällen auf ein Epithelkörperchen-Adenom. Um die Verwirrung vollständig zu machen, gibt es aber auch eine Beobachtung (von POTJAN, 1964), bei der die Pankreatitis 6 Tage nach der Exstirpation eines Epithelkörperchen-Adenoms auftrat (postoperative Pankreatitis?, nervale Pankreatitis?, zweites Epithelkörperchen-Adenom?). Und schließlich ist von JACKSON (1958) ein Fall von hereditärem Hyperparathyreoidismus beobachtet worden, in der in zwei Familien eine Pankreatitis mit dem Hyperparathyreoidismus vergesellschaftet war (hereditäre Pankreatitis?).

Obwohl die Pathogenese dieser Syntropie — oder kausaler Verknüpfung? — noch unklar ist, wirft sie doch ein eindrucksvolles Licht auf den Komplex, der unter gewissen Bedingungen zur Pankreatitis, ja zur tryptischen Pankreatitis führen kann. Die Fälle von akuter Pankreatitis bei Hyperparathyreoidismus stellen Beispiele für die akute Exacerbation der chronischen Pankreatitis dar, weil, soll eine kausale Verknüpfung beider Erkrankungen angenommen werden, diese eher für die chronische Pankreatitis gelten kann. So wie die Pankreatitis als diagnostischer Schlüssel für den Hyperparathyreoidismus gedacht war, so muß folgerichtig bei einem Hyperparathyreoidismus nach einer Pankreasinsuffizienz durch Provokationsmethoden gesucht werden.

Es versteht sich, daß die Hyperparathyreoidismus-Pankreatitis wie auch der Calciphylaxieprozeß zunächst nicht tryptisch ist. CREUTZFELDT u. Mitarb. (1965) erklären expressis verbis, daß zunächst nie Acinusnekrosen im Sinne einer nekrotisierenden oder autodigestiven Pankreatitis entstehen.

Allerdings sind nach MIXTER, KEYNERS und COPE (1962) bei Epithelkörperchen-Adenomen alle Pankreatitisformen sowohl akute als auch chronische, mit und ohne Schmerz einhergehende, postoperative Formen vorgekommen. Andererseits können die Verkalkungen des Pankreas, die ja regional geradezu exzessiv beobachtet werden (SARLES u. SARLES, 1964), auf Störungen oder Beteiligungen des Calciumstoffwechsels hindeuten. Wie auch immer die Beziehungen zwischen der Pankreatitis und dem Hyperparathyreoidismus, besonders bei der sog. Stein-Pankreatitis oder calcifizierenden Form seien, bei der Diagnose im Leben wie auch auf dem Sektionstisch gehört die Prüfung der Epithelkörperfunktion zur Untersuchung der Bauchspeicheldrüsenerkrankung hinzu (MIXTER, KEYNES u. COPE, 1962). MEELTZER u. Mitarb. (1962) sahen eine akute Pankreatitis bei (durch?) einer Hypercalcämie, die durch ein diffuses plasmocelluläres Myelom und dessen Kalkausschwemmung bedingt war.

Weitere Literatur findet man bei HENRIKSSON (1960); CREUTZFELDT (1963); KURLANDER, RASKIN und KIRSNER (1963); NICOLAS und SCHAMBERLIN (1964); POTJAN (1964); SEIFERT (1965); CREUTZFELDT und SCHMIDT (1965); PRÉVOT (1966).

j) Hereditäre Pankreatitis

Ebenfalls auf veränderte Stoffwechselvorgänge ist die familiäre oder hereditäre Pankreatitis zurückzuführen. GROSS und COMFORT (1956, 1957) und GROSS u. Mitarb. (1957—1962) haben einschlägige Beobachtungen und Stammtafeln vorgelegt, nachdem COMFORT und STEINBERG (1952) bereits 5 Jahre vorher diese Krankheitsform vermutet hatten. Auch von anderer Seite ist mittlerweile die Beobachtung der Heredität bestätigt worden. Für die genisch entstandene Stoffwechselstörung spricht auch die in etwa der Hälfte aller Fälle beobachtete Aminoacidurie vor allem von *Lysin* und *Cystin*, gelegentlich auch von *Arginin*. Es ist leicht möglich, daß es sich dabei um einen gekoppelten Gendefekt handelt (GROSS, ULRICH u. MAHER, 1962). Eine Lysinurie wurde auch bei nicht an Pankreatitis erkrankten Angehörigen der Sippen mit hereditärer Pankreatitis gelegentlich festgestellt (GROSS, ULRICH, JONES, 1964). In einzelnen Fällen wurde gleichzeitig eine Porphyrinurie nachgewiesen (GROSS u. COMFORT, 1957).

Die hereditäre Pankreatitis kommt gemäß ihrer genischen Ursache im jugendlichen Alter, manchmal schon im Kindesalter zur Beobachtung, meist in Form der primär-chronischen tryptischen Pankreatitis (chronic relapsing pancreatitis). Sie vererbt sich autosomal dominant, Frauen sind vielleicht in geringerem Maße bevorzugt, Gallensteinleiden spielen keine Rolle bei der Entstehung, zumeist fehlen sie gänzlich. Die beiden Kennzeichen der hereditären chronischen Pankreatitis liegen also vor allem in dem frühen Beginn der Erkrankung (COMFORT u.

Steinberg, 1952) und in der Aminoacidurie (Gross u. Mitarb., 1957), vielleicht auch in der regelmäßig vorkommenden Hyperlipämie (Kemeny u. Collet, 1949). Die hereditäre Pankreatitis verläuft in der Mehrzahl schmerzlos (Bartholomew, 1959). Sie führt zu den Endstadien der chronischen Pankreatitis ebenso wie die nicht erbliche Form, nämlich zu Diabetes mellitus, Pankreas-Insuffizienz und zu Kalkinkrustationen. Auf dem Boden der chronischen Pankreatitis kann ein Carcinom entstehen (bei 2 der bis 1963 24 Beobachtungen!) (Gross u. Mitarb., 1962; Gerber, 1963). Auch Ganganomalien kommen vor, so daß nicht allzu lange mit einer operativen Revision bei derartigen Fällen gewartet werden sollte (Gerber, 1963). Cornet, Dupon, Hardy und Gordeff (1962) sowie Cornet, Dupon und Giraudet (1963) geben den Stammbaum einer Sippe wieder, bei der 17(!) Angehörige an einer Pankreatitis litten; 6 davon wurden operiert. Leger, Perrotin, Petrie, Lebel, Meyer und Lemaigre (1962) sahen Entzündungen der Bauchspeicheldrüse bei zwei Brüdern im Alter von 27 und 28 Jahren; über weitere Stoffwechselanomalien ist nichts bekannt geworden. Weitere Berichte von Adham u. Mitarb. (1968), Mann und Rubin (1969).

Obwohl ein pathogenetischer Zusammenhang zwischen der extrem hohen Ausscheidung von Lysin und Cystin im Harn unklar ist, ist doch gerade die Aminoacidurie bei unklaren Oberbauchschmerzen junger Menschen ein wichtiger Hinweis (Gross u. Mitarb., 1962; Gross, Gambill u. Ulrich, 1962; Gross, Ulrich u. Jones, 1964). Kranke mit familiärer essentieller Hyperlipämie haben ebenfalls gehäuft eine Pankreatitis (Herfort, 1965). Dies hängt sicher nicht mit der eben erwähnten hereditären Pankreatitis — mit Aminoacidurie — zusammen.

k) Nervale Pankreatitis

Die nervale Pankreatitis ist eine nur in Einzelfällen wirklich gesicherte Sonderform der tryptischen Bauchspeicheldrüsenentzündung. Bleyl (1963) hat in einer sorgfältigen Studie die Möglichkeit einer nervalen Beeinflussung der Sekretion und damit auch eine unter bestimmten Bedingungen denkbare Entstehung der tryptischen Pankreatitis durch nervale Einflüsse aufgezeigt. Es ist aber gerade aus diesen kritischen Untersuchungen ganz klar hervorgegangen, daß niemals etwa *alle* Pankreatitisformen über die nervale Genese oder auch nur über eine wesentliche Mitwirkung des vegetativen Nervensystems zu erklären sind. Solche Schlüsse wurden immer wieder aus Einzelbeobachtungen oder aus Experimenten (Kment, 1953) gezogen. Mallet-Guy hat mit seinen Mitarbeitern (1944, 1949) durch Reizung des linken Nervus splanchnicus eine Pankreatitis erzeugt. Auf diesen Experimenten beruhen auch die therapeutischen Konsequenzen, die Mallet-Guy und seine Lyoner Chirurgenschule ziehen (1949—1964). Die sehr guten therapeutischen Erfahrungen bei der akuten, vor allem auch bei der chronischen Pankreatitis durch eine Nervendurchschneidung, für die vor allem Mallet-Guy und seine Lyoner Schule eingetreten sind, können nicht als Argument für diese Ansicht herangezogen werden. Anatomisch hat Mallet-Guy (1963) die Anfangsstadien mit Ödem und periductulärer Dyschylie beschrieben. Die Schwierigkeit vor allem nach der Splanchnicus-Durchschneidung (Mallet-Guy, 1955—1963; Toole u. Chrysopathis, 1955; Yamaguchi u. Mitarb., 1960; u.v.a.) besteht in der Analyse der mannigfaltigen Veränderungen durch Störung an der terminalen Strombahn.

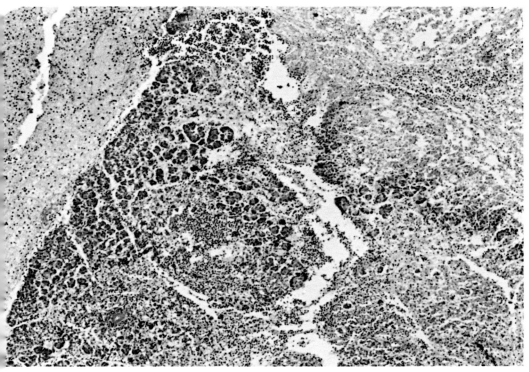

Abb. 190. 50 Jahre alt gewordener Mann. Suicid mit Systox (E 600). Tod 40 Std nach Giftaufnahme. Pathologisch-anatomische Diagnose: Akute tryptische Pankreatitis, ödematöse und zellige Durchtränkung, herdförmige Nekrosen. Formalin, Paraffin, Hämatoxylin-Eosin-Färbung, Mikrophotogramm, Vergr. 1:60. (Aus BLEYL, 1963)

Hinzu kommt, daß z.B. die physiologischen Grundlagen für die pathophysiologischen Veränderungen fehlen.

Theoretische Grundlage für die pathophysiologischen Vorstellungen zur nervalinduzierten tryptischen Pankreatitis sind die funktionellen Beziehungen des vegetativen Nervensystems zu der intrapankreatischen Sekretproduktion und -extrusion (HONJIN, 1956), die außerordentlich enge Verflechtung zwischen organeigenen Gefäßsystemen und vegetativer Endformation und die funktionelle Beziehung des vegetativen Nervensystems zu dem Gangsystem. Trotz der Vielfalt der Beeinflussungsmöglichkeiten sind nur eindeutige Eingriffe an klar definierten Punkten des vegetativen Nervensystems für diese pathogenetischen Überlegungen verwertbar. BLEYL (1963) hat drei derartig definierte Punkte durch drei Beobachtungen belegt, nämlich die Endübertragung — charakterisiert durch eine extreme Sekretreizung bei einer Esterase-Vergiftung —, die Leitungsbahn z.B. des Nervus vagus und schließlich die zentrale Regulationsstelle.

a) 50jähriger Mann, Suicidversuch mit Systox (Cholinesterasegift), 45 min nach der Gifteinnahme Einlieferung in das Krankenhaus. Therapie mit hohen Dosen Atropin und andere Maßnahmen konnten das Leben noch 40 Std erhalten.

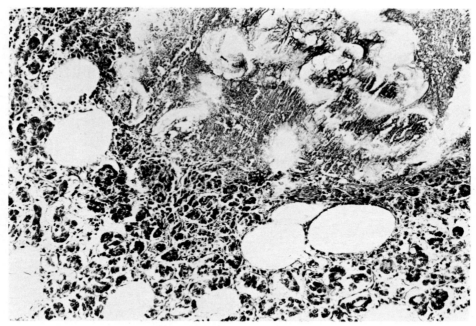

Abb. 191. Fall 6: 65 Jahre alt gewordene Frau (SN 388/64, P. I. Karlsruhe). Zungencarcinom, teilreseziert, ausgiebige Bestrahlung. Tod an subakuter Pankreatitis. Pankreas: Nicht ganz frische Fettgewebs- und Parenchymnekrose ohne wesentliche Demarkation. Paraffin, Hämatoxylin-Eosin-Färbung, Mikrophotogramm, Vergr. 1:120

Bei der Obduktion fand sich im Pankreas eine extreme Extrusion der Acini, multiple, teils herdförmig, teils konfluierte Parenchymnekrosen mit Einblutungen in allen Anteilen des Pankreas (Abb. 190).

M. NAGEL (1969) führt unter 16 Pankreatitisfällen, die *ohne* Gallenwegbeteiligung entstanden waren, allein 8 Beobachtungen einer E 605-Vergiftung an.

Einen ähnlichen Fall einer Esterasevergiftung aus suicidaler Absicht eines Mannes, der gerettet werden konnte, sah ZEH (1965). Etwa 8 Tage nach der Giftaufnahme wurde eine Blutzuckererhöhung beobachtet, die noch einige Wochen anhielt, aber dann langsam wieder unter Schwankungen abfiel. Es ist möglich, daß dieser passagere Diabetes als ein Zeichen einer abgelaufenen Pankreatitis aufgefaßt werden muß.

PARADISI und CAVAZZUTTI (1964) haben ähnlich wie wir selbst versucht, den Mechanismus im Experiment — die italienischen Autoren an der Ratte, wir an Meerschweinchen und Ratte — nachzuahmen. Es entsteht zwar eine ungewöhnlich extreme Extrusion der Acini, nicht aber eine Pankreatitis.

b) Im zweiten Fall von BLEYL (1963) trat der Tod an hämorrhagischer Pankreatitis 24 Std nach einer Kehlkopfexstirpation wegen eines ausgedehnten (metastasenlosen!) Carcinomes bei einem 81 jährigen Mann ein. Die Entstehung der akuten, blutigen Bauchspeicheldrüsenentzündung wird durch die Vagus-Beeinflussung erklärt.

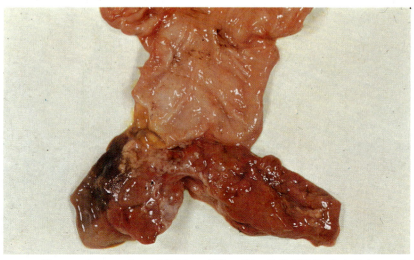

Abb. 192. 16 Monate alt gewordenes Mädchen (SN 406/69, P. I. FU Berlin). Polytope hämorrhagische Encephalitis. Tod bei Hirndruck, Kreislaufkollaps. Gleicher Fall wie Abb. 193. Hämorrhagische Durchsetzung der Drüse in allen Abschnitten

Bei einem 34jährigen Mann führte eine Strumektomie unmittelbar nach der Operation zu einem akuten Oberbauchschmerz und 80 Std nach der Operation zum Tode an chronischer Pankreatitis, wie dies CCENGÖDY, STEFANICS und KUDÁSZ (1960) beschreiben.

Wir sahen einen ganz analogen Fall:

Fall 6. SN 388/64, P. I. Karlsruhe. 65 Jahre alt gewordene Frau, Zungencarcinom, 3 Jahre vor dem Tode teilreseziert, ausgiebige Bestrahlung.

Massive Durchsetzung des Zungengrundes und des Meso- und Hypopharynx; plattenartige Umwandlung des Bindezellgewebes im gesamten vorderen Hals und des Kehlkopfeinganges. Tracheostomie. Tod an subakuter Pankreatitis (Abb. 191).

Eine systematische Bestimmung der Diastase nach derartig ausgedehnten Halsoperationen ist nirgends vorgenommen, jedoch jeder erfahrene Operateur weiß nach derartigen Halsoperationen von meteoristischen Blähungen und Peristaltikschwierigkeiten im Oberbauch zu berichten.

c) Bei einem dritten Fall von BLEYL (1963) verstarb ein 23jähriger Mann an akuter Pankreatitis wenige Tage nach Exstirpation eines großen Pinealoms, das bis ins Stammhirn eingebrochen war.

Die primäre sekretorische Beeinflussung des Acinusepithels muß im Gebiet des oralen Hypothalamus auslösbar sein. Hier liegen die Zentren, die die Magen- und Darmperistaltik regulieren bei gleichzeitiger Kontraktion des Pylorus und Erschlaffung der Kardia. Bei der Fallbeschreibung von BLEYL (1963) erklärt die Ausdehnung des Tumors die klinische Symptomatik. Die Beobachtung ist Paradigma einer nerval ausgelösten Pankreatitis bei voraufgegangener neurovasculärer Dysregulation im Bereich der terminalen Strombahn des Pankreas. Einen ganz ähnlichen Fall sahen wir bei einem 16 Monate alt gewordenen Kinde (V. BECKER, 1970) (Abb. 192, 193). DUPLAY u. Mitarb. (1969) machten eine gleichartige Be-

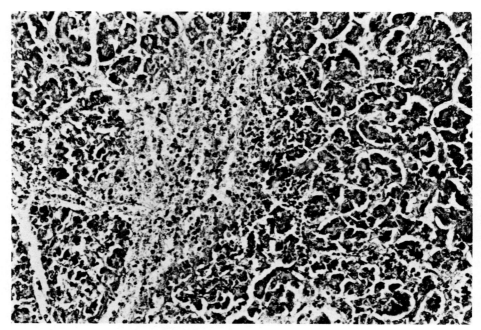

Abb. 193. 16 Monate alt gewordenes Mädchen (SN 406/69, P. I. FU Berlin). Polytope hämorrhagische Encephalitis. Tod bei Hirndruck, Kreislaufkollaps. Pankreas: Hochgradige hämorrhagische Pankreatitis. Gleichmäßige entzündlich-hämorrhagische Exsudation in der ganzen Bauchspeicheldrüse. Formalin, Paraffin, Hämatoxylin-Eosin-Färbung, Mikrophotogramm, Vergr. 1:120

obachtung. Wahrscheinlich gehört auch die folgende eigene Beobachtung in diesen Zusammenhang:

Fall 7. SN 850/65, P.I. Karlsruhe. 73jährige Frau, Altersheim-Insassin, war auf der Treppe auf den Hinterkopf gestürzt. Sie war bewußtlos, am Hinterkopf bestand eine Platzwunde, der Liquor war blutig. Sie lag wegen dieses Sturzereignisses in der Klinik. Hier wurde erstmals ein Diabetes mellitus festgestellt. 36 Std vor dem Tode trat ein „akutes Abdomen" mit paralytischem Ileus und vermehrtem Druckschmerz im Oberbauch auf.

Diastase im Serum im Bereich der Norm. Tod im protrahierten Kollaps. Bei der Obduktion wurde ein kleinfaustgroßes Hämatom an der Galea gefunden. Kontusionsherde lagen an der Basis des Stirnhirns (contre coup), ausgedehnte Subarachnoidalblutungen in dem ganzen rechten Großhirn. Als Ursache des Kollapses und damit auch des Todes mußte eine tryptische Pankreatitis mit Parenchymnekrosen aufgefaßt werden, die sich klinisch durch den akuten Bauchschmerz 36 Std vor dem Tode anzeigten.

Bei drei einschlägigen Beobachtungen von Kindern mit Encephalitis, die an akuter Pankreatitis starben (STOVER u. Mitarb., 1968), ist nicht ganz sicher, ob nicht die Hibernation eine entscheidende Rolle bei der Manifestation der Pankreatitis gespielt hat.

Weitere Beobachtungen zur nervalen Pankreatitis machten GILSDORF u. Mitarb. (1965). Unter den 16 Beobachtungen von Pankreatitis, die ohne Gallenwegbeteiligung verliefen, führt M. NAGEL (1969) — wie erwähnt — 8 Vergiftungen mit E 605 an (Autopsiebeobachtungen), dazu zwei weitere Vergiftungen, ein Fall von Decerebration und ein Fall von Encephalitis nach Kehlkopfcarcinom mit Neck-Dissection. Alle die hier aufgeführten Fälle können der nervalen Pankreatitis mit mehr oder weniger großer Sicherheit zugeordnet werden.

l) Allergische Pankreatitis

Die Frage, ob durch einen Allergie-Mechanismus eine Pankreatitis ausgelöst werden kann, muß aus theoretischen Überlegungen und auch aus tierexperimentellen Erfahrungen (THAL u. Mitarb., 1954 und folgende Jahre; BRODEHL, 1959; KORN, 1963, dort weitere Literatur) bejaht werden. Eine andere Frage ist wie häufig bei der menschlichen Erkrankung die allergische Pathomechanik vorkommt, wie häufig sie angenommen werden darf, und wie oft sie als erwiesen gelten kann.

Obwohl die allergische Pankreatitis der Form nach eher eine chronische oder zumindest eine akut rezidivierende darstellt, soll sie — wegen der prinzipiell gleichartigen Genese — hier besprochen werden.

Bei einem Rundgespräch über akute und chronische Pankreatitis auf dem Weltkongreß für Gastroenterologie 1962 in München haben die dort versammelten Forscher gestehen müssen, daß sie keinen einzigen Krankheitsfall kennen, bei dem die allergische Genese mit Sicherheit erwiesen ist, daß aber jeder einzelne Beobachtungen kannte, die die Annahme einer allergischen Entstehung rechtfertigten.

SIEGEL und WERNER (1965) haben seitdem einen genügend genau untersuchten Krankheitsbericht mitgeteilt:

39jährige Frau, Klinikaufnahme wegen akuter Pankreatitis nach zwei vorausgegangenen Schüben. Trotz aller therapeutischen Maßnahmen gelang es nicht, die Pankreatitis und auch die Schmerzzustände zu beherrschen. Nach 36 Tagen der Behandlung kam es während einer Trasylol-Infusion — der 25. mit dann insgesamt 540000 E — zu einer örtlichen allergischen Reaktion, dann auch zu einer Allgemeinreaktion. Von diesem Zeitpunkt an entdeckte man bei der Kranken eine Überempfindlichkeit gegen Milch und viele Fleischsorten. Jedem Versuch, die Kost mit diesen Nahrungsmitteln zu erweitern, folgte eine Zunahme der Oberbauchschmerzen, die mehrfach mit einem erheblichen Anstieg der Glykogenase im Serum einherging.

Nach 10 Wochen war die Patientin noch immer nicht beschwerdefrei. Sie wurde mit strenger Diät entlassen. Es schloß sich dann eine Kette von Rezidiven an, die durch fettarme und sonst pankreasverträgliche Nahrungsmittel ausgelöst wurden.

In wiederholten Untersuchungsgängen, die sich über viele Monate hinzogen, wurden die Ursache der spezifischen Sensibilisierung und der allergischen Reaktionsauslösung identifiziert. Die Befunde führten zu folgendem Schluß: Bei der leicht sensibilisierbaren Frau kam es während einer akuten Pankreatitis ungeklärter Genese durch 5wöchige Trasylol-Behandlung zur Sensibilisierung gegen den Trasylol-Komplex. Die gleichzeitige Entwicklung einer Pankreopathie und andere allergische Organmanifestationen zwingen zur Annahme, daß die gemeinsame und primäre Noxe im vaskulären Bereich auch bezüglich des Pankreatitis-Bildes zu suchen ist. Die allergische Potenz der Nahrungsmittel wird von dem Zusammenwirken von Magenpepsin und Pankreasfermenten zerstört, so daß eine Sensibilisierung gegen Nahrungsmittel eine Pankreas-Unterfunktion zur Voraussetzung hat.

Bei dem von SIEGEL und WERNER (1965) ausführlich geschilderten Fall steht das Trasylol als Antigenkomplex mit der Nahrungsmittelallergie (gefördert durch die Pankreasinsuffizienz) in Interferenz bei dem Ursachenkomplex der akut rezidivierenden Pankreatitis.

Der Fall zeigt, daß die allergische Genese der Pankreatitis doch eine prinzipielle Möglichkeit darstellt, die nicht verallgemeinert werden kann, aber auch

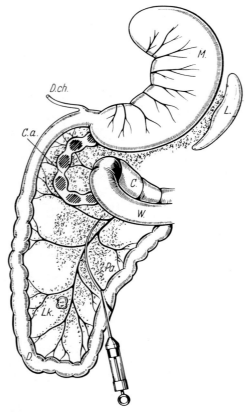

Abb. 194. Topographische Situation zur Erzeugung einer Shwartzman-Pankreatitis. (Nach KORN, 1963.) *M* Magen, *L* Milz, *D.ch.* Duct. choledochus, *D* Duodenum, *W* Wurmfortsatz, *C* Coecum, *C.a.* Colon ascendens, *Pa* Pankreas, *LK* Lymphknoten. Injektionsspritze im Endteil des Pankreasganges

nicht vernachlässigt werden darf, nur weil sie schwierig und mühsam zu sichern ist (DOERR, 1964).

Hierzu hat BERNARD (1964) wiederholt auf die Gemeinsamkeiten des pankreatitischen mit dem allergischen Schock hingewiesen. Schwierig ist der Nachweis des Allergens, das alimentär sein kann, aber auch — nach dem Modell des Sanarelli-Shwartzman-Phänomens — durch Trypsin und die Gewebsabbauprodukte ausgelöst oder unterhalten werden kann.

Es lag nahe, bei der chronischen Pankreatitis an die Unterhaltung dieser Entzündungsform durch Auto-Antikörper zu denken. MURRAY und THAL (1960) haben bei 30 von 32 Kranken mit chronischer Pankreatitis zirkulierende Antikörper nachweisen können. Beim Pankreascarcinom sind ebenfalls gegen Pankreasgewebe gerichtete Antikörper vorhanden, eine Differentialdiagnose zwischen diesen beiden Krankheiten wird mit dieser Methode nicht möglich sein. Es ist aber möglich, daß dadurch eine weitere Verbindung zwischen akuter Pankreatitis und chronischer Entzündungsform besteht. Durch die erste Zerstörung des Drüsenparenchyms bei

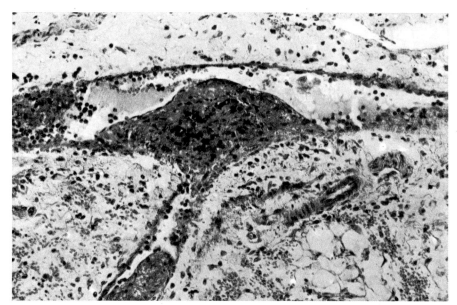

Abb. 195. Experimentelle Pankreatitis nach dem lokalen Shwartzman-Mechanismus am Kaninchen. (Aus KORN, 1963.) Fibrinthromben in einer kleinen Venenverzweigungsstelle. Ödematöse Lockerung des umgebenden Interstitium. Formalin, Paraffin, Hämatoxylin-Eosin-Färbung, Mikrophotogramm, Vergr. 1:180

der akuten Pankreatitis erfolgt die Auto-Immunisierung, die die chronische Pankreatitis unterhält. Hierbei braucht es sich nicht unbedingt um eine chronische tryptische Pankreatitis — die die Auto-Immunisierung noch verstärken würde — zu handeln, sondern um die chronisch fibrosierende (banale) Entzündungsform. FONKALSRUD und LONGMIER (1961) haben ebenfalls in einem Kollektiv von chronisch Pankreaskranken Antikörper nachgewiesen. Sie geben aber den wichtigen Hinweis, daß Penetrationen von Ulcera ventriculi mit Drüsenzerstörung auch derartige Antikörperbildung auslösen können. DEBRAY und LODS (1963) haben mit der passiven Hämagglutinations-Methode von BOYDEN an 155 Personen Antikörper gesucht. Bei 9 Patienten mit klinisch schwerer Pankreatitis war die Reaktion positiv, ebenso bei einem Kranken mit Pankreascarcinom. Bei 144 Kontrollpersonen war die Reaktion viermal falsch positiv. Ob die Antikörper eine pathogenetische Rolle spielen, ist ungewiß. Nicht ganz überzeugend fielen die Untersuchungen nach Antikörpern bei Diabetes mellitus aus (CHIMENES u. EYQUEM, 1959). Vielleicht besitzen wirklich nur die Fälle zirkulierende Antikörper, deren Diabetes mit einer chronischen Pankreatitis im Zusammenhang steht.

Bei passiver Übertragung von Antiseren gegen Hundepankreas auf gesunde Hunde steigen die Blutamylase- und Lipasewerte an. Histologisch konnte offenbar kein eindeutiger Befund erhoben werden.

Eine Brücke zwischen der Vorstellung einer allergischen Genese mit der experimentellen Erzeugung der Pankreatitis im Allergieversuch stellt das über-

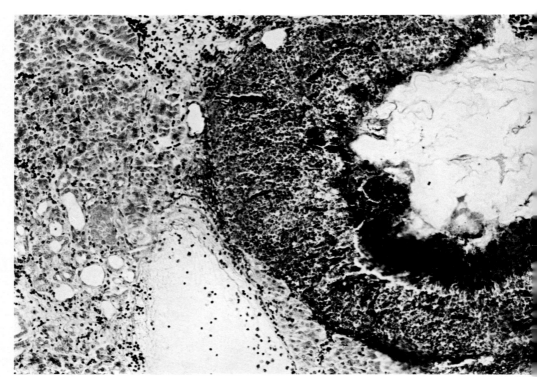

Abb. 196. Pankreas, Kaninchen, lienaler Teil. Shwartzman-Pankreatitis. (Nach KORN, 1963.) Parenchymnekrosen mit leukocytärem Reaktionswall, hämorrhagische Randzone. Formalin, Paraffin, Hämatoxylin-Eosin-Färbung, Mikrophotogramm, Vergr. 1:120

sichtlichere Experiment des Arthus-Phänomens und des Sanarelli-Shwartzman-Phänomens dar (Abb. 194, 195, 196).

Der Vorgang bei dem Sanarelli-Shwartzman-Phänomen beim Kaninchen kann nicht ohne weiteres auf die Verhältnisse am Menschen übertragen werden, hat aber vielfältige Parallelen, so daß im Einzelfall an die Möglichkeit eines solchen Phänomens gedacht werden muß. Bei der Erzeugung der Shwartzman-Pankreatitis kann der Einfluß des Trypsins im Sinne einer Potenzierung des Effektes eine Rolle spielen. ANTOPOL und CHRYSSANTHOU (1960) haben gezeigt, daß Trypsin allein kein Shwartzman-Phänomen produzieren kann, wohl aber ein durch Endotoxin hervorgerufenes zu potenzieren vermag. AOYAMA (1955) erzeugte im Experiment durch Sensibilisierung von Hunden mit Pferdeserum eine sog. allergische interstitielle Pankreatitis, bei der narbige Knoten ausgebildet worden waren. Auch Freundsches Adjuvans — mehr noch zusammen mit Pankreasantigen — führt zu einer interstitiellen Pankreatitis mit einem Amylaseanstieg (GEDULDIG u. Mitarb., 1964). FREYTAG und KLÖPPEL (1969) erzeugten mit Pankreasantigen umschriebene interstitielle Entzündungen.

Einschlägige Angaben mit ausführlicher Literatur über die experimentelle Erzeugung einer Pankreatitis auf allergischer und parallergischer Grundlage findet man bei KORN (1963). Unter den früheren Arbeiten ist vor allem zu nennen:

Horsters und Wülfinghoff (1938), Thal und Brackney (1954), Thal (1955), Thal (1955), Thal u. Mitarb. (1955, 1956, 1960), Wang, Strauss und Adlerberg (1958), Chryssanthou und Antopol (1961). Weitere einschlägige Mitteilungen Metzgar, 1964.

m) Postoperative Pankreatitis

Eine Art der Bauchspeicheldrüsenentzündung, die im pathogenetischen Sinne nur wegen der Umstände eine Sonderform darstellt, im Grunde aber keinen besonderen Ursachenkomplex in sich trägt, bildet die postoperative Pankreatitis.

Sie steht auf der einen Seite der traumatischen Pankreatitis nahe, auf der anderen Seite den Ereignissen — Gangverschluß, Durchblutungsstörungen und Einwirkung von Blutabbau —, die in der Pathogenese jeder Pankreatitis eine Rolle spielen. Sie kommt in einer unterschiedlichen Häufigkeit nach Oberbauchoperationen vor, ihre Prognose ist immer ernst. Die unterschiedlichen Angaben über ihre Häufigkeit rühren zu einem Teil von Nomenklaturfragen her. Manche Autoren bezeichnen jeden Diastaseanstieg im Blut im Anschluß an eine Operation als „postoperative Pankreatitis". Dies ist sicher nicht korrekt, da häufig ein Speichelödem nach derartigen chirurgischen Eingriffen entstehen kann, das zu einer Fermententgleisung führt, ohne daß damit eine Pankreatitis bereits im Gange wäre.

So ist beispielsweise die Statistik von G. Maurer (1959) schwerlich verwertbar, da als Indiz für die Diagnose einer Pankreatitis ausschließlich Diastase in Blut und Harn benutzt wird. Fermententgleisung ist aber nicht gleichzusetzen mit Pankreatitis. Der gleiche Autor gibt die Häufigkeit von Pankreatitis mit Nekrose mit $2,9^0/_{00}$ an. Auch die hohe Zahl von 51 % postoperativer Pankreatitiden, die Abasow (1968) erwähnt, hat ihre Begründung in der Tatsache, daß Amylaseerhöhung mit Pankreatitis gleichgesetzt wird.

Daß Fermenterhöhungen im Blut, auch wenn sie lange anhalten, im Anschluß an Magenoperationen vorkommen, ohne daß eine postoperative Pankreatitis vorliegt, hat W. Maurer (1965) gezeigt. Er kommt zu dem Schluß, daß ein Speichelödem, nicht eine Pankreatitis, häufig nach einer Oberbauchoperation auftreten kann. Wir verweisen auf diese klinische Arbeit besonders im Hinblick auf unsere Unterscheidung zwischen dem Speichelödem einerseits und der Pankreatitis andererseits.

Auch Singh, Okokubu, James, Salmon und Howard (1965) haben an einem großen Material gezeigt, daß Amylaseschwankungen im Blute nach chirurgischen Eingriffen im Oberbauch nicht selten sind. Damit ist aber noch nicht der Sachverhalt einer postoperativen Pankreatitis gegeben, vielmehr ist nur angezeigt, daß der Abfluß des Bauchspeichels etwas behindert ist. Die Ursache dafür kann vielgestaltig sein, eine postoperative Verquellung der Darmschleimhaut, eine falsche Peristaltik und dergleichen mehr. Aber selbst die „echte" postoperative Pankreatitis kann gelegentlich klinisch stumm verlaufen und erst auffällig werden, wenn sie zu einer Passagestörung des Dünndarmes durch vernarbende Fettgewebsnekrosen im Netz geführt hat. Seifert und Trefetz (1965) sprechen geradezu von der postpankreatitischen Kompressionsstenose. Ähnliches wird von Brust und Chen (1962) berichtet.

Die Mehrzahl der Fälle von postoperativer Pankreatitis kommt vor nach Magen- oder Gallenwegeingriffen (Abb. 197). Die Billroth II-Resektion ist für die

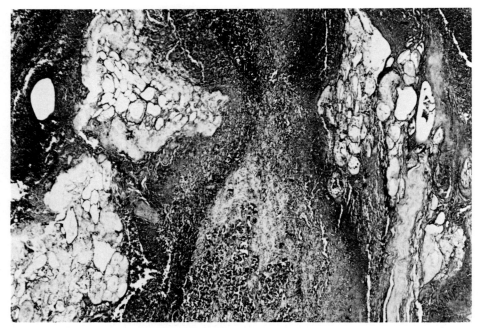

Abb. 197. 50 Jahre alt gewordene Frau (SN 358/65, P. I. Karlsruhe). Gallenblasenempyem. Postoperative Pankreatitis. Massive konfluierte tryptische Parenchym- und Fettgewebsnekrosen mit blutiger Durchsetzung. Formalin, Paraffin, Hämatoxylin-Eosin-Färbung, Mikrophotogramm, Vergr. 1 : 100

Bauchspeicheldrüse gefährlicher als die nach Billroth I; die Gastrektomie gefährdet das Pankreas mehr als die Billroth II-Resektion. Die postoperative Pankreatitis ist die typische Komplikation des 3. und 4. Tages nach den genannten chirurgischen Eingriffen (W. Hess, 1962). Burton u. Mitarb. (1957) sahen 5 tödlich verlaufende Fälle von postoperativer Bauchspeicheldrüsenentzündung bei 348 Gastrektomierten, dagegen 12 einschlägige Fälle nach 1 689 Magenresektionen nach Billroth II. Eine gleichartige Statistik gibt Wallenstein (1958), der in 16% aller Magenresezierten nach Billroth II eine Hyperamylasämie fand und bei 1 789 Patienten mit derartigen Operationen 12 Kranke an postoperativer Pankreatitis verlor. Bei 605 Patienten mit Billroth I-Magenresektionen trat in keinem Falle eine Pankreatitis auf. Hess (1961) bearbeitete in systematischen Untersuchungen den Amylaseanstieg nach Gallengangsoperationen. In 17,8% waren Amylasestörungen nachzuweisen, in 2,4% kam eine manifeste Pankreatitis vor, die in 9,6% tödlich verlief. Wichtig erscheint — nicht nur wegen der Therapie, sondern auch für das Verständnis der Pathogenese —, daß es gelang, durch Inkanulierung des Pankreasganges über 4—5 Tage lang den Amylaseanstieg von 17,8% auf 4,2% zu senken. Unter 121 Gastrektomien waren in der Serie von Dressler u. Mitarb. (1967) 4 tödliche Pankreatitisfälle. Unter 192 akuten Pankreasnekrosen, die Link (1965) in seinem Obduktionsgut beobachtete, waren 59mal operative Eingriffe im Oberbauch, zweimal Uterusexstirpationen und einmal eine Elektroresektion der Prostata vorausgegangen. A. MEYER (1965) gibt nach Gallenwegsoperationen 2,8% und nach Magenoperationen 2,7% postoperative Pankreatitiden an. Fälle einer postoperativen Pankreatitis nach Choledochotomie und Cholangiographie wurden von HERSHEY und HILLMANN (1955) beschrieben.

Die postoperative Pankreatitis droht nach den Erfahrungen von KAPRAL (1966) besonders bei dem penetrierenden Ulcus duodeni, bei dem im Zuge der Lösung der Drüse vom Duodenum notwendigerweise das Pankreas lädiert werden muß.

Die Prognose der postoperativen Pankreatitis ist immer sehr ernst (BOLES, 1956), nach den Angaben von PONKA, LANDRUM und CHAIKOF (1961) beträgt die Mortalität 46%, nach der Sammelstatistik von BERMAN u. a. (1961) 49%! Gelegentlich führt die Nierenschädigung infolge einer derartigen Pankreatitis — bei beherrschten örtlichen Verhältnissen — zum Tode (BOLES, 1956). Bezüglich der Pathogenese zeigen Injektionsversuche von KELLY und TROYER (1963), daß der kleine Pankreasgang bei Magenresektionen relativ gefährdet ist. Zur postoperativen Pankreatitis kommt es, wenn der Santorinische Gang ligiert wird, wegen der individuellen Gangverhältnisse aber keinen Anschluß (d.h. Abfluß) an den Ductus Wirsungianus hat oder gar den einzigen Ausgang darstellt.

SIMONS (1957) gibt folgende pathogenetische Möglichkeiten und Faktoren für die Entstehung einer postoperativen Pankreatitis an:

1. Ligatur der gastroduodenalen oder der oberen pankreoduodenalen Arterien,
2. Verschluß eines Pankreasganges, besonders des Ductus Santorini,
3. postoperativer Sekretionsreiz (Diätfehler),
4. Trauma während der Operation,
5. neurovegetative Irritation,
6. Oddi-Spasmus, Reflux.

Bei der Durchsicht dieser Faktoren wird deutlich, daß sich die postoperative Pankreatitis in ihrer Pathogenese nicht grundsätzlich von den andersartigen Bauchspeicheldrüsenentzündungen unterscheidet. So hat HOFERICHTER (1964) im Tierexperiment Erkenntnisse über die Entstehung der Pankreatitis gewonnen und diese auf den Sonderfall der postoperativen Form angewandt. Die dabei aufgezeigten Möglichkeiten gelten aber in gleicher Weise für die anderen Pankreatitisformen.

Bei chirurgischen und präparativen Eingriffen an den Gallenwegen gelten die gleichen pathogenetischen Verhältnisse, hierbei kommt noch die unmittelbare Irritation der Papille als eine besondere Bedingung hinzu (BLATHERWICK u. PATTISON, 1954; HERSHEY u. HILLMAN, 1965).

Fall 8. SN 692/62, P.I. Kiel, P.A.1411. 64 Jahre alt gewordene Frau, Cholecystektomie wegen Cholelithiasis und Typhusdauerausscheidung seit 16. Jahren. Hypertonie.

Am dritten postoperativen Tag blutige Durchfälle und stetig abnehmende Harnmengen bis 20—40 ml pro Tag. Harnstoff auf 310 mg-% angestiegen. Am zwölften postoperativen Tag Tod im protrahierten Kreislaufkollaps.

Anatomisch wurde gefunden (Auszug aus der Sektionsdiagnose): Chronische Cholangitis, Cholangiolitis mit zahlreichen stecknadelkopfgroßen Gallenkonkrementen. Chronische cholangiolitische Hepatitis mit Vernarbung. Drei etwa erbsgroße Gallensteine im distalen Teil des Ductus choledochus, davon einer in der Vaterschen Papille bei gemeinsamer Endstrecke.

Postoperative akute Exacerbation einer chronischen tryptischen Pankreatitis mit ausgedehnten, freien Parenchymnekrosen. Dissiminierte und verschiedene alte Fettgewebsnekrosen des peripankreatischen Fettgewebes bis zum Milzhilus, teilweise mit Kalkimprägnation. Retroperitoneale Nekrose im Nierenlager, extraperitoneale Phlegmone.

Akute Tubulusnekrose der Nieren, sog. akute Nephrose.

Hämorrhagische Diathese mit ausgedehnten Haut- und Schleimhautblutungen.

Außer der postoperativen Pankreatitis nach Magenresektionen und Gallenwegsoperationen gibt es eine Reihe von Beobachtungen, die noch viel schwerer pathogenetisch zu erklären sind, nämlich solche, die auftreten nach operativen Eingriffen in ganz anderen Körperregionen, bei denen sicher keine örtliche Kreislaufbehinderung erfolgen kann (DE GREGORI u. Mitarb., 1954). Nach einer endovesicalen Papillomentfernung trat anschließend ein schweres epigastrisches Schmerzbild auf, der Tod erfolgte kurze Zeit später an einer akuten Pankreatitis. Ähnliches zeigt auch ein Bericht von BLEDSOE (1962). Nach einer Hysterektomie wegen Uterus myomatosus kam es zu einer akuten Pankreatitis — freilich bei Ascaridiasis. Hierbei überschneiden sich begrifflich die „postoperative Pankreatitis", die „Pankreatitis als Zweitkrankheit", die „terminale Pankreatitis" und vielleicht auch die „nervale Pankreatitis".

Weitere Literatur findet sich bei: CASSEL und MALEWITZ (1950), FERRIS, LYNN, CAIN und BAGGENSTOSS (1957), PENDOWER und TANNE (1959), YOVANOVITCH und KANGRGA (1961), KAZMERS (1964), PSTRUZINA und RONSKY (1968).

n) Medikamentös bedingte Pankreatitis

In der letzten Zeit wird immer wieder von einer Pankreasschädigung durch (Hydro-)Chlorothiazid berichtet. Es ist nicht immer ganz klar aus den Berichten zu ersehen, ob es sich wirklich um eine Entzündung oder mehr um eine toxischdegenerative Veränderung der Bauchspeicheldrüse handelt.

Chlorothiazid ist seit 1957 als Diuretikum und Antihypertensivum in Verwendung. Es werden in der Wirkungsweise toxische Faktoren, aber auch Elektrolyt-Störungen auf das Pankreas angeschuldet. JOHNSTON und CORNISH (1959) weisen vier Beobachtungen vor. Die Autoren schließen aus einer Diastaseerhöhung im Serum während einer Chlorothiazid-Behandlung auf eine unmittelbare pankreotoxische Wirkung (PRATT u. Mitarb., 1960, 1963; CORNISH, MCCLELLAN und JOHNSTON und BRIGHT, 1961). VYKURIL (1966) beobachtete den Tod eines 58jährigen Mannes an akuter Pankreatitis. Der Patient hatte 5 Monate Hydrochlorothiazid erhalten. Ob hier wirklich ein Kausalzusammenhang vorliegt, ist keineswegs sicher.

Einen interessanten Fall berichtet SHANKLIN (1962), obwohl ich nicht glaube, daß die Pankreasveränderungen auf das Hydrochlorothiazid zurückzuführen sind. Ein $9^1/_2$jähriger Junge erhielt über 9 Monate wegen einer Polyarthritis Chlorothiazid. Beim Tode fand man keine Entzündung der Bauchspeicheldrüse, vielmehr eine Läppchenatrophie mit Fettgewebs-Substitution (primäre Lipomatose?, toxische Wirkung?). Der Autor ist geneigt, die Pankreasatrophie auf die Wirkung des Hydrochlorothiazid zurückzuführen.

Da Histamin eine unmittelbare Vermehrung des Speichelflusses sowohl unmittelbar als auch durch eine Secretinliberierung verursacht, kann es bei einer chronischen Pankreatitis durch Histamininjektion zur Auslösung eines Krankheitsschubes kommen, ohne daß man dann von einer „Histamin-Pankreatitis" sprechen sollte (SCHROGIE u. Mitarb., 1965).

o) Die sog. Alkohol-Pankreatitis

Aus dem anatomischen Substrat kann man keine Schlüsse auf die *Ätiologie* ziehen. Der Alkoholismus in seiner Bedeutung für die Entstehung der Pankreatitis kann nur aus der Vorgeschichte und der Statistik erhellen, im Sektionsgut kann man aus anderen Organbefunden auf eine Alkoholschädigung schließen, Sicherheit aber gibt die anatomische Durchforschung der Bauchspeicheldrüse nicht. Der Alkohol-Usus und -Abusus als Ursache der Pankreatitis ist immer wieder behauptet, ja gelegentlich ganz in den Vordergrund der ätiologischen Überlegungen geschoben worden, ohne daß der pathogenetische Mechanismus bekannt wäre. In allen auch noch so uneinheitlichen Statistiken findet man Alkoholiker und Abstinenzler, Gallensteinträger, Adipöse und Unterernährte. Auch der „klassische Fall" von HALSTED und OPIE (1901) mit eingeklemmtem Papillenstein hatte eine Alkoholanamnese.

Die Pankreatitis-Entstehung befindet sich in der gleichen Situation wie die Lehre von der alkoholisch bedingten Lebercirrhose: Große Zahlenzusammenstellungen beweisen den Zusammenhang, wie aber der Weg der Alkoholschädigung verläuft, ist ganz unklar. BERMAN u. Mitarb. (1960) glauben, daß die Duodenalschleimhautschwellung beim Alkoholiker eine wesentliche Rolle bei der Entstehung der Alkohol-Pankreatitis spielt.

Es ist *nicht* möglich, im Experiment durch Alkoholgabe eine Pankreatitis zu erzeugen. SARLES (persönliche Mitteilung) hat dies mit *den* Mengen Alkohol versucht, die auf das Körpergewicht bezogen seine Patienten zu sich genommen hatten. Wir selbst haben Ratten ausschließlich mit Wein als einziger Flüssigkeitszufuhr seit ihrer Geburt ernährt, ohne daß eine Pankreatitis entstanden wäre. Die Untersuchungen von RITTER (1964, 1965) am Menschen zeigten mehr die Bedeutung der Alkoholschädigung von Duodenalschleimhaut und Sphincter Oddi als eine eigentliche toxische Pankreaswirkung. Ohne daß in den ersten 50 Wochen lichtoptisch auffällige Veränderungen nachgewiesen waren, zeigten die elektronenmikroskopischen Untersuchungen von DARLE, EKHOLM und EDLUND (1970) an Ratten eine Vermehrung der Fetttröpfchen in den Acinusepithelien, eine Mitochondrienanschwellung und eine Reduktion der Maschen des endoplasmatischen Reticulums. Disseminiert verteilte Degenerationsherde lagen im Acinusbereich, in den centroacinären Zellen und den Gangepithelien vor. Entzündungszeichen fehlten. Ganz ähnliche Befunde erhoben TASSO u. Mitarb. (1967), aus der Arbeitsgruppe von SARLES.

Das Pankreas bei exzessivem Alkoholismus zeigt meist *keine* entzündlichen Erscheinungen, keine tryptischen Nekrosen, wohl aber eine ausgedehnte, mehr degenerative Parenchymschädigung, eine „Entlaubung der Pankreasgänge", eine Auflichtung des Drüsengefüges (Abb. 198). DOERR (1964) hat eine „entparenchymisierende Pankreatitis" bei einem Potator strenuus (Matrose) beobachtet,

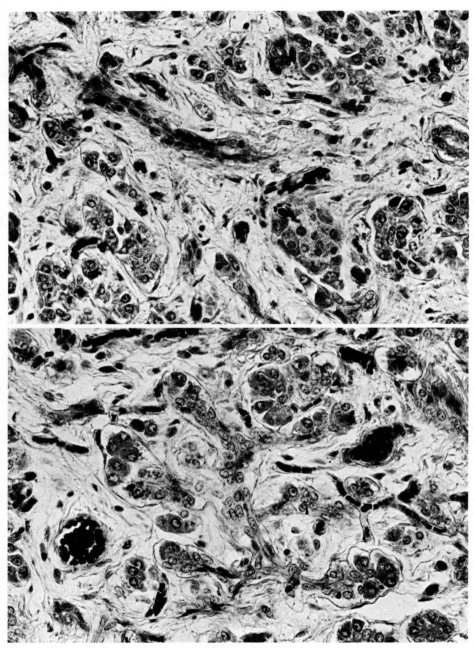

Abb. 198. Alkoholisch bedingter Pankreasschaden: Hochgradige Atrophie und degenerative Umformung der Acini, ,,Entlaubung der Speichelgänge", Lockerung des Drüsenverbandes, strotzende Hyperämie der Capillaren. Formalin, Paraffin, Hämatoxylin-Eosin-Färbung, Mikrophotogramm, Vergr. 1:240

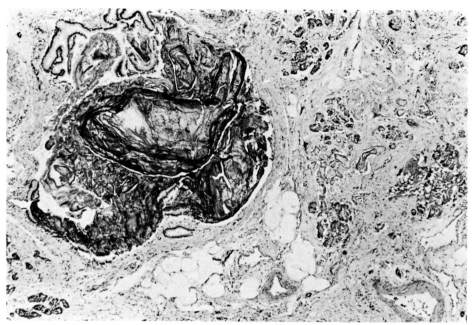

Abb. 199. 40 Jahre alt gewordener Mann (SN 428/70, P. I. FU Berlin). Hochgradiges Potatorium. Tod an Oesophagusvaricenblutung bei portaler Hypertension wegen Lebercirrhose. Pankreas: Hochgradige chronische Pankreatitis mit Erweiterung der Gänge, Ausguß der Lumina mit teilweise geschichtet ausgefälltem Sekret. Entlaubung der kleinen Speichelgänge, lobulierter Verband noch erkennbar. Formalin, Paraffin, PAS-Färbung, Mikrophotogramm, Vergr. 1:80

bei dem er Mühe hatte, das Pankreas histologisch als solches zu erkennen. Die funktionierende Masse also ist erheblich reduziert. Das untergehende Parenchym wird von mehr oder weniger heftigen Resorptionsinfiltraten abgeräumt. Wenn wir uns erinnern, daß wir bei der Einteilung der Pankreatitisformen das Gemeinsame aller Bauchspeicheldrüsenentzündungen in der Reduktion des Parenchymes und dem möglichen Übergang in die tryptische Entzündungsform sahen, dann läßt sich auch die Pathogenese der Pankreatitis bei Alkoholismus leichter verstehen. Bei dem Alkoholschaden tritt eine hochgradige Reduktion des Parenchymes — zunächst mehr degenerativer Art — ein (Abb. 199).

Der Übergang dieser zunächst gar nicht entzündlichen Form in die organeigene Entzündungsform, die tryptische Entzündung, wird ermöglicht und begünstigt durch den Narbenzug in nahezu allen Drüsenbezirken und durch Abbiegung subalterner Gangabschnitte. Die Bilder, die SARLES (1959, 1962, 1964, 1964a) von der calcifizierenden Pankreatitis im histologischen Bereiche zeigt, weisen keine tryptischen Nekrosen auf. Seine Patienten hatten keine Kreislaufbeeinträchtigungen (SARLES, 1964). Man kann die Sarlesschen Pankreatitiden als alkoholisch bedingte, mit Kalkimprägnationen einhergehende chronische, nichttryptische Entzündungsformen beschreiben und sie unter die Sonderformen der chronischen Pankreatitis einreihen (s. S. 420ff.), die vielleicht in der Pankreascirrhose enden.

Außer der acinären Dyschylie durch den Alkoholschaden, auf die SARLES (1970) hingewiesen hat, ist eine Beeinflussung des gesamten oberen Verdauungstraktes durch eine Stimulation der Magen- und Pankreassekretion denkbar (SCHAPIRO u. Mitarb., 1961, 1968), möglicherweise bei gleichzeitiger Sphinctersklerose der Papille (RITTER, 1964). Vielleicht erklärt sich die höhere Anzahl und die Dauerhaftigkeit der Magengeschwüre, die DREILING u. Mitarb. (1969) bei alkoholisch bedingten Pankreatitiden gesehen haben, über diesen Mechanismus. Die Stimulation mag bei der Entstehung der ersten Manifestation eine Rolle spielen, im Falle der ausgebildeten, möglicherweise chronischen Pankreatitis läßt die exkretorische Funktion nach. Dies ist zunächst die Folge der acinären Dyschylie, später des weiteren Parenchymverlustes, so daß die alkoholisch bedingte Pankreatitis wie jede andere in der Pankreasinsuffizienz endet, auch wenn es lange dauert, bis die Funktionsminderung offenkundig wird (GOEBELL u. Mitarb., 1970).

Mit dem Alkoholismus ist oft eine calorisch unterwertige Ernährung verbunden — ursächlich oder parallel, gastroenteritisch oder sozial bedingt —, die ebenfalls eine Rolle bei der Entstehung der Pankreatitis spielen könnte. Eine Ausnahme von diesem skizzierten Faktorenkomplex stellen die Fälle von SARLES dar, bei denen die besonders fettreiche Ernährung gleichsam eine ständige Überbeanspruchung der Drüse bewirkt.

Beim Alkoholismus wird fast regelmäßig eine Hyperlipämie gesehen, so daß erwogen wurde, diese für die Entstehung der Pankreatitis verantwortlich zu machen. Auf die Syntropie von Hyperlipämie und Pankreatitis haben KLATSKIN und GORDON (1952) hingewiesen. Möglicherweise stellt die Hyperlipämie eine meßbare Größe des durch Alkohol geschädigten Stoffwechsels dar. BRAUNSTEINER u. Mitarb. (1967) haben an Hand ihres Materials bewiesen, daß nicht die Hyperlipämie als Folge der Pankreatitis zu werten sei, vielmehr die Ursache dieser Erkrankung in einigen Fällen darstellt. Es scheint gleichgültig zu sein, woher diese Hyperlipämie kommt. Wie allerdings der pathogenetische Weg im einzelnen verläuft, ist unklar. Durch die Untersuchungen an 11 Patienten kommen GEOKAS u. Mitarb. (1969a, b) zu dem Schluß, daß die Hyperlipämie, die etwa bei einer Pankreatitis festgestellt wird und über deren Dauer man also nichts aussagen kann, durch mehrere Umstände z.B. auch durch ein hormonales Mißverhältnis bedingt ist.

Für unsere Einteilung ergibt sich die bis heute nicht zu entscheidende Alternative: Wenn die Pankreatitis durch die Hyperlipämie verursacht ist, dann handelt es sich um eine metabolisch bedingte; wenn sie durch die mittelbare Alkoholwirkung hervorgerufen wird, dann gehört sie zu den toxischen Schäden. Wenn die Hyperlipämie schließlich als Folge der chronischen Pankreatitis — etwa über einen Diabetes mellitus — auftritt, dann ist sie den Komplikationen der chronischen Bauchspeicheldrüsenentzündung zuzurechnen.

Die vor allem in den USA und in Südafrika zur Beobachtung kommenden alkoholisch akuten und chronischen, *auch* tryptischen Pankreatitisformen, haben bei der erheblichen Parenchymschädigung den Übergang in die tryptische Form vollzogen. Hierbei spielen eigenartigerweise Art und Konzentration der Alkoholika keine oder nur eine geringe Rolle.

Auffallend — und zunächst ungeklärt — sind die verschiedenen Angaben über die ätiologische Bedeutung des Alkohols in den einzelnen *Ländern*. Die Spitze

Tabelle 20. Verteilung der Pankreatitis nach der Ursache in den einzelnen Ländern. (Nach WHITE, 1966)

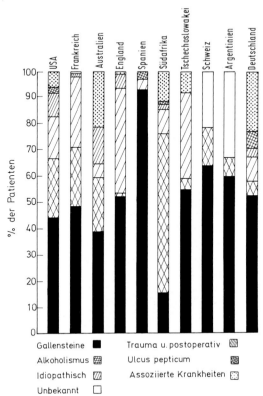

hierbei halten die USA und Frankreich. Andere Länder, in denen der Alkoholkonsum nicht wesentlich geringer ist — Deutschland, England, ČSSR —, geben nur einen sehr geringen Prozentsatz an sog. Alkohol-Pankreatitis an. Oft ist in europäischen Zusammenstellungen der Alkohol als Ursache gar nicht aufgeführt, da er nach der Meinung der Autoren keine entscheidende Rolle im Ursachenkomplex der Pankreatitis spielt. GÜLZOW (1958) diskutiert die Möglichkeit, ob der Alkoholismus nicht die Folge der pankreatischen Schmerzen, weniger die Ursache der Pankreatitis sei.

Die Tabellen 20, 21, die sich auf die Angaben von WHITE (1966) und GOEBELL (1969) stützen, zeigen Häufigkeitsangaben über die Alkohol-Pankreatitis. Sie ist nach Ländern geordnet, da bei Ordnung nach den Autoren oder nach den Jahresangaben ein ganz uneinheitliches Bild erscheinen würde. Akute und chronische Pankreatitiden sind gleichermaßen aufgeführt. Zum Vergleich ist die Gallenwegbeteiligung beigefügt. Hierbei ergibt sich zwar auch eine große Streubreite, aber doch ein relativ einheitliches Bild, zumindest keine regionalen oder geographischen Unterschiede.

Eine besondere Häufung von Pankreatitisformen mehr in der Form, wie sie SARLES beschreibt — alkoholisch bedingt, chronisch, schmerzend, mit oder ohne

Tabelle 21. Häufigkeit der alkoholischen Pankreatitis in verschiedenen Ländern. (Nach GOEBELL, 1969)

Land	Anzahl der Fälle	Art	% Alkoholiker	Autor
USA	332	akut, chronisch	20	IVY et al. (1952) Sammelstatistik [16]
USA	849	akut, chronisch	29	BELL (1958) Sammelstatistik [2]
	102	akut	14	BELL (1958)
	77	chronisch		eigene Fälle [2]
USA	1462	akut, chronisch	29 (5—61)	HOWARD et al. (1960) Sammelstatistik [15]
	371	akut, chronisch	25	HOWARD et al. (1960) eigene Fälle [15]
USA	100	chronisch, ohne Calcifizierung	22	DREILING et al. (1962) [12]
	24	chronisch, mit Calcifizierung	46	
Südafrika	243	akut, chronisch	61	MARKS et al. (1963) [29]
	40	chronisch, calcifizierend	95	
Australien	168	akut, chronisch	22	BOYER et al. (1960) [5]
Uganda	36	chronisch, calcifizierend	ca. 50	SHAPER (1964) [25]
Frankreich	100	chronisch, calcifizierend	99	SARLES et al. (1965) [21]
	15	chronisch, ohne Calcifizierung	0	
	91	akut	0	
Frankreich	47	chronisch, mit Calcifizierung	15	SORS et al. (1965) [21]
	41	chronisch, ohne Calcifizierung	27	
Frankreich	53	chronisch, mit Calcifizierung	50	MERCADIER (1965) [21]
	46	chronisch, ohne Calcifizierung	11	
England	90	akut chronisch	19	JOSKE (1955) [17]
England	141	akut	0	POLLACK (1959) [22]
England	34	chronisch, ohne Calcifizierung	4,5	HOWAT (1965) [21]
	10	chronisch, mit Calcifizierung		
Irland	53	chronisch	7,6	FITZGERALD (1963) [13]
Tschechoslowakei	151	chronisch	4,6	HERFORT (1965) [21]
Schweiz	15	chronisch (in 5 Jahren)	ca. 50	HAEMMERLI (1965) [21]
Deutschland	202	chronisch	11	BARTELHEIMER (1964) [1]
Deutschland	40	chronisch	6	CREUTZFELDT (1963) [7]

Calcifikationen, stets ohne Kreislaufbeeinträchtigungen —, werden in Südafrika bei den Negern der Minen beobachtet (LAWSON, 1962; MARKS u. Mitarb., 1965), die auch einen erheblichen Konsum an minderwertigen Alkoholsorten haben, ferner bei den Uganda-Negern.

Eine Angabe über die ätiologische Bedeutung des Alkohols bei der Entstehung der Pankreatitis wird in Deutschland selten, erst in neuerer Zeit gelegentlich einmal gemacht. Das eigene Sektionsgut ist für derartige Erhebungen nur wenig geeignet, weil meist auch der einweisende Kliniker keine Angaben über die Trinkgewohnheiten machen kann, obwohl unser eigenes Material aus verschiedenen

Zeiten und verschiedenen „Trinkregionen" stammt: aus einer Großstadt (Berlin), einer Hafenstadt (Kiel) und einem Weinbaugebiet (Karlsruhe).

BELL (1958) hat seinen Standpunkt auf die Formel gebracht, daß unter dem 40. Lebensjahr der Alkoholabusus, über dem 40. Lebensjahr die Gallenwegerkrankungen die entscheidenden Faktoren bei der Entstehung der Pankreatitis seien. FITZGERALD u. Mitarb. (1963) erklären lapidar: „Die Sphincter-Stenose ist relativ häufig, der Alkoholabusus nicht."

Der *Verlauf* der von manchen Autoren expressis verbis als „Alkohol-Pankreatitis" genannten Form ist langwierig. Im Durchschnitt treten die ersten Erscheinungen 8—10 Jahre nach Beginn des Alkoholabusus ein (HOWARD u. EHRLICH, 1961).

Die *Prognose* scheint bei der Cholecysto-Pankreatitis günstiger zu sein als bei der alkoholischen Pankreatitis (ALBO u. a., 1963). Die Bereinigung der Gallenwege ist offenbar einfacher als die Alkoholabstinenz. Die Gallenwegsanierung bringt die Krankheit zum Stillstand, die Alkoholschädigung führt aber — nach Art der perniziösen Vernarbung — auch nach Alkoholentzug zu einer diffusen weitergehenden Vernarbung. Nach PAULINO-NETTO, DREILING und BARONOFSKY (1960) entsteht das Pankreascarcinom eher auf dem Boden einer chronischen alkoholisch bedingten Pankreatitis als nach anderweitigen Pankreatitiden.

Die beste *Therapie* — soweit es eine gibt — ist die Abstinenz (ALBO, SILEN und GOLDMAN, 1963).

Für das Allgemeinverständnis dieser alkoholisch bedingten Pankreatitis ist bemerkenswert, daß eine Hyperlipämie besteht, die mit der Schwere der klinischen Erscheinungen schwankt. Es ist unklar, ob die Hyperlipämie durch den Alkoholismus oder durch die Pankreatitis verursacht worden ist. Vermutlich spielt die Hemmung des offenbar in der Bauchspeicheldrüse gebildeten Lipoproteid-Lipase-Inhibitors eine Rolle (KESSLER, KNIFFEN u. JANOWITZ, 1963).

Hierzu muß erwähnt werden, daß die essentielle Hyperlipämie die Entstehung einer chronischen Pankreatitis begünstigt. Hier berührt die so entstandene Pankreatitis die Gruppe der hereditären Pankreatitiden. Zuweilen werden die Plasmagesamtlipide unverändert gefunden, dagegen steigt der Lysolecithingehalt des Plasmas beim Alkoholiker an (BLASS u. DEAN, 1966).

p) Die sog. Cholecysto-Pankreatitis

Bei allen Überlegungen über die Ätiologie und die Pathogenese der Pankreatitis muß die Bedeutung der Gallenwege mit ihren Möglichkeiten als Entzündungsherd einerseits und als Lieferant der chemisch wirksamen Galle andererseits in Rechnung gesetzt werden. Wie hoch allerdings dieser „Gallengangfaktor" oder der „Nachbarschaftsfaktor" einzusetzen ist, ist nicht geklärt, die Angaben in der Literatur sind je nach dem Standpunkt und je nach der definitorischen Sprachregelung unterschiedlich.

Die Form der sog. Cholecysto-Pankreatitis, die auch als biliäre Pankreatitis bezeichnet wird, ist im eigentlichen Sinne keine „Sonderform", wenn man nach der Häufigkeit der nachgewiesenen Kombinationen von Pankreas- und Gallenweg-Erkrankungen geht. Die Gallenwegerkrankung stellt aber nicht eine conditio sine qua non dar. Dies ist der Grund, warum der ursprünglich von OPIE (1901) erstmals ausgesprochene kausale Zusammenhang nicht absolut verbindlich ist, und warum wir daher die Cholecysto-Pankreatitis als Sonderform aufführen, besonders in der Mechanik, dem Chemismus und nach der chronischen Entzündungspenetranz gleichsam als eigene Krankheit. Die ungewöhnliche Schwankungsbreite der Angaben in der Literatur über die Häufigkeit dieser Kombination (Tabelle 18) erklärt man sich zum Teil durch die Definition der jeweiligen Krankheitsbilder. Einige Autoren haben jede Gallensteinbildung als Begleiterkrankung aufgefaßt, andere nur die nachgewiesenen entzündlichen Schübe oder Koliken. NORDMANN (1929, 1938) kommt durch die Betrachtung der Syntropie allein zu dem Schluß, daß eine Pankreatitis *ohne* Gallenwegerkrankung zu den größten Seltenheiten gehört. Die Patienten (meist Männer) mit intakten Gallengängen haben bezüglich ihrer Pankreatitis eine schlechtere Prognose als die Kranken, die im Intervall — wegen Steine oder ähnlichem — cholecystektomiert werden können.

Bei engerer Betrachtung, bei dem Versuch nämlich, eine kausale Beziehung oder zumindest eine gleichzeitige Entzündung in beiden Gangsystemen nachzuweisen, ergeben sich niedrigere Zahlenwerte. Steine in der Gallenblase werden im Obduktionsgut von ENQUIST und GLIEDMANN (1958) bei 85 an Pankreatitis Verstorbenen in gleicher Häufigkeit wie in einem vergleichbaren Kontrollkollektiv angetroffen.

Die pathogenetischen Beziehungen beider Erkrankungen lassen sich trotz ungeheurer Mühen, die darauf gerichtet waren, nur sehr allgemein definieren: Man kann auf die gemeinsame Entwicklung hinweisen, auf das Konfluens in der Papille, auf die Tücken der Konstruktion von Schleimhaut- und Muskelwerk in der Papille, schließlich auf die verschiedenen Druckverhältnisse in den Gangsystemen, auf die gleiche Giftempfindlichkeit und vieles andere mehr. Die enge funktionelle Verbindung beider Gangsysteme zeigt sich auch in der Tatsache, die GRENIER (1961) experimentell zeigte, daß ein Verschluß des Pankreasganges zu einer Atonie und Erweiterung der Gallengänge führt.

Man kann eine besondere Häufung der Gallenwegerkrankungen bei Pankreatitis-Statistiken sichern, man hat mit der Sanierung der Gallenwege hinsichtlich der Prognose der Pankreatitis gute Erfahrungen (LATASTE u. DOCQUIER, 1962). Es ist auffallend, wie wenig Pankreatitisfälle bekannt werden bei Patienten, bei denen lange Zeit zurück eine Cholecystektomie vorgenommen worden ist. Dies ist eine Stütze der statistisch gesicherten Häufung beider Erkrankungen, sagt aber nichts über die Kausalkette aus. Über genauere und präzisere pathogenetische Vorstellungen, über die jeweilige Verzahnung beider Erkrankungsbilder, wem das Primat und wem die Schuld der Entzündungsunterhaltung zuzuordnen sei, weiß man wenig. Neben der gesicherten Syntropie zwischen den beiden Erkrankungen steht die andere Tatsache, daß die Galle allein keine Pankreatitis, ja keine Schädigung der Pankreaswege hervorruft. Wie wenig die Galle für sich allein unter physiologischen Drucken eine Pankreatitis zu erzeugen in der Lage ist, zeigen die Untersuchungen von GROSS, RAFFUCCI, BRACKNEY und WANGENSTEIN (1955). Sie leiteten die Galle — ohne Druckerhöhung— bei Hunden durch die Drüse, ohne daß eine Pankreatitis entstand. Unter physiologischen Drucken vermag die Galle im Pankreasgang nichts auszurichten (WHITROCK u. Mitarb., 1955). Die Mischung von Galle und aktivem Pankreassaft dagegen scheint nicht ganz gleichgültig zu sein, da sie dem Gewebe gegenüber nicht inert ist (ELLIOT, WILLIAM u. ZOLLINGER, 1957).

Die Refluxtheorie von OPIE (1901) schien dieses Problem zu lösen — mit ihrer Entthronung ist auch die „aktivierende" Wirkung der Galle gefallen.

Abgesehen von dem seltenen Fall eines Papillensteines mit einem Reflux und der Druckerhöhung sind die Beziehungen beider Erkrankungen angesichts der Tatsache, daß Galle allein nicht zu einer Pankreatitis führt, unklar. DOERR (1959) hat vergleichend anatomisch nachgewiesen, daß die Tiere, die eine weite Distanz zwischen ihren Gangmündungen besitzen, *auch* pankreatitisfähig sind, so daß ohne unmittelbare Gallenbeteiligung eine Pankreatitis durchaus entstehen kann.

KNORRE (1964) glaubt, daß ein Teil der Gallensteine gar nicht mechanisch — als Papillenstein etwa — in den Ursachenkomplex der Pankreatitis eingreift, vielmehr durch einen erhöhten Sekretionsreiz und durch die Dyskinesie auch des Ductus Wirsungianus pathogenetisch wirksam werden.

Wie auch immer die Diskussion laufen mag: Für den Kliniker, vor allem für den Chirurgen, ist die pathogenetische Einheit der Cholecysto-Pankreatitis bzw. der Cholangio-Pankreatitis untrüglich und unabweisbar (KATSCH u. GÜLZOW, 1953; GÜLZOW, 1956; HOWARD u. EHRLICH, 1962; MALLET-GUY, 1963; DE ROSA, 1967). Beide Erkrankungen stellen „die bilaterale Krankheitsäußerung einer gemeinsamen Ursache" dar (VOSSSCHULTE, 1961).

Jeder chronisch an Gallenwegerkrankungen Leidende hat auch eine Pankreasbeteiligung (Begleit-Pankreatitis) (GÜLZOW, 1956). Die Zahl der Pankreasleiden hängt entscheidend von der Zahl der Gallenwegerkrankungen ab (ALTVATER u. KARITZKY, 1953).

Es gibt auch Autoren (LONGO, 1951, 1954), die der Ansicht sind, daß eine chronische Pankreatitis einen Gallenweginfekt unterhalten kann, schließlich auch eine chronische Duodenitis beide Gangsysteme in akute Entzündung zu versetzen mag. Autoren, die sich über die Krankheitseinheit vor allem vom chirurgischen Standpunkt aus geäußert haben, sind ausführlich aufgeführt bei CAROLI u. Mitarb. (1953), HOWARD und JORDAN (1956, 1960), RÉNYI-VÁMOS und JELLINEK (1958), MELZER (1959), LATASTE und DOQUIER (1962), HURVITZ, AVERBOOK und HURVITZ (1963), LAUSCHKE, ROITZSCH und SCHMECHEL (1964), GRIESSMANN (1964), DE ROSA (1967), AUERBACH (1968).

q) Pankreatitis im Kindesalter

Nicht durch die Ätiologie und nicht durch die Pathogenese, wohl aber durch die besonderen Akzente in diesem Lebensabschnitt ist diese Form herauszuheben. Trauma (traumatische Pankreatitis) und Wurmbefall stellen die zahlenmäßig größten Kontingente, aber auch die Nerval-, die Hereditär- und die Steroid-Pankreatitis sind hier vertreten, am wenigsten die Choledocho-Pankreatitis. Eine Gruppe von kindlichen Erkrankungsfällen rekrutiert sich aus den hereditären Formen oder auch aus den Familien mit hereditärer Hyperlipämie. Gerade durch die Beobachtung kindlicher Bauchspeicheldrüsenentzündungen sind derartige Familien aufgefunden worden.

Die Pankreatitis im Kindesalter kann ätiologisch in vier Hauptgruppen unterteilt werden (SEIFERT, 1960):

1. Bakterielle Infektionen, canaliculärer Infektionsweg, z.B. bei Dyspepsie und frühkindlicher Enteritiden.
2. Virusinfektionen aller Art (z.B. Coxsackie, Masern, Mumps).
3. Toxisch-metabolische Schäden, vor allem bei Eiweißmangel, Dyspepsie und Intoxikation.
4. Mechanische Faktoren: Trauma, Askaris.

Nach KIRK (1958) sind 25% aller kindlichen Pankreatitis-Fälle durch eine Ascaridiasis, aber auch durch eine Entwurmungskur ausgelöst (DJOKOVIC, 1950; STEIN, 1963). Allerdings fanden STICKLER und YONEMOTO (1958) diesen hohen Prozentsatz nicht bestätigt. Sie konnten unter 38 Fällen der Literatur nur zwei Askaris-Pankreatitiden nachweisen.

Ein Teil der kindlichen Fälle von tryptischer Pankreatitis stellt eine Komplikation von Begleitentzündungen dar — die ja (G. SEIFERT, 1956) viel häufiger sind als sie diagnostiziert werden — bei Mumps (GÜLZOW, 1939; WHARTON u. SLOAN, 1958; STICKLER u. Mitarb., 1958; WHITE u. Mitarb., 1968), oder Masern (RADL u. WALZEL, 1957), oder auch nach Scharlach (VÉGHELYI, 1950), aber auch nach ganz andersartigen Infektionskrankheiten (GIBSON u. GIBSON, 1956; WOLMANN, 1962; HENDREN u. Mitarb., 1965, 1966; WILLIAMS u. Mitarb., 1957). FROMMEL (1963) berichtet über ein 10jähriges Mädchen, bei dem eine Appendektomie vorgenommen wurde, weil das Bild typisch erschien. Erst die maximal erhöhte Blutamylase zeigte die Pankreatitis an. In der älteren Literatur spielen besonders die Beobachtungen chronischer Pankreatitis-Fälle im Kindesalter durch angeborene Lues eine Rolle (STOERK, 1905; SCHMINCKE, 1924; SCHNEIDER, 1928; GRUBER, 1929).

Immer größer wird die Gruppe der Kinder, die einer Steroid-Pankreatitis unterliegen, wenn über lange Zeit aus ganz anderer Ursache Steroid-Hormone verabreicht werden (vgl. Steroid-Pankreatitis, S. 327). Hierüber berichten BAAR und WOLFF (1957), OPPENHEIMER und BOITNOTT (1960), SCHRIER und BULGER (1965), RIEMENSCHNEIDER u. Mitarb. (1968).

Die Gruppe der ungeklärten Krankheitsfälle im Kindesalter ist trotz aller Sondermechanismen noch umfangreich: NEZELOF (1954), PENDER (1957), OPPERMANN und KORN (1958), STICKLER und YONEMOTO (1958).

Manchmal ist die Pankreatitis auch Folge einer Gangatresie oder einer anderen Fehlbildung, z.B. des Duodenum (DORSEY u. RUZIC, 1953). Ohne Mißbildungen sind im Säuglingsalter nur ganz wenige einschlägige Fälle berichtet worden (SHANKS, ACTON u. COTTRELL, 1954; MIKLÓS, 1963).

Häufig wird von Pseudocysten bei Kindern nach *traumatischer Pankreatitis* berichtet (DICENSO, GINSBURG u. SNYDER, 1964; FLEMMING u. NEUTE, 1964; KILMAN u. Mitarb., 1964; UDEKUWU u. Mitarb., 1965; KERN u. Mitarb., 1969). Die traumatisch bedingte Pankreatitis ist die häufigste Ursache auch der Pseudocysten im Kindesalter (MILLER, 1964). Gelegentlich sind Pseudocysten bei sehr jungen Kindern vorgefunden worden, ohne daß ein Trauma oder eine Pankreatitis vorausgegangen ist. Es ist dann zu diskutieren, ob ein Geburtstrauma der Pseudocyste zugrunde liegt. So haben SZABÓ, GOMBKÖTÖ, LADÁNYI und TÓTH (1962) drei Beobachtungen von Pseudocysten des Pankreas nach Geburtstrauma gemacht. Auch der Krankheitsfall eines 5jährigen Knaben, den STRANSKY und HOFILEŇKA-

IBAY (1964) sahen, einer Pseudocyste ohne Trauma und ohne Pankreatitis könnte als Folge eines Geburtstraumas aufgefaßt werden (s. auch HOLLENDER u. ADLOFF, 1961) (vgl. Kapitel P, Trauma, S. 492ff.).

Die Diagnose bei Kindern ist, weil unvermutet, recht schwierig und wird nur selten richtig gestellt (BLUMENSTOCK, MITHOEFER u. SANTULLI, 1959; GIBSON u. GIBSON, 1956). In einer großen Gruppe bleibt die Pathogenese unklar.

Zu den Besonderheiten der Pankreatitis, die durch das Lebensalter bestimmt werden, gehört auch das Alters-Pankreas (BEREGI-JACOVICS, 1963). Die Pankreatitis im *Greisenalter* scheint in einigem anders zu verlaufen:

Die Beschwerden nehmen meist schleichend zu, Kreislaufstörungen treten zurück. Es ist möglich, daß die geringere Sekretproduktion des Greisen-Pankreas die Krankheit milder verlaufen läßt (BSTEH, 1959). Nach den Feststellungen von FIKRY (1968) ist die Trypsinaktivität um zwei Drittel der Norm im Greisenalter verringert. Dies mag sich in der Häufigkeit, nicht jedoch in der Qualitätsveränderung des Pankreas ausdrücken.

r) Pankreatitis und Rheumatismus

Immer häufiger werden einzelne Krankheitsgruppen herausgegriffen, in denen *auch* Veränderungen des Pankreas beobachtet werden. Es handelt sich dabei zumeist um eine entzündliche Begleitreaktion des reagiblen Organes bei einer Allgemeinerkrankung. Es kann also im strengen Sinne nicht von einer „Sonderform der Pankreatitis" gesprochen werden, sondern nur um eine mehr oder weniger auffällige Mitreaktion der Bauchspeicheldrüse, die nur dadurch erkannt wird, daß anatomisch am Sektionsfall die Bauchspeicheldrüse mehr und mehr systematisch untersucht wird, daß klinisch die Diagnostik und der Gedanke an die Bauchspeicheldrüse weiter in das ärztliche Bewußtsein vordringt. Häufig ist die Kenntnis dieser Mitreaktion nur durch das breitere Interesse des Untersuchers an dem lange Zeit wenig beachteten Organ bedingt.

Als Paradigma dieser Krankheitsgruppen — über deren „Sonderstatus" sich also streiten läßt — soll die Pankreatitis bei Rheumatismus behandelt werden, die gerade in der letzten Zeit mehr und mehr hervorgehoben wird.

Eines sei aber deutlich herausgestellt: Es gibt keine rheumatische Pankreatitis etwa mit Aschoff-Geipelschen Knötchen im Interstitium. Dies gilt auch dann, wenn während eines rheumatischen Fiebers oder während einer rheumatischen Endokarditis sowohl im Schmerzbild als auch in der Duodenalsaftanalyse die klinische Symptomatik einer chronischen Pankreatitis aufgezeigt wird (SOLNTSEV, 1966; MULLIN u. WILLIAMS, 1967; STEINBERG u. JONES, 1968). Die Kenntnis dieser Zusammenhänge ist auch wichtig wegen der Steroidtherapie bei bestimmten rheumatischen Manifestationen, wodurch chronische Pankreatitiden provoziert oder verschlimmert werden können (vgl. Steroid-Pankreatitis, S. 327) (SPARBERG, 1967; MULLIN u. Mitarb., 1968).

Bei dem Vergleich der rheumatischen Manifestationen an den Kopfspeicheldrüsen — bei dem Sjögren-Syndrom — haben FENSTER, BUCHANAN, LASTER und BUNIM (1964) an der Bauchspeicheldrüse *keine* charakteristischen Veränderungen nachweisen können.

SEIFERT, HEINZ und RUFFMANN (1967) haben eine besondere Form der Pankreatitis beim Lupus erythematodes beschrieben, die sie in Analogie zu den anderen

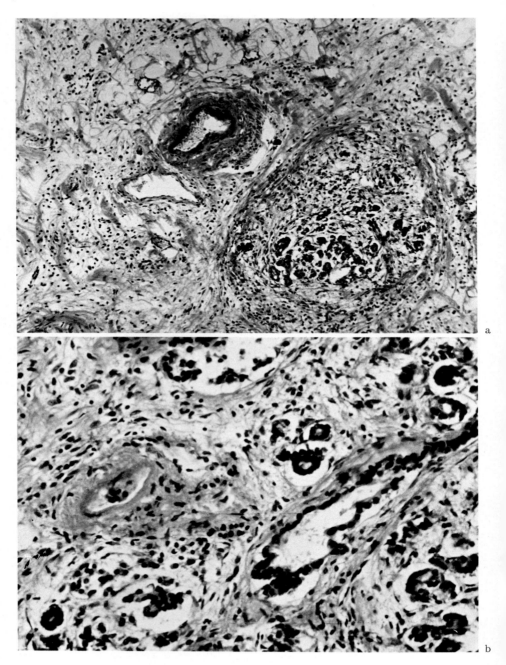

Abb. 200a u. b. Pankreatitis bei visceralem Lupus erythematodes. Chronisch-sklerosierende Pankreatitis mit cirrhotischem Organumbau und proliferativ-exsudativer Arteriitis. Fibrinoide Intimaverquellung und Zellproliferationen, adventitielle Faserneubildung. Formalin, Paraffin, Hämatoxylin-Eosin-Färbung, Mikrophotogramm, Vergr. a 1:40, b 1:160. Aus: SEIFERT HEINZ u. RUFFMANN: Gastroenterologia *107*, 317 (1967)]

Organmanifestationen als „lupoide Pankreatitis" benannten. Freilich verweisen die Autoren auf die Interferenzen der lupoiden Veränderungen mit denen bei gleichzeitig bestehender Urämie und Steroidmedikation bei dem gleichen Kranken. Durch die charakteristischen interstitiellen und vasculären Veränderungen — fibrinoide und hyaline Faserverquellung mit Einlagerung von Mucopolysacchariden, fibrinoide Intimaverquellungen und konzentrische lamelläre Faservermehrungen in der adventitiellen Gefäßwandschicht („Lupus-Vasculitis") — sehen sich die Autoren aber doch veranlaßt, von einer lupoiden Pankreatitis zu sprechen (Abb. 200).

Den klinischen Bericht einer Kombination von Lupus erythematodes generalisatus und rezidivierter akuter Pankreatitis gibt SPARBERG (1967), wobei aber ein zeitlicher Zusammenhang mit der Schwangerschaft und ein kausaler Zusammenhang mit Steroid- und Chlorothiazid-Therapie nicht ausgeschlossen werden kann.

Um hier wirklich begrifflich klar zu bleiben, können nur Fälle — wie der von SEIFERT u. Mitarb. (1967) — anerkannt werden, bei denen gewebliche Veränderungen auf Lupus bzw. Rheumatismus eindeutig hinweisen. Dann kann von lupoider Pankreatitis gesprochen werden. Durch die Tendenz der Bauchspeicheldrüse, bei Allgemeinerkrankungen mitzureagieren, ist es nicht verwunderlich, daß dieser Sonderform die viel größere Gruppe der Pankreatitis bei Rheumatismus gegenübersteht.

Bei der Aufstellung einiger Sonderformen der Pankreatitis fehlt noch die gewöhnliche, häufig aber nicht bedachte banale (interstitielle) Pankreatitis ohne tryptische Nekrose.

Die hier aufgeführten „Sonderfälle" der akuten und chronischen Pankreatitis, die in Ätiologie oder Pathogenese Besonderheiten aufweisen, bilden einen Großteil der Pankreatitis-Fälle überhaupt.

Bei dem Versuch einer Einordnung dieser Sonderfälle in unser ätio-pathogenetisches Schema ergibt sich, daß wir die Mehrzahl aller pathogenetischen Möglichkeiten in dieser Übersicht einordnen können, dabei aber die pathogenetisch komplizierten Formen — die terminale Pankreatitis, die nervale Pankreatitis und die Cholecysto-Pankreatitis — hier nicht oder nicht in jedem Falle unterbringen können. Es bleibt bei der Beurteilung einzelner individueller Krankheitsfälle eine oft nicht kleine Gruppe der „idiopathischen Pankreatitis" übrig, die allerdings in den letzten Jahren durch die Kenntnis neuer Mechanismen verkleinert wurde: Ich erinnere an die sog. endokrine Pankreatitis, diejenige bei Hyperparathyreoidismus, bei Steroid-Therapie, bei Schwangerschaft — an die hereditäre Form, an die Pankreatitis bei Hyperlipämie.

7. Klinik

a) Vorkommen

Bei Tieren — beim Hund (FEDRICO, 1940; A. WOLFF, 1961) und bei der Ratte (DOERR u. BECKER, 1958) — sind spontane tryptische Pankreatitiden beobachtet worden.

Die Pankreatitis beim *Kind* ist selten (wenn man von der traumatischen und der begleitenden Entzündung absieht), wobei die akute noch etwas öfter zur

Beobachtung kommt als die chronische (G. SEIFERT, 1956, dort weitere Literatur). Sie gewinnt aber an Bedeutung hinsichtlich der Ätiologie durch die bessere Überschaubarkeit der Entstehungsbedingungen. Über die Pankreatitis im Kindesalter wurde oben gesprochen (S. 357).

Die akute tryptische Pankreatitis stellt eine Erkrankung mehr der Altersstufe jenseits der Lebenswende dar (s. Abb. 164).

b) Diagnose

Die frühzeitige Diagnose ist für den Verlauf der Krankheit entscheidend („Soforterkennen" im Sinne von BUMM u. DRESSLER, 1965).

Meist befällt die Erkrankung ohne dramatische Vorsymptome den Patienten urplötzlich. Bei genauerer Erhebung der Anamnese lassen sich aber doch gelegentlich schon ältere Oberbauchbeschwerden, die hin und wieder aufgetreten waren, feststellen. Das „Pankreas-Drama" befällt nie eigentlich Kranke, doch haben sich diese Patienten häufig auch vorher nicht besonders wohl gefühlt. „Noch nie ist ein völlig gesundes Pankreas in Nekrose übergegangen, weil ein Mensch eine fette Mahlzeit zu sich genommen hat" (KATSCH, 1938). Die Beziehung zwischen der Auslösung des Anfalles und einer mehr oder weniger überreichen Mahlzeit ist evident (Sekretionsreiz!). Die starken Esser, weniger die konstitutionell dickleibigen, sind daher bevorzugt. Disponiert sind „les gross mangers et les grands buveurs" (BROCQ, 1934). Der Schmerz beginnt nahezu schlagartig in der Mitte des Oberbauches und strahlt häufig nach links (Linksschmerz) bis in den Rücken aus. Zuweilen schreien die Patienten gellend auf.

Der Linksschmerz ist zwar kennzeichnend, doch nur in einem Drittel der Fälle in typischer Weise ausgebildet. Es ist daher von großer Bedeutung, daß in einem Drittel aller Fälle der Mittelschmerz, in einem weiteren Drittel sogar ein Rechtsschmerz vorherrscht, zumindest im Krankheitsbeginn. Heroische Versuche von BLISS u. Mitarb. (1950) (Abb. 201) haben über diese Schmerzanfälligkeit Auskunft gegeben. Die Autoren reizten durch anläßlich von andersartigen Operationen in das Pankreas eingeführte Elektroden verschiedene Regionen und konnten eindeutig nach Reizung des Pankreaskopfabschnittes den Rechtsschmerz, nach Reizung des Körpers den Mittelschmerz und nach Reizung des Schwanzteiles den „typischen" Linksschmerz erzeugen. Diese Verteilung unterstreicht die Bedeutung und die Häufigkeit auch des Rechtsschmerzes bei der so häufigen Kopfpankreatitis. BARTELHEIMER (1964) weist darauf hin, daß offenbar auch hier das Wirsungianusknie als anatomische Verhaltensstelle des Bauchspeichels eine Rolle spielt. Dieses Wirsungianusknie liegt etwa in der Medianlinie. Sekretstauung des Hauptganges im Wirsungianusknie führt schwanzwärts zu Linksschmerz, Aufstauung von Sekret in dem Ductus Santorini zu isolierter Kopf-Pankreatitis und damit zu einem Rechtsschmerz.

Bald verteilt sich aber der Schmerz, wo auch immer er beginnt, auf den ganzen Oberbauch, ohne daß er noch näher lokalisiert werden kann (1. Stadium: Schmerzstadium nach BERNHARD, Schockstadium nach POPPER). Der Schmerz ist nach SPOHN (1969) Leitsymptom. Der Schmerz hat messerstichartigen Charakter, gleichzeitig besteht Angst und Vernichtungsgefühl. Das Schmerzbild des akuten Abdomen wird durch die Halbperitonealisierung des Pankreas hervorgeru-

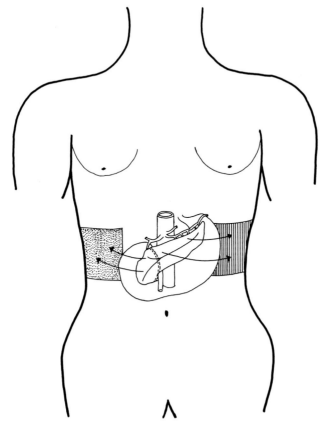

Abb. 201. Schema über die Schmerzausbreitung je nach Sitz der tryptischen Nekrose. „Schmerzscheide" etwa in Höhe des Wirsungianusknies. „Linksschmerz": Corpus- und Schwanzteil. „Rechtsschmerz": Kopfteil

fen. LAMBLING und BERNIER (1961) geben eine anschauliche „Differentialdiagnose der Anti-Schmerz-Haltung": Patienten mit Galle- und Nierenkoliken sind unruhig, Ulcus-Perforationen machen den Patienten starr vor Schmerz. Schmerzensstarre aber in halbsitzender Position ist typisch für Herzkranke. Der Pankreaskranke (mit dem Solarschmerz) beugt sich nieder, sucht den Schmerz zu dämpfen, indem er die Fäuste in die Magengrube bohrt und das Kinn den Knien nähert. Die Franzosen sprechen geradezu von einer „position pancréatique". Die Patienten haben das Bestreben, sich wie eine Kugel einzurollen oder auch die Knie-Ellenbogen-Lage einzunehmen (LEGER u. BRUENET, 1959). Ihr Verhalten ist diagnostisch wichtig. So fiel JOHNSTON und SHER (1963) auf, daß ein Knabe von 7 Jahren unmittelbar nach einem stumpfen Bauchtrauma stets die Knie-Ellenbogen-Lage einzunehmen suchte. Bei der Laparotomie wurde eine isolierte Pankreas-Ruptur aufgefunden. Der Leib ist durch den stetig zunehmenden Meteorismus aufgetrieben, eine „défense musculaire" ist meist nicht ausgebildet, der Leib ist nicht bretthart, er läßt sich oft ohne wesentliche Schmerzvermehrung untersuchen. Es besteht palpatorisch manchmal ein ausgesprochener Solaris-Schmerz (FORELL, 1962). Atonie und Paralyse des Dünndarmes sowie eine Hypokinese des Colon mit Blähung, besonders der Flexura lienalis und des Colon transversum verhindern häufig die Tastbarkeit des erkrankten, stark vergrößerten Organs (KATSCH u. GÜLZOW, 1953). WILDEGANS (1955) spricht von einem umschriebenen Oberbauch-Meteorismus. Zwei Schlingen des Jejunum sollen besonders gebläht sein (MOORE, 1956). Oft verhindern der Meteorismus und die dicken Bauchdecken das Durchtasten des wurstförmig vergrößerten Pankreas. Während des Schmerzes treten Kollaps und auch ein Schock ein, der Blutdruck sinkt ab (Kallikrein!), der Puls wird klein und ist nur schwach gefüllt, die Temperatur ist zunächst niedrig. Pleuraergüsse sind häufig als Begleiterscheinung der Pankreatitis gesehen worden, links mehr als rechts. FISHBEIN, MURPHY und WILDER (1962), CORNET, DUPON und GIRAUDET (1963), BROUET, CHRÉTIEN und RODAL (1964) geben einen Prozentsatz von 14 an. Dabei kann in dem Pleuraexsudat Amylase nachgewiesen werden, ein Umstand, der diagnostisch wichtig werden kann (MITCHELL, 1964; MALAISSE u. Mitarb., 1967); gelegentlich sind im Pleuraerguß höhere Werte als in einer Pankreascyste oder im Serum gefunden worden (FISHBEIN u. a., 1962, BLUMENBERG u. STEIN, 1962). Selten ist eine echte Fistel durch das Zwerchfell vorhanden (HUNT, 1954; SAUBIER, VIARD u. TERMET, 1962) oder eine Fistel in den Herzbeutel oder gar eine solche in das linke Nierenbecken. In der Lunge werden häufiger basale Atelektasen gefunden (ENQUIST u. GLIDMAN, 1958), was aber weniger auf die Bauchspeicheldrüse selbst als auf den Meteorismus bezogen werden muß.

Im nächsten, dem 2. Stadium (Ileus-Stadium), überwiegt die Blähung des Leibes durch einen stark entwickelten Meteorismus, dazu kommt ein paralytischer Ileus, wenn auch die sog. „Grabesstille" im Oberbauch nicht ausgesprochen ist (röntgenologische Befunde bei ARONSON u. DAVIS, 1961). Es tritt Erbrechen hinzu, manchmal sogar als Bluterbrechen (als prognostisch ungünstiges Zeichen), Singultus und Würgen. Nach H. H. BERG (1938) gehört zum Bilde der akuten Pankreatitis die „chloroprive Situation", auch ohne Erbrechen. An der Haut des Bauches kann manchmal eine Gitter-Cyanose um den Nabel herum beobachtet werden bzw. Imbibition oder Blaufärbung (Cullens-Zeichen), die aber offenbar nicht sehr häufig und unspezifisch, insbesondere bei retroperitonealen Blutungen (CADMAN, 1958), ausgebildet ist (WALZEL, 1922, 1937; SIGMUND u. SHELLEY, 1954; WILDEGANS, 1955).

Als Cullen-Zeichen wird eine Blutinfiltration in der periumbilicalen Gegend bezeichnet. Das Absinken dieses Blutes und Durchschimmern an den Flanken wird als Grey-Turners-Zeichen beschrieben. Beide sind selten und nicht spezifisch. Zum Beispiel sind sie auch bei einer intraabdominellen Blutung wegen Extrauterin-Gravidität nachzuweisen. Gelegentlich führt aber das Grey-Turners-Zeichen auch zu Fehldiagnosen, wie bei dem Fall einer hämorrhagischen Dünndarm-Gangrän (KELLEY, 1957).

VON HANSEMANN (1889) erwähnt roseolenartige Flecke in der Haut bei an Pankreatitis verstorbenen Patienten. Livido reticularis bezeichnen SIGMUND und SHELLEY (1954) die Verfärbung um den Nabel und führen sie auf eine unmittelbare Trypsinwirkung im Gefäßsystem des Peritoneum zurück. Sie glauben, daß die sero-sanguinöse Flüssigkeit im Peritonealraum unter die Haut gelangt. ZAAIJER

(1935) hat einen Fall von GREY- (manche schreiben auch GRAY-)TURNERs-Flankenverfärbung abgebildet. Er hat aber auch diese Hautstücke exstirpiert: Die Epidermis ist intakt, im subcutanen Fettgewebe findet man Balsersche Fettgewebsnekrosen, die für die Verfärbung verantwortlich zu machen sind.

Noch während dieses Stadiums steigt die Temperatur langsam an, durch die resorbierten Eiweißmassen werden die Parenchyme geschädigt, nicht selten kommt es zu einer Anurie (die Anurie im ersten Stadium ist eher reflektorisch bedingt, während im zweiten Stadium die toxische Komponente wohl die entscheidende Rolle spielt). Dann treten dünnflüssige Entleerungen ein. Charakteristisch sind ferner eine Anschwellung der Ohrspeicheldrüse und ein vermehrter Speichelfluß. Gelegentlich kommt auch ein chylöser Ascites vor (GAMBILL, WALTERS u. SCANLON, 1960). Ein Erguß ist über die peritoneale Reizung durch die Fermente oder auch durch die Entzündung erklärbar. Aber es sind auch große Ascitesmengen beschrieben worden, die weit über die gewöhnliche Reizergußbildung hinausgehen. Im Ascites sind große Enzymmengen nachgewiesen worden (DEBRAY u. Mitarb., 1969). Bei experimentell erzeugter Pankreatitis konnten in den Ergüssen auch die sog. Menkin-Stoffe (Leukotaxin) gefunden werden (DAWSON u. RAPER, 1952).

Im Blut und Harn finden sich bereits in dem ersten Stadium erhöhte Diastasewerte, im Ascites, im Peritoneal-Exsudat oder im Pleuraerguß lassen sich stets hohe Fermentwerte nachweisen. Die Blutcalciumwerte sinken etwa vom 10. Tage an nach dem akuten Ereignis ab, das Calcium dient zur Verseifung von Fettsäure. Im Blute kann eine hohe, manchmal sehr hohe Leukocytose beobachtet werden. Leukocytenerhöhungen auf 20000—25000 sind nicht unbedingt selten, prognostisch aber ungünstig (O. NORDMANN, 1938). Die Verfolgung der Leukocytenkurve erlaubt bis zu einem gewissen Grade die Beurteilung des Krankheitstrendes (SCHUMANN, 1959). In einigen Fällen besteht eine Glykosurie. Oberbauchbeschwerden mit einer Leukocytose über 15000, mit Tachykardie über 100, bei erniedrigtem Kalium (bis 2,5 Milli-Äquivalent), niedrigen Kochsalzwerten, vor allem erniedrigten Calciumwerten, die auch durch Infusionen nicht anhebbar, wohl aber durch Parathormon normalisierbar sind, kennzeichnen die akute Pankreatitis. Bereits im ersten Krankheitsanfall ist eine verminderte Glucose-Toleranz nachzuweisen (HOWAT, 1962; WILDEGANS, 1962: in 20 Fällen von 43 Patienten). Es werden Hypo- und Hyperglykämie beobachtet, kennzeichnend sind weniger niedrige oder hohe Blutzuckerwerte, als die Inkonstanz, die Schwankung (TULLY u. Mitarb., 1958; GALCZYNSKA-GELSKA, 1959; TSUKIYAMA u. Mitarb., 1961; LATASTE u. NEVEUX, 1964). Außer der starken Erhöhung der Amylasewerte in Harn und Blut kann noch eine Hypocalcämie durch Ablagerung von Kalkseifen in den zahlreichen Fettgewebsnekrosen bestehen. Das Maximum liegt zwischen dem 3. und 14. Tage. In fortgeschrittenen Fällen kann dieser Hinweis wichtiger als die Amylasewerte sein (LILLJEKVIST, 1958). Durch das Absinken des Blutkalkspiegels sind vereinzelt Tetanie-Anfälle beobachtet worden (!). Im EKG kommen hypokaliämische Zeichen vor (EDMONDSON, BERNE, HOMANN u. WERTMAN, 1952). Die EKG-Veränderungen bei der Pankreatitis wurden von PAPP, SOLTI und NÉMETH (1961) einer eingehenden Analyse unterzogen. Die Autoren kommen zu dem Schluß, daß die EKG-Veränderungen Ausdruck eines Faktorenkomplexes sind, bei dem außer Enzymwirkungen vor allem Veränderungen des Serum-Kalium-Wertes eine Rolle spielen. Auch im Experiment wurden die EKG-Veränderungen bei der akuten Pankreatitis erzeugt. Eine einheitliche Deutung, vor allem hinsichtlich der Genese der Potentialveränderungen konnte jedoch nicht gegeben werden (POLLOCK u. BERTRAND, 1956; FULTON u. Mitarb., 1963). Fettgewebsnekrosen lassen sich manchmal als multiple gesprenkelte Fleckschatten im Röntgenbild erkennen (MERNER, 1959).

Die Plasma-Amylase ist bereits wenige Stunden nach dem Anfall stark erhöht, die Erhöhung kann tagelang anhalten, ist aber wechselnd. Die Urin-Amylase ist als Hinweis wichtig. Fehlende Harn-Amylase ist kein stichhaltiges Argument gegen das Bestehen einer Pankreatitis. Unterstützt wird die klinische Diagnose bei erhöhten Diastasewerten durch die Feststellung einer Erhöhung der Serumtransaminasen, der GOT und der GPT (MÄTTIG, 1966) in den ersten 3—4 Tagen der Erkrankung. Wie wir bei der Besprechung des Speichelödems gesehen haben, ist die Fermententgleisung kein Leitsymptom der Pankreatitis: Es gibt Fermententgleisungen beim Speichelödem, es gibt Pankreatitiden ohne Fermententgleisung. Ein Hilfsmittel der Diagnostik ist die Antithrombinaktivität, die wohl unter der Einwirkung der Pankreasfermente im Blut während der akuten Pankreatitis ansteigt und mit der Besserung des Organbefundes proportionell abfällt. Dieses Absinken kann unterschiedlich rasch vor sich gehen (INNERFIELD u. Mitarb., 1953; WALPOT, 1958; LASKOWSKI u. Mitarb., 1963; NEUMAYR u. Mitarb., 1964, 1965).

Die Lipasebestimmung im Serum (nach der Methode von WEBER, 1965) kann zuverlässige diagnostische Schlüsse vermitteln. Gleichzeitig besteht eine Erhöhung des Histaminspiegels im Blut, wahrscheinlich durch die tryptische Gewebszerstörung bedingt (A. BERNARD, 1959).

Die Röntgendiagnose der Pankreatitis gelingt durch die Feststellung erstens der verstrichenen kleinen Kurvatur des Duodenum, zweitens Einbuchtung der Duodenalwand im Stehen im Vergleich zum Liegen und drittens einer Verziehung des Magens im Liegen (BARTELHEIMER, 1964).

Neuerdings wird selbst die diagnostische Laparotomie zur Sicherung der Diagnose empfohlen (TRAPNELL u. ANDERSON, 1967; HOFERICHTER, 1969).

Die Dauer der Erkrankung hängt von dem Ausmaß der Drüsenzerstörung und der Schnelligkeit von Resorption, Organisation bzw. Sequestrierung ab.

Der *Verlauf* der Erkrankung kann, wie KATSCH und GÜLZOW (1953) sagen, „ultra-akut" sein. Auch dann sind anatomisch bereits eindeutige Parenchym- und Fettgewebsnekrosen vorhanden, die Drüse ist blutig und jauchig durchsetzt, eine weitere Propagation der Nekrose in der Bauchhöhle hat noch nicht stattgefunden. Bei diesen akuten, ja ultra-akut verlaufenden Formen ist die Bezeichnung „akute Pankreasnekrose" berechtigt, daher stammt sie auch. Da aber diese Form in ihrem Wesen von den länger verlaufenden Formen der Pankreatitis nicht unterschieden ist, ist die akute Pankreasnekrose nur als eine Phase der akuten Pankreatitis anzusprechen.

Das Überstehen der ersten Stunden nach dem Anfall ist abhängig von den Kreislaufverhältnissen und von der Menge der eingeschwemmten Bauchspeichelfermente, vor allem von Kallikrein (Kallikreinogen), das einen Blutdruckabfall und damit einen Kollaps bewirkt. Je nach der Aktivität der Trypsin-Hemmkörper ist dieses Stadium zu überwinden. Hier ist außer der Proteinase-Inhibitor-Therapie eine Zufuhr von Albumin und Plasma-Infusionen angezeigt (ZOLLINGER, KEITH u. ELLISON, 1952; KENWELL u. WEIS, 1953; ELLIOT u. Mitarb., 1957). Die Plasma-Infusionen wirken durch eine Zufuhr von natürlichem Inhibitor, sie sind jedoch gefährlich wegen des Nierenversagens. Dextran-Injektionen sollen die Pankreassekretion erheblich hemmen (POPPER u. NECHELES, 1957). Nach Überstehen des ersten Tages hängt der weitere Verlauf von der Schnelligkeit der Drüsenzersetzung, von der Widerstandsfähigkeit des peritonealen Überzuges (Übergang von Stadium II in Stadium III), von dem Ausmaß der Drüsenzerstörung, von den Massen der resorbierten Eiweißabbauprodukte — vor allem und letztlich einzig von der Standfestigkeit des Kreislaufes gegenüber den Kininen und den anderen blutdrucksenkenden Faktoren ab. Gerade die Freisetzung der Kinine bestimmt wesentlich das klinische Krankheitsbild der akuten Pankreatitis und auch der akuten Schäden der chronischen Bauchspeicheldrüsenentzündung (WERLE, 1963; WIEGERSHAUSEN u. PAEGELOW, 1966; MERTZ, 1967; HILTON u. Mitarb., 1968). Die Kinine wirken auf die glatte Muskulatur und führen über die Vasodilatation zu Schock und Kollaps. Sie sind für den Kreislaufzusammenbruch verantwortlich.

Der erste Anfall und der Tod folgen oft unvermutet akut aufeinander, so daß ein gerichtsmedizinisches Interesse an derart plötzlichen Todesfällen geweckt worden ist. In einer Serie von 254 ungeklärten plötzlichen Todesfällen, die DALGAARD (1956) gerichtsärztlich sezierte, wurde 11 mal (davon 9 mal bei Alkoholikern) die Bauchspeicheldrüse von Blutungen durchsetzt gefunden (s. auch OPIE, 1901; HUBER u. BEITZKE, 1904; WILLIAMS, 1954; CHAUMONT, OPPERMANN u. FRUHLING, 1954).

Eine sehr sorgfältige klinische Analyse der Symptom-Gruppen hat K. MÜLLER-WIELAND (1965) geliefert.

Weitere einschlägige klinische Berichte stammen von
HENNING u. Mitarb. (1952, 1953, 1957, 1964), BARTELHEIMER (1953, 1955, 1960, 1964, 1966), FORELL u. Mitarb. (1955, 1959, 1961), HEINSEN (1953, 1955, 1957, 1960, 1960a), DREILING u. Mitarb. (1954, 1955, 1957, 1961, 1963, 1964), HEINKEL u. Mitarb. (1958, 1959, 1961, 1961a, 1963, 1964), RITTER (1959, 1961, 1963), SCHÖN u. Mitarb. (1961, 1962, 1963), MÜLLER-WIELAND (1962), HOWAT (1962), WILDEGANS (1962), CREUTZFELDT u. Mitarb. (1963, 1964, 1965).

Komplikationen der akuten tryptischen Pankreatitis kommen so häufig vor, daß man im Zweifel sein kann, *was* Komplikation ist und was zum Bilde der akuten Krankheit hinzugehört. Nach der Aufstellung von W. HOFMANN (1960) bleiben nur knapp 40% aller Pankreatitis-Fälle *ohne* Komplikationen.

Man kann (mit BUMM und DRESSLER, 1965) die Komplikationen nach erstens örtlichen Erscheinungen, zweitens pankreasfernen Manifestationen (Fettgewebs-Nekrosen, Nekrose-Straßen) und drittens nach allgemeinen Reaktionen (Schock, Elektrolytstörungen) einteilen.

Wir benutzen den *zeitlichen* Gesichtspunkt als Maßstab der Einteilung und gliedern nach Früh-, Spät- und Dauerkomplikationen (s. Tabelle 22).

Die *Frühkomplikationen* gehen in ihrem klinischen, dem pathologischen und auch pathogenetischen Geschehen von den akuten Krankheitszeichen aus und überschneiden einander.

Der Schock der akuten Pankreatitis kann ohne sichtbaren Übergang in den bis dahin nicht erkannten Verblutungs-Kollaps übergehen. Die Blutung kann

Tabelle 22. Komplikationen der akuten tryptischen Pankreatitis

Frühkomplikationen:
 Blutungen in Darm, Bauchhöhle
 Abscess, Retroperitonealphlegmone
 glykämische Labilität
 Peritonitis, Pleuritis
 Anurie (extrarenal, renal, vasculär: Nierenvenenthrombose)
 Dünndarmobstruktion

Spätkomplikationen (nach Intervall)*:*
 Pseudocyste
 Pankreasfistel
 Sequester

Dauerkomplikationen:
 chronisch-tryptische Pankreatitis: Pankreasinsuffizienz
  Diabetes mellitus
  Steine
  Pankreascarcinom
 Pankreasinsuffizienz
 Diabetes mellitus
 Carcinom

durch eine Hypothrombinämie oder auch durch eine unmittelbare Gefäßarrosion entstehen. Eine Blutung kann erfolgen in den Darm, in den Magen, in die Bursa omentalis, in die freie Bauchhöhle, in das Retroperitoneum, ja sogar in die Pleurahöhle. Gelegentlich kann eine große arrodierte Arterie bei der Sektion gefunden werden, häufiger stammt die Blutung aus kleineren Gefäßen, deren Wand aufgequollen oder zerstört (angedaut?) ist. Thromben sind in allen Fällen von akuter Pankreatitis, wenn auch in unterschiedlichem Grade vorhanden.

Sehr eigenartig ist die Beobachtung von CHIARI und OBIDITSCH-MAYER (1964), bei der im Verlaufe einer akuten Pankreatitis die Milzkapsel derart angedaut war, daß die Milz in Blutkoagel eingelagert schien und die Blutung bedrohliche Ausmaße erreicht hatte. Die Hilusgefäße waren intakt.

Auch die Aorta abdominalis, die ja sehr häufig im Falle der akuten Pankreatitis in sog. Nekrose-Straßen eingescheidet ist, kann durch eine Thrombose verschlossen werden (BERNARD, 1958). Hierbei ist pathogenetisch die Pankreatitis die Ursache für die schwere, zum Tode führende Kreislaufstörung in der unteren Körperhälfte.

Die gleichen Wege, die die Blutung nehmen kann, werden auch von der Nekrose beschritten. Die jauchigen Zerfallsmassen können im Peritoneum und Retroperitoneum gefunden werden (retroperitoneale Nekrose-Straßen). Als Komplikation dieser Nekrose ist vor allem die bakterielle Besiedlung zu nennen. SPINKA (1961) gibt an, daß diese Komplikation mit einer Mortalität von 60—100% belastet ist! Peritonitis, Retroperitonitis, Pleuritis und Perikarditis — und in diesem Fall bakteriell infiziert: eitrig — sind die Folgen.

Unter 600 Pankreatitis-Fällen fanden ALTEMEIER und ALEXANDER (1963) in 4,5% einen Pankreas-Absceß. Von den 32 Kranken dieser Reihe war bei drei Patienten eine typische Pankreatitis *nicht* vorausgegangen; diese Abscesse sind also Folge einer eitrigen Pankreatitis.

ZASLOW (1953) beobachtete einen Einbruch in die Endstrecke des Ductus choledochus und Galle-Retroperitonitis.

Eine Anurie kann durch eine extra-renale Schädigung — vor allem durch Elektrolytentgleisung — oder auch durch eine unmittelbare Einwirkung der Abbauprodukte auf die Nieren bedingt sein (vgl. S. 396).

Die glykämische Instabilität bei der akuten Pankreatitis führt gelegentlich zu einer foudroyant verlaufenden Zuckerkrankheit, die in der Acidosis den Tod verursacht (HUGHES, 1961).

Als Frühkomplikation ist ferner der paralytische Dünndarm-Ileus zu nennen, der eigentlich zum Bilde der Pankreatitis gehört, aber auch übergehen kann in einen mechanischen Obstruktions-Ileus durch unförmige Größe des Pankreas-Kopfes.

Als *Spätkomplikation* sind vor allem Cysten zu nennen. Sie sind die absolut häufigsten Komplikationen bei der traumatischen Pankreatitis, sie nehmen aber auch an Häufigkeit bei den anderen Formen der Bauchspeicheldrüsenentzündung zu angesichts der besseren Behandlungsmöglichkeit: Das Spätkomplikationsstadium wird öfter erreicht als früher. Die meisten Pseudocysten der Kinder sind Folgen einer traumatischen Pankreatitis (vgl. S. 493).

Nach WATZLAWIK und HORNTRICH (1961) sind von 88 Fällen der Mayo-Klinik 25% traumatisch bedingt. Die posttraumatische Pseudocyste ist im Kindesalter besonders häufig. Es ist wichtig, daß man die Pankreas-Zerreißung, die oft ohne stürmische Erscheinungen erfolgt, rechtzeitig bemerkt, auch wenn andere Krankheitserscheinungen im Vordergrund stehen. Die chirurgische Beseitigung der Cyste ist die einzige Heilungsmöglichkeit (HUTH, 1965).

Die durch die Pankreatitis entstehenden cystischen Hohlräume stellen Pseudocysten dar, sie sind also nicht oder nur sehr spärlich — weil bei nicht zu ausgeprägter Größe sekundär erfolgt — epithelialis. Sie übertreffen zumeist die angeborenen Cysten und auch die Cystadenome an Größe, aber auch an Wandstärke. Meist sind sie einkammrig, ohne Abfluß und wirken durch ihre zunehmende Größe weitgehend mechanisch auf die Umgebung (Abb. 202). Die postpankreatitische Pseudocyste kann durch ihre Größe und ihre feste Wandung zur Einengung der Milzgefäße und zur Splenomegalie, ja sogar zur portalen Hypertension (VARRIALE u. Mitarb., 1963; FISHER, 1961) führen. Cysten finden sich in Form von Retentionscysten auch bei der Sarlesschen Sonderform der chronischen Pankreatitis (vgl. S. 421), bei der eine Gangerweiterung zur regelhaften Besonderheit zählt (LAMY, SARLES u. BUREAU, 1963; SARLES, MARTIN, CAMATTE u. SARLES, 1963; SARLES, CAMATTE, MARTIN u. SARLES, 1964).

Die Pseudocysten können auch scheinbar unabhängig vom Pankreas, dann aber mit einer Brücke zur Speichelquelle ausgebildet sein. Selbst in das Mediastinum treten sie durch Zwerchfell-Lücken (Trauma) oder durch den Hiatus oesophagicus (McCHINTOCK u. Mitarb., 1965). Wir sahen eine mannskopfgroße Cyste im Mediastinum, die als Mediastinal-Tumor imponierte (SCHMIDT, SPOHN u. AUERBACH, 1970a, b). Die Cysten des Pankreasschwanzes können als Milztumor erscheinen (AKOSY u. Mitarb., 1963), können röntgenologisch in die linke Niere projiziert werden (GORDIER u. STARGARDTER, 1969) oder können bei der Operation als Nebennierencysten imponieren. Ihre Entstehung verdanken sie zunächst der Einschmelzung von autodigestiv zerstörtem Gewebe. Oft ist eine Kontinuitäts-

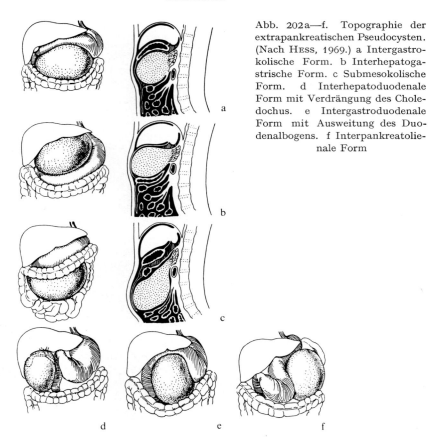

Abb. 202a—f. Topographie der extrapankreatischen Pseudocysten. (Nach HESS, 1969.) a Intergastrokolische Form. b Interhepatogastrische Form. c Submesokolische Form. d Interhepatoduodenale Form mit Verdrängung des Choledochus. e Intergastroduodenale Form mit Ausweitung des Duodenalbogens. f Interpankreatolienale Form

durchtrennung des Ductus pancreaticus major durch Pankreatitis oder Trauma die Ursache für die große, nicht spontan heilende Cyste (MALLET-GUY u. Mitarb., 1958; W. F. BECKER u. Mitarb., 1968). Durch die Sekretproduktion des umgebenden Parenchymes gelangen Verdauungsfermente in das nekrotische Material und erweichen, verflüssigen es. Die Flüssigkeit wird resorbiert. Die Amylase im Blut bleibt hoch. Damit hängt zusammen, daß die Pseudocysten oft erst Monate nach dem akuten Ereignis, Pankreatitis oder Trauma, manifest werden. Läuft aber immer mehr Flüssigkeit nach, dann wird der Pseudocystenwall durch eine chronische fibrosierende Entzündung mehr und mehr abgedichtet. Bei weiterer Sekretion kann die Flüssigkeit nun nicht mehr abgeleitet werden, die Pseudocyste „wächst". In der Cyste liegt dann ein etwas konzentrierter Bauchspeichel vor. Immerhin ist die Enzymproduktion noch so lebhaft, daß dann, wenn eine Fistel nach außen entsteht, die Haut um den Fistelmund maceriert wird. Nicht nur die Nekrose, auch ausgelaugte Hämatome wirken wie Pseudocysten, unabhängig davon, ob sie von einer Pankreasnekrose herstammen oder, wie in den Fällen von RAZEMON, SALENBIER, GAUTIER-BENOIT, HONCKE und THERY (1965), von einer Milzblutung herrühren. Sowohl nach abscedierter Pankreatitis und danach entstehenden Absceßhöhlen als auch nach der tryptischen Pankreatitis können

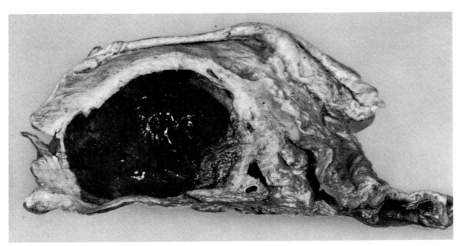

Abb. 203. 63 Jahre alt gewordene Frau (SN 380/64, P. I. Karlsruhe). Postpankreatitische Pseudocyste. Drüse völlig geschwunden, dicker Cystenwall mit der Magenwand (oben) verwachsen

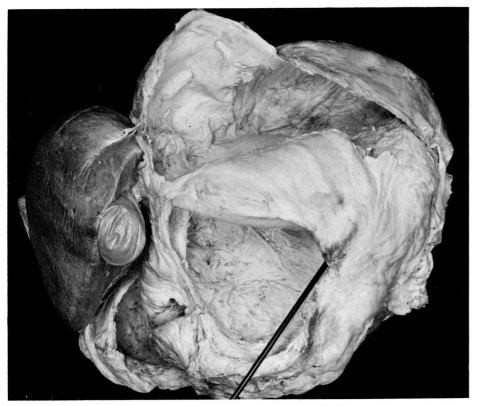

Abb. 204. 59 Jahre alt gewordener Mann (SN 790/58, P. I. Kiel). Chronisch tryptische Pankreatitis bei Duodenaldivertikel. Postpankreatitische Pseudocyste mit Erguß des Chylus in die Bursa omentalis, abgekapselte Chylus-Peritonitis im rechten Oberbauch. Großer Hohlraum unter der linken Zwerchfellkuppel, in der Mitte der Magen, untere Begrenzung Pankreasrand. Verdrängung der Leber nach rechts. (DOERR, 1959)

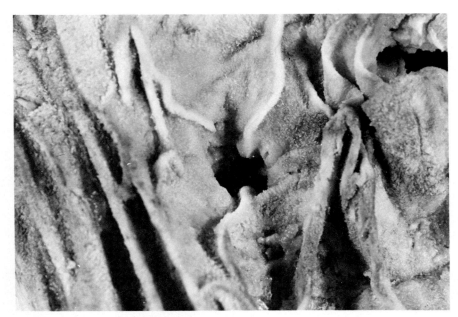

Abb. 205. Gleicher Fall wie Abb. 204—206 (SN 790/58, P. I. Kiel). Chronische Pankreatitis bei Duodenaldivertikel. Faltenwurf des Duodenum. Tief eingestanzter Eingang in das Divertikel, am rechten Rande Öffnung des Gallenganges, eingeebnete Papille, Pankreasgang unmittelbar im Randwall des Divertikels (nicht sichtbar)

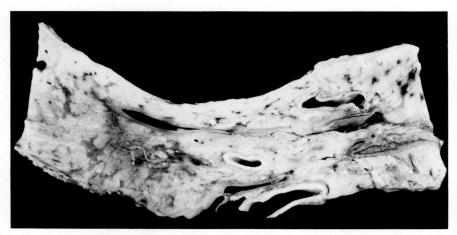

Abb. 206. Gleicher Fall wie Abb. 204 u. 205 (SN 790/58, P. I. Kiel). Chronische Pankreatitis bei Duodenaldivertikel, Pseudocyste. Begrenzung der Cyste (unterer Rand der Cyste in Abb. 204). Chylusproduzierende Drüsenreste und relativ große Gefäße. Vereinzelte (links im Bild) opake Fettgewebsnekrosen. Nicht ganz natürliche Größe

die Cysten spontan heilen (Abb. 203). Es entsteht dann eine Verbindung zu den Hohlorganen als innere Pankreasfistel, z. B. zu dem Magen oder Duodenum (HESS u. RÜTTE, 1950; EVERS u. SPERLING, 1965; HESS, 1969) (Abb. 204, 205,

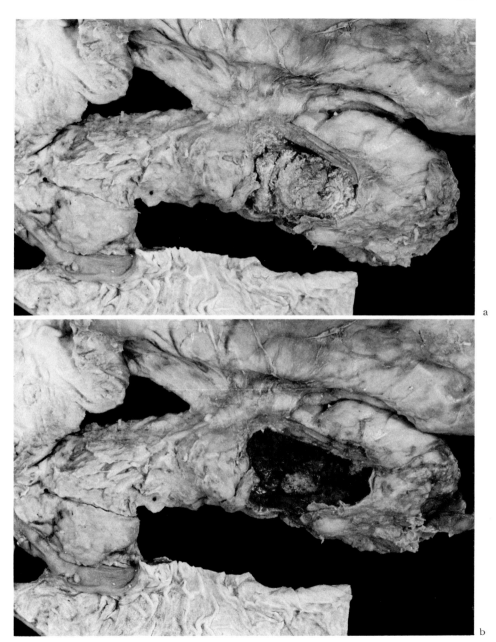

Abb. 207a u. b. 57 Jahre alt gewordene Frau (SN 815/61, P. I. Kiel). Fortgeschrittenes Collumcarcinom. Pankreas (Zufallsbefund ohne klinische Relevanz): Subakute tryptische Pankreatitis mit Sequestrierung eines Schwanzteiles, gereinigte Pseudocyste, Verwachsung mit der hinteren Magenwand. a Cyste ausgefüllt mit sequestriertem Drüsendetritus. b Nach Entnahme des nekrotischen Materials: glattwandige Cyste

206). Diese spontane Anastomosenbildung war Vorbild für die chirurgische Maßnahme, die eine Anastomosenbildung mit dem Magen erzeugt. Heute wird der Abfluß nicht mehr in den Magen, sondern über eine Ypsilon-Anastomose in den Darm abgeführt.

Eng mit dem Problem der Cyste hängt das der Fistel, aber auch das der Sequester zusammen, die manchmal aus ungeklärten Gründen nicht abgebaut werden. Wir haben bei einer völlig unbemerkt verlaufenden Pankreatitis eine Pseudocyste von Gänseeigröße mit schmierigem Sequester gefunden (vgl. Abb. 207).

Die Behandlung der Pseudocyste gehört von jeher zu der Domäne der Chirurgen: Marsupialisation, Ableitung in den Magen, Ypsilon-Drainage, gestielter Netzlappen, Exstirpation kommen in Frage.

Die *chronische tryptische Pankreatitis* ist unter die *Komplikationen* zu rechnen, weil sie sich im Anschluß an eine akute Pankreatitis entwickelt, auch wenn sie erst spät manifest wird. Wir betrachten die akute und die chronische tryptische Pankreatitis als einheitliche Krankheit, weil vielfach vor dem akuten pankreatitischen Ereignis schon „kleinere Anfälle" bestanden haben und auch weil die chronische Pankreatitis häufig das Folgestadium der akuten Bauchspeicheldrüsenentzündung darstellt (BECKER, 1964, 1970). So wie es (selten) unbemerkt „große" pankreatitische Ereignisse — große Drüsenzerstörungen in einem Akte — gibt, so gibt es (häufiger) chronisch rückfällige Pankreatitiden, die im Gewebsbild eine lange Krankheitszeit dokumentieren und klinisch nur einmal in einem großen akuten Anfall in Erscheinung traten.

Die chronische tryptische Pankreatitis kann also Komplikation der akuten Form sein, sie kann aber auch selbst wieder Komplikationen entwickeln, und zwar die gleichen, die auch als Spätkomplikationen der akuten Form zu nennen sind. Im Einzelfall wird es so sein, daß nach einer akuten Pankreatitis eine Spätkomplikation — z.B. Diabetes mellitus — auftritt. Es stellt sich aber erst bei der Obduktion heraus, daß der Weg dieser Komplikation über die chronische tryptische Organzerstörung gegangen ist. Hierbei müssen aufgeführt werden: Pankreasinsuffizienz mit Maldigestion (weil das exkretorische Parenchym reduziert ist), Diabetes mellitus, Pankreassteine und auch das Pankreascarcinom.

Gerade die letzte Komplikation, das Carcinom, wird bei der chronischen Pankreatitis zu häufig vergessen (V. BECKER, 1970; ROBINSON u. Mitarb., 1970). Wir sehen einen Vorzug in der „Pancréatektomie à gauche" oder in der Beseitigung der langsam „ausbrennenden" Drüse, die nur noch Schmerzen bereitet, in der Tatsache der Carcinomvorbeugung: Durch die stetige Regeneration im chronisch entzündeten Milieu wird der Boden für das Carcinom bereitet (vgl. S. 467, vgl. auch PAULINO-NETTO, DREILING u. BARONOFSKY, 1960).

HARDY und BOWLIN (1957) führen unter den Komplikationen auch den unbeherrschbaren Schmerz an.

Die *Blutungen* als Komplikationen auch der *chronischen* Pankreatitis haben FAURE, MERCARDIER und HEPP (1958) zusammengestellt.

Die *Mortalität* der akuten tryptischen Pankreatitis wird sehr unterschiedlich angegeben. Die Angaben schwanken, je nach Art der Therapie, zwischen 18 und 55%. Die Mortalität im eigenen Arbeitskreis betrug 17% (M. AUERBACH, 1968).

Die Therapie der Pankreatitis ist noch so wenig standardisiert, daß einheitliche Zahlen über die Mortalität noch nicht feststehen.

In unserer Tabelle 18 sind vorwiegend neuere Angaben und nur im Ausnahmefall die älteren Berichte verwertet, weil die unterschiedliche Behandlung doch gerade die Frage der Mortalität stark beeinflußt hat[7].

In letzter Zeit scheint sich besonders in Frankreich die aktive chirurgische Therapie auch für die akute Pankreatitis wieder mehr durchzusetzen (Symposium Nancy 1970).

Differentialdiagnostisch kommt bei dem großen erstmaligen Anfall ein Herzinfarkt in Frage; dieser Verdacht kann noch verstärkt werden durch die Tatsache, daß während des Anfalles der akuten tryptischen Pankreatitis im EKG die typischen Infarktzeichen nachgewiesen wurden. EKG-Veränderungen bei akuter Pankreatitis bis hin zu Adam-Stoksschen Anfällen beschrieb KLUPPACK (1959). Selbstverständlich muß an die Gallenblasen- und an die Gallenwegkolik gedacht werden, an die perforative Appendicitis, an das durchgebrochene Magen- oder Duodenal-Ulcus, ferner an den Okklusions-Ileus. So wie ein paranephritischer oder ein subphrenischer Abszeß bei der akuten Pankreatitis entstehen kann, so kann auch ein paranephritischer Abszeß links durch eine tryptische Schwanzpankreatitis vorgetäuscht sein (D. MÜLLER, 1964). Einen ähnlichen atypischen Verlauf beschrieben GAMBILL und GROSS (1961). Die Diagnose wird gelegentlich entschieden durch den Nachweis einer erheblichen Fermententgleisung, durch hohe Diastasewerte im Blut und im Harn. Ihr Fehlen aber läßt die Pankreatitis nicht ausschließen!

PFEFFER, MIXTER und HINTON (1958) und HINTON, PFEFFER und MIXTER (1959) empfehlen eine isolierte Punktion des Oberbauchraumes mit einer Polyvinylkanüle, um differentialdiagnostisch eine Probelaparotomie zu umgehen. Der Gehalt an Amylase in der aspirierten Flüssigkeit ist entscheidender als der Amylase-Serum-Wert.

Bei unklaren, unentschiedenen Krankheitsfällen muß vorsorglich eine strenge Hunger- und Durstkur angeordnet werden. Schmerzmittel, jedoch ohne Morphin (Oddi-Spasmus), Atropin und Proteinaseinhibitor in hohen Dosen müssen gegeben werden. W. HESS (1963, 1969) empfiehlt gegen den Schmerz Splanchnicus-Ausschaltung.

a) Pathologische Anatomie der akuten Pankreatitis

Es ist der Versuch gemacht worden, nach dem anatomischen Bilde verschiedene Formen der akuten hämorrhagischen Pankreatitis zu unterscheiden. BRIQUET (1953) unterscheidet die diffus-ödematöse, die nekrotische, die interstitielle, hämorrhagische und die infiltrativ-entzündliche Pankreatitis. Abgesehen davon, daß es schwer ist, die einzelnen Formen in der vorgeschlagenen Weise zu identifizieren, ist es im Einzelfall unmöglich, die Formen zu trennen, die nur Spielarten und Stadien *eines* Krankheitsgeschehens sind. Hinzu kommt, daß die einzelnen

---

[7] GUSTAV VON BERGMANN beschreibt, daß sein Vater, der Chirurg E. VON BERGMANN, an einer unerkannten Pankreatitis starb, die unter anderem von ihm selbst als Colon-Carcinom diagnostiziert worden war, offenbar schon jahrelang zu mehreren Anfällen geführt hatte, und in der letzten Phase palliativ mit zwei Dickdarmfisteln (gegen den Ileus und den Meteorismus) operativ behandelt worden war. Die Sektion, die GULEKE durchgeführt hat, ergab eine akute Pankreatitis und eine diffuse Peritonitis (BUCHHOLTZ, 1911).

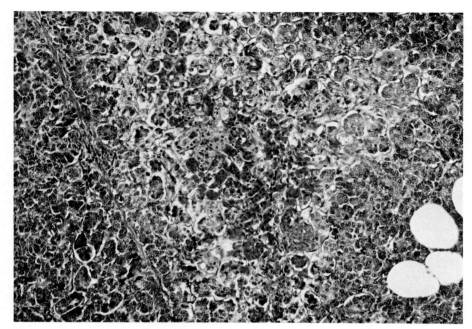

Abb. 208. Beginnende tryptische Nekrose. Im Zentrum verklumpte Acini, breite ödematöse Randzone. Am Bildrand wohlerhaltenes Drüsenparenchym. Die tryptische Nekrose ist im Beginne wie aus dem Drüsenverband herausgebrochen. Formalin, Paraffin, Hämatoxylin-Eosin-Färbung, Mikrophotogramm, Vergr. 1:100

Autoren unter den verschiedenen Benennungen ganz andere Dinge verstehen. Der Vergleich der Literaturberichte untereinander ist durch die unterschiedliche Nomenklatur erschwert. So wollen — nur um ein Beispiel zu nennen — THAL, PERRY und EGNER (1957) bei der Analyse ihrer Fälle die akute interstitielle Pankreatitis von der akuten Pankreas-Nekrose unterscheiden. Erstere ist vorwiegend leukocytär und neigt zur Absceßbildung. Gefäßbeteiligungen, vor allem Venenthromben, sind bei beiden Formen gefunden worden. Wir benutzen entsprechend unserer Überzeugung der von Einheitlichkeit des Bildes der akuten tryptischen Pankreatitis, unabhängig von der Uneinheitlichkeit ihrer Ätiologie, die Unterscheidung zwischen der tryptischen und der nicht-tryptischen Pankreatitis — gleichgültig welcher Provenienz. Klinisch entspricht dem eine Unterscheidung nach der Kreislaufbeeinflussung (HEINSEN u. RITTER, 1970).

Die gewebliche Eigenart der tryptischen Pankreatitis bildet die tryptische Nekrose. Sie besitzt einen gewissen spezifischen diagnostischen Wert. Bei einer ganz akut auftretenden tryptischen Nekrose bricht das Parenchym ein (Abb. 208), zuerst ändert sich die Anfärbbarkeit der Epithelien nur wenig, der basophile Randsaum der Acinusepithelien blaßt aus. Die Grundstruktur der Drüse ist aber in allen Abschnitten erhalten (Abb. 209). Dann folgt die Zusammensinterung des Cytoplasma und die Teilverflüssigung. Gegen die nekrotischen Bezirke sind die erhaltenen Drüsenabschnitte durch einen Detrituswall abgegrenzt, der durch seine

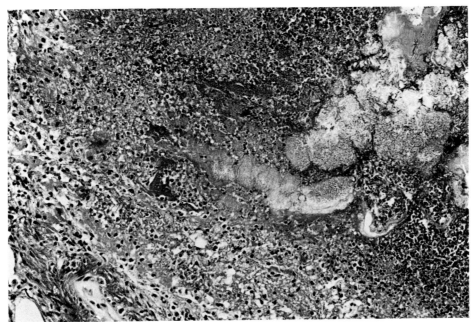

Abb. 209. Akute tryptische Nekrose. Völlige Zerstörung des Drüsenverbandes, reichlich Zelldetritus, Fibrin und schüttere resorptive zellige Durchsetzung. Formalin, Paraffin, Hämatoxylin-Eosin-Färbung, Mikrophotogramm, Vergr. 1:120

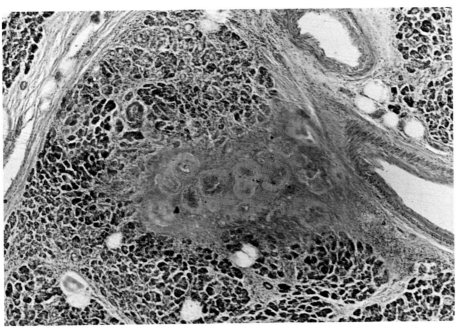

Abb. 210. Tryptische Nekrose im Zustande der Demarkation. Der Nekrosebezirk besitzt keine Beziehung zu den Lobulusgrenzen oder bestimmten Acinusverbänden. Formalin, Paraffin, Hämatoxylin-Eosin-Färbung, Mikrophotogramm, Vergr. 1:80

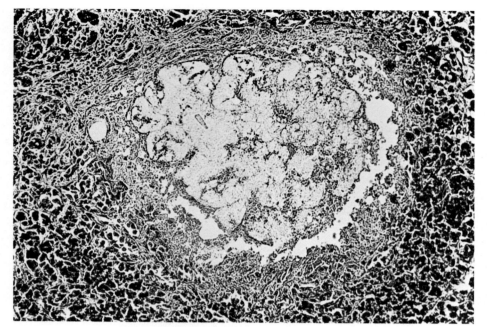

Abb. 211. Tryptische Nekrose im Stadium der Abräumung. Der Demarkationswall ist durch Bindegewebe und Capillaren verstärkt, die Abgrenzung ist relativ scharfrandig. Im Inneren Abbau des Zellgerüstes. Formalin, Paraffin, Hämatoxylin-Eosin-Färbung, Mikrophotogramm, Vergr. 1 : 100

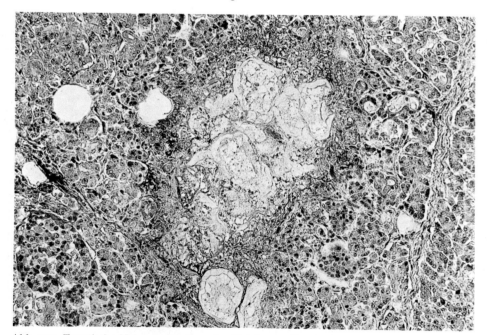

Abb. 212. Tryptische Nekrose, Stadium der Reinigung. Randwall von Capillaren durchsetzt, Bindegewebsgerüst im Zentrum abgebaut, nur geringe Reaktion der Umgebung. Formalin, Paraffin, Hämatoxylin-Eosin-Färbung, Mikrophotogramm, Vergr. 1 : 120

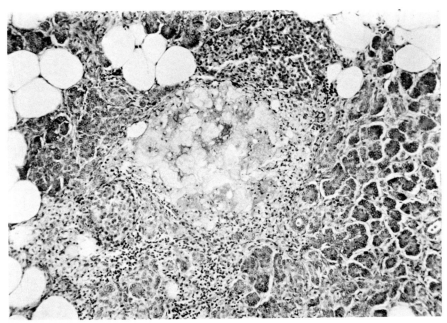

Abb. 213. Tryptische Nekrose, zellige Durchsetzung des Randwalles. Im Zentrum noch schattenhaft die Acinuskonturen erkennbar. Formalin, Paraffin, Hämatoxylin-Eosin-Färbung, Mikrophotogramm, Vergr. 1:80

intensive Basophilie charakterisiert ist (Abb. 210). Die Grenzen zwischen den erhaltenen und den zugrunde gegangenen Bezirken sind sehr scharf, wie mit einem Stift gezogen. Wenige Tage nach der Erkrankung und der Nekrose verflüssigt der wesentliche Anteil des zelligen Materials, das kollagene Grundgerüst bleibt zunächst im Inneren der Nekrose noch gitterartig erhalten und ist mit Silberfärbung darstellbar (Abb. 211). Nun erfolgt mehr und mehr eine zellige Mobilisation in der Umgebung, eine lebhafte Resorption mit Leukocyten, Histiocyten und Lymphocyten, schließlich auch mit Schaumzellen (Abb. 212). In ganz kurzer Zeit überwiegen die resorptiven Zellarten so sehr, daß ein nekrotischer Bezirk kaum noch erkennbar ist, vielmehr ein resorptiv tätiges Gewebe, das einer allmählich schrumpfenden Narbe Platz macht (Abb. 213).

So läuft der gewebliche Vorgang bei einer Einzelnekrose ab, die das Grundelement auch der Gesamtnekrose darstellt. Werden größere Gewebseinheiten von der Nekrose zugleich erfaßt, dann werden ganze Drüsenbezirke, ja sogar die Drüse total sequestriert. In den Sequestrationshöhlen, den späteren Pseudocysten, liegt die jauchige Nekrose, die aber durch bald eindringende proteolytische Fermente verflüssigt wird. Bei der Entstehung einer tryptischen Nekrose spielen die pankreaseigenen Fermente eine entscheidende Rolle.

Über den Vorgang der tryptischen Nekrose, der sowohl in biochemischer Beziehung als auch in dem histogenetischen Bereich von komplexerer Art ist, als

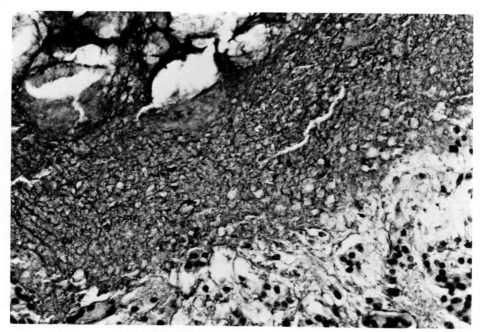

Abb. 214. Demarkationswall um die tryptische Nekrose (oben im Bild). Zellschutt schattenhaft erkennbar mit Fibrin verklebt. Unten rechts: erhaltene Drüsenepithelien, die z. T. ödematös aufgequollen sind. Formalin, Paraffin, Hämatoxylin-Eosin-Färbung, Mikrophotogramm, Vergr. 1:180

daß er durch eine einfache Verdauung von Drüsengewebe vollauf erklärbar wäre, haben wir auf S. 376 berichtet.

Die Eigenart des Gewebsbildes aber spricht für die Eigentümlichkeit der Pathogenese und muß mit der Eigenart des Organes zusammenhängen (Abb. 214). Aus der Kenntnis der tryptischen Nekrose, wie sie nur in der Bauchspeicheldrüse gefunden wird, leiten wir ein Unbehagen her, das uns bei dem Schema von CREUTZFELDT u. Mitarb. (1965) beschleicht. Die Angabe „toxische Wirkung" ist so uncharakteristisch, daß sie der Besonderheit des Ortes nicht gerecht wird.

Die von RICHTERICH (1964) angeschuldigten Lysosomen, die ja für den Katastrophenfall in jeder Zelle anwesend sind, können keine entscheidende Rolle bei der tryptischen Nekrose im Pankreas spielen, weil die Acinusepithelien in der Bauchspeicheldrüse weniger Lysosomen besitzen als z. B. die Leberepithelien, so daß man dort viel eher eine derartige Nekrose erwarten könnte.

Der makroskopische Eindruck ist schon bei der Eröffnung der Bauchhöhle derartig instruktiv (Abb. 215, 216), daß die Diagnose der akuten hämorrhagischen Pankreatitis gleichsam nach dem ersten Sektionsschnitt gestellt wird (Abb. 217). Selbstverständlich ist die *Ausdehnung* der Veränderungen und die *Dauer* der Überlebenszeit nach dem akuten Schmerzanfall für das anatomische Bild entscheidend.

Wir unterscheiden nach der *Ausdehnung* drei verschiedene Schweregrade (Abb. 218):

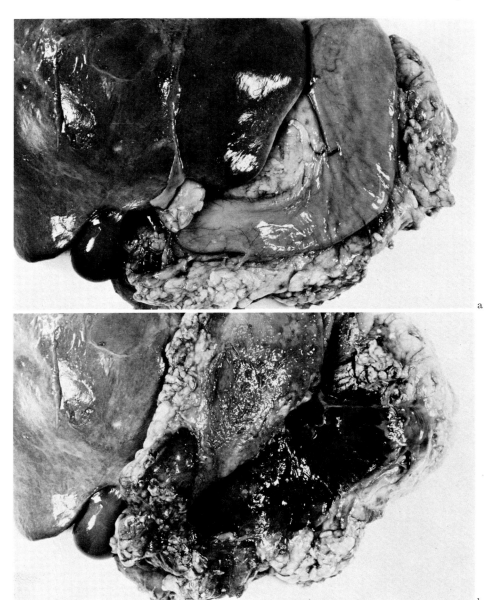

Abb. 215 a u. b

Abb. 215 a—c. 78 Jahre alt gewordene Frau (SN 769/70, P. I. FU Berlin). Sog. Akutes Abdomen, Einlieferung in die Klinik 4 Tage vor dem Tode im Schock. Tod im Kreislaufschock, Nierenversagen. Akute tryptische Pankreatitis. a Übersicht, Oberbauchorgane. Unter dem Magen quillt hämorrhagisches Exsudat heraus, Fettgewebsnekrosen im Netz. b Magen hochgeschlagen: An Stelle der Bauchspeicheldrüse und der Bursa omentalis blutig durchsetzte Nekrosen, Drüse nicht mehr erkennbar. c Fettgewebsnekrosen, opake Spritzer auf der Unterseite des Zwerchfells

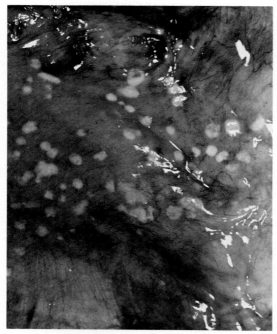

Abb. 215c

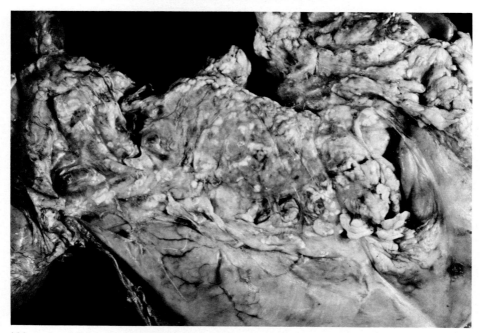

Abb. 216. 76 Jahre alt gewordene Frau (SN 798/64, P. I. Karlsruhe). Chronisch tryptische Pankreatitis bei lange bestehender Cholecystitis. Pankreatitische Schübe seit 3 Jahren. Akute rezidivierte Pankreatitis, Kreislaufkollaps. Bauchspeicheldrüse aufgequollen, Kapsel (verdickt) erhalten, multiple Parenchym- und Fettgewebsnekrosen

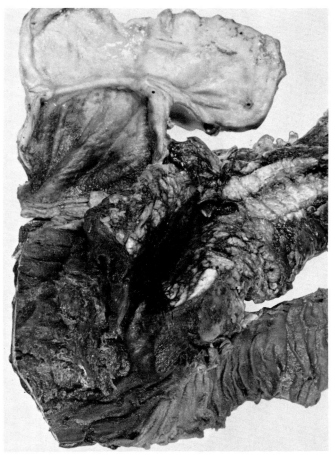

Abb. 217. 60 Jahre alt gewordene Frau (SN 5/67, P. I. Karlsruhe). Dauermarcumar-Behandlung wegen erstem Herzmuskelinfarkt 5 Jahre, zweitem Infarkt 1 Jahr vor dem Tode. Ultraakut verlaufende tryptische Pankreatitis („Pankreasapoplexie"). Hämorrhagische Komponente ganz im Vordergrund. Blutige Durchtränkung auch der Duodenalschleimhaut

Bei dem *ersten* Schweregrad ist allein die Bauchspeicheldrüse befallen, sie ist durchsetzt von Fettgewebs- und Einzelnekrosen im Parenchym, die sog. Pankreaskapsel ist erhalten.

Bei dem *zweiten* Schweregrad ist die gesamte Drüse (makroskopisch) durchsetzt von den Fettgewebs- und Parenchym-Nekrosen. Die Kapsel der Drüse ist erhalten. Über die Bauchhöhle verstreut finden sich vereinzelte Fettgewebs-Nekrosen im Netz- und Mesenterial-Ansatz.

Bei dem *dritten* Schweregrad ist die Propagation der Nekrosen und der Blutungen über den ganzen Oberbauch, ja über den ganzen Bauchraum erfolgt, jauchige Nekrosen finden sich in den Organen der Nachbarschaft des Pankreas und bis hinab in das kleine Becken als „Nekrosestraßen" des Retroperitoneum ziehend.

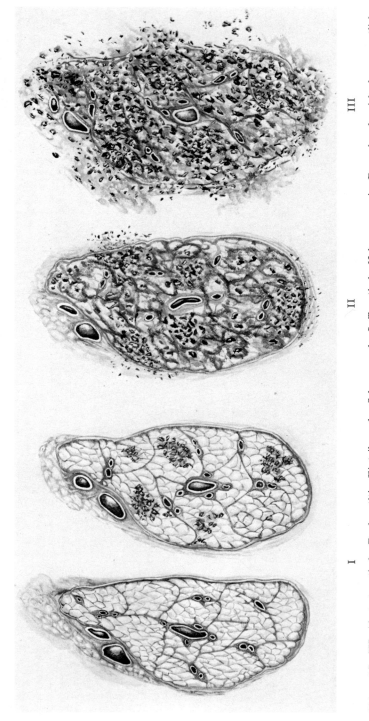

Abb. 218 I—III. Akute tryptische Pankreatitis, Einteilung der Schweregrade. I. Tryptische Nekrosen nur im Parenchymbereich ohne wesentliche Auftreibung der Drüse. II. Tryptische Nekrosen im Drüsengebiet, konfluierende Blutungen, Fettgewebsnekrosen in der Umgebung (Mesenterium, Netz). III. Völlige Zerstörung, Nekrosen in der Drüse und in der Umgebung (sog. Nekrosestraßen im Retroperitoneum). (Aus V. BECKER, 1960)

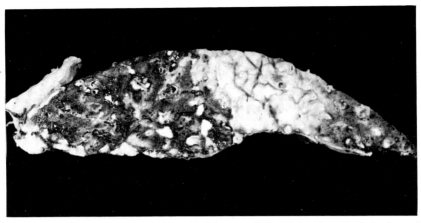

Abb. 219. 74 Jahre alt gewordene Frau (SN 321/58, P. I. Kiel). Krankheitsbeginn 5 Tage vor dem Tode: Akute Oberbauchschmerzen, Erbrechen, Ileus. Amylase im Harn 2048 und dann 256 WE. Protrahierter Kollaps. Akute tryptische Pankreatitis des II. Schweregrades. Blutige Durchsetzung im Kopf- und Schwanzteil, erhaltene Drüsenbezirke im schwanzwärtigen Corpusabschnitt

aa) Erster Schweregrad. Die Drüse ist auffällig verdickt, sie ist von derber, prall elastischer Konsistenz und entspricht dem klinischen Palpationsbefund bei weniger dickleibigen Menschen, bei denen man einen dicken Strang durch die Bauchdecke fühlen kann. Die Bauchspeicheldrüse ist in den Peritonealüberzug hineingepreßt, manchmal liegt zwischen dem Parenchym und dem prallgespannten Peritoneum noch eine Ödempfütze, die ein glasiges Aussehen haben kann (ZOEPFFEL, 1922; POPPER, 1944; DOERR, 1953, 1959, 1964; DOERR u. Mitarb., 1965; V. BECKER, 1954, 1957) oder auch durch blutige Beimengungen trüb erscheint, zu sehen. Die einzelnen Drüsenläppchen sind durch die Kapsel hindurch gut erkennbar, sie sind weit voneinander getrennt durch das glasige oder auch blutige Ödem, die Läppchen sind geradezu isoliert. Trotz der Festigkeit und der Vergrößerung macht die Drüse einen aufgelockerten Eindruck. Es gelingt, mit einer Injektionsspritze nach Öffnung des prallgespannten Peritoneum, etwas Sekret anzusaugen, in dem sich dann Amylase nachweisen läßt. Die Farbe der Drüse ist insofern bunt und gesprenkelt, als neben hyperämischen wohlerhaltenen Drüsenbezirken solche angetroffen werden, die bereits nekrotisch geworden und durchsetzt sind mit Blut und Detritus (Abb. 219). Auch völlig anämische Bezirke kommen vor, so daß zusammen mit den hellen opaken Fettgewebsnekrosen, die sich in mehr oder weniger großer Reichlichkeit wie Sterne vor dem dunklen Himmel abheben, eine buntscheckige Zeichnung der Drüse beobachtet werden kann.

Bei der histologischen Untersuchung kann das Bild fast enttäuschend sein, weil noch ausgedehnte Drüsenbezirke gut erhalten sind. Selbst wenn man makroskopisch deutliche Nekrosebezirke histologisch untersucht, sind auch darin immer noch einzelne mehr oder weniger große Partien von gesunden Drüsenanteilen inmitten der Nekrose-Areale zu beobachten. Sehr eigenartig wirkt die Nekroseverteilung dadurch, daß nicht selten der Kern der Drüse in ganzer Länge um den

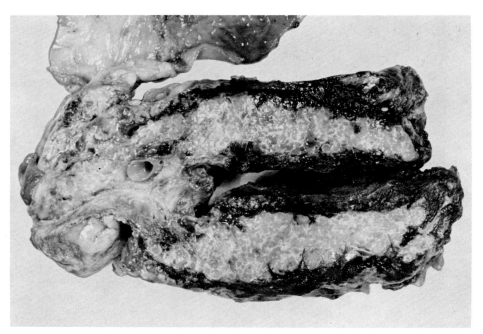

Abb. 220. 37 Jahre alt gewordener Mann (SN 26/67, P. I. Karlsruhe). Alkoholanamnese. Akute hämorrhagische Pankreatitis mit jauchig-tryptischen Nekrosen vorzugsweise im Mantelteil des Pankreas unter Aussparung des zentralen Stranges. Dort nur Fettgewebsnekrosen. $1/2$ natürliche Größe

Ductus pancreaticus major herum erhalten ist, während konzentrisch darum, vor allem in den Außenbezirken der Drüse, die schwarzen, blutig durchsetzten Nekrosen angetroffen werden (Abb. 220). Diese wohlerhaltenen Bezirke können durch alte Fibrosen von dem eigentlichen Krankheitsherd abgekapselt sein, wobei die interacinäre Fibrose der Propagation der Nekrosen mehr Widerstand entgegensetzt als die vielleicht mächtige interlobuläre. Andererseits sind aber auch die Bezirke der erhaltenen Acini nur wenig mit Proenzym-Granula bestückt. So sehen wir in der Umgebung von Entzündungsherden stets erhaltene Acini. Die Functio laesa der Acini hatte eine Sekretproduktion unterbunden und eine Autodigestion gerade dieser benachbarten Bezirke, vielleicht in Verbindung mit einer entzündlichen Hyperämie und der dadurch verbesserten Sauerstoffversorgung unmöglich gemacht. Im Interstitium findet man reichliche Fettgewebsnekrosen mit Fettsäurenadeln (Abb. 221) und Calciumsalzen, die bei der histologischen Färbung mit Hämatoxylin schwach anfärbbar sind, im Gefrierschnitt aber das polarisierte Licht doppelt brechen und so gut erkennbar werden.

Die makroskopische Charakterisierung der Fettgewebs-Nekrose erfolgt durch die Bendasche Probe: Nach Fixierung in 10%igem Formalin wird die Bauchspeicheldrüse mit Neurogliabeize (mit einer Mischung von Kupferacetat, Chromalaun und Essigsäurelösung) im Brutofen behandelt. Die fettsauren Kupfersalze erscheinen unter der Erhaltung des Kristalls (wahrscheinlich als Ölsäure) in leuchtend grüner Farbe [C. BENDA, Virchows Archiv path. Anat. **161**, 194 (1900)].

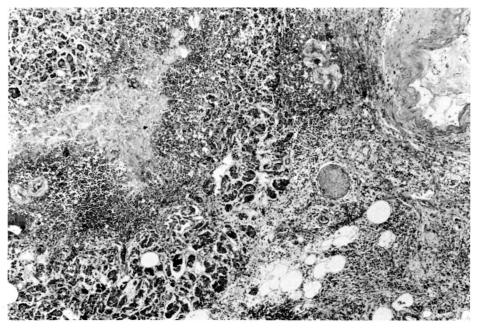

Abb. 221. 34 Jahre alt gewordene Frau. Postpartale Pankreatitis. Unterschiedlich alte tryptische Herde. Formalin, Paraffin, Hämatoxylin-Eosin-Färbung, Mikrophotogramm, Vergr. 1:60

Die Fettgewebsnekrosen bzw. Fettsäurenadeln (spanisch: Pringodevela) sind umgeben von einem mehr oder weniger breiten Saum von entzündlichen Infiltraten, auch von Schaumzellen und eosinophilen Leukocyten. Die Gefäße sind hyperämisch, im Interstitium sind relativ reichlich Blutungen zu finden. Die Bendasche Probe zeigt — und das war die Absicht CARL VON BENDAs —, daß Fettgewebsnekrosen auch unabhängig von den histologisch erkennbaren entzündlichen Herden auftreten. Den Veränderungen des Interstitiums gegenüber ist das Ausmaß der Parenchymnekrosen relativ gering, doch finden sich in diesem Stadium der Erkrankung disseminiert verstreute einzelne Nekroseherde, die unabhängig von dem Acinusverband inmitten scheinbar gesunden Drüsengewebes liegen.

Das *makroskopische* Kennzeichen der akuten hämorrhagischen Pankreatitis im ersten Schweregrad ist die Buntscheckigkeit und die fehlende Propagation der Nekrosen in der Bauchhöhle. Das *mikroskopische* Charakteristikum besteht im bunten Wechsel zwischen erhaltenem Drüsenparenchym und tryptischer Nekrose, wobei die Fettgewebsnekrosen des Interstitiums die Parenchymnekrosen an Menge überwiegen.

ββ) Zweiter Schweregrad. Der zweite Schweregrad ist dadurch gekennzeichnet, daß zwar die sog. Drüsenkapsel, eigentlich der Bauchfellüberzug, noch erhalten ist, während die Ausbreitung der Fettgewebsnekrosen bereits auf die Bauchhöhle übergegriffen hat. Da die akute hämorrhagische Pankreatitis bevorzugt bei fettleibigen Menschen vorkommt, finden die aus der Bauchspeicheldrüse ausgetretenen

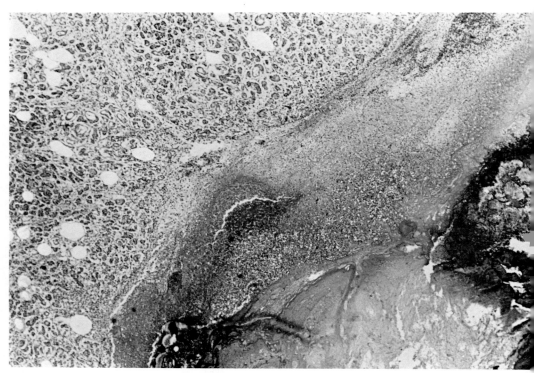

Abb. 222. Akute tryptische Pankreatitis. Grenze zwischen dem nekrotischen Parenchym durch breiten zelligen Wall und ein hämorrhagisches Ödem gekennzeichnet. Dicht daneben ungeschädigte Drüsenabschnitte. Formalin, Paraffin, Hämatoxylin-Eosin-Färbung, Mikrophotogramm, Vergr. 1:40

lipolytischen Fermente reichlich Substrat: Es gibt kaum ein Bild, das auch für den Anfänger so eindrucksvoll ist und die „Schönheit der krankhaften Veränderungen" so zu zeigen vermag! Das Fettgewebe der Netzschürze und das des Mesenterium ist übersät mit dicht bei dicht liegenden Nekroseknoten, die manchmal sogar so eng zusammenliegen, daß sie konfluieren. Häufig haben die weißgelben opaken Herde einen kleinen hämorrhagischen Rand, was sie gegen die Umgebung absetzt. Sie sind an dem Ansatz des Mesenterium wie Perlschnüre aufgereiht. Sie durchsetzen das Fettgewebe auch des retroperitnoealen Raumes, das der Nierenfettkapsel, des kleinen Beckens und der vorderen Bauchwand. Auch weiter verschleppt sind Fettgewebsnekrosen gefunden worden, die nur hämatogen abgeführt gedacht werden können, z.B. im Knochenmark, im subcutanen Fettgewebe der Ellenbeuge, der unteren Extremitäten, dort auch symmetrisch, und im Fettgewebe des Perikard (JACKSON u. Mitarb., 1957; KASSERMANN, 1958; CHESTER u. TULLY, 1959).

Eine seltene und instruktive Absiedelung hat OESTEREICH (1908) beschrieben. In seinem Fall war eine Verwachsung des Netzes mit der vorderen Leberkapsel bei einer atrophischen Lebercirrhose, also ein „Spontan-Talma" entstanden. Als nun eine hämorrhagische Pankreatitis hinzutrat, fanden sich diese Fettgewebsnekrosen nicht nur in dem Netz und im Mesenterium,

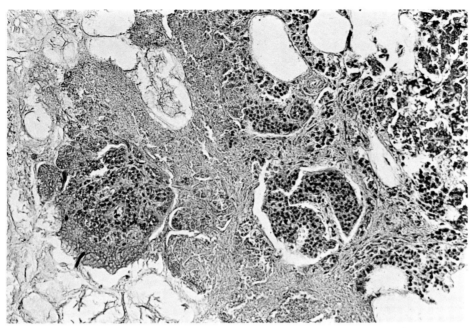

Abb. 223. Akute tryptische Pankreatitis. Erhaltene Inseln im Demarkationswall eines Nekrosebezirkes (klinisch: Blutzuckerschwankungen). Formalin, Paraffin, Hämatoxylin-Eosin-Färbung, Mikrophotogramm, Vergr. 1:100

sondern auch in den stark verfetteten Leberepithelien in der unmittelbaren Nachbarschaft des angreifenden Netzes, also in den Leberabschnitten, in denen ein reger Blut- und Lymphaustausch durch den kollateralen Kreislauf mit dem Netz erfolgt war.

Die Bauchspeicheldrüse selbst ist im zweiten Schweregrad der Erkrankung ebenfalls stark vergrößert und weniger buntgescheckt als im ersten Stadium, da die blutig durchtränkten Nekroseherde zusammengeflossen sind; die düsterrote Farbe herrscht vor und überdeckt auch die hellere Tönung der Fettgewebsnekrosen. Dennoch ist die „Kapsel" überall intakt, die Drüse als Organ ist wohl begrenzt, vergrößert und erigiert, bretthart und spiegelnd glatt, die Läppchenzeichnung ist wenig erkennbar, die Felderung ist verwaschen. Mikroskopisch beherrschen Blutung und Nekrose das Bild (Abb. 222). Es finden sich zahlreiche konfluierte Parenchymnekrosen mit verschieden starker entzündlicher Reaktion der Umgebung. Die Demarkation gegen die gesunden Drüsenbezirke ist meist durch einen scharfen Rand bezeichnet. Auch die Fettgewebsnekrosen sind blutig durchtränkt. Doppelt brechende Fettsäurenadeln liegen ohne sichtbare Bindung an noch erhaltenes Gewebe oder an das Maschengerüst des Fettgewebes in dem Detritusbezirk. Dennoch lassen sich hier immer wieder völlig unbeschädigte Drüsenbezirke auffinden, die entweder durch eine Fibrose, durch eine Entzündung oder auch ohne ersichtlichen Grund von der Autodigestion verschont blieben. Auch hier gelingt es oft, auf Querschnitten durch die ganze Drüse eine bevorzugte Autodigestion der äußeren, kapselnahen Drüsenbezirke nachzuweisen, manchmal sind mehr die

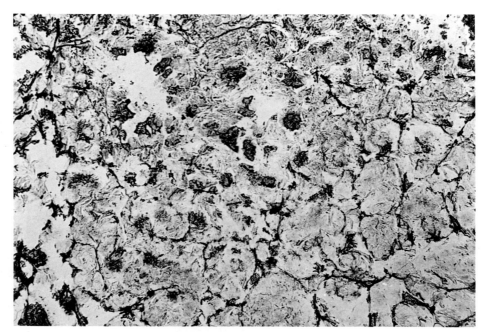

Abb. 224. Akute Fettgewebsnekrosen. Homogene und kristalline Ausfällungen von Neutralfett und Fettsäuren im z. T. noch erhaltenen Maschenwerk der Fettzellen. Formalin, Paraffin, Versilberung nach GOMORI-MASCH, Mikrophotogramm, Vergr. 1:120

gangnahen Bezirke befallen. Weder die eine noch die andere Spielart hat einen Einfluß auf den Schweregrad oder die Dauer der Erkrankung. Auch bei der akuten tryptischen Pankreatitis ist der Inselzellbestand widerstandsfähiger. Man wird bei der akuten Entzündung an die Verhältnisse beim Carcinom erinnert (vgl. Stobbe-Phänomen bei dem Carcinom, S. 475 ff.) (Abb. 223). Die Gefäße sind in den Zerstörungsprozeß einbezogen, Thrombosen entstehen in den Arterien und Venen. Die Wand der Arterien ist häufig verquollen, aufgetrieben, fibrinös durchtränkt, manchmal ausgesackt. Die elastischen Lamellen der kleinen Arterien sind aufgesplittert oder gänzlich zerstört (vgl. Abb. 170). Dieser Elasticaschaden, der wesentlich Ursache für die Blutung darstellt, wird auf die Liberierung der Elastase zurückgeführt (GEOKAS, MURPHY u. MCKENNA, 1968). Zu den vielfältig auftretenden Thrombosen paßt, daß bei der experimentellen Pankreatitis eine Abnahme der Fibrinolyse-Aktivität nachgewiesen wurde (ALBERTINI u. Mitarb., 1961). Es kann praktisch in jedem Fall eine Venenthrombose oder auch eine Bakterienbesiedlung in den nekrotischen Bezirken nachgewiesen werden. Eine ursächliche Bedeutung kann aber daraus nicht erschlossen werden.

γγ) Dritter Schweregrad. Der dritte Schweregrad ist gekennzeichnet durch die völlige Zerstörung der Drüse. Hier ist nicht nur das Pankreas jauchig zerstört und zerfallen, sondern auch die Organe in der Nachbarschaft sind mit angedaut. Allerdings kann auch postmortal eine Verflüssigung der Nekrose eingetreten sein. Durch den mehr oder weniger verflüssigten Nekrosebezirk kann die Drüse selbst

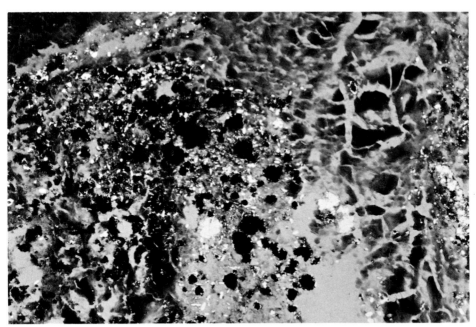

Abb. 225. Akute tryptische Pankreatitis. Sequestrierte Drüsenteile. Fettsäurenadeln. Formalin, Gefrierschnitt, Hämatoxylin-Eosin-Färbung, polarisiertes Licht, Mikrophotogramm, Vergr. 1:120

noch in Form eines fingerdicken Stranges hindurchziehen, manchmal sind auch größere und kleine Gefäße, vor allem die Arteria lienalis, als feste Stränge erkennbar. Hier hat sich das buntscheckige Bild der vorherigen Stadien völlig gewandelt. Es ist ein „Grau in Grau" von blutig durchsetztem weichen Gewebsdetritus entstanden. Auch die „freundliche" Sprenkelung der gelben opaken Fettgewebsnekroseflecken im gesamten Peritoneum ist einem schmutziggrauen Farbton der konfluierten Nekrosebezirke gewichen (Abb. 224). Und dennoch kann man auch in diesem Detritus, den man meist einer histologischen Untersuchung nicht für wert erachtet, immer noch voll erhaltene Drüsenbezirke histologisch erkennen, die wie Inseln inmitten des Nekrosemeeres liegen (Abb. 225). Diese erhaltenen Drüsenanteile sind wichtig, weil sie die Nachlieferung des proteolytischen Potentiales und damit die Unterhaltung der Erkrankung bewerkstelligen (Abb. 226, 227). Nach dem Überstehen der Erkrankung sind diese Bezirke die Träger der Drüsenfunktion. Von hier stehen während des Heilungsprozesses proteolytische Fermente zur Verflüssigung des nekrotischen Materials zur Verfügung, so daß der jauchige Gewebsanteil rasch verflüssigt und resorbiert werden kann.

Die Verflüssigung durch die drüseneigenen Fermente ist ein Vorgang, der rascher zur Reinigung führt, als dies in anderen Organen üblich und möglich ist. So wertvoll dies für die Resorption der Nekrose sein mag, so gefährlich kann dies werden durch eine zu schnelle Resorption großer Eiweißmassen.

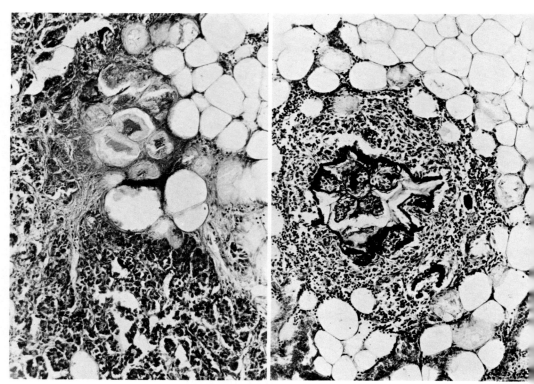

Abb. 226. Fettgewebsnekrosen. Zellgrenzen z. T. erhalten. Fett homogen oder in Fettsäurenadeln ausgefällt. Demarkationsrand, der mit der Zeit größer wird und zellreich erscheint. Formalin, Paraffin, Hämatoxylin-Eosin-Färbung, Mikrophotogramm, Vergr. 1:120

Selbst in diesem Stadium ist eine Heilung beobachtet worden. Die Detritusmassen müssen resorbiert werden. Die Bauchspeicheldrüse ist immerhin ein nekrotisches Abräummaterial von etwa 100 g geworden. Sie kann in Gänze sequestriert werden.

Ein klassischer Fall einer Pankreas-Sequestration wurde von H. Chiari (1880) seziert, bei dem das zerstörte Pankreas durch die dünne Wand eines Magengeschwüres in den Magen eintrat, per vias naturales abging, im Stuhl als strangartiges Gewebsstück auffiel, von Carl von Rokitansky untersucht und eindeutig als nekrotisches Pankreas identifiziert wurde. Erst 18 Jahre nach dieser Erkrankung starb dieser Patient. Er wurde seziert und der Vorgang, der vorher nur klinisch angenommen werden konnte, an Hand des Sektionsbefundes rekonstruiert und bestätigt. Hanns Chiari (1876) sah noch eine Sequestration des Pankreas bei einem 59jährigen Potator bei Magenperforation durch ein Ulcus rotundum.

Wie wir gesehen haben, ist ein *Gangverschluß* für die Entstehung der akuten hämorrhagischen Pankreatitis notwendig. Es gilt, bei der Obduktion den Gangverschluß nachzuweisen. Dies gelingt in einigen Fällen durch den Fund eines Papillensteines, eines Papillentumors oder eines andersartigen Verschlusses des **Ductus Wirsungianus.**

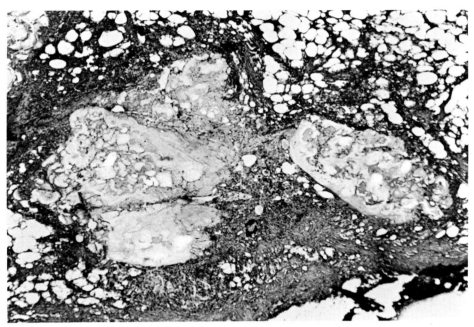

Abb. 227. Subakute Fettgewebsnekrosen mit breitem Demarkationsrand. Verwaschene Zeichnung der Fettzellen. Formalin, Paraffin, Hämatoxylin-Eosin-Färbung, Mikrophotogramm, Vergr. 1:40

Der Oddi-Spasmus ist an der Leiche nicht mehr erkennbar. Nur bei einem kleinen Teil der Fälle läßt sich der Verschluß durch Steine, Tumor, Fremdkörper und anderes sichern. Dagegen wird man selten bei der Präparation des Ductus Wirsungianus in den höheren Abschnitten auf Stenosen und Engen stoßen, die die Möglichkeit eines Verschlusses in sich bergen.

Der Ductus Wirsungianus verjüngt sich auf seiner Bahn durch das Corpus nur wenig; durch enge und oft winklige Abknickungen weicht er jedoch von der klassischen Vorstellung des Pankreasganges ab, so daß das Bild des „Tausendfüßlers" („milles pattes", Cruveilhier) nur in seltenen Fällen angetroffen wird. Das Kupfer des Wirsung kann nur als schematisiert aufgefaßt werden. An einer solchen Enge und Abwinkelung finden sich eher eingedickte Speichelmassen, kleine Steine oder Sekretschollen, die an Abfaltungen und Aufwerfungen des Epithels hängen bleiben und eine Sekretstauung nach sich ziehen.

Für die genaue Darstellung derartiger Gangformungen empfehlen wir die Injektion von 10—20%iger Formalinlösung von der Papille aus. Das gesamte Präparat wird dann, falls man keine besonderen histologischen Interessen am Parenchym hat, auf Eis aufbewahrt, nach 24 Std läßt sich der fixierte Gang gut von der Bauchspeicheldrüse präparatorisch abtrennen. Sollte man mehr Wert auf die histologische Untersuchung der Drüse legen, dann empfiehlt es sich, den Gang von der Papille aus mit einem dünnflüssigen Röntgenkontrastmittel anzufüllen, ein Röntgenbild anzufertigen und dann das gesamte Präparat zu fixieren.

Die Frage nach der *Todesursache* bei der akuten hämorrhagischen Pankreatitis hat seit der Behauptung Balsers (1882), daß die „Fettnekrose" als Todesursache in Frage käme, die Autoren sehr bewegt. Man sprach von ,,Pankreasvergiftung", von der Giftwirkung des Pankreassekretes, von den toxischen Einflüssen des autolytischen Gewebes (POLYA, 1906, 1908; VON BERGMANN u. GULEKE, 1910; LATTES, 1913). Es sind viele Faktoren, die für den Tod im Kreislaufversagen verantwortlich zu machen sind. ,,Der Mechanismus des Todes" bleibt oft unbekannt, besonders auch deshalb, weil oft die eigentliche Krise der Drüsenzerstörung überwunden zu sein scheint, aber die Frühkomplikationen, vor allem von seiten der Niere, die Patienten zum Tode bringen. Der Kollaps ist wesentlicher Teilfaktor bei dem Ursachenkomplex des Todes (ULIN u. SOKOLIC, 1960).

Das toxische Bild bei der Pankreatitis steht bei den Patienten ganz im Vordergrund.

Obwohl der nervale Faktor bei dem Zustandsbild des Kranken stets anerkannt war, suchte man doch nach einem ,,Gift". VON BERGMANN und GULEKE (1910) fanden dieses ,,Gift" in dem Trypsin und sprachen von Trypsinvergiftung, während O. HESS (1903) noch einen Schritt weiter ging und von einer ,,Seifenvergiftung" durch die verseifte Fettsäure in den Fettgewebsnekrosen sprach und diese toxische Wirkung mit der des Seifenabortes verglich. Die Giftwirkung des zerstörten Pankreasgewebes hat offenbar die stärkste Wirkung durch die Abbaustufen, die eine positive Biuret-Reaktion ergeben (Pepton). Das Trypsin selbst hat wahrscheinlich nicht eine entscheidende Wirkung bei der Entstehung des Kollapses (EGDAHL, 1907), doch war zu der Zeit, als die Giftwirkung von Trypsin bzw. vom Pankreasgewebe besonders untersucht worden ist, das blutdrucksenkende Kallikrein noch nicht bekannt. Die Giftwirkung des Pankreassaftes, die nicht an Trypsinogen oder Steapsin gebunden ist, stellt die Grundlage der experimentellen Erzeugung der Pankreatitis am Hunde dar, wie sie von VON BERGMANN und GULEKE schon vor dem 1. Weltkrieg vorgenommen worden ist. Sie betrachten die Giftwirkungen nicht nur als die Ursache der Autodigestion, sondern auch als diejenige des Todes des Patienten.

W. HESS (1950) gliedert bei 92 Fällen von tödlicher akuter Pankreatitis die Todesursachen auf (vgl. Tabelle 23), während WANKE u. SEBENING (1969) differenzierte Mechanismen angeben (Tabelle 24).

Zunächst ist tatsächlich eine Giftwirkung von tryptischen Fermenten, die in die Blutbahn injiziert wurden, auf die inneren Organe im Sinne einer parenchymatösen Degeneration nachgewiesen worden. Diese Giftwirkung tritt allerdings erst nach Injektion so großer Dosen von Trypsin ein, daß diese nicht mehr durch den Trypsinhemmstoff des Blutplasmas unschädlich gemacht werden können. Daneben ist die kreislaufwirksame Fraktion des Pankreasgewebes, das Kallikrein, in Rechnung zu setzen (WERLE, 1963). Bei Hunden wurden sowohl nach intravenöser Injektion von Pankreassaft als auch nach experimenteller Pankreatitis gleichsinnige elektrokardiographische Veränderungen nachgewiesen, ohne daß eine sichere Beziehung zur Schwere der Pankreaszerstörung aufgefunden wurde. In diesem Zusammenhang wurde an eine bisher unbekannte, den Herzmuskelstoffwechsel beeinflussende Substanz aus dem Pankreas gedacht (POLLOCK u. BERTRAND, 1956). Außer der spezifischen Fermentwirkung des Pankreassaftes ist aber noch an die große Menge abgebauten Eiweißes zu denken, die von der Bauchhöhle aus resorbiert wird, an Peptone und Polypeptide, die besonders auf die rechte Herzkammerwandung eine toxische Wirkung ausüben. Schließlich sei an den Circulus vitiosus erinnert, der

Tabelle 23. Todesursachen bei 92 Fällen von akuter Pankreatitis. (Nach W. HESS, 1950)

Primärer Schock	13	Pseudocysten	6
Hepatotoxikose	19	Paralytischer Ileus	4
Urämie	3	Coma diabeticum	2
Abscesse incl. Perforation	24	Primäres Herzversagen	1
Eitrige Peritonitis	11	Lungenarterienembolie	1
Arrosionsblutung	8		

Tabelle 24. Komplikationen bei akuter Pankreatitis (47 Fälle). (Nach WANKE und SEBENING, 1969.) (4600 Obduktionen 1963/1967, Pathologisches Institut der Universität Heidelberg)

Komplikationen			Häufigkeit
1. Fettgewebsnekrosen:	peripankreatisch, retroperitoneal		41
	intraperitoneal		
	subepikardial	3	
	subpleural	2	
2. Akute Leberzellschädigung:			29
	ausgedehnte Leberzellnekrosen	22	
	kleinflächige Leberzellnekrosen	7	
3. Nekrotisierende Nephrose			24
4. Ascites			20
5. Myokardnekrosen			15
6. Pleuraergüsse			14
	nur linksseitig	6	
7. Hämorrhagisch-erosive Gastroduodenitis			8
8. Oberbauchperitonitis			6
9. Hämorrhagische Diathese, Verbrauchskoagulopathie			5
10. Radikuläre Pfortaderthrombose			5
11. Entzündlicher Milztumor			5
12. Gefäßarrosion (A. pancreatica duodenalis, V. lienalis)			3
13. Milzruptur			2
14. Nebennierennekrose			1
15. Herzbeutelerguß			1

vielleicht über die bereits von ZENKER (1874) angenommene Schädigung des Ganglion coeliacum geht und zu einem so enormen und fast nicht beeinflußbaren Meteorismus führt. Die ungenügende Darmtätigkeit und die hochgradige Dehnung der Darmwand begünstigen die Resorption von toxischen Aminosäuren, wie dies bei jedem Ileus der Fall ist. Indican wird im Harn auch bei der Pankreatitis positiv gefunden.

Der Tod im akuten Anfall tritt infolge einer allgemeinen Intoxikation im Kollaps ein, einer Intoxikation, die von spezifischen Pankreasfermenten, insbesondere von Kallikrein, von Eiweißabbauprodukten und von Resorptionsprodukten ausgeht. Diese Intoxikation nimmt den Weg über einen protrahierten Kollaps.

Die *Blutung* — primär oder auch sekundär — ist eine unterschiedlich häufig beobachtete Todesursache. In der Aufstellung von HOWARD und JORDAN (1960) nimmt sie die erste Stelle besonders bei der postoperativen Pankreatitis ein.

Die Veränderungen an den anderen Organen sind in ihrer Verursachung durch die Zusammenwirkung des Schockes, des Kollapses, der Elektrolytverschiebung, der Anflutung von Nekrosebestandteilen und nicht zuletzt durch die kreisenden Pankreasfermente bestimmt (DOS REIS, 1963; M. WANKE, 1965). Dementsprechend sind die Veränderungen der anderen Organe. Sie werden beim Menschen, aber auch im Tierexperiment gefunden (WANKE u. GRÖZINGER, 1965). Im Vordergrund stehen die parenchymatösen Degenerationen der inneren Organe, vor allem der Leberepithelien und des Herzmuskels. Die schlaffe Dilatation der rechten, weniger der linken Herzhöhle deutet auf ein Versagen der rechten Herzkammer hin (CHADLI, LEVY, NACEUR u. HADDAD, 1960). Eine Perikarditis bei der akuten Pankreatitis wurde von OECHSLIN (1964) beobachtet. Vermutlich versickert der enzymhaltige Erguß von der Bauchhöhle durch die Lymphspalten des Zwerchfelles. Daß Enzyme beteiligt sind, zeigt sich in der gelegentlichen Auffindung von lipolytischen Nekrosen im Fettgewebe des Herzbeutels. Die akute Blutfülle der Leber und die angedeuteten Stauungsstraßen unterstreichen den Eindruck des rechtsseitigen Herzversagens.

Die *Milz* ist aufgelockert, weich, vergrößert, die Follikelzeichnung ist verwaschen, Milzbrei läßt sich abstreifen: Spodogene Milzschwellung. Sie kann aber auch andersartig beteiligt sein. Ihre unmittelbare Andauung ist beschrieben worden (CHIARI u. OBIDITSCH-MAYER, 1964), wenngleich dies doch ein sehr seltenes Ereignis darstellt. Blutungen aus der Milz bei der Pankreatitis lassen ein großes Hämatom entstehen (RAZEMON u.a., 1965). Eine unmittelbare Kompression des Gefäßstieles kann zu Deformierungen — sichtbar in der Splenoportographie — oder auch zur portalen Hypertension mit Milztumor führen (VARRIALE u. Mitarb., 1963). Auch Aneurysmata der Arteria lienalis folgen der Andauung, die dann ihrerseits zu Blutungen Anlaß geben. Ausgelaugte und verflüssigte Hämatome in der Milz oder in Milznähe führen zu Pseudocysten.

Oft steht der toxische *Nierenschaden* und die Harnsperre nach Überstehen des ersten Kreislaufkollapses ganz im Vordergrund (Abb. 228). Besonders in der Zeit der Nekrotisierung ist die Anurie und die Rindennekrose zu finden, die zum Teil in bleibende Nierenschäden überführen kann (RICHET, DE MONTERA, DUCROT, DUCROISET u. VASSALLI, 1961). Als Ursache des Nierenversagens bei der akuten Pankreatitis kommen Kreislaufkollaps, vor allem intravasale Fibrinthromben und direkte Fermentwirkung auf die Tubuli in Frage. Daher rangiert die Niereninsuffizienz als Todesursache weit oben in der Liste der zur Katastrophe führenden Komplikationen (ROUX, MIROUZE, BAUMEL u. DOSSA, 1961). Die Nieren weisen eine trübe Schwellung der Harnkanälchen-Epithelien auf, die Lumina der Harnkanälchen sind mit schlierigen Eiweißmassen angefüllt, zuweilen wird eine hyalintropfige Eiweiß-Speicherung beobachtet (FREIDELL, 1960). Oft aber ist eine Anurie gesehen worden, die sowohl toxisch als aber auch reflektorisch ausgelöst sein kann (DE GREGORI, SCIAINI u. DE MARTINI, 1954). Bilaterale Nierenrinden-Nekrosen als Komplikation der akuten Pankreatitis mit Thrombose der Arteriae interlobulares und der Vasa afferentia als Coagulopathie sind von WETZELS (1963), ähnliche Zustände von MEISTER (1964, 1965) beschrieben worden (BEISEL u. Mitarb., 1959; RICHET u. Mitarb., 1960; BRAUN u. BORBERG, 1965). Eine gründliche Zusammenstellung der beschriebenen Todesfälle an Nierenversagen bei akuter Pankreatitis haben ROCKSTROH und MAIER (1964) gegeben.

Das Zusammentreffen von schockbedingter Durchblutungsstörung, der unmittelbaren Fermentwirkung bei der Fermententgleisung, der toxischen Wirkung von Polypeptiden, die durch die Fermentwirkung entsteht, schließlich die Dehydratation und Demineralisation verursachen das akute Nierenversagen. Ein vorbestehender Nierenschaden und eine Operation verschlechtern weiter die Nierenfunktion.

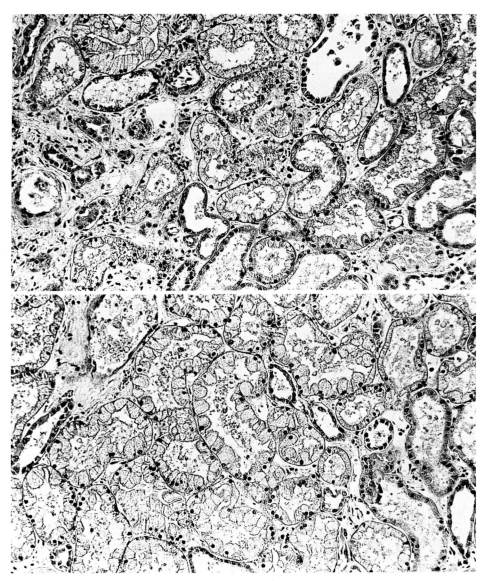

Abb. 228. 51 Jahre alt gewordener Mann (SN 81/66, P. I. Karlsruhe). Akute tryptische Pankreatitis, protrahierter Kollaps, allmählich einsetzende Anurie. Niere: Hyalintropfige Entmischung der Harnkanälchenepithelien, sog. polypeptidämische Nephrose, hochgradiges interstitielles Ödem. Formalin, Paraffin, Hämatoxylin-Eosin-Färbung, Mikrophotogramm, Vergr. 1:180

Entspricht das anatomische Bild einer allgemeinen Intoxikation, so können doch noch andere spezielle Veränderungen hinzukommen. So kann man durch einen Fetteinbruch in die kleinen Gefäße gelegentlich eine *Fettembolie* der Lunge und auch im Knochenmark nachweisen.

Eine seltene Komplikation bestand darin, daß wegen eines postpankreatitischen Abscesses eine Breitbandantibiotica-Therapie angewandt wurde, wodurch es zu einer Candidaseptikämie kam (BARRET u. Mitarb., 1967). Streng genommen kann man diese Komplikation nicht der Pankreatitis zur Last legen.

Bei vier Fällen von akuter hämorrhagischer Pankreasnekrose stellte LYNCH (1954) eine Fettembolie in den Glomerulumschlingen, aber auch degenerative Veränderungen der Harnkanälchen-Epithelien fest, eine Vacuolisation und eine Desquamation, schließlich auch Fetttropfen in den Lumina der Tubuli. Auch die Residuen dieser Nierenveränderungen — interstitielle Fibrose (Tubulusatrophie) — glaubt er in einem Falle von chronischer rückfälliger Pankreatitis auf die vielleicht pankreogenen Nierenschäden zurückführen zu können.

*Haut*veränderungen bei der akuten Pankreatitis sind immer wieder beschrieben worden. Es handelt sich dabei um folgende Formen:

a) Ekchymosen der Bauchhaut in Verbindung mit pankreatitischer Hämorrhagie der Bauchhöhle.

b) Urticaria in der Bauchhaut.

c) Lokal begrenzte Livido reticularis bei Gefäßschädigung durch Proteasen.

d) Ausgedehnte netzförmige, masernähnliche Ausschläge bei generalisierten Gefäßschädigungen durch Proteasen (LYON, 1961).

Ich verweise auch auf CULLENS Zeichen und auf das Grey-Turner-Phänomen (vgl. S. 364).

Über einen interessanten Fall berichtet VOGEL (1951). Er fand im Gehirn bei fehlender Fettembolie herdförmige Myelinverluste, auch im Herzmuskel eine verwaschene Faserzeichnung. VOGEL (1951) hält eine unmittelbare Wirkung der im Blut kreisenden Lipase für möglich (vgl. auch SHERINS u. Mitarb., 1968). Im fettreichen Knochenmark werden gelegentlich, wenn danach gefahndet wird, lipolytische Nekrosen gefunden. Gelegentlich sind aber solche Marknekrosen auch bei andersartigen Pankreaserkrankungen, z. B. beim Pankreascarcinom, beschrieben worden. Eine solche Knochenmarknekrose muß nicht unbedingt auf eingeschwemmte Lipase zurückgeführt werden, es kann sich auch um Fettembolien oder Fibrinthromben mit ischämischen Nekrosen handeln (LISKA u. Mitarb., 1969). Bei der experimentellen Hundepankreatitis wies SCARPELLI (1956) in 10% seiner Versuchstiere diese Art der Nekrosen in dem Mark von Rippe und Wirbelkörper nach. Auch beim Menschen sind die Nekrosen im subcutanen Fettgewebe beschrieben worden (SWERDLOW, BERMAN, GIBBEL u. VALAITIS, 1960; SCHRIER u. Mitarb., 1965, 1967; DEBRAY u. Mitarb., 1969). Diese isolierten Nekrosen, die auf eine humoral herangetragene Fermentwirkung bezogen werden, dürfen nicht verwechselt werden mit den subcutanen Nekrosen um die Absiedlungen von metastasierenden Adenomen des Pankreas (WUKETICH u. PAVLIK, 1963) und nicht mit lipophagen Granulomen (FEIJÓO, 1954). Die Fettgewebsnekrosen im Knochenmark bei Pankreatitis sind nach IMMELMAN, BANK, KRIGE und MARKS (1964) röntgenologisch sichtbar, wie auch peritoneale Fettgewebsnekrosen unter Umständen im Röntgenbild erfaßt werden können (MERNER, 1959).

Zum *technischen Vorgehen* bei der *Sektion* sei folgendes vermerkt: Bei dem Verdacht oder bei der Sicherheit des Vorliegens einer akuten hämorrhagischen

Pankreatitis soll man nach der Eröffnung der Bauchhöhle peritoneale Flüssigkeit zu gewinnen suchen und diese einer Amylasebestimmung zuführen. Es lohnt sich ferner stets, weniger aus kausal-diagnostischen als auch aus erkenntnistheoretischen Gründen, sowohl die peritoneale Flüssigkeit als auch nekrotisches Material bakteriologisch zu untersuchen. Auch im Pankreas-Cystensaft lohnt eine Untersuchung auf Diastase stets, wenn möglich auch auf Lipase und proteolytische Fermente, ebenso im Pleuraerguß.

Ein sehr demonstratives Präparat erhält man, wenn man die mit Fettgewebsnekrosen durchsetzte Drüse mit der Bendaschen Reaktion behandelt (s. S. 386). Die von BENDA (1900, 1908) ursprünglich an die Reaktion, die eine Weigertsche Gliabeize an der Bauchspeicheldrüse darstellt, geknüpfte Hoffnung, diagnostisch für die Ausdehnung der Fettgewebsnekrosen einen Beitrag liefern zu können, hat sich deswegen nur zum Teil erfüllt, weil sich schon sehr rasch herausstellte, daß auch das nach dem Tode autolytisch veränderte Fett — ranziges Fett — eine positive Verkupferung aufweist (THOREL, 1903).

Die Syntropie von Pankreatitis und Hyperparathyreoidismus ist so eindrucksvoll, daß der Sekant bei jedem Falle von tödlicher Pankreatitis gezwungen ist, mit einem Neben-Schilddrüsen-Adenom zu rechnen. Die Gegend der Schilddrüsenlager und das Mediastinum in ganzer Ausdehnung sind daher sorgfältig abzusuchen.

β) Therapie

Der Wandel in den Ansichten der Therapie, ob chirurgisch-aktiv oder konservativ, erfolgte in auffallender Kürze. KATSCH ist schon 1924 für eine konservative Therapie eingetreten. Unter dem Eindruck des großen Referates von SCHMIEDEN und SEBENING (1927) auf dem Kongreß der Deutschen Gesellschaft für Chirurgie 1927, auf dem über ein einmalig großes Sammelmaterial von 2137 Fällen berichtet wurde, wurde in großen chirurgischen Kliniken das aktive Vorgehen, die Frühoperation — Drainage, Kapselspaltung, Exstirpation der Sequester — bevorzugt. Elf Jahre später wurde erneut die akute Pankreatitis auf dem Deutschen Chirurgen-Kongreß behandelt, und nach dem Vergleich der Statistiken unter der Führung von O. NORDMANN (1938) und F. BERNHARD (1938) die Frühoperation abgelehnt und durch eine Therapie des akuten Anfalles abgelöst, die noch heute geübt und als „aktive konservative Therapie" bei chirurgischer Abstinenz in der akuten Phase bezeichnet wird. Auf diese Form des Vorgehens einigten sich Chirurgen und Internisten grundsätzlich. Sicher ist das geduldige Abwarten im aktuellen Krankheitsfall dem Internisten sehr erleichtert, wenn ein Chirurg konsiliarisch zugezogen ist. Die individuelle Krankheitsbehandlung ist das Entscheidende (F. BERNHARD, 1944). Die Therapie ist bereichert worden durch die Einführung biologischer Proteinasenhemmstoffe, die vor allem die Akuität des Krankheitsgeschehens beherrschen und Zeit geben, allerdings auch die Intervall-Pankreas-Cystenoperationen vermehren, weil das akute Stadium mehr und mehr überlebt wird. Bei verzweifelten Fällen akuter Pankreatitis empfiehlt WATTS (1963) die totale Pankreatektomie (mit Milz), weil dadurch der Herd für die allgemeine Stoffwechselvergiftung beseitigt werde. Die rasche Kreislaufbesserung unmittelbar nach der Operation ist imponierend. — Es scheint, daß in den USA chirurgische Stimmen die Frühdekompression des Gangsystemes bei der akuten Pankreatitis fordern, daß dafür aber noch keine überzeugenden Gründe angegeben werden konnten (FEHR, 1965). Neuerdings neigt sich das Pendel mehr und mehr der aktiven chirurgischen Therapie zu (Nancy, Symposium 1970: DOUTRE, COLIN und JOYEUX, HOLLENDER u. a.).

Eindeutige Indikationen zum operativen Eingreifen sind vor allem die Komplikationen: Peritonitis, Ergüsse in die Bursa omentalis, deren Foramen meist verklebt, Abscesse und schließlich später Pseudocysten.

Wie aus den oben geschilderten pathogenetischen Vorstellungen leicht ablesbar ist, ist vor allem die Hunger-Durst-Therapie (über eine Woche!) zu empfehlen. Zu warnen ist trotz der messerstichartigen Schmerzen vor Morphin-Präparaten, da diese einen Oddi-Spasmus hervorrufen, der die Retention von Bauchspeichel begünstigt. Hinzu kommt, daß die Schmerzen der akuten hämorrhagischen Pankreatitis gegen Morphin relativ refraktär sind. Spasmolytika in Verbindung mit Atropin sind gegen den Schmerz wirksamer. Atropin ist ebenfalls nicht unbedenklich, weil zwar der Fermentausstoß, nicht aber die Fermentproduktion gehemmt wird. Auch Cortison wird empfohlen (ESKWITH, CACACE u. SOLLOSY, 1955; ROGERS u. Mitarb., 1956; STRAHLBERGER, 1969). ANDERSON, BOOHER und LIM (1964) glauben, daß eine *frühzeitige* Corticoid-Therapie die Entstehung der toxischen Polypeptide anhalten kann, die aus dem Zusammentreffen von Blut und Pankreasfermenten entstehen. Im Experiment konnte diese Therapie mit Erfolg angewandt werden. Die Therapie mit ACTH bringt nach ERICSON (1957, 1960) eine entscheidende klinische Besserung in 6—48 Std nach der Behandlung. Umgekehrt wird aber auch vor Cortison- oder ACTH-Behandlung gewarnt, weil sie unter Umständen bei einer chronisch-rezidivierenden Pankreatitis einen Anfall auslösen kann (CARONE und LIEBOW, 1957).

Eine andere Behandlungsmöglichkeit, die in Amerika offenbar häufiger angewandt wird (KENWELL u. WELS, 1953; ELLIOTT, ZOLLINGER, MOORE u. ELLISON, 1955; ZOLLINGER, KEITH u. ELLISON, 1954; ELLIOT, 1957), ist die mit Serum bzw. Albumin. Auch diese Therapie beruht auf einer Inaktivierung der Bauchspeichelfermente. Wir haben bei der Besprechung der Fermententgleisung gesehen, daß stets eine gewisse Menge von fermenthaltigem Bauchspeichel aus dem Gangsystem in das Interstitium austritt. Das Trypsin kann durch den Trypsininhibitor, der in der Drüse selbst entsteht und im Plasma des Blutes immer vorhanden ist, stöchiometrisch abgebunden und ausgeschaltet werden (BUSCH, 1957). Durch die Albumingabe wird mengenmäßig mehr Trypsin-Inhibitor zugeführt, es kann also mehr Trypsin abgebunden werden. Es besteht keinerlei Zweifel, daß diese Behandlungsmöglichkeit nicht nur theoretisch, sondern auch nach Angabe der Kliniker einen praktischen Fortschritt bei der Therapie der akuten Pankreatitis bedeutet. POPPER und NECHELES (1953) haben die Ausbreitung der Fettgewebsnekrosen durch Chinin einzudämmen versucht, weil seit RONA und BLOCH (1921) die Lipase-Hemmung des Chinins bekannt ist. Auch die Röntgenbestrahlung der Bauchspeicheldrüse bei der Entzündung — vor allem zum Zwecke der Verödung der Cysten und Verhinderung der Absceßbildung — wurde versucht (HEACOCK u. CARA, 1954), hat sich aber wohl nicht durchgesetzt.

Die Therapie mit den Ferment-Inhibitoren (Trasylol®) vermag die *örtliche Nekrose* nach Möglichkeit einzudämmen, wenn auch das nekrotische Material nicht mehr regenerationsfähig gemacht werden kann. Gegen diesen Gedanken wendet HEINKEL (1964, 1968) ein, daß die Carboanhydratase-Hemmung die Nierenfunktion weiter verhindere, während GRÖZINGER (1967) Bedenken wegen der Bauchspeicheleindickung hat. Außer dem Ziel, die örtliche Nekrose einzudämmen, kann durch eine Carboanhydratase-Hemmung eine Verminderung der Alkalität des Bauchspeichels erreicht werden, und so den proteolytischen Fermenten das optimale pH entzogen werden. Die Allgemeinwirkung durch den Anti-Kallikrein-Effekt ist wegen der Verhinderung des Kollapses von schlagartiger Wirkung, vermutlich auch deswegen, weil die örtliche Durchblutung und damit der „Parenchymschutz" des Pankreas verbessert wird.

Stets sollten Antibiotica gegeben werden (HEINKEL, 1964, 1968). KINZLMEIER (1965) empfiehlt als Antibioticum bei der Pankreatitis Tetracyclin, weil dieses auch die Lipase hemmt.

Die fortdauernde Sphincterenge kann im Intervall durch eine Papillenplastik operativ behandelt werden.

ENQUIST, ROSEN, AIELLO und IKEZONO (1961) unterkühlten bei der experimentellen Pankreatitis das ganze Tier auf 27—29°. Diese Autoren glauben auch an eine Wirkung der Hypothermie bei eingetretener Pankreatitis (s. auch VÉGHELYI u. Mitarb., 1963; EICHELTER u. SCHENK, 1968).

Als weitere Therapie wird die Blockade des 7.—10. Thorakalsegmentes des Splanchnicus empfohlen (OLTERS, 1956). Die Splanchektomie (BRANCADORO u. CECCHI, 1953) wird gelegentlich ebenso angewandt wie die periphere Vagus-Durchschneidung (BURKHARDT, 1963; MALLET-GUY, 1961, 1962, 1965).

Die zweite Krankheitsphase, das Ileus-Stadium, kann jederzeit in die dritte Phase, das Peritonitis-Stadium, übergehen. Aus diesem Grunde ist es notwendig, daß der behandelnde Arzt ständig in Fühlung mit dem Chirurgen bleibt, um möglichst bald nach dem Eintritt einer diffusen Peritonitis intervenieren zu können. Nach BERNHARD (1944) ist das dritte Stadium die ausschließliche und einzige Domäne des Chirurgen. Dies ist auch der Standpunkt von KATSCH und GÜLZOW (1953). In manchen Fällen tritt auch keine diffuse, allgemeine Peritonitis, sondern ein retroperitonealer Abszeß, eine Ausfüllung der Bursa omentalis mit Bauchspeichel und Exsudat, oder ein Abszeß innerhalb des Drüsenparenchyms auf. Diese Komplikationen sind unbestritten in die Hand des Chirurgen zu geben, der möglichst im Intervall, zumindest nach Abklingen der akuten Erscheinungen, die operative Entleerung vornehmen soll. FUCHSIG (1957, 1959) und KYRLE (1960) sprechen von einer „verzögerten Operation". Mehr zu den Nachkrankheiten als zu den Komplikationen gehört die Ausbildung einer Pseudocyste.

Der Raum, der durch die drüseneigenen Fermente autodigestiv nekrotisch geworden ist, wird gereinigt, der Detritus wird abgebaut. Die Wandung, die als Abdeckung gegen die übrige Bauchhöhle einerseits und als Träger der Resorption andererseits besonders reichlich durchblutet und von einem echten Granulationsgewebe durchsetzt ist, umgrenzt nach der Resorption einen zunächst leeren, sich dann aber mit Bauchspeichel oder seröser Flüssigkeit anfüllenden Raum, die Pseudocyste, deren Balg natürlich keinen Epithelbelag aufweisen kann. Die Pseudocyste kann Anschluß an den Stumpf des Ductus Wirsungianus bekommen, der vielleicht noch den Stummel eines Drüsenrestes drainiert. So füllt sich eine derartige Cyste retrograd mit Bauchspeichel und wird langsam, aber ständig größer. Sie verdrängt die Nachbarorgane und wird klinisch auffällig. Wenn man im Oberbauch eine große oder auch eine kleinere Cyste röntgenologisch nachweist, frage man immer nach vorausgegangenen Schmerzattacken im Oberbauch. Differentialdiagnostisch kommt auch ein Enterocystom in Frage, vor allem aber eine Pankreas-Pseudocyste nach einem Trauma. Die Pseudocyste muß entweder völlig exstirpiert oder nach außen oder nach innen entleert oder verödet werden (Abb. 204).

Nicht ganz so selten entsteht als Komplikation oder als Nachkrankheit ein Absceß im kleinen Becken, der sich abgesenkt hat und erst relativ spät klinische Erscheinungen macht. Als weitere Komplikation kommt ein Ileus durch postoperative Verwachsungen vor (MOORE, 1956) oder eine fibro-plastische Peritonitis (SNOW, 1954), ferner wurden Pfortader-Thrombosen als Komplikationen gesehen (GÜLZOW, 1956).

Als häufigste Komplikation der akuten Pankreatitis ist die *chronische tryptische Pankreatitis* zu nennen, die im nächsten Kapitel besprochen werden wird. Da sie klinisch stumm verlaufen kann, ist sie im Sektionsgut weit häufiger als im klinischen Krankenmaterial. Ein großer Teil der Fälle von chronischer tryptischer Pankreatitis ist auf eine überstandene, meist partielle, akute hämorrhagische Pankreatitis zurückzuführen. Als Folge dieser Erkrankung kann ein Diabetes mellitus zurückbleiben („sekundärer Diabetes", KATSCH, 1952), der sonst nicht als Folgekrankheit der akuten Pankreatitis gilt. Die reichliche Durchblutung der Inseln, die über die Bedürfnisse des Eigenstoffwechsels hinausgeht (FERNER, 1952; THIEL, 1954), kann die erhöhte Widerstandsfähigkeit der Inseln gegen das exkretorische proteolytische Ferment erklären, vor allem aber auch die fehlende Bestückung der Insel-Epithelplatten mit autodigestiv wirksamen Fermenten, die etwa aktiviert werden könnten (vgl. Abb. 223). Über das gleichzeitige oder unmittelbar nacheinander festgestellte Vorliegen einer akuten hämorrhagischen Pankreatitis mit Diabetes mellitus wird in einzelnen Fällen berichtet, so von RODRIGUEZ (1924), UMBER (1925) und von CALDWELL (1954), bei deren Beobachtungen das diabetische Koma das erste Anzeichen war, während die Pankreas-Insuffizienz (Seifenstühle) erst nachträglich hinzu kam. Drei Wochen später erfolgte der Tod. Bei der Sektion wurde die akute hämorrhagische Pankreatitis bestätigt. Bei dem Falle von HOIGNÉ und ZOLLIKOFER (1954) ist der Diabetes mellitus durch eine hühnereigroße Pseudocyste im Pankreasschwanz zu erklären gewesen. Es empfiehlt sich, während und nach dem akuten Anfall nach etwaigen Kohlenhydratstoffwechsel-Abweichungen zu fahnden. BERNHARD (1926, 1931) hält die Hyperglykämie für ein häufiges Frühsymptom der akuten Pankreatitis, während Glucosurie unzuverlässig sei. FORELL (1964) fand in 50% aller Fälle von chronischer tryptischer Pankreatitis eine Kohlenhydrat-Stoffwechsel-Labilität.

Über die verschiedenartige Behandlung der akuten tryptischen Pankreatitis, vor allem auch mit dem Proteinasen-Inhibitor, unterrichten zusammenfassend BEUCHELT (1963), SCHÖNBACH (1969).

γ) Schluß

Die akute hämorrhagisch-tryptisch-autodigestive Pankreatitis ist die Krankheit, an der sich alle Versuche der funktionellen Pankreas-Pathologie zu bewähren haben. Wir glauben, der Vielfalt des Entstehungsmechanismus und der Mannigfaltigkeit des Krankheitsbildes am besten gerecht zu werden, wenn wir dem Ursachenkomplex: Gangverschluß — Sekretaufstauung — Aktivierung — Parenchymschaden (durch eine Stoffwechseldepression) im Einzelfall nachspüren. Wir können dann die Dramatik, die Plötzlichkeit und die Ausdehnung der Erkrankung nach dem pathogenetischen Prinzip der autodigestiven Erkrankung verstehen und im individuellen Falle aufzeigen. Andererseits ist der nachhaltige Eindruck einer Obduktion bei einer akuten hämorrhagischen Pankreatitis ein handgreifliches Paradigma für die Entstehungsweise von Organkrankheiten nach dem Krankheitsprinzip der Autodigestion.

III. Chronisch-tryptische Pankreatitis

Eine chronische Entzündung der Bauchspeicheldrüse ist seit langem bekannt, die Besonderheit der chronischen tryptischen Pankreatitis — der chronic relapsing pancreatitis der Amerikaner — ist im Verhältnis dazu erst seit wenigen Jahren herausgearbeitet worden, nämlich seit 1942 LAGERLÖF und ausführlich GAMBILL, COMFORT und BAGGENSTOSS (1948) auf die Eigentümlichkeiten dieser Pankreas-Erkrankung hingewiesen haben (J. B. GROSS, 1958; GAMBILL, BAGGENSTOSS und PRIESTELY, 1960: diese Autoren untersuchten ihre Patienten 20 Jahre nach der Erstuntersuchung!). Es ist leicht verständlich, daß eine Begleit-Pankreatitis bei einer allgemeinen Infektionskrankheit, einem Tumorleiden oder einem entzündlichen Prozeß im Bauchraum, daß eine Virus-Pankreatitis zu einer chronischen und uncharakteristischen Erkrankung übergehen kann, die schließlich eine narbige Pankreasfibrose zur Folge hat. Noch klarer sind die Verhältnisse bei einer umschriebenen fibrosierten Pankreatitis in der Umgebung penetrierender Ulcera; auch hier kommt es über eine serös-fibrosierende Entzündung zunächst an umschriebener Stelle zu einer chronischen Organentzündung, die immer auch wieder einmal exacerbieren und in ein akutes Stadium übergehen kann. Ähnliches findet man in der Umgebung von intraglandulären Metastasen.

Wir bezeichnen alle diese Formen — chronische Begleit-Pankreatitis — Virus-Pankreatitis — Infektions-Pankreatitis — Umgebungs-Pankreatitis — Ausscheidungs-Pankreatitis (GÜLZOW 1939) als *chronisch-rezidivierende oder interstitielle Pankreatitis* (EVANS, GROSS u. BAGGENSTOSS, 1958; BECKER, 1959, 1962, 1964, 1970; CZERNOBILSKY u. MIKAT, 1964). Von dieser chronischen Entzündung, die in der Bauchspeicheldrüse wie in jedem anderen Organ auch vor sich gehen kann, unterscheiden die Amerikaner die chronic relapsing pancreatitis, die in wörtlicher Übersetzung gar nichts anderes als „rezidivierend" bedeutet.

Das *Besondere* dieser Erkrankung ist die *tryptische Komponente* in dem entzündlichen Exsudat, also der für die Bauchspeicheldrüse typische Organfaktor. Eine tryptische Entzündung von nennenswertem Ausmaß kann es lediglich in der Bauchspeicheldrüse geben, während eine chronisch rezidivierende Entzündung nicht organeigentümlich und an einem jeden anderen Standort ebenso in Szene gehen kann (BECKER, 1964). Wir bezeichnen die chronisch-tryptische Entzündung der Bauchspeicheldrüse — in Analogie zur akuten Erkrankung und zu der amerikanischen Bezeichnung — mit „chronisch-tryptischer Pankreatitis", wobei wir in diese Gruppe nur solche Erkrankungen aufnehmen, deren Exsudat durch die tryptische Komponente ausgezeichnet ist und in deren Verlauf tryptische Nekrosen vorkommen. Wir müssen aber betonen, daß die chronisch-tryptische Pankreatitis zwar die organeigentümliche Erkrankung darstellt, durchaus aber bei den chronischen Entzündungsformen in der *Minderzahl* vorkommt, weil die häufigste Form der allgemeinen banalen Entzündung der interstitiellen Pankreatitis entspricht. Der Begriff der chronischen Pankreatitis ist so umfassend, wird aber auch mit vielen anderen Begriffen ohne scharfe Abgrenzung, ja sogar synonym gebraucht, daß er, wenn irgend möglich, mit einer adjektivistischen Kennzeichnung der Art oder der Ätiopathogenese angewandt werden sollte. Die Ätiologie sollte am ehesten als Einteilungsparameter benutzt werden. Dieses ist aber häufig mangels näherer Kenntnis nicht möglich. Wir halten eine besondere Besprechung der Ätiologie der chronischen Pankreatitis nicht für nötig, da eine Einheit zwischen der akuten und der chronischen Pankreatitis besteht: Jede akute Pankreatitis kann in eine chronische übergehen, jede Ursache, die eine akute Pankreatitis hervorruft, kann auch Ursache für eine chronische Entzündung werden.

Durch die tryptische Komponente des Exsudates und die kennzeichnende tryptische Nekrose stellt die chronisch-tryptische Pankreatitis — die chronic relapsing pancreatitis — sich als wesensgleich, wenn auch im Ausmaß und im Verlauf verschieden von der akuten tryptischen Pankreatitis dar. Der klinische Verlauf kann mehr als Summierung sich wiederholender Attacken oder als Exacerbation einer chronischen Entzündung imponieren. Im Organ selbst spielt sich das gleiche ab. Es geht mehr oder weniger Gewebe zugrunde, bis zu dem totalen Ausbrennen in dem metatryptischen Stadium. In der Tat sind die Übergänge fließend: Vielen akuten tryptischen Pankreatitiden gehen kleinere Schübe — tryptische Episoden — voraus; viele akute tryptische Pankreatitiden stellen nur ein alles überwindendes Ereignis im Laufe einer schleichenden chronischen tryptischen Pankreatitis dar, wie auch umgekehrt im Anschluß an eine akute tryptische Pankreatitis, wenn nicht die Drüse quantitativ zu Verlust geht, eine chronische tryptische Entzündung sich anschließen kann. *Beide Erkrankungen sind verschiedene Manifestationen einer nosologischen Einheit.*

„Akut" und „chronisch" verlieren hier wie so oft ihre *Zeit*-Bedeutung. Die akute und die chronische tryptische Pankreatitis sind allein durch das Ausmaß der tryptischen Nekrose, durch den Organverlust unterschieden: Während bei der akuten Pankreatitis große Teile, ja die ganze Drüse in einem Akt zugrunde gehen kann, ist demgegenüber die chronische Pankreatitis ein Miniaturprozeß. Dadurch ist die Zeitgestalt der Krankheit verschieden: Während die akute tryptische Pankreatitis in einem Anfall die ganze Bauchspeicheldrüse zerstört, bildet die Vielzahl der örtlich und zeitlich getrennt ablaufenden tryptischen Nekroseherde das Substrat für eine langwierige Erkrankung, die sich über Jahrzehnte hinzieht und oft sich selbst in Form einer perniziösen Vernarbung unterhält (BECKER, 1962, 1964, 1970). Das Ergebnis beider Manifestationen, der Verlust der Drüse, ist das gleiche.

Bereits in ihrer ersten Mitteilung haben GAMBILL, COMFORT und BAGGENSTOSS (1948) betont, daß die chronic relapsing pancreatitis die Folge von wiederholten Attacken akuter Pankreatitiden sei oder wiederholte subletale Schübe der akuten hämorrhagischen Pankreatitis darstelle. DREILING (1962) spricht von rezidivierender akuter Pankreatitis. Auch LEGER und LATASTE (1955), LEGER, GUYET-ROUSSET und CAZÈO (1962) halten an der Einheitlichkeit der akuten subakuten oder chronischen (tryptischen) Pankreatitis fest, auch wenn sie unterscheiden wollen zwischen einer ,,pancréatite lithiasique" und einer ,,pancréatite non lithiasique".

Obwohl die überwiegende Mehrzahl der Autoren keinen prinzipiellen Unterschied zwischen akuter und chronischer tryptischer Pankreatitis sieht, muß in diesem Zusammenhang auf die Untersuchungen von SARLES (1960, 1962, 1964, 1970) verwiesen werden, der eine *essentielle* Unterscheidung zwischen der akuten und der chronischen Pankreatitis macht. In der Tat hat SARLES (1960) eine Begründung vorgebracht, die der dualistischen Auffassung Recht zu geben scheint. Er hat in seinem Material das durchschnittliche Erkrankungsalter ermittelt und gefunden, daß die chronische Pankreatitis in seinem Krankengut im Durchschnitt etwa 10 Jahre *vor* dem Häufigkeitsgipfel der akuten Pankreatitis auftritt. Das Argument, daß bei genügend genauer Suche in jedem Fall von akuter tryptischer Pankreatitis Vorboten vorkommen, die dem Bilde der chronischen Pankreatitis entsprechen, daß also das Sarlessche Krankengut besonders gut und frühzeitig untersucht sei, ist deshalb nicht stichhaltig, weil die chronische Pankreatitis im Beobachtungsgut von SARLES sich bereits in einem vorgeschrittenen Stadium befindet, meist völlig vernarbte Drüsenstränge mit ungewöhnlich reicher Verkalkung darstellen, weil also diese Drüsen nicht mehr das Opfer großer dramatischer Selbstverdauungen werden können.

Werden aber die Alters- und Häufigkeitsstatistiken von SARLES (1960) auf andere Untersuchungsreihen übertragen, so stellt es sich heraus, daß die Sarlesschen Zahlen aus dem Rahmen des üblichen fallen. Wir haben oben in Tabelle 18 das Durchschnittsalter der Erkrankungen gegeben (S. 276) und eine eigene Statistik angefügt, die etwa den Durchschnittsangaben der Literatur entspricht.

SARLES hat tatsächlich in seinem vorzüglich untersuchten Krankengut noch weitere Besonderheiten: Seine Fälle von chronischer Pankreatitis verlaufen ohne jegliche Kreislaufbelastung, sind alle Folgen des Alkoholmißbrauches und gehen in einem unverhältnismäßig hohen Prozentsatz mit einer Calcifikation einher.

Die chronisch calcifizierende Pankreatitis von SARLES ist in dieser Reichhaltigkeit — SARLES sieht drei Calcifikationen in der Woche! — auf den Raum um Marseilles beschränkt und muß durch regionale Verhältnisse, vielleicht durch regionale Trinksitten begünstigt sein. Wir behandeln daher die chronisch calcifizierende Pankreatitis von SARLES als eine *Sonderform*, die offenbar nicht mit tryptischer Nekrose einhergeht (vgl. S. 420ff.).

Unbeschadet dieser Einschränkung ist die akute und chronische Pankreatitis ein *einheitliches* Krankheitsbild, das nur nach dem Ausmaß der Autodigestionsherde unterschieden ist. Dabei können beide Formen ineinander übergehen, ohne daß eine zwingende zeitliche Folge eingehalten wird. Die akute tryptische Pankreatitis kann eine überragende Exacerbation einer lange bestehenden tryptischen Pankreatitis sein, sie kann aber auch Anfang einer Reihe chronischer Attacken werden — ,,akute rezidivierende Pankreatitis" —, sie kann Anfang einer chronischen Pankreatitis ohne Schmerzanfälle sein — alle Formen führen nach Jahr und Tag in das metatryptische Stadium ohne stürmische Krankheitszeichen, zu der ausgebrannten Drüse hin.

Die akute tryptische Pankreatitis kann so Ursache und Folge einer chronischen Pankreatitis sein (BECKER, 1964, 1970). Auf die Krankheitseinheit wird in der Literatur ausdrücklich oder wie selbstverständlich hingewiesen. In der großen Berichtsreihe von BELL (1958) über 179 Fälle tödlich verlaufender tryptischer Pankreatitiden sind nicht weniger als 77 Patienten aufgeführt, bei denen auf das akute Ereignis chronische Schübe folgten, die nach mehr oder weniger langer Zeit zum Tode führten. 63 Patienten hatten rezidivierende Schmerzattacken, nur 15 Patienten boten keine typischen klinischen Symptome. HESS (1953, 1969) spricht geradezu von der akuten Pankreatitis als einer Phase in dem Verlauf einer chronischen Bauchspeicheldrüsenentzündung angesichts der Tatsache, daß 74% seiner Patienten (bei THAL, 1959, sind es 8%!) mit akuter tryptischer Pankreatitis in eine chronische Pankreatitis ausmündeten, und daß bei 86% aller Patienten mit chronischer Pankreatitis akute Schübe vorausgegangen waren.

Ein Zitat von HAFTER (1956) ist sehr aufschlußreich und für Verständnis und Handeln wichtig: „Nimmt man sich die Mühe, das weitere Schicksal der Patienten mit durchgemachter akuter Pankreatitis zu verfolgen, so ergibt sich die deprimierende Tatsache, daß bei einem Großteil von ihnen (84% nach HESS) akute pankreatitische Schübe rezidivieren. Und vertieft man sich intensiv in die Vorgeschichte, so muß man wieder erkennen, daß bei vielen von ihnen leichtere, nicht als Pankreatitis erkannte Schübe vorausgegangen waren. So reiht sich die Mehrzahl der akuten Pankreatitiden in das Bild der chronisch rezidivierenden Pankreatitis ein."

Diesem klinischen Eindruck von HAFTER entspricht auch das anatomische Substrat (vgl. VOSSSCHULTE, 1961, 1966; SHELAGUROV, 1966). Als die akute Pankreatitis noch operiert wurde, kannte man die akut-rezidivierende Pankreatitis fast besser, weil sie bei einem Patienten zu wiederholten operativen Eingriffen zwang (ARNSPERGER, 1939).

Pathologisch-anatomisch läßt sich grundsächlich kein Unterschied — von dem Ausmaß abgesehen — bei dem akuten und chronischen Krankheitsablauf beobachten, vor allem auch nicht zwischen der in Schüben oder schleichend verlaufenden Form.

Daß die chronische Entzündung der Bauchspeicheldrüse erst spät — 1942, 1946, 1948 —, also erst 70 Jahre nach der Beschreibung der akuten tryptischen Pankreatitis (BALSER, 1882; FITZGERALD, 1889; LANGHANS, 1895; CHIARI, 1896) mit Fettgewebs- und Parenchym-Nekrosen bekannt wurde und erst spät, teilweise noch gar nicht Eingang in die klinischen und pathologischen Lehrbücher gefunden hat, ist geradezu typisch für *diese*, vielleicht sogar für die meisten Erkrankungen des exokrinen Parenchyms der Bauchspeicheldrüse. Trotz vieler Ansätze, die Bauchspeicheldrüse in das klinische und diagnostische Bewußtsein zu bringen — es sei nur an die Namen von KATSCH und SCHMIEDEN (1927), an BERG, VON BERGMANN und GULEKE erinnert —, ist die Diagnostik der Bauchspeicheldrüsenerkrankungen erst spät entwickelt worden und wird örtlich in ganz verschiedener Intensität betrieben. [Vgl. die Umfragen von KATSCH (1923) und von SCHMIEDEN und SEBENING (1927), die vor mehr als 40 Jahren bereits eine von Klinik zu Klinik stark wechselnde Beantwortung der Frage nach der Häufigkeit der Bauchspeicheldrüsenerkrankung erhielten, eine Tatsache, die sich heute nur unwesentlich geändert haben dürfte.]

1. Häufigkeit

Über die *Häufigkeit der akuten und chronischen Pankreatitis* findet man detaillierte Angaben bei BELL (1957). WHARTON und SLOAN (1958) fanden bei 250000 Klinikaufnahmen 543 Pankreaserkrankungen (0,22%) im Los Angeles County Hospital, davon hatten 371 Patienten eine Pankreatitis. Unsere Krankheitsstatistik, auch der chronischen Pankreatitis, ist in Abb. 229 aufgeführt. Wir sind der Überzeugung, daß die akute und chronische Pankreatitis die gleiche Krankheitseinheit darstellt.

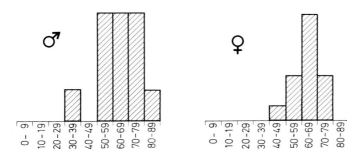

Abb. 229. Häufigkeit und Altersverteilung der chronischen tryptischen Pankreatitis im Sektionsgut (eigene Beobachtungen)

In den pathologischen Instituten wechselt die *Sektionsstatistik* über das Vorkommen von chronischer tryptischer Pankreatitis außerordentlich. Die Formenfülle wie die Kenntnis von der chronisch-tryptischen Pankreatitis geht bei nicht besonders darauf gerichtetem Interesse verloren. Es nimmt daher nicht wunder, daß erst die systematische Untersuchung des großen Sektionsgutes der Mayo-Klinik (BAGGENSTOSS, 1948) die chronisch tryptische Pankreatitis in ihrer Bedeutung und Häufigkeit aufdeckte.

Wenn man sich angewöhnt, die Bauchspeicheldrüse regelmäßig nicht nur makroskopisch zu beschreiben, sondern auch histologisch zu untersuchen, wird man über die an sich sehr wichtige und hinweisende Angabe über die *Konsistenz* hinaus der chronisch-tryptischen Pankreatitis und ihrer Folgen in ungeahnter und klinisch geradezu unverständlicher Häufigkeit ansichtig. Auch aus der relativ seltenen klinischen Diagnosestellung einer chronischen tryptischen Pankreatitis und ihrer relativen Häufigkeit auf dem Sektionstisch läßt sich kaum mit Sicherheit auf ihre tatsächliche Häufigkeit in der Bevölkerung schließen. EDMONDSON, BULLOK und MEHL (1949) berichten über 62 anatomisch beobachtete Fälle. Die Diskrepanz zu der klinischen Erkennbarkeit erhellt daraus, daß *kein* Fall klinisch diagnostiziert worden war und Abdominalschmerzen in nur 4 Fällen bestanden hatten. Die klinische Diagnose ist also offenbar in nicht ganz eindeutigen Fällen schwierig (MUETHER u. KNIGHT, 1949). GROSS (1958) berichtet von seinem großen Material der Mayo-Klinik, daß von 125 Patienten mit chronischer Pankreatitis des Jahres 1956 nur 4 einen akuten Anfall hatten. Im *eigenen* Sektionsmaterial fanden wir die chronische tryptische Pankreatitis in den verschiedenen Stadien ihrer Ausprägung etwa doppelt so häufig wie die akute tryptische Pankreatitis (EDMONDSON, 1949: 0,18%; WEINER u. TENNANT, 1938. 2,4%). Je sorgfältiger man das Obduktionsgut aufarbeitet, desto häufiger findet man histologische Dokumente und Relikte der chronischen tryptischen Pankreatitis. So fanden *wir* bei 1000 Obduktionen eines Jahres durch eine sehr gleichmäßige und regelmäßig von *einem* Untersucher vorgenommene Durchmusterung aller Pankreaten (bei einer Autolyse-Häufigkeit von 27%!) in 50 Fällen die Zeichen einer chronischen tryptischen Pankreatitis, das entspricht 5%! Freilich war in diesen Fällen nicht immer die gesamte Drüse von der Entzündung erfaßt; der Schwanzteil war bevorzugt befallen! Wenn wir die Zahlen des gleichen Sektionsgutes über die Häufigkeit der Zuckerkrankheit zum Vergleich heranziehen, dann zeigt es sich, daß die chronische Pankreatitis etwa in der gleichen Größenordnung vorkommt wie der Diabetes mellitus.

Mit dieser Feststellung soll nichts über eine etwaige Verursachung der Zuckerkrankheit durch eine chronische Pankreatitis ausgesagt werden. Wir haben nur die Zuckerkrankheit wegen der leicht zu diagnostizierenden Erkrankung am gleichen Organ zum Vergleich herangezogen.

Selbst beim Kind kommt eine chronische Pankreatitis — mit Hyperlipämie — vor und wird ohne akutes Ereignis Ursache für jahrelange Beschwerden (WILLIAMS u. Mitarb., 1967).

In der letzten Zeit werden mit zunehmender Kenntnis der chronischen Pankreatitis und der verstärkten Suche nach ihr die Mitteilungen über die *atypischen Formen* häufiger. Es zeigt sich, daß die Erkrankung mit einer Fülle klinischer und auch anatomischer Variationsmöglichkeiten vorkommt (GAMBILL u. Mitarb., 1948a, b, 1960; GROSS u. COMFORT, 1956; GROSS, 1958; GAMBILL u. GROSS, 1961). Selbst familiäre Häufung wurde beobachtet, Beziehungen zum Hyperparathyreoidismus sind bekannt. Bemerkenswerte Verläufe und raritäre Darstellungen werden mitgeteilt. Auf diese wollen wir bei der Schilderung des klinischen Bildes eingehen.

2. Ätiologie, Pathogenese, Krankheitsverlauf

Die Ursache der chronischen ist die gleiche wie die der akuten tryptischen Pankreatitis, sie ist die „Trypsis am falschen Orte".

Aktivierung der zelleigenen Fermente und Verdaubarkeit des Parenchyms müssen zusammentreffen, um diese Trypsis am falschen Orte zu ermöglichen. Es geht daraus hervor, daß die chronische Pankreatitis die gleiche Ursache hat wie die akute Form, wie das große Pankreas-Drama. Vielleicht spielen die übergeordneten Stoffwechselstörungen und die chronische Intoxikation (Alkohol) bei dieser Form der tryptischen Pankreatitis eine große ursächliche Rolle, vielleicht eine noch größere als bei der akuten Form. Qualitativ sind es gleichartige Ursachen und gleiche Folgen.

In der Tat ist die chronische tryptische Pankreatitis eine tryptische Pankreatitis en miniature. Der chronische Verlauf ist durch die örtliche Begrenzung, die disseminierte Lage der nekrotischen Herde auf bestimmte Areale bedingt und durch die zeitliche und auch örtliche Dissoziation der Verdauungsherde in den einzelnen Drüsenprovinzen bestimmt. Die akute und die chronische Pankreatitis unterscheiden sich demgemäß nicht allein durch den zeitlichen Ablauf, als vielmehr durch das Ausmaß der Parenchymzerstörung (Abb. 230).

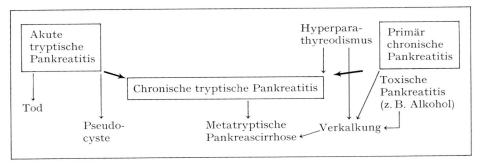

Abb. 230. Beziehungen zwischen akuter und chronischer tryptischer Pankreatitis. Unitarische Auffassung!

Durch diese Auffassung von der Erkrankung als circumscripte tryptische Pankreatitis ist die Pathogenese und — wie wir sehen werden — der klinische Verlauf verständlich geworden. Die ätiopathogenetische Beziehung zu den Gallenwegsleiden sind bei der akuten tryptischen Pankreatitis erwähnt worden. Das dort Gesagte gilt auch für die chronisch tryptische Pankreatitis, hier vielleicht noch in verstärktem Maße. Pankreatitis und Gallenwegentzündung sind „bilaterale" Krankheitsäußerungen einer gemeinsamen Ursache (VOSSSCHULTE, 1961). Bei der chronischen Pankreatitis kann sowohl die Gallenwegserkrankung die Pankreatitis, als auch die Pankreatitis die Gallenwegserkrankung unterhalten (ANDERSON, MEHN u. METHOD, 1960) (vgl. Tabelle 25).

Wir haben bei der Schilderung der Pathogenese der akuten tryptischen Pankreatitis auf das Zusammentreffen von Verschluß des Ausführungsganges, Verdaubereitschaft des Parenchyms, Sekretionsreiz und Aktivierung der proteolytischen Fermente hingewiesen und betont, daß die beiden letzten Faktoren stets gegeben sind. Es bleibt also lediglich die Erörterung, welche Faktoren zu dem Zusammentreffen von Verschluß des Ausführungsganges und der Verdaubereitschaft des Parenchyms führen. Der Verschluß *kleiner* Ausführungsgänge ist außerordentlich häufig. Nahezu keine Bauchspeicheldrüse von älter gewordenen Menschen ist ohne solche, die als Verschlüsse selbst oder in ihren Folgen als

Tabelle 25. Chronische Pankreatitis. Anteil der Gallensteinleiden.
(Nach KOURIAS u. PAPACHARALAMPOS, 1966)

Autoren	Gesamtzahl der Fälle	Sekundär bei Gallensteinleiden	%
MALLET-GUY u. Mitarb. (1962)	532	151	30
BERMAN, DUNN, STRAEHLEY (1944—1955)	664	332	50
HOWARD u. JORDAN (1960)	262	168	64
KRUPP (1963)	361	222	62
SALEMBIER u. Mitarb. (1964)	86	20	23
HESS (1961)	202	49	23
KOURIAS u. PAPACHARALAMPOS	104	98	94

Narben erkennbar sind. Es bestehen für die Verursachung eines Verschlusses vielerlei Möglichkeiten, vor allem im Augenblick des Todes. Die Ursache eines solchen örtlichen Verschlusses ist nicht immer erkennbar, vielleicht ist sie übergeordnet in der Stoffwechsellage des Organismus oder in der Besonderheit des Organes zu suchen (WEISIGER, 1959).

Man sollte aber nicht so weit gehen und konstitutionelle Neigungen einzelner Individuen zur Ausbildung von Epithelmetaplasien herausstellen, obwohl diese eine nicht zu unterschätzende, wenn auch schwer faßbare Rolle spielen. Allgemeine Ernährungsstörungen, Urämie, Colitis gravis, in gewisser Hinsicht auch Lebercirrhose können wahrscheinlich über den Sekretinmangel zu einer Eindickung des Bauchspeichels und damit zu einer Stenose oder gar zu einem Verschluß führen (proteochylischer Verschluß bis zur Konkrementbildung im Ausführungsgang). Allgemeiner Vitamin A-Mangel, Enterokarenz (Alkoholiker!), Altersinsuffizienz des Darmes (SCHIEVELBEIN, 1957) haben metaplastische Umwandlungen, Epithelhyperplasien und Abfaltungen zur Folge, die sehr rasch das Lumen subalterner Ausführungsgänge blockieren können.

Die in den USA und auch in Frankreich (SARLES, 1960, 1962, 1964) so häufig genannte Alkohol-Pankreatitis ist wohl durch eine Vielzahl von Faktoren verursacht, durch Intoxikation, Enterokarenz, Secretinmangel bei Salzsäuremangel-Gastritis (PHILIPS, 1954; SARLES, 1959—1970). FRIEDREICH (1875) war wohl der erste, der den „abusus spirituosorum" ätiologisch für die chronischen Pankreas-Erkrankungen heranzog. In der amerikanischen Literatur über die Erkrankungen der Bauchspeicheldrüse wird die toxische Wirkung des Alkohols als Ursache häufig genannt. Die Tatsache, daß bei der chronischen tryptischen Pankreatitis durch einen Alkohol-Exzeß ein Anfall provoziert werden kann, ist ein Hinweis für die Richtigkeit dieser Ansicht (GROSS u. HALLENBECK, 1960). Der Mechanismus der Wirkung des Alkohols wird mit einer ödematösen Verquellung der Duodenalschleimhaut, der Papille und des Ausführungsganges erklärt. Über die Alkohol-Intoxikation als Ursache chronischer Pankreas-Erkrankungen als rein toxische Wirkung (vgl. auch SAINT u. TOPLIES, 1956) kann nur schwer etwas Bindendes gesagt werden, sie wird auf Leber, Pankreas, Duodenum gleichermaßen einwirken. Bei eigenen Versuchen an Ratten gelang es nicht, Pankreasveränderungen zu erzeugen, auch wenn die Tiere über 400 Tage nichts anderes getrunken hatten als südfranzösischen Rotwein.

Aber auch *örtliche* Faktoren führen zu derartigen Gangverschlüssen, z. B. nicht-tryptische, unspezifische, ascendierende und descendierende (Ausscheidungs-) Entzündungen können Stenosen und Epithel-Reaktionen oder auch narbige Verziehungen mit Epithel-Abfaltungen hervorrufen. Schließlich sind auch die Überschußbildungen, die Epithel-Abfaltungen, die papillären Erhebungen und tubulären Adenome zu erwähnen, die als Ursache eines Gangverschlusses in einem Abschnitt der Drüse in Frage kommen (Abb. 231). Daß dies dann kein Einzelereignis bleibt, ist bei der allgemeinen Verursachung — Ernährungsstörung, Vitaminmangel, Lebercirrhose — verständlich. Aber auch Verschlüsse durch örtliche Gegebenheiten, Tumor oder Entzündung und Narbenzüge vom verschlußabhängigen Drainagegebiet wirken pathogenetisch gleichartig auf die Umgebung durch weitere Abknickung der relativ regelmäßig in den großen Ausführungsgang einmündenden Nachbargänge.

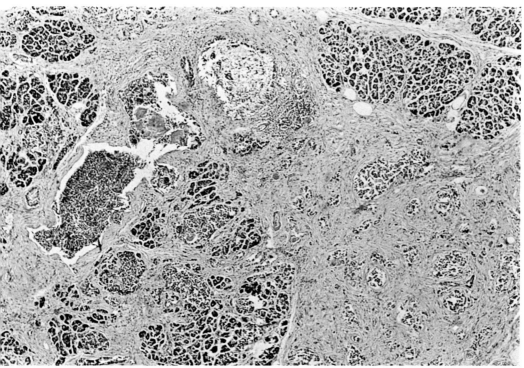

Abb. 231. 78 Jahre, weiblich (SN 619/59, P. I. Kiel). 6 Tage vor dem Tode Verbrennung III. Grades. Pankreas: Chronisch tryptische Pankreatitis. Verschluß eines mittelkalibrigen Ausführungsganges durch eine Epithelmetaplasie (links im Bild). Weitgehender Untergang umschriebener Areale exkretorischen Parenchyms. Im Narbenfeld lediglich noch Langerhanssche Inseln. Formalin, Paraffin, Hämatoxylin-Eosin-Färbung, Mikrophotogramm, Vergr. 1:45

Bei dem Verschluß eines kleinen Ausführungsganges muß, wie wir gesehen haben, nicht notwendigerweise eine tryptische Pankreatitis resultieren, es entsteht in den meisten Fällen ein Speichelödem. Durch den Verschluß eines kleinen Ausführungsganges entsteht in dem von der Drainage abgeschlossenen Bezirk ein Speichelödem mit allen seinen Folgen, nämlich der serös fibrosierenden Entzündung (ohne Trypsis!). Dieser Speichelinfarkt geht ohne stürmische Erscheinungen vor sich (Abb. 231). Ausgenommen von dem Untergang sind die Inseln und die kleinen Speichelgänge. Nur dann, wenn zu dem Speichelödem eine wie auch immer geartete Stoffwechselminderung im Parenchym hinzutritt, wenn also das tryptisch-aktive Speichelödem auf verdaubereites, verdauungsfähiges Parenchym trifft, entsteht die umschriebene tryptische Nekrose. Dies kann klinisch mit mehr oder weniger stürmischen Erscheinungen verlaufen. Es kommt auf die Ausdehnung der tryptischen Nekrose an, auf die Beziehung zur sog. Kapsel, auf die rasche Ausbreitung in die Umgebung. Durch den Narbenzug auf die Nachbarschaft wird vielleicht nach einem zeitlichen Intervall — z. B. nachdem der erste Herd zur Schrumpfung gebracht ist — auf die Umgebung ein Zug ausgeübt, ein gleichartiger oder ähnlicher Prozeß wird damit in Gang gesetzt.

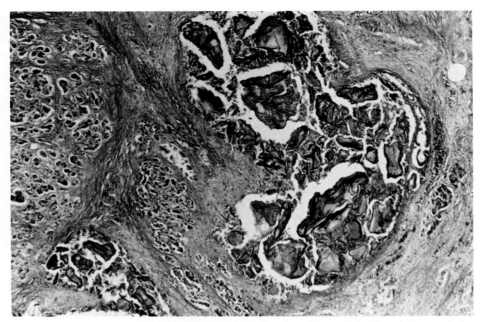

Abb. 232. 43 Jahre alt gewordener Mann (SN 318/67, P. I. Karlsruhe). Chronisch tryptische Pankreatitis, Tod im Marasmus (pankreogene Maldigestion). Metatryptisches Stadium, nur ganz vereinzelte Acini, vermehrte Speichelgänge. Narbenfeld mit Ausführungsgang: Eingedickte Sekretschollen im entepithelialisierten Gang. Formalin, Paraffin, Hämatoxylin-Eosin-Färbung, Mikrophotogramm, Vergr. 1:80

Die Chance der Entstehung neuer Herde wächst mit jeder neuen tryptischen Nekrose.

Die Chance, daß größere Bezirke der Drüse in die tryptische Nekrose einbezogen werden, daß also ein wirkliches Drama sich nach kleineren Vorspielen entwickelt, ist am Anfang der Erkrankung groß. Die erhalten gebliebenen Drüsenbezirke unterhalten die Erkrankung, da hier das tryptische Potential erneuert wird, da hier die tryptischen Fermente bereitgestellt werden, die dann vielleicht in der Nachbarschaft wirken. Wenn aber die Drüse mehrere Schübe durchlaufen hat und von breiten Narbenzügen durchzogen wird (Abb. 232), dann wird zwar das erhaltene Parenchym mehr und mehr und erst nach größeren Intervallen verdaut werden, das akute Drama aber ist weniger drohend, die Bedrohung durch das Ereignis der akuten Nekrose des ganzes Organes wird immer geringer (Abb. 233).

CAROLI, MORTIAUX und PRIGANT (1960) schildern die Pathogenese der chronischen Pankreatitis und halten den Gangverschluß für sekundär, für eine Komplikation der Entzündung. Dieser Gedanke ist deswegen interessant, weil er zeigt, wie dann, wenn einmal eine Entzündung begonnen hat, auch durch sekundäre Verstopfungen des Gangsystemes, also als Komplikation im Sinne von CAROLI u. Mitarb. der tryptische Prozeß weiter unterhalten wird und neu aufkommen kann.

Während also mit der Länge der Zeit die Aussicht auf neue, zwar schmerzhafte, aber das Leben nicht unbedingt bedrohende Anfälle wächst, verringert sich die

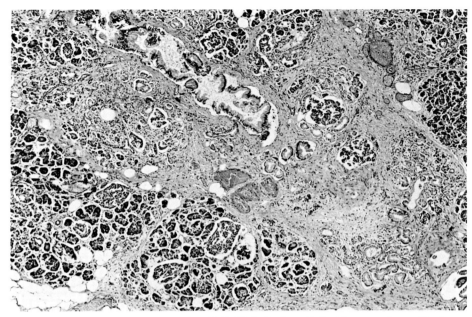

Abb. 233. 70 Jahre, weiblich (SN 73/60, P. I. Kiel). Tod an Gallenblasencarcinom. Pankreas: Chronisch-tryptische Pankreatitis (Zufallsbefund). Untergang und Vernarbung einzelner Drüsenabschnitte, Erweiterung eines mittelgroßen Ausführungsganges und mehrerer kleinerer Speichelgänge. Narbige Fibrose. Formalin, Paraffin, Hämatoxylin-Eosin-Färbung, Mikrophotogramm, Vergr. 1:64

Gefahr einer größeren tryptischen Zerstörung der ganzen Drüse mit Freisetzung lebensbedrohlicher Abbaustoffe und Kreislaufhormone. Schließlich ist kein acinäres Parenchym mehr vorhanden, die Narbenfelder konfluieren, die ganze Drüse ist „ausgebrannt" („burned out"), sie stellt lediglich einen Narbenstrang dar, dann sprechen wir von dem *metatryptischen* Stadium.

Dieses ist dadurch ausgezeichnet, daß die von Narbengewebe und wenigen entzündlichen Zellinfiltraten zernierten Inseln, Nerven und kleinen Speichelgänge stranguliert werden. HAFTER (1956) hat den Eindruck, daß in diesem Stadium die Krankheit autonom weitergeht, obwohl die eigentliche Noxe längst nicht mehr vorhanden ist (Abb. 234). Dabei wurde die Möglichkeit der Iso-Antikörperbildung als Grund für die Fortführung der Pankreatitis bis zu dem metatryptischen Stadium erwogen und zum Teil im Experiment bestätigt (THAL, EGNER u. MURRAY, 1960; SCHWARZMANN u. JULIEN, 1960).

So haben FREYTAG und KLÖPPEL (1969) durch Injektionen von Antiseren gegen wäßrige Pankreasextrakte chronisch-interstitielle, uncharakteristische Pankreatitiden erzeugt. Von THAL u. Mitarb. (1959) wurde bei einem Patienten der Nachweis von Antikörpern gegen das eigene (exstirpierte) Pankreas versucht; es gelang nicht.

Auf die Einbeziehung der Nervenstämme und Nervenendigungen in das Narbengewebe hat besonders MALLET-GUY immer wieder hingewiesen (MALLET-GUY

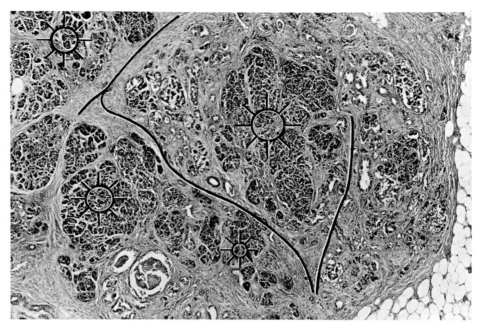

Abb. 234. Fortgeschrittene chronische tryptische Pankreatitis mit breiten Narbenbarrieren (Tusche-Nachzeichnung). Je stärker die Narbensepten ausgebildet sind, desto geringer wird die Gefahr einer ausgedehnten akuten Exacerbation. Je stärker Narbenfelder das Parenchym ersetzen, desto seltener werden auch kleinere Anfälle, bis die Drüse im metatryptischen Stadium ,,ausgebrannt'' ist. Formalin, Paraffin, Hämatoxylin-Eosin-Färbung, Mikrophotogramm, Vergr. 1:120

u. FEROLDI, 1953; MALLET-GUY, 1960). In diesem Stadium findet man Kalksalzablagerungen im Narbenfeld oder richtige Steine in dem Ausführungssystem (Abb. 235, 236). Auch werden nunmehr die Inseln nicht mehr geschont, sie werden von ihrer Blutzufuhr und -abfuhr abgeschnitten, sie werden zerteilt und zersplittert, so daß ein Diabetes mellitus manifest wird. In diesem Stadium ist aber auch die Drüse nicht mehr zu einer Verdauungsleistung befähigt (Abb. 237, 238).

Pankreas-Insuffizienz, Diabetes mellitus und Pankreolithiasis gehören zu eben diesem metatryptischen Stadium der chronischen Pankreatitis: Die Schmerzattacken hören auf, die physiologisch-klinischen Folgen der ,,verlorenen'' Bauchspeicheldrüse stehen jetzt ganz im Vordergrund.

Die chronische tryptische Pankreatitis besteht also darin, daß zeitlich und örtlich hintereinander und nebeneinander vielleicht auch in größeren Intervallen eine jeweils umschriebene tryptische Entzündung entwickelt wird. Das Kennzeichen der tryptischen Pankreatitis ist die tryptische Nekrose. Eine umschriebene Nekrose ist hervorgerufen durch den Verschluß eines subalternen Ausführungsganges mit einer Minderung des Stoffwechsels (Mangeldurchblutung) der zugehörigen Drüsenpartie. Sie stellt die umschriebene, eingedämmte Form einer akuten tryptischen Pankreatitis dar, einer tryptischen Pankreatitis en miniature.

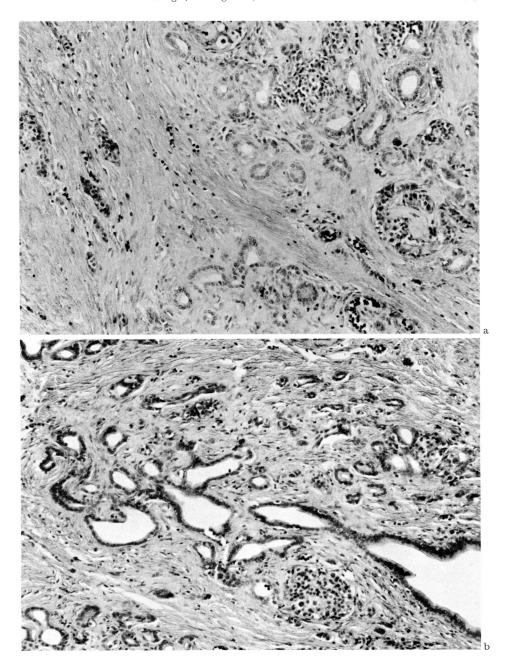

Abb. 235a u. b. Chronisch tryptische Pankreatitis (Resektionspräparat; Op.: Prof. Dr. W. Hess, Zürich). Völlige Zerstörung des Drüsenparenchyms, Ersatz durch faseriges Narbengewebe. Inseln und Speichelgänge („ultimum moriens"), Inseln durch Narbengewebe eingeengt, Ganglumina weit. a, b Verschiedene Gegenden der gleichen Drüse. Formalin, Paraffin, Masson-Goldner-Trichrom, Mikrophotogramm, Vergr. 1:120

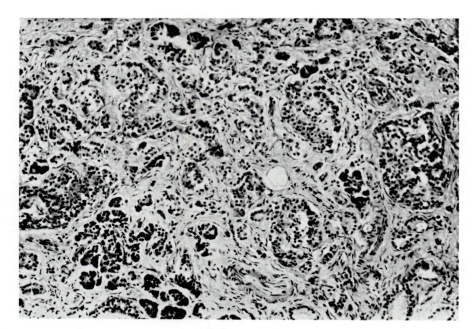

Abb. 236. 78 Jahre alt gewordene Frau. Chronisch-tryptische Pankreatitis. Drüse im Zustande des „Ausbrennens", Langerhanssche Inseln und Speichelgänge sind erhalten, Inseln z.T. bereits von Faserzügen durchzogen („cernierte Inseln"). Formalin, Paraffin, Trichrom Masson-Goldner, Mikrophotogramm, Vergr. 1:80

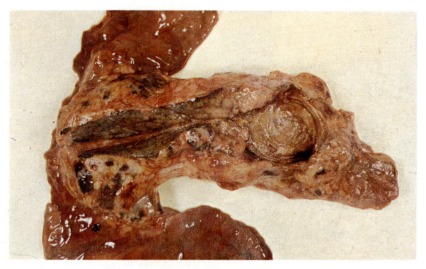

Abb. 237. 50 Jahre alt gewordener Mann (SN 147/70, P. I. FU Berlin). Potator, granuläre Lebercirrhose. Pankreas: Subakute bis chronische tryptische Pankreatitis mit postpankreatitischer Pseudocyste im Schwanzteil. Trübe Flüssigkeit als Inhalt der Pseudocyste, Wände glatt gereinigt

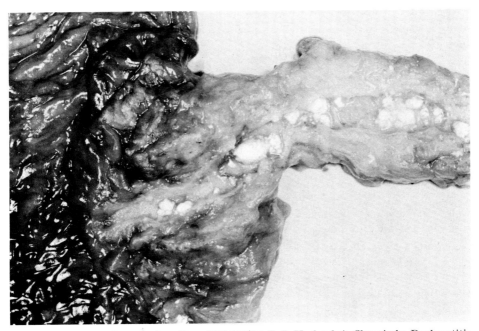

Abb. 238. 77 Jahre alt gewordene Frau (SN 585/67, P. I. Karlsruhe). Chronische Pankreatitis mit Steinen in den erweiterten Ausführungsgängen, ,,Steinstraße". Diabetes mellitus. Parenchym völlig geschwunden, um die Ausführungsgänge nur Narbengewebe (metatryptisches Stadium)

Wesensmäßig sind beide Krankheiten gleich, lediglich das Ausmaß der Drüsenzerstörung und häufig auch das klinische Bild sind dadurch verschieden.

3. Pathologische Anatomie

Die anatomischen Veränderungen sind durch die Pathogenese zu verstehen und durch die Tatsache, daß es sich bei der chronischen tryptischen Pankreatitis um eine umschriebene Form der Bauchspeicheldrüsenentzündung handelt. Das Kennzeichen dieser Pankreatitis jeglichen Ausmaßes ist die tryptische Nekrose des Parenchyms und die lipolytische Nekrose des inter- und periglandulären Fettgewebes. Diese Nekrosen sind bei nur geringer Ausdehnung im Drüsenrandgebiet oder in der Nähe der Läppchengrenzen gelegen. Das Kennzeichen der beginnenden tryptischen Pankreatitis ist die Nekrose von nur geringer Ausdehnung. Das Fasergerüst ist häufig lange nach der Abräumung und Auslaugung noch zu erkennen, dann, wenn das umgebende Parenchym die Nekrosepartien gleichsam ausspannt. Je länger dieser nekrotisierende Vorgang wirksam gewesen ist, desto größer sind die Parenchymverluste, die Nekrosefelder liegen dann inmitten von Narbengebieten, die noch hier und da eine entzündliche Infiltration erkennen lassen.

Makroskopisch ist die Drüse hart und derb in der Konsistenz, vielleicht grob granuliert, gelappt oder strangartig fest, in späteren Stadien geschrumpft.

Die chronische Pankreatitis kann auch nur auf einen Teil der Drüse beschränkt bleiben, wie das ja bei der akuten Pankreatitis auch gelegentlich vorkommt. Auch hier gilt die Regel, daß, je intensiver man danach sucht, desto häufiger man auch anatomisch fündig wird (LANGERON, 1958). Auch das vasculäre Terrain spielt bei der Ausbreitung der chronischen tryptischen Pankreatitis, aber auch bei der chronischen interstitiellen Pankreatitis eine Rolle, wie vor allem LEGER, CLICHE, FOURE und LEMAIGRE (1963) gezeigt haben. Sie fanden im Biopsiematerial bei chronischer, vorwiegend interstitieller rezidivierender Pankreatitis in einem hohen Prozentsatz eine Arteriosklerose und Arteriitiden.

Beim Einschneiden ist das Drüsenparenchym körnig, von gelblich-weißer Farbe, oft läßt sich ein gallertig eingedicktes Sekret aus den klaffenden Gängen ausdrücken. Wenn dem Tode oder der Operation ein akuter entzündlicher Schub voraufgegangen ist, lassen sich frische Fettgewebs-Nekrosen von opaker Farbe, weiße Kalkspritzer, körnig verkalkte Granulationsanteile mit geringgradiger blutiger Reaktion erkennen.

Mikroskopisch ist das Bild sehr wechselnd. Über die Nekrosen und Narben wurde bereits gesprochen. Es sind gerade im Gegensatz zu der rezidivierenden interstitiellen Pankreatitis die stets nachzuweisenden tryptischen und lipolytischen Nekrosen, die dieser Form der Pankreatitis Name und Gepräge geben.

Die chronische tryptische Pankreatitis wird unterhalten durch die noch Speichel produzierenden Acinusepithelien, in denen das tryptische Potential bereitgestellt wird. So ist kennzeichnend gerade für die chronische tryptische Pankreatitis, daß außer den Narben, außer den frischen Nekrosen stets noch erhaltenes, von den entzündlichen Infiltraten nicht gestörtes Parenchym vorhanden ist, das nicht durch die Funktio laesa behindert wird. MALLET-GUY (1959, 1960) weist besonders auf die elektiven Entzündungsherde im Bereich der Nerven und der intraglandulären Ganglien hin, die besonders im Spätstadium der chronischen Pankreatitis zu finden sind. Diese können als Ausgangspunkt gestörter vasomotorischer Reflexe angesehen werden (Abb. 239).

Einige *Sonderformen* der chronischen Pankreatitis sind noch zu erwähnen:

Gewissermaßen eine Besonderheit bildet die von BARTHOLOMEW und COMFORT (1957) herausgearbeitete *schmerzlose* Form der chronischen Pankreatitis. Sie kommt nach unserer Überzeugung häufiger vor, als ihrer gedacht wird. Zu dieser Aussage bringt uns vor allem der nicht seltene Fund von alten — ausgebrannten — oder auch frisch exacerbierten chronischen tryptischen Pankreatitiden im anatomischen Untersuchungsgut bei völlig leerer Anamnese. Diese Form der Entzündung ist es, die für einen Teil der weit divergierenden Häufigkeitsaussagen im klinischen und anatomischen Schrifttum verantwortlich zu machen ist.

Fall 9. S.N 891/61, P.I. Kiel. 57jährige Frau, seit 3 Jahren leichter Diabetes mellitus, niemals akute Erkrankungserscheinung. Tod an Carcinose bei metastasierendem (röntgenbestrahltem) Plattenepithel-Carcinom der Portio.

Zufallsbefund am Pankreas: Subakute tryptische Pankreatitis mit Sequestrierung im Schwanzteil. Abkapselung des jauchig-nekrotischen Detritus-Materials, Verwachsung der Pseudocyste mit der hinteren Magenwand.

Fall 10. SN 79/64, P.I. Karlsruhe. 61jähriger Mann. Plötzlicher Tod.

Diabetes mellitus seit einigen Jahren bekannt. Zwei Monate vor dem Tode Verkehrsunfall mit Commotio cerebri. Sonst nie ernstlich krank gewesen (niemals Oberbauchschmerzen).

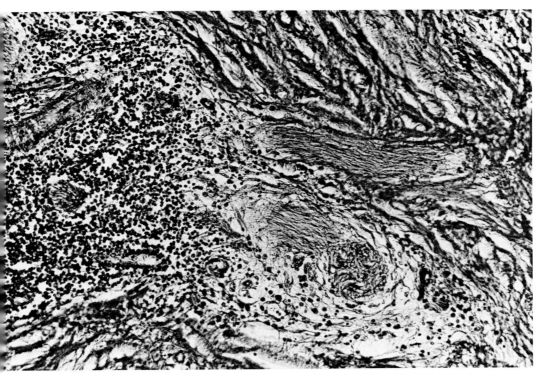

Abb. 239. Chronische Pankreatitis, metatryptisches Stadium. Bauchspeicheldrüse in einen Narbenstrang umgewandelt. Nervenstränge im Narbengewebe eingemauert, geringe lymphocytäre Infiltrate in der Umgebung des Nerven. Formalin, Paraffin, Hämatoxylin-Eosin-Färbung, Mikrophotogramm

Nach Aussage des Sohnes ein guter, wenn auch nicht übermäßiger Esser und Trinker. Bei der Obduktion wurde gänzlich unerwartet eine chronisch calcifizierende Pankreatitis, eine chronische Pankreatitis mit Steinen im Gangsystem und Parenchym-Inkrustationen gefunden.

Auszug aus der Sektionsdiagnose: Chronisch calcifizierende Pankreatitis mit bis fingerdicker Dilatation des Pankreas-Ausführungsganges (Abb. 240). Multiple Gangsteine an der Papille, in den kleinen Seitengängen und im Parenchym. Hochgradige Reduktion des Parenchymes, derbe Vernarbung, sog. metatryptisches Stadium der chronischen Pankreatitis (Abb. 241). Keine Gallenblasenentzündung, keine Gallengangsteine! Diabetes mellitus. Lipoidose der Coronar-Arterien bei extremem Rechtsversorgungstypus des Herzens, Hypoplasie der linken Kranzarterie. Frische Aufquellung eines 1,6 cm langen atheromatösen Beetes mit Wanddissektion, Verschluß des Lumens.

Wir glauben sogar, daß die schmerzlose chronische tryptische Pankreatitis keine Sonderform, sondern eine recht häufig vorkommende Krankheit darstellt. Bei der chronischen Pankreatitis kann die subjektiv erkennbare Pankreas-Funktion lange Zeit völlig intakt sein. Mit gezielten Suchmethoden aber, vor allem mit dem Sekretintest und der Bestimmung der Masse der maximalen Bicarbonat-Konzentration, wird die Funktionseinschränkung auffallen (PFEFFER, MIXTER u. HINTON, 1959).

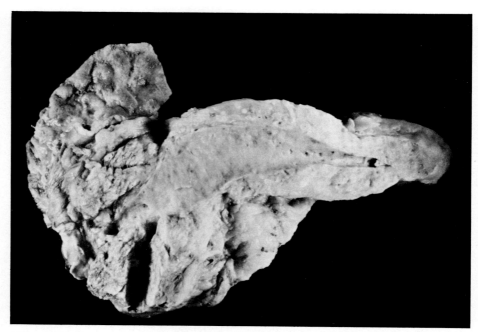

Abb. 240. 64 Jahre alt gewordener Mann (SN 79/64, P. I. Karlsruhe). Diabetes mellitus, Tod an der Apoplexie. Chronische, klinisch nicht in Erscheinung getretene tryptische Pankreatitis mit Erweiterung der Ausführungsgänge und hochgradigem Parenchymschwund. Metatryptisches Stadium. Gleicher Fall wie Abb. 241. Etwa $1/3$ natürliche Größe

Oft sind erste klinische Zeichen die Steatorrhoe und der Gewichtsverlust, häufig findet man Diabetes mellitus, gelegentlich auch Verkalkungen. Wir kennen Fälle, bei denen der Diabetes, ja sogar die diabetische Angiopathie erstes Zeichen einer Erkrankung gewesen sind, die sich dann als Folgezustände einer chronischen Pankreatitis herausgestellt haben. HERFORT (1947) hat eine schleichend verlaufende Pankreatitis beschrieben, bei der als erstes Krankheitszeichen eine Hemeralopie bei Vitamin A-Mangel klinisch auffällig wurde.

Weitere Fälle der ,,schmerzfreien" Pankreatitis wurden beschrieben von GAMBILL und GROSS (1961) und GOULSTON und GALLAGHER (1962). Wenn auch der Schmerz bei dem pankreatitischen Anfall fehlen kann, so treten doch gelegentlich die anderen subjektiven und objektiven Zeichen der Pankreatitis auf, wie z.B. Kollaps, Erbrechen, Hyperleukocytose, Hyperglykämie, wie in dem Fall von Nève u. Mitarb. (1969). Gelegentlich kann sogar bei der akuten Pankreatitis Schmerzfreiheit beobachtet werden (DOONER u. Mitarb., 1965).

Eine sehr gut charakterisierte Sonderform der chronischen Bauchspeicheldrüsenentzündung ist die chronisch calcifizierende Pankreatitis von SARLES, über die wir oben schon gesprochen haben. Besonderheiten weist sie bezüglich ihrer Entstehung auf, da sie in 100% durch chronischen Alkohol-Abusus entsteht. Bezüglich ihrer regionalen Ausbreitung und Häufigkeit, bezüglich der fehlenden Beziehungen zu den Gallenwegerkrankungen, bezüglich des bevorzugten Befalles

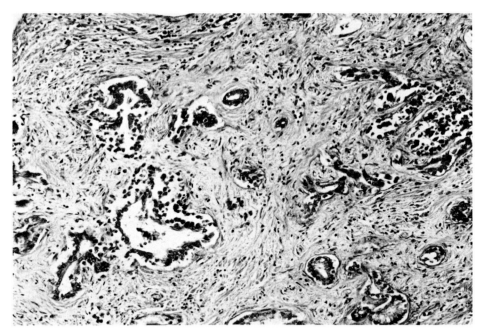

Abb. 241. 64 Jahre alt gewordener Mann (SN 79/64, P. I. Karlsruhe). Gleicher Fall wie Abb. 240. Fast ausschließlich Narbengewebe. Nur ganz vereinzelte Inseln und Speichelgänge mit Erweiterungen. Formalin, Paraffin, Hämatoxylin-Eosin-Färbung, Mikrophotogramm, Vergr. 1:120

des männlichen Geschlechtes und des relativ jugendlichen Lebensalters sowie durch den so gut wie nie beobachteten Übergang in die tryptische Pankreatitis, ja durch das Fehlen der tryptischen Nekrose und durch das Fehlen jeglicher Kreislaufbeeinträchtigung ist diese Krankheit gekennzeichnet. Eigenartig ist ihre Ätiologie. Wir haben oben betont, wie unterschiedlich die Bedeutung des Alkoholismus für die Entstehung der Pankreatitis beurteilt wird. Bei der Sarlesschen chronischen Pankreatitis, die in ähnlicher Weise nur noch aus Südafrika gemeldet wird, während in allen übrigen Ländern nur Einzelfälle beobachtet werden, spielt ausschließlich der Alkohol eine ätiologische Rolle (LAWSON, 1962). Wiederum eigenartigerweise wird kaum je eine Kombination mit (alkoholisch bedingter) Lebercirrhose beobachtet.

Histologisch findet sich eine hochgradige Reduktion des Parenchym-Bestandes, eine Einlagerung einzelner restlicher Pankreas-Lobuli in breites, kollagenes Fasergewebe, es liegt das Bild der Pankreas-Cirrhose vor. Stets sind die Gänge erweitert, meist zylindrisch, manchmal perlschnurartig ausgebeult, kleinere oder größere Cysten sind stets aufzufinden, in denen eingedickte Sekretschollen vorliegen (SARLES, 1970); zum Teil sind diese Sekretschollen kalkig inkrustiert. In den Ausführungsgängen befinden sich häufig — aber nicht als conditio sine qua non — Steine, so daß die Diagnose röntgenologisch durch Steine und durch Parenchym-Verkalkungen gestellt wird (Abb. 242).

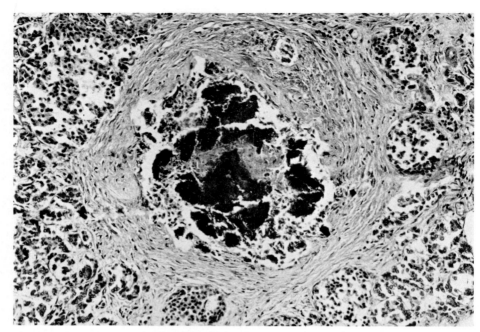

Abb. 242. Chronisch tryptische Pankreatitis mit Kalkinkrustation des eingedickten Sekretes (Mikrolithen) in den kleinen Gängen. Formalin, Paraffin, Mikrophotogramm, Hämatoxylin-Eosin-Färbung, Vergr. 1:120

Das *männliche* Geschlecht ist bei weitem bevorzugt. Rund 90% Männer werden von SARLES u. Mitarb. (1965) angegeben!

Die Gallenwege sind meist nicht beteiligt am entzündlichen Geschehen. Das Durchschnittsalter der Kranken beträgt 38,4 Jahre.

Wegen dieses Durchschnittsalters und der Bevorzugung des männlichen Geschlechts glaubte der Arbeitskreis um SARLES nicht an die Einheit der akuten und chronischen Pankreatitis.

Im Material der Autoren lag das Durchschnittsalter der akuten Pankreatitis um das 50. Lebensjahr. Wir sind mit SARLES der Ansicht, daß es sich bei der calcifizierenden Pankreatitis um eine regionale Besonderheit handelt. Sie ist unterschieden von der akuten tryptischen Pankreatitis.

Sie darf aber nicht mit der chronischen tryptischen Pankreatitis (mit der chronic relapsing pancreatitis) gleichgesetzt werden (SARLES, 1962). Der Arbeitskreis um SARLES hat zumindest eine Zeitlang nicht nur die Einheit der chronischen und akuten tryptischen Pankreatitis abgelehnt, sondern auch der Existenz einer chronischen tryptischen Pankreatitis skeptisch gegenübergestanden, weil sie selbst diese Form gar nicht zu Gesicht bekamen. Wir selbst besitzen in unserem anatomischen Untersuchungsgut einen einzigen Fall von chronischer calcifizierender Pankreatitis in der Form von SARLES, wohl aber eine gewisse — geringe — Anzahl von chronischer Pankreatitis mit Steinen. So sind eine Vielzahl von Mißverständnissen entstanden. Mittlerweile ist aber durch die Beobachtungen in der ganzen

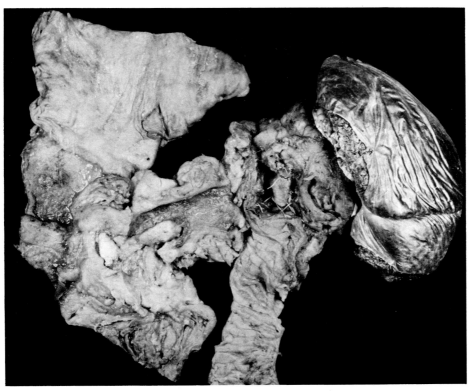

Abb. 243. 63 Jahre alt gewordener Mann (SN 549/66, P. I. Karlsruhe). Chronisch-tryptische Pankreatitis mit Steinen im Pankreasgang

Welt, durch die genauen Untersuchungen einzelner chronischer Entzündungen mit Steinen bei Alkoholismus und nicht zuletzt durch die sehr sorgfältige Untersuchung und Charakterisierung der südfranzösischen Krankheit durch SARLES eine Einigung erzielt, daß nämlich die alkoholisch bedingte, nicht obstruktive, chronisch calcifizierende, nicht tryptische Pankreatitis der jungen Männer, welche mit Schmerzanfällen, aber ohne Kreislaufbeeinträchtigung einhergeht, eine *Sonderform* der chronischen Pankreatitis darstellt, die ebenfalls über die Pankreas-Cirrhose zu der „ausgebrannten" Drüse führt (Abb. 243).

SARLES u. Mitarb. (1959—1970) haben ihr Krankengut hervorragend nach allen Richtungen, nach Eß- und Trinkgewohnheiten, mit einer gleich großen Kontrollgruppe verglichen. Dabei ergab sich, daß die Kranken mit der Sarles-Pankreatitis nicht nur eine unverhältnismäßig große Alkoholmenge (158 g täglich im Durchschnitt), sondern auch eine calorisch besonders hochwertige fett- und proteinreiche Nahrung zu sich nehmen (SARLES, PASTOR, BARTHELEMY, LE ROY, AMBROSI u. SARLES, 1963). Im Gegensatz dazu ist die alkoholisch bedingte Pankreatitis in Afrika (LAWSON, 1962; SHAPER, 1964) verbreitet bei den Bevölkerungsschichten mit calorisch geringwertiger Kost. Die Beobachtungen

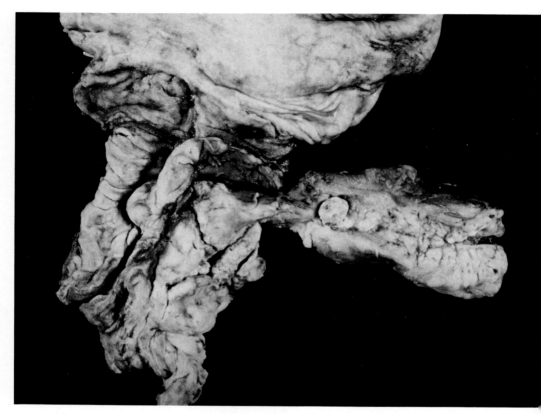

Abb. 244. Fall 11. 58 Jahre alt gewordener Mann (SN 199/61, P. I. Kiel). Chronisch-tryptische Pankreatitis mit Steinen und hochgradigem Parenchymschwund. — 23 Jahre vor dem Tode akute Pankreatitis (chirurgisch-bioptisch gesichert). 11 Jahre später Diabetes mellitus. Jetzt: akute Kleinhirnapoplexie 10 Tage vor dem Tode mit Drehschwindel und Erbrechen. Größerer länglich-walzenförmiger Stein dicht vor der Papille, kugelig runder Stein im Gangsystem des Pankreaskörpers (vgl. Abb. 245)

werden nicht nur aus Südfrankreich, auch aus dem übrigen Frankreich, und in Einzelfällen aus der übrigen Welt mitgeteilt: PETERS u. Mitarb. (1951), LEGER und LATASTE (1955), MERCARDIER und HEPP (1956), HEPP und MOREAUX (1958), OWENS und HOWARD (1958), SARLES und GUIN (1958), SARLES und SARLES (1959), SARLES, MURATORE, SARLES und GUIN (1959), SARLES, SARLES und MURATORE (1960), SARLES und MERCARDIER (1960), MORTIAUX (1961), SARLES, SARLES, MURATORE und GUIN (1960, 1961), SARLES, MURATORE, SARLES (1961), COURTY, LANGERON und OUDDAR (1962), SARLES, MURATORE, SARLES, GUIN und CAMATT (1962), JOHNSON und ZINTELL (1963), SARLES, PASTOR, BARTHELEMY, LE ROY, AMBROSI und SARLES (1964), SARLES (1964), SARLES, SARLES und MURATORE (1964), SARLES, CAMATTE, MARTIN und SARLES (1964), SARLES, SARLES, CAMATTE, MURATORE, GAINI, GUIN, PASTOR und LE ROY (1965).

Einige charakteristische Krankheitsfälle von chronischer tryptischer Pankreatitis sollen die „Krankheitslage" und die anatomischen Veränderungen illustrieren:

Abb. 245. Fall 11.
Gleicher Fall wie Abb. 244.
Röntgenbild des anatomischen Präparates

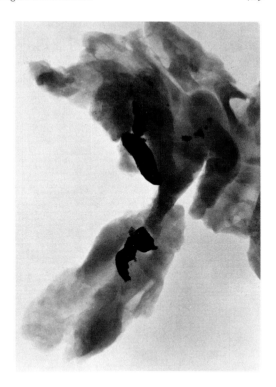

Fall 11. SN 199/61, P.I. Kiel (vgl. BECKER, 1961). 58 Jahre alt gewordener Mann.
23 Jahre vor dem Tode, im 35. Lebensjahr, erkrankte er an einer akuten tryptischen Pankreatitis, die chirurgisch behandelt, daher bioptisch gesichert wurde. 11 Jahre später wurde er wegen eines mittelschweren Diabetes mellitus klinisch behandelt und eingestellt. Seit 4 Jahren mehrfache Durchblutungsstörungen der Beine. Jetzt akute Kleinhirnapoplexie während des Kartenspielens 10 Tage vor dem Tode, Drehschwindel und Erbrechen.

Bei der Obduktion war das Pankreas strangartig umgeformt, grazil, derb in der Konsistenz. Der Ausführungsgang war erweitert und angefüllt mit mehreren glatt begrenzten, tonnenförmigen Steinen von weißer Farbe (Tuff-Stein) (Abb. 244, 245). Bei der histologischen Untersuchung ist kein exkretorisches Parenchym mehr aufzufinden, die kleinen Speichelgänge sind teilweise gewuchert und liegen inmitten des fibrösen Narbenstranges. Vereinzelt sind noch Langerhanssche Inseln erkennbar, die teilweise in Richtung des narbigen Zuges längsgestreckt und von dem Narbengewebe komprimiert werden.

Fall 12. SN 918/64, P.I. Karlsruhe. 59jähriger Mann.
Seit 6 Jahren in mehreren Heilstätten wegen Lungentuberkulose. *Akute* Oberbaucherkrankung nicht bekannt. Intermittierende Schmerzen im Oberbauch vor 2 Jahren, gelegentliches Erbrechen, stete Abmagerung, Diastaseerhöhung während der Schmerzanfälle.

Röntgenologisch (Abb. 246) Pankreassteine, Verdacht auf Pankreaskopfcyste (Abb. 247). Laparotomie ein Jahr vor dem Tode: Faustgroße Pankreaskopfcyste, Cystogastrostomie. Ein Jahr nach dem chirurgischen Eingriff neuerliche Klinikeinweisung wegen akuter Blutung aus dem Munde. Tod im Verblutungskollaps.

Aus der Sektionsdiagnose: Chronische tryptische Pankreatitis, Pseudocyste im Kopf und Korpusbereich, Zustand nach Anlage einer Cysto-Gastrostomie 3 cm

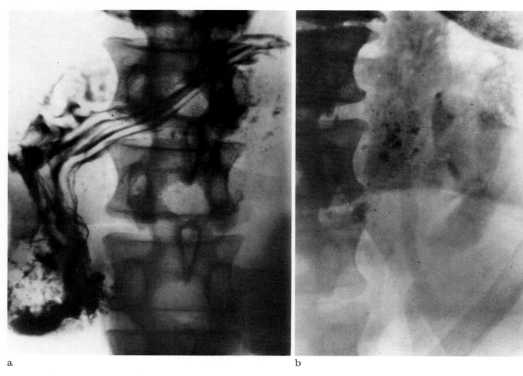

Abb. 246a u. b. 59 Jahre alt gewordener Mann (SN 918/64, P. I. Karlsruhe). Chronische tryptische Pankreatitis mit Kalkinkrustationen (gleicher Fall wie Abb. 247). Röntgenbild (a) bei Magenschleimhautdarstellung, (b) etwas gedrehter Strahl. Kalkinkrustationen in allen Drüsenabschnitten

oberhalb der pylorischen Falte (1 Jahr vor dem Tode), hochgradige Einengung des Gastrostoma, nur noch für Sonde durchgängig. Akute Blutung im Pankreasbereich in die Pseudocyste und in die Bursa omentalis. Kompression des Magens durch die retroventriculären Blutmassen. Magentamponade.

Besonders gelagerte Einzelfälle der chronischen tryptischen Pankreatitis wurden mitgeteilt von MOYNIHAM (1902), SNOW (1954), HARDY und BOWLIN (1957: Hochgradige peritoneale Verwachsungen). RIENHOFF und BAKER (1947), THAL, GOOT und MARGULIS (1959).

Als Sonderfall, der aber pathogenetisch sehr lehrreich ist, ist die Beobachtung von HIENERT und ZEITLHOFER (1956) zu werten. Bei einer 51jährigen Frau war wegen ungeklärter Bauchschmerzen eine Probe-Laparotomie gemacht worden. Es fand sich bei einer subtotalen Resektion des verbreiterten, steinharten Pankreas eine Wirsungianus-Erweiterung auf 6,5 cm! Die Schleimhaut wies einige zottige papilläre Excrescenzen auf. Histologisch ergab sich ein gutartiges Papillom des Pankreas-Ausführungsganges mit einer chronischen Pankreatitis im Schwanzbereich und weitgehender Atrophie des Parenchyms. Wie weit die Pankreatitis tryptisch gewesen ist, läßt sich aus dem Bericht nicht erkennen.

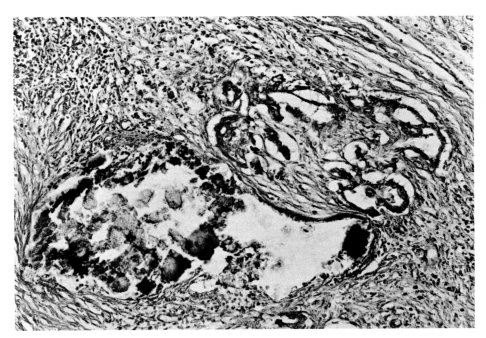

Abb. 247. Fall 12. 59 Jahre alt gewordener Mann (SN 918/64, P. I. Karlsruhe). (Gleicher Fall wie Abb. 246: Röntgenbild ein Jahr vor dem Tode.) Chronische Pankreatitis mit Steinen und Kalkkonkrementen im Parenchym. Pankreas: Relativ lockeres Narbengewebe, einzelne kleine Gänge, Kalkbröckel im Lumen eines etwas größeren Ganges. Formalin, Paraffin, Hämatoxylin-Eosin-Färbung, Mikrophotogramm, Vergr. 1:120

Über weitere atypische und verschleierte Pankreatitisverlaufsformen berichteten GAMBILL und GROSS (1961).

In dem *metatryptischen* Stadium der chronischen tryptischen Pankreatitis ist das acinäre Parenchym mehr und mehr geschwunden (Abb. 248). Das metatryptische Stadium ist histologisch uncharakteristisch. Die Pathogenese kann vielseitig sein, eine charakteristische tryptische Pankreatitis, eine uncharakteristische Entzündung mit Gangverschluß (Ligatur), eine Begleit-Pankreatitis kann einmal dazu führen; schließlich wird von BLUMENTHAL und PROBSTEIN (1960) als besondere Ätiologie auch die Alkoholschädigung genannt, das ist in unserer Sprache: Die Parenchym-Degeneration mit Entlaubung der Gänge, die dann auch zu dem bindegewebigen Ersatz führen kann. Dieses Stadium ist das gleichförmige Ende der Drüse, ob man es Cirrhose, ausgebrannte Drüse oder metatryptisch nennt. Jetzt überwindet das Narbengewebe die Langerhansschen Inseln, die auseinandergedrängt und zersplittert werden, deren Epithelien dem „Einzelmord" zum Opfer fallen.

Mit dem fortschreitenden Schwund des acinären Gewebes sinkt auch die Zahl der Schmerzanfälle, ja die Patienten werden schmerzfrei (AMMANN, 1970). Im Prinzip ist das metatryptische Stadium schmerzfrei.

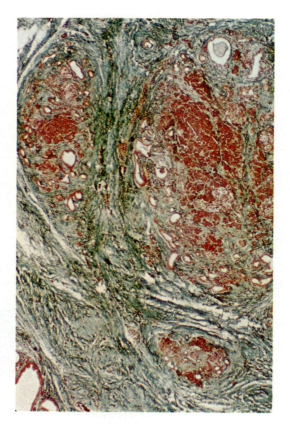

Abb. 248. Chronisch tryptische Pankreatitis, metatryptisches Stadium. Strangulierung der exokrinen und endokrinen Drüsenanteile. Degenerative Umwandlung (Ausblassung) in den Randpartien der Drüsenreste. Hier und da kleine (optisch leere) erweiterte Speichelgänge. Formalin, Paraffin, Masson-Goldner-Trichrom, Mikrophotogramm, Vergr. 1:60

In diesem Narbenstadium sind keine tryptischen Nekrosen mehr vorhanden, ein Rückschluß auf die Art der beginnenden Erkrankung, die zum Verlust der Bauchspeicheldrüse geführt hat, ist nicht mehr möglich (LEGER u. LEGER, 1956). Die Gänge sind wohl durch den Narbenzug der Umgebung weit dilatiert (LEGER, GUYET-ROUSSET u. VAILLANT, 1961). Dieser Vorgang wird besonders im Hinblick auf die Inseln als perniziöse Vernarbung bezeichnet.

Die Inseln lassen zunächst ihre Bedrängung nur indirekt erkennen. In den ersten Stadien, in der Zeit also, in der das acinäre Gewebe zwar zugrunde gegangen, aber noch nicht durch schrumpfendes Narbengewebe ersetzt ist, scheinen die Inseln eher größer zu werden. Dies ist sicher zum Teil eine Täuschung, da durch den Untergang des exkretorischen Parenchyms die Langerhansschen Inseln relativ größer erscheinen und auch dichter liegen, gleichsam zusammenrücken. Über die endokrine Leistung dieser scheinbar oder auch tatsächlich vergrößerten Inseln ist nichts Näheres bekannt. Es besteht der begründete Verdacht, daß die großen

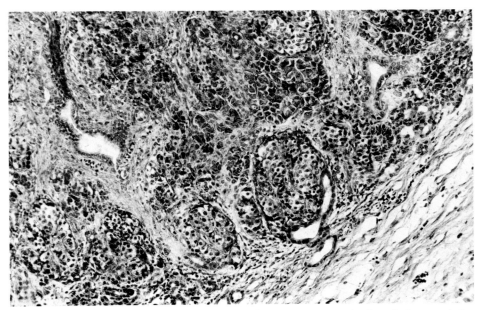

Abb. 249. 50 Jahre alt gewordene Frau (SN 657/64, P. I. Karlsruhe). Chronische tryptische Pankreatitis. Diabetes mellitus, „Pankreatitis adenomatosa insularis KATSCH". Einengung und Konfluens der Inseln, besonders große Inseln. Klinisch: Zuerst vorherrschende pankreatitische Beschwerden, danach chronische Ulcuskrankheit. Formalin, Paraffin, Masson-Goldner-Trichrom, Mikrophotogramm, Vergr. 1:160

Inseln bei der von KATSCH so genannten Adenomatosis insularis im Gefolge einer chronischen Pankreatitis einseitige endokrine Leistungen entfalten (Abb. 249). So kommen Beobachtungen von Ulcus ventriculi aut duodeni nach dem Zollinger-Ellison-Mechanismus im Verlauf einer chronischen Pankreatitis vor, aber auch die Hypoglykämie-Zustände müssen im Rahmen einer chronischen Pankreatitis aufgefaßt werden. LEGER (1962) hat *diese* Formen unter dem Begriff des DDD-Syndrom zusammengefaßt (Diabetes, Diarrhoe, Dolor).

Die scheinbare und tatsächliche Vergrößerung der Inseln macht aber bald einer Verformung Platz, einer Bedrängung und Einengung von außen durch ein straffes bindegewebiges Narbengewebe („perniziöse Vernarbung") (Abb. 250). Jetzt findet man entzündliche Infiltrate in der unmittelbaren Umgebung oder gar im Inselgebiet selbst; obwohl den einzelnen Inseln nicht anzusehen ist, wie gut oder wie schlecht ihre Blutversorgung ist, kann man an den intrainsulären Sinusoiden erkennen, daß die Durchblutung vermindert, die Sinusoiden eingeengt werden. Man kann an der ovalen Verformung der Inseln, schließlich an dem Zerschneiden des Inselverbandes durch bindegewebige Septen die Umgebungsreaktion des Gewebes ablesen, das Schicksal der Inseln beurteilen.

Die Inseln werden kleiner, zerkleinert, zerstört.

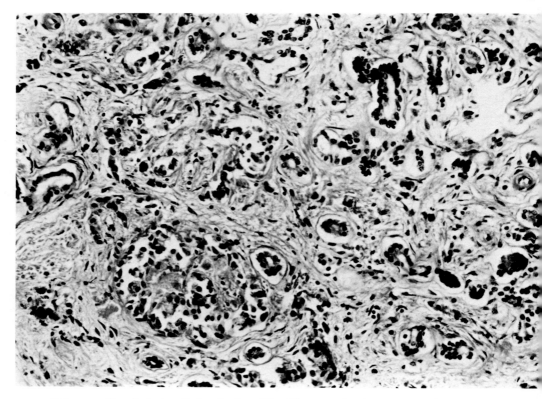

Abb. 250. Chronisch tryptische Pankreatitis, Übergang in das metatryptische Stadium. 10 Jahre Oberbauchschmerzen. Fibrotische Narbenstränge mit Einengung der Speichelgänge und der Inseln (Inseln und Speichelgänge sind ultimum moriens der Drüse). Zerstörung der Inseln durch Cernierung: Klinisch Diabetes mellitus seit 18 Monaten. Formalin, Paraffin, Hämatoxylin-Eosin-Färbung, Mikrophotogramm, Vergr. 1:160

In diesem Stadium dürfte eine Zuckerkrankheit manifest werden unter der Voraussetzung, daß eine große Anzahl von Inseln diesem Schicksal zum Opfer gefallen ist[8].

VACHON, CUFFIA und SHAABAN (1961) geben in diesem Stadium eine Diabetes-Häufigkeit von 60% an. Daß auch *vor* der Pankreatitis bereits ein Diabetes

---

[8] Die erste Beschreibung einer Pankreas-Beteiligung bzw. einer Pankreas-Beziehung zum Diabetes mellitus stammt (nach GRAFE) von CHAWLEY (1788). Bei ihr handelt es sich um eine chronische tryptische Pankreatitis mit multiplen Steinen: „Das Pankreas war voll von Steinen, die sehr fest seiner Substanz eingebacken waren; verschieden groß, überschritten sie den Umfang einer Bohne, weiße, rauhe Oberfläche, maulbeerartig. Das Pankreas war von außen hart in der Konsistenz und erschien cirrhös."

FRIEDRICH VON RECKLINGHAUSEN schildert 1864 bei drei Fällen von Diabetes mellitus unter anderem eine sackförmige Erweiterung des Pankreas-Ausführungsganges mit großen Steinen. „Nach dem Befund darf man wohl behaupten, daß eine chronische Entzündung der Drüsengänge des Pankreas vorlag, welche wahrscheinlich die Steinbildung bedingt, zu einer Verödung des sekretorischen Gewebes geführt hat."

bestehen kann, zeigt BOSSAK und JOELSON (1956) an 8 Fällen. Die Prognose ist dann ernst. In einer eigenen Serie von 84 Fällen von Diabetes mellitus bestand 14mal(!), das sind 16,6%, eine chronische Pankreatitis. Es versteht sich von selbst, daß es sich hierbei um Obduktionsmaterial handelt.

Vorher, solange die Inseln noch im entzündlichen Gebiet und nicht im Narbenfeld liegen, läßt sich die labile diabetische Stoffwechsellage nur durch Provokationsmethoden (STAUB-TRAUGOTT in Verbindung mit Prednison, Tolbutamid-Test, Insulinbestimmung, parenterale Glucosebelastung und ähnliches) oder auch an sehr wechselnder Zuckerverträglichkeit mit hypoglykämischen Schocks nach den Mahlzeiten erkennen (RYAN, 1957). Im Krankengut von FORELL (1964) bestanden in der Hälfte der Krankheitsfälle von chronischer Pankreatitis Kohlenhydrat- und Stoffwechsellabilitäten. In dem Anfall der chronischen Pankreatitis besteht bereits eine insuläre Reizung in Form von Hyper- oder auch Hypoglykämien. Ein manifester Diabetes kommt erst Jahre oder Jahrzehnte später vor.

Neben der Pankreatitis wird man vor allem auf entzündliche Vorgänge im Gallenwegsystem, auf eine Gastritis und eine Lebercirrhose achten müssen. Schließlich kann auch eine pankreasferne Erkrankung, z.B. eine chronische Nierenerkrankung oder eine Colitis gravis (z.B. nach Ruhr), als Ursache für einen Verschluß kleiner Ausführungsgänge der Bauchspeicheldrüse in Frage kommen und so die chronische Pankreatitis einleiten.

Als *Todesursache* kommt eine akute Exacerbation der tryptischen Pankreas-Erkrankung in Frage, wenigstens in den ersten Stadien der chronischen Pankreatitis. Die Kreislaufbelastung und der nachfolgende Kollaps sind dann die Todesursache.

Ferner müssen die *Komplikationen* der Erkrankung genannt werden, vor allem der Diabetes mellitus und seine Folgen (diabetische Nierenerkrankung, diabetische Angiopathie etc.), die Pankreas-Insuffizienz, die Pankreas-Steine, das Pankreas-Carcinom.

Die *Pankreas-Insuffizienz* selbst wird nur selten als Todesursache in Frage kommen. Sie tritt meist allmählich auf, so daß die Patienten sich mit ihr arrangieren und ihre Kost danach einrichten, was ihre Bauchspeicheldrüse zu leisten vermag. RICK (1965) hat bei chronischer Pankreatitis den Ausfall auch einzelner Enzyme gefunden. Lediglich einzelne Enterokarenzen (Vitaminmangel!) können zu Allgemeinerscheinungen, zu pellagroiden Symptomen führen. Die Fälle einer pankreogenen Maldigestion haben eine chronische Pankreatitis als Ursache. Eine Osteoporose ist nach einiger Zeit regelmäßig zu beobachten (SKIMMING u. MARING, 1956).

Die Erkrankung verläuft exquisit chronisch. Es sind Verläufe von 10—20 Jahren, angefüllt mit mehr oder weniger starken klinischen Erscheinungen (Anfälle), unterbrochen mit kürzeren oder längeren, zuletzt jahrelangen Intervallen, beobachtet worden. Die Krankheit beginnt vielleicht stürmisch (akuter Schub), sie „altert" mehr oder weniger heftig, und vergreist nach Jahren und Jahrzehnten sang- und klanglos, gekennzeichnet durch die Minderleistung der exkretorischen und inkretorischen Drüsenanteile. Sie ist im klinischen Verlauf in ihren Folgen und in ihren Komplikationen durch den pathogenetischen Mechanismus der Trypsis zu verstehen.

4. Klinik

Das männliche Geschlecht ist bei der chronisch-tryptischen Pankreatitis offenbar bevorzugt (SARLES, 1960, 1964; CREUTZFELDT, 1964). Es erscheint dies auch wesentlich zur Unterscheidung gegenüber den Gallenerkrankungen — mehr Frauen — zu sein. Ein bevorzugtes Alter gibt es nicht. Unsere Fälle haben ein Durchschnittsalter von 65 Jahren (Alterstabelle unserer Fälle Abb. 164).

Über die Häufigkeit und über die Geschlechtsverteilung unterrichtet unsere früher angegebene Tabelle, die wir bei der akuten tryptischen Pankreatitis abgebildet haben (Abb. 164).

Fettleibige Personen sind nicht bevorzugt. Dies stellt ebenso wie die Prävalenz des männlichen Geschlechtes eine Unterscheidung gegenüber den Gallenwegerkrankungen dar. Die klinische Diagnose ist schwierig. „Die Skala der diagnostischen Möglichkeiten ist wie die der Irrtümer überreich besetzt" (H. H. BERG, 1952).

Die klinische Diagnose hängt im akuten Anfall davon ab, ob an die Möglichkeit einer Pankreas-Erkrankung gedacht wird. Der Anfall von lähmenden Schmerzen von Messerschärfe, kann im Anschluß an eine fettreiche Mahlzeit oder an einen Alkoholexzeß auftreten, hängt aber nicht unbedingt von der postcibalen Blutfülle ab. Schon kleine Alkoholgaben können den Anstoß zu einem neuen Anfall geben. Auch seelische Erregungen werden als Auslösung des Anfalles genannt (GROSS u. HALLENBECK, 1960).

KUHLMANN (1964) hat darauf hingewiesen, daß diejenigen Alkoholsorten, die mit Äther verschnitten sind, als Sekretionsreiz auf das Pankreas wirken und dadurch einen Schmerzanfall auslösen. Im Gegensatz dazu seien die Schnäpse und Alkoholika, die keinen Äther enthielten, nicht sekretionslockend.

Wird bei einem derartigen Anfall an eine Pankreas-Affektion gedacht, dann ist die Diagnose einfach. Aber auch wenn die Pankreatitis nicht bedacht wird, können diätetisch wohl kaum Fehler begangen werden, wenn nur der Oberbauch in seiner Verdauungsleistung geschont wird.

Nicht nur die Auslösung eines Anfalles kann durch seelische Erregung vor sich gehen, umgekehrt gibt es auch bei der chronischen Pankreatitis die Psychose als Symptom. Manche schieben dies auf den Alkohol-Abusus und auf die „Ernährungsunordnung" (SCHUSTER u. IBER, 1965). HESS (1961) erwähnt, daß nicht weniger als 11 von 76 Patienten mit sog. Retentions-Pankreatitis vor der chirurgischen Behandlung in psychiatrischer bzw. psychotherapeutischer Behandlung wegen eigenartiger Persönlichkeitsveränderungen gewesen waren. MÜLLER-WIELAND (1965) fand in 14,8% (unter 202 Patienten) psychische Auffälligkeiten. Nicht nur psychische, sondern auch klinische Bilder von Encephalitis entstehen als Komplikation der Pankreatitis (BRION u. Mitarb., 1968).

Leichte und schwere Anfälle in der Vorgeschichte, Unverträglichkeit bestimmter Speisen, hypoglykämische Episoden mit Schweißausbruch und Heißhunger, typische Sitzhaltungen, die Schmerzen lindern, Ruhehaltung, vielleicht ein sog. „Bonbongefühl" hinter dem Sternum (HEINSEN, 1960) richten den Verdacht auf eine Pankreas-Erkrankung, die Diastase-Bestimmung im Blut vermag ihn gelegentlich zu sichern.

Provokationsmethoden — Sekretin-Test, Sekretin-Pankreozymin, Vitamin A-Test, Triolein-J^{131} — und intraduodenale Speichelanalysen bringen Sicherheit

(BARTELHEIMER u. Mitarb., 1955; RITTER, 1959; HENNING u.a., 1942, 1953; MÜLLER-WIELAND, 1966).

LEGER und BRUNET (1959) haben in klinischen Versuchen an Patienten mit äußerer Fistel des Ductus Wirsungianus gefunden, daß eine Füllung des Pankreasganges unter Druck einen typischen Schmerzanfall auslösen kann. Die Schmerzzustände scheinen danach durch eine — vielleicht abrupte — Dilatation des Gangsystems bedingt zu sein. Sowohl Hypoglykämien als auch Hyperglykämien — beide passager, vielleicht sogar im Wechsel — sprechen für eine Pankreatitis (BALASH u. WILLIAMS, 1961; MAIMON, KIRSNER u. PALMER, 1948), was sich auch im Experiment erweisen ließ (BRIDGWATER, OGAWA, CHILES u. NECHELES, 1961). Zuweilen kann das klinische Zeichen der Hypoglykämie erstes und einziges Phänomen der chronischen Pankreatitis sein, wie bei der Beobachtung eines 39 Jahre alten Mannes, von dem LEGER, DUPUY und HARTMANN (1953) berichteten.

Die *Röntgendiagnose* einer vergrößerten C-Schlinge des Duodenum gehört besonders im Anfang zum typischen Befund, da dann durch die entzündliche Schwellung des Organes fast ein tumorartiges Bild vorgetäuscht wird. Freilich bleibt hier die Differentialdiagnose gegenüber einem primären Pankreastumor, gegenüber Metastasen in parapankreatischen Lymphknoten oder einem Prozeß im Duodenum zu klären.

Naturgemäß ist die klinische Diagnose einer *schleichend* verlaufenden Pankreatitis sehr viel schwieriger (EFFERSE, 1953; WHARTON u. SLOAN, 1958). Diese braucht gar keine Erscheinung zu machen, das ganze Organ geht dann ohne unmittelbare Beschwerden „wortlos' zugrunde, oder es bestehen leichte, ganz uncharakteristische Beschwerden; so beschreibt z.B. MOORE (1957) einen Fall einer chronischen Pankreatitis, bei der der Patient wegen Blähung zum Arzt kam.

Die Bauchspeicheldrüse ist auf Luxus in ihrer Leistungsfähigkeit und in ihrer Adaptationsmöglichkeit an das Ingesta-Angebot eingerichtet. In den Zeiten der Minderleistung — z.B. der chronischen Pankreatitis — regelt der Appetit und die Neigung, also Funktionen des Zwischenhirnes, und durch Schmerzattacken gewarnt, der Cortex die Adaptation der Ingesta an die verminderte Leistung. Mit anderen Worten: Die Kranken lernen es, mit einer insuffizienten Bauchspeicheldrüse zu leben und sich in ihren Eßgewohnheiten ihr anzupassen. Durch welche excessive Kompensation bei pankreatischer Insuffizienz die Ernährung gedeckt wird, geht aus dem Beispiel des 8 Monate alten Dachshundes hervor, der bei angeborener Pankreas-Hypoplasie täglich den 4. Teil, ein andererer mit chronischer Pankreatitis den 5. Teil seines Körpergewichtes an Futter verschlang (HUTYRA u. Mitarb., 1954).

Der Sekretin-Test zeigte eine Minderung der Menge des alkalischen Bauchspeichels und eine Verminderung des Bicarbonates (DREILING u. Mitarb., 1956).

Klinisch kann auch mit Provokationsmethoden (Sekretin-Pankreozymin-Test) die Unterscheidung der chronischen Pankreatitis vom Pankreas-Carcinom schwer bis unmöglich sein, wenn das Drüsen-Parenchym bei beiden Erkrankungen gleichermaßen stark reduziert wurde. Hier ist eine Parallele zu der schwierigen Entscheidung in der Probeexzession zu sehen, die oft gar nicht zu fällen ist (HESS, 1963).

Die Untersuchungen von CHEY u. Mitarb. (1967) zeigen, daß die Hyposekretion des Magens oder gar die Achlorhydrie bei Kranken mit chronischer Pankreatitis die Folgen der Alkohol-Gastritis sind und nicht ursächlich auf die chronische Pankreatitis, die ebenfalls durch den Alkohol bedingt sein kann, zurückgeführt werden müssen.

Eine sehr logische und in der Hand des Fachmannes offensichtlich brauchbare Methode zur Bestimmung der latent bleibenden Pankreasinsuffizienz besteht in der Enzymuntersuchung des Stuhles, vor allem in der Bestimmung des fäkalen Chymotrypsin (R. AMMANN, 1967, 1968, 1969, 1970).

Versuche, die Ausscheidungsfunktion der Bauchspeicheldrüse z.B. für jodiertes Erythrosin B zur Röntgendarstellung zu verwenden, sind von LEDOUX-LEBARD u. Mitarb. (1964) gemacht worden.

Über die klinische Diagnostik der chronischen tryptischen Pankreatitis, die in der ganz unterschiedlichen Verlaufsform, wegen der Uncharakteristik der Befunde und der Beschwerden und wegen der Diagnose-Feindlichkeit des Organes überhaupt problematisch und schwierig sein kann, berichten: CULLEN und FRIEDENWALD (1927), GÜLZOW (1940—1964), HENNING und HEINKEL (1952, 1953—1964), LAGERLÖF (1942—1962), KNIGHT, MUETHER und SOMMER (1949), MUETHER und KNIGHT (1949), BARTELHEIMER (1952—1964), FAHRLÄNDER (1952), HEINSEN (1953, 1957, 1960, 1965), BARTELHEIMER u. Mitarb. (1955), DREILING und JANOWITZ (1957—1964), JOHNSON (1957), RITTER (1958, 1961, 1963, 1964), KERN (1958), COFFEY (1958), KLEIN (1958), WEISIGER (1959), GAMBILL (1960), SCHÖN, RÄSSLER und HENNING (1961), LAMBLING und BERNIER (1961), SARLES, PLANCHE, GOUX und GREUSARD (1961), SARLES, PLANCHE, GOUX, MARCOULIDES und GREUSARD (1961), SARLES, TAULIER und FIGARELLA (1963), HERFORT (1963), DREILING, JANOWITZ und PERRIER (1964), SARLES und SARLES (1964).

Röntgenologisch läßt sich auch die chronische Pankreatitis näherungsweise erkennen (KUHLMANN, 1958, 1959; DEBRAY, LEBANUET, ROUX, RETTORI u. JOLY, 1958; HEINSEN, 1960).

Um die Differentialdiagnose der chronischen Pankreatitis durch den Sekretin-Test oder andere Stimulantien haben sich besonders bemüht: LAGERLÖF (1942, 1951, 1956, 1961), BARON u. Mitarb. (1958), PFEFFER, MIXTER und HINTON (1959), DREILING u. Mitarb. (1964), HENNING, HEINKEL und SCHÖN (1964), CREUTZFELDT (1964, 1970).

Differentialdiagnostisch kommt vor allem die Gallengangerkrankung, zuvörderst die Gallenkolik in Frage. Wenn dann, was häufig vorkommt, Gallensteine röntgenologisch nachgewiesen werden, kann die diagnostische Überlegung endgültig von der erkrankten Bauchspeicheldrüse fortgelenkt worden sein. Wer diese diagnostische Erfahrung einige Male gemacht hat, wird umgekehrt bei jeder Gallenkolik an das Pankreas denken und eine Diastaseuntersuchung anschließen. Viele Patienten mit Gallenkoliken, die durch eine Cholecystektome Heilung suchten, sind nicht geheilt worden, weil die Gallenwegerkrankungen nur sekundär und durch die Pankreaserkrankung unterhalten worden war. Die Steine lagen stumm in der Gallenblase, während die Schmerzanfälle von der Bauchspeicheldrüse herrührten. Die Differentialdiagnose wird noch komplizierter dadurch, daß im Verlauf einer chronischen Pankreatitis ein Ikterus, entweder durch eine diffuse

Verengung der retropankreatisch gelegenen Gallengänge oder durch Mitbeteiligung der Papille, auftritt (FAHRLÄNDER u. HESS, 1955; HESS, 1963).

Möglichst umgehend muß die Differentialdiagnose gegenüber dem perforierten Magen- und Duodenalgeschwür abgeklärt werden. Anamnese, Tastbefund, unter Umständen auch Punktion und Laparotomie müssen Klarheit bringen. Selbstverständlich kommen alle anderen Formen der Entzündung der Bauchspeicheldrüse differentialdiagnostisch in Frage: Rezidivierende interstitielle Begleitentzündung, die Ausscheidungsentzündung, die ductulär aufsteigende Entzündung „pancréatite d'amont", „pancréatite lithogène".

Schwierig, oft unmöglich, ist die Differentialdiagnose zum Pankreaskopf-Carcinom. Schwierig vor allem deshalb, weil in dem Körper- und Schwanzteil oft sekundär eine chronisch-tryptische Pankreatitis auftritt. Das Carcinom bildet dann die Ursache der Rückstauung des tryptischen Sekretes in die Drüse, ist das Hindernis, gegen das sezerniert wird. Hier ist also die Differentialdiagnose zwischen den Ursachen der tryptischen Pankreatitis vonnöten. In der Zeit, in der das Carcinom von sich aus keine Erscheinungen macht, steht das Bild der (sekundären) chronischen tryptischen Pankreatitis mit zeitlich dicht aufeinanderfolgenden Anfällen im Vordergrund[9]. Selbst durch eine Laparotomie ist eine Differentialdiagnose gelegentlich nicht mit Sicherheit möglich. Zu diesem Thema vgl. CRISMER, LAMBERMONT und DRÈZE (1956), FRITSCH (1957), DYK (1957), USOBIAGA (1959), HESS (1963, 1969).

Wesentlich für die Differentialdiagnose ist die Erinnerung an die Bauchspeicheldrüse, der Gedanke an das Pankreas bei allen stürmischen Oberbaucherkrankungen.

Besonderheiten stellen auch die Fälle chronischer tryptischer Pankreatitis im *Kindesalter* dar. Die Entstehung läßt sich vielleicht auf eine Fehlbildung im Gangsystem oder auch auf langdauernde Steroidhormon-Therapie zurückführen. SEIFERT (1956) hat die Möglichkeiten der Entstehung einer Pankreatitis im allgemeinen im Kindesalter zusammengestellt und dabei auf die tryptische Bauchspeicheldrüsenentzündung hingewiesen. PLECHAS (1960) hat den Fall eines 10jährigen Jungen gesehen, KÉMENY und COLLOT (1949) einen solchen bei einem 8jährigen Knaben. Besonders in den frühen Stadien und wieder in den späten kann die Differentialdiagnose zu der cystischen Pankreasfibrose schwierig sein. Rein pathogenetisch schließen sich jedoch die tryptische Pankreatitis und die cystische Pankreasfibrose (Mangel an proteolytischen Fermenten) aus.

STEIN (1963) hat insgesamt 65 Fälle von chronischer, zum Teil auch anfallsweise auftretender Pankreatitis im Kindesalter aus der Literatur zusammengestellt. Verwurmung, Familien-Hyperlipämie und die hereditären Formen sind prädisponierende Faktoren.

LIÉGEOIS und GENGOU (1940) beobachteten einen offenbar typischen Fall einer chronischen tryptischen Pankreatitis bei einem Deutschen Schäferhund! Obwohl nur wenige Beschreibungen Eingang in die Literatur gefunden haben, scheint es sich gerade bei dem Deutschen Schäferhund nicht um eine seltene Beobachtung zu handeln. Freilich gehören tryptische Ereignisse zu den Seltenheiten.

---

9 Die Differentialdiagnose gegenüber dem Pankreaskopf-Carcinom bleibt auch bei dem von MORGAGNI überlieferten Fall problematisch (vgl. J. B. MORGAGNI, Epistel 30, 10).

5. Komplikationen

Unter den Komplikationen ist in der frühen Erkrankungszeit der Übergang in eine akute tryptische Pankreatitis, in eine ausgedehnte Nekrose zu nennen. Nicht nur die ausgedehnte Organzerstörung mit dem Anfall von großen zerstörten Gewebsmengen, sondern vor allem die kreislaufwirksamen Stoffe, die freigesetzt werden, gefährden das Leben und machen diese Exacerbation zur Komplikation.

Zu den Komplikationen sind vor allem der *Diabetes mellitus* und seine Folgen (Nephropathie, Angiopathie usw.) zu rechnen, ferner Pankreas-Cysten, Pankreas-Insuffizienz, Steine und das Pankreas-Carcinom.

Eine weitere Komplikation ist die Infektion von kleineren nekrotischen Bezirken durch permeierende oder ascendierende Darmbakterien.

Wie die akute, so kann auch die chronische Pankreatitis größere und kleinere *Cysten* ausbilden, die mechanisch bedrängend auf die Umgebung einwirken. KAISER u. Mitarb. (1964) berichten von zweimaliger Ausbildung einer Cyste bei chronisch-tryptischer Pankreatitis, wobei in der *Pleura* ein Erguß entstand, der Fermente enthielt. Eine Kommunikation der Cyste mit dem Pleuraraum bestand nicht, die Fermente müssen lymphogen eingeschwemmt worden sein. Eine chronische Pankreatitis mit akuten Schmerzattacken und Steinen bei einem 30jährigen Mann beschrieben LANGERON u. Mitarb. (1959); das Besondere in diesem Falle bestand in einem hämorrhagischen Pleura-Erguß mit 50% eosinophilen Leukocyten. Durch die Cystoenterostomie und durch Ablassen des Pleura-Exsudates konnte klinisch Heilung erzielt werden. In den beiden Fällen von HUNT (1954) war eine pancreatico-bronchiale Fistel entstanden: Die Cyste wurde über das Bronchialsystem drainiert.

Ein 18jähriger Patient mit einer sich über 6 Jahre hinziehenden chronischen Pankreatitis, über den BRÜTT und MUMME (1956) berichten, hatte stark schwankende, aber enorm hohe Diastase-Werte im Harn, während die Diastase-Werte im Blut gering blieben. Im Harn lag der Diastase-Wert um 4000mal höher als im Blut! Bei der Operation fand sich — was KATSCH vorher vermutet hatte —, daß eine kleinfingergroße Cyste des Pankreas Anschluß an das linke Nierenbecken gefunden hatte. Die peripankreatischen Verwachsungen hatten den ganzen Herd zu einer geschlossenen extraperitonealen Cyste verlötet. Diese wurde mit der Magenwandung anastomasiert, es trat Heilung ein.

Gelegentlich werden Pseudocysten nach Überstehen einer Pankreatitis dadurch auffällig, daß sie im Kopfbereich auch den Gallengang komprimieren und so zu einem Verschlußikterus führen. Bei der dadurch notwendigen Gallengangrevision bzw. -sanierung wird dann die Pseudocyste als Ursache offenbar und durch die Cystenableitung geheilt. Ein Verschlußikterus bei der chronischen Pankreatitis kann aber auch durch die Verwachsung im metatryptischen Stadium mit einer Einengung des Gallenwegsystemes vorkommen. Schließlich können auch während der pankreatitischen Schübe Leberschäden zu einem hepatocellulären Ikterus führen (SIDL, WILSON u. SHIPP, 1958). Fünf derartige Fälle von Verschluß-Ikterus durch Pankreas-Cysten sahen GONZALEZ, JAFFÈ, WIOT und ALTEMEIER (1965). Den Durchbruch einer Pankreas-Cyste nach vor Wochen durchgemachter Pankreatitis in den Herzbeutel beobachteten WARTER, WEILL und STORCK (1962).

Pseudocysten können durch den Hiatus oesophagicus in das Mediastinum gelangen, dort sich ausbreiten und durch Verdrängung wie ein Mediastinaltumor wirken (SCHMIDT, SPOHN u. AUERBACH, 1970). SYBERS u. Mitarb. (1968) sahen eine Pseudocyste bei einer 44jährigen Frau durch das Zwerchfell bis zum Halse, bis zu den Mundspeicheldrüsen reichen. Über die Lage der Cysten, soweit sie nicht zu den Kuriositäten zu rechnen sind, unterrichtet die Abb. 202.

Berichte über Pseudocysten sind zu finden bei: WEGELIN (1921), BRILHART und PRIESTLEY (1951), FALLIS und BARRON (1953), PAUL (1953), LAWTON und MOSSEY (1954), Ausführliche Übersicht bei KERN (1955), BRADLEY und KLEIN (1956), TORCHI und ROLLO (1956), WARREN u. Mitarb. (1957), PETRI (1958), WAGNER, W. (1958), HARDOUIN und MERCARDIER (1959), MURPHY und HINKAMP (1960), NELP und MARSHALL (1960), OECONOMOPOULOS und LEE (1960), SEUSING (1960), RIENHOFF (1960), LEGER (1962), COUINAUD u. Mitarb. (1962), AEPLI (1962), HOXWORTH u. Mitarb. (1963), WOLF u. Mitarb. (1964), KAISER u. Mitarb. (1964), GONZALEZ u. Mitarb. (1965), PARSHALL u. REMINE (1965), EBBESEN (1966), HOLST-NIELSEN (1966), HOWARD u. Mitarb. (1966), JORDAN und HOWARD (1960), ZELLER und HETZ (1966), GOLDAMER (1967), MERCARDIER u. Mitarb. (1967), ADLOFF u. Mitarb. (1968), BECKER, W. F. u. Mitarb. (1968), FERNHOLZ (1968), SARLES u. Mitarb. (1968), MOREAUX und BISMUTH (1969), STAUBER und LILL (1969), STRAHLBERGER (1969).

Pseudocysten und echte Cysten als Folge von akuter oder chronischer Pankreatitis sind also nicht selten. Sie sind auch experimentell erzeugt worden (WARREN u. Mitarb., 1957; KARLAN u. Mitarb., 1958; SCHEGA u. SCHULTZE, 1960).

Ganz ähnliche Komplikationen, lediglich Durchbrüche in anderer Richtung, weisen die Fälle von BREITENECKER (1959) auf. Bei einem 43 Jahre alten Neger war ein im Rahmen einer chronisch-tryptischen Pankreatitis entstandener Absceß (infizierte Nekrosehöhle), bei einem 74 Jahre alten Mann eine Pseudocyste in den Magen-Darm-Kanal durchgebrochen. Entscheidend war, daß eine arrodierte Arterie in beiden Fällen zu tödlichen Blutungen führte.

Blutungen aus dem Magen-Darm-Kanal bei der chronischen Pankreatitis sollen in 7—23% beobachtet worden sein (BÈRAUD u. Mitarb., 1959). Die Blutungen durch Gerinnungsstörung, durch portale Hypertension und durch Arrosion können bei der chronischen Pankreatitis wie auch bei der Pankreas-Cyste entstehen (LEGER u. LATASTE, 1958). Eine tödliche Blutung aus der rupturierten Milzkapsel beziehen BYRD und COUSH (1955) auf eine chronische tryptische Pankreatitis und Peripankreatitis mit Verwachsungen am Milzpol. Eine ganz ähnliche Beobachtung machen MOREAUX und BISMUTH (1969). JOUANNEAU (1960) sah dagegen ein Aneurysma der Arteria lienalis, das — als Cyste angesprochen — operativ entfernt wurde und seine Entstehung einer chronischen rückfälligen Pankreatitis verdanken soll — vielleicht durch Fermenteinwirkung von außen.

Ascites ohne Lebercirrhose kann gelegentlich durch den Druck, z.B. einer Pseudocyste, auf die Vena mesenterica oder Vena lienalis verursacht sein (ANDERSON u. Mitarb., 1969). Wir selbst sahen einen Einzelfall im metatryptischen Stadium, bei dem der Narbenzug auf die Vena mesenterica im Pankreas-Kopfbereich Ursache eines Ascites geworden war. Unser Patient war Alkoholiker, so daß klinisch der Ascites auf eine Lebercirrhose bezogen worden war (die nicht bestand).

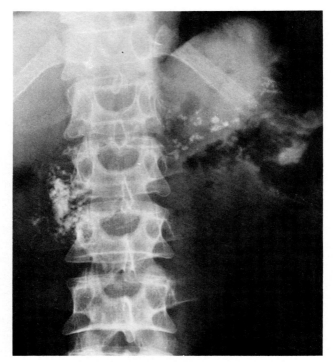

Abb. 251. Chronisch tryptische Pankreatitis mit Verkalkungen. 54 Jahre alter Mann. Röntgenbild. (Von Herrn Prof. F. KUHLMANN freundlichst überlassen)

Die *meisten* Komplikationen erklären sich zwanglos aus dem anatomischen Prozeß in den verschiedenen Stadien der Erkrankung. Bei der Zerstörung von mehr als neun Zehnteln des exkretorischen Parenchyms tritt eine Verdauungsinsuffizienz auf. Das Narbengewebe enthält — aus bisher nicht geklärten Gründen — in unterschiedlicher Menge Kalkimprägnationen. Auch in den Gängen findet man Kalksalzablagerungen und Konkremente. DREILING u. Mitarb. (1960) trennen scharf zwischen der chronischen Pankreatitis mit Verkalkung und der Pankreolithiasis, die durch Alkoholika in ihrer Entstehung begünstigt wird.

Bei der chronischen Pankreatitis findet man öfter Pankreas-Steine. Darauf haben bereits GAMBILL, COMFORT und BAGGENSTOSS (1946) aufmerksam gemacht. Bei chronischer Pankreatitis fand KUHLMANN (1958) röntgenologisch in 3% Pankreas-Steine (Abb. 251). Die Verkalkung findet man in der Tat am häufigsten bei der chronischen Pankreatitis in kleinem oder größerem Ausmaß (vgl. unseren Fall 11: SN 199/61, S. 425, KELLEY, SQUIRE, BOYNTON und LOGAN, 1957)[10].

---

10 Im Handbuch von EDWIN KLEBS (1876) findet sich auf S. 546 der im vorliegenden Zusammenhang wichtige Hinweis: „Von funktionellen Störungen, welche die Pancreas-Lithiasis begleiten, begegnet man ... in einer Anzahl von Fällen der Neuralgia coeliaca, der Steatorrhoe, häufiger der Haematemesis und Mellliturie ... In den drei Fällen von Steatorrhoe war der Ductus Wirsungianus ganz oder an seiner Mündung verstopft."

Weitere Literatur bei GROSS (1958); CLARK (1942); GAMBILL und PUGH (1948); MAIMON, KIRSNER und PALMER (1948).

Die Steinbildung folgt der Pankreatitis oft um Jahre. Comfort und Steinberg (1952) beobachteten Steinentstehungen 33—37 Jahre nach den ersten Oberbauchschmerzen im Falle der hereditären Pankreatitis. Sie folgern daraus, daß die Steinentstehung *Folge*, nicht Ursache der chronischen Pankreatitis darstellt. Gelegentlich sind die Steine, die röntgenologisch nachgewiesen wurden, nach Jahr und Tag verschwunden gewesen (Baltaxe u. Leslie, 1967). Diese Fälle wurden durch eine Sphincterotomie behandelt und gleichzeitig wurde strenge Alkoholabstinenz verordnet.

Ob die Menge der Kalksalzablagerungen und die Häufigkeit der Pankreolithiasis von der Ursache der Pankreatitis z. B. vom Alkohol abhängt, ist nicht geklärt. Die Häufigkeit von Kalksalzimprägnationen ist im Gefolge der Pankreatitis in dem Untersuchungsgut der verschiedenen Autoren — und der verschiedenen Kollektive und Breiten — außerordentlich verschieden. Wenz (1968) sah röntgenologisch eine Stein-Pankreatitis nur zweimal im Gesamtkrankengut der Heidelberger Chirurgischen Klinik in 5 Jahren. Im eigenen Material haben wir nur 15 Fälle von Pankreolithiasis mit chronischer tryptischer Pankreatitis in rund 12 Jahren gefunden. Sarles in Marseille beobachtet etwa die gleiche Anzahl in wenigen Wochen (Hepp u. Moreaux, 1958; Sarles, 1959). Der Zusammenhang der Pankreatitis mit dem Kalkstoffwechsel ist durch verschiedene Verbindungen gegeben: Hyperparathyreoidismus — Pankreatitis (vgl. S. 331), Calciphylaxie — Pankreatitis (vgl. S. 269), Calcium-Aktivierung des Pankreassaftes (vgl. S. 65). Eine nicht selten beobachtete Komplikation der chronischen Pankreatitis ist die Osteoporose und gelegentlich die Osteomalacie (Stimming u. Maring, 1956; Hoffbrand, 1965).

So häufig in manchen Ländern (USA) die Pankreolithiasis und die chronische tryptische Pankreatitis auch vergesellschaftet vorkommen, so sollten doch beide Krankheiten nicht ohne weiteres identifiziert werden, wofür Sarles u. Mitarb. sowie Leger u. Mitarb. immer wieder andere und neue Gründe anführen. Auch Gambill und Pugh (1948) haben auf diesen Tatbestand bereits hingewiesen. Wir halten die calcifizierende Pankreatitis für eine Sonderform, die eine eigene nosologische Stellung beansprucht.

Eine besonders wichtige *Folge* der chronischen Pankreatitis ist der *Diabetes mellitus* (Fleiner, 1894; Maimon, Kirsner u. Palmer, 1948; Shultsev, 1961). Bei bekannter tryptischer Pankreatitis muß man den Beginn der Zuckerkrankheit rechtzeitig zu erfahren suchen. Der Diabetes mellitus gehört in die metatryptische Phase, in die Zeit der perniziösen Vernarbung. Die Bauchspeicheldrüse macht kaum noch Schmerzattacken, d. h. die Patienten werden durch Schmerzanfälle nicht zum Arzt getrieben, die Diät wird nicht mehr geändert. Eine Untersuchung in regelmäßigen Abständen, zur Erfassung des Beginns einer Zuckerkrankheit ist also angezeigt. Gelegentlich ist der Diabetes erstes Krankheitszeichen. Eine echte Korrelation zwischen der Schwere des Diabetes und dem Ausmaß der chronischen tryptischen Pankreatitis läßt sich nicht herstellen (Peters u. Mitarb., 1966). Wenn auch Günther unter 10000 Diabetikern nur 55mal eine klinisch manifeste chronische Pankreatitis gefunden hat, dann sagt das nur, daß der Diabetes eine sehr häufige, die chronische Pankreatitis eine klinisch seltene Krankheit ist. Im Sektionsgut liegen die Zahlen ganz anders. Unter 1067 Sektionen eines Jahres (1967) waren 98 Patienten mit Zuckerkrankheit und 50 Fälle mit anatomisch gesicherter chronisch-tryptischer Pankreatitis. In 11 Beobachtungen waren Diabetes und chronische Pankreatitis bei *einem* Patienten vereinigt. Auch die Häufigkeit des Diabetes mellitus bei chronisch-tryptischer Pankreatitis scheint regional verschieden und ungleichmäßig zu sein. Aus den Statistiken geht hervor, daß der Diabetes in USA häufig (EDMONDSON, 1949: 29%), in Deutschland jedoch seltener als Folge der chronischen Bauchspeicheldrüsenentzündung erkannt wird.

Als nächsthäufigste Komplikation muß aber auch das *Pankreascarcinom* genannt werden. Die chronische Pankreatitis steht vor allem in der zweiten Lebenshälfte (BARTELHEIMER, 1964) immer in der Differentialdiagnose zum Pankreas-Carcinom.

Es kommt die chronisch-tryptische Pankreatitis beim Kopf-Carcinom vor, aber auch umgekehrt kann auf dem Boden der ständigen Gewebsunruhe ein Carcinom entstehen. BIRNSTINGL (1959) hat 22 Patienten mit chronischer Kopfspeicheldrüsenentzündung darauf untersucht, 4 starben an einem Pankreaskopfcarcinom (viele aber wurden nicht seziert!). Auch BARTHOLOMEW, GROSS und COMFORT (1958) beobachteten 2 derartige Fälle, ferner LEGER, DÈTRIE und GUYET-ROUSSET (1961). In einem Drittel der Fälle von Pankreascarcinom, die GRÖZINGER, DALLENBACH und HEISLER (1969) aufschlüsselten, ging eine chronische Pankreatitis voraus. Wir selbst sahen 4 Fälle von chronischer Pankreatitis, die den Boden abgaben für die Entstehung des Pankreascarcinomes. Sie sind in dem Abschnitt über das Pankreascarcinom geschildert (S. 467). Die ständige Gewebsunruhe, der Zwang zur dauernden Regeneration vor allem der Speichelgänge, die stets vorhandenen entzündlichen Infiltrate und frischen Nekrosen sind die Ursache für diesen Organkrebs. Bei vielen Fällen von Pankreascarcinom konnten wir die Herkunft aus einer chronisch-tryptischen Pankreatitis zwar vermuten, aber nicht beweisen (SCHLICK, 1969). Dementsprechend gehen die Carcinome aus von dem regenerierenden und „wuchernden" Element, den Speichelgängen (BARTHOLOMEW, GROSS u. COMFORT, 1958). Die Kombination von Pankreassteinen und Pankreascarcinom wurde von LEGER u. Mitarb. (1961) zweimal bei 50 Fällen von Pankreassteinen gefunden. LEGER hält es für möglich, daß primäre Pankreassteine als chronischer Reiz den Boden für die Entstehung des Pankreascarcinomes bereiten; andererseits gibt es aber auch die Möglichkeit, daß das Pankreascarcinom sekundär über die Kombination von chronischer Pankreatitis mit Steinbildung entsteht. Über die Kombination von chronischer Pankreatitis und Pankreascarcinom berichten auch PAULINO-NETTO, DREILING und BARONOFSKY (1960). Nach den Untersuchungen der letztgenannten Autoren kann in 6% der Fälle von chronischer Pankreatitis mit einem Pankreascarcinom gerechnet werden, aber sogar in 25% der Fälle von Pankreas-Verkalkung! (vgl. TUCKER u. MOORE, 1963; JOHNSON u. ZINTEL, 1963). Es ist also irreführend, wenn ROBINSON u. Mitarb. (1970) die Tatsache der Carcinomentstehung auf dem Boden einer chronischen Pankreatitis als besondere Seltenheit herausstellen. Zu der kausalen Beziehung zwischen der chronischen Pankreatitis und der Carcinomentstehung ist das Beispiel interessant, das A. DIETRICH (1950) in seiner Sammlung „Krebs im Gefolge des Krieges" angibt: Eine Granatsplitterverletzung des Oberbauches führte offenbar zu einer traumatischen Pankreatitis; 10 Jahre danach starb der Patient an einem Pankreascarcinom, in dem noch Splitter gefunden worden sind! (Vgl. S. 495).

Bei chronischer Pankreatitis soll im metatryptischen Stadium die Tuberkulose der Lunge häufiger aufkommen. Als Ursache wird die Mangelernährung angeschuldigt (LOGAN u. KELLEY, 1958).

Die *Prognose* der chronischen tryptischen Pankreatitis wird bestimmt durch das Ausmaß vorwiegend der ersten Anfälle. Quoad dolorem ist die Prognose der chronischen Entzündung schlecht, quoad vitam gut. Nach jahre- und jahrzehntelangem Verlauf bestimmen die Komplikationen das weitere Schicksal des Patienten.

Wie die chronische Pankreatitis zu einem Schicksal werden kann, auch wenn keine Pankreasinsuffizienz im Vordergrund steht, zeigt der Fall von RIENHOFF u. BAKER (1947). Ein 35jähriger Mann, der täglich 2—3 Liter Whisky trank, hatte an einer chronischen Pankreatitis mit Diabetes, mit Steinen und mit hochgradiger Reduktion des Parenchymes zu leiden. Die rasenden, messerstichartigen Schmerzen veranlaßten eine Amputation des Pankreaskörpers. Die Wundheilung ging glatt vor sich, doch blieben die Schmerzattacken bestehen, so daß der Patient zum Morphinisten wurde. Erst eine transthorakale Vagotomie und Sympathektomie beendeten die Schmerzanfälle. Der Pankreasausfall ließ sich gut substituieren.

Die *Therapie* ist schwierig, sie muß auf jeden Fall ständig in einer geeigneten Diät bestehen. Bei der Behandlung der chronischen Pankreatitis ist auch die einleuchtende Maßnahme zu erwähnen, daß, wenn der Alkoholabusus schmerzauslösend wirkt, auf eine Abstinenz gedrungen werden muß (ALBO, SILEN u. GOLDMAN, 1963).

Die Diät kann nicht generell, sie muß von Fall zu Fall, von intelligenten Patienten am besten selbst zusammengestellt werden. Bei langer Dauer der Erkrankung ist für eine ausreichende Vitaminzufuhr Sorge zu tragen. Im Anfall kann vielleicht ein Proteinasen-Inhibitor Linderung und Abkürzung bringen (KUHLMANN, 1961). Ebenso sind Carboanhydrataseblocker günstig in ihrer Wirkung. Empfohlen wird auch Serum-Albumin (ELLIOT, 1955). Auf die denkbare chirurgische Therapie wurde oben hingewiesen. Manche empfehlen den Versuch einer Pankreojejunostomie (LICHTENSTEIN, 1957; LEGER u.a., 1959; CAROLI u. Mitarb., 1964). Das Ziel eines derartigen Eingriffes ist die Dekompression des Gangsystemes (FRITSCH, 1957; BARTLETT u. NARDI, 1960; DOUBILET u. MULHOLLAND, 1961; W. H. BECKER, 1961; VOSSSCHULTE, 1961). Eine derartige Dekompression des Gangapparates durch eine Pankreojejunostomie des Pankreasschwanzes schützt vor der Entstehung einer Pankreatitis bei dem Übertritt von Galle in den Ductus Wirsungianus. Vor allem gegen die Schmerzen wird die palliative Methode der Splanchnektomie angegeben (MALLET-GUY, 1960; VOSSSCHULTE u. WAGNER, 1969).

In Frankreich wird besonders bei der chronischen Pankreatitis die Splanchnektomie empfohlen (MALLET-GUY, 1949, 1960; BRANCADORO u. CECCHI, 1953; RAZEMON u. SALEMBIER, 1960). Auch KERN (1958) hält bei aller Skepsis die linksseitige Splanchnektomie von MALLET-GUY für günstig. Eine solche Operation wirkt wahrscheinlich über den gleichen Mechanismus der Depression.

Bei dieser Betrachtung der Erkrankung und dem jahrelangen Verlauf ist es einzusehen, daß aktiv eingestellte Chirurgen mit dem therapeutischen „noli me tangere" sich nicht zufrieden gegeben haben und die Therapie der Pankreas-Exstirpation vorschlugen. Dies geschah unter dem Gesichtspunkt, daß man, da man die Drüse ja doch nicht retten könne, durch eine Operation das jahrelang vom Anfall bedrohte Siechtum abkürzen könnte (KÜMMERLE u. NAGEL, 1969).

Über die Therapie der chronischen Pankreatitis haben neben allen früher genannten Autoren umfassend berichtet: GÜLZOW (1960), HEINKEL (1961, 1964), FORELL (1962), RITTER (1963, 1967), HERFORT (1964).

Mit der chirurgischen Therapie der chronischen Pankreatitis beschäftigen sich im einzelnen folgende Autoren: HILL, JUDD, SHAW und BOYAR (1955), LEGER u. Mitarb. (1955—1962), NOER (1957), JORDAN (1958), KERN (1958, 1962), HOWARD und JOURDAN (1960), KUNTZEN (1959), WARREN (1959), VOSSSCHULTE (1963), LOUW, MARKS und BANK (1963), CAROLI u. Mitarb. (1964), ZUKSCHWERDT, TREU und TREU (1965), BUMM und DRESSLER (1965), VAYRE, HUREAU und AUBRIOT (1965), SARLES und SARLES (1965), W. MAURER (1965), PRIESTLEY u. a. (1965), FRY und CHILD (1965), HESS (1969), KÜMMERLE und NAGEL (1969), KÜMMERLE (1969).

6. Experimentelle chronische Pankreatitis

Da die chronische tryptische — relapsing — Pankreatitis im Grunde der akuten tryptischen Pankreatitis wesensgleich ist, wenn sie sich auch auf einer mengenmäßig niederen Ebene abspielt, so können alle Experimente, die zu einer akuten tryptischen Pankreatitis führen, auch eine chronische Pankreatitis zur Folge haben. Lediglich ist die Vorhersage, *wann* eine chronische Pankreatitis und *wann* ein akutes Drama abläuft, nicht leicht, wenn nicht unmöglich. *Ziel* aller dieser Experimente ist immer wieder die Trypsis am falschen Orte. Zur Erzielung einer chronischen Pankreatitis sollen diese tryptischen Nekrosen eine nur beschränkte Ausdehnung haben.

Die Trypsis am falschen Orte zu erzielen ist mit verschiedenen methodischen Vorgängen versucht worden. Immer ist der Rückstau des tryptischen Sekretes und eine zusätzliche Parenchymschädigung in irgendeiner Form Kernstück der Methoden, die vielfältig angewandt und modifiziert wurden.

Es sollen hier nicht alle Experimente, die bereits bei dem Versuch, eine akute tryptische Pankreatitis zu erzeugen, geschildert wurden, wiederholt werden. Hier sollen lediglich die Methoden Erwähnung finden, die mit guter Aussicht auf Erfolg zu einer *chronischen tryptischen Pankreatitis* führen.

Das klassische Versuchstier ist der *Hund*, der allerdings sehr leicht eine Pankreatitis erwerben kann. Wenn man nach irgendeiner Methode am Hunde eine chronische Pankreatitis erzeugt, dann ist es erforderlich, auch bei anderen Tieren mit der gleichen Methode dies zu versuchen, um mit der menschlichen Erkrankung vergleichbare Bilder und Verhältnisse zu erhalten.

Das Prinzip aller dieser Experimente besteht darin, den Gang zu verschließen und gleichzeitig eine Parenchymschädigung zu setzen. Der häufigere Weg ist aber, irgendwelche körpereigenen oder körperfremden Stoffe in den Ausführungsgang zu instillieren. Es gibt keine nur irgendwie in Erwägung zu ziehende Substanz, die nicht in den Ductus Wirsungianus praktiziert worden wäre! Wegen einer solchen Operation ist der Hund, also das große Versuchstier, besonders nötig. Aber auch bei der Ratte gelingt die Injektion in den Ausführungsgang mühelos (HEINKEL, 1953).

Gerade bei der Entstehung und Erzeugung der *chronischen* Pankreatitis wurde die Rolle von Iso-Antikörpern diskutiert, und es wurden Versuche angestellt (THAL, MURRAY u. EGNER, 1959), die aber bisher noch nicht eindeutig im Ergebnis sind.

Die Versuche von Floyd und Christophersen (1956), durch partielle Gangeinengung eine chronische tryptische Pankreatitis zu erzeugen, sind nicht schlüssig. Wenn man von der Einheit der tryptischen Pankreatitis — sowohl der akuten als auch der chronischen — überzeugt ist und die akute von der chronischen lediglich graduell nach dem Ausmaß des in Verlust geratenen Drüsenabschnittes unterscheidet, dann ist es verständlich, daß die Versuchsanordnungen zur Erzeugung beider Erkrankungen dieselben sind. Man darf sagen, daß ein Überstehen der akuten tryptischen Pankreatitis im Tierversuch zu einer chronischen Organentzündung führen kann (vgl. Doerr u. Mitarb., 1965).

7. Begutachtung

Die Begutachtung von Fällen chronischer tryptischer Pankreatitis als Folge einer chronischen Ruhr, einer chronischen Enteritis, eines Vitamin A-Mangels und dergleichen wird sich zumeist danach zu richten haben, ob eine Zuckerkrankheit eingetreten ist. Die Pankreatitis wird selten Folge eines Kriegsleidens oder eines versorgungsberechtigten Umstandes sein, ist sie aber anerkannt, so muß eine Zuckerkrankheit in deren Gefolge ebenfalls als berentungsfähig anerkannt werden.

Da eine Vorhersage, ob eine Pankreatitis einen Diabetes mellitus nach sich zieht oder nicht, unsicher ist, läßt sich nur sagen, daß, wenn eine Zuckerkrankheit nach einer chronischen Pankreatitis auftritt, diese als deren Folge anerkannt werden darf. Dann kann man nicht den Diabetes ausschließlich als ,,erbgebunden und anlagebedingt" abtun und einen Zusammenhang mit der chronischen Pankreatitis ablehnen. Anders sind die Verhältnisse bei der akuten Pankreatitis, wenn diese nicht in eine Chronifizierung übergegangen ist.

Zumeist wird die Frage so gestellt werden, ob ein Diabetes mellitus, der lange *nach* dem Wehrdienst oder dergleichen aufgetreten ist, Folge eines schädigungsbedingenden Zustandes (Wehrdienst, Gefangenschaft etc.) sei oder nicht. Gelingt der belegte oder nach der Vorgeschichte vermutbare Nachweis, daß über die ganze Zeit eine chronische Pankreatitis weiterbestanden hat, dann ist die lange Zwischenzeit kein Argument gegen einen Zusammenhang. Es ist geradezu kennzeichnend, daß die Zuckerkrankheit im metatryptischen Stadium, vielleicht lange nach dem letzten großen Anfall, sicher sehr lange nach der Ersterkrankung auftritt.

IV. Schlußfolgerung

Die *Diskrepanz* zwischen der klinisch-diagnostischen Unsicherheit und dem eindrucksvollen anatomischen Befund, der Mannigfaltigkeit der Erscheinungsformen im anatomischen und klinischen Erscheinungsbild, der Vielfalt der Ursachen der akuten und chronischen tryptischen sowie nicht-tryptischen Pankreatitis, wollen wir versuchen, zum Abschluß dieses Kapitels doch noch in einen einheitlichen Rahmen zu stellen.

Wie jedes andere Organ kann auch die Bauchspeicheldrüse akut oder chronisch von einer Entzündung befallen sein, die dann je nach dem Exsudat mit mehr oder weniger ausgedehnten narbigen Defekten ausheilt. Diese Entzündungen sind uncharakteristisch.

Die organeigentümliche Form der Bauchspeicheldrüsenentzündung ist die tryptische Pankreatitis, die entweder in der sehr dramatischen, mit ausgedehnten Nekrosen einhergehenden akuten oder in der mehr dissiminiert über die Drüse sich erstreckenden Form vorkommt.

Das *anatomische* Kennzeichen der akuten und chronischen tryptischen Entzündung ist die tryptische Nekrose. *Klinisch* sind die uncharakteristischen Bauchspeicheldrüsenentzündungen von der chronischen tryptischen Entzündung offenbar ausschließlich durch die Kreislaufbeteiligung — durch den Kollaps — unterschieden (HEINSEN, 1967), die als Folge einer besonderen Fermententgleisung der kreislaufwirksamen Fermente aus den untergehenden Acinusepithelien aufzufassen ist (Kallikreinogen, Kallidinogen).

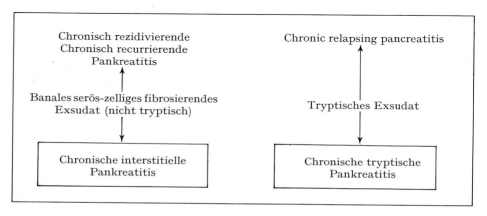

Abb. 252. Prinzipielle Unterscheidung der chronischen Pankreatitis nach dem *Exsudat*. (Nach V. BECKER, 1962)

Anatomisch unterscheidet beide Formen der chronischen Entzündung nur die tryptische Nekrose, die sich — definitionsgemäß — nur bei der organeigentümlichen Entzündungsform findet. Alle Exsudationsformen führen zu nur in der *Ausdehnung* verschiedenen *Narben*. Die Narben sind nicht mehr in kennzeichnender Weise unterschieden. Daher kann es vorkommen, daß man im Sektionsgut eine chronische Pankreatitis findet, die wohl zum Zeitpunkt des Todes aus anderer Ursache keine tryptischen Nekrosen vorweist und daher nicht als tryptisch — trotz vielleicht hinweisender Anamnese — erkannt werden *kann*. Die Diagnose der tryptischen Pankreatitis ist an das Vorhandensein einer tryptischen Nekrose gebunden. Wir unterscheiden formal-pathogenetisch: Die chronische interstitielle von der chronischen tryptischen Pankreatitis (Abb. 252).

Die Ursachenkomplexe der verschiedenen Formen der Pankreatitis lassen sich in große Gruppen aufteilen: Metabolische, mechanische, exogene und Begleitentzündungen der Organe in der Umgebung. Die Ursachen sind die gleichen, die bei der akuten tryptischen Pankreatitis bezeichnet wurden (vgl. S. 298).

Die Aufzeigung der Ursachen macht deutlich, daß ganz uncharakteristische Toxine — wie Alkohol oder Infekte, z.B. infektiöse Mononukleose — als Ursache sowohl der rezidivierenden interstitiellen als auch der tryptischen Pankreatitis vorkommen, daß die Organeigentümlichkeit offensichtlich durch die Reaktionsweise des Organfeldes bestimmt wird.

Dies wird besonders bei der sog. Alkohol-Pankreatitis deutlich. Die Alkoholschädigung des Pankreas ist — soweit sich dies nach der Beobachtung bei Potatoren sagen läßt — zunächst uncharakteristisch. Histologisch wird eine „Entlaubung", ein langsamer Verlust von Acinusepithelien bei erhaltenen Speichelgängen, eine Resorptionsentzündung, nicht aber eine tryptische Autodigestion beobachtet. Ganz analoge Verhältnisse liegen, soweit man weiß, bei dem Hyperparathyreoidismus vor.

Aus der Verschiedenheit der Ursachen und Ursachenkomplexe ergibt sich aber auch, daß alle derartigen ätiologischen Faktoren uncharakteristisch sind. Charakteristisch allein kann nur die Antwort der Drüse selbst sein!

Denn: Alle Formen der wie immer auch entstandenen Pankreatitis können jederzeit übergehen in die organeigentümliche Entzündungsform, in die tryptische Pankreatitis. Voraussetzung hierfür ist, daß durch die uncharakteristischen Faktoren der für die Entstehung der tryptischen Nekrose entscheidende Komplex angestoßen wird, nämlich die Selbstverdauung der Drüse.

So kann z. B. beim Alkoholismus eine tryptische Nekrose, eine Sekretverhaltung dadurch entstehen, daß gleichzeitig durch die alkoholisch bedingte Enterokarenz von Vitaminen entstandene Epithelmetaplasien kleine Speichelgänge verschließen. Selbst ohne diese Metaplasien werden durch die „Entlaubung" der Speichelgänge Narbenfaserzüge wirksam, so daß ein Speichelödem entstehen kann.

Allen Formen der Pankreatitis ist somit gemeinsam, wie wir bereits am Anfang des Pankreatitis-Kapitels ausführten und durch den Überblick über die Vielfalt der klinischen und anatomischen Erscheinungsformen vielleicht verständlich machten:

1. Die radikale Verminderung des Parenchymes und
2. der jederzeit mögliche Übergang jeglicher Entzündungsform in die organeigentümliche Pankreatitis, unter der Voraussetzung, daß die Bedingungen zur Verdauung am falschen Orte — unter Mithilfe der uncharakteristischen Entzündung — erfüllt worden sind.

N. Parasiten

Parasiten im Pankreas sind ungewöhnlich selten. GRUBER (1929) führt Nematoden und Cestoden an, die zum überwiegenden Teil in dem Ausführungsgang der Bauchspeicheldrüse gefunden werden, gelegentlich werden auch ihre Eier gesichtet. Ascariden werden immer wieder einmal in dem Ausführungsgang gefunden. Die ersten belegten Beobachtungen stammen von LIEUTAUD (1786: Observ. 264). In der älteren Literatur wird Wert auf die Entscheidung gelegt, ob die Würmer im Augenblick der Sektion noch leben. KLEBS (1876) beschreibt in seinem Handbuch eine eigene Beobachtung, bei der in dem „leicht dilatierten Gang 6 Exemplare enthalten waren, und zwar 3 Männchen und 3 Weibchen; das zuerst eingedrungene Paar nahm das linke Ende ein und war bereits zur Hälfte wieder umgekehrt, die anderen vier hatten die Kopfenden gegen die linke Seite des Pankreas gewendet" (p. 553).

Die Ascariden führen dann zu einer mehr oder weniger akut ablaufenden Pankreatitis, brauchen es aber nicht.

Trichinen und Echinokokken sind in der Bauchspeicheldrüse gesehen worden, wir selbst haben keine eigenen Beobachtungen.

Praktisch spielt die Ascarideneinwanderung eine gewisse Rolle, vor allem auch bei der Verursachung von Pankreatitiden im Kindesalter. Es wurde vielfach angenommen, daß die Ascarideneinwanderung erst postmortal erfolgt sei. Dies ist sicher nur vereinzelt der Fall. KERN und HUWE (1957) weisen auf die Möglichkeit einer allergischen Pankreatitis durch eingedrungene Spulwürmer hin oder auch auf die Möglichkeit einer Keimverschleppung durch den Parasiten. Durch diesen Import werden Ascarideneinschlüpfungen gelegentlich von Abscessen begleitet, ja eitrige Peritonitiden sind als Folge der Ascarideneinschlüpfung in die Papilla Vateri und als Todesursache beschrieben worden (Lit. bei GRUBER, 1929).

Bei der *Katze* ist eine interstitielle Pankreatitis durch Opisthorchis felineus und Metorchis truncatus beobachtet worden (HOOGLAND, 1931). Das Parenchym war weitgehend zerstört, das Epithel der Gänge gewuchert. KAWAMURA (1911) sah bei einer offenbar länger bestehenden Besiedlung mit Distomum hepatis eine ausgedehnte Plattenepithelmetaplasie der Gangepithelien. Der 43 Jahre alt gewordene Bauer verstarb an einem Osteosarkom, der Wurmbefall und die Epithelmetaplasie waren Zufallsbefunde. Das Eindringen von Taenien in den Ausführungsgang der Bauchspeicheldrüse wird von GRUBER (1929) als ungewöhnlich selten bezeichnet.

Abb. 253. Chronisch fibrosierende Pankreatitis bei Wurmbefall. Weitgehende Zerstörung des exokrinen Parenchyms, Erweiterung der kleinen und auch größeren Speichelgänge. Schüttere Infiltrate in den verbreiterten Bindegewebssepten. Pinselaffe, Zoologischer Garten, Karlsruhe. Formalin, Paraffin, Masson-Goldner-Trichrom, Vergr. 1:120

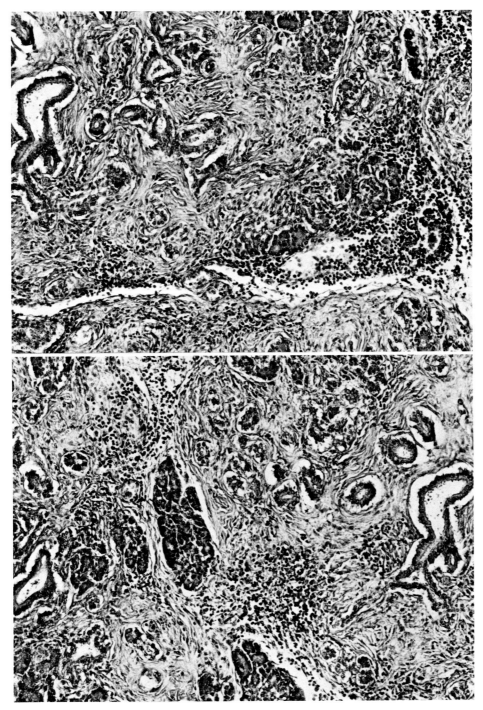

Abb. 253

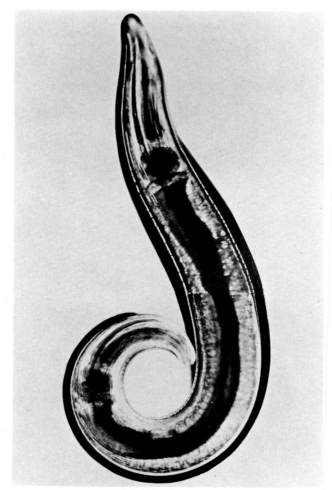

Abb. 254. Fadenwurm aus dem Duodenum eines Pinselaffen. Originalgröße 13 mm. Viele gleichartige Würmer in der Bauchspeicheldrüse und der Lunge des Affen. (Vgl. Abb. 253)

STAEMMLER (1930) hat eine Bandwurmpankreatitis gesehen. Wir haben derlei nie gesehen.

Aus dem Zoologischen Garten in Karlsruhe erhielten wir im Verlaufe von 18 Monaten 5 Pinselaffen, die alle unter den gleichen Krankheitserscheinungen, nämlich mit hochgradiger Abmagerung trotz guter Freßlust verstorben waren. Fieber war nur bei einigen Tieren aufgetreten.

Anatomisch lag ein weitgehender Schwund des Panniculus adiposus, des retroperitonealen und subepikardialen Fettgewebes vor. Die Bauchspeicheldrüse hatte eine blasse Farbe und war von fester Konsistenz. Bei der histologischen Untersuchung der Drüse wurde kaum noch acinäres Gewebe gefunden. Die Gänge waren weit, ihr Epithel weitgehend abgeflacht, nur wenige Inseln waren noch erkennbar. Die Drüse war in einen derben Narbenstrang umgewandelt (Abb. 253).

Im Duodenum bewegte sich eine Masse kleiner weißer, beim durchscheinenden Licht durchsichtiger Würmer, die die Größe und die Form von Oxyuren besaßen. Leider gelang es nicht, die Species der Würmer zu bestimmen, obwohl wir Sachkenner zu Rate zogen (Abb. 254).

In dem Ausführungsgang lagen geknäuelt und ineinander verschachtelt eine Unmasse von Würmern. Sie waren es, die den Gang verschlossen hatten und für die Ektasie verantwortlich zu machen waren. Bei einem Tier war nur in der Papillennähe — etwa entsprechend der Ampulla papillae — ein Wurmknäuel zu finden, in den anderen Fällen waren die Würmer auch weiter in die Peripherie vorgedrungen.

Bei einem Pinselaffen, der klinisch Fieber und einen kranken Eindruck vor dem Tode machte, bestand eine Wurmpneumonie, die sich zum Teil mit Einschmelzungen um einen intrapulmonal gelegenen Wurmknäuel gebildet hatte.

Die Wurmpankreatitis hatte über den Mechanismus der Pankreasinsuffizienz das Tier getötet.

Bei der Echinokokkose wird selten die Bauchspeicheldrüse mitbetroffen (SEYFARTH, 1921). Von 1802 Hydatiden-Cysten-Erkrankungen wurde nur zweimal eine Pankreasbeteiligung registriert (G. S. ANDERSON u. PEEBLES-BROWN, 1959). Diese Autoren sahen eine solche Cyste bei einem 14 Jahre alten Mädchen. Die Cyste war mäßig unterkammert und hatte einen Durchmesser von 8 cm. Immerhin gibt E. KERN (1955) an, daß etwa 120 Echinococcus-Beteiligungen des Pankreas bekannt geworden sind. W. HESS (1961) kennt solche von Algerien.

O. Geschwülste

Die Geschwülste der Bauchspeicheldrüse lassen sich, wie die anderer Organe, in solche epithelialer und mesenchymaler Herkunft oder auch in gutartige und bösartige Gewächse unterteilen. Die Ableitung eines Tumors von seiner Matrix ist nicht immer mit der wünschenswerten Klarheit möglich, so daß die Einteilung nach der histogenetischen Ableitung häufig nur theoretisch bleibt. So erscheint uns die Unterteilung von GLENNER und MALLORY (1956) esoterisch. Diese Autoren unterscheiden 6 verschiedene Gangadenome neben dem Acinusadenom und den Mischadenomen. VON ALBERTINI (1955) unterscheidet exkretorische Adenome vom Gangsystem, exokrine Adenome vom acinären Drüsengewebe ausgehend und inkretorische Adenome.

Eine Ausnahme bei der Ableitungsmöglichkeit nach der Matrix bilden die biologisch besonders interessanten Tumoren mit humoraler Wirkung, deren Herkunft an ihrer hormonalen Leistung abzulesen ist. Es sind dies insbesondere die Tumoren des Inselorganes. Und diese Tumoren können, je nach ihrer Differenzierungshöhe endokrin tätig oder auch „stumm" bleiben. Unter den „stummen Adenomen" verbirgt sich eine Reihe von Knoten, die hormonell aktiv sind, deren Aktivität aber wegen ihrer wenig über dem normalen Hormonspiegel liegenden Leistung noch in die Regulationsbreite fällt.

Bei der hormonellen Inaktivität muß man allerdings berücksichtigen, daß es sehr lange gedauert hatte, bis man erkannte, daß auch die angeblich inaktiven Adenome, die für den Zollinger-Ellison-Mechanismus verantwortlich zu machen sind, doch hormonell tätig sind. Eine hormonelle Leistung muß also auch erkannt werden können.

Die hormonelle Leistung dieser oft kleinen oder gar multizentrisch entstehenden Tumoren ist für das klinische Krankheitsbild entscheidend. Es ergibt sich dabei der geradezu paradoxe Sachverhalt, daß, je höher die Differenzierung der Tumoren ist, desto gefährlicher sie für das Leben des Patienten sind. *Weil* das Inseladenom eine hohe differenzierte (hormonelle) Leistung besitzt, z.B. die Insulinproduktion, tritt das Bild des Hyperinsulinismus auf; weil die Inseladenome und -carcinome so ausgereift sind, vermögen sie z.B. eine ulcerogene Wirkung auszuüben, selbst in den Metastasen sind sie noch acidogen aktiv (Zollinger-Ellison-Mechanismus).

Die *gutartigen* epithelialen Tumoren gehen aus entweder von den Gang- oder den Acinusepithelien. Die bösartigen epithelialen Tumoren, also die Carcinome, treten als tubuläre Adenocarcinome, als Gallertcarcinome, auch als Adenoacanthome und als Plattenepithelcarcinome auf. Die Gruppe der anaplastischen, nicht näher definierbaren Carcinome ist leider recht groß.

Entsprechend den Cystadenomen kommen noch Cystadenocarcinome oder cystopapilläre Carcinome vor.

Teratome im Pankreas sind sehr selten. Es kann schwierig sein zu unterscheiden, ob das Teratom retroperitoneal entstanden, in das Pankreas eingewachsen oder ob es von der Bauchspeicheldrüse selbst ausgegangen ist. Die

Tabelle 26. Epitheliale Tumoren

Matrix	Gutartig	Bösartig
Gangepithel	intraductuläre Papillome	papilläres Adenocarcinom Adenoacanthom Plattenepithelkrebs
	Cystadenoma serosum	Cystadenocarcinom cystopapilläres Carcinom
	Cystadenoma mucinosum	Gallertkrebs anaplastisches Carcinom
	Dermoidcyste dermoide Teratome	
Acinusepithel	metastasierendes Adenom Acinarzellcarcinom Carcinoid	Adenocarcinom anaplastisches Carcinom
Inkretorium	trabeculäres Adenom A-Zelladenom B-Zelladenom ZE-Adenom Carcinoid	Inselzellcarcinom A-Zell-Carcinom B-Zell-Carcinom ZE-Zell-Carcinom anaplastisches Inselzellcarcinom
Stützgewebe	Fibrom Lipom Myxom Chondrom Leiomyom Hämangiom Lymphangiom Neurinom Neurofibrom Schwannom	fibroplastisches Sarkom lipoplastisches Sarkom myxoplastisches Sarkom chondroplastisches Sarkom myoplastisches Sarkom hämangioplastisches Sarkom lymphangioplastisches Sarkom Neurosarkom Retothelsarkom

Teratome erreichen beachtliche Größe (KERN, 1955). Gelegentlich sind Übergänge in ein Adenocarcinom beobachtet worden (FRANKE u. KERN, 1954).

Die *gutartigen* mesenchymalen Tumoren sind relativ selten. Es sind Fibrome, Myxome, Chondrome, Hämangiome, Lymphangiome, etwas häufiger Neurinome beschrieben worden. Entsprechend müssen bei den *bösartigen* mesenchymalen Tumoren fibroplastische, myxoplastische, chondroplastische Sarkome, ferner Lymphosarkome, Retothelsarkome und Neurinosarkome genannt werden.

Über die verschiedenen Tumorarten orientiert die Tabelle 26.

Cysten sind, unabhängig von ihrer Genese (vgl. S. 454), ebenfalls als Tumoren (im galenischen Sinne) anzusehen.

Cysten und Pseudocysten kommen nach MATTER und MARZANO (1961) in 0,06% des Gesamtobduktionsgutes und in 1,4% nach Pankreatitis vor. Heute scheint die Zahl der postpankreatitischen Cysten häufiger vorzukommen.

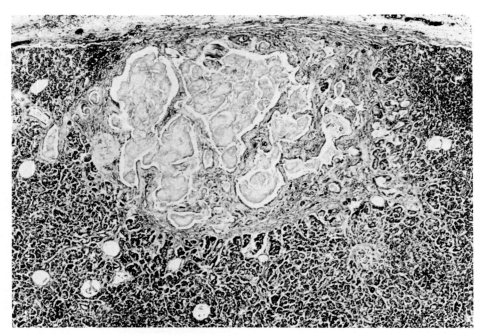

Abb. 255. Sog. v. Meyenburg-Komplex des Pankreas. Umschriebene „Cystenkeime" mit eingedicktem Inhalt. Keine Auftreibung der Drüse, Cysten „im Niveau". Formalin, Paraffin, Hämatoxylin-Eosin-Färbung, Mikrophotogramm, Vergr. 1:80

Auch sog. Kolloidcysten (oft alte Hämatome) kommen vor (LOGHEM, 1905). Mehrere Cysten können hintereinander und nebeneinander aufgereiht auf den Gang (NORRIS, 1947) angetroffen werden (HUARD u. PHAN-DINH-TUAN, 1955).

Das Verschwinden der Cyste unter der Palpation ist charakteristisch für ein drainiertes Gebilde, das sich intermittierend in das restliche Kanalsystem oder in den Darm entleeren kann (HESS u. Mitarb., 1950). Es handelt sich dann um relativ starrwandige Gebilde, die vollaufen. Außer diesen drainierten Gebilden gibt es solche, die keinen sichtbaren und größeren Anschluß an das Gangsystem besitzen, angefüllt sind von Flüssigkeit, die vielleicht durch einen seichten Säftestrom erneuert wird, aber nicht größer werden. Man sieht solche „Cystenkeime" häufig und kann sie analog den v. Meyenburg-Komplexen der Leber auch als solche bezeichnen (Abb. 255). Manchmal werden solche (meist größeren) Cysten durch dünne Wandverkalkungen röntgenologisch nachweisbar.

Bei der *Taube* und dem *Brahmaputra-Huhn* sind derartige Ausbeulungen des Ganges und auch Gangcysten bekannt (RÁTZ, 1894).

Dabei sind von diesen mehr oder weniger anlagebedingten Cysten die Retentionscysten zu trennen, die VIRCHOW (1863, Geschwülste I, 276) als Ranula pankreatica bezeichnet hat. Ebenfalls nicht zu den echten Geschwülsten und den Cystadenomen (vgl. S. 453), werden die Cysten gerechnet, die im Rahmen angeborener Cystenkrankheiten auch der anderen Organe vorkommen, z.B. bei

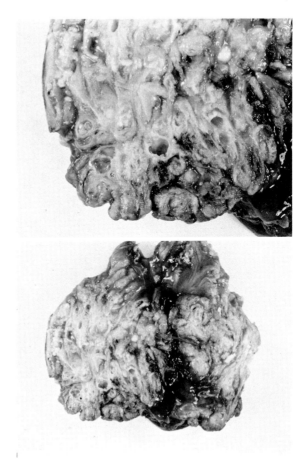

Abb. 256. Cystadenom des Pankreas. (Resektionspräparat; Op.: Priv.-Doz. Dr. Dr. DE ROSA.) Gleicher Fall wie Abb. 257

der Lindauschen Krankheit, ferner in Gesellschaft von Cystennieren und Cystenlebern (z. B. PASTERNACK u. HJELT, 1961).

Der *feingewebliche Bau* der gutartigen, aber auch der bösartigen *epithelialen* Tumoren der Bauchspeicheldrüse läßt sich ableiten durch die Kenntnis der morphischen Verhaltensweise der einzelnen Epithelabschnitte, z. B. während des Alterns und bei funktionell ungleichmäßiger Beanspruchung. Die Epithelien des Gangbaumes werden leicht hoch aufgezogen, mehrschichtig und können verschleimen, und zwar in einem solchen Maße, daß die Epitheldecke für das zu bedeckende Rohr zu groß wird. Die papilläre Abfaltung ist dann die Folge. Diese papilläre Abfaltung kann gesteigert werden bis zu dem *intraduktulären Papillom*.

Die Neigung der Gänge zu cystischen Erweiterungen führt in der geschwulstigen Übersteigerung zu dem *Cystadenom*, das in einer serösen und in einer schleimigen Form vorkommt, bis hin zu dem Cystadenocarcinom.

Kleine Cystadenome sind sehr häufig, größere gehören zu den Seltenheiten (Abb. 256, 257). Die ältere Literatur ist von KÖRTE (1898), GROSS und GULEKE

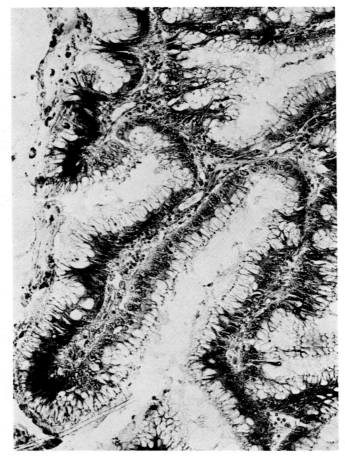

Abb. 257. Cystadenom des Pankreas. (Resektionspräparat; Op.: Priv.-Doz. Dr. Dr. DE ROSA.) Gleicher Fall wie Abb. 256. Formalin, Paraffin, Hämatoxylin-Eosin-Färbung, Mikrophotogramm, Vergr. 1:160

(1924) und vor allem von YAMANE (1921) zusammengefaßt. YAMANE (1921) teilt die Pankreascysten ein in
    I. Retentionscysten.
    II. Dysontogenetische Cysten, z.B. im Rahmen einer allgemeinen Cystengenese.
    III. Cystadenome (durch ,,congenitale Keimausschaltung oder Fehlbildung").
    IV. Pseudocysten.

Diese Einteilung ist noch heute gültig und nur in Kleinigkeiten von einigen Untersuchern geändert worden (E. KERN, 1955; HESS, 1961).

Der *Sitz* entspricht demjenigen der übrigen Pankreastumoren (KROPFF u. Mitarb., 1960). MARINUCCI (1939) hat eine 3 cm im Durchmesser haltende Cyste in einem Pancreas minus beschrieben, das in die Mesenterialwurzel verlagert war.

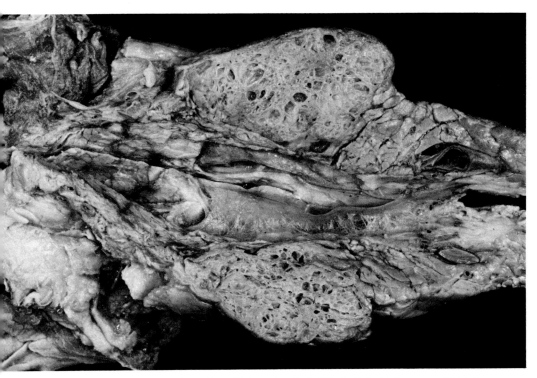

Abb. 258. 81 Jahre alt gewordene Frau (SN 447/55, P. I. FU Berlin). Tod an apoplektischer Massenblutung bei allgemeiner Arteriosklerose. Hühnereigroßes Cystadenom des Pankreascorpus (Zufallsbefund)

Von MOZAN (1951) wurde eine Reihe von 56 Cystadenomen des Pankreas aus der Literatur zusammengestellt, bei denen eine komplette Exstirpation vorgenommen wurde. 48 Kranke bekamen dadurch einen Diabetes mellitus. CORNES und AZZOPARDI (1959) fanden bei 8500 Obduktionen zwei *Cystadenocarcinome*, eine teratoide Cyste und eine Hydatide. Die Cystadenome sollen häufiger bei (jungen) Frauen vorkommen (PIPER u. Mitarb., 1962). CAMPBELL und CRUICKSHANK (1962) haben an Fällen von Cystadenomen und Cystadenocarcinomen gezeigt, daß Tumoren bis zu einer Größe von 4 cm im Durchmesser keine Beschwerden verursacht hatten. Knoten von 7—12 cm Größe waren im Oberbauch fühlbar geworden, die Hälfte der Patienten hatte Schmerzen. Bei zwei Patienten mit großen Tumoren waren Blutungen in den Verdauungstrakt aufgetreten. Die histologische Untersuchung ergab zwei verschiedene Typen: Bei den Cystadenomen, die eine reichliche Schleimdurchtränkung des Stroma besaßen, während die cystischen Hohlräume relativ klein waren und in das Lumen eine nur geringfügige Schleimsekretion erfolgt war, zeigte sich keine maligne Entartung. Großräumige schleimgefüllte Cysten mit schleimproduzierendem Cylinderepithel wiesen jedoch eine gewisse Neigung auf, maligne zu entarten. Schleimproduzierende, zum Teil papilläre Cystadenome sind also als Präcancerose anzusehen.

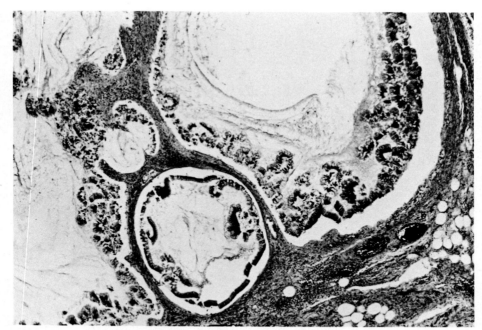

Abb. 259. 68 Jahre alt gewordener Mann (SN 146/67, P. I. Karlsruhe). Primäres Lebercarcinom bei Lebercirrhose. Pankreas: Cystadenom der Bauchspeicheldrüse von Faustgröße (als Zufallsbefund). Paraffin, Hämatoxylin-Eosin-Färbung, Mikrophotogramm, Vergr. 1:40

Die gutartigen Cystadenome sind meist vielgekammert, die Cystenwand ist von abgeflachtem oder hochzylindrischem, zum Teil auch schleimbildendem Epithel ausgekleidet (Abb. 258, 259). Die Epithelleisten bleiben einreihig, nur selten treten papilläre intracystische Proliferate auf. Überwiegt die fibröse Komponente, so spricht man vom Cystadenofibrom. Gegen die Umgebung sind sie scharf abgegrenzt, umwachsen aber gelegentlich die großen Gefäße, im Kopfbereich auch die Pfortader. Manchmal kommen Übergänge in solide Adenome vor (F. GROSS, 1939). Bei unvollständiger Exstirpation besteht Rezidivneigung.

Die Umwandlung eines seit 10 Jahren bestehenden Cystadenomes in ein Cystadenocarcinom sahen PROBSTEIN und BLUMENTHAL (1960). Zuerst wurde bei der 24jährigen Frau eine 25 cm im Durchmesser haltende Cyste im Körper und Schwanz der Drüse entfernt. 8 Jahre danach — anläßlich eines Kaiserschnittes — erneut pampelmusengroßes Cystadenom. Dieser Tumor wurde marsupialisiert. Aus der Fistel wurde bröckeliges Material entleert. Histologisch: Adenocarcinom. Eine große Blutung zwang zu einer Notlaparotomie. Man fand einen großen Drüsenkrebs mit Einbruch in den Magen.

Die *Cystadenocarcinome* wachsen langsam und setzen spät Tochterabsiedlungen (ROSENBAUM u. Mitarb., 1963). CULLEN u. Mitarb. (1963) haben über 17 Fälle von Cystadenocarcinom (der Mayo-Clinic) berichtet, die meist uncharakteristisch im Symptomenbild waren und unter der Verdachtsdiagnose einer Pankreascyste einerseits oder eines Tumors andererseits mit guten Heilungsaussichten radikal operiert wurden (Abb. 260).

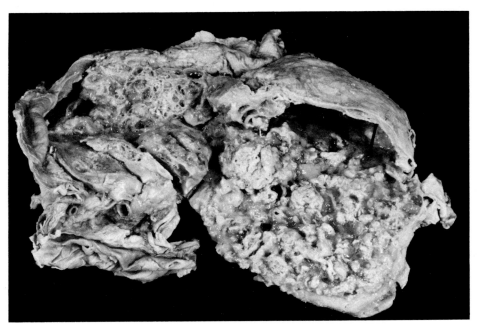

Abb. 260. Mannskopfgroßes schleimbildendes Cystadenocarcinom des Pankreas. (P. I. Kiel, Sammlungspräparat)

Als *Komplikation* sowohl des Cystadenomes als auch des Cystadenocarcinomes ist die Blutung in den Cystenraum zu nennen, die gelegentlich lebensbedrohlich wird. Der zunächst vielleicht kleine Tumor schwillt dann akut an und blutet weiter in das Retroperitoneum, die freie Bauchhöhle, den Magen oder in das Duodenum (JIRÁN u. TELECKY, 1961).

Gelegentlich wurde eine Kombination von Cystadenom und Diabetes mellitus beschrieben (MENOZZI u. MASETTO, 1956). Die zahlenmäßige Reduktion der Inseln durch das Cystadenom wurde als Ursache angeschuldigt.

Als seltene Variante des meist cystischen Gangadenomes können noch die Mischadenome genannt werden (STOSIEK u. RINTELEN, 1967). Die Mischtumoren stehen phänomenologisch den Carcinoiden (vgl. S. 459) nahe.

Über Cystadenome, teilweise über solche, die maligne geworden sind, wird vielfältig kasuistisch berichtet, z.B. von PRIESEL (1922), METZLER (1925), ZINTEL u. Mitarb. (1954), ROWE (1956), GWYNNER und WILSON (1957), MATTER und MARZANO (1961), AYELLA u. Mitarb. (1962), RAIA (1963), BIEBER und ALBO (1963), PELTOKALLIO (1963), METZL (1964), W. F. BECKER u. Mitarb. (1965), IVERSEN und JOHANSEN (1966), WARREN und HARDY (1968).

Die Verschleimung der Epithelien kann so exzessiv auftreten, daß aus dieser morphologischen Eigenschaft die Gallertcarcinome abgeleitet werden können.

Hier ist ferner die Plattenepithelmetaplasie zu nennen, die, wie wir oben sahen (S. 181), so häufig im Alter zu beobachten ist. Diese Plattenepithelmetaplasie in Verbindung mit den anderen Gangepithelien ist die Matrix für das Adenoacanthom oder das Adenocancroid und schließlich am Ende der Reihe die Matrix des Plattenepithelcarcinomes (SOMMERS u. MEISSNER, 1954).

In die mehr organoide Tumorbildung ist das tubuläre Adenom bzw. das tubuläre Adenocarcinom einzuordnen. So kommen wir zu folgenden Tumorformen der Epithelreihe der Gänge, wie sie aus der morphologischen Reaktionsweise der autochthonen Zellelemente zu verstehen sind.

Tabelle 27

Papilläre Abfaltung	Erweiterung	Verschleimung	Plattenepithel-metaplasie
Intraductuläres Papillom	Cystadenoma serosum	Cystadenoma mucinosum	
	Cystadenofibrom		
Papilläres Adenocarcinom	Cystadenocarcinom	Gallertcarcinom	Adenoacanthom Plattenepithel-carcinom

Im Falle der Tumoren, die sich aus den Acinusepithelien ableiten, ist eine morphologische Ableitung schwieriger. Sicher sind *exkretorische Adenome* als kleine, klinisch unauffällige Tumoren nicht selten, sie werden wenig gefunden. Nur wenn sie eine gewisse Größe erreichen, was nicht häufig vorkommt, stellen sie, weil sie wie bösartige Tumoren im Oberbauch erkannt und vielleicht operiert werden, eine „angenehme Enttäuschung" dar (v. HABERER, 1927).

Als bevorzugt gutartige Form stellt sich das metastasierende Adenom (SCHMID, 1957) dar, das von WUKETICH und PAVLIK (1963) als metastasierendes lipasebildendes Pankreasadenom bezeichnet wird. Hier gibt erst in zweiter Linie das morphische, mehr das funktionelle Verhalten die Herkunft aus dem Acinusepithel zu erkennen.

Das metastasierende Adenom stellt histologisch ein proliferationstüchtiges, trabeculär oder auch alveolär aufgebautes Gewächs dar, dessen Acinusstruktur noch einigermaßen erkennbar ist. Biologisch ist es vergleichbar der metastasierenden Struma. Es besitzt keinen Ausführungsgang, so daß das fermenthaltige Sekret in die Umgebung abgegeben wird. Hier entstehen tryptische Nekrosen (BECKER, 1964).

Die Nekrose ist es, die das klinische Bild beherrscht.

SCHMID (1957) hält die klinische Trias Polyarthritis, Panniculitis im Sinne des Weber-Christian-Syndromes und Bluteosinophilie für typisch.

Fall 13. WUKETICH und PAVLIK (1963), 64jährige Frau.

Ein Jahr vor dem Tode trat erstmals am rechten Unterschenkel zunächst ein einzelner roter, dann blauroter Hautknoten auf, dem bald eine Reihe anderer Knoten an beiden Unterschenkeln folgten. 6 Monate später erneuter Schub. Rötung und Schwellung des Kniegelenkes. Immer erneute Knoten, die wenig schmerzhaft waren und eine zentrale ockergelbe Erweichung aufwiesen. Ein Teil der Knoten brach mit Entleerung fetter, breiiger krümeliger Massen auf und heilte narbig ab.

Histologisch sahen die Knoten wie lipophage Granulome aus. Polyarthritis trat auf, im Blutbild bestand eine Eosinophilie von 8%. Die Patientin magerte stark ab, es gelang, durch die immer dünner werdenden Bauchdecken einen nicht eindeutig lokalisierbaren Tumor im Mittelbauch zu tasten. Keinerlei therapeutische Maßnahmen führten zum Erfolg. Tod in Kachexie ein Jahr nach Krankheitsbeginn.

Bei der Obduktion wird im Pankreaskopf bzw. im Proc. uncinatus ein 15 × 13 × 6 cm großer Tumor von 580 g Gewicht gefunden. Multiple Lebermetastasen. Stippchenförmige Nekrosen von 5—10 mm Durchmesser in der Subcutis, kleine Stippchen in der Gelenkkapsel des linken Knies.

Histologisch zeigt der Tumor den Bau eines trabeculär-tubulären Adenomes (Abb. 261).

Biochemisch konnte in dem Tumor ein ungewöhnlich hoher Lipasegehalt — 5 000mal höher als der Lipasegehalt des normalen Blutplasmas — nachgewiesen werden.

Wegen dieses hohen Lipasegehaltes sprechen die Verfasser von dem metastasierenden lipasehaltigen Adenom des Pankreas. Sie erweitern damit die Bezeichnung von M. SCHMID (1957), der in Analogie zu den Verhältnissen der Schilddrüse von dem metastasierenden Adenom redete, während die angelsächsische Literatur den neutralen Ausdruck „acinar cell carcinoma" benutzt [COMFORT et al., Ann. Intern. Med. *19*, 808 (1943)].

Aus der älteren Literatur liegen ähnliche Berichte vor, die heute als metastasierendes Adenom angesprochen werden müssen (HEGLER u. WOHLWILL, 1930; TITONE, 1936). Weitere Beobachtungen von ALCANTARA (1962), DE GRACIANSKY u. Mitarb. (1965), MACMAHON u. Mitarb. (1965).

Auch der als Adenocarcinom des Pankreas diagnostizierte Fall (59jähriger Mann) von JACKSON u. Mitarb. (1952) gehört hierher, da in den Metastasen Lipasebildung nachgewiesen worden ist. Auch hier wurde die klinische Diagnose eines Erythema nodosum gestellt wie bei WUKETICHs Fall, da die subcutanen Fettgewebsnekrosen so imponierten. Auch im Knochenmark waren Fettgewebsnekrosen entstanden.

Die bösartigste Form, deren Herkunft im einzelnen oft nicht klar erkannt werden kann, ist das anaplastische Carcinom, das naturgemäß kein gutartiges Pendant besitzt.

Zu den *bedingt* gutartigen Tumoren lassen sich noch die recht seltenen *Carcinoide* des Pankreas rechnen, die zum Teil eine Serotoninwirkung ausüben. Wir nehmen mit FEYRTER an, daß sie aus dem insulären Gangorgan stammen und eine bestimmte Verwandtschaft zu den Carcinoiden des Dünndarms einerseits und den Zollinger-Ellison-Adenomen andererseits besitzen. Eine derartige Polyvalenz der inkretorischen Leistungen gehört zu den facettenartigen Manifestationen der endokrinen Adenome.

Es sind aber auch typische klinische Zeichen des Carcinoides beobachtet worden — „Carcinoid-Syndrom" —, die auf Adenocarcinome des exkretorischen Parenchyms (MCMULLEN u. HANSON, 1958) und auf solide Krebse des Pankreasschwanzes (DENGLER, 1959) zurückgeführt werden müssen.

Beim Verdacht auf ein echtes Carcinoid des Pankreas muß unter allen Umständen eine Serotoninbildung nachgewiesen werden. Diese auch als „Argentaffinome" bezeichneten Tumoren sind theoretisch besonders interessant, da sie eine

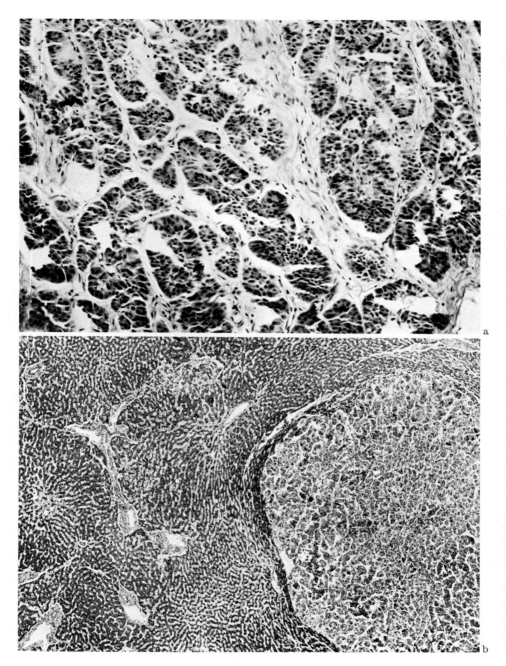

Abb. 261 a—c. Fall 13. Metastasierendes Adenom des Pankreas. a Pankreastumor: große, an das Carcinoid erinnernde Tumorstränge mit breiten Stromastreifen. Vergr. 1:180. b Metastase in der Leber, scharfe Begrenzung. Vergr. 1:20. c Fettgewebsnekrosen in der Nachbarschaft einer subcutanen Metastasen, geringe Schaumzellreaktion. Vergr. 1:120. (Präparate freundlichst überlassen von Herrn Dr. S. WUKETICH, Wien)

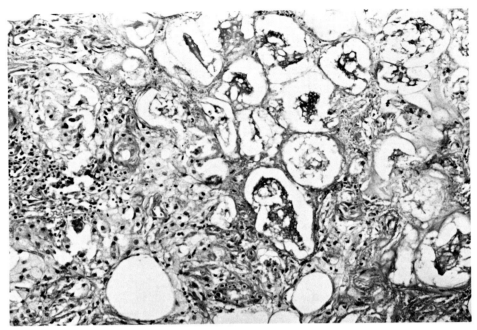

Abb. 261c

Brücke schlagen zu den Inseladenomen einerseits und der serotoninproduzierenden Tumoren des Dünndarms andererseits (vgl. WALZ, 1926; PATAKY u. Mitarb., 1959; SLANY u. Mitarb., 1969).

GLOOR, PLETSCHER und HARDMEIER (1964) fanden eine 5-Hydroxytryptamin-Erhöhung *und* Insulinwirkung in dem Falle eines Inseladenomes. Einen ähnlichen Fall haben VAN SLUYS-VEER u. Mitarb. (1964) beschrieben.

Wir selbst sahen einen Fall von metastasierendem Carcinoid, bei dem der Herkunftsort des Tumors wegen seiner Größe nicht ganz klar war, bei dem wir aber den Pankreaskopf als Ursprungsort mit einiger Wahrscheinlichkeit annehmen.

Fall 14. SN 152/60, P.I. Kiel. 63jähriger Mann.

Seit 3 Jahren zunehmend häufiger werdendes Flush-Syndrom. Vor 2 Jahren über Wochen anfallsweise Durchfälle, zunehmende Kurzluftigkeit. Jetzt kein ausgesprochenes Flush-Syndrom, vielmehr Dauercyanose. Hoher Venendruck.

10 Tage vor dem Tode Klinikaufnahme wegen Zunahme des Leibesumfanges: Großer Lebertumor tastbar, Ascites.

Diastase bis 1024 WE, 5-Hydroxyindolessigsäure im Urin zweifelhaft (Abb. 262, 263).

Aus der Sektionsdiagnose: Metastasierendes Carcinoid des Pankreas. Gut kirschgroßer Tumor im Bereiche des Pankreaskopfes mit multiplen walnußgroßen Metastasen in den peripankreatischen und portalen Lymphknoten. Massive knotige, bis kindskopfgroße zentral nekrotisch zerfallene Tochterabsiedlung im Leberparenchym. Hochgradige tumorbedingte Hepatomegalie (Lebergewicht 5420 g!). Blastomatöse Kompression des Ductus cysticus, chronisch vernarbende Cholecystitis und Pericholecystitis mit eingedickter weißer Galle. Toxische grobblasige Verfettung des Leberparenchyms.

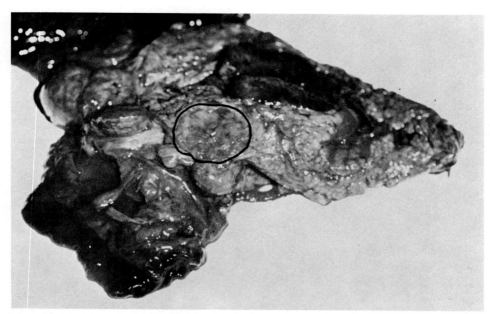

Abb. 262. Fall 14. Metastasierendes Carcinoid vermutlich vom Pankreas ausgehend (SN 152/60, P. I. Kiel). Durchsetzung des gesamten Pankreas, kontinuierliches Weiterwachsen in Leber und Magen

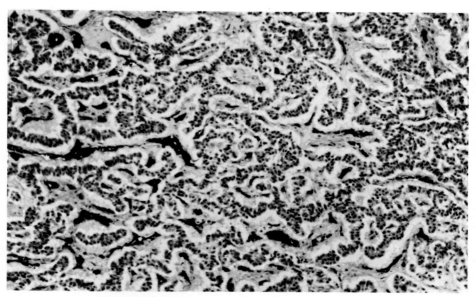

Abb. 263. Gleicher Fall wie Abb. 262 (SN 152/60, P. I. Kiel). Carcinoidzellsäulen mit begleitenden hyalinen Strängen. Formalin, Paraffin, Hämatoxylin-Eosin-Färbung, Mikrophotogramm, Vergr. 1:100

Aber auch bei den Adenomen und bei den Carcinomen des exkretorischen Parenchyms sind absonderliche hormonelle und humorale Entgleisungen des endokrinen Parenchyms bekannt geworden. Es ist dann schwer zu entscheiden, ob diese Wirkungen auf eine unmittelbare (Reiz-)Einwirkung des Carcinoms auf das Inselgewebe zurückzuführen sind, auf eine andere Komponente des Inselorganes oder auf einem ganz anderen Mechanismus beruhen. Die Verhältnisse sind nicht immer histologisch klar auseinanderzuhalten. Wenn im Falle eines Pankreascarcinomes gleichzeitig ein Hyperinsulinismus besteht, kann es sich um ein unreifes Inselzellcarcinom mit einseitiger Differenzierung handeln. Es kann aber auch als Ausgangspunkt ein „pluripotentes Gewebsfeld mit Neubildung von exkretorischem und inkretorischem unreifem Pankreasgewebe" in Frage kommen, wie dies BODE und PROBST (1953) annehmen (s. auch BARBIER-JACOBS, 1965; McBEE u. Mitarb., 1966).

Eine besondere Erwähnung verdienen die Geschwülste des Pankreas im Kindesalter. So beschreibt GRUBER (1929) 2 Fälle von Pankreaskrebs bei Kindern unter 2 Jahren und ein Pankreassarkom bei einem Knaben von 4 Jahren. Er führt ferner alle älteren Beobachtungen tabellarisch auf. Auch PHILIPP hat bereits 1907 über 4 primäre Pankreaskrebse bei Kindern berichtet. Bei SEIFERT (1956) sind einige Fälle aus der Literatur zusammengetragen. Seit der Zusammenstellung von GRUBER (1929) hat er nur 5 weitere Fälle in der Weltliteratur auffinden können, im Atlas des Armed-Forces-Institut of Pathology sind 7 weitere Beobachtungen aus der Weltliteratur zusammengetragen. FRANTZ (1959), MOYNAN u. Mitarb. (1965) haben eine Beobachtung bei einem $5^1/_2$ Jahre alt gewordenen Mädchen gemacht und 15 Fälle von primärem Pankreascarcinom im Kindesalter aus der Literatur zusammengestellt. Aus all diesem geht hervor, daß die Pankreasgeschwülste im Kindesalter extrem selten sind.

Exkretorische Adenome sind beim *Hund* und bei der *Katze* relativ häufig, meist in der Vielzahl vorhanden. Beim *Rind* sind nicht ganz selten multiple acinär-tubuläre Adenome zu finden (SCHLEGEL, 1920).

I. Pankreascarcinom[1]

Die *Häufigkeit* der Pankreascarcinome wird ziemlich einheitlich mit 0,3 bis 0,9% aller Verstorbenen, mit 1—2(—5)% aller an bösartigen Geschwülsten Verstorbenen angegeben (SLOAN und WHARTON, 1954; DÖRKEN, 1964). DÖRING und LINDLAR (1969) fanden das Pankreascarcinom bei 1,076% aller Obduktionen des Pathologischen Institutes der Freien Universität Berlin (Klinikum Charlottenburg), HEDINGER (1957) in 0,85% des Züricher Obduktionsgutes. WEINSTEIN (1962) sah den Tumor in 2% aller Carcinomtodesfälle, SMITH u. Mitarb. (1967) in 2,3%, DÖRING und LINDLAR (1969) in 4,3%. Diese Angaben mögen als Häufigkeitsmarken in Pathologischen Instituten genügen. Das Pankreascarcinom hält sich damit in der gleichen Größenordnung wie das Coloncarcinom, das Prostatacarcinom (CREUTZFELDT, 1964) oder die Leukose (DÖRKEN, 1964, 1970). Die

---

[1] Nach BRUNO BOYE (1900) soll die erste Beschreibung eines Pankreaskrebses, eines Scirrhus, von KERCKRING (Obs. 42) 1671 in der Literatur niedergelegt sein.

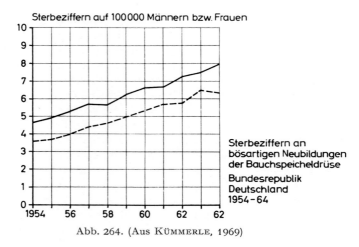

Abb. 264. (Aus Kümmerle, 1969)

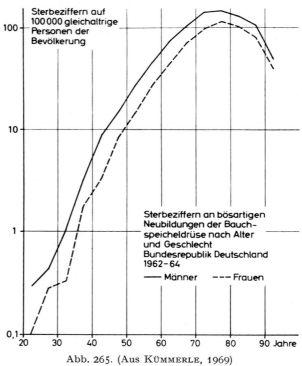

Abb. 265. (Aus Kümmerle, 1969)

Tabelle (Abb. 264) der Häufigkeit des Pankreascarcinoms nach den Angaben des Statistischen Amtes entstammt der Darstellung von Kümmerle (1969)[2] (Abb. 265).

[2] Wir haben in dem Kieler Obduktionsgut der Jahre 1957—1962 das Pankreascarcinom in einer Häufigkeit von 1,03% gefunden. Im gleichen Obduktionsgut war unter 5952 Sektionen der Jahre 1873—1889 nur 15mal ein Pankreascarcinom diagnostiziert worden (Rhode, Inaug.-Diss., Kiel 1893).

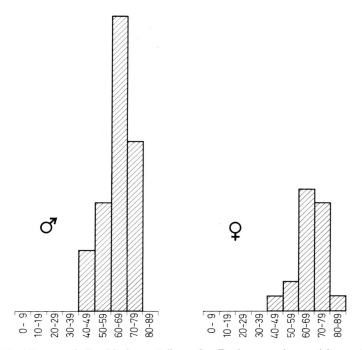

Abb. 266. Alters- und Geschlechtsverteilung des Pankreascarcinoms (eigenes Untersuchungsgut)

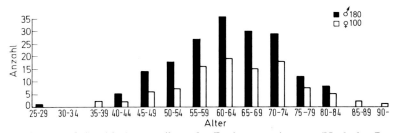

Abb. 267. Alters- und Geschlechtsverteilung des Pankreascarcinomes. (Nach der Zusammenstellung von DOERKEN, 1954)

Im eigenen Sektionsgut fanden wir das Carcinom der Bauchspeicheldrüse in einer Häufigkeit von 15 Fällen auf 1 000 Verstorbene (Abb. 266). Eine sorgfältige statistische Auswertung von 280 Beobachtungen der Hamburger Kliniken hat DÖRKEN gegeben. Danach ist das männliche Geschlecht bevorzugt (1,8 männlich zu 1,0 weiblich). Dies stimmt auch mit den älteren Angaben von WALLAU (1932) und mit den neueren von DÖRING und LINDLAR (1969) überein (Abb. 267).

In der eigenen Übersicht über 100 Obduktionsbeobachtungen von Pankreascarcinomen war das Geschlechtsverhältnis von männlich zu weiblich wie 2:1 (SCHLICK, 1969), eine Verhältniszahl, die auch den Literaturangaben entspricht.

Über geographische Unterschiede im Vorkommen des Pankreascarcinomes unterrichtet die Studie von SEGI und KURIHARA (1963) sowie die von MUIR

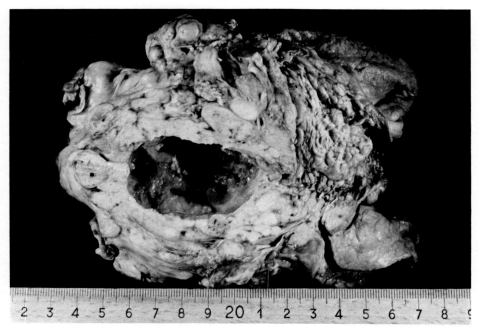

Abb. 268. 73 Jahre alt gewordene Frau (SN 243/64, P. I. Karlsruhe). Chronische Pankreatitis mit mehrfachen tryptischen Schüben. Pseudocyste. Im Randwall der Höhle ein Inselzellcarcinom! Etwa $1/3$ natürlicher Größe

(1961); unter 22997 Autopsien in Singapore (1948—1958) waren nur 20 Pankreascarcinome (MUIR, 1961).

Bevorzugtes Alter ist bei beiden Geschlechtern das 60.—64. Lebensjahr (SLOAN u. WHARTON, 1954; WALLAU, 1932; DÖRKEN, 1964, 1970; DÖRING u. LINDLAR, 1969). Eine gelegentlich behauptete Zunahme der Erkrankungshäufigkeit in den letzten Jahren konnte bei kritischer Durchsicht der Krankengeschichten nicht nachgewiesen werden. Disponierende Faktoren sind bei der statistischen Durcharbeitung des Materials von DÖRKEN (1964) nicht klar herausgekommen. Vor allem geht aus den Untersuchungen hervor, daß Diabetiker *nicht* zur Krebskrankheit des Pankreas disponiert sind. Dafür schienen die Beobachtungen von SCHLESINGER u. Mitarb. (1960) zu sprechen. HERFORT (1964) macht demgegenüber sogar die Angabe, daß in seinem Krankengut das Carcinom der Bauchspeicheldrüse 30mal häufiger bei Diabetikern vorkommt als bei Nichtzuckerkranken. Ähnlich haben sich GREEN u. Mitarb. (1958) geäußert. Aus dem großen Material, das CONTE und GODEAU (1960) übersehen, ergibt sich aber, daß Diabetiker nicht zum Erwerb eines Pankreaskrebses disponiert sind, daß aber die diabetische Stoffwechsellage den Erscheinungen des Krebses um Monate und Jahre voraufgehen kann (vgl. auch ROMIEU u. Mitarb., 1958; GREEN, 1959; MASLEY u. Mitarb., 1960). Sicher kann die chronische Pankreatitis als Vorstufe des Diabetes und auch des Carcinomes gelegentlich in Frage kommen.

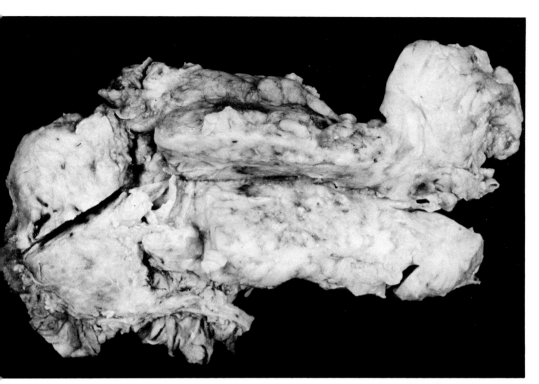

Abb. 269. Pankreascarcinom der ganzen Drüse (65 Jahre alt gewordener Mann) auf dem Boden einer chronischen Pankreatitis. Akute Pankreatitis 15 Jahre vor dem Tode, lange dauerndes klinisch unauffälliges Intervall. Fast natürliche Größe

Eine besondere Disposition zum Erwerb eines Pankreascarcinomes wurde den Trägern der Blutgruppe A zugesprochen (AIRD, LEE u. ROBERTS, 1960), ferner europäischen Juden (BIRNBAUM u. KLEEBERG, 1958). PHILIPS und KING (1962) kannten eine Familie, in der Vater, Sohn und Tochter an einem Pankreascarcinom verstarben. Wir haben, wie oben erwähnt, Fälle gesehen, bei denen das Pankreascarcinom auf dem Boden einer chronischen Pankreatitis entstanden ist. In der Untersuchungsreihe von GRÖZINGER, DALLENBACH und HEISLER (1969) war unter 33 histologisch gesicherten Pankreascarcinomen 19mal eine chronische Pankreatitis vorausgegangen, so daß die Autoren als Chirurgen die frühzeitige operative Behandlung der chronischen Pankreatitis auch als Krebsprophylaxe verstehen (vgl. auch HINTZE, 1917; DOUBILET u. Mitarb., 1953; BLÜMEL u. PIZA, 1960; SALM, 1960; PAULINO-NETTO u. Mitarb., 1960; RAIA, 1963). Es ist die stete Gewebsunruhe, der Zwang zur Regeneration (der Speichelgänge) als Ursache des Carcinomes, als auslösender Faktor dafür schlechthin, anzusehen (Abb. 268, 269).

Aus allen Statistiken geht eine Bevorzugung des Pankreaskopfes beim Carcinom hervor (LEACH, 1950; W. HESS, 1950; MILLER u. Mitarb., 1951; BELL, 1957; KLINTRUP, 1966).

Im eigenen Material verteilen sich die Lokalisationen wie folgt:

	25 Jahre Material Charlottenburg	Schlick (1969)
Gesamtzahl	197	74
Kopf	130	37
Körper	23	15
Schwanz	44	20
Diffus		2

Gelegentlich sah man ein Pankreascarcinom in heterotopen Pankreasanlagen entstehen (Silver, 1948; Goldfarb u. Mitarb., 1963). Dies ist sicher nicht ganz so selten (Abb. 270). Alle Carcinome des Dünndarmes müssen darauf untersucht werden, ob sie nicht von Pankreaskeimen herstammen. Allerdings ist die histologische Differenzierung oft schwer zuzuordnen und die Diagnose daher oft nicht mit der wünschenswerten Sicherheit zu stellen. W. Hess (1950) macht die Angabe, daß 65% aller Duodenalcarcinome eigentlich Pankreaskrebse seien.

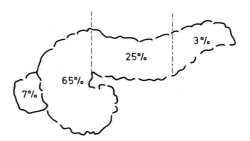

Abb. 270. Häufigkeit des Pankreascarcinoms nach dem *Sitz*. (Nach Lund, 1962)

Der *Pankreaskopfkrebs* führt am ehesten zu klinischen Erscheinungen. Durch die Einengung des Pankreasganges kommt es nicht ganz selten zu einer sekundären tryptischen Pankreatitis oder zu einer einfachen serös-fibrosierenden Pankreatitis. Dieser Umstand erschwert die Aussage, ob das Carcinom auf dem Boden einer Pankreatitis entstanden ist. Die Pankreasinsuffizienz verstärkt die von einem gewissen Zeitpunkt an rasch fortschreitende Kachexie.

In unserem Sektionsgut eines Jahres (14 Fälle von Pankreascarcinom) hatte die Klinik trotz geschulten „Daran-Denkens" die Diagnose nicht einmal richtig gestellt. Der Verdacht auf „Tumor" wurde 13mal geäußert. 5mal standen die Lebersymptome so im Vordergrund, daß sie die klinischen Überlegungen beherrschten. Beim Pankreaskopfcarcinom kann eine cytologische Untersuchung des Duodenalsaftes nach Sekretinreizung versucht werden (Abasow, 1968).

Gerade das Pankreaskopfcarcinom führt relativ früh zu einem Verschluß des allenfalls durch den Pankreaskopf hindurchtretenden Ductus choledochus. Bei gleichzeitigem Verschlußikterus wird durch Addition der Pankreasinsuffizienz und des Gallenmangels die Steatorrhoe verstärkt (Sickinger, 1968). Das klinische

Geschwülste

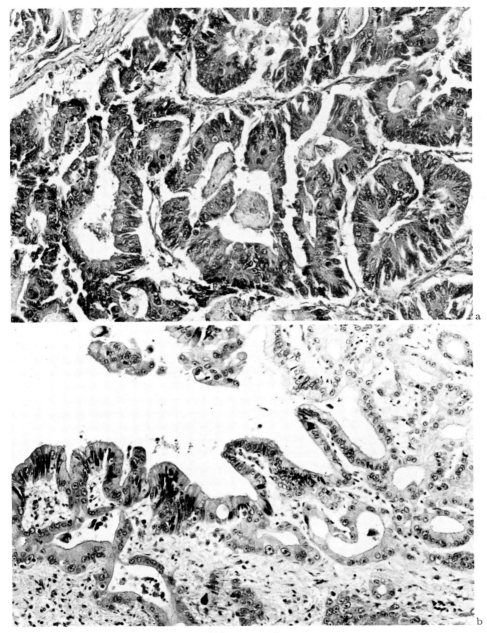

Abb. 271 a u. b

Abb. 271a—c. Papillär-tubuläres Adenocarcinom des Pankreas. Verschiedene Ausschnitte. a Verhältnismäßig ausgereiftes Drüsenbild mit zahlreichen Mitosen. Vergr. 1:140. b Deutliche Imitation des Gangepithels mit verdickten Proliferationsspitzen. Vergr. 1:140. c Ungleichmäßige papilläre Struktur (vgl. formativer Übergang aus der papillären Abfaltung der Gangepithelien z. B. Abb. 120). Vergr. 1:100

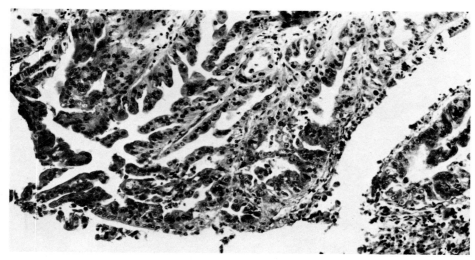

Abb. 271 c

Bild mit Verschlußikterus ist dann von einem Papillencarcinom oder einem Gallengangcarcinom, ja von einem Steinverschluß kaum zu unterscheiden. „Schmerzlose Gelbsucht" kann als typisch gelten (STAFFORD u. Mitarb., 1954). Oft ist das Courvoisiersche Zeichen vorhanden (DUPUY, 1960). Der Verschluß des Ductus Wirsungianus verläuft zumeist ohne Symptome, tritt aber frühzeitig ein (HAUNZ u. BAGGENSTOSS, 1949).

Das *Carcinom im Pankreaskörper* macht relativ spät klinische Erscheinungen. Es ist daher auch erst später erkennbar. Im Röntgenbild ist es z.B. bei retroperitonealer Luftfüllung erst von einer kritischen Größe, etwa von Apfelgröße an, erkennbar. Eine Verdrängung der Nachbarorgane tritt erst spät ein. Andererseits kommt es relativ früh wegen der engen Verknüpfung mit dem Oberbauchlymphknotennetz zu Lymphknotenmetastasen.

Ganz ähnlich ist es im Falle des *Pankreasschwanzcarcinomes*. Nach unseren Erfahrungen ist das erste Krankheitszeichen des Pankreasschwanzcarcinomes der *Schmerz* („Neuralgia coeliaca"); aber auch dann ist der Tumor schon relativ groß. Bei genauer Anamnese konnten retrospektiv im Material von ALIEFF (1969) die oft fehlgedeuteten Beschwerden 2 Wochen bis 2 Jahre zurückverfolgt werden, ja gelegentlich waren wegen der Beschwerden Oberbauchoperationen (Gallensteine!) vorausgegangen, ohne daß die Diagnose gestellt worden wäre.

SEREBRO (1965) und vor ihm BAUERLEIN und DE LA VEGA (1965) haben auf ein lokales Geräusch vor allem beim Pankreaskopfcarcinom hingewiesen, das dann zu hören war, wenn die Milzarterie durch den Tumor eingeengt wurde (in 8 von 21 Fällen; vgl. hierzu PFEFFER und KLUWE, 1963.)

Nach dem *feingeweblichen Aufbau* handelt es sich in der überwiegenden Mehrzahl der Fälle um Adenocarcinome. Wir können tubuläre Formationen unterscheiden, die die Grundstruktur der Speichelgänge nachahmen (Abb. 271). Andererseits kommen schleimbildende Adenocarcinome vor, die eine derartig ex-

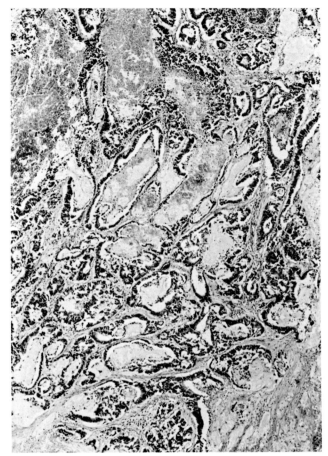

Abb. 272. Schleimbildendes Adenocarcinom des Pankreas. Große und kleine schleimgefüllte Hohlräume mit schleimbildenden Epithelien als Auskleidung, die z. T. zweischichtig sind, z. T. durch die eigene Schleimproduktion druckatrophisch geworden sind. Vergr. 1:40

zessive Schleimbildung aufweisen (Abb. 272), daß die ganze Gegend des Bauchraumes von einer gallertigen Masse eingenommen wird. Gelegentlich werden vielkernige Riesenzellen vom Osteoklastentypus gesehen (ROSAI, 1968).

Papilläre Adenocarcinome gehen vermutlich auch von den Ausführungsgängen aus, sie sind relativ häufig (Abb. 273).

Plattenepithelcarcinome werden besonders im Kopfbereich beobachtet. Sie zeichnen sich durch eine besondere Variabilität der Kern- und Zellgestaltung aus. HARTSOCK und FISHER (1961) sahen multizentrisch entstehende Carcinomata in situ in ductulären Plattenepithelmetaplasien. FEYRTER (1953) führt die Plattenepithelkrebse am Gang auf eine abwegige Entwicklungsform des insulären Gangorganes zurück und vermutet folgerichtig eine analoge Beziehung des seltenen Plattenepithelkrebses der Gallenblase zu dem enterochromaffinen System in

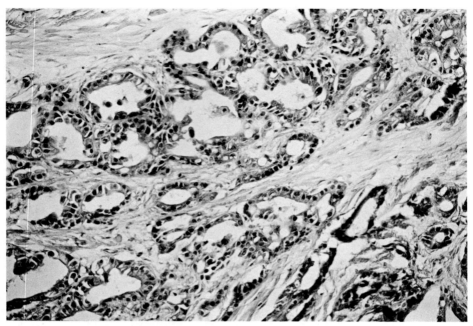

Abb. 273. 48 Jahre alt gewordener Mann (SN 383/61, P. I. Kiel). Tod an metastasierendem Pankreaskopfcarcinom. Pankreas: Tubuläres Adenocarcinom, geringgradige Bindegewebsanbildung. Formalin, Paraffin, Hämatoxylin-Eosin-Färbung, Mikrophotogramm, Vergr. 1:120

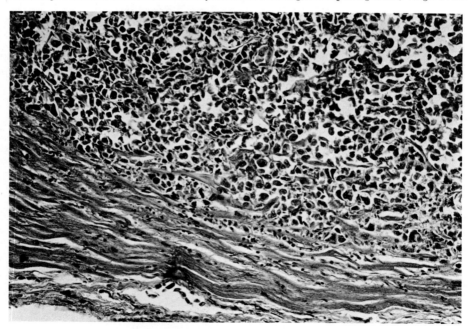

Abb. 274. Anaplastisches Pankreascarcinom. Metastase im Herzmuskel. Formalin, Paraffin, Hämatoxylin-Eosin-Färbung, Mikrophotogramm, Vergr. 1:120

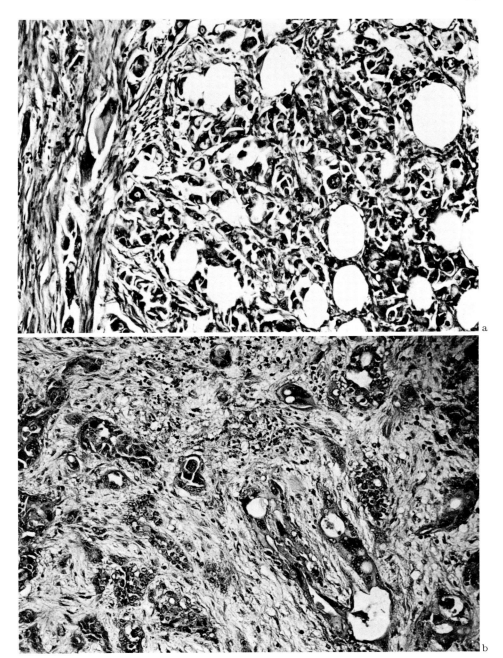

Abb. 275a u. b. Anaplastisches Carcinom. a Undifferenzierte, geradezu spindelzellige Formation, massenhaft Riesenzellen. Vergr. 1:120. b Anaplastische tubuläre Formationen und sehr zahlreiche epitheliale Riesenzellen, Vacuolen im Zelleib der Riesenzellen, scirrhöse Umgrenzung der Tumorelemente. Vergr. 1:80

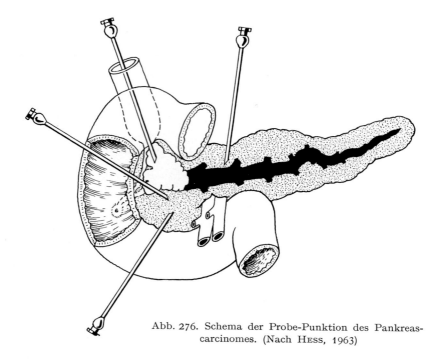

Abb. 276. Schema der Probe-Punktion des Pankreascarcinomes. (Nach Hess, 1963)

diesen Organen. Über Adenocancroide des Pankreas berichtete HERXHEIMER schon 1907 und deutete sie als Cancroide und Adenocarcinome im selben Organ.

Leider ist die Gruppe der anaplastischen nicht einzuordnenden Krebse recht groß, ja diese Gewächse können so unreif sein, daß die Verwechslung mit Sarkomen möglich ist (Abb. 274, 275).

Wenn man aber Gelegenheit hat, Metastasen histologisch zu untersuchen, dann wird die wahre Natur des Tumors aus der Metastase offenbar.

Die Tendenz zur Bindegewebsbildung ist bei manchen Pankreascarcinomen oft so beherrschend, daß man von einem scirrhösen Carcinom sprechen kann. Hier führt die Probeexcision des Chirurgen häufig zu Mißdeutungen, weil im Excisat lediglich bindegewebige Manschetten nach Art von entzündlichem Narbengewebe vorhanden sind. Dies führt zu der Fehldiagnose einer chronischen Pankreatitis, nur weil das Carcinom nicht getroffen ist. Aber auch umgekehrt kann der eindeutige makroskopische Eindruck zu einer Resektion zwingen, während sich nach der histologischen Aufarbeitung „nur" eine chronische Pankreatitis herausstellt (KÜMMERLE, 1969).

HESS (1963) hat den Vorschlag gemacht, bei Pankreaskopfcarcinomen eine Punktion des Tumors durch den Gallengang vorzunehmen, der einen bei der Operation ja ohnehin an die Stenosestelle führt. Die Ausbeute der Cylinderuntersuchung bei der differentialdiagnostischen Frage, ob Carcinom oder chronische Pankreatitis vorliegt, ist bei diesem Vorgehen offenbar größer (Abb. 276).

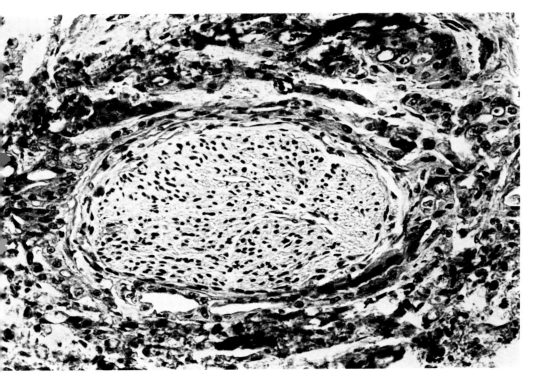

Abb. 277. Scirrhöses Pankreascarcinom. Perineurale Ausbreitung (klinisch: ,,Neuralgia coeliaca"). (Resektionspräparat; Op.: Prof. Dr. A. W. Fischer, Kiel.) Formalin, Paraffin, Hämatoxylin-Eosin-Färbung, Mikrophotogramm, Vergr. 1:160

Die *Tumorausbreitung* aller dieser Carcinome ist durch die Eigenart ausgezeichnet, daß sie sich frühzeitig in den Nervenscheiden vorschieben (Oberling u. Guérin, 1931). Dies führt zu epithelialen Kränzen um die Nervenstämme (Abb. 277) oder bei schleimbildenden Krebsen zur Kompression der Nerven durch Schleimmassen.

Die perineurale Metastasierung lag im eigenen Untersuchungsgut in 36% aller Fälle vor. Klintrup (1966) gibt sogar 61% an. Die Zielorte der Pankreaskrebsmetastasen ergeben sich aus der Tabelle 28 (von Schlick, 1969). Auch die Sarkome des Pankreas vermögen perineural in die Umgebung vorzudringen (Rössle, 1921). Die neurohistologische Untersuchung von Oshima (1959) hat gezeigt, daß selbst bei ausgedehnter Parenchymdestruktion das dicke sensorische Nervengeflecht erhalten bleiben kann. Hieraus mögen sich die starken Schmerzen besonders beim Pankreasschwanzcarcinom erklären. Gelegentlich schiebt sich der Tumor auch in ein Gefäßlumen, sogar in Arterien hinein und wächst dort vor.

Auf eine Besonderheit hat Stobbe (1954) hingewiesen, die sich im eigenen Material in etwa einem Viertel aller Fälle angefunden hat: Während bei den reifen Krebsen die Struktur des exokrinen Drüsenparenchyms vollständig zerstört ist,

Tabelle 28. Verteilung der Metastasen unter Berücksichtigung der Lokalisation des Primärtumors innerhalb des Pankreas bei 100 Krebsen der Bauchspeicheldrüse. (Aus U. Schlick, 1969)

K = Pankreaskopf; K/C = Kopf und Corpus; C = Corpus; C/S = Körper und Schwanz; S = Schwanz; d = diffus entstandenes Carcinom; n = Gesamtzahl.

	K	K/C	C	C/S	S	d	n
Leber	30	—	9	9	15	2	65
Lymphknoten	26	1	6	11	12	2	58
Lunge	6	1	2	2	2	—	13
Pleura	3	—	2	1	1	—	7
Pleura und Lunge	1	—	—	1	3	—	5
Peritoneum, Mesenterium, Omentum	8	—	5	3	3	—	19
Nebenniere	4	—	3	1	3	—	11
Knochen	6	—	2	2	2	—	12
Lymphknoten, paratracheal, hilär, bronchial	5	1	—	—	—	1	2
Lymphknoten cervical	2	—	—	—	—	1	3
Virchowsche Drüse	2	—	—	—	1	—	3
Lymphknoten, li. Axille	2	—	—	—	—	—	2
Hirn	—	—	1	—	1	—	2
Ovar	—	—	1	—	1	—	2
Haut	1	—	1	—	—	—	2
Perikard	—	—	—	—	1	—	1
subepik., i.d. Herzhinterwand	—	—	—	—	1	—	1
Brust	1	—	—	—	—	—	1
Lig. falcif.	—	—	—	1	—	—	1

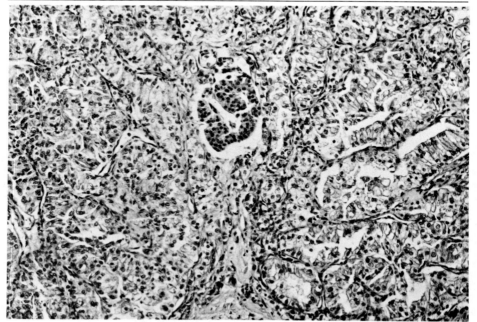

Abb. 278. Sog. Stobbe-Phänomen. Tod an metastasierendem hypernephroidem Carcinom. Metastase des Hypernephroms im Pankreas. Erhaltene Insel in der Metastase. Formalin, Paraffin, Hämatoxylin-Eosin-Färbung, Mikrophotogramm, Vergr. 1:120

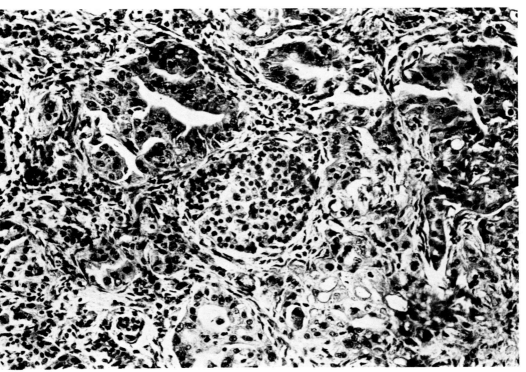

Abb. 279. Sog. Stobbe-Phänomen. Adenocarcinom des Pankreas. Völlige Zerstörung und Ersatz des exokrinen Drüsengewebes durch Krebsmassen. Inmitten des Carcinoms erhaltene Insel. Formalin, Paraffin, Hämatoxylin-Eosin-Färbung, Mikrophotogramm, Vergr. 1:160. (Resektionspräparat; Op.: Prof. Dr. R. WANKE, Kiel)

ist inmitten des Krebsgewebes oft noch eine Insel gut erhalten geblieben (Abb. 278). Dieses Phänomen bezieht sich natürlich nicht auf den Anteil der Drüse, der lediglich sekundär durch eine Kompression des Ductus pancreaticus — vergleichbar der experimentellen Gangunterbindung — untergegangen ist. In diesem Abschnitt des Schwanzes finden sich die Inseln in reichem Maße, sie werden allerdings völlig umgeben von zelligem Bindegewebe.

Das Stobbesche Phänomen zeigt demgegenüber die Tatsache, daß das Inselgewebe inmitten des zerstörenden Krebsgewebes erhalten ist (Abb. 279). Die Insel scheint eine besondere Widerstandsfähigkeit gegenüber dem Krebsgewebe zu besitzen. Freilich ist diese Widerstandsfähigkeit nicht unbegrenzt, und häufig findet man bei Zerstörung des gesamten Pankreas durch das Carcinom in der Endphase diabetische Blutzuckerwerte[3].

Vielfach beschrieben und beobachtet ist eine besondere Neigung der Pankreaskrebsträger zu *Thrombosen*, weitab vom Pankreastumor (SPROUL, 1938; JEN-

---

[3] Eine ganz entsprechende ältere Beobachtung wie das Stobbe-Phänomen liegt von G. HERXHEIMER (1904) vor.

NINGS u. Mitarb., 1948; KENNEY, 1943; DREILING u. Mitarb., 1955; TOPCHIASH-VILI, 1959; WEWALKA, 1959; HOWARD, 1960; TAYOT, 1960; SPAIN, 1962; SÖDERSTRÖM u. Mitarb., 1963; DÖRKEN, 1964), aber auch zu Thrombophlebitis migrans seu saltans.

Dagegen fand UMLAUFT (1933) keine besondere Häufung von Thrombosen beim Pankreascarcinom in seinem Untersuchungsgut von 26 Fällen. MILLER, BAGGENSTOSS und COMFORT (1951) glauben, eine Zunahme der Thrombose mit Abnahme der Differenzierungshöhe des Carcinomes gesehen zu haben. Bei einer Aufschlüsselung der Carcinome nach ihrem feingeweblichen Aufbau ergibt sich nach LAFLER und HINERMAN (1961), daß bei „reinen Gangcarcinomen" in nur 4%, in Richtung auf die Drüsenepithelien differenzierten Carcinomen in einem hohen Prozentsatz der Fälle Thrombosen auftraten.

Unter 100 eigenen Beobachtungen von Pankreascarcinomen befanden sich 24 Thrombosefälle. 15 davon hatten eine Lungenarterienembolie, die zum Teil zur Todesursache wurde (SCHLICK, 1969). In der gleichgroßen Serie von LOWE und PALMER (1967) waren 29mal Thrombosen gefunden worden. Einen ähnlichen Prozentsatz fand GULLICK (1959). Auffälligerweise waren Thromben häufiger (31%) beim Pankreaskörper- oder Schwanzcarcinom als beim Kopfcarcinom (22%). Wir meinen hier nicht die Thromben durch örtliche Abknickung und Kompression der Pfortader, der Milz- oder Mesenterialvenen. Bei Drüsenkrebsen der Bauchspeicheldrüse kommen vielmehr Thrombosen in ganz anderen Gefäßgebieten unabhängig von Tumor- oder Metastasenkompression vor. Man hat dies mit einer fibrinolytischen Wirkung der Acini oder ihrer Sekrete in Zusammenhang gebracht, ohne daß die Pathomechanik im einzelnen klar wäre. Andere haben dem Trypsin einen thromboplastischen Effekt zugeschrieben, der normalerweise durch den Seruminhibitor paralysiert werde (GORE, 1953).

Es kann als Regel gelten, daß bei Tumorleiden mit unbekanntem Primärtumor das Auftreten von Thromben einen Pankreastumor wahrscheinlich macht (bis das Gegenteil bewiesen ist). Wir sahen bisher nur *eine* Ausnahme dieser Regel bei einem Nebennierencarcinom!

Nicht nur Thromben, sondern auch eine Blutungsneigung ist beim Pankreascarcinom beschrieben worden. MCKAY u. Mitarb. (1953) haben dieses Phänomen auf einen im Tumor entstehenden gerinnungsfördernden Stoff bezogen, der zu Fibrinthromben führe. Der dadurch bedingte Fibrinogenmangel sei Ursache der Blutungen. Manchmal ist die gastrointestinale Blutung erstes klinisches Zeichen des Pankreaskrebses, aber auch der chronischen Pankreatitis (BREITENECKER, 1959).

Außer der Thrombose kommt bei dem Pankreascarcinom gehäuft eine marantische Endokarditis vor (Lit. s. STOSIEK, 1968, 1969; DÖRKEN, 1970). Im eigenen Untersuchungsgut von 100 obduzierten Carcinomfällen fand sich 12mal die marantische Endokarditis (SCHLICK, 1969).

Auffallend ist eine Blutbildungsstörung, die beim Pankreascarcinom gelegentlich beobachtet wird. Wir haben zwei einschlägige Fälle erlebt, bei denen die Klinik eine atypisch verlaufende lymphatische Leukämie angenommen hatte. Autoptisch fand sich in beiden Fällen ein Pankreasschwanzcarcinom mit nur wenigen Metastasen, während die Lymphocytenerhöhung im Blut rein reaktiv aufgefaßt werden mußte. Wie weit das Pankreascarcinom Blutbildverschiebungen hervorrufen kann, ist nicht bekannt. Bei diesem Krebs fanden MÜLLER und GMÜR (1968) außer einer Thrombophlebitis saltans eine Kryoproteinurie.

Gelegentlich werden eigenartige Hautbeteiligungen gesehen, so die Beobachtung eines Schleimhautpemphigoid als erstes Symptom des Pankreascarcinomleidens (KILBY, 1965).

Auffällig ist eine Syntropie des Pankreaskrebses mit dem Ulcusleiden in Magen und Duodenum. Wir meinen nicht die Penetration des Tumors in die Magenwand und die dadurch bedingte Tumorexulceration. Im eigenen Material fand sich unter 38 Carcinomfällen 5mal ein Ulcus (ventriculi aut duodeni). In diesen 5 Fällen waren 3 enthalten, die lange zurückliegend wegen des Geschwürs eine Magenresektion nach Billroth durchgemacht hatten.

Eine bevorzugte *Metastasierung* bei dem Pankreascarcinom gibt es nicht. Die Leber ist als unmittelbar dem Blutstrom vorgeschaltetes Organ bei metastatischer Aussaat so gut wie stets beteiligt. Die Lymphknoten der Örtlichkeit, diejenigen der Leberpforte und die paraaortalen Lymphknoten sind neben den eigentlichen parapankreatischen Lymphknoten die ersten Stationen einer lymphogenen Tochterabsiedlung. In etwa einem Drittel aller Fälle fanden sich Absiedlungen in der Lunge (LISA u. Mitarb., 1964; ROSENBLATT u. Mitarb., 1966). Manchmal wird die Lungenmetastasierung zuerst entdeckt (DÖRING u. LINDLAR, 1969). Selten ist die Metastasierungsformen als Alveolarzellkrebs bei einem schleimbildenden Pankreascarcinom beobachtet worden (HALSHOFER, 1953; HAMBACH, 1956; ROSSMANN, 1959). Zweimal beobachteten wir eine Metastasierung in den Tripus Halleri. Einmal hatte die Klinik wegen des Schmerzsyndroms den Verdacht auf diese Metastasierungsform bereits vor der Obduktion geäußert (PICKERT, 1962). Auffallend häufig — 10 von 55 Fällen mit Organmetastasen — waren eine oder beide Nebennieren Zielort der Tochterabsiedlungen.

Die Klinik hat sich bemüht, eine Differenzierung des Pankreascarcinomes von der chronischen Pankreatitis durch eine Fermentuntersuchung im Duodenalsaft auszuarbeiten. Dies gelingt bis zu einem gewissen Grade (BARTELHEIMER, 1953, 1959, 1960, 1963, 1966; BARTELHEIMER u. Mitarb., 1955; DREILING u. JANOWITZ, 1956, 1961, 1964; RITTER, 1959, 1961, 1963; RICK, 1960, 1965, 1968, 1970; MÜLLER-WIELAND, 1961a, b, c, 1962, 1963), doch sind die Grenzen einer derartigen Untersuchung allein durch die sachliche Gleichartigkeit eng gezogen. Duodenalsaftuntersuchungen von Pankreascarcinomträgern geben scheinbar charakteristische Werte (DREILING u. JANOWITZ, 1957). Allerdings wird die Auswertung erschwert durch den Umstand, daß nicht nur das Ausmaß der Parenchymzerstörung, sondern auch der Gangverschluß mit der davon abhängigen Begleitpankreatitis für die Werte entscheidend sein können (ARTIGAS u. RIBERA, 1959). BOWDEN und PAPANICOLAOU (1960) haben in systematischen Versuchen bei Operationen von Pankreascarcinomen den Duodenalsaft und das Sekret aus dem Ductus pancreaticus cytologisch untersucht. In 9 Fällen von Pankreascarcinom gelang der Nachweis von verdächtigen bis sicheren Tumorzellen. Bei einer Duodenalsaftuntersuchung wurde in 59% eine richtige cytologische Diagnose erzielt (vgl. hierzu auch MCNEER u. EWING, 1949; RASKIN u. Mitarb., 1958; WITTE, 1964). BARTELHEIMER (1959) rät zur Probelaparotomie bei Verdacht auf Pankreascarcinom dann, wenn auch die technischen Voraussetzungen zur totalen Pankreatektomie gegeben sind.

Manchmal kann im Gefolge des Pankreaskopfcarcinomes ein Wechsel im Zuckerhaushalt beobachtet werden, derart, daß zuerst ein Diabetes, dann eine Hypoglykämie auffällig wird. Diese Schwankung wird auf die Vergrößerung der Inseln inmitten des Gebietes zurückgeführt, das durch den tumorösen Verschlußentparenchymisiert wird (BURKHARDT, 1936; TERBRÜGGEN, 1948; McBEE, 1966).

Größere Tumoren sind an der Verdrängung der Nachbarorgane erkennbar, an der Erweiterung der C-Schlinge des Duodenum oder an der Einziehung im Papillengebiet zu einem Frosberg-Zeichen. Zeitlich vor einem Pelotteneffekt kann eine Motilitätsstörung des Duodenum auftreten. Die Szintigraphie wird neuerdings öfter angewandt (BLAU u. Mitarb., 1962; ARONSON u. Mitarb., 1965; SODEE, 1964, 1966; HEUCK, 1965; KING u. Mitarb., 1966; VAN VAERENBERGH u. Mitarb., 1966; SCHNEIDER, 1966; CREUTZIG, 1970).

Die arteriographische Diagnostik von Tumoren hat die Retropneumographie von MACARINI und OLIVA (vgl. COCCHI, 1957) abgelöst (PAUL u. Mitarb., 1965; LUDIN u. Mitarb., 1966; BOIJSEN, 1966).

Gelegentlich wird das Pankreascarcinom als Zufallsbefund bei der Obduktion aufgedeckt. So fanden BENSON u. Mitarb. (1957) bei einem Kranken mit Weilscher Krankheit ein metastasierendes Pankreascarcinom. Wir selbst sahen diesen Zufallsbefund öfter. Einmal bei einem alten Apoplektiker, der seit Tagen bewußtlos Blut erbrach, das von einem in den Magen penetrierten Pankreaskrebs herrührte — ein andermal bei einer 29jährigen Schwangeren!

Als *Komplikationen* sind Durchbruch in den Magen und in das Duodenum mit tödlichen Verblutungen zu nennen. Hierbei handelt es sich aber bereits um Tumoren von veritabler Größe. Ein Pankreasschwanzcarcinom kann gelegentlich die Thrombose der Milzvene mit einer mehr oder weniger rasch sich entwickelnden Splenomegalie induzieren. Die Splenoportographie gibt über diesen Sachverhalt Auskunft (LEGER u. Mitarb., 1954).

Als *Besonderheit* ist das Pankreascarcinom der aberrierenden Bauchspeicheldrüsenkeime in der Duodenalwand zu nennen. Sie sind vielleicht nicht ganz so selten. Jedes Carcinom des oberen Dünndarms ist verdächtig, als Matrix ein heterotopes Pankreas zu besitzen. Ein sicherer Beweis läßt sich meist nicht führen.

Wegen der späten Erkennung des Pankreascarcinomes ist die Prognose ungünstig. Der Erfolg einer Exstirpation des Duodeno-Pankreas (Whipplesche Operation) liegt daher vor allem in der frühzeitigen Erkennung. Manchmal sind sehr lange Krankheitsverläufe bei Pankreascarcinom mit nachgewiesenen Metastasen beschrieben worden (LEUPOLD, 1954). Hier liegt eine Parallele, vielleicht ein histogenetischer Übergang zum Inselzellcarcinom vor.

Todesursachen bei Pankreascarcinom sind die Carcinose mit Metastasen, die Kachexie, der Verschlußikterus mit Leberkomplikationen oder die große Blutung in den oberen Darm. Manchmal sterben die Kranken an einer fulminanten Lungenarterienembolie.

Eine kuriose Beobachtung ist die eines Adenocarcinomes des Pankreas beim Goldhamster, wenngleich die Abbildungen in der Arbeit von POEL und YERGANIAN (1961) nicht überzeugend sind. Dagegen sah GRIEM (1957) ein solides, metastasierendes Carcinom der Bauchspeicheldrüse bei der Ratte. Adenocarcinome des Pankreas beim Huhn sind keine Raritäten (REISER, 1938).

Literaturübersichten ohne besondere Hinweise bei OBERLING und GUÉRIN (1931), DUFF (1939), HESS (1950), SMITH, R. (1953), STRANG und WALTON (1953), SLOAN und WHARTON (1954), CLIFFTON (1956), BELL (1957), NIGHTINGALE u. Mitarb. (1958), KAPP (1958), GULLICK (1959), HOWARD und JORDAN (1960), DUPUY (1960), MOMO (1960), RUDLER (1963), PICKERT (1962), KERN u. Mitarb. (1963), DOERKEN (1964, 1970), KLINTRUP (1966), SCHLICK (1969).

Die gutartigen und die bösartigen *Tumoren des Stützgewebes* sind naturgemäß untypisch für die Bauchspeicheldrüse. In der umfassenden Materialsammlung von GRUBER (1929) sind Einzelfälle aus der älteren Literatur aufgeführt. Die Zahl der kasuistischen Mitteilungen hat sich natürlich in den letzten Jahren vergrößert, ohne daß damit wesentliche neue Gesichtspunkte gewonnen worden wären.

Hämangiome des Pankreas sind häufig. DEROM u. Mitarb. (1960) haben ein Hämangiom von Pankreas und Leber gesehen, bei dem lebensbedrohliche Blutungen ins Duodenum durch eine Perforationsöffnung auf das Pankreas als Ursache hinweisen. Ebenso selten sind *große* Lymphangiome der Bauchspeicheldrüse (K. KOCH, 1913), während kleinere als Zufallsbefunde nicht sonderlich rar sind, freilich werden sie nur bei sorgfältiger und systematischer Suche erfaßt. Praktisch spielen sie weder klinisch noch anatomisch eine Rolle (Abb. 280).

Neurinome (Schwannome) werden nicht ganz selten im Pankreas aufgefunden. Es ist dann die Frage zu klären, ob sie von den intraglandulären Nerven ausgehen oder, was statistisch wahrscheinlicher ist, von dem retropankreatischen Nervengeflecht (Abb. 281). Dieses ist ja ungeheuer reichhaltig besonders im Kopfabschnitt und zwischen Kopf und Duodenalschlinge ausgebildet (PACK, 1958; FRILEUX u. Mitarb., 1962). HENNIG u. Mitarb. (1968) weisen auf die Seltenheit des isolierten Pankreasneurinoms hin, das nur ausgeschält zu werden braucht. Neurofibrome werden von SOKOL u. Mitarb. (1964) beschrieben; eine maligne neurogene Geschwulst sah PIRIBAUER (1957). JELINEK und ZISCHKA-KONORSA (1962) fanden ein Neurinom des Pankreas bei einem Kranken, der wegen Melaena einer diagnostischen Laparotomie unterzogen werden mußte. Der Tumor wurde durch Duodenopankreatektomie nach WHIPPLE beseitigt.

Wir selbst sahen ein hartes Fibrom in der Wand einer durch dieses nahezu völlig ausgefüllten Pankreascyste (Abb. 282).

Im qualitativen und quantitativen Verhältnis zu den gutartigen Stützgewebstumoren stehen die bösartigen Geschwülste, die *Sarkome*. Man hat Rundzellsarkome, Spindelzellsarkome und angioplastische Sarkome in der Bauchspeicheldrüse gefunden (CLAY, HÉRAUD u. DEMAILLE, 1960; CHEVREL, 1968). Immer ergibt sich hier die Frage, ob wirklich das Pankreas (und dessen Stützgewebe) selbst der Ausgangspunkt des Sarkomes gewesen ist oder ob derartige Tumoren aus der Umgebung die Drüse durchsetzen.

Primäre Sarkome des Pankreas sind beschrieben worden von AMUNNI (1952) (Spindelzellsarkome, Lymphosarkome), BERMAN und LEVENE (1956), und FAHRI und SEDAD (1929). Eigenartigerweise hat dieses letztgenannte Sarkom Metastasen u.a. in die Zirbeldrüse gesetzt.

Systematisierte Sarkome, vor allem Retothelsarkome, kommen im Pankreas relativ häufig vor (Abb. 283). Die klinische Symptomatik wird durch die Tumor-

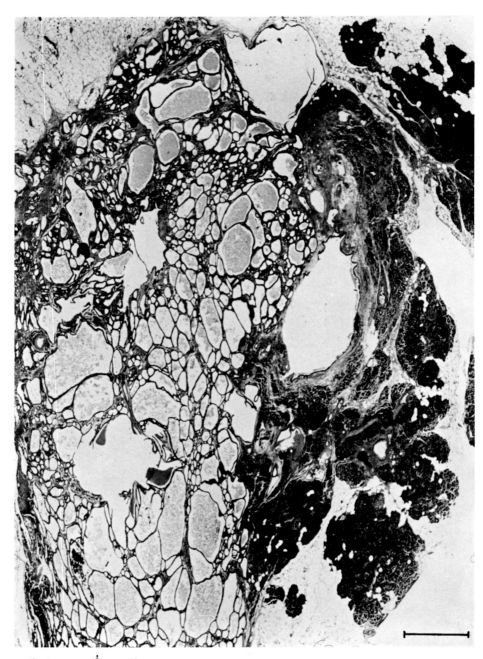

Abb. 280. Möveneigroßes Lymphangiom der Bauchspeicheldrüse. Verwachsung mit dem retroperitonealen Fettgewebe (oben). Formalin, Paraffin, Elastica-van-Gieson-Färbung, Mikrophotogramm, Vergr. 1:2

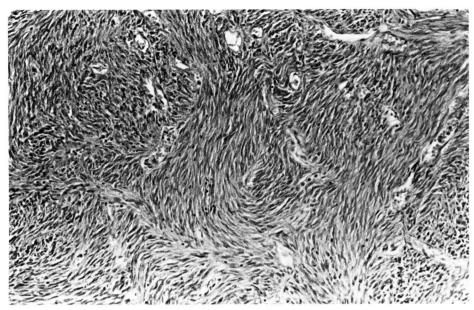

Abb. 281. 76 Jahre alt gewordene Frau (SN 1043/67, P. I. Karlsruhe). Neurofibrom des Pankreas (uncharakteristisch für die Bauchspeicheldrüse). Formalin, Paraffin, Hämatoxylin-Eosin-Färbung, Mikrophotogramm, Vergr. 1:120

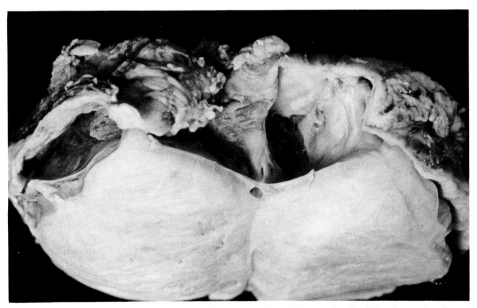

Abb. 282. Pankreascyste von Kindskopfgröße. Solides Fibrom in der Wandung der Cyste. Fibrom aufgeschnitten. (Resektionspräparat; Op.: Prof. Dr. R. WANKE, Kiel)

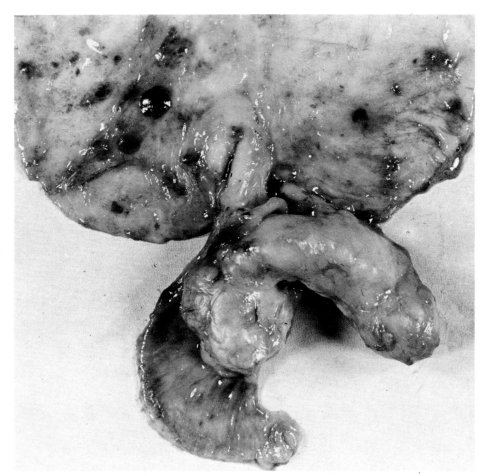

Abb. 283. 2 Monate alt gewordener Knabe (SN 529/70, P. I. FU Berlin). Leukämische Form des Retothelsarkoms. Unförmige Auftreibung der Bauchspeicheldrüse durch die Tumordurchsetzung. Etwa natürliche Größe

krankheit, nicht durch die Pankreasbeteiligung bestimmt, obwohl der Tumor zuvörderst das exokrine, später auch das endokrine Parenchym völlig zerstört und durchsetzt (Abb. 284). Bei diesem Tumor kann man auch öfter das sog. Stobbe-Phänomen (vgl. S. 475), also die Erhaltung der Inseln inmitten des Tumorgewebes, beobachten (Abb. 285).

Eine *Lymphosarkomatose* des Pankreas und des Dünndarmes wurde früher von LIGNERIS (1916) beschrieben.

Ein metastasierendes *Leiomyosarkom*, das von den Muskelfasern der Pankreasgefäße hergeleitet wurde, hat Ross (1951) gesehen.

Es gibt keinen mesenchymalen Tumor, der *nicht* einmal im Pankreas gefunden worden wäre.

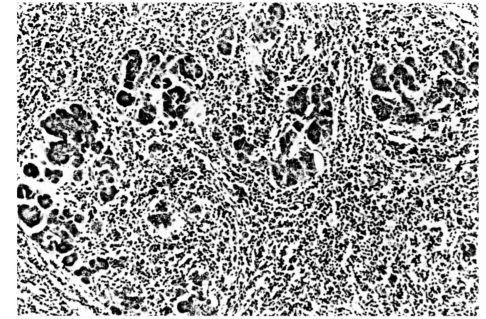

Abb. 284. 2 Monate alt gewordener Knabe (SN 529/70, P. I. FU Berlin). Leukämische Form des Retothelsarkomes. (Gleicher Fall wie Abb. 283, 285.) Sarkomatöse Durchsetzung der Drüse. Formalin, Paraffin, Hämatoxylin-Eosin-Färbung, Mikrophotogramm, Vergr. 1:120

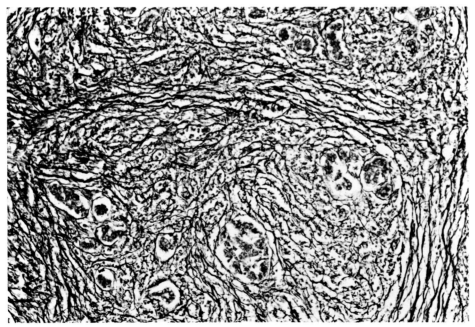

Abb. 285 2 Monate alt gewordener Knabe (SN 529/70, P. I. FU Berlin). Leukämische Form des Retothelsarkomes (gleicher Fall wie Abb. 283, 284). Sarkomatöse Durchsetzung der Drüse, Silberfaserdarstellung. Formalin, Paraffin, Gomori-Versilberung, Mikrophotogramm, Vergr. 1:120

II. Sekundärgeschwülste des Pankreas

Das Pankreas ist selten Sitz von sekundären Geschwulstabsiedlungen, also von Metastasen. Es kommen Parenchymmetastasen überhaupt nur bei exzessiver Krebszellaussaat oder auch bei den Tumoren vor, die bevorzugt endokrine Organe als Absiedlungsorte aufsuchen. So sieht man gelegentlich eine Nebennierencarcinommetastase (Abb. 286, 287, 288). Wir fanden einmal eine Tochterabsiedlung eines malignen Synovialomes in der Bauchspeicheldrüse (Abb. 289). Diese Absiedlungen sind aber extrem selten.

Anders ist es bei den Systemerkrankungen, besonders bei den Retothelsarkomen. Hier sind Tumordurchsetzungen nicht ganz selten (Abb. 290, 291).

Die für das Pankreas typische Berührung mit Krebsabsiedlungen sind einmal die krebsige Durchsetzung der Lymphknoten in der Umgebung und zum anderen die Lymphangiosis carcinomatosa.

Die parapankreatischen Lymphknoten (Lymphonodi pancreatico-lienales) gehören zu dem Strang der paraaortalen und der periportalen Lymphknoten. Mit diesen beiden sind die parapankreatischen Lymphknoten häufig Sitz von

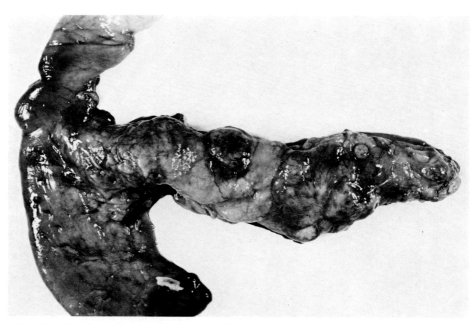

Abb. 286. 65 Jahre alt gewordene Frau (SN 771/70, P. I. FU Berlin). Hypernephroides Carcinom. Metastasen im Pankreas. Helle fettreiche und dunkle blutige Knoten in allen Teilen der Drüse. $1/3$ natürlicher Größe

Abb. 287. 74 Jahre alt gewordene Frau. Tod an metastasierendem hypernephroidem Carcinom. Rundliche, blutig durchtränkte Metastase in der Bauchspeicheldrüse

Abb. 288. Metastasen eines hypernephroiden Carcinomes im Pankreas. Unten: große, helle, pflanzenzellartige Tumoranteile. Im Bilde oben: Verdrängtes, fibrotisch durchsetztes Drüsenparenchym. Formalin, Paraffin, Masson-Goldner-Trichrom, Mikrophotogramm, Vergr. 1:120

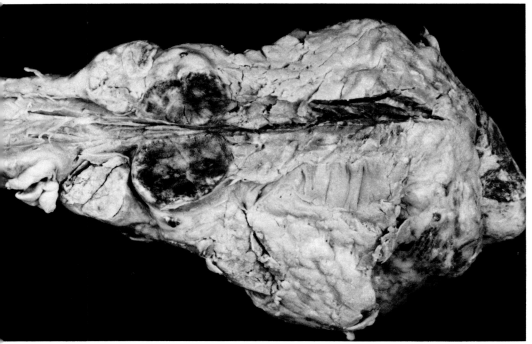
Abb. 287

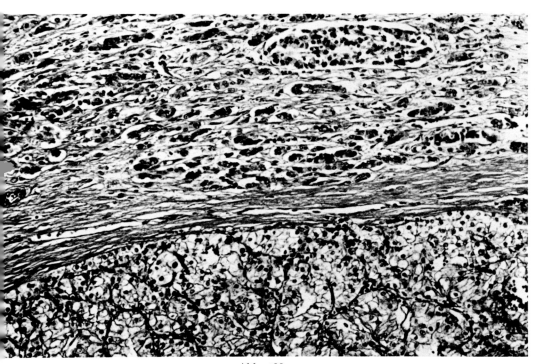
Abb. 288

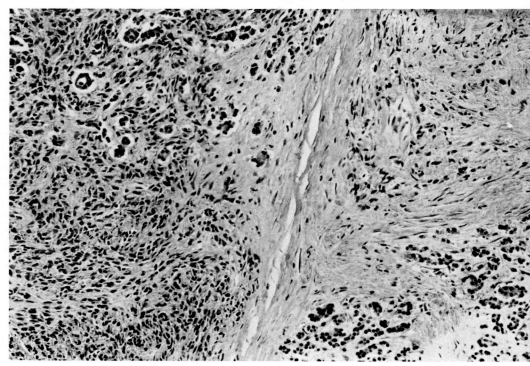

Abb. 289. 56 Jahre alt gewordener Mann, Tod an metastasierendem Synovialom des Ellenbogens. Pankreas: Metastase des Synovialoms mit breiter Zone fibrosierender Umgebungsentzündung. Formalin, Paraffin, Trichrom Masson-Goldner, Mikrophotogramm, Vergr. 1:160

Tochterabsiedlungen (Abb. 292). Bei exzessiver Carcinose können dann neben den parapankreatischen Lymphknoten auch noch die intraglandulären Lymphbahnen mit Tumormassen angefüllt sein. Wir sehen dann das sehr charakteristische Bild der Lymphangiosis carcinomatosa (Abb. 293, 294).

Die Lymphangiosis carcinomatosa zeigt, wie RÖSSLE (1949) dies für die Lunge ausgeführt hat, eine besondere Malignität an, da die Geschwulst offenbar dann nur noch aus „freiliegenden" Geschwulstzellen ohne jede histoide Organisation besteht.

Abb. 290. Metastasierendes Leiomyosarkom des Uterus. Tumordurchsetzung der Bauchspeicheldrüse, reichlich sarkomatöse Riesenzellen. Nur noch wenig Drüsenbestandteile vorhanden. Formalin, Paraffin, Hämatoxylin-Eosin-Färbung, Mikrophotogramm, Vergr. 1:120

Abb. 291. 62 Jahre alt gewordener Mann (SN 192/68, P. I. Karlsruhe). Retothelsarkom. Durchsetzung des Pankreas, Verdrängung des Parenchymes. Beachte: vorzugsweise Zerstörung des exkretorischen Parenchym, Gänge (mit Bindegewebsmanschette) mit Inseln relativ erhalten. Formalin, Paraffin, Hämatoxylin-Eosin-Färbung, Mikrophotogramm, Vergr. 1:120

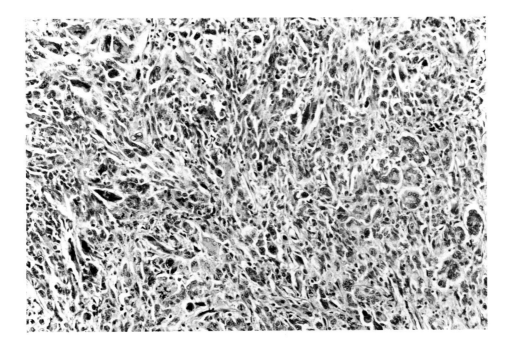
Abb. 290

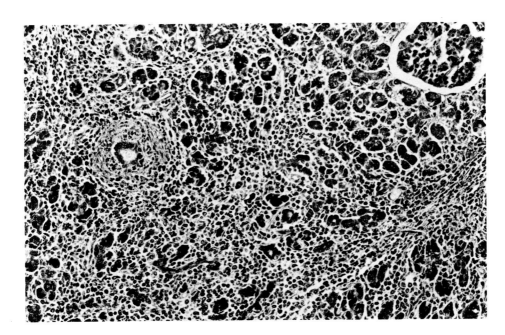
Abb. 291

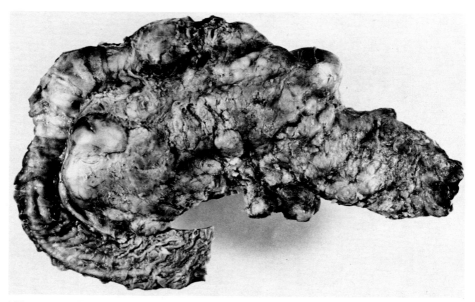

Abb. 292. 71 Jahre alt gewordener Mann (SN 855/70, P. I. FU Berlin). Lymphogranulomatose. Vergrößerung der parapankreatischen Lymphknoten durch die exzessiven, vorwiegend abdominalen Lymphogranulome. Keine Beteiligung der Bauchspeicheldrüse, lediglich Bedrängung durch die Lymphknotenpakete. Klinischer Eindruck: ,,Tumor in abdomine, wahrscheinlich Pankreascarcinom"

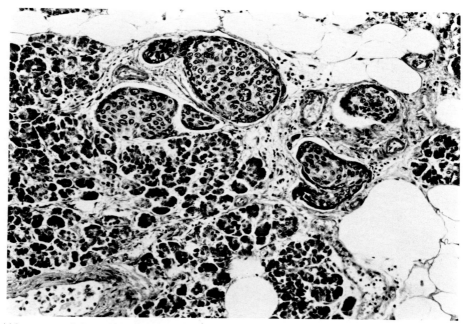

Abb. 293. 52 Jahre alt gewordene Frau (SN 822/68, P. I. Karlsruhe). Portiocarcinom mit Metastasen. Pankreas: Lymphangiosis carcinomatosa. Dicke Carcinomzellmassen treiben die Lymphgefäße auf (keine Langerhanssche Inseln!). Formalin, Paraffin, Masson-Goldner-Trichrom, Mikrophotogramm, Vergr. 1:100

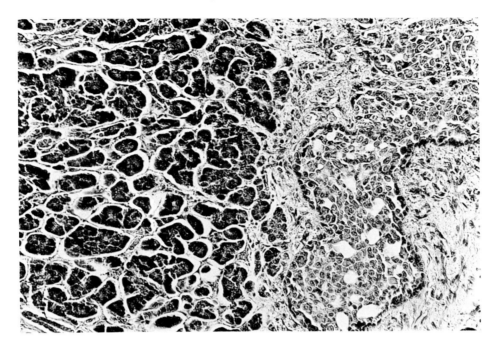

Abb. 294. 51 Jahre alt gewordener Mann (SN 517/65, P. I. Karlsruhe). Bronchialcarcinom. Pankreas: Lymphangiosis carcinomatosa in dem Interstitium. Solide Krebszellsäulen in den stark erweiterten Lymphgefäßen (rechts). Links: ,,unbeteiligtes" Drüsenparenchym. Formalin, Paraffin, Hämatoxylin-Eosin-Färbung, Mikrophotogramm, Vergr. 1:120

P. Pankreastraumen

Das Pankreas wird nicht häufig von einem Trauma erreicht. Dieser Sachverhalt soll aber die Gefahr einer Pankreasverletzung nicht in ihrer Bedeutung herabmindern.

Bevorzugter Sitz traumatischer Läsionen ist der Korpusanteil, der der Wirbelsäule unmittelbar aufliegt. Bei Gastroptose liegt dieser Anteil oberhalb des Magens. Dieser Umstand soll die Entstehung einer isolierten Pankreasverletzung bei Oberbauchtraumen begünstigen (AMGWERD, 1958).

Man kann folgende Formen der Pankreastraumen unterscheiden (WATZLAWIK u. HORNTRICH, 1961):

1. Kontusion, die zum Hämatom, Ödem und kleinen randständigen Quetschungen führt, die Kapsel bleibt intakt.
2. Inkomplette Ruptur. Das Drüsenparenchym zerreißt, die sog. Kapsel bleibt immer intakt. Hierbei ist oft eine Pseudocyste als Spätfolge beobachtet worden.
3. Komplette Ruptur mit und ohne Riß des Ausführungsganges.

Eine Quetschung der Bauchspeicheldrüse bedeutet noch nicht eine posttraumatische Pankreatitis (M. C. ANDERSON u. BERGAN, 1963; SCHOEN u. HENNING, 1963).

Die unterschiedlich häufige Beobachtung in den einzelnen Kliniken läßt den Verdacht aufkommen, daß die Traumatisierung der Bauchspeicheldrüse vielleicht doch häufiger vorkommt, aber ohne Folgen überstanden wird. Immerhin konnte W. H. BECKER (1961) in einem Jahr 4mal einen Pankreasriß beobachten und durch Naht des Ductus Wirsungianus versorgen (Abb. 295).

FELKEL (1954) hebt besonders die notwendige Brisanz des Trauma hervor, wenn eine isolierte Pankreasläsion entstehen soll. Zuerst wird ein Schock augenfällig, dem eine Erholungsphase folgt, in der keine charakteristischen Erscheinungen klinisch hervortreten.

Es gibt auch eigenartige und absonderliche Unfallereignisse, die zu Pankreasverletzungen führen, ohne daß prima vista daran gedacht werden müßte. So z.B. bei einer Beobachtung von BSTEH (1959).

Ein 53jähriger Landwirt rutschte vom Baum und fiel aus einer Höhe von 3,5 m rittlings auf einen Weinbergstock. Der Pfahl drang in das Scrotum. Der Patient entfernte den Stab selbst, ging noch 150 m zu seinem Wagen, spannte ein Pferd ein. Auf der Heimfahrt erbrach er. Zu Hause zog er sich um und ging dann erst zum Arzt. Erst bei der Laparotomie konnte man die Röhrenwunde ganz überblicken: Der Stab war in das Scrotum entlang dem Samenstrang neben der Aorta bis zu den Diaphragmaschenkeln vorgedrungen. Die Bauchspeicheldrüse war quer im Parenchym gerissen und konnte mit Catgut vernäht werden.

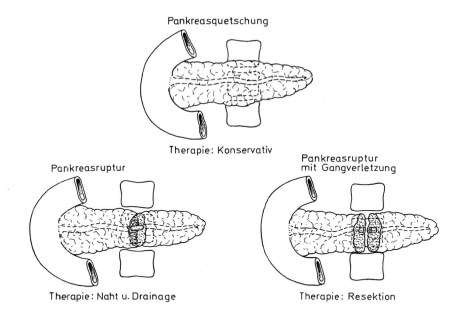

Abb. 295. Verschiedene Grade der Traumatisierung der Bauchspeicheldrüse. (Nach W. H. Becker, 1961)

Eine Traumatisierung der Bauchspeicheldrüse kommt in allen Lebensaltern vor. Jugendliche, vor allem Kinder, sind aber dennoch in dem Beobachtungsgut häufig vertreten (Schwabe, 1962; Fiedler, 1963). Bei Kindern sind Roller- und Fahrradlenkstangen, die bei einer Kollision geradezu auf das Pankreas „zielen", Ursache einer mehr oder weniger tiefgreifenden, mit Schock einhergehenden Drüsenverletzung (Käufer, 1967).

Walters u. Mitarb. (1966) nennen selbst beim Trauma den Alkoholismus als disponierenden Faktor in dem Sinne, daß die durch den Alkohol vorgeschädigte Drüse bei stumpfen Bauchtraumen eher zu einer traumatischen Pankreatitis neigt.

Weitere kasuistische Mitteilungen findet man bei Felkel (1954), Gwinn u. Mitarb. (1955), Betzel (1956), R. Schmid (1957), Amgwerd (1958), Blandy et al. (1959), Dérobert (1961).

In diesen Mitteilungen ist die Literatur weitgehend berücksichtigt.

Thompson und Hinshaw (1966) gaben einen Erfahrungsbericht über 87 Krankheitsfälle.

Die pathophysiologischen Folgen eines mechanischen Traumas der Bauchspeicheldrüse hängen ab von dem Ausmaß der Zerstörung und von der Beteiligung der anderen Organe. Ein Einriß des Parenchyms führt zu örtlichen Fettgewebsnekrosen, vielleicht zu einer Randnekrose im Drüsenparenchym, kann aber doch ohne Folgen ausheilen. Bei ausgedehnter Drüsenparenchymzerstörung folgt die traumatisch bedingte Pankreatitis nach einem Intervall von Stunden bis Tagen[1]. Anders ist

---

[1] Der Revolverschuß auf den Präsidenten MacKinley (USA: 1897—1901) führte zu einer Pankreasverletzung mit nachfolgender tödlicher traumatischer Pankreatitis (nach Guleke).

der Sachverhalt, wenn der Ductus Wirsungianus gerissen ist: Hier kann eine Bauchspeicheldrüsenfistel in das Peritoneum, in die Bursa omentalis und als deren Folge eine Pseudocyste oder auch eine Schwanzsequestration eintreten. Aber auch Pleuraergüsse mit hohem Diastasegehalt können als Folge von Pankreastraumen angesehen werden (BLUMENBERG et al., 1962).

Eine frühzeitige Erkennung und eine Naht des Ganges kann langes komplikationsreiches Krankenlager abwenden. Beim Oberbauchtrauma wird unter Umständen die Amylasebestimmung einen Hinweis auf eine Quetschung oder eine Ruptur der Bauchspeicheldrüse geben (PARKER u. CHRISTIANSEN, 1961).

Die kombinierte Pankreasverletzung ist die Regel, isolierte Traumen der Bauchspeicheldrüse sind selten (FELKEL, 1954).

Es ist nicht selten, daß die Zerreißung der Bauchspeicheldrüse, selbst ihres Ausführungsganges, erst mehr oder weniger spät an ihren Folgen erkennbar wird. Ein symptomfreies Intervall ist charakteristisch (SPOHN u. HAMMANN, 1969). Eine traumatisch entstandene akute tryptische Pankreatitis schließt sich nach relativ kurzem Intervall an das Trauma an, Pseudocysten und Peritonitiden sind spätere Folgen. Das Intervall kann ungewöhnlich lange dauern. KÜSTER (1887) hat die Entwicklung einer Fistel aus einer Pankreascyste 8 Jahre nach dem Trauma gesehen. Oft deuten Oberbauchbeschwerden (Schmerzen, Ileus, Abwehrspannung) auf eine innere Verletzung hin, so daß erst bei der diagnostischen Laparotomie der Riß in der Bauchspeicheldrüse aufgedeckt wird. Eine Vermutungsdiagnose kann oft, eine sichere Diagnose, vor allem unter Ausschluß anderer innerer Verletzungen, d.h. aber ohne Indikation zur Laparotomie, kaum gestellt werden.

Oft ist die Diagnose verschleiert. So wurde bei einem 22 Monate alten Knaben, dem jüngsten Patienten mit einer Pankreasruptur der Weltliteratur, eine Appendicitis angenommen (WEITZMAN u. SWENSON, 1965). SINGER (1952) beobachtete eine traumatische Pankreatitis bei einem Mädchen nach einem Bagatelletrauma des Oberbauches. Die inadäquate Traumafolge war dadurch bedingt, daß Magen und Duodenum durch einen festen Trichobezoar ausgefüllt waren und so dem Oberbauchdruck als Widerlager dienten. Vielleicht gehört auch die Beobachtung eines 12jährigen Mädchens von RADELSPÖCK und WOLF (1961) hierher, bei dem ernsthaft ein Geburtstrauma als Ursache der Pankreascyste diskutiert werden muß.

Eine Spätfolge ist die traumatische Pseudocyste, die nachträglich erst das Trauma kennzeichnet (vgl. VON DER LEYEN, 1963). Man kann nicht sagen, in welchem Prozentsatz Pankreastraumen Pseudocysten hervorrufen, weil das Ausmaß der Zerstörung, vor allem die Beteiligung des Ausführungssystemes, für die Entstehung einer Pseudocyste verantwortlich ist. Umgekehrt werden aber in großen Statistiken etwa 25% aller Pseudocysten auf Traumen zurückgeführt (STUCKE, 1961; WATZLAWIK u. HORNTRICH, 1961).

Eine Erschwerung der statistischen Angaben liegt auch darin, daß Spontanheilungen (stumme Rückbildung mit Symptomfreiheit) der Pseudocysten vorkommen (SCHULZE-BERGMANN, 1957).

Eine posttraumatische Cyste kann durch Kompression eine Milzvergrößerung herbeiführen und als Folge der Hypersplenie eine Markhemmung verursachen (ALADJEM, 1952).

Als Folge einer offenen Traumatisierung kann eine Fistel entstehen, aus der große Mengen Bauchspeichels heraustreten. Dieses Ereignis ist selten, da meist eine operative Revision der Bauchspeicheldrüse nach derartigen Vorkommnissen nötig wird, weniger wegen der Verletzung der Bauchspeicheldrüse, als vielmehr der anderen Organe wegen (z. B. WADDELL u. REID, 1966). Äußere und innere Fisteln heilen im allgemeinen spontan ab. Sie können zur Fistulographie verwandt werden. Die operativen Probleme, die sich bei offenen Fisteln ergeben, haben KÜMMERLE und MAPPES (1966) behandelt. Diese Autoren zeigten aber auch, daß bei Spontanverschluß der äußeren Fistel im Inneren die Verbindungen offen bleiben und zur Infektion des Retroperitoneum führen können. Zwei Beobachtungen einer pancreatico-bronchialen Fistel machte HUNT (1954), einmal nach einem stumpfen Bauchtrauma, in einem ähnlichen Fall nach einer Infektion mit Ankylostoma.

Eine vielleicht nur theoretische Möglichkeit besteht auch darin, daß nach einem Trauma und nach einer chronischen traumatischen Pankreatitis auf dem Boden der Gewebsunruhe ein Carcinom als Folge auftreten kann. A. DIETRICH (1950) berichtet von einer Granatsplitterverletzung im Oberbauch. 10 Jahre später kam der Patient an einem Pankreascarcinom ad exitum. Im Carcinom wurden noch Splitter gefunden! Der Zusammenhang zwischen der Granatsplitterverletzung und der Entstehung des Carcinomes wurde anerkannt, das Carcinom wurde als Narbenkrebs gedeutet.

Außer der Pseudocyste als Traumafolge können sich weitere Krankheiten anschließen z. B. eine chronische Pankreatitis mit einem durch eine Adenomatosis insularis (KATSCH) verursachten Hyperinsulinismus (CONTZEN u. KRAMANN, 1956). Damit hängt zusammen, daß eine andere, oft schwer einzuordnende Komplikation, der sog. traumatisch bedingte Diabetes mellitus ist. Im vorliegenden Zusammenhang ist es nur denkbar, daß durch das Trauma große Anteile der Drüse zugrunde gerichtet werden, so daß dann bei weiterem Verlust des endokrinen Anteiles durch die Vernarbung — etwa einer üblichen chronischen tryptischen Pankreatitis vergleichbar — ein Diabetes mellitus entsteht. Wenn ein solcher Zusammenhang mit Brückensymptomen klar erwiesen ist, muß der Diabetes mellitus auch gutachtlich als Traumafolge anerkannt werden. Eine reine Quetschung der Bauchspeicheldrüse oder ein Verlust von weniger als der Hälfte der Drüse darf nicht zur Anerkennung des traumatischen Diabetes führen (W. H. BECKER, 1961).

NEUGEBAUER (1959) hat über drei einschlägige Fälle berichtet, aus denen die Problematik hervorgeht. So war bei einem 57 Jahre alt gewordenen Mann 18 Jahre vor dem Tode eine stumpfe Oberbauchverletzung (Deichselstoß) vorgekommen. Es bestand ein passagerer *ausheilender* Diabetes, bei der Obduktion fand sich eine chronische Pankreatitis mit Reduktion des Parenchymes.

Die *Prognose* derartiger Pankreasverletzungen ist vor allem wegen der schwierigen Erkennung ernst. Entscheidend ist die Tatsache, ob der Pankreasgang intakt geblieben oder zerrissen ist. Die Mortalität wird von BETZEL (1956) mit 26,2% angegeben, ältere Statistiken sprechen von noch höheren Graden. KIRSCH (1960) hält eine Verbesserung der Prognose durch prophylaktische Trasylolgabe bei stumpfen Bauchtraumen für möglich.

Q. Anhang

I. Leben ohne Pankreas. Zustand nach Pankreatektomie. Pankreastransplantation

Ein Leben ohne Bauchspeicheldrüse ist möglich, wie die mittlerweile zahlreich gewordenen Kranken beweisen, bei denen eine Pankreatektomie wegen eines Pankreascarcinomes, eines Inselzelltumors oder einer chronischen Pankreatitis notwendig geworden war. Bei den Patienten mit chronischer Pankreatitis im metatryptischen Stadium ist durch die lange Zeit vor der Operation, in der die Bauchspeicheldrüse allmählich entparenchymisiert wurde, ein neuerlicher Funktionsverlust nicht sonderlich zu fürchten.

Die wesentlichen Fragen des Zustandes nach Pankreatektomie kreisen um Probleme der Diät und der Substitution der inneren und äußeren Sekretion, die in der Hand erfahrener Kliniker durchaus beherrschbar sind (MEYTHALER u. KÜHNLEIN, 1953; CREUTZFELDT u. Mitarb., 1959, 1961; KÜHNLEIN, 1959; KERN u. Mitarb., 1963; KÜMMERLE u. Mitarb., 1969).

Zur operativen Technik sind viele Modifikationen angegeben worden, die alle zum Ziele haben, so viel Pankreasgewebe als möglich zu erhalten. Eine Übersicht geben CREUTZFELDT, KERN, KÜMMERLE und SCHUMACHER (1961), von denen wir eine Tafel der Techniken übernehmen (Abb. 296). Die Abbildung zeigt, daß viele Methoden angegeben wurden, die sich nur unwesentlich unterscheiden, so daß der Verdacht aufkommen könnte, daß keine der Techniken so recht befriedigt. Dies ist nur zum Teil richtig, da der individuelle Befund an der Bauchspeicheldrüse, Sitz und Ausdehnung des Tumors entscheiden, ob Drüsenreste (und Langerhanssche Inseln!) erhalten bleiben können oder nicht (vgl. HOWARD u. JOURDAN, 1960; HOWARD, 1968). Auf die technischen Einzelheiten der Pankreasexstirpation und der substitutionellen Einstellung des Patienten nach der Pankreasentfernung braucht in diesem Zusammenhang nicht eingegangen zu werden. In der Übersicht von CREUTZFELDT u. Mitarb. (1961) sind Richtlinien angegeben. Die größte Schwierigkeit bei der Substitution macht die Lipase und damit die Fettverdauung, die als Test für eine optimale Abwägung zwischen der Diät und der Substitution gelten kann (TOEUF u. Mitarb., 1960). Vor allem muß der Mangel an fettlöslichen Vitaminen vermieden werden. Das Vitamin A kann unter Umständen als Resorptionstest verwendet werden (KASPER, 1968).

Die Erfahrung hat aber doch an den bisherigen Langzeitbeobachtungen zu einigen Ergebnissen geführt, die bei der Pankreatektomie und dem Folgezustand beachtet werden müssen.

Dadurch, daß die entscheidende Alkaliquelle in der Oberbauchverdauungseinheit fortfällt, ist offensichtlich die Salzsäureproduktion ungehemmt zu der

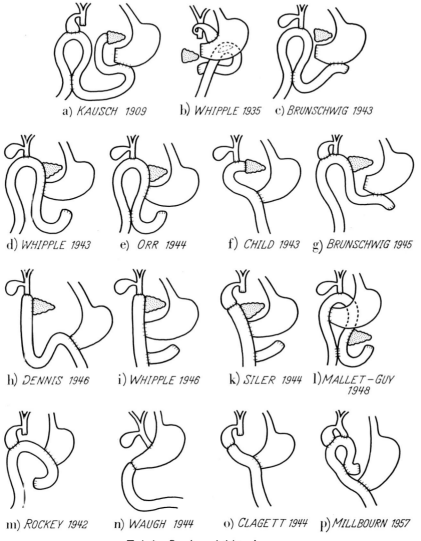

Abb. 296 a—p. Zusammenstellung einiger Modifikationen der Duodenopankreatektomie. (Die Jahreszahlen bezeichnen den Zeitpunkt der Methodenerarbeitung, nicht den der Publikation.) (Aus CREUTZFELDT u. Mitarb., 1961)

Erzeugung von Duodenalulcera befähigt. Der Prozentsatz der Ulcusentstehung nach der Pankreasexstirpation ist immerhin so hoch, daß mit der Bauchspeicheldrüse gleichzeitig ein großer Teil des Magens mitentfernt werden muß (WARREN u. Mitarb., 1966).

Die Leberepithelverfettung fällt beim Menschen nicht ins Gewicht. Darin besteht ein Unterschied zu den Verhältnissen beim Hunde. Als Folgekrankheiten (vor allem der pankreogenen Maldigestion) sind Osteoporose und Osteomalacie zu nennen.

Während außer der Rückwirkung auf die Leber die Verhältnisse von Tierversuchen am Hunde auf den Menschen übertragen werden können, bieten andere Laboratoriumstiere besondere Probleme bezüglich ihres Stoffwechsels, aber auch bezüglich der technischen Durchführung derartiger Ausschaltversuche.

Bei der *Ratte*, bei der ja die Bauchspeicheldrüse durch viele Einzelgänge in den Gallengang drainiert wird, ist eine Entfernung durch rein chirurgische Maßnahmen schwierig. Hier hat sich die „Reibmethode" von Scow (1957) bewährt, bei der die dendritische Drüse im Mesenterium zwischen Daumen- und Zeigefinger zerrieben wird. Dabei ist wichtig zu wissen, daß 5% des Pankreasparenchymes genügen, um den Kohlenhydratstoffwechsel vollständig im Gleichgewicht zu erhalten (Diwok, Trettin u. Gülzow, 1963). Uram u. Mitarb. (1960) schätzen, daß für eine vollwertige Verdauung im Darm wenig mehr als 1% des exokrinen Parenchymes bei der Ratte genügen!

Bei der *Taube* wird als Folge der Pankreatektomie neben den endokrinen Rückwirkungen eine Vergrößerung des Dünndarmes auf fast das Doppelte seiner ursprünglichen Länge beobachtet (Mihail u. Mitarb., 1963).

In der Welle der Organtransplantationen wurde auch das Pankreas bedacht. Vor allem das schwer einstellbare endokrine Versagen der Drüse bei jugendlichen Diabetikern kann als Indikation für eine Transplantation gelten. Die exokrine Leistung der Drüse kann vermutlich besser durch medikamentöse Substitution ersetzt werden.

Die Vorarbeiten sind vielfältig an Hundeexperimenten ausgeführt worden, ohne daß hier die allgemeinen Transplantationsprobleme und die Besonderheiten der janusgesichtigen exo-endokrinen Drüse in allen Einzelheiten beherrscht werden könnten. Die Erfolgschancen einer Bauchspeicheldrüsentransplantation sind besser als die einer Herzüberpflanzung und schlechter als die der Nierentransplantation. Ohne daß auf Einzelheiten eingegangen werden soll, mögen nur einzelne Literaturhinweise genügen: House u. Mitarb. (1963, 1964), Bergan u. Mitarb. (1965), Muolle (1967), Ashikari und Dreiling (1968), Largardièr (1968, 1969), Himal u. Mitarb. (1969).

Bemerkenswert ist es, daß die Bauchspeicheldrüse mit dem Dünndarm in das untere Ileum eingepflanzt wird, der Pfortaderstumpf wird in die Vena iliaca communis abgeleitet, ein mitüberpflanztes Aortenstück wird in die Arteria iliaca communis eingenäht.

Daß bei der Nierentransplantation eine akute tryptische durch Virusinfektion oder durch die Steroidtherapie hervorgerufene Pankreatitis, dem Leben trotz ausreichender Nierenleistung ein Ende machen kann, lehren die Beobachtungen von Tilney, Collins und Wilson (1966).

II. Probeexcision am Pankreas. Pankreasbiopsie

Bis vor kurzer Zeit herrschte eine absolute chirurgische Abstinenz in bezug auf die Bauchspeicheldrüse. Mit der Entwicklung der Pankreaschirurgie und der mehr oder weniger radikalen Resektion bei Pankreastumoren und chronisch-tryptischer Pankreatitis (HESS, 1950, 1961, 1969; KÜMMERLE u. Mitarb., 1961, 1969; HOWARD u. JORDAN, 1959; KERN u. Mitarb., 1963; MALLET-GUY, 1944; SPOHN, 1969; VOSSSCHULTE, 1955, 1961, 1966) ist das noli me tangere auch in bezug auf die Probeexcision wenn nicht gerade aufgegeben, so doch wesentlich gelockert worden. Die Zurückhaltung bei der Probeexcision beruht nur zum Teil auf der Scheu vor den Folgen der Eröffnung des Speichelsystems, wenn auch der Faktor des Auslaufens der Fermente in die freie Bauchhöhle eine mittelbare und unmittelbare Rolle bei der Einstufung des Risikos einer Probeexcision spielt. Die Ergebnisse von SCHULTZ und SANDERS (1963) lassen den Schrecken vor der Probeexcision erstehen: Von 26 Biopsien waren 6 von so schweren Folgen begleitet, daß die Biopsie in der Reihe der Todesursachen einen gewichtigen Platz einnahm!

Die Technik der Biopsie kann — bei Beachtung der Kontraindikationen — durch Verwendung der VIM-Silverman-Nadel oder auch der Menghini-Nadel verbessert werden (KIRTLAND, 1951; COTÉ, DOCKERTY u. PRIESTLEY, 1959). Wir selbst haben in einem Nadelbiopsiematerial einen Pankreasstein nachweisen und damit die Diagnose einer chronischen Pankreatitis bestätigen können.

Die Problematik bei der Biopsie des Pankreas — ob mit dem Messer oder mit der Punktionsnadel — liegt anders.

Jeder Tumor — exokrines oder endokrines Adenom, Carcinom, Fibrom, Cystadenom u.a. — wird umgeben von einer mehr oder weniger derben, festen Demarkationszone, die sich geweblich darstellt als chronische Pankreatitis. *Jede* Excisionsprobe aus diesem Gebiet muß zu der Diagnose „Chronische Pankreatitis" führen und kann lediglich noch den Grad der Akuität übermitteln. Den Tumor, der sich dahinter verbirgt, vermag diese Biopsie nicht zu erfassen (vgl. auch FORSGREN u. Mitarb., 1968).

W. HESS (1963) hat in der Erkenntnis dessen eine sehr einleuchtende Methode angegeben, die sich aber offenbar nur wenig durchgesetzt hat, so sehr naheliegend sie auch ist.

HESS (1963) führt die Nadel durch den Gallengang ein (Abb. 276) und sticht in den verhärteten Bezirk, der sich dem Galleabfluß entgegenstellt oder dem Gallengang im Kern der Drüse benachbart liegt. Damit ist es möglich, relativ weit ins Zentrum der Verhärtung zu kommen, ohne einen Speichelaustritt oder eine Fistelbildung fürchten zu müssen: Der Speichel würde nur über die Gallenwege ablaufen.

Literatur

I. Monographien

ALBOT, G., POILLEUX, F.: Duodénum et pancréas. (Actualités hépato-gastro-entérologiques de l'Hôtel-Dieu.) Paris: Masson & Cie. 1957; — Le pancréas. (Actualités hépatogastro-entérologiques de l'Hôtel-Dieu.) Paris: Masson & Cie. 1964. — AMMANN, R.: Fortschritte in der Pankreasfunktionsdiagnostik. In: Experimentelle Medizin, Pathologie und Klinik, Bd. 22. Berlin-Heidelberg-New York: Springer 1967.
BABKIN, B. P.: Secretory mechanism of the digestive glands. New York: Paul Hoeber, Inc. 1950. — BARTHELHEIMER, H.: Chronisch rezidivierende Pankreatitis. Panel-Diskussion II. Weltkongr. f. Gastroenterologie, München 1962, IV/3—60/1963. — BAUMANN, TH.: Die Mucoviscidosis als rezessives und irregulär dominantes Erbleiden. Basel-Stuttgart: Benno Schwabe 1958. — BECKER, V.: Sekretionsstudien am Pankreas. Zwanglose Abhandlungen aus dem Gebiet der normalen und pathologischen Anatomie, Heft 1. Stuttgart: Thieme 1957. — BERNARD, A.: Les pancréatites aigües. Paris: Editions Doin 1963. — BLUMENTHAL, H. T., PROBSTEIN, J. G.: Pancreatitis. A clinical-pathologic correlation. Springfield/Ill., USA: Charles C. Thomas, Publisher 1959. — BODIAN, M.: Fibrocystic disease of the pancreas. A congenital disorder of mucous production. Mucosis, vol. VIII. London: W. Heinemann 1952. — BROCQ, P., MIGINIAC, G.: Chirurgie du Pancréas. Paris: Masson & Cie. 1934.
CATELL, R. B., WARREN, K. W.: Surgery of the pancreas. Philadelphia-London: W. B. Saunders Co. 1954. — CLAESSEN, H.: Die Krankheiten der Bauchspeicheldrüse. Köln 1842. — CREUTZFELDT, W., KERN, E., KÜMMERLE, F., SCHUMACHER, J.: Die radikale Entfernung der Bauchspeicheldrüse beim Menschen. Indikationen, Ergebnisse, Folgeerscheinungen. In: Ergebnisse der inneren Medizin und Kinderheilkunde. Neue Folge (Hrsg. L. HEILMEYER, A.-F. MULLER, A. PRADER u. R. SCHOEN). Bd. 16, S. 79—124. Berlin-Göttingen-Heidelberg: Springer 1961.
DOERR, W.: Pathologische Anatomie der Glykolvergiftung und des Alloxandiabetes. S.-B. Heidelberger Akad. Wiss. 1949. Berlin-Göttingen-Heidelberg: Springer 1949. — DREILING, D. A., JANOWITZ, H. D., PERRIER, CL. V.: Pancreatic inflammatory disease. A physiologic approach. New York-Evanston-London: Hoeber 1964.
FEDOU, R.: Etude ultrastructurale de la cellule acineuse du pancréas humain normal et pathologique. Préface de J. GADRAT. 80 S. u. 16 Abb. Paris: Libraire Arnette 1963. — FERNER, H.: Das Inselsystem des Pankreas. Entwicklung, Histobiologie und Pathophysiologie mit besonderer Berücksichtigung des Diabetes mellitus. Stuttgart: Thieme 1952. — FEYRTER, F.: Über die peripheren endokrinen (parakrinen) Drüsen des Menschen. Wien: W. Maudrich 1953[2]. — FRANTZ, V. K.: Tumors of the pancreas. In: Atlas of tumor pathology, sect. VII, fasc. 27—28. Washington: Armed Forces Institute of Pathology 1959. — FRÜHLING, L., OPPERMANN, A., FEROLDI, J., LAUMONIER, R., NÉZELOF, CH., CHOMETTE, G., LEGER, L., GUYET, P.: Les pancréatites. Etude anatomoclinique et expérimentale. Paris: Masson & Cie. 1961.
GANDER, G.: Pancréatite hémorrhagique, nécrose du pancréas et stéatonécrose. Lausanne: F. Rouge & Cie. 1949. — GROSS, O., GULEKE, N.: Die Erkrankungen des Pankreas. Berlin: Springer 1924. — GRUBER, GG. B.: Pathologie der Bauchspeicheldrüse (mit Ausnahme der Langerhansschen Inseln und der Diabetesfrage). In: HENKE-LUBARSCH, Handbuch der speziellen pathologischen Anatomie und Histologie, Bd. V_2, S. 211. Berlin: Springer 1929.
HEIBERG, K. H.: Die Krankheiten des Pankreas. In: Handbuch der gesamten Pathologie, Diagnostik und Therapie der Pankreaserkrankungen. Wiesbaden: J. F. Bergmann 1914. — HENNING, N., HEINKEL, K., SCHÖN, H.: Pathogenese, Diagnostik, Klinik und Therapie des exokrinen Pankreas. Europ. Pankreas-Symposium, Erlangen. Stuttgart: Schattauer 1964. — HERBAUT, M., MELINE, J., HAMVAS, I. G.: La mucoviscidose. Paris: Masson & Cie. 1965. —

HERMODSSON, L. H.: The ultrastructure of exocrine pancreas cells as related to secretory activity. Uppsala: Almquist u. Wiksells 1965. — HESS, W.: Chirurgie des Pancreas. Basel: Benno Schwabe 1950; — Die Erkrankungen der Gallenwege und des Pankreas. Diagnostik, Klinik und chirurgische Therapie. Stuttgart: Thieme 1961; — Die chronische Pankreatitis. Klinik, Diagnostik und chirurgische Therapie der chronischen Pankreopathien. Aktuelle Probleme in der Chirurgie. Bern-Stuttgart: Hans Huber 1969. — HOWARD, J. M., JORDAN, G. L.: Surgical diseases of pancreas. London: Pitman Medical Publ., Ltd. 1960.

JECKELN, E.: Die Pathologie der Verdauung und Resorption. In: BÜCHNER-LETTERER-ROULET, Handbuch der Allgemeinen Pathologie, Bd. V_1, S. 66. Berlin-Göttingen-Heidelberg: Springer 1961. — JORNS, G.: Chirurgie der Bauchspeicheldrüse. Berlin: W. de Gruyter & Co. 1954.

KATSCH, G.: Kurzgefaßte Diagnostik der Pankreaskrankheiten. Stuttgart: F. Enke 1958. — KATSCH, G., GÜLZOW, M.: Die Krankheiten der Bauchspeicheldrüse. In: Handbuch der inneren Medizin, III. Bd., Verdauungsorgane, 2. Teil, 4. Aufl., S. 295. Berlin-Göttingen-Heidelberg: Springer 1953. — KERN, E.: Der heutige Stand der Chirurgie der Pankreascysten (unter besonderer Berücksichtigung der inneren Anastomosen). Ergebn. Chirurg. Orthop. **39**, 450—492 (1955); — Die akuten Erkrankungen der Bauchspeicheldrüse unter besonderer Berücksichtigung der leichteren Formen und ihrer Bedeutung für die Chirurgie. Ergebn. Chir. Orthop. **43**, 1—76 (1961). — KOCH, E., BOHN, H., KOCH, FR.: Mucoviscidosis. Zystische Pankreasfibrose. Symposium 20. 9. 1962. Stuttgart: F. K. Schattauer 1964. — KÖRTE, W.: Die chirurgischen Krankheiten und die Verletzungen des Pankreas. Deutsche Chirurgie, Lief. 45 d. Stuttgart: F. Enke 1898.

LAGERLÖF, H. O.: Pancreatic function and pancreatic disease. Studies by means of secretin. Acta med. scand., Suppl. **128** (1942). — LEGER, L., BRÉHANT, J.: Chirurgie du pancréas. Monographics chirurgicales (Col. Henri Mondor). Paris: Masson & Cie. 1956.

MALLET-GUY, P., MICHOULIER, J., BOSSER, C., FEROLDI, J.: Pancréatites chroniques et recidivantes. Diagnostic précoce, traitment chirurgical. Paris: Masson & Cie. 1962. — McINTOSH, R.: Research on cystic fibrosis. Transactions of the International Research Conference on Cystic Fibrosis, Washington, January 7.—9. 1959. Baltimore 1960. — MICHELS, N. A.: Blood supply and anatomy of the upper abdominal organs—with a descriptive atlas. Philadelphia: J. B. Lippincott Comp. 1955.

OBERLING, CH., GUÉRIN, M.: Cancer du pancréas. In: Bibliotheque du cancer. Paris: G. Doin 1931. — ORAM, V.: The cytoplasmatic basophilic substance of the exocrine pancreatic cells. Acta anat. (Basel), Suppl. **23**, 1—114 (1955).

REUCK, A. V. S. DE, CAMERON, M. P.: The exocrine pancreas. Normal and abnormal functions. Ciba Foundation Symposium. London: Churchill Ltd. 1962. — RIBET, A., PASCAL, J. P.: Le pancréas exocrine physiologie — Introduction a l'exploration fonctionelle. Paris: Masson & Cie. 1968.

SARLES, H.: Pancreatitis. Symposium Marseilles April 25.—26. 1963. Basel-New York: Karger 1965. — SARLES, H., CAMATTE, R.: Pancréatites aigües. Conceptions et thérapeutiques récentes. Paris: Masson & Cie. 1963. — SARLES, H., MERCARDIER, M.: Les pancréatites chroniques de l'adulte. Avec la collaborat de J.-CL. SARLES, R. MURATORE, CL. GUIEN. Paris: Expansion Scient. Franç. 1960, 275 S. u. 71 Abb. NF 36. — SCHMINCKE, A.: Pankreas. In: BRÜNING-SCHWALBE, Handbuch der Allgemeinen Pathologie und pathologischen Anatomie des Kindesalters, Bd. II, 3. Abt. München-Wiesbaden: J. F. Bergmann 1927. — SCHÖNBACH, G.: Pankreaserkrankungen. Pathologie, Diagnostik und Therapie. Symposion in Gießen am 9. 6. 1967. Stuttgart: F. K. Schattauer 1969. — SEIFERT, G.: Die Pathologie des kindlichen Pankreas. Leipzig: Thieme 1956. — SMITH, R.: Surgery of pancreatic neoplasm. Edinburgh-London 1953. — SOBOTTA, I.: Anatomie der Bauchspeicheldrüse (Pankreas). In: v. BARDELEBEN, Handbuch der Anatomie des Menschen, Bd. III_1. Jena 1914. — STERLING, J. A.: The biliary tract. Baltimore: Wilkins & Williams 1955.

THOMAS, J. E.: The external secretion of the pancreas. Springfield, USA: Ch. C. Thomas, Publ. 1950. — TRUHART, H.: Pankreas-Pathologie. I. Multiple Abdominale Fettgewebsnekrose, II. Pathologie und Therapie der lokalen Erkrankungen des Pankreas. Wiesbaden: Bergmann 1902.

WANKE, M.: Experimentelle Pankreatitis. Proteolytische, lipolytische und biliäre Form. Zwangl. Abhandl. norm. und pathol. Anatomie, Heft 19. Stuttgart: G. Thieme 1968. — WHITE, T. T.: Pancreatitis. London: E. Arnold, Publ. 1966. — WHITE, TH. T., MURAT, J. E.:

Les pancréatites. Etude clinique, expérimentale et thérapeutique. Paris: Expansion Scient. Française, 1967, XII, 25 S. u. 90 Abb. — WINDORFER, A., STEPHAN, U.: Mucoviscidose. Cystische Fibrose. 2. Dtsch. Symp., 5. 4. 68, Erlangen. Stuttgart: G. Thieme 1968. — WISSLER, H., ZOLLINGER, H. U.: Die familiäre kongenitale zystische Pankreasfibrose mit Bronchiektasien. Basel: Benno Schwabe 1945.

YAMANE M.: Beiträge zur Kenntnis der Pankreascysten. Bern: P. Haupt 1921.

ZIMMERMANN, K. W.: Die Speicheldrüsen der Mundhöhle und die Bauchspeicheldrüse. In: MÖLLENDORFFs Handbuch der mikroskopischen Anatomie des Menschen, 1927, 5. Bd. Verdauungsapparat, I. Teil, S. 215.

II. Einzelarbeiten

ABASOV, I. T.: Pancreatitis following operations on the stomach. Arch. Surg. **97**, 909—914 (1968); — Significance of pancreatic juice investigations in cancer of the pancreas. [Russ.] Vop. Onkol. **14**, 12—16 (1968). — ABDERHALDEN, R.: Klinische Enzymologie. Die Fermente in der Pathogenese, Diagnostik und Therapie, Bd. VIII. Stuttgart: G. Thieme 1958. — ABDERHALDEN, R., MARTIN, R. N.: Untersuchungen über die Herkunft der Abwehrproteinasen und das Verhalten des endokrinen Systems bei pankreaslosen Hunden. Fermentforschung **16**, 245 (1939). — ACHORD, J. L.: Acute pancreatitis with infections hepatitis. J. Amer. med. Ass. **205**, 837 (1968). — ACKERKNECHT, E.: Bauchspeicheldrüse. In: ELLENBERGER-BAUM, Handbuch der vergleichenden Anatomie der Haustiere. Berlin 1943, [18]. — ADHAM, N. F., DYCE, B., HAVERBACK, B. J.: Elevated serum trypsin binding activity in patients with hereditary pancreatitis. Amer. J. dig. Dis. **13**, 8—15 (1968). — ADLOFF, M., KOHLER, J., WONG, P.: Les pseudo-kystes du pancréas. Analyse de 41 observations et déductions therapeutiques. Ann. Chir. **1968**, 1357—1367. — AEBI, H.: Enzymologische Probleme in der Gastroenterologie. Physiologisch-chemische Einführung. Bibl. gastroent. (Basel) **5**, 1—14 (1961). — AEPLI, R.: A propos d'un pseudo-kyste pancréatique simulant une tumeur abdominale maligne. J. Suisse Méd. **92**, 479 (1962). — AIRD, J., LEE, D. R., ROBERTS, J. F. A.: ABO blood groups and cancer of oesophagus, cancer of pancreas, and pituitary adenoma. Brit. med. J. **1960 I**, 1163—1166. — AKSOY, M., CAMLI, N., ERGUN, N., SECER, F., ALHAN, M.: "Cystography" in a case of pancreatic pseudocyst. Gastroenterologia (Basel) **99**, 164—168 (1963). — ALADJEM, O.: Traumatic subcutaneous rupture of the pancreas. Acta med. orient. (Jerus.) **11**, 158—164 (1952). — ALAGILLE, D., LE TAN VINH: Les localisations hépatiques de la mucoviscidose. T. Gastro-ent. **4**, 435 (1961). — ALBERINI, B., LODI, R., LASAGNA, G. C., NAVA, C.: Studie dell'attività fibrinolitica ed antifibrinolitica nel danno pancreatico acuto. Acta vitamin. (Milano) **15**, 249 (1961). — ALBERTINI, A. v.: Histologische Geschwulstdiagnostik. Stuttgart: G. Thieme 1955. — ALBO, R., SILEN, W., GOLDMAN, L.: A critical clinical analysis of acute pancreatitis. Arch. Surg. **86**, 1032—1038 (1963). — ALCANTARA, E. N., JR.: Functioning acinar cell carcinoma of pancreas. Canad. med. Ass. J. **87**, 970—973 (1962). — ALIEFF, A.: Pankreaskarzinom und Frühdiagnose. Zbl. Chir. **94**, 1142—1146 (1969). — ALLEN, J. G., VERMEULEN, C., OWENS, F. M., DRAGSTEDT, L. R.: Effect of the total loss of pancreatitis juice on the blood and liver lipids. Amer. J. Physiol. **138**, 352 (1943). — ALLEN, R. A., BAGGENSTOSS A. H.: The pathogenesis of fibrocystic disease of the pancreas. Study of the ducts by serial sections. Amer. J. Path. **31**, 337 (1955). — ALTEMEIER, W. A., ALEXANDER, J. W.: Pancreatic abscess. A study of 32 cases. Arch. Surg. **87**, 80—89 (1963). — ALTMANN, H. W.: Über die Abgabe von Kernstoffen in das Protoplasma der menschlichen Leberzelle. Z. Naturforsch. **4b**, 138 (1949); — Über den Funktionsformwechsel des Kernes im exokrinen Gewebe des Pankreas. Z. Krebsforsch. **58**, 632 (1952); — Zur Morphologie der Wechselwirkung von Kern und Zytoplasma. Verh. Ges. dtsch. Naturforsch. Ärzte **98**, 60 (1955). — ALTMANN, H. W., BANNASCH, P.: Die intravitale Karyorrhexis der exokrinen Pankreaszelle im elektronenmikroskopischen Bild. Z. Zellforsch. **71**, 53—68 (1966). — ALTMANN, H. W., MENY, R.: Der Funktionswechsel des Zellkernes im exokrinen Pankreasgewebe. Naturwissenschaften **39**, 139 (1952). — ALTVATER, G., KARITZKY, B.: Pankreatitis und Pankreasnekrose. Bruns' Beitr. klin. Chir. **186**, 374 (1953). — AMGWERD, R.: Traumatische Pancreatitis. Helv. chir. Acta **25**, 459 (1958). — AMMANN, R.: Fortschritte in der Pankreasfunktionsdiagnostik. In: Experimentelle Medizin, Pathologie und Klinik, Bd. 22. Berlin-Heidelberg-New York: Springer 1967; — Die Differentialdiagnose zwischen akut-reversibler und chronisch progressiver Pankreatitis. Schweiz. med. Wschr. **98**, 744—755 (1968); — Zur Funktionsdiagnostik der Pankreasleiden. Praxis **48**, 1557—1559 (1969); — Enzymdiagnostik der Pankreaserkrankungen. Schweiz. med. Wschr. **99**, 504—513 (1969); — Die chronische Pankreatitis. Dtsch. med. Wschr. **95**, 1 (1970). — AMUNNI, G. F.: Il profilo anatomo-isto-patologico dei tumori mesenchimali primitivi maligni des pancreas. Contributo scistico sarcoma fuso-cellulare e linfosarcoma. Arch. ital. Mal. Appar. dig. **18**, 79 (1952). — ANACKER, H.: Röntgenanatomie des Pankreas. Fortschr. Röntgenstr. **94**, 1 (1961); — Die pathologischen Veränderungen des Pankreasgangsystems im Röntgenbild. Fortschr. Röntgenstr. **96**, 455 (1962). — ANDERS, H. E.: Die Mißbildungen des Darmkanals und der Verdauungsdrüsen, einschl. der Kloakenmißbildungen. In: SCHWALBE-GRUBER, Die Morphologie der Mißbildungen des Menschen und der Tiere. III. Teil, XIII. Lieferung, Kapitel IV (1928). — ANDERSEN, D., HODGES, R. G.: Celiac syndrome. V. Genetics of cystic fibrosis of the pankreas with a consideration of the etiology. Amer. J. Dis. Child. **72**, 62 (1946). — ANDERSEN, D. H.: Cistic fibrosis of the pancreas and its relation to celiac disease. Amer. J. Dis. Child. **56**, 344 (1938); — Cystic fibrosis of the pancreas. J. chron. Dis. **7**, 58—90 (1958). — ANDERSEN, D. H., ANTONOWICZ, I., CHIEN, S., CIZEK, L. J., SANT'AGNESE, P. A. DI, DISCHE, Z., HASHIMOTO, Y., LANDING, M. H., PALLAVICINI, C.: Problems in cystic fibrosis. Ann. N.Y. Acad. Sci. **93**, 485—624 (1962). — ANDERSON, CH., FREEMAN, M.: A chemical study of mucin in fibrocystic disease of the pancreas. Arch. Dis. Childh. **31**, 31—32 (1956). — ANDERSON, CH. M., FREEMAN, M., ALLAN, J., HUBBARD, L.: Observations on (I) sweat sodium levels in relation to chronic respiratory disease in adults and (II) the incidence of respiratory and other disease in parents and siblings of patients with fibrocystic disease of the pancreas. Med. J. Aust. **49**, 965—969 (1962). — ANDERSON, CH. M., FREEMAN, M.: "Sweat Test" Results in normal persons of different ages compared with families with fibrocystic disease of the pancreas. Arch. Dis. Childh. **35**, 581—587 (1960). — ANDERSON, G. S., PEEBLES BROWN, D. A.: A case of hydatid cyst of the pancreas. Brit. J. Surg. **47**, 147 (1959). — ANDERSON, M. C.: Pancreatic hemorrhage. Relationship to necrotizing pancreatitis. Arch. Surg. **83**, 467—474 (1961); — Venous stasis in the transition of edematous pancreatitis to necrosis. J. Amer. med. Ass. **183**, 534—537 (1963). — ANDERSON, M. C., BERGAN, J. J.: An experimental study of pancreatic trauma and its relationship to pancreatic inflammation. Arch. Surg. **86**, 1044—1050 (1963). — ANDERSON, M. C., BOOHER, D. L., LIM, T. B.: Treatment of acute pancreatitis with adrenocorticosteroids. Surgery **55**, 551—558 (1964). — ANDERSON, M. C., HAGEN, F. V., METHOD, H. L., MEHN, W. H.: An evaluation of the use bile, bile salts and trypsin in the production of experimental pancreatitis. Surgery **107**, 693 (1958). — ANDERSON, M. C., HAYS, R. J., THORNTON, F. H.: Role of calcium in necrotizing pancreatitis produced with enzyme-digested blood. J. Amer. med. Ass. **186**, 999—1001 (1963). — ANDERSON, M. C., MEHN, W. H., METHOD, H. L.: An evaluation of the common channel as a factor in pancreatic or biliary disease. Ann. Surg. **151**, 379—390 (1960). — ANDERSON, M. C., MUELLER, J. M., SNYDER, D. O.: Depression of pancreatic exocrine secretion with a carbonic anhydrase inhibitor. Amer. J. dig. Dis., N.S. **5**, 714 (1960). — ANDERSON, M. C., SCHOENFELD, F. B., IAMS, W. B., SUWA, M.: Circulatory changes in acute pancreatitis. Surg. Clin. N. Amer. **47**, 127—140 (1967). — ANDERSON, M. C., TORONTO, I., NEEDLMAN, S.: Grammatica. Assessment of methemalbumin as a diagnostic test for acute pancreatitis. Arch. Surg. **98**, 776—780 (1969). — ANDERSON, M. C., WRIGHT, PH. W., BERGAN, J. J.: Chronic interstitial pancreatitis. A new concept of pathogenesis. J. Amer. med. Ass. **178**, 560—563 (1961). — ANDREW, W.: Senile changes in the pancreas of the Wistar-Institute rats and of man with special regard to the similarity of lobule and cavity formation. Amer. J. Anat. **74**, 97 (1944). — ANTOPOL, W., CHRYSSANTHOU, CH.: Potentiation of the local Shwartzman phenomenon by trypsin. Proc. Soc. exp. Biol. (N.Y.) **103**, 725 (1960). — AOYAMA, SH.: Clinical and experimental study of disorders of the pancreas. Nagoya J. med. Sci. **18**, 53 (1955). — APOLANT, H.: Beiträge zur Pathologie des Pankreas. Virchows Arch. path. Anat. **212**, 188 (1913). — ARAI, T.: Pancreatitis in the rat. Proc. Soc. exp. Biol. (N.Y.) **119**, 1120—1123 (1965). — ARCHETTI, J.: Richerche morfologiche ed istochemiche sui lipide nel pancrese dei mammiferi. Z. Zellforsch. **27**, 500 (1937). — ARCHIBALD, E.: Ideas concerning the causation of some cases of pancreatitis. Canad. J. med. Surg. (1913); — A new factor in the causation of pancreatitis. 17. Internat. Congress of Medicine London (1913); — Acute oedeme of pancreas. A clinical and experimental study. Ann. Surg. **90**, 803 (1929$_{II}$). — ARCHIBALD, E., BROW, M.: The experimental production of pancreatitis in animals as the resultat of the resistance of the common duct sphincter. Surg. Gynec. Obstet. **28**, 529 (1919). — ARCIDIACONO, R., PORATI, M., SANNA, G.: Neue ätiopathogenetische und therapeutische Erkenntnisse zum Thema der akuten hämorrhagischen Pankreatitis. Recenti Progr. Med. **46**, 1—29 (1969). — AREAN, V. M.: The pathologic anatomy and pathogenesis of fetal human leptospirosis (Weil's disease). Amer. J. Path. **40**, 393—424 (1962). — ARNDT: Pankreas-Diabetes beim Säugling. Vereinigung westdtsch. Path. 1926. Zbl. allg. Path. path. Anat. **38**, 598 (1926). — ARNSPERGER, L.: Über die mit Gallensteinsymptomen verlaufende chronische Pankreatitis. Bruns' Beitr. klin. Chir. **43**, 235—246 (1904); — Zur Pathologie und Chirurgie der akuten Pankreatitis. Dtsch. Z. Chir. **189**, 189—210 (1911); — Die Entstehung der Pankreatitis bei Gallensteinen. Münch. med. Wschr. **1911**, 729; — Rezidivierende Pankreatitis. Zbl. Chir. **1939**, 472—475. — ARON, E., NEEL, J.-L., JOBARD, P.: Ictère par rétention consécutif à localisation d'une réticulose histomonocytaire sur la papille de Vater. Arch. Mal. Appar. dig. **50**, 499 (1961). — ARONSEN, A. R., DAVIS, D. A.: Obstruction near hepatic flexure in pancreatitis. J. Amer. med. Ass. **176**, 451 (1961). — ARONSEN, K.-F., GYNNING, I., WALDESKOG, B.: Evaluation of ^{75}Se-seleonomethionine for visualization of the pancreas by scanning technique. Acta chir. scand. **129**, 624—630 (1965). — ARRIGO, L.: Moderne concezioni sulle correlazioni tra pancreas esocrino ed attività metaboliche del fegato. Epatologia **9**, 419—438 (1963). — ARTIGAS, M. V., RIBERA, MA. T.: L'examen fonctionnel exocrine dans le neoplasmes de la tête du pancréas. Arch. Mal. Appar. dig. **48**, 1726—1729 (1959). — ASCHOFF, L.: Diskussionsbemerkung zum Vortrag HERXHEIMER. Verh. dtsch. Path. Ges. **15**, 215 (1912). — ASHIKARI, H., Dreiling, D. A.: Physiologic studies on the heterotopic autotransplanted canine pancreas. Amer. J. Gastroent. **49**, 235—240 (1968). — ASLAKSEN, B. B.: Mucoviscidosis. Diagnostic difficulties illustrated by a case. T. norske Laegeforen. **81**, 1132—1135 mit engl. Zus.fass. (1961) [Norwegisch]. — ATERMANN, K.: Duodenal ulceration and fibrocystic pancreas disease. Amer. J. Dis. Child. **101**, 210—215 (1961). — AUERBACH, M.: Die akute und chronische Pankreatitis. Dargestellt an 272 Fällen in 7 Jahren (1. 5. 60 bis 30. 4. 67) mit 10 Tabellen und 8 Abb. Inaug.-Diss. med. Heidelberg-Karlsruhe 1968. — AUFDERMAUR, M.: Über Pankreasnekrose als Folge generalisierter Arteriitis. Gastroenterologia (Basel) **72**, 81 (1947). — AYELLA, A. S., JR., HOWARD, J. M., GROTZINGER, P. J.: Cystadenoma and cystadenocarcinoma of the pancreas. Amer. J. Surg. **103**, 242 (1962).

BAAR, H. S., WOLFF, O. H.: Pancreatic necrosis in cortisone-treated children. Lancet **1957 I**, 812. — BABKIN, B. P.: Secretory mechanism of the digestive glands. New York: Paul Hoeber, Inc. 1950. — BABKIN, P. B.: Die äußere Sekretion der Verdauungsdrüsen. Berlin: Springer 1928. — BABKIN, P. B., RUBASCHKIN, W. J., SSAWITSCH, W. W.: Über die morphologischen Veränderungen der Pankreaszellen unter der Einwirkung verschiedener Reize. Arch. mikr. Anat. **74**, 68 (1909). — BABKIN, P. B., SSAWITSCH, W. W.: Zur Frage über den Gehalt an festen Bestandteilen in dem auf verschiedene Sekretionserreger erhaltenen pankreatischen Saft. Hoppe-Seylers Z. physiol. Chem. **56**, 320 (1908). — BACHMANN, K.-D.: Die sogenannte cystische Pankreasfibrose („Mucoviscidosis"). Ergebn. inn. Med. Kinderheilk., N.F. **8**, 316 (1957); — Zur Klinik der Mukoviszidosis (zystische Fibrose). Fortschr. Med. **83**, 881—883 (1965). — BAER, M.: Pankreassteine bei einer Kuh. Dtsch. tierärztl. Wschr. **1**, 347 (1893). — BAGGENSTOSS, A. H.: Dilatation of the acini of the pancreas. Arch. Path. **45**, 463 (1948); — The pancreas in Uremia: A histopathologic study. Amer. J. Path. **24**, 1003 (1948). — BAGGENSTOSS, A. H., POWER, M. H., GRINDLAY, J. H.: The extraction of secretion from the intestine of man absence of secretin in a oase of fibrocystic disease of the pancreas. Gastroenterology **11**, 208 (1948); — Further studies on the pathogenesis of fibrocystic disease of the pancreas. Arch. Path. **51**, 510 (1951). — BALASH, W. R., WILIAMS, C. M.: Latent pancreatic exocrine insufficiency in patients with hyperglycemia. Amer. J. med. Sci. **242**, 193 (1961). — BALCERZAK, S. P., PETERNEL, W. W., HEINLE, E. W.: Iron absorption in chronic pancreatitis. Gastroenterology **53**, 257—264 (1967). — BALDWIN, W. M.: An adult human pancreas showing an embryological condition. Anat. Rec. **4**, 21 (1910). — BALL, E. G.: The composition of pancreatic juice and blood serum as influenced by the injection of acid and base. J. biol. Chem. **86**, 433 (1930). — BALÓ, J.: Die Lipomatose der Bauchspeicheldrüse und deren Bezug zu der allgemeinen Fettsucht. Virchows Arch. path. Anat. **273**, 320 (1929); — Zur Frage der Entstehungsursache der Pankreasnekrose. Zieglers Beitr. path. Anat. **92**, 14 (1933). — BALÓ, J., BALLON, H. C.: Effects of retention of pancreatic secretion. Surg. Gynec. Obstet. **48**, 1 (1929); — Metaplasia of basal cells in the ducts of the pancreas: Its consequences. Arch.

Path. **7**, 27 (1929). — Baló, J., Banga, I.: The elastolytic activity of pancreatic extract. Biochem. J. **46**, 384 (1950); — Elastase und Arteriosklerose. Acta physiol. Acad. Sci. hung. **1**, Suppl.-Bd. 25—26 (1951); — Change in the elastase content of the human pancreas in relation to arteriosclerosis. Acta physiol. Acad. Sci. hung. **4**, 187—194 (1953). — Balser, W.: Über Fettgewebsnekrosen, eine zuweilen tödliche Krankheit des Menschen. Virchows Arch. path. Anat. **90**, 520 (1882). — Baltaxe, H. A., Leslie, E. V.: Vanishing pancreatic calcifications. Amer. J. Roentgenol. **49**, 642—644 (1967). — Balzer, E.: Angeborener Mangel an Pankreaslipase. Z. Gastroent. **5**, 239—246 (1967). — Banga, I., Baló, J.: Elastin and elastase. Nature (Lond.) **171**, 44 (1953); — Elastomucoproteinase and collagen-mucoproteinase, the mucolytic enzymes of the pancreas. Nature (Lond.) **178**, 310 (1956); — The elasticity-increasing property of eleastomucoproteinase. Biochim. biophys. Acta (Amst.) **40**, 367 (1960). — Banga, I., Schuler, D., László, J.: Change of elastase inhibitor in the blood of ammonium hydroxide treated rabbits. Acta physiol. Acad. Sci. hung. **5**, 1 (1954). — Bank, S., Marks, I. N., Moshal, M. G., Efron, G., Silber, R.: The pancreatic-function test—method and normal values. S. Afr. med. J. **37**, 1061—1066 (1963). — Banks, P. A., Dyck, W. P., Dreiling, D. A., Janowitz, H. D.: Peak gastric acid and peak pancreatic bicarbonate outputs in man. Clin. Res. **15**, 228 (1967). — Barbara, L., Cavalli, G., Cavassini, G. B.: Aspetti morfo-funzionali del pancreas esocrino nella senescenza. Arch. Pat. Clin. med. **37**, 52 (1960). — Barbezat, G., Hansen, J.: Pediatrics **42**, 77—92 (1968). — Barbier, P., Jacobs, E.: Carcinomes du pancréas et troubles de la glycorégulation. Acta gastro-ent. belg. **28**, 568—572 (1965). — Baron, D. N., Newman, F., Warrick, A.: The effects of secretion on urinary volume and electrolytes in normal subjects and patients with chronic pancreatic disease. Experientia (Basel) **14**, 30 (1958). — Barret, B., Volwiler, W., Kirby, W. M. M., Jensen, C. R.: Fatal systemic moniliasis following pancreatitis. Arch. intern. Med. **99**, 209—213 (1957). — Bartelheimer, H.: Quantitative fraktionierte Pankreas- und Gallensaftuntersuchungen durch Anwendung einer dreiläufigen Doppelballonsonde. Dtsch. med. Wschr. **78**, 993 (1953); — Schwierigkeiten und Möglichkeiten der Diagnose des Pankreas-Carcinoms. Med. Klin. **54**, 668 (1959); — Grundzüge der Diagnostik und der Therapie der Pankreaskrankheiten. Dtsch. med. J. **11**, 1 (1960); — Chronisch rezidivierende Pankreatitis. Panel-Diskussion. II. Weltkongreß f. Fastroenterologie München, 1962, Bd. IV, S. 3—60 (1963); — Klinik der akuten und chronischen Pankreatitis. Verh. dtsch. Ges. inn. Med. **70**, 759—772 (1964). — Diagnose und interne Therapie der chronischen Pankreatitis. Langenbecks Arch. klin. Chir. **316**, 276—284 (1966). — Bartelheimer, H., Maring, H., Stimming, H. J.: Quantitative fraktionierte Pankreassaftuntersuchungen bei Pankreas- sowie Gallenwegs- und Lebererkrankungen. Klin. Wschr. **33**, 160 (1955). — Bartels, P.: Über die Lymphgefäße des Pankreas: I. Über lymphatische Verbindungen zwischen Duodenum und Pankreas bei Hunden. Arch. Anat. Physiol., Anat. Abt. (1904) 229. — Bartholomew, C.: Acute Scorpion Pankreatitis in Trinidad. Brit. med. J. **1970I**, 666—668. — Bartholomew, L. G.: Newer concepts in pancreatic disease. Gastroenterology **36**, 122 (1959). — Bartholomew, L. G., Baggenstoss, A. H., Morlock, C. G., Comfort, M. W.: Primary atrophy and lipomatosis of the pankreas. Gastroenterology **36**, 563 (1959). — Bartholomew, L. G., Comfort, M. W.: Chronic pancreatitis without pain. Gastroenterology **31**, 727 (1956). Proc. Mayo Clin. **32**, 361 (1957). — Bartholomew, L. G., Gross, J.B., Comfort, M. W.: Carcinoma of the pancreas associated with chronic relapsing pancreatitis. Gastroenterology **35**, 473 (1958). — Bartlett, M. K., McDermott, W. V., Jr.: Exploration of the pancreatic duct for pancreatitis. Surg. Gynec. Obstet. **104**, 377—379 (1957). — Bartlett, M. K., Nardi, G. L.: Treatment of recurrent pancreatitis by transduodenal sphincterotomy and exploration of the pancreatic duct. New Engl. J. Med. **262**, 643 (1960). — Bartos, V., Brzek, V., Groh, V., Keller, O.: Alterations in human thoracic duct lymph in relation to the function of the pancreas. Amer. J. med. Sci. **252**, 31—38 (1966); — Thoracic duct lymph amylase in patients with chronic pancreatic disease after administration of secretion. Amer. J. med. Sci. **252**, 660—667 (1966). — Bartos, V., Melichar, J., Erben, J.: The function of the exocrine pancreas in chronic renal disease. Digestion **3**, 33—40 (1970). — Bassignana, G.: Di alcune milze accessore riscontrate nel Pancreas del gutto (Ärzte). Nuovo Ercolani **44**, 241 (1939). — Bauer, U.: A biochemical study of mucopolysaccharides present in several body fluids of childrens. Buffering from fibrocystic disease of the pancreas and normal controls. Ann. paediat. (Basel) **194**, 236 (1960). — Bauerlein, T. C., de la Vega, F.: Carcinoma of body of pancreas. A diagnostic aid. Gastroenterology **49**, 552—554 (1965). —

BAUMANN, TH.: Die Mudoviscidosis als rezessives und irregulär dominantes Erbleiden. Basel-Stuttgart: Benno Schwabe 1958. — BAUMANN, TH., VOEGELI, H.: Untersuchungen über die Verdauungsstörung und die Ernährung bei der Mucoviscidosis. Int. Z. Vitaminforsch. **28** (1957). — BAUMANN, W.: Perforationslose gallige Peritonitis. Dtsch. Gesundh.-Wes. **18**, 35 (1963). — BAUMGARTNER, U., VOOGD, K. K. DE: Zwei Fälle von Mucoviscidosis im Erwachsenenalter Schweiz. med. Wschr. **89**, 130 (1959). — BAYER, F.: Zur Klinik der papillennahen Duodenaldivertikel. Dtsch. Z. Verdau.- u. Stoffwechselkr. **14**, 11—17 (1954). — BAYLISS, W. M., STARLING, E. H.: The mechanism of pancreatic secretion. J. Physiol. (Lond.) **28**, 325 (1902); — On the uniformity of the pancreatic mechanism in vertebrata. J. Physiol. (Lond.) **29**, 174 (1903). — BAZAN, O. I.: Congenital polycystosis and lipomatosous pseudohypertrophy of the pancreas. Arkh. Path. (engl. Zusammenfassung) **19**, 58 (1957). — BECK, I. T., PINTER, E. J., SOLYMAR, J., McKENNA, R. D., RITCHIE, A. C.: The role of pancreatic enzymes in the pathogenesis of acute pancreatitis. II. The fate of pancreatic proteolytic enzymes in the course of acute pancreatitis. Gastroenterology **43**, 60—70 (1962). — BECK, I. T., SUM, P., BENCOSME, S. A.: The study of the pathogenesis of bile induced acute pancreatitis in the dog: Experimental with detergents. Gastroenterology **56**, 1247 (1969). — BECKER, V.: Ödemstudien am Pankreas. Verh. dtsch. Ges. Path. **38**, 210 (1954); — Die chronische Äthioninvergiftung der Ratte. Verh. dtsch. Ges. Path. **40**, 247—252 (1956); — Zur Wirkungsweise und praktischen Bedeutung der sog. Antimetaboliten. Untersuchungen über die Aminosäure Äthionin. Dtsch. med. Wschr. **82**, 221 (1957) u. Germ. med. Mth. **1**, 382 (1956); — Sekretionsstudien am Pankreas. Zwanglose Abhandlungen aus dem Gebiet der normalen und pathologischen Anatomie. Heft 1. Stuttgart: G. Thieme 1957; — Die chronisch rückfällige und schleichende Pankreatitis. Med. Klin. **54**, 1417 (1959); — Die akute und chronische tryptische Pankreatitis. Gastroenterologia (Basel) **94**, 65—86 (1960); — Kritische Bemerkungen zur sogenannten Erwachsenenmucoviscidosis. Dtsch. med. Wschr. **86**, 2461 (1961); — Fortschritte in der Morphologie der Pankreaserkrankungen. Regensburg. Jb. ärztl. Fortbild. **9** (1961); — Histochemistry of the exocrine pancreas. In: Ciba Foundation Symposium of the exocrine pancreas. Normal and abnormal functions. London: J. & A. Churchill Ltd. 1962; — Pathologische Anatomie der für die Röntgenologie bedeutsamen Pankreaserkrankungen. Fortschr. Röntgenstr. **95**, 793 (1962); — Akute Probleme der Pankreatitis. Panel-Diskussion, 2. Weltkongreß f. Gastroenterologie, München (1962). Basel-New York: Karger 1963; — Akute und chronische Pankreatitis. Pathologisch-anatomische Grundlagen. Dtsch. med. J. **14** (1963); — Pathomorphologie des exkretorischen Pankreas. In: HENNING, HEINKEL und SCHÖN, Pathogenese, Diagnostik, Klinik und Therapie der Erkrankungen des exokrinen Pankreas. (Europ. Pankreas-Symposium, Erlangen, 1963.) Stuttgart: F. K. Schattauer 1964; — Pathologische Anatomie der akuten und chronischen Pankreatitis. Ärztl. Prax. XVI, 26, 1161 u. 1177—1179 (1964); — Tryptische Pankreatitis und tryptische Nekrose. Dtsch. med. Wschr. **89**, 671—676 u. Bild 689 bis 690 (1964); — Mucoviscidosis, Symptom, Syndrom oder Krankheitseinheit? Schweiz. med. Wschr. **94**, 114—119 (1964); — Die Bedeutung der akuten Pankreatitis für die Entstehung der chronischen Pankreatitis. Therapiewoche **14**, 114 (1964); — Funktionelle Morphologie der Schweißdrüsen. Fortschr. Med. **82**, 901—906 (1964); — Histochemie des Pankreas. 7. Congrès International de Gastro-Entérologie, A.S.N.E.M.G.E. Bruxelles 1964, Vol.. 1, p. 134—137 (1964); — Funktionelle Morphologie der Bauchspeicheldrüse dargestellt an seltenen Krankheitsbildern. Med. Welt **18**, 1711—1718 (1967); — Akute und chronische Pankreatitis: Pathologische Anatomie. Visum (1968) 86—89; — Pathologische Anatomie des resezierten Magens. In: BARTELHEIMER, MAURER, SCHREIBER, Magenoperation und Magenoperierter. Berlin: W. de Gruyter 1969; — Das Zollinger-Ellison Syndrom. Pathologische Anatomie und Pathogenese. Fortschr. Med. **88**, 764—768 (1970); — PAUL LANGERHANS — 100 Jahre nach seiner Doktorarbeit. Dtsch. med. Wschr. **95**, 358—362 (1970); — Sonderformen der Pankreatitis. Dtsch. med. J. **21**, 900—905 (1970); — Pathogenese und pathologische Anatomie der chronischen Pankreatitis. Schweiz. med. Wschr. **100**, 1194—1200 (1970). — BECKER, V., DOERR, W., BECKER, HJ.: Zur Topographie der Oxydoreduktionsgebiete in der Bauchspeicheldrüse. Zieglers Beitr. path. Anat. **115**, 57 (1955)). — Becker, V., NEUBERT, D.: Über die Entstehung der hydropisch vakuolären Zellentartung. Zieglers Beitr. path. Anat. **120**, 319 (1959). — BECKER, V., SCHAEFER, I.: Die Bedeutung des Speicheloedems für die Pankreasatrophie nach experimenteller Gangunterbindung. Virchows Arch.

path. Anat. **330**, 243 (1957). — BECKER, V., WILDE, W.: Pankreasschäden durch Trypsin in vitro. Klin. Wschr. **41**, 73—75 (1963). — BECKER, W. F.: Acute Pancreatitis; Clinical study of on hundred cases. J. Louisana med. Soc. **106**, 166 (1954). — BECKER, W. F., PRATT, H. S., GANJI, H.: Pseudocysts of the pancreas. Surg. Gynec. Obstet. **127**, 744—747 (1968). — BECKER, W. H.: Chirurgische Maßnahmen bei chronisch-rezidivierenden Pankreaskrankheiten. Münch. med. Wschr. **103**, 1671 (1961); — Zur Behandlung der Pankreasruptur und der akuten Pankreatitis. Regensburg. Jb. ärztl. Fortbild. **9**, 385—386 (1961). — BECKMANN, R.: Die Leber bei kongenitaler zystischer Pankreasfibrose. Acta hepato-splenol. (Stuttg.) **6**, 65 (1959). — BECKWITH, C. J.: Note on a peculiar pancreatic bladder in the cat. Anat. Rec. **18**, 363 (1920). — BECOURT, PH. J. G.: Recherches sur le pancréas, ses fonctions et ses altérations organiques. Dissertation, Strassbourg, F. G. Levrault (1930). — BÉGUIN, M. H.: Présence du corps albumineux de Glanzmann-Berger dans deux cas d'atrésie congénitale de l'intestin. Annal. paediat. (Basel) **180**, 315—319 (1953). — BEISEL, W. R., HERNDORN, E. H., JR., MYERS, J. E., JR., STONES, L.: Acute renal failure as a complication of acute pancreatitis. Arch. intern. Med. **104**, 539—543 (1959). — BELING, C. A., BAKER, CH. F., MAQUIS, W. J.: Movements of the pancreas. Amer. J. Dig. Dis. **9**, 76 (1942). — BELL, E. T.: Carcinoma of the pancreas. I. A clinical and pathologic study of 609 necropsied cases. II. The relation of carcinoma of the pancreas to diabetes mellitus. Amer. J. Path. **33**, 499 (1957); — Pancreatitis. Surgery **43**, 527 (1958). — BELL, H. H.: Horizontal and vertical pancreas in assoziation with other developmental abnormalitets. Anat. Rec. **23**, 315 (1922). — BELLEVILLE, J., CLEMENT, J.: Comparaisons de l'activite phospholipasique A de preparations de pancreas et de suc pancreatique sur les phospholipides lies aux lipoproteines du jaune d'oeuf et sur les phospholipides extraits du jaune d'oeuf. C. R. Acad. Sci. (Paris) **266**, 959—962 (1968). — BEN ARI, G., RUDICK, J., DREILING, D. A.: Effects of anesthesia on pancreatic secretion. Gastroenterology **52**, 1068 (1967). — BENCOSME, S. A., LAZARUS, S. S.: The pancreas of cortisone-treated rabbits. A pathogenic study. Arch. Path. **62**, 285 (1956). — BENDA, C.: Eine makro- und mikrochemische Reaktion an der Fettgewebs-Nekrose. Virchows Arch. path. Anat. **161**, 194 (1900); — Zwei Fälle von Pankreatitis mit Fettgewebsnekrosen. Hufelandische Gesellschaft für Demonstrationen und Vorträge aus der ges. prakt. Medizin (1908). Berl. klin. Wschr. **1908**, 1381. — BENEKE, R.: Fall von akuter Pankreaserkrankung (Falldemonstration). Dtsch. med. Wschr. **29**, 1331 (1904). — BENNETT, M. J., MEDWADOWSKI, B. F.: Vitamin A, vitamin E and lipids in serum of children with cistic fibrosis of congenital heart defects compared with normal children. Amer. J. clin. Nutr. **20**, 415—421 (1967). — BENNIGHOFF, A.: Über die Bedeutung der Gangsysteme der großen Speicheldrüsen vom strömungstechnischen Standpunkt aus. Morph. Jb. **85**, 261 (1941). — BENSON, J., ROSENBLUM, R., SAURINO, V.: Weil's disease associated with pancreatic carcinoma and disturbance of clotting mechanism. Report of a case. Amer. J. clin. Path. **27**, 205—213 (1957). — BÉRAUD, C., STAEFFEN, J., TRAISSAC, F. J.: Intérêt de la splénoportographie dans le hémorragies digestives au cours des pancréatites chroniques. Arch. Mal. Appar. dig. **48**, 1464—1470 (1959). — BERBLINGER, W.: Zur Auffassung der sog. von Hippel'schen Krankheit der Netzhaut (Capilläres Hämangiom im verlängerten Mark). Albrecht v. Graefes Arch. Ophthal. **110**, 395 (1922). — BEREGI, E., JAKOVICS, R.: Alterspankreatiden. Z. Altersforsch. **17**, 21—26 (1963). — BERENS, J. J., BAGGENSTOSS, A. H., GRAY, H. K.: Ductal changes in chronic pancreatitis. Arch. Surg. **68**, 723 (1954). — BERG, H. H.: Zur Erkennung und Behandlung akuter Pankreaserkrankungen. Verh. dtsch. Ges. Verdau.- u. Stoffwechselkr. (14. Tagg, Stuttgart 1938) **14**, 331 (1938); — Pankreatitis nach Cholecystektomie. Verh. dtsch. Ges. Verdau.- u. Stoffwechselkr. **16** (1952). — BERGAN, J. J., HOEHN, J. G., PORTER, N., DRY, L.: Total pancreatic allografts in pancreatectomized dogs. Arch. Surg. **90**, 521—526 (1965). — BERGENTZ, S. E., EDLUND, Y.: Cortisone in experimental acute pancreatic lesions. Acta chir. scand. **119**, 24 (1960). — BERGER, H.: Mucoviscidosis. In: Handbuch der Kinderheilkunde, hrsg. von H. OPITZ u. F. SCHMID. Bd. 4: Stoffwechsel — Ernährung — Verdauung. Redig. von H. OPITZ und F. SCHMID. Bearb. von W. VON BERG, H. BERGER, F. BETTECKEN u.a. Berlin-Heidelberg-New York: Springer 1965. — BERGMANN, G. v.: Internistisches Korreferat zur Chirurgie des Pankreas. Langenbecks Arch. klin. Chir. **148**, 388 (1927). — BERGMANN, G. v., GULEKE, N.: Zur Theorie der Pankreasvergiftung. Münch. med. Wschr. **1910**, 1673. — BERGSTRAND, H.: Fibrocystic disease of the pancreas, a disorder of the autonomic nervous system. Fibrocystische Erkrankung des Pankreas, eine Störung des autonomen

Nervensystems.) Acta paediat. (Stockh.) **40**, 349 (1951). — BERGKVIST, A., SELDINGER, S. I.: Pancreatic reflux in operative cholangiography in relation to pre- and postoperative pancreatic affection. Acta chir. scand. **114**, 191 (1957). — BERMAN, J. K., LEVENE, N.: Sarcoma of the pancreas. Arch. Surg. **73**, 894 (1956). — BERMAN, L. G., DUNN, E., STRAEHLEY, C. J.: Survey of pancreatitis, Central New York Surgical Society. Gastroenterology **40**, 94 (1961). — BERMAN, L. G., PRIOR, J. T., ABRAMOW, S. M., ZIEGLER, D. D.: A study of the pancreatic duct system in man by the use of vinyl acetate casts of postmortem preparations. Surg. Gynec. Obstet. **110**, 391 (1960). — BERNARD, A.: L'aorte abdominale et la veine inférieure dans la pancréatite aigue. Arch. Mal. Appar. dig. **47**, 51—59 (1958); — Pancréatitie aigue: la part de l'histamine dans la génese de certains de ses symptômes. Arch. Mal. Appar. dig. **48**, 714 (1959); — Les pancréatites allergiques. Arch. Mal. Appar. dig. **53**, 965—974 (1964). — BERNARD, C.: Mémoire sur le pancréas et sur le rôle du suc pancréatique dans les phénomènes digestifs. C. R. Acad. Sci. (Paris) **1**, Suppl. 379—563 (1856). — BERNARD, E., ISRAEL, L., DEBRIS, M.: Bronchite chronique et mucoviscidose — Le test de la sueur. Resultats des tests effectués chez 70 malades atteints d'affections broncho-pulmonaire. Presse méd. **68**, 1691 (1960). — BERNHARD, FR.: Eine Methode zur Erkennung akuter Pankreaserkrankungen und zur Untersuchung ihres weiteren Verlaufes. Dtsch. Z. Chir. **198**, 351 (1926); — Die Beziehungen zwischen den Erkrankungen der Gallenwege und dem Auftreten der akuten Pankreasnekrose und Beobachtungen über die diagnostischen Hilfsmittel zur Erkennung der akuten Pankreaserkrankungen. Dtsch. Z. Chir. **231**, 1 (1931); — Ursachen, Diagnose und Behandlung der akuten Pankreaserkrankungen. Dtsch. med. Wschr. **1935**, 667; — Kritische Bemerkungen zur Diagnose und Behandlung der akuten Pankreasnekrose sowie zur Pankreasbeteiligung beim Gallensteinleiden. Med. Klin. **1944**, 360. — BERNSTEIN, J., VAWTER, G., HARRIS, G. B. C., YOUNG, V., HILLMAN, L. S.: The occurence of intestinal atresia in newborns with meconium ileus. The pathogenesis of an acquired anomaly. Amer. J. Dis. Child. **99**, 804 (1960). — BESKIN, CH. A.: Intralobular enteric sequestration of the lung containing aberrant pancreas. J. thorac. cardiovasc. Surg. **41**, 314 (1961). — BEST, C. H., FERGUSON, C. C., HERSEY, J. M.: Cholin and liver fat in diabetic dogs. J. Physiol. (Lond.) **79**, 94 (1933). — BEST, E. B., HIGHTOWER, N. C., JR, WILLIAMS, B. H., CARABASI, R. J.: Pancreatic replacement therapy in fibrocystic disease: a preliminary report concerning a new pancreatic extract. Sth. med. J. (Bgham, Ala.) **53**, 1091 1960). — BETZEL, F.: Pankreasverletzungen. Mschr. Unfallheilk. **59**, 257 (1956). — BEUCHELT H.: Trasylol, ein Proteinasen-Inhibitor, in Experiment und klinischer Anwendung. Medizin und Chemie, VII (1963). — BIANCHI, L., DELLA TORRE, B., MARTINAZZI, M.: Fatal pancreatic necrosis in human phycomycosis. Path. et Microbiol. (Basel) **30**, 15—26 (1967). — BIANCHINI, P., OSIMA, B.: Il lipocaic — un aspetto della triade metabolica del pancreas. Studi e definizione di unita. Rass. Fisiopat. clin. ter. **30**, 384—402 (1958). — BIEBER, W. P., ALBO, R. J.: Cystadenoma of the pancreas: Its arterographic diagnosis. Radiology **80**, 776—778 (1963). — BIGARDI, D., BELTRAME, A.: Duodenal obstruction due to annular pancreas in the new-born. Pan. Med. **3**, 25 (1961). — BIGGS, J. C., DAVIS, A. E.: Relationship of diminished pancreatic secretion to haemochromatosis. Lancet **1963**II, 814. — BIRNBAUM, D., KLEEBERG, J. Carcinoma of pancreas: A clinical study based on 84 cases. Ann. intern. Med. **48**, 1171 (1958). — BIRNSTINGL, M. A.: A study of pancreatography. Brit. J. Surg. **47**, 128 (1959); — Surgical diagnosis of "chronic pancreatitis" and chronic relapsing pancreatitis. Brit. med. J. **1959**I, 938—942; — Lithiase pancréatique au cours de l'hyperparathyroide. Acta gastro-ent. belg. **23**, 1029—1030 (1960). — BIRNSTINGL, M. A., STONE, B., RICHARDS, V.: Excretion of radioactive zinc (Zn^{65}) in bile, pancreatic and duodenal secretions of the dog. Amer. J Physiol. **186**, 377 (1956). — BISSI, A., LUCARELLI, U.: La calcosi del pancreas. Arch. ita.. Mal. Appar. dig. **23**, 85 (1957). — BIZARD, G., BOULET, L.: Influence de la Di tension de l'éstomac sur la sécrétion pancréatique. C. R. Soc. Biol. (Paris) **116**, 196 (1934). — BLACKBURN, W. R., VINICHAIKUL, K.: The pancreas in kwashiorkor. An electron microscopic study. Lab. Invest. **20**, 305—308 (1969). — BLANC, W. A., REID, J. D., ANDERSEN, D. H.: Avitaminosis E in cystic fibrosis of the pancreas. A morphologic study of gastrointestinal and striated muscle. Amer. J. Dis. Child. **96**, 507 (1958); — Avitaminosis E in cystic fibrosis of the pancreas. A morphologic study of gastrointestinal and striated muscle. Pediatrics **22**, 494 (1959). — BLANCK, C., OKMIAN, L., ROBBE, H.: Mucoviscidosis and intestinal atresia. A study of four cases in the same family. Acta paediat. scand. **54**, 557—565 (1965). — BLANDY, J. P., HAMBLEN, D. L., KERR, W. F.: Isolated injury of the pancreas from non-penetrating abdominal trauma. Brit. J. Surg. **47**, 150 (1959). — BLASS, J. P., DEAN, H. M.: The relation of hyperlipemia to haemolytic anemia in an alcoholic. Amer. J. Med. **40**, 283—289 (1966). — BLATHERWICK, N. H., PATTISON, A. C.: Acute pancreatitis complicating choledochal sphincterotomy. Amer. J. Surg. **88**, 129—135 (1954). — BLAU, M., BENDER, M. A.: Se[75]-selenomethionine for visualizatie on of pancreas by isotope scanning. Radiology **78**, 974 (1962). — BLEDSOE, J. W.: Fatal acute hemorrhagic pancreatitis following abdominal hysterectomy. Report of a case. Amer. Pract. **13**, 186 (1962). — BLEYL, A.: Beitrag zur Entstehung der akuten Pankreasnekrose. Inaug.-Diss. (med.) Kiel (1934). — BLEYL, U.: Die sogenannte nervale Pankreatitis und ihre pathophysiologischen Grundlagen. Z. Gastroent. **1**, 335—350 (1963); — Zur Spezifität des histochemischen Carboanhydratase-Nachweises im Inselorgan der Bauchspeicheldrüse. Histochemie **4**, 286—311 (1964); — Zur Histotopochemie der Carboanhydratase im menschlichen Pankreas. Frankfurt. Z. Path. **74**, 217—238 (1965). — BLEYL, U., GRÖZINGER, K.-H., NAGEL, W., WANKE, M.: Histochemische Darstellung der proteolytischen Aktivität bei der akuten experimentellen Pankreatitis. Klin. Wschr. **44**, 282—283.(1966); — Histotopochemie aktiver proteolytischer Enzyme bei der experimentellen autodigestiven Pankreatitis. Virchows Arch. path. Anat. **342**, 26—37 (1967). — BLISS, W. R., BURCH, B., MARTIN, M. M., ZOLLINGER, R. M.: Localization of referrec pancreatic pain induced by electric stimulation. Gastroenterology **16**, 317—326 (1950). — BLOCK, M. A., WAKIM, K. G., BAGGENSTOSS, A. H.: Experimental studies concerning factors in the pathogenesis of acute pancreatitis. Surg. Gynec. Obstet. **99**, 83—90 (1954). — BLOXOM, A. P.: A new screening test for fibrocystic disease of the pancreas. J. Lab. clin. Med. **54**, 139 (1959). — BLÜMEL, G., PIZA, F.: Klinischer Beitrag zur Symptomatologie des Pankreaskarzinoms. Klin. Med. (Wien) **15**, 116 (1960). — BLUMBERG, L., JR., STEIN, L.: Traumatic pancreatitis complicated by enzyme-containing pleural effusion. S. Afr. med. J. **36**, 189—191 (1962). — BLUMENSTOCK, D. A., MITHOEFER, J., SANTULLI, TH. V.: Acute pancreatitis in children. Pediatrics **19**, 1002 (1959). — BLUMENTHAL, H., PROBSTEIN, J. G.: A concept of cirrhosis of the pancreas. Arch. Surg. **81**, 396—410 (1960). — BOCKUS, H. L.: Acute inflammation of the pancreas. Gastroenterology **34**, 467—475 (1958). — BODE, F.-F.: Die akute Pankreatitis vor und nach Eingriffen an den Gallenwegen. Chirurg **34**, 207—215 (1963). — BODE, O., PROBST, J.: Metastasierendes Adenocarcinom des Pankreas mit Hyperinsulinismus. Z. klin. Med. **150**, 469—481 (1953). — BODIAN, M.: Fibrocystic disease of the pancreas. A congenital disorder of mucus production. Mucovis, vol. VIII. London: W. Heinemann 1952. — BOENIG, H.: Leitfaden der Entwicklungsgeschichte des Menschen. Leipzig: G. Thieme 1954[5]. — BOERNER-PATZELT, D.: Die Entwicklung des Pancreas vom Meerschweinchen. Z. mikr.-anat. Forsch. **61**, 119—137 (1954). — BOHN, H.: Das klinische Bild der Erwachsenen-Mucoviscidosis. Klin. Wschr. **40**, 606 (1962). — BOHN, H., KOCH, E.: Nochmals: Die Mucoviscidose des Erwachsenen. Stellungnahme zur Arbeit von U. C. DUBACH in Nr. 7, S. 187 (1962). Schlußwort von U. C. DUBACH. Schweiz. med. Wschr. **92**, 783—785 (1962). — BOHN, H., KOCH, E., KOCH, F., RICK, W., RAU, R.: Die Erwachsenen-Mucovisciditosis als überaus häufige dominant erbliche Krankheit. Medizinische **1959**, 1139. — BOHN, H., KOCH, E., LAPP, H., LEHMANN, W.: Die Erwachsenenmucoviscidosis. Dtsch. med. Wschr. **87**, 988 (1962). — BOHN, H., KOCH, E., RICK, W., KÜGELGEN, B. V., GRÜTZNER, A., GUMBEL, W., JESCH, W.: Über die Erwachsenen-Mucoviscidosis. Dtsch. med. Wschr. **86**, 1384—1394 (1961). — BOIJSEN, E.: Selective pancreatic angiography. Brit. J. Radiol. **29**, 421—487 (1966). — BOIJSEN, F.: Selektive Angiographie der Pankreasgefäße. Nord. Med. **11**, 319 (1966). — BOIKO, YU. G.: The role of vascular affections of the pancreas during periarteritis nodosa in the development of acute pancreatitis. Arkh. Pat. **22**, 37—41 mit engl. Zus.fass. (1960) [Russisch]. — BOLDYREFF, V. N.: Einige neue Seiten der Tätigkeit des Pankreas. Ergebn. Physiol. **11**, 190 (1911). — BOLES, E. TH.: Postoperative pancreatitis. Arch. Surg. **73**, 710—718 (1956). — BONHAM, T. J., ROBINSON, R., MACMAHON, D. M. H.: Thyrosine metabolism and faecal aminoacids in cystic fibrosis of the pancreas. Lancet **1967 I**, 877—878. — BOQUIST, L., EDSTRÖM, CURT: Ultrastructure of pancreatic acinar and islet parenchyma in rats at various interlals after duct ligation. Virchows Arch. Abt. A, Path. Anat. **349**, 69—79 (1970). — BORM, D., PORTWICH, F.: Primärer Hyperparathyreoidismus und Pankreatitis. Zbl. Chir. **89**, 340—344 (1964). — BOSSAK, E. T., JOELSON, R. H.: Acute pancreatitis complicating diabetes mellitus. Arch. intern. Med. **97**, 201 (1956). — BOTTIN, J.: Contribution à l'étude de l'anatomie des canaux excréteurs du pancréas chez le chien. C. R. Soc. Biol. (Paris) **117**, 825 (1934). — BOURNE, M. S., DAWSON, H.: Acute pancreatitis complicating prednisolone therapy. Lancet **1958**, Nr. 7058, 1209—1210. — BOWDEN, L.: The fallibility of pancreatic biopsy. Ann. Surg. **139**, 403 (1954). — BOWDEN, L., PAPANICOLAOU, G. N.: The diagnosis of pancreatic cancer by cytologic study of duodenal secretions. Acta Un. int. Canc. **16**, 398 (1960). — BOYD, E. M., JARZYLO, ST.: Chronic atropinization and fibrocystic disease of the pancreas. Canad. med. Ass. J. **82**, 821 (1960). — BOYDEN, E. A.: A typical pancreatic bladder developed from an accessory pancreas. Anat. Rec. **23**, 195 (1922). — BOYE, B.: Ein Fall von Carcinom des Pancreas. Inaug.-Diss. (med.) Kiel (1900). — BOYER, P. H.: Low birth weight in fibrocystic disease of the pancreas. Pediatrics **16**, 778 (1955). — BRADLEY, R. L., KLEIN, M. M.: Pseudocysts of the pancreas. Arch. Surg. **73**, 719 (1956). — BRADLEY, R. L., KLEIN, M. M., LEVY, F.: Gastric heterotopic pancreas with hemorrhage. Gastroenterology **30**, 297 (1956). — BRAIN, R. H. F., SAMMERS, F. A. R.: Sequelae of radical gastric resection clinical and metabolic findings in 35 cases. Lancet **1951 I**, 1137. — BRANCADORO, G., CECCHI, G.: A proposito degli interventi sul simpatico nel trattamento delle pancreatiti acute e croniche. (Richerche sperimentali.) Policlinico, Sez. med. **60**, 162—176 (1953). — BRANCH, CH. D., GROSS, R. E.: Aberrant pancreatic tissue in the gastrointestinal tract. A report of the twenty-four cases. Arch. Surg. (St. Louis) **31**, 200 (1935). — BRAUN, L., BORBERG, H.: Akutes Nierenversagen als Komplikation der Pankreasnekrose. Med. Welt **1965**, 60—62. — BRAUNSTEINER, H.: Akute Pankreatitis und Hyperlipaemie. Dtsch. med. Wschr. **93**, 492—493 (1968). — BRAUNSTEINER, H., HERBST, M., SAILER, S., SANDHOFER, F.: Essentielle Hyperlipämie und akute Pankreatitis. Schweiz. med. Wschr. **97**, 698—702 (1967). — BRAUS, H.: Anatomie des Menschen. Berlin: Springer 1929². — BRÉHANT, J.: Pancréas aberrant. Un point d'histologie assez. particulier. Arch. Mal. Appar. dig. **45**, 391—394 (1956). — BREITENECKER, R.: Fatal gastrointestinal hemorrhage due to chronic relapsing pancreatitis. Report of two cases—one with abscess and one with pseudocyst formation. New Engl. J. Med. **260**, 1167 (1959). — BREITFELLNER, G., BRÜCKE, P.: Zur Neurohistologie der Papilla Vateri. Langenbecks Arch. klin. Chir. **303**, 205—214 (1963); — Neue Aspekte bei der sogenannten stenosierenden Papillitis. Ein Beitrag zur Histopathologie der Papilla Vateri. Langenbecks Arch. klin. Chir. **306**, 191—204 (1964). — BREMER, J. L.: Pancreatic ducts and pancreatic bladders. Amer. J. Anat. **31**, 289 (1922). — BRESNIAN, P.: Experimente zur Pathogenese der akuten Pankreasnekrose. Beitr. path. Anat. **102**, 424 (1939). — BRIDGWATER, A. B., OGAWA, T., CHILES, T., NECHELES, H.: Transient increase in blood sugar following experimental pancreatitis. Amer. J. Physiol. **200**, 851—854 (1961). — BRILHART, K. B., PRIESTLEY, J. T.: Pseudocysts of the pancreas. Amer. J. Surg. **81**, 151 (1951). — BRINCK, J., GÜLZOW, M.: Zur Frage der Pankreatitis serosa. Klin. Wschr. **1937**, 498; — Fermententgleisung. (Ein Beitrag zur Diagnostik der Pankreaserkrankungen.) Z. klin. Med. **131**, 747 (1937). — BRION, S., AILLET, J., GRAVELEAU, J., LEONARDON, N.: Encephalopathie pancréatique probable guerie par antitrypsiques. Presse méd. **76**, 9—12 (1968). — BRIQUET, R.: Akute Pankreatitis und Schwangerschaft. Gaz. méd. port. **6**, 373 (1953). — BRISKAS, S., POLONOVSKI, J., REBEYROTTE, P.: Influence d'un facteur pancreatique (lipocaique) sur les lipides et les lipoprotéides plasmatiques. C. R. Soc. Biol. (Paris) **147**, 1196—1199 (1953). — BROCK, J. F., HANSEN, J. D. L.: Kwashiorkor and protein malnutrition. Lancet **1955 I**, 355. — BROCKMANN, H.: De pancreate piscium. Inaug.-Diss. Rostock (1846). — BROCQ, P., MIGINIAC, G.: Chirurgie du pancréas. Paris: Masson & Cie. 1934. — BRODEHL, J.: Pankreatitis durch experimentelle Allergie. Wissenschaftl. Tag. d. Nord- u. Westdtsch. Path. 1959. Zbl. allg. Path. path. Anat. **100**, 356 (1959). — BROMANN, I.: Das Pankreas. In: BOLCK-GÖPPERT-KALLIOS-LUBOSCH, Handbuch der vergl. Anatomie der Wirbeltiere, S. 775. Wien u. Berlin: Urban u. Schwarzenberg 1937. — BRO-RASMUSSEN, F., KILLMANN, S.-A., THAYSEN, J.-H.: The composition of pancreatic juice as compared to sweat, parotid saliva and tears. Acta physiol. scand. (Stockh.) **37**, 97—113 (1956). — BROUET, G., CHRÉTIEN, J., MODAI, J.: Les pleurésies des pancréatites chroniques. (A propos de 4 observations d'épanchements pleuraux compliquant ou révélant une pancréatite chronique.) J. franç. Méd. Chir. thor. **18**, 137—171 (1964). — BROWN, J. O., ECHENBERG, R. J.: Mucosal reduplications associated with the ampullary portion of the major duodenal papilla in humans. Anat. Rec. **150**, 293—302 (1964). — BRÜTT, H.: Gasbazilleninfektion bei Pankreasnekrose. Dtsch. med. Wschr. **49**, 735 (1923); — Gasbazilleninfektion des Pankreas und Pankreasnekrose. Nebst Bemerkungen zur Pathogenese und Klinik der akuten Pankreasnekrose. Virchows Arch. path. Anat. **246**, 33 (1923). — BRÜTT, H., MUMME, C.: Eigenartiger Verlauf einer Pankreopathie mit ungewöhnlicher Fermententgleisung. Münch. med. Wschr. **1956**, 641—643. — BRUNNER, W.: Pathogenese der Pankreatitismund-Infektionsresistenz bei der Cushingschen Krankheit. Dtsch. Z. Chir. **249**, 188 (1937). — BRUST, R., KUEI-CHI CHEN: Acute hemorrhagic pancreatitis complicated by duodenal obstruction. Amer. J. Roentgenol. **87**, 732 (1962). — BSTEH, F. X.: Zur Kenntnis der akuten Pankreatitis im Senium. Klin. Med. (Wien) **14**, 328—333 (1959); — Isolierte Zerreißung der Bauchspeicheldrüse durch Pfählung vom Skrotum her. Zbl. Chir. **81**, 1275 (1959). — BUCHANAN, E. B.: Nodular hyperplasia of Brunners's glands of the duodenum. Amer. J. Surg. **101**, 253 (1961). — BUCHHOLTZ, A.: Ernst v. Bergmann. Leipzig: F. W. Vogel 1911. — BUMM, H.-W., DRESSLER, S.: Akute Pankreatitis. Erscheinungs- und Verlaufsform, Spätergebnisse. Bericht über ein Krankengut von 144 Fällen. Chirurg **36**, 63—71 (1965). — BUMM, H. W., WELTE, W.: Akute autodigestiv-tryptische Pankreatitis. Theoretische Grundlagen und klinische Erfahrungen. Chirurg **32**, 108—115 (1961). — BURGHARD, E.: Pankreaserkrankungen im Säuglingsalter. Klin. Wschr. **1925**, 2305. — BURKHARDT, G.: Die Pankreatitis mit ihren Komplikationen und die Behandlung ihrer chronischen Form nach MALLET-GUY. Med. Mschr. **17**, 362—366 (1963). — BURKHARDT, L.: Inselneubildung im Pankreas bei Stenose des Ausführungsganges durch Pankreaskopfkarzinom. Virchows Arch. path. Anat. **296**, 655—665 (1936); — Lipomatöse Pankreasatrophie bei Bronchiektasen. Schweiz. Z. allg. Path. **12**, 203 (1949). — BURKL, W.: Über heterotope Pankreaszellen in den Pylorusdrüsen bei einem Kind. Z. mikr.-anat. Forsch. **55**, 268 (1949); — Veränderungen an die sog. zentroacinären Zellen der menschlichen Bauchspeicheldrüse im fortgeschrittenen Lebensalter. Anat. Anz. **97**, 269 (1950); — Über Zymogenhöfe in der menschlichen Bauchspeicheldrüse. Wien. klin. Wschr. **1949**, 264; — Mikroskopische Anatomie der großen Speicheldrüsen. Gld. parotis, gld. submandibularis, gld. sublingualis, Bauchspeicheldrüse (exokriner Teil). In: HOFER-SCHULTZ-STARCK, Primatologia, Bd. III$_1$, S. 41. Basel-New York: Karger 1958. — BURTON, C. C., ECKMAN, W. G., HAXO, J.: Acute Postgastrectomy Pancreatitis. Amer. J. Surg. **94**, 70—79 (1957). — BUSARD, J. M., WALTERS, W.: Heterotopic pancreatic tissus. Report of a case presenting symptoms of ulcer and review of the recent literature. Arch. Surg. **60**, 674 (1950). — BUSCH, H.: Biochemical aspects of pancreatitis. Yale J. Biol. Med. **29**, 596—612 (1957). — BUSKIRK, R. W. VAN, KURLANDER, G. J., SAMTER, TH. G.: Intramural jejunal calcification in a newborn. A case with jejunal atresia and cystic fibrosis. Amer. J. Dis. Child. **110**, 329—332 (1965). — BUSSE, O.: Beitrag zur Lehre von der Nekrose des Fettgewebes und des Pankreas. Langenbecks Arch. klin. Chir. **72**, 1—18 (1904). — BUTT, E. M., NUSBAUM, R. E., GILMOUR, T. C., DIDIO, S. L.: Trace metal patterns in disease states. III. Heptatic and pancreatic cirrhosis in alcoholic patients, with and without storage of iron. Amer. J. clin. Path. **42**, 438—450 (1964). — BYRD, B. E., SAWYERS, J. L.: The reflection of temporary pancreatic duct occlusion in serum amylase. Levels of the experimental animal. Surg. Gynec. Obstet. **105**, 287—288 (1957). — BYRNE, G. M., PHINNEY, J. I., SCHACHTER, M., YOUNG, E. G.: Electrophoretic and chemical studies of canine pancreatic juice. J. biol. Chem. **192**, 683 (1951).

CACHERA, R., DARNIS, F.: Rapports entre Pancréas et foie dans les hémochromatoses. Rev. int. Hepat. **6**, 163 (1956). — CADMAN, E. F. B.: Cullen's sign. Brit. med. J. **11**, 718 (1958). — CAHN, A., CHIARI, H.: Über einen Fall von Sequestration des Pankreas. Straßb. med. Z. 1911. — CALDWELL, R. K.: Diabetes mellitus following pancreatic necrosis. Report of a case. Engl. J. Med. **251**, 228—230 (1954). — CAMATTE, R., SARLES, H.: Le traitement des pancréatites aigües: résultats chez des malades traites avec ou sans antienzymes. Arch. Mal. Appar. dig. **52**, 514—519 (1963). — CAMERON, A. L., NOBLE, J. F.: Reflux of bile up the duct of Wirsung caused by an impacsed biliary calculus. An anatomy study concerning its possibility. J. Amer. med. Ass. **82**, 1410 (1924). — CAMPBELL, J. A., CRUICKSHANK, A. H.: Cystadenoma und cystadenocarzinoma of the pancreas. J. clin. Path. **15**, 432—437 (1962). — CAROLI, J., JULIEN, C., BOULLE, P., HIVET, M., MARTEAU, J.: Trois observations de duodéno-pancréatectomie céphalique pour pancréatite chronique. Le problème des complications caudales secondaires. Revue Médico-Chirurgicale des maladies du foie de la rate et du pancréas **39**, 72—94 (1964). — CAROLI, J., MORTIAUX, A., PRIGENT, M.: Pathogénie des pancréatites chroniques. Acta gastro-ent. belg. **23**, 352 (1960). — CAROLI, J., NORA, J.: L'Hépatocholédoque dans les pancreatites. Sem. Hôp. Paris **1953**, 575—591. — CAROLI, J., WELTER, E., ETÉVÉ, J.: A propos d'un syndrome de pancréatite hémorragique au cours d'une lésion polykystique du pancréas. Revue Maladie du Foie **34**, 4 (1964). — CARONE, F. A., LIEBOW, A. A.: Acute pancreatic lesions in patients treated with ACTH and adrenal corticoids. New Engl. J.

Med. **257**, 690—697 (1957). — CASSEL, W. J., JR., MALEWITZ, E. C.: Acute pancreatitis in pregnancy. J. Amer. med. Ass. **142**, 1139 (1950). — CASTRINI, G.: Comportamento degli acidi nucleinici nel pancreas escrino di ratti trattati con etionina. Riv. Biol., N.S. **46**, 413—430 (1954). — CATTELL, R. B., COLCOCK, B. P.: Fibrosis of the sphincter of Oddi. Ann. Surg. **137**, 797 (1953). — CATTELL, R. B., COLCOCK, B. P., POLLACK, B. L.: Stenosis of the sphincter of Oddi. New Engl. J. Med. **256**, 429—435 (1957). — CEELEN, W.: Über das Vorkommen von Vater-Pacinischen Körperchen am menschlichen Pankreas und über eine krankhafte Veränderung derselben. Virchows Arch. path. Anat. **208**, 460 (1912). — CERCKEZ, E.: Die akute rezidivierende Pankreatitis während der Menses. Lyon chir. **5**, 751—760 (1965). — CHADLI, A., LEVY, A., NACEUR, B., HADDAD, N.: Retentissement myocardique d'une pancréatite aigüe nécrotico-hémorragique. Etude anatomo-clinique. Arch. Mal. Cœur **53**, 1289—1293 (1960). — CHAIKOFF, I. L., CONNOR, C. L.: Production of cirrhosis of the liver of the normal dog by high fat diets. Proc. Soc. exp. Biol. (N.Y.) **43**, 638 (1940). — CHAIKOFF, I. L., CONNOR, C. L., BISKIND, C. R.: Fatty infiltration and cirrhosis of the liver in depancreatized dogs maintained with insulin. Amer. J. Path. **14**, 101 (1938). — CHAIKOFF, I. L., ENTENMAN, C.: Antifattyliver factor of the pancreaspresent status. Advanc. Enzymol. **8**, 171—202 (1948). — CHALLICE, C. E., LACY, D.: Fine structure of exocrine cells of the pancreas. Nature (Lond.) **174**, 1150 (1954). — CHANGYUL, OH., JEMERIN, E. E.: Benign adenomatous polyps of the papilla of Vater. Surgery **57**, 495—503 (1965). — CHAPTAL, J., JEAN, R., PAGÈS, A., DOSSA, M., MARTY, H.: Pathologie du pancréas chez le nourisson. A propos de 19 observations. Sem. Hôp. Paris **39**, 118—124 (1963). — CHARIF, P.: Forme pseudo-tumorale d'une pancreatite syphilitique à cellules géantes. Acta gastro-ent. belg. **21**, 301—326 (1958). — CHARMOT, G., CLERGEAUD, P., ANDRÉ, L.-J.: Exploration fonctionelle du pancréas. Dans 30 cas d'hépatite virale épidémique. Presse méd. **71**, 57—58 (1963). — CHAUMONT, A.-J., OPPERMANN, A., FRUHLING, L.: La mort subite ou rapide dans les pancréatites aigües. XXVII, Congrès International de langue francaise médecíne du travail etc. Strassbourg (1954). — CHERNICK, W. S., EICHEL, H. J., BARBERO, G. J.: Submaxillary salivary enzymes as a measure of glandular activity in cystic fibrosis. J. Pediat. **65**, 694—700 (1964). — CHESTER, M. H., TULLY, J. B.: Acute pericardial fat necrosis. J. thorac. cardiovasc. Surg. **38**, 62 (1959). — CHEVREL, B.: Sarcome du pancréas. Ann. chir. **22**, 199—203 (1968). — CHEY, W. Y., KUSAKCIOGLU, O., DINOSO, V., LORBER, S. H.: Gastric secretion in patients with chronic pancreatitis and chronic alcoholics. Clin. Res. **15**, 458 (1967). — CHEY, W. Y., LORBER, ST. H.: Influence of pancreas on gastric secretion in dogs. Amer. J. Physiol. **212**, 252—260 (1967). — CHIARI, H.: Über einen Fall von Sequestration des Pankreas nach Perforation des Magens durch Ulcus rotunda. Wien. med. Wschr. **26**, 293 (1876); — Über zwei neue Fälle von Sequestration des Pankreas. Wien. med. Wschr. **30**, 139 (1880); — Über die sogenannte Fettnecrose (kein Hinweis auf Autodigestion). Prag. med. Wschr. **1883**, 285—299; — Über die Selbstverdauung des menschlichen Pankreas. Verh. Naturf. u. Ärzte 67$_{II}$, 6 (1895) Lübeck; — Über die Selbstverdauung des menschlichen Pankreas. Z. Heilkunde **17**, 69 (1896); — Über die Beziehungen zwischen der Autodigestion des Pankreas und den Fettgewebsnekrosen. Verh. dtsch. Ges. Path. **5**, 107 (1902); — Über die Beziehungen zwischen dem Pankreas und den Fettgewebsnekrosen. Zbl. Path. **17**, 798 (1906).— CHIARI, H., OBIDITSCH-MAYER, I.: Schwere intraabdominelle Blutung im Gefolge einer akuten Pankreatitis. Bruns' Beitr. klin. Chir. **208**, 249—254 (1964). — CHIMÈNES, EYQUEM, A.: Recherche d'anticorps antipancréatiques dans certaines affections endocriniennes. Ann. Endocr. (Paris) **20**, 829—833 (1959). — CHISHOLM, T. C., SEIBEL, R. E.: Acute pancreatitis. II. An experimental study with special reference to Y-ray. Surg. Gynec. Obstet. **85**, 794 (1947). — CHOCHOLÁC, J.: Zur Funktion des Sphinkter und der Motilität des Dünndarms. Fortschr. Röntgenstr. **92**, 312 (1960). — CHODOS, D. D. J., ELY, R. S., KELLEY, V. C.: Paper electrophoresis of duodenal fluid from patients with csystic fibrosis of pancreas. Proc. Soc. exp. Biol. (N.Y.) **99**, 775—777 (1958). — CHOI, H. J., GOLDSTEIN, F., WIRTS, W., MENDUKE, H.: Normal duodenal trypsin values in response to secretin-pancreozymin stimulation with preliminary deta in patients with pancreatic disease. Gastroenterology **53**, 397—402 (1967). — CHRISTENSEN, J.: Pancreatic cyst in leiomyoma of the stomach. Acta path. microbiol. scand. **40**, 1—6 (1957). — CHRISTIAENS, L., LELONG, M., FARRIAUX, J. P.: Mucoviscidose et allergie. Pédiatrie **18**, 935—946 (1963). — CHRISTLIEB: Angeborenes Fehlen von Bauchspeicheldrüsenteilen mit ausgleichender Vergrößerung und Vermehrung der Langerhans'schen Inseln. Virchows Arch. path. Anat. **289**, 241 (1933). — CHRISTODOULOPOULOS, J. B., JACOBS,

W. H., Klotz, A. P.: Action of secretin on pancreatic secretion. Amer. J. Physiol. **201**, 1020—1024 (1961). — Chryssanthou, Ch., Antopol, W.: Effect of trypsin inhibitors in Shwartzman phaenomenon. Proc. Soc. exp. Biol. (N.Y.) **108**, 587 (1961). — Cier, J. F., Houdas, Y.: La dissociation par l'anoxie des mécanismes de la sécrétion externe pancréatique. C. R. Soc. Biol. (Paris) **150**, 1564—1566 (1956). — Ciuffini, Monaci, M., Nocentini, P.: Documentazione ponderale e morfologica der fenomeni rigenerativi del pancreas dopo ampia resezione sperimentale. Il comportamento del pancreas rigenerante dopo trattamento con etionina. Arch. De Vecchi Anat. pat. **23**, 889, 937 (1955). — Claessen, H.: Die Krankheiten der Bauchspeicheldrüse. Köln 1842. — Claireaux, A. E.: Fibrocystic disease of the pancreas in the newborn. Arch. Dis. Childh. **31**, 22—27 (1956). — Clairmont, P.: Über die Pankreasschädigung bei und nach der Duodenalresektion wegen Ulcus. Schweiz. med. Wschr. **53**, 301 (1922). — Clairmont, P., Hadjipetros, P.: Zur Anatomie des Ductus Wirsungianus und Ductus Santorini: Ihre Bedeutung für die Duodenalresektion wegen Ulcus. Dtsch. Z. Chir. **159**, 251 (1920). — Clara, M.: Das Pankreas der Vögel. Anat. Anz. **57**, 257 (1924). — Clark, E.: Pancreatitia in acute and chronic alkoholism. Amer. J. dig. Dis. **9**, 429 (1942). — Clausen, D. M.: Beitrag zur Phylogenie der Langerhansschen Inseln der Wirbeltiere. Biol. Zbl. **72**, 161—182 (1953). — Clay, A.: A propos d'un cas de sarcome du pancréas. Arch. Mal. Appar. dig. **49**, 1007 (1960). — Clay, A., Héraud, M., Demaille, A.: Sur un cas de sarcome pancréatique. Arch. Mal. Appar. dig. **49**, 1007—1011 (1960). — Cliffton, E. E.: Carcinoma of the pancreas. Amer. J. Med. **21**, 760—780 (1956). — Cocchi, U.: Retropneumoperitoneum und Pneumomediastinum. Stuttgart: G. Thieme 1957. — Coffey, R. J.: Difficulties in the diagnosis of pancreatic disease. Surg. Gynec. Obstet. **107**, 655—657 (1958). — Cohen, H., Megel, H., Kleinberg, W.: Pancreatic elastase. I. Observations on cellular source and endocrine influence. Proc. Soc. exp. Biol. (N.Y.) **97**, 8 (1958). — Cohrs, P., Jaffé, R., Meesen, H.: Pathologie der Laboratoriumstiere. Berlin-Göttingen-Heidelberg: Springer 1958. — Colcock, B. P.: Stenosis of the sphincter of oddi. Surg. Clin. N. Amer. **1958**, 631. — Collins, J. R.: Small intestinal mucosal damage with villous atrophy. Amer. J. clin. Path. **44**, 36—44 (1965). — Combemale, P., Buffin, R.-P. (Lille): Les pancréas aberrants (a propos de 13 observations). Revue Méd.-Chir. des malades du foie **1**, 41—56 (1963). — Combemale, P., Santenoise, D., Vanlerenberghe, J., Robelet, A.: La régulation pancréatique de l'exitabilité des centres respiratoires. Ann. Endocr. (Paris) **13**, 290—307 (1952). — Comfort, M. W., Gambill, E. E., Baggenstoss, A.: Chronic relapsing pancreatitis. A study of twenty-nine case without associated disease of the biliary or gastric-intestinal tract. Gastroenterology **6**, 239, 376 (1946). — Comfort, M. W., Steinberg, A. G.: Pedigree of a family with hereditary chronic relapsing pancreatitis. Gastroenterology **21**, 54—63 (1952). — Conte, M., Godeau, P.: Cancer du pancréas et du diabète. Presse méd. **68**, 2331—2332 (1960). — Contzen, H., Kramann, N.: Hyperinsulinismus nach traumatischer Pankreaszyste. Bruns' Beitr. klin. Chir. **192**, 306—312 (1956). — Cope, O., Culver, P. J., Mixter, Ch. G., Nardi, G. L.: Pancreatitis, a diagnostic clue to hyperparathyroidism. Ann. Surg. **145**, 857—863 (1957). — Coppitz, A.: La tuberculosi del Pancreas (Contributo anatomo-patologico). Pathologica **40**, 207—214 (1948). — Coppo, M., Cavazzuti, F.: Trophopathic pancreopathy. Gastroenterologia (Basel) **99**, 145—163 (1963). — Cords, E.: Ein Fall von ringförmigem Pankreas, nebst Bemerkungen über die Genese dieser Anomalie. Anat. Anz. **39**, 33 (1911). — Cornes, J. S., Azzopardi, J. G.: Papillary cystaadenocarcinoma of the pancreas. With report of two cases. Brit. J. Surg. **47**, 139 (1959). — Cornet, E., Dupon, H., Giraudet, J.: Pleurésies hémorragiques d'origine pancréatique (3 observations parmi 17 cas de pancréatite familiale). Ann. Chir. thorac. cardic-vasc. **2**, 1 (1963). — Cornet, E., Dupon, H., Hardy, M., Cordeef, A.: Pancréatite chronique familiale primitive avec ectasies canalaires. (6 cas opérés.) J. Chir. (Lyon) **84**, 527—542 (1962). — Cornish, A. L., McClellan, J. T., Johnston, D. H., Bright, B.: Effects of chlorothiazide on the pancreas. New Engl. J. Med. **265**, 673—675 (1961). — Cosnier, J.: Contribution à l'étude du halo périinsulaire pancréatique. Ann. Endocr. (Paris) **18**, 530 (1957). — Coté, J., Dockerty, M. B., Priestley, J. T.: An evaluation of pancreatic biopsy with the Vim-Siverman needle. Arch. Surg. **79**, 588 (1959). — Cotlar, A. M., Shelby, J. S., Massari, F. S., Hudson, Th. L., Kaplan, M. H., Cohn, I., Jr.: Adrenocortical hormones in experimental acute hemorrhagic pancreatitis. Amer. J. dig. Dis., N.S. **7**, 127—137 (1962). — Couinaud, C., Ronat, R., Modaressi, H., Malamud, S.: Pseudo-kystes intraparenchymateux de la tête du pancréas. J. Chir. (Lyon) **83**, 391 (1962). — Coupland, R. E.: The innervation of pancreas of the rat, cat and rabbit as revealed by the cholinesterase technique. J. Anat. (Lond.) **92**, 143—149 (1958). — COURTY, L., LANGERON, P., OUDAR, H.: Remarques sur la pancréatite calcifiante (A propos de 7 observations). Ann. Chir. **1962**, 25—26. — COVA, N.: Prime ricerche anatomoistologiche sulle lesioni acute del pancreas esocrino ed endocrino nel corso di alcune epatopatie acute spermimentali. Biol. lat. (Milano) **10**, 467 (1957). — CRAIG, J. M., HADDAD, H., SHWACHMANN, H.: The pathological changes in the liver in cystic fibrosis of the pancreas. Amer. J. Dis. Child. **93**, 357—369 (1957). — CRAIGHEAD, J. E : Necrosis of the pancreas, parotid and lachrymal glands associated with encephalomyocarditis virus infection. Nature (Lond.) **207**, 1268—1269 (1965); — Pathogenicity of the M and E variants of the encephalomyocarditis (EMC) virus. II. Lesions of the pancreas. Parotid and lacrimal glands. Amer. J. Path. **48**, 375—380 (1966). — CRANE, W. A. J., DUTTA, L. P.: The influence of age and hormonal status on the uptake of tritiated thymidine by rat pancreas. J Endocr. **28**, 341—342 (1964). — CREUTZFELDT, W.: Klinik der akuten und chronischen Pankreatitis. Dtsch. med. J. **14**, 558—563 (1963); — Koinzidenz von Pankreatitis und Hyperparathyreoidismus. Praktische und theoretische Konsequenzen. Dtsch. med. Wschr. **88**, 1565—1568 (1963); — Klinik der chronischen Pankreatitis. In: HENNING-HEINKEL-SCHÖN: Pathogenese, Diagnostik, Klinik und Therapie des exokrinen Pankreas. Stuttgart: Schattauer 1964. — CREUTZFELDT, W., FEHR, H., SCHMIDT, H.: Verlaufsbeobachtungen und diagnostische Verfahren bei der chronisch-recidivierenden und chronischen Pankreatitis. Schweiz. med. Wschr. **100**, 1180—1189 (1960). — CREUTZFELDT, W., KERN, E., KÜMMERLE, F., SCHUMACHER, J.: Die radikale Entfernung der Bauchspeicheldrüse beim Menschen, Indikationen, Ergebnisse, Folgeerscheinungen. In: Ergebnisse der inneren Medizin und Kinderheilkunde. Neue Folge (Hrsg. L. HEILMEYER, A.-F. MÜLLER, A. PRADER u. R. SCHOEN), Bd. 16, S. 79—124. Berlin-Göttingen-Heidelberg: Springer 1961. — CREUTZFELDT, W., KÜMMERLE, F., KERN, E.: Beobachtungen an vier Patienten mit totaler Duodenopankreatektomie wegen eines Karzinoms des Pankreas. Dtsch. med. Wschr. **84**, 541—549, 553—554, 559 (1959). — CREUTZFELDT, W., SCHMIDT, H.: Calciphylaxiepankreatitis und Pankreatitispathogenese. Verhandlungen der Dtsch. Ges. f. inn. Med., 71. Kongreß 1965. München: J. F. Bergmann; — Pankreatitis beim primären Hyperparathyreoidismus und Calciphylaxie. T. Gastro-ent. **8**, 385—399 (1965); — Aetiology and pathogenesis of pancreatitis (Current concepts). Scand. J. Gastroent. **5**, 47—62 (1970). — CREUTZFELDT, W., SCHMIDT, H., HORBACH, I.: Untersuchungen über die Wirksamkeit eines Trypsininhibitors (Trasylol R) auf Enzymaktivitäten und Morphologie bei der Taurocholat- und Calciphylaxie-Pankreatitis der Ratte. Klin. Wschr. **43**, 15—22 (1965). — CREUTZFELDT, W., SÖLING, H. D., KETTERER, H.: Aktivierung von proteolytischen Fermenten und Trasylolwirkung bei der experimentellen Pankreatitis der Ratte. Klin. Wschr. **41**, 1002 (1963). — CREUTZIG, H.: Nuklearmedizinische Pankreasdiagnostik. Z. Allgemeinmed./Landarzt **46**, 235—237 (1970). — CRIDER, J. O., THOMAS, J. E.: A difference in effect of distilled water and of isotonic solutions in intestine on pancreatic secretion. Proc. Soc. exp. Biol. (N.Y.) **44**, 299 (1940). — CRISMER, R., LAMBERMONT, J., DRÈZE, CH.: Une observation illustrant les difficultés du diagnostic différentiel entre pancréatite chronique hypertrophique et cancer du pancréas. Centre méd. Beauregard Liège **5**, 129—133 (1956). — CROSS, F. S., RAFFUCCI, F. L., BRACKNEY, E. L., WANGENSTEIN, O. H.: Relationship of prolonged drainage of bile through pancreatic duct system to pancreatitis. Proc. Soc. exp. Biol. (N.Y.) **90**, 208 (1955). — CSENGÖDY, J., STEFANICS, J., KUDÁSZ, F.: Eine nach Strumektomie erfolgte Fettgewebsnekrose des Pankreas. Dtsch. Z. Verdau.- u. Stoffwechselkr. **20**, 134 (1960). — CULLEN, P. K., JR., REMINE, W. H., DAHLIN, D. C.: A clinicopathological study of cystadenocarcinoma of the pancreas. Surg. Gynec. Obstet. **117**, 189—195 (1963). — CULLEN, TH. S., FRIEDENWALD, J.: Acute and chronic pancreatitis. Clinical observations. Arch. Surg. **15**, 1 (1957). — CURSCHMANN, H.: Zur Frage der allergischen Migräne. Nervenarzt **4**, 71 (1931). — CZERNOBILSKY, B., MIKAT, K. W.: The diagnostic significance of intestinal pancreatitis found at autopsy. Amer. J. clin. Path. **41**, 33—43 (1964).

DAGRADI, A. E., SCHINDLER, R.: Pancreatic insufficiency and obstructive jaundice due to chronic duodenal ulcer. A case report. Amer. J. Gastroent. **32**, 708—713 (1959). — DAINKO, E. A., PAUL, H. A., GABEL, A., BEATTIE, E. J.: Pancreatic secretion of antibacterial agents through a new pancreatic fistula in the dog. Arch. Surg. **86**, 1050—1061 (1963). — DALGAARD, J. B.: Pancreatitis as the cause of sudden death in alcoholics. Acta path. microbiol. scand. **39**, 185—194 (1956). — DALLDORF, G., GIFFORD, R.: Adaptation of group B coxsackie virus to adult mouse pancreas. J. exp. Med. **96**, 491 (1952). — DANI, R.: Augenblicklicher Stand der Behandlung der akuten Pankreatitis mit Antitrypsinen. J. bras. Med. **10**, 254—257 (1966). — DANI, R., GODOY, P., JARDIM, M. V., RASO, P.: Estudo „in vitro" e „in vivo" de um inibidor da tripsina na pancreatite aguda: estudo experimental e relato de seu emprêgo em um caso humano. Hospital (Rio de J.) **64**, 635—649 (1963). — DANIEL, W. A.: Fibrocystic disease of the pancreas. Amer. J. Dis. Child. **64**, 33 (1942). — DANIELS, B. T., GLONE, F. B. M., JOB, H., SAWYER, R. B.: Changing concepts of common bile duct anatomy and physiology. J. Amer. med. Ass. **178**, 394 (1961). — DANNEGGER, M., PÖSCHL, M.: Röntgenbestrahlung des Pankreas. (Versuche an weißen Ratten.) Strahlentherapie **98**, 355 (1955). — DARDINSKI, V. J.: Hemorrhagic pancreatitis. Report of two cases in which gallstones could not be considered essential etiological factors. Amer. J. Path. **7**, 169 (1931); — The anatomy of the major duodenal papilla of man, with special reference to its musculature. J. Anat. (Lond.) **69**, 469 (1934/35). — DARLE, N., EKHOLM, R., EDLUND, Y.: Ultrastructure of the rat exocrine pancreas after long term intake of ethanol. Gastroenterology **58**, 62—72 (1970). — DARLING, R. C., SANT'AGNESE, P. A. DI, PERERA, G. A., ANDERSEN, D. H.: Electrolyte abnormalities of the sweat in fibrocystic disease of the pancreas. Amer. J. med. Sci. **225**, 67 (1953). — DASHIELL, F. F., PALMER, Q. L.: Carcinoma of the pancreas. Diagnostic criteria. Arch. intern. Med. **81**, 173 (1948). — DAVIDSON, P., CONSTANZA, D., SWIECONEK, J. A., HARRIS, J. B.: Hereditary pancreatitis. A kindred without gross aminoaciduria. Ann. intern. Med. **68**, 88—96 (1968). — DAVIS, A. E., BIGGS, J. C.: The pancreas and iron absorption. Gut **6**, 140 (1965). — DAWSON, W., LANGMAN, J.: An anatomical-radiological study on the pancreatic duct pattern in man. Anat. Rec. **139**, 59—68 (1961). — DAWSON, J., RAPER, F. P.: The demonstration of leukotaxine in the peritoneal free fluid of experimental pancreatitis. Gastroenterologia (Basel) **78**, 353—357 (1952). — DAY, S. B., GRIFFEN, W. O., JR., CASTANEDA, A., NICOLOFF, D. M., DOBERNECK, R. C., STONE, N. H.: Potentiating influence of apnea, hypoxia and hypercapnia on bile induced hemorrhagic pancreatic necrosis. Surg. Gynec. Obstet. **111**, 304—308 (1960). — DEATON, W. R., WILSON, J. K., Pyloric stenosis in an infant, due to aberrant pancreas and hypertrophic pyloric musculature. N. C. med. J. **22** (1961). — DEAVER, J. B., SWEET, J. E.: Prepancreatic and peripancreatic disease. With a consideration of the anatomic basis of infection from the gallbladder to the pancreas. J. Amer. med. Ass. **77**, 194 (1921). — DEBRAY, CH., HARDOUIN, J. P., LEYMARIOS, J., GOUIN, G., MODIGLIANI, R., Mme. MARCHE, CL.: Pancréatite subaigue et chronique, as cite massive et cytostéatonécrose sous-gutanée. Sem. Hôp. Paris **1969**, 827—839. — DEBRAY, CH., LECANUET, R., ROUX, M., RETTORI, R., JOLY, R.: Les signes radiologiques indirects des pancréatites chroniques. Rententissement gastro-duodénal et biliaire. Sem. Hôp. Paris **1958**, 158—165. — DEBRAY, CH., LODS, J.-CL.: Les anticorps anti-pancréas. Leur intérêt dans les pancréatites. Path. et Biol. **11**, 712—717 (1963); — Les anticorps antipancréas dans le sérum: leur intérêt dans les pancreatites. Rev. int. Hépat. **13**, 215—227 (1963). — DEBRAY, CH., VAILLE, CH., DE LA TOUR, J., ROZE, CL., SOUCHARD, M.: Secretion externe du pancréas et alimentation. Rev. int. Hépat. **13**, 241—263 (1963). — DEMLING, L.: Neuere Vorstellungen über die Pathophysiologie der Geschwürsentstehung. Dtsch. med. Wschr. **86**, 1337 (1961). — DENGLER, H.: Atypisches Carcinoidsyndrom mit vermehrter Ausscheidung von 5-Hydroxyndolessigsäure bei Pankreaskarzinom. Klin Wschr. **37**, 1245—1248 (1959). — DENNING, C. R., SOMMERS, S. C., QUIGLEY, H. J.: Infertility in male patients with cystic fibrosis. Pediatrics **41**, 7—17 (1968). — DENSON, J. W.: Aberrant pancreatic tissue in gastric wall: Report of four cases simulating peptic ulcer. Amer. Surg. **23**, 568 (1957). — DERCUM, A.: Der anatomische Aufbau des Ductus pancreaticus und seine Beziehungen zur Klinik. Dtsch. Arch. klin. Med. **181**, 366 (1938). — DÉROBERT, L.: Les ruptures complètes du pancréas. Presse méd. **69**, 1169 (1961). — DEROM, FR., RINGOIR, S., MALIER, R.: Deux cas d'hémangiome intra-abdominal: foie et pancréas. Acta chir. belg. **59**, 172—182 (1960). — DEYK, T.: Chronische, rezidivierende Pankreatitis von besonderem anatomischen Bild. Riedels Tumor bei einem jugendlichen Patienten. Pol. Arch. Med. wewnet. **27**, 1119—1128 mit engl. Zus.fass. (1957) [Polnisch]. — DICENO, S.: Pancreatic pseudocysts in childhood. Surgery **119**, 1049—1052 (1964). — DIETRICH, A.: Krebs im Gefolge des Krieges mit Richtlinien für die ärztliche Begutachtung. Stuttgart: S. Hirzel 1950. — DIETZE, F., BRÜSCHKE, C., RÜCKERT, A., SCHULZ, F. H., STOKOV, I., WUTTKE, S.: Über den Einfluß von Trypsin, Chymotrypsinogen, Chymotrypsin und Amylase auf die Eisenresorption. Dtsch. Gesundh.-Wes. **22**, 1304—1305 (1967). — DIKSTEIN, S., BIRNBAUM, D.: The mechanism of external pancreatic secretion. Experientia (Basel) **16**, 365—367 (1960). — DINEEN, J. K.,

Hilton, J., Robertson, J. S.: The pancreatic lesion in adult mice infected with a strain of pleurodynia virus. IV. Further studies upon the response of the pancreas to the simulatious production of amylase and virus. Aust. J. exp. Biol. med. Sci. **34**, 43 (1956). — Dineen, J. K., Robertson, J. S.: The pancreatic lesion in adult mice infected with a strain of pleurodynia virus. III. Aust. J. exp. Biol. med. Sci. **33**, 567 (1955). — Dio, L. J. A. di, Boyden, E. A.: The choledochoduodenal junction in the horse, a study of the musculature around the ends of the bile and pancreatic ducts in a species without a gall bladder. Anat. Rec. **143**, 61—69 (1962). — Dische, Z., Sant'Agnese, P. di, Pallavicini, Ch., Youlos, J.: Composition of mucoprotein fractions from duodenal fluid of patients with cystic fibrosis of the pancreas and from controls. Pediatrics **24**, 74—91 (1959). — Dissard, P., Reynaud, G., Raffier, J.: Elimination de substances diverses par la sécrétion pancréatique externe. C. R. Soc. Biol. (Paris) **147**, 1414—1415 (1953). — Diwok, K., Trettin, H.-J., Gülzow, M.: Das Verhalten der Plasmaamylase von subtotal pankreatektomierten Ratten nach einmaliger Äthioningabe. Z. ges. exp. Med. **137**, 401—412 (1963). — Djokovic, J.: Akute hämorrhagische Pankreatitis beim Kinde. Srpski Arhivcelok. Lek. **48**, 454 (1950). — Dobovicnik, W., Forell, M. M.: Über die Bildung des Kallikreins im Pankreas. Z. klin. Med. **156**, 381—388 (1960). — Döring, Ch., Lindlar, F.: Klinisch primäres Lungenkarzinom — autoptisch Metastase eines Pankreaskarzinom. Med. Welt **20** (N.F.), 407, 411 (1969). — Dörken, H.: Einige Daten bei 280 Patienten mit Pankreaskrebs. Gastroenterologia (Basel) **102**, 47—77 (1964); — Epidemiologie und Klinik des Pankreaskrebses. Internist (Berl.) **11**, 122—127 (1970). — Doerr, W.: Pers. Mitteilungen (1942); — Pathologische Anatomie der Glykolvergiftung und des Alloxandiabetes. Sitzungsberichte der Heidelberger Akademie der Wissenschaften 1949. Berlin-Göttingen-Heidelberg: Springer 1949; — Akute und chronische interstitielle und parenchymatöse Pankreatopathien. Verh. dtsch. Ges. Verdau.- u. Stoffwechselkr. **16**, 129 (1952); — Indikatoruntersuchungen am Pankreas bei verschiedenen Funktionszuständen. Verh. dtsch. Ges. Path. **36**, 316 (1952); — Fermententgleisung im Pankreas, pathologisch-anatomisch gesehen. Ärztl. Wschr. **8**, 681 (1953); — Neuere Ergebnisse auf dem Gebiete der pathologischen Anatomie der Bauchspeicheldrüse. Medizinische **1953**, 139, 179; — Pathologisch-anatomische Untersuchungen zum Problem der Fermententgleisung im Pankreas. Verh. dtsch. Ges. Path. **37**, 292 (1953); — Pankreatitis; Pathogenese, Formen, Häufigkeit. 76. Tagung Dtsch. Ges. Chir. 1959, München; — Pathogenese der akuten und chronischen Pankreatitis. Verh. dtsch. Ges. inn. Med. **70**, 718—758 (1964). — Doerr, W., Becker, V.: Bauchspeicheldrüse. In: Cohrs-Jaffé-Meessen, Pathologie der Laboratoriumstiere. Berlin-Göttingen-Heidelberg: Springer 1958; — Über die experimentelle Erzeugung der tryptischen Pankreatitis. Therap. Ber. **33**, 3 (1961). — Doerr, W., Diezel, P. B., Grözinger, K.-H., Lasch, H. G., Nagel, W., Rossner, J. A., Wanke, M., Willig, F.: Pathogenese der experimentellen autodigestiven Pankreatitis. Klin. Wschr. **43**, 125—136 (1965). — Dooner, H. P., Aliaga, C.: Painless acute necrotic pancreatitis. Arch. intern. Med. **116**, 828—831 (1965). — Dorsey, J. M., Ruzic, J. P.: Recognition and management of acute pancreatitis. Arch. Surg. **66**, 769—774 (1953). — Doubilet, H., Fishman, L.: Human biliary-pancreatic secretion. Amer. J. Gastroent. **35**, 499—512 (1961). — Doubilet, H., Mulholland, J. H.: Eight-year study of pancreatitis and sphincterotomy. J. Amer. med. Ass. **160**, 521—528 (1956); — Surgical treatment of chronic pancreatitis. J. Amer. med. Ass. **175**, 177 (1961). — Doubilet, H., Sage, H. H., Mulholland, J. H.: The diagnosis of biliary-pancreatic cancer. Surg. Clin. N. Amer. **1953**, 461—478. — Doubilet, H., Worth, M. H., Jr.: Pseudocyst of annular pancreas demonstrated by operative pancreatography. Surgery **58**, 824—827 (1965). — Dragstedt, L. R.: Acute Pancreatitis. Arch. Surg. **75**, 581 (1957). — Dragstedt, L. R., Haymond, E., Ellis, J. C.: Pathogenesis of acute pancreatites. Arch. Surg. **28**, 232 (1934). — Dragstedt, L. R., Montgomery, L. M., Mathews, W. B., Ellis, J. C.: Fatal effect of the total loss of pancreatic juice. Proc. Soc. exp. Biol. (N.Y.) **28**, 110—111 (1930). — Dreiling, D. A.: The pathological physiology of pancreatic inflammation. J. Amer. med. Ass. **175**, 183 (1961); — Chronisch rezidivierende Pankreatitis. Panel-Diskussion. II. Weltkongreß für Gastroenterologie München 1962, Bd. IV, S. 3—60 (1963); — Mechanism of pancreatic exocrine secretion. Amer. J. Gastroent. **52**, 17—24 (1969). — Dreiling, D. A., Blum, L., Sanders, M.: Thrombophlebitis, blood coagulation and pancreatic disease. Arch. intern. Med. **96**, 490—495 (1955). — Dreiling, D. A., Greenspan, E. M., Sanders, M.: A correlative study of the external pancreatic secretion, the plasma antithrombin titer, the blood amylase concentration, and the serum mucoprotein level in patients with and without pancreatic disease. Gastroenterology **27**, 755—765 (1954). — DREILING, D. A., HOLLANDER, F.: Studies in pancreatic function. II. A statistical study of pancreatic secretion following secretin in patients without pancreatic disease. Gastroenterology **15**, 620 (1950). — DREILING, D. A., JANOWITZ, H. D.: The pathophysiology of the pancreas. Advanc. intern. Med. **7**, 65 (1955); — Exocrine pancreatic secretion. Amer. J. Med. **21**, 98 (1956); — The laboratory diagnosis of pancreatic disease. Secretin test. Amer. J. Gastroent. **28**, 268—275 u. Disk. 275—279 (1957); — Measurement of pancreatic secretory function. The exocrine pancreas. Ciba Foundation Symposium, 1961. — DREILING, D. A., JANOWITZ, H. D., HALPERN, M.: The effect of a carbonic anhydrase inhibitor, diamox, on human pancreatic secretion. Gastroenterology **29**, 262—279 (1955). — DREILING, D. A., JANOWITZ, H. D., JOSEPHBERG, L. J.: Serum iso-amylases. An electrophoretic study of the blood amylase and the patterns observed in pancreatic disease. Ann. intern. Med. **58**, 235—244 (1963). — DREILING, D. A., JANOWITZ, H. D., KLEIN, A.: The secretion of electrolytes by the human pancreas. Gastroenterology **30**, 382—390 (1956). — DREILING, D. A., JANOWITZ, H. D., PERRIER, CL. V.: Pancreatic inflammatory disease. A physiologic approach. New York-Evanston-London 1964. — DREILING, D. A., JANOWITZ, H. D., ROLBIN, H.: Effect of ACTH and adrenocorical steroids on external pancreatic secretion in man. New Engl. J. Med. **258**, 603—605 (1958). — DREILING, D. A., KIRSCHNER, P. A., NEMSER, H.: Chronical duodenal obstruction: a mechano-vascular etiology of pancreatitis. Amer. J. dig. Dis. **5**, 991—1005 (1960). — DREILING, D. A., MAZURE, P. A., COHEN, N., MOSKOVITZ, H., TODARO, R. T., PAULINO-NETTO, A.: Newer horizons in the etiology of pancreatitis metabolic and endocrinologic factors. Amer. J. dig. Dis., N.S. **7**, 112—126 (1962). — DREILING, D. A., NAQVI, M. A.: Petic ulcer diatheses in patients with chronic pancreatitis. Amer. J. Gastroent. **51**, 503—510 (1969). — DREILING, D. A., RICHMAN, A.: Evaluation of provocative blood enzyme tests employed in diagnosis of pancreatic diseases. Arch. intern. Med. **94**, 197 (1954). — DRESBACH, M.: An instance of pancreatic bladder in the cat. Anat. Rec. **5**, 365 (1911). — DRESSLER, S., HÄRING, R., HENTSCHEL, M.: Die postoperativen Komplikationen am Pankreas nach Magenresektion. Med. Klin. **62**, 1428—1431 (1967). — DREWS, J.: Zur Morphologie und Klinik chronischer Pankreopathien. Münch. med. Wschr. **104**, 2163—2168 u. Bild 2175—2176 (1962). — DUBACH, U. C.: Die Mucoviscidose des Erwachsenen. Schweiz. med. Wschr. **92**, 187—193 (1962); — Nochmals: Die Mucoviscidose des Erwachsenen. Schweiz. med. Wschr. **92**, 784 (1962); — Die zystische Pankreasfibrose des Erwachsenen. In: HENNING-HEINKEL-SCHÖN, Pathogenese, Diagnostik, Klinik und Therapie des exokrinen Pankreas. Stuttgart: Schattauer 1964. — DUBACH, U. C., MEMBREZ, FR.: Sweat electrolytes in adults with paptic ulcers. Gastroenterology **5**, 44 (1963). — DUBOIS-MANNE, R., GEFFEL, R. VAN, ZYLBERSZAG, S.: L'activité fermentaire du liquide duodénal dans la maladie coeliaque et dans la maladie fibro-kystique du pancréas. Rev. belge Path. **25**, 329 (1956). — DUFF, G. L.: The clinical and pathological features of carcinoma in the body and tail of the pancreas. Bull. Johns Hopk. Hosp. **65**, 69 (1939). — DUMONT, A. E., MARTELLI, A. B.: Pathogenesis of pancreatic edema following exocrine duct obstruction. Ann. Surg. **168**, 302—309 (1968). — DUPLAY, J., MAESTRACCE, P., KERMAREC, J. E., GRELLIER, P., COLOMBIE, P.: Complication inattendue en Neuro-Chirurgie: La pancréatite aigüe post-opératoire. Neuro-chirurgie **15**, 181—190 (1969).—DUPONT, J. M., LITVINE, J.: Le facteur lymphatique dans les pancréatites expérimentales. Acta chir. belg. **63**, 687—697 (1964). — DUPREZ, A., DUPONT, J. M., LITVINE, J., LAMBILLIOTTE, J. P.: La pancréatite aigüe expérimentale du lapin, d'origine canalaire. Acta gastro-ent. belg. **25**, 665 à 676 (1962). — DUPREZ, A., GODART, S.: La voie de dérivation interstitielle et lymphatique de la sécrétion exocrine du pancréas. Bull. Soc. int. Chir. **5—6**, 547—555 (1963). — DUPREZ, A., GODART, S., PLATTEBORSE, R., DUPONT, J. M.: La voie de dérivation interstitielle et lymphatique de la sécrétion exocrine du pancréas. Bull. Acad. roy. Méd. Belg., Sér. 3, 691—706 (1963). — DUPREZ, A., GODART, S., PLATTEBORSE, R., DUPONT, M.: Interstitial and lymphatic pathway of the external secretion of the pancreas. In: HENNING-HEINKEL-SCHÖN, Pathogenese, Diagnostik, Klinik und Therapie des exocrinen Pankreas. Stuttgart: Schattauer 1964. — DUPUY, R.: Le cancer de la tête du pancréas. Rev. Prat. (Paris) **10**, 2493 (1960). — DUSCHL, L.: Ein Beitrag zu den Pankreasmißbildungen: Fehlen des Pankreaskopfes und -schwanzes. Münch. med. Wschr. **1923**, 1389.

EBBESEN, K. E., SCHÖNEBECK, J.: Posttraumatic pancreatic pseudocyst in children. Review of the literature and report of 3 cases. Acta chir. scand. **132**, 280—282 (1966). —

ECKER, A.: Bildungsfehler des Pankreas und des Herzens. Henle-Pfeufer's Z. rat. Med., 3. Reihe, 354 (1862). — EDER, M.: Über die Inselveränderungen bei Pankreaskopfkarzinom mit Gangverschluß. 37. Tag. Dtsch. Ges. Path. Marburg (1953) 298; — Regressive und progressive Veränderungen der Langerhansschen Inseln. Zieglers Beitr. path. Anat. 115, 157 (1955). — EDLUND, Y.: The liver and pancreas in acutely ethionine intoxicated rats. Correlation of morphology to metabolism of the liver. Acta path. microbiol. scand. 54, 173—180 (1962); — The etiology and pathogenesis of acute pancreatitis. Schweiz. med. Wschr. 100, 1174—1178 (1970). — EDLUND, Y., EKHOLM, R.: Microstructure and ultrastructure of the human pancreas. Acta chir. scand. 113, 469—471 (1957). — EDLUND, Y., EKHOLM, R., BELANDER, T.: The morphological basis of acute pancreatic edema. A light and electron microscopical study on rats. Acta chir. scand. 123, 389—395 (1962). — EDMONDSON, H. A., BERNE, C. J., HOMANN, R. E., WERTMAN, M.: Calcium, potassium, magnesium and amylase disturbances in acute pancreatitis. Amer. J. Med. 12, 34 (1952). — EDMONDSON, H. A., ZULLOCK, W. K., MEHL, J. W.: Chronic pancreatitis and lithiasis. I. A clinicopathological study of 62 cases of chronic pancreatitis. Amer. J. Path. 25, 1227 (1949); — Chronic pancreatitis and lithiasis. II. Pathology and pathogenesis of pancreatic lithiasis. Amer. J. Path. 26, 37 (1950). — EGDAHL, A.: A study of the effect of intravenous injections of solutions of pancreatic tissue; with special reference to the cause of collaps in acute pancreatitis. J. exp. Med. 9, 385 (1907). — EGDAHL, R. H.: Mechanism of blood enzyme canges following the production of experimental pancreatitis. Ann. Surg. 148, 389—400 (1958). — EHRENBERG, R., WINNECKEN, H. G., BIEBRICHER, H.: Der Alternsgang des Bindegewebes in menschlichen Organen (Herz und Leber). Z. Naturforsch. 9b, 492 (1954). — EICHELTER, G.: Allergie und Pankreatitis. Acta neuroveg. (Wien) 4, 543 (1952). — EICHELTER, P., SCHENK, W. G.: The influence of hypothermia on pancreatic secretion and blood flow. Arch. Surg. 96, 883—886 (1968). — EIKEN, M., POCK-STEEN, O. CH.: Einmündung des Ductus choledochus in den Duodenaldivertikel. Fortschr. Röntgenstr. 94, 619 (1961). — EINECKE, H.: Mekoniumileus. Zbl. Gynäk. 78, 334 (1956). — EKHOLM, R., EDLUND, Y.: Ultrastructure of the human exocrine pancreas. J. Ultrastruct. Res. 2, 453—481 (1959). — EKHOLM, R., EDLUND, Y., ZELANDER, T.: The ultrastructure of the rat exocrine pancreas after brief ethionine exposure. J. Ultrastruct. Res. 7, 102—120 (1962). — EKHOLM, R., ZELANDER, T., EDLUND, Y.: The ultrastructural organization of the rat exocrine pancreas. I. Acinar cells. J. Ultrastruct. Res. 7, 61—72 (1962); — The ultrastructural organization of the rat exocrine pancreas. II. Centroacinar cells, intercalary and intralobular ducts. J. Ultrastruct. Res. 7, 73—83 (1962). — ELFVING, G.: Heterotopic pancreatic tissue in the gall bladder wall. Report of a case. Acta chir. scand. 118, 32—36 (1959). — ELFVING, G., HÄSTBACKA, J.: Pancreatic heterotopia and its clinical importance. Acta chir. scand. 130, 593—602 (1965). — ELLENBERGER, W.: Der Verdauungsapparat. In: ELLENBERGER-BAUM, Handbuch der vergleichenden mikroskopischen Anatomie der Haustiere. Berlin: P. Parey 1911. — ELLIOTT, D. W.: Treatment of acute pancreatitis with albumin and whole blood. Arch. Surg. 75, 573 (1957). — ELLIOTT, D. W., WILLIAMS, R. D., ZOLLINGER, R. M.: Alterations in the pancreatic resistance to bile in the pathogenesis of acute pancreatitis. Ann. Surg. 146, 669—682 (1957). — ELLIOTT, D. W., ZOLLINGER, R. M., MOORE, R., ELLISON, E. H.: The use of human serum albumin in the management of acute pancreatitis. Gastroenterology 28, 563—592 (1955). — ELLIOTT, G. B., ELLIOTT, K. A., WILLIAMS, R. G.: Supernumerary pyloric pancreas and pyloric obstruction. Brit. J. Surg. 1962, 787—790. — EMERY, J. L.: Postnatal changes in the lobulation and connective tissue of the pancreas. J. Anat. (Lond.) 85, 159—162 (1951). — ENGEL, J.: Über Krankheiten des Pancreas und seines Ausführungsganges. Medicin. Jahrbücher des k.k. österr. Staates 32, 411—419 (1840). — ENQUIST, I. F., GLIEDMAN, M. L.: Gross autopsy findings in cases of fatal acute pancreatitis. Arch. Surg. 77, 985 (1958). — ENQUIST, I. F., ROSEN, R., AIELLO, R. G., IKEZONO, E.: Effect of hypothermia on experimental pancreatitis. Arch. Surg. 82, 281—284 (1961). — EPPINGER, H.: Zur Pathogenese der Pankreasfettgewebsnekrose. Z. exp. Path. Ther. 2, 216 (1906). — ERDMANN, W.-D., HENNE, H. F.: Über spasmolytische Wirkungen am Sphincter Oddi. Naunyn-Schmiedebergs Arch. exp. Path. Pharmak. 218, 462—478 (1953). — ERICSON, ST. M.: ACTH in the treatment of acute pancreatitis. Gastroenterologia (Basel) 87, 380—383 (1957); — ACTH in the treatment of acute postoperative pancreatitis. Gastroenterologia (Basel) 93, 129—133 (1960). — ESKWITH, I. W., CACACE, V. A., SOLLOSY, A.: Acute hemorrhagic pancreatitis. Treatment with cortisone. New

Engl. J. Med. **252**, 494—495 (1955). — ESPOSITO, S., FRAGASSO, V., TIMOSSI, G.: Aspetti di diagnostica clinica e radiologica della calcalosi pancreatica. Minerva med. **1958**, 1190—1194. — EVANS, B. P., OCHSNER, A.: The gross anatomy of the lymphatics of the human pancreas. Surgery **36**, 177 (1954). — EVANS, H. W., CROSS, J. B., BAGGENSTOSS, A. H.: Acute and subacute interstitial pancreatitis. A clinicopathologic study. Gastroenterology **35**, 457—464 (1968). — EVANS, J. A., WEINTRAUB, S.: Accessory pancreatic tissue in the stomach wall. Amer. J. Roentgenol. **69**, 22 (1953). — EVERS, G., SPERLING, E.: Abszedierende Pankreatitis — geheilt nach äußerer Drainage und spontaner Pankreato-Zysto-Gastrostomie. Zbl. Chir. **90**, 2417—2419 (1965).

FAARWANG, H. J., LAURITSEN, O. S.: Increase of trypsin inhibitor in serum during pregnancy. Nature (Lond.) **199**, 290—291 (1963). — FAHR, TH.: Über Gefäßveränderungen am Pankreas. Verh. dtsch. Path. Ges. **16**, 295 (1913). — FAHRI, A., SÉDAD, A.: Contribution à l'étude des tumeurs malignes de la queue du pancréas. Schweiz. med. Wschr. **59**, 412 (1929). — FAHRLÄNDER, H.: Zur Diagnose der chronischen Pankreatitis. Gastroenterologia (Basel) **78**, 205 (1952). — FAHRLÄNDER, H., HESS, W.: L'ictère dans les pancréatites. Rev. int. Hépat. **5**, 273—283 (1955). — FALLIS, L. S., BARRON, J.: Pancreatic cysts. Amer. J. Surg. **86**, 255—259 (1953). — FANCONI, G.: Fünf Fälle von angeborenem Darmverschluß — Dünndarmatresie, Duodenalstenose, Meconiumileus. Inaug.-Diss. (med.) Zürich, 1920; — Fünf Fälle von angeborenem Darmverschluß: Dünndarmatresien, Duodenalstenose, Meconiumileus. Virchows Arch. path. Anat. **229**, 207—246 (1921); — Der intestinale Infantilismus und ähnliche Formen der chronischen Verdauungsstörung. Ihre Behandlung mit Früchten und Gemüsen. Abhandlg. aus der Kinderheilk. und ihren Grenzgebieten. Beihefte zum Jb. Kinderheilk., H. 21 (1928). — FANCONI, G., BOTSZTEJN, A.: Die familiäre Pankreasfibrose mit Bronchiektasen. Schweiz. med. Wschr. **1944**, 85. — FANCONI, G., ROSSI, G. E., PRADER, A.: La fibrose pancréatique avec bronchiectasies. (Dysporia enterobronco-pancreatica, mucosviscidose.) Rev. int. Hépat. **6**, 359—377 (1956); — Récentes acquisition dans la domaine de la Fibrose pancreatique avec bronchectasies. Schweiz. med. Wschr. **86**, 1187 (1956). — FANCONI, G., UEHLINGER, E., KNAUER, C.: Das Coeliakiesyndrom bei angeborener zystischer Pankreasfibrose und Bronchiektasen. Wien. med. Wschr. **1936**, 753. — FARBER, E., POPPER, H.: Production of acute pancreatitis with ethionine and its prevention by methionine (18062). Proc. soc. exp. Biol. (N.Y.) **74**, 838 (1950). — FARBER, E. M., JOHNSEN, R. E., SHWACHMAN, H.: The exocrine function of the pancreas in psoriasis. Arch. Derm. **76**, 236 (1957). — FARBER, S.: Pancreatic function and disease in early life. V. Pathologic changes associated with pancreatic insufficiency in early life. Arch. Path. **37**, 238 (1944). — FAURE, J., MERCADIER, M., HEPP, J.: Les hémorrhagies digesties dans les maladies du pancréas. Sem. Hôp. Paris/Ann Chir. **1958**, 21—35. — FAUST, D. B., MUDGETT, CH. S.: Aberrant pancreas, with review of the literature and report of case. Ann. intern. Med. **14**, 717—728 (1940). — FEDOU, R.: Etude ultrastructurale de la cellule acineuse du pancréas humain normal et pathologique. Préface de J. Gadrat Paris: Librairie Arnette 1963. — FEDRIGO, G.: Di un caso di necrosi pancreatiche acuta rilevata in un cane. Nuova vet. **19**, 66 (1940). — FEHLAUER, H.: Der Lipocaic-Faktor. Materia med. Nordmark **8**, 3 (1956). — FEHR, H.: Ein Fall von Pancreas anulare. Fortschr. Röntgenstr. **101**, 669—671 (1964). — FEIJÓO, L.: Über die sogenannten lipophagen Granulome der Haut unter besonderer Berücksichtigung der Weber-Christianschen Krankheit. Frankfurt. Z. Path. **65**, 173—192 (1954). — FELDMAN, M.: Brunner's glands tumors of the duodenum. Amer. J. Gastroent. **29**, 651—656 (1958). — FELDMAN, M., DREILING, D. A., PAULINO-NETTO, A., SCHAFFNER, F., JANOWITZ, H. D.: Effect of d-l-ethionine on electrolyte secretion of the dog pancreas. Amer. J. Physiol. **205**, 5 (1963). — FELKEL, R.: Die isolierte Verletzung der Bauchspeicheldrüse. Unfallheilk. **57**, 276—283 (1954). — FELSON, B.: Gas abscess of pancreas. J. Amer. med. Ass. **163**, 637—641 (1957). — FENSTER, F. L., BUCHANAN, W., LASTER, L., BUNIM, J. J.: Studies of pancreatic function in Sjörgen's syndrome. Ann. intern. Med. **61**, 3 (1964). — FERNER, H.: Das Inselsystem des Pankreas: Entwicklung, Histologie und Pathophysiologie mit besonderer Berücksichtigung des Diabetes mellitus. Stuttgart: Thieme 1952; — Die Dissemination der Hodenzwischenzellen und der Langerhansschen Inseln als funktionelles Prinzip für die Samenkanälchen und das exokrine Pankreas. Z. mikr.-anat. Forsch. **63**, 35—52 (1957); — Über hormonale Nahwirkungen. Dtsch. med. Wschr. **1958**, 1468. — FERNHOLZ, H. J.: Klinik und Röntgensymptome der Pankreaszysten. Med. Klin. **63**, 129—133 (1968). — FERRIS, D. O., LYNN, T. E., CAIN, J. C.: Fatal postoperative pancreatitis. Ann. Surg. **146**, 263—273 (1957). — FEYRTER, F.: Nebenpankreas und Adenomyom des Darmes. Beitrag zur Frage der Beziehungen zwischen Lebensalter und Entstehung herdförmiger Wucherungen im menschlichen Darm. Wien. med. Wschr. **1929**, 436; — Über angeborene heterotope knotige Gewebswucherungen des menschlichen Magens und Darmes. (Nebenpankreas, rudimentäres Nebenpankreas, angeborene heterotope Epithelwucherungen.) Ein Beitrag zur Geschwulstlehre. Z. mikr.-anat. Forsch. **27**, 519 (1931); — Über Wucherungen der Brunnerschen Drüsen. II. Teil der Beiträge zur Geschwulstlehre (nach Untersuchungen am menschlichen Darm). Virchows Arch. path. Anat. **293**, 509 (1934); — Über das Inselorgan des Menschen. LUBARSCH-OSTERTAG: Ergebn. Path. **36**, 3 (1943); — Über den Begriff des insulären Gangorganes und seine biologische Bedeutung. Z. mikr.-anat. Forsch. **59**, 227 (1952); — Über die These von den peripheren endokrinen (parakrinen) Drüsen. Acta neuroveg. (Wien) **4**, 409—424 (1952); — Über die peripheren endokrinen (parakrinen) Drüsen des Menschen. Wien: W. Maudrich 1953[2]; — Über das Inselorgan und seine vegetative Innervation. Acta neuroveg. (Wien) **9**, 44 (1954); — Über die peripheren endokrinen (parakrinen) Drüsen. Medizinische **1957**, 663—669, 704—705. — FIEDLER, H. H.: Posttraumatische akute Pankreasnekrose im Kindesalter. Zbl. Chir. **88**, 31 (1963). — FILIPPINI, L., AMMANN, R.: Klinisch-funktionelle Diagnostik des Pancreaskarzinoms mit klinisch-funktioneller Berücksichtigung von Pankreozymin-Sekretin-Test und proteolytischer Stuhlenzymaktivität. Schweiz. med. Wschr. **97**, 803—810 (1967). — FIKRY, M. E.: Endocrine pancreatis functions in the aged. J. Amer. Geriat. Soc. **16**, 463—467 (1968). — FINCH, E.: The sweat test in the diagnosis of fibrocystic disease of the pancreas. J. clin. Path. **10**, 270—272 (1957). — FISCHEL, A.: Lehrbuch der Entwicklung des Menschen. Wien und Berlin 1929; — Grundriß der Entwicklung des Menschen. Berlin: Springer 1937. — FISCHER, H., HUBER, P.: Über Veränderungen im exkretorischen Teil des Pankreas bei experimenteller chronischer Nickelvergiftung. Vjschr. naturf. Ges. Zürich **92**, 165 (1947). — FISCHER, M. G., GEFFEN, A.: Emphysematous necrotizing pancreatitis. Arch. Surg. **79**, 567—569 (1959). — FISCHER, O.: Chronische Amoebeninfektion. Krankheitsbild und Folgen bei Rückkehrern aus warmen Ländern. Münch. med. Wschr. **107**, 2363—2367 (1965). — FISHBEIN, R., MURPHY, G. P., WILDER, R. J.: The pleuropulmonary manifestation of pancreatitis. Dis. Chest **41**, 392—397 (1962). — FISHER, M. S.: Three unusual cases of pancreatitis. Brit. J. Radiol. **34**, 788—790 (1961). — FISHER, N. F.: Regeneration of the pancreas from the pancreatic duct. J. Amer. med. Ass. **83**, 502 (1924). — FITZ, R.: Acute pancreatitis. Boston med. Sci. J. **181**, 205—221 (1889). — FITZGERALD, O.: Pancreatitis following pregnancy. Brit. med. J. **1955** I, 349—350. — FITZGERALD, O., FITZGERALD, P., FENNELLY, J., MCMULLIN, J. P., BOLAND, S. J.: A clinical study of chronic pancreatitis. Gut **4**, 193—216 (1963). — FITZGERALD, P. J.: The problem of the precursor cell of regenerating pancreatic acinar epithelium. Lab. Invest. **9**, 67 (1960). — FITZGERALD, P. J., ALVIZOURI, M., Rapid restitution of the rat pancreas following acinar cell necrosis subsequent to ethionine. Nature (Lond.) **170**, 929—930 (1952). — FITZGERALD, P. J., HELLMAN, L.: The organ concentration, cellular distribution, and excretion of S^{35} administered as ethionine-S^{35}. Lab. Invest. **10**, 2 (1961). — FITZGERALD, P. J., HERMAN, L.: Degeneration and regeneration of the pancreas. Bull. N.Y. Acad. Med. **41**, 804—810 (1965). — FITZGERALD, P. J., HERMAN, L., CAROL, B., ROQUE, A., MARSH, W. H., ROSENSTOCK, L., RICHARDS, C., PERL, D., GOLDSMITH, S., CROCCO, J.: Pancreatic acinar cell regeneration. I. Cytologic, cytochemical and pancreatic weight changes. II. Enzymatic, nucleic acid, and protein changes. Amer. J. Path. **52**, 983—1034 (1968). — FITZGERALD, P. J., OLER, A., KARANAS, A., SNOEK, E.: Protein metabolism in regenerating pancreas. Acta Un. int. Cancr. **16**, 1141—1145 (1960). — FITZGERALD, P. J., ROSENSTOCK, C. B. M.: Pancreatic acinar cell regeneration. Nature (Lond.) **212**, 594—596 (1966). — FITZGERALD, P. J., VINIJCHAIKUL, K., CAROL, B., ROSENSTOCK, L.: Pancreatic acinar cell regeneration. III. DNA synthesis of pancreas nuclei as indicated by thymidine-H3 autoradiography. Amer. J. Path. **52**, 1039—1065 (1968). — FLEINER, W.: Zur Pathologie der calculösen und arteriosklerotischen Pancreascirrhose und der entsprechenden Diabetesformen. Berl. klin. Wschr. **1894**, 5 u. 38. — FLEMMING, F., NEUTE, E.: Pankreaszysten im Kindesalter. Zbl. Chir. **89**, 529—540 (1964). — FLOYD, CH. N., CHRISTOPHERSEN, W. M.: Experimental chronic pankreatitis. Arch. Surg. **73**, 701—709 (1956). — FÖDISCH, H. J.: Epispadie der Papilla Vateri (Congenitaler Defekt des Papillendaches). Beitr. path. Anat. **130**, 213—225 (1964); — Herbsttagung der Dtsch. Ges. f. Path., Wiesbaden, 1969. — FÖDISCH, H., MARZOLI, G. P.: Pathologisch-anatomische Grundlagen der

gutartigen Stenose der Papilla Vateri. Bruns' Beitr. klin. Chir. **209**, 143—172 (1964). —
Födisch, H. J., Marzoli, G. P.: Morphische Untersuchungen über die ,,Papillitis stenosans
cholangica". Münch. med. Wschr. **104**, 2501—2505 u. Bild 2509 (1962). — Foley, J. J.,
Ellison, E. H.: Infusion of pancreatic enzymes into biliary radicals of liver. Study of influence using activated enzymes. Arch. Surg. **88**, 589—595 (1964). — Forell, M. M.: Zur
Frage des Entstehungsmechanismus des Kreislaufkollapses bei der akuten Pankreasnekrose.
Gastroenterologia (Basel) **84**, 225—251 (1955); — Zur Therapie der akuten Pankreatitis.
Langenbecks Arch. klin. Chir. **292**, 610—614 (1959); — Zum Problem der Pankreatitis und
der Pankreastherapie. Med. Klin. **1962**, 864; — Die konservative Behandlung der Pankreaserkrankungen. Internist (Berl.) **5**, 453—457 (1964); — Kinine und Pankreatitis. Hoppe-
Seylers Z. physiol. Chem. **349**, 935 (1968). — Forell, M. M., Dobovicnik, W.: Über Möglichkeiten und Grenzen der Erkennung akuter und chronischer Pankreaserkrankungen auf
Grund von Diastase-, Lipase- und Trypsinbestimmungen. Klin. Wschr. **37**, 1018—1024
(1959); — Über die Möglichkeit, durch Inaktivierung des Trypsins die akute Pankreatitis
kausal zu beeinflussen. Klin. Wschr. **39**, 47 (1961). — Forell, M. M., Dobovicnik, W.,
Göldel, L.: Vergleichende Untersuchungen über Bildung und Verhalten des Kallikreins, der
Diastase und Lipase im Pankreas, Blut und Harn unter Unterbindung der Pankreasausführungsgänge. Z. ges. exp. Med. **132**, 399—412 (1960). — Forell, M. M., Genewein, R.,
Werle, E.: Über die Bedeutung der Galle und des Trypsins für die Entstehung der akuten
Pankreas-Nekrose. Z. ges. exp. Med. **125**, 532—539 (1955). — Forell, M. M., Stahlheber,
H.: Über die Wirkung von Secretin und Pankreozymin auf die exkretorische Pankreasfunktion
und ihre diagnostische Anwendungsmöglichkeit. Klin. Wschr. **42**, 675—679 (1964). — Forell,
M. M., Stahlheber, H., Scholz, F.: Galle als Reiz der Enzymsekretion des Pankreas. Dtsch.
med. Wschr. **90**, 1128—1132 (1965). — Forsgren, L., Hansson, K., Lundh, G., Nordenstam, H.: Pancreatic biopsy. Acta chir. scand. **134**, 457—460 (1968). — Foti, D.: Lesioni
istologische del pancreas nelle ulcere gastro-duodenali e nelle colecistopatie. Gazz. int. Med.
Chir. **58**, 501—518 (1953). — Franke, H., Kern, E., Komplikationen bei der operativen
Behandlung von Pankreaszysten. Chirurg **25**, 73—77 (1954). — Frantz, V. K.: Tumors of
the pancreas. In: Atlas of tumor pathology sect., vol. VII, fasc. 27—28 (1959). Armed Forces
Institute of Pathology, Washington. — Frater, R. W., Priestley, J. T., Diessner, G. R.,
Kvale, W. F.: Surgical treatment for pancreatic infarction: Report of case. Proc. Mayo Clin.
34, 489 (1959). — Frazier, R. G., Rowe, W. J.: Cystic fibrosis of the pancreas in a young
adult. Arch. intern. Med. **103**, 607 (1959). — Freidell, G. V.: Pancreatitis and renal insufficiency. Amer. J. Gastroent. **34**, 487 (1960). — Freudenberg, E.: Zur Frage der Hypoplasie
des Pankreas. Jb. Kinderheilk. (Basel) **183**, 321—331 (1954); — Die cystische Fibrose des
Pankreas. Mschr. Kinderheilk. **103**, 161—163 (1955). — Freytag, G., Klöppel, G.: Experimentelle Insulitis und Pankreatitis nach Immunseren gegen Pankreasextrakte verschiedener
Reinheitsgrade. Beitr. path. Anat. **139**, 138—160 (1969). — Friebel, H. G.: Milzvenenruptur
und Pankreasnekrose in der Gravidität. Zbl. Gynäk. **84**, 137—145 (1962). — Friedman, A. I.,
Cheng, L. K.: Pancreatic function in portal cirrhosis. Amer. J. Gastroent. **35**, 492—498
(1961). — Friedreich, N.: Erkrankungen des Pankreas. In: Ziemssens Handbuch der
praktischen Medizin (1875). — Frileux, Cl., Terquem, J., Wiel, R., Henry, J.-G.: Sur les
schwannomes du pancréas. (A propos de 2 cas.) Arch. Mal. Appar. dig. **51**, 721—725 (1962).
Fritsch, A.: Über differentialdiagnostische Schwierigkeiten im Gebiet des Pankreaskopfes
und ihre operativen Konsequenzen. Wien. klin. Wschr. **1957**, 13; — Die subakute Totalnekrose des Pankreas. Wien. klin. Wschr. **1957**, 430; — Zur Therapie der chronischen Pankreatitis und der stenosierenden Papillitis. Wien. med. Wschr. **107**, 934—936 (1957). —
Fritz, H., Müller, I., Wiedemann, M., Werle, E.: Zur Chemie und Physiologie der spezifischen Trypsininhibitoren aus den Bauchspeicheldrüsen von Rind, Hund, Schwein und
Mensch. Hoppe-Seylers Z. physiol. Chem. **348**, 405—418 (1967). — Froboese, C.: Beitrag zur
Stütze der rheumatischen Ätiologie der Periarteriitis nodosa und zum subtotalen Pankreasinfarkt. Virchows Arch. path. Anat. **317**, 430 (1949). — Frommel, D.: Anurie et pancréatite.
A propos d'une observation clinique chez l'enfant. Praxis **52**, 1538—1543 (1963). — Frosch,
B., Wanke, M., Barth, P., Wegener, K.: Hyperparathyreotische Krise mit Pankreatitis und
subakuter Leberdystrophie. Dtsch. med. Wschr. **90**, 1039—1042 (1965). — Frühling, L.,
Dany, R., Chaumont, A. J.: Observation anatomo-clinique d'un cas de pancréatite aigüe
suppurée disséminée primitive hematogène. Arch. Mal. Appar. dig. **39**, 886—897 (1950). —

Frumusan, P., Bodin, F., Hivet, M., Conte-Marti, J., Conte, M.: Les pancréatopathies d'origine ischémique. A propos de deux cas associant une artérite des membres, une artérite sténosante du tronc coeliaque et une pancréatopathie chronique diabétogène. Presse méd. **76**, 563—566 (1968). — Fry, W. J., Child, C. G.: 95%ige distale Pankreatektomie bei chronischer Pankreatitis. Ann. Surg. **162**, 543 (1965). — Fuchsig, P.: Über den Einfluß der kontinuierlichen endoduodenalen Saugung auf die Papilla Vateri und ihre Bedeutung bei der Pancreatitis acuta. Langenbecks Arch. klin. Chir. **292**, 629—634 (1959). — Fuchsig, P., Hartmann, G.: Zur Kenntnis gutartiger Stenosen der Papilla Vateri. Wien. med. Wschr. **108**, 937—938 (1958). — Fuchsig, P., Hertting, G.: Über die Abhängigkeit des Sphinkter Oddi vom Duodenal-Innendruck. Acta neuroveg. (Wien) **16**, 82—85 (1957). — Fuijata, T.: Histological studies on the neuroinsular complex in the pancreas of some mammals. Z. Zellforsch. **50**, 94 (1959). — Fulton, M. C., Marriott, H. J. L.: Acute pancreatitis simulating myocardial infarction in the electrocardiogram. Ann. intern. Med. **59**, 730—732 (1963).

Gadrat, J., Ribet, A.: Ultra-structure du pancréas exocrine humain normal. Path. et Biol. **10**, 61 (1962). — Gadrat, J., Ribet, A., Suduca, P., Bertrand, J.: Pancréas aberrants intra-hépatiques. Deux cas diagnostiqués par ponctionbiopsie sous contrôle laparoscopique chez deux cirrhotiques. Arch. Ma. Appar. dig. **54**, 1143—1148 (1965). — Galczynska-Gebska, M.: Idiopathic hypoglycaemia due to acute pancreatitis. Case report. Pol. Tyg. lek. **14**, 2233—2236 mit engl. Zus.fass. (1959) [Polnisch]. — Gambill, E. E.: Current practices in general medicine. XIV. Acute and chronic relapsing pancreatitis. Proc. Mayo Clin. **35**, 67—75 (1960). — Gambill, E. E., Baggenstoss, A. H., Priestley, J. T.: Chronic relapsing pancreatitis. Fate of fifty-six patients first encountered in the years 1939 to 1943, inclusive. Gastroenterology **39**, 404—413 (1960). — Gambill, E. E., Comfort, M. W., Baggenstoss, A. H.: Chronic relapsing pancreatitis: An analysis of 27 cases associated with diseases of the biliary tract. Gastroenterology **11**, 1 (1948). — Gambill, E. E., Gross, J. B.: Atypical pancreatitis. Report of six cases. Gastroenterology **40**, 627—632 (1961). — Gambill, E. E., Pugh, D. G.: Pancreatic calcification. Study of clinical and roentgenologic. Data an thirty-nine cases. Arch. intern. Med. **81**, 301 (1948). — Gambill, E. E., Walters, A., Scanlon, P. W.: Chronic relapsing pancreatitis with extensive subacute peritonitis and chronic, recurrent massive "chylous"ascites. Amer. J. Med. **28**, 668 (1960). — Garrod, A. E., Hurtley, W. H.: Congenital family steatorrhoea. Quart. J. Med. **6**, 242 (1912). — Garsche, R.: Zur Klinik und Pathogenese der Pankreasinsuffizienz im Kindesalter. Z. Kinderheilk. **58**, 434 (1937); — Über die Pankreopathie im frühen Kindesalter. Med. Klin. **1950**, 1044. — Gasbarrini, G., Faggioli, F., Miglio, F., Ferrandino, E.: Studio morfologico de pancreas esocrino del vecchio. Arch. Pat. Clin. med. **44**, 433—444 (1968). — Gassmann, W., Frellstedt, R.: Pankreas annulare. Dtsch. med. J. **11**, 614 (1960). — Gaster, J. A., Blain, III, Campbell, K. N.: Pathogenesis of acute hemorrhagic pancreatitis. Arch. Surg. **60**, 473 (1950). — Gatzimos, Ch. D., Jowitt, R. H.: Jaundice in mucoviscidosis. Amer. J. Dis. Child. **89**, 182 (1955). — Geduldig, M. M., Reubner, B., Iber, F. L.: Pancreatic lesions in inbred mice produced by Freund's adjuvant. Gastroenterology **46**, 175—181 (1964). — Geisthövel, W.: Über akute Pankreatitis, insbesondere in der Schwangerschaft, im Geburtsabschnitt und in der Stillzeit. Landarzt **3**, 91—95 (1963). — Genersich, A.: Seltene Anomalie des Pankreas (ringförmige Umschließung des Duodenums mit Verengung desselben und consekutiver Magenerweiterung). X. Intern. Med. Congress Berlin, Bd. II, S. 140. Berlin 1890. — Geokas, M. C.: The role of elastase in acute pancreatitis. II: Intrapancreatic elastolytic activity in trypsin-induced acute pancreatitis in dogs. Arch. Path. **86**, 127—134 (1968); — The role of elastase in acute pancreatitis. III: The destructive capacity of elastase on pancreatic tissue in vivo and in vitro. Arch. Path. **86**, 135—141 (1968). — Geokas, M. C., Murphy, R., McKenna, R. D.: The role of elastase in acute pancreatitis. I. Intrapancreatic elastolytic activity in bile-induced acute pancreatitis in dogs. Arch. Path. **86**, 117—126 (1968). — Geokas, M. C., Rayyis, S. S., Chin, H. P., Olsen, H., Pincus, I. J.: Pancreatitis and hyperlipemia. Gastroenterology **56**, 1159 (1969). — Geokas, M. C., Rayyis, S. S., Rinderknecht, H., Haverback, B. J.: Plasma cortisol and growth hormone levels in acute pancreatitis. Gastroenterology **56**, 1160 (1969). — Geokas, M. C., Rinderknecht, H., Whigham, H., Haverback, B. J.: Release of free proteolytic activity in acute bile-induced pancreatitis in the dog. Gastroenterology **56**, 1160 (1969). — Geokas, M. C., Rinderknecht, H., Wilding, P., Lillard, Y., Baker, A L., Berne, C. J., Haverback, B. J.: Proteolytic enzymes in human pancreatic juice in acute pancreatitis. J. clin. Invest. **47**, 38a—39a (1968); — Proteolytic enzymes in human pancreatic juice in acute pancreatitis. Gastroenterology **54**, 1237 (1968). — GEOKAS, M. C., WEISSMAN, R. A., WALBERG, C., PINCUS, I. J.: Serum methemalbumin in acute pancreatitis. Gastroenterology **56**, 1161 (1969). — GERBER, B. C.: Hereditary pancreatitis. The role of surgical intervention. Arch. Surg. **87**, 70—80 (1963). — GERLEI, I.: Über die Veränderungen der Bauchspeicheldrüse bei Herzkranken. Virchows Arch. path. Anat. **276**, 148 (1930). — GHADIMI, H. K., STERN, M.: Studies in cystic fibrosis of the pancreas: amino acids in sweat. Amer. J. Dis. Child. **96**, 519—520 (1958). — GHILAIN, A., PARMENTIER, R., PEERS, W.: Mort maternelle et nécrose pancréatique. Bull. Soc. roy. belge Gynéc. Obstét. **26**, 578 (1956). — GHON, A., ROMAN, B.: Ein Fall von Mißbildung des Pankreas mit Diabetes mellitus. Prag. med. Wschr. **1913**, 524. — GIBBONS, I. S. E., SEAKINS, J. W. T., ERSSER, R. S.: Tyrosine metabolism and faecal aminoacids in cystic fibrosis of the pancreas. Lancet **1967I**, 877—878. — GIBSON, J. B., RODGERS, H. W.: Portal hypertension in fibrosystic disease of the pancreas. GIBBS, G. E., IVY, A. V.: Early histological changes following obstruction of pancreatic ducts in dogs. Correlation with serum amylase. Proc. Soc. exp. Med. (N.Y.) **77**, 251 (1951). — Arch. Dis. Childh. **32**, 355—358 (1957). — GIBSON, J. M., GIBSON, J. M., JR.: Acute hemorrhagic pancreatitis in childhood. J. Pediat. **48**, 486 (1956). — GIEGLER, I.: Malformation des voies biliaires intrahépatiques dans la maladie fibro-kystique du pancréas. Ann. Anat. path., N.S. **5**, 115—125 (1960). — GIERMANN, H., HOLLE, G.: Stereoskopische und mikroskopische Untersuchungen zur Pathologie des Schleimhautreliefs und Klappenapparate der Papilla Vateri. Acta hepato-splenol. (Stuttg.) **8**, 188—205 (1961). — GILROY, J. A., ADAMS, A. B.: Annular pancreas. Radiology **75**, 568—571 (1960). — GILSDORF, R. B., LONG, D., MOBERG, A., LEONARD, A. S.: Central-nervous-system influence on experimentally induced pancreatitis. J. Amer. med. Ass. **272**, 394—397 (1965). — GIROUD, A.: Sur le fonctionnement du pancréas foetal. J. Physiol. Path. gén. **20**, 173 (1922). — GLAHN, W. v., CHODOT, R.: The histological alterations of the pancreas in chronic passive congestion. Amer. J. Path. **1**, 373 (1925). — GLANZMANN, E.: Dysporia entero-broncho-pancreatica congenita familiaris. (Syndrom von Landsteiner-Fanconi-Andersen.) Ann. paediat. (Basel) **166**, 489 (1946). — GLANZMANN, E., BERGER, H.: Über Mekoniumileus. (Dysporia entero-broncho-pancreatica congenita.) Ann. paediat. (Basel) **175**, 33—48 (1950). — GLASER, M.: Über die Veränderungen im Pankreas der weißen Maus nach Thyroxininjektionen. Arch. Entwickl. Mech. Ong. **107**, 98 (1926); — Thyroxinversuche an weißen Mäusen. Z. Anat. **80**, 704 (1926). — GLENNER, G. G., MALLORY, G. K.: The cystadenoma and related nonfunctional tumors of the pancreas. Pathogenesis, classification, and significance. Cancer (Philad.) **9**, 980—996 (1956). — GLOOR, F.: Über die Ultrastruktur der Pankreaskapillaren (Elektronenmikroskopische Untersuchungen am exocrinen Pankreas der weißen Maus). Acta anat. (Basel) **35**, 63—84 (1958). — GLOOR, F., PLETSCHER, A., HARDMEIER, TH.: Metastasierendes Inselzelladenom des Pankreas mit 5-Hydroxyptamin- und Insulinproduktion. Schweiz. med. Wschr. **94**, 1476 (1964). — GLOOR, F., WERTHEMANN, A.: Über Leberveränderungen bei kongenitaler zystischer Pankreasfibrose. Schweiz. Z. allg. Path. **18**, 1244—1258 (1955). — Go, V. L. W., HOFMANN, A. F., SUMMERSKILL, W. H. J.: Pancreozymin: Sites of secretion and effects on pancreatic enzyme output in man. J. clin. Invest. **48**, 29A—30A (1969). — GOEBELL, H.: Alkoholwirkungen am exocrinen Pankreas. Internist (Berl.) **10**, 265—268 (1969). — GOEBELL, H., BODE, CH., BASTIAN, R., STROHMEYER, G.: Klinisch asymptomatische Funktionsstörungen des exokrinen Pankreas bei chronischen Alkoholikern. Dtsch. med. Wschr. **95**, 808 (1970). — GOERTTLER, KL.: Über terminologische und begriffliche Fragen der Pathologie der Pränatalzeit. Virchows Arch. path. Anat. **330**, 35—84 (1957). — GÖSSNER, W.: Zur Enzymhistochemie der Langerhansschen Inseln. Verh. dtsch. Ges. Path. **42**, 125—130 (1958); — Die Enzymhistochemie der Langerhansschen Inseln. Fortschr. d. Diabetesforschg. 1. Sympos. d. Dtsch. Diabetes-Komitees, 1963. Stuttgart: G. Thieme 1963. — GOETZE, E., PIECHOWSKI, U.: Der rhythmische Ablauf der äußeren Pankreassekretion. Z. inn. Med. **7**, 1009—1012 (1952). — GOHRBRANDT, E.: Versprengte Pankreaskeime — Nekrose eines Keimes. Zbl. Chir. **89**, 1552—1554 (1964). — GOLDAMMER, B.: Über eine Pankreaspseudozyste nach akuter Pankreatitis beim Kinde. Zbl. Chir. **92**, 2488—2491 (1967). — GOLDBLATT, H., BENISCHEK, N.: Vitamin-A deficiency and metaplasia J. exp. Biol. Med. **46**, 297 (1927). — GOLDEN, R.: Diagnostic roentgenology. Thomas Nelson & Son 1948. — GOLDFARB, W. B., BENNETT, D., MONAFO, W.: Carcinoma in heterotopic gastric pancreas. Ann. Surg. **158**, 56—58 (1963). — GOLDSTEIN, F.,

Wirts, C. W., Cozzolino, H. J., Menduke, H.: Secretin tests of pancreatic and biliary tract disease. Arch. intern. Med. **114**, 124—131 (1964). — Gomez, O., Rohde, M., Rohde, L.: Beobachtungen zu dem funktionellen, muskel-elastischen dynamischen System der Gallenleiter-Bauchspeicheldrüseneinmündung in den Zwölffingerdarm. Gegenbaurs Morph. Jb. **113**, 13—31 (1969). — Gomori, G., Goldner, M. G.: Alloxan diabetes in the dog. Endocrinology **35**, 297 (1943). — Gonzalez, E. A., Jr., Cohn, I., Jr.: Effect of hypothermia on experimental acute hemorrhagic pancreatitis. Amer. Surg. **29**, 399—402 (1963). — Gonzalez, L. L., Jaffe, M. S., Wio:, J. F., Altemeier, W. A.: Pancreatic pseudocyst: A cause of obstructive jaundice. Ann. Surg. **161**, 569—576 (1965). — Goodman, H. O., Reed, S. C.: Heredity of fibrosis of the pancreas. Possible mutation rate of the gene. Amer. J. hum. Genet. **4**, 59—71 (1952). — Goor, H. van: Die Verbreitung und Bedeutung der Carboanhydrase. Enzymologia **8**, 113 (1940). — Gopalan, C., Ramalingaswami, V.: Kwashiorkor in India. Indian J. med. Res. **43**, 751 (1955). — Gordier, J. L., Stargardter, F. L.: Pancreatic pseudocysts simulating intrarenal masses. Amer. J. Roentgenol. **107**, 65—68 (1969). — Gore, I.: Thrombosis and pancreatic carcinoma. Amer. J. Path. **29**, 1093 (1953). — Goulston, S. J. M., Gallagher, N. D.: Chronic painless pancreatitis. Gut **3**, 252—254 (1962). — Graaf, R. de: De succo pancreatico. L. B. 1664; — Tractatus anatomico-medicus de succi pancreatici natura et usu. Leiden 1671. — Graciansky, P. de, Paraf, A., Rautureau, J., Texier, J.: Panniculite nodulaire aigüe fébrile récidivante au cour d'un cancer „Acineux" du pancréas. Le problème de la malacie de Weber-Christian. Bull. Mém. Soc. méd. Hôp. Paris **116**, 261—282 (1965). — Grage, Th. B., Lober, P. H., Imamoglu, K., Wangensteen, O. H.: Stenosis of the sphincter of oddi. Surgery **48**, 304 (1960). — Green, M. N., Kulzycki, L. L., Shwachman, H.: Serum protein paper electrophoresis in patients with cystic fibrosis. Amer. J. Dis. Child. **100**, 365—372 (1960). — Green, N. M., Work, E.: Pancreatic trypsin inhibitor. I. Preparation and properties. Biochem. J. **54**, 257—266 (1953). — Green, R. C., Jr.: Diabetes mellitus secondary to primary carcinoma of the head of the pancreas. Sth. med. J. (Bgham, Ala.) **52**, 1211—1213 (1959). — Green, R. C., Baggenstoss, A. H., Sprague, R. G.: Diabetes mellitus in association with primary carcinoma of the pancreas. Diabetes **7**, 308 (1958). — Gregori, M. de, Sciaini, G., Martini, R. D.: Pancreopatia acuta e anuria di origine nervosa riflessa. Pathologica **46**, 203—208 (1954). — Greiffenhagen, M.: Vergleichende Untersuchungen über den Wandaufbau von Gallengang und Pankreasgang. Inaug.-Diss. (med.) Kiel, 1965. — Grenier, J. F.: Atonie des voies biliaires et pancréatites. Etude expérimentale. J. Chir. (Paris) **82**, 489—518 (1961). — Grewe, H. E.: Klinische Betrachtungen über die Wirkung von Pankreassekret auf die Gallenwege. Bruns' Beitr. klin. Chir. **191**, 474—485 (1955). — Griem, W.: Über einen Fall von Pankreaskarzinom bei der Ratte. Berl. Münch. tierärztl. Wschr. **70**, 451—452 (1957). — Griessmann, H.: Zur Diagnose und Therapie der akuten Pankreaserkrankungen. (Bericht über 80 in den Jahren 1931—1937 an der Gießener Klinik behandelte Fälle akuter Pankreaserkrankungen.) Dtsch. Z. Chir. **252**, 19 (1939); — Pankreasfermentschädigungen des extrahepatischen Gallensystems und der Leber. Dtsch. Z. Chir. **256**, 128 (1942); — Die akute Pankreatitis. In: Henning-Heinkel-Schön, Pathogenese, Diagnostik, Klinik und Therapie des exokrinen Pankreas. Stuttgart: Schattauer 1964. — Groezinger, K. H.: Gestationspankreatitis. Geburtsh. u. Frauenheilk. **27**, 1056—1065 (1967); — Trasylol in der Behandlung der Pankreatitis. Med. Welt **8**, 473—477 (1968); — Plasmalipoide bei akuter experimenteller Pankreatitis. Z. Ges. exp. Med. **145**, 302—304 (1968). — Groezinger, K. H., Bodem, G.: Zur klinischen Symptomatik und Therapie des akuten Pankreasfalles. Med. Klin. **59**, 1969—1974 (1964). — Groezinger, K. H., Dallenbach, F., Heisler, H.: Korrelationen zwischen chronischen und malignen Pankreaserkrankungen. Langenbecks Arch. Chir. **326**, 47—61 (1969). — Gros, H.: Leber und Pankreas bei Ernährungsstörungen. Medizinische **1959**, 223. — Gross, F.: Pankreasatrophie im Säuglings- und Kindesalter. Jb. Kinderheilk. **112**, 259 (1926); — Über einen Fall von kleincystischem Adenom des Pankreas. Frankfurt. Z. Path. **53**, 320—325 (1939). — Gross, J. B.: Some recent developments pertaining to pancreatitis. Ann. intern. Med. **49**, 796—819 (1958). — Gross, J. B., Comfort, M. W.: Chronic pancreatitis. Amer. J. Med. **21**, 596—617 (1956); — Hereditary pancreatitis. Gastroenterology **32**, 829—854 (1957). — Gross, J. B., Gambill, E. E., Ulrich, J. A.: Hereditary pancreatitis. Description of a fifth kindred and summary of clinical features. Amer. J. Med. **33**, 358—364 (1962). — Gross, J. B., Hallenbeck, G. A.: Chronic relapsing pancreatitis despite achlorhydria. Report of five cases and consideration of pathogenesis. Gastroenterology **38**, 919—925 (1960). —

GROSS, J. B., ULRICH, J. A., JONES, J. D.: Urinary excretion of amino acids in a kindred with hereditary pancreatitis and aminoaciduria. Gastroenterology 47, 41—48 (1964). — GROSS, J. B., ULRICH, J. A., JONES, J. D., MAHER, F. T.: Endogenous renal clearances of amino acids in hereditary pancreatitis. J. Lab. clin. Med. 60, 879 (1962). — GROSS, J. B., ULRICH, J. A., MAHER, F. T.: Further observations on the hereditary form of pancreatitis. In: Symp. on the exocrine pancreas, normal and abnormal functions. Ciba Foundation. London: J. & A. Churchill 1962. — GROSS, O., GULEKE, N.: Die Erkrankungen des Pankreas. Berlin: Springer 1924. — GROSSMAN, M. I., IVY, A. C.: Effect of alloxan upon external secretion of the pancreas. Proc. Soc. exp. Biol. (N.Y.) 63, 62 (1946). — GRUBER, GG.B.: Über das Ringpankreas. Mainz. med. Wschr. 1920, 676; — Pathologie der Bauchspeicheldrüse (mit Ausnahme der Langerhansschen Inseln und der Diabetesfrage). In: HENKE-LUBARSCH, Handbuch der speziellen pathologischen Anatomie und Histologie, Bd. V$_2$, S. 211. Berlin: Springer 1929. — GUALANDI, G., BRACALI, G.: Sclerosi pancreatica e cirrhosi epatica a pathogenesi carenziale. Epatologia 3, 119 (1957). — GÜLZOW, M.: Studien über Infektionspankreatitis. Pankreatitis bei akutem Exanthem, Scharlach, Masern, Röteln. Klin. Wschr. 1939, 353; — Die Blutdiastase. V. Blutdiastase und Lebererkrankungen. Z. klin. Med. 138, 214 (1940); — Zur Speicheldrüsenhypertrophie als Folge der Fehlernährung. Z. ges. inn. Med. 3, 470 (1948); — Derzeitiger Stand der Fermentdiagnostik der Pankreaserkrankungen. Verh. dtsch. Ges. Verdau.- u. Stoffwechselkr. 16, 203 (1952) (Essen); — Pankreasnekrose — Pfortaderthrombose. Landarzt 32, 179 (1956); — Pankreatitis und Lebererkrankungen. Dtsch. Z. Verdau.- u. Stoffwechselkr. 16, 198 (1956); — Die eitrige Pankreatitis. Med. Klin. 51, 413 (1956); — Persönliche Mitt. (1958); — Pankreaserkrankungen als Hepatitisfolge. Čs. Gastroent. Výž. 14, 93—101 mit dtsch. Zus.fass. (1960) [Tschechisch]; — Behandlung der Pankreatitis mit Cortikosteroiden — Pankreatitis durch Behandlung mit Kortikosteroiden (klinische und experimentelle Untersuchungen). Dtsch. Z. Verdau.- u. Stoffwechselkr. 20, 168 (1960); — Therapie der akuten nekrotisierenden Pankreatitis. Internist (Berl.) 1, 198—202 (1960); — Pankreatitis in der Gravidität und im Zyklus der Frau. Dtsch. Z. Verdau.- u. Stoffwechselkr. 21, 49 (1961); — Akute Pankreatitis in der Gravidität und post partum. Dtsch. med. Wschr. 89, 743—747 (1964); — Untersuchungen der Pankreasfermententgleisung. Internist (Berl.) 5, 88—93 (1964); — Zur klinischen Manifestation der akuten Pankreatitis. Z. ges. inn. Med. 19, 1 (1964); — Zur Diagnose und Differentialdiagnose der akuten nekrotisierenden Pankreatitis (Pankreasnekrose). Čs. Gastroent. Výž. 20, 366—373 (1966); — Zur Einteilung der Pankreatitiden. Dtsch. Z. Verdau.- u. Stoffwechselkr. 26, 3—11 (1966). — GÜLZOW, M., TRETTIN, H. J., DIWOK, K.: Wirkung der Adrenalektomie auf die exkretorische Pankreasfunktion. Experimentelle Untersuchungen. Z. ges. exp. Med. 134, 95—108 (1960); — Zur Wirkung des Kallikrein-Trypsin-Inaktivators. I. Experimentelle Untersuchungen. Z. ges. exp. Med. 134, 549 (1961); — Zur Wirkung des Kallikrein-Trypsin-Inaktivators. II. Anwendung bei experimenteller Pankreasschädigung. Z. ges. exp. Med. 134, 562 (1961); — Experimentelles zur Wirksamkeit des Kallikrein-Trypsin-Inaktivators. Klin. Wschr. 39, 597 (1961). — GÜRICH, H.-G.: Histologische Pankreasuntersuchungen zur Frage der Erwachsenen-Mucoviscidosis. Beitr. path. Anat. 125, 203—221 (1961). — GUILLEMIN, G., GIRARD, M., NAUDIN, E., DUBIOS, J., BRAILLON, G., CUFFIA, CH., MÉTAIS, B.: Deux cas de pancréas annulaire de l'adulte, l'un compliqué de sténose duodénale aigüe par hématocéle intrakystique, l'autre associé à une lithiase pancréatique. Guérison par duodénopancréatectomie céphalique. Arch. Mal. Appar. dig. 51, 562—572 (1962). — GULLICK, H. D.: Carcinoma of the pancreas. A review and critical study of 100 cases. Medicine (Baltimore) 38, 47—84 (1959). — GUMBEL, B.: Über einen Fall angeborener multipler Darmatresie, verbunden mit einer Pankreasmißbildung. Mschr. Kinderheilk. 105, 389—392 (1957). — GWINN, J. L.: Injury of the pancreas in a child. Proc. Mayo Clin. 30, 101 (1955). — GWYNNE, J. F., WILSON, S. L.: Cystadenocarcinoma of the pancreas. Aust. N. Z. J. Surg. 26, 315 (1957).

HABERER, H. VON: Beitrag zu den gutartigen, soliden Geschwülsten des Pankreas. Langenbecks Arch. klin. Chir. 148, 398 (1927). — HABERLAND, G. L., MATIS, P.: Neue Aspekte der Trasylol-Therapie. Internat. Symp., München 1968. Stuttgart: Schattauer 1969. — HABERLAND, L.: Pharmakologische Beeinflussung biochemischer Vorgänge bei der Pankreatitis. In: G. SCHÖNBACH, Pankreaserkrankungen, S. 27—32. Stuttgart 1969. — HABERMANN, E.: Probleme der Pathophysiologie des Kininsystems. In: HABERLAND-MATIS, Neue Aspekte der Trasylol-Therapie 1969, Bd. 4. Stuttgart: Schattauer 1970. — HADNAGY, CS., KELEMEN, L.,

Palencsár, A., Szilágy, D., Bodó, I., Erdélyi, A., László, L.: Über Pankreasläsionen bei Hepatitis epidemica. Dtsch. Z. Verdau.- u. Stoffwechselkr. **21**, 29 (1961). — Hadorn, B., Johansen, P. G., Anderson, Ch. M.: Pancreozymin secretion test of exocrine pancreatic function in cystic fibrosis and the significance of the result for the pathogenesis of the disease. Canad. med. Ass. J. **98**, 377—385 (1968). — Hadorn, B., Silberberg, V. L.: Demonstration of two forms of human pancreatic carboxypeptidase. Biochim. biophys. Acta (Amst.) **151**, 702—705 (1968). — Haemmerli, U. P.: (1965). In: Sarles, 1965. — Haemmerli, U. P., Hefti, M. L.: Chronische Pankreatitis. Z. Gastroent. **1**, 27—35 (1963). — Hafter, E.: Praktische Gastroenterologie mit Beiträgen von H. W. Hotz und F. Deucher. Stuttgart: G. Thieme 1956. — Hagen, E.: Über die Innervation der exkretorischen Drüsen und der Langerhansschen Inseln des Pankreas beim Hund. Z. Zellforsch. **43**, 486—500 (1956). — Haidlen, R.: Akute Pankreatitis im Wochenbett. Cbl. Gynäk. **39**, 609—611 (1884). — Haim, E.: Die akute Pankreatitis. Med. Klin. **1964**, 1813—1817. — Haim, E., Schmid, K. O.: Zur Kenntnis der Pankreatiko-Askaridiasis. Zbl. Chir. **91**, 1516—1519 (1966). — Hallenbeck, G. A., Jordan, G. L., Jr., Kelly, A. H.: The effect of experimentally produced pancreatic secretion. Surg. Gynec. Obstet. **96**, 714 (1953). — Haller, A. v.: Elementa physiol. VI. Übers. J. S. Haller. Berlin: C. H. Voss 1768; — Anfangsgründe der Physiologie des menschlichen Körpers. Übers. J. S. Haller. Berlin u. Leipzig 1774. — Halpert, B., Gyorkey, F.: Accessory spleen in the tail of the pancreas. Arch. Path. **64**, 266 (1957). — Halsted, W. S.: Retrojection of bile into the pancreas, a cause of acute hemorrhagic pancreatitis. Johns Hopk. Hosp. Bull. **12**, 178 (1901). — Hambach, R.: Über ein schleimbildendes Pankreaskarzinom mit Lungenmetastasen. (Zugleich ein Beitrag zur Frage der sogen. Alveolarzellkarzinome.) Zbl. Path. **94**, 455 (1956). — Hammamoto, E., Ohtahara, S., Iizuka, K.: Cystic fibrosis of the pancreas in a japanese child. Acta paediat. japon. **65**, 502—509 (1961). — Hamperl, H.: Beiträge zur normalen und pathologischen Histologie menschlicher Speicheldrüsen. Z. mikr.-anat. Forsch. **27**, 1 (1931); — Zur pathologischen Anatomie der Bauchspeicheldrüse. Wien. klin. Wschr. **51**, 1537 (1933). — Hangos, E., Thurzó, R.: Unsere Erfahrungen bei der Behandlung der perforationslosen galligen Bauchfellentzündung. Zbl. Chir. **91**, 1512—1516 (1966). — Hanicki, Z., Hawiger, J., Struzik, T.: Das Antikörpermangelsyndrom und die Mucoviscidosis. Wien. klin. Wschr. **75**, 862—863 (1963). — Hansemann, D. v.: Diskussion zu Langerhans zur Berl. med. Ges. 4. 12. 1889. Berl. klin. Wschr. **1889**, 1115; — Die Beziehungen des Pankreas zum Diabetes. Z. klin. Med. **26**, 191 (1894). — Hansson, E.: The formation of pancreatic juice proteins studied with labelled amino acids. Acta physiol. scand. **46**, Suppl. 161, 5—99 (1959). — Hansson, K., Lundh, G., Stenram, U., Wallerström, A.: Pancreatitis and free bile acids. Acta chir. scand. **126**, 338—345 (1963). — Hantelmann, W.: Fettsucht und Atrophie der Bauchspeicheldrüse bei Jugendlichen. Virchows Arch. path. Anat. **282**, 630 (1931). — Hardouin, J. P., Mercadier, M.: Kyste hydatique de la tête du pancréas. Presse méd. **67**, 821 (1959). — Hardy, J. D., Bowlin, J. W.: Some complications of pancreatic disease. Illustrative cases with notes on management. Ann. Surg. **145**, 848—856 (1957). — Harms, E.: Über Druckmessungen im Gallen- und Pankreasgangsystem. Langenbecks Arch. klin. Chir. **147**, 637 (1927). — Harper, A. A.: Physiologic factors regulating pancreatic secretion. Gastroenterology **36**, 386—391 (1959); — Discussion to M. I. Grossman. In: Ciba Foundation Symposium on the Exocrine pancreas. London: Churchill 1962. — Harper, A. A., Mackay, I. F. S.: The effects of pancreozymin and of vagal nerve stimulation upon the histological appearence of the pancreas. J. Physiol. (Lond.) **107**, 89 (1948). — Harper, A. A., Raper, A. S.: Pancreozymin, a stimulant of the secretion of pancreatic enzymes in extracts of the small intestine. J. Physiol. (Lond.) **102** (1943). — Hartl, O., Müllner, T., Neumayr, A., Pietschmann, H.: Beitrag zur Äthioninpankreatitis. Acta hepato-splenol. (Stuttg.) **10**, 368—378 (1963). — Hartley, B. S., Brown, J. R., Kauffman, D. L., Smillie, L. B.: Evolutionary similiarities between proteolytic enzymes. Nature (Lond.) **207**, 1157—1159 (1965). — Hartsock, R., Fisher, E. R.: Cancer in situ in pancreatic squamous metaplasia. Arch. Surg. **82**, 674—678 (1961). — Haslhofer, L.: Mukoides Adenokarzinom des Pankreas mit diffuser Metastasierung in den Lungen. Wien. klin. Wschr. **1953**, 395 (1953). — Haunz, E. A., Baggenstoss, A. H.: Carcinoma of the head of the pancreas. The effects of obstruction on the ductal and acinar systems. Arch. Path. **49**, 367 (1949). — Haverback, B. J.: Exocrine function of the pancreas. Reappraisal of some. J. Amer. med. Ass. **193**, 279—283 (1965). — Haverback, B. J., Dyce, B., Bundy, H., Edmondson, H. A.:

Trypsin, trypsinogen and trypsin inhibitor in human pancreatic juice. Mechanism for pancreatitis associated with hyperparathyroidism. Amer. J. Med. **29**, 424 (1960). — HEACOCK, C. H., CARA, D. J., JR.: Radiation therapy of pancreatitis. Radiology **62**, 654—659 (1954). — HEBB, C. O.: The effect of insulin administration in the response of the pancreas to parasympathic stimulation. Quart. J. exp. Physiol. **26**, 339 (1937); — The effect of injected insulin on the storage of glykogen in the pancreas and liver. Quart. J. exp. Physiol. **27**, 237 (1938). — HEDINGER, CHR.: Die Nebennierenrinde. In: A. LABHART, Klinik der inneren Sekretion. Berlin-Göttingen-Heidelberg: Springer 1957. — HÉDON, L.: Certitudes et hypothèses sur les fonctions du pancréas. Montpellier méd., Sér. 3, **44**, 301—313 (1953). — HEDROY, N. V.: Nebenpankreas in der Gallenblasenwand. Bruns' Beitr. klin. Chir. **132**, 570 (1922). — HEFFERNON, E. W., CASSIET, A. C.: A survey of acute hemorrhagic pancreatitis. Gastroenterology **35**, 251 (1958). — HEGLER, C., WOHLWILL, F.: Fettgewebsnekrosen in Subcutis und Knochenmark durch Metastasen eines Carzinoms des Pankreasschwanzes. Virchows Arch. klin. Chir. **274**, 784 (1930). — HEIBERG, K. A.: Ein Fall von fehlender cauda pancreatis (bei einem Diabetiker). Zbl. Path. **22**, 676 (1911); — Die Krankheiten des Pankreas. In: Handbuch der gesamten Pathologie, Diagnostik und Therapie der Pankreaserkrankungen. Wiesbaden 1914. — HEIDENHAIN, R.: Beiträge zur Kenntnis des Pankreas. Arch. ges. Physiol. **10**, 557 (1875). — HEILMANN, R.: Über die Pathogenese der akuten Pankreasnekrose. Zbl. Path. **88**, 369 (1952). — HEIN, D.: Systematische morphologische Untersuchungen über die Papillitis stenosans. Frankfurt. Z. Path. **73**, 427—451 (1964). — HEINKEL, K.: Die Ratte als Versuchstier in der experimentellen Pankreasdiagnostik. II. Die Erzeugung einer akuten hämorrhagischen Pankreatitis durch Injektion von Gallensäuren in den Ductus pancreaticus. Klin. Wschr. **31**, 815 (1953); — Die Laboratoriumsdiagnostik bei Pankreaserkrankungen. Ärztl. Lab. **4**, 357—368 (1958); — Die Bedeutung der Amylasebestimmungen in Blut und Urin für die Pankreasdiagnostik. Internist (Berl.) **2**, 362—366 (1961); — Diagnostik und Therapie der Pankreaserkrankungen. Ther. d. Gegenw. **100**, 348—351 (1961); — Persönliche Mitteilungen (1964); — (1965). In: SARLES, 1965; — Die Diagnose der Pankreatitis aus internistischer Sicht. Visum **1968**, 92—95; — Therapie der Pankreatitis aus internistischer Sicht. Visum **1968**, 112—114. — HEINKEL, K., BERGENTHAL, B.: Untersuchungen über die Beeinflußbarkeit des Blutamylasespiegels. Tierexperimentelle Untersuchungen. Z. ges. exp. Med. **136**, 582—588 (1963). — HEINKEL, K., CARVALHO, D. G. DE: Die Wirksamkeit therapeutischer Maßnahmen bei der akuten Pankreatitis (tierexperimentelle Untersuchungen). I. Mitteilung: Methodik und Beeinflußbarkeit der Blutamylase. Z. ges. exp. Med. **131**, 155 (1959). — HEINKEL, K., RUBIN, H.: Untersuchungen über den Einfluß von Atropin auf die Fermentbildung im Pankreas. Z. ges. exp. Med. **136**, 571—581 (1963). — HEINKEL, K., TEUFEL, H.: Untersuchungen über die Beziehungen von Pankreassekretion und Blutamylasekonzentration. Ärztl. Lab. **5**, 249—269 (1959). — HEINRICH, G., GREVE, I.: Duodenaldivertikel und Pankreatitis. Chirurg **34**, 160—163 (1963). — HEINRICH, H. V.: Ein Beitrag zur Histologie des sogenannten akzessorischen Pankreas. Virchows Arch. path. Anat. **198**, 392 (1909). — HEINSEN, H. A.: Die subakuten und chronischen Pankreopathien im Rahmen der Diagnostik der Oberbaucherkrankungen. Medizinische **1953**, 1219; — Die Pankreopathien. Akute und chronische Erkrankungen der Bauchspeicheldrüse. Stuttgart: Ferdinand Enke 1953; — Krankheiten der Bauchspeicheldrüsen. Klin. d. Gegenw. **1**, 75 (1955); — Die Pankreopathie in ihren Beziehungen zum Magen- und Darmkanal. Regensburg. Jb. ärztl. Fortbild. **6**, 58 (1957); — Röntgenologische Diagnostik und Röntgentherapie der chronisch-rezidivierenden Pankreatitis. Med. Klin. **1960**, 1511; — Zur Klinik der chronisch rezidivierenden Pankreatitis. Med. Welt **1960**, 901; — (1967). Persönliche Mitteilungen. — HEINSSEN, H. A., RITTER, U.: Klinik der Pankreaserkrankungen. In: BECKER-RITTER, Das exokrine Pankreas. (Im Druck.) — HELGE, H.: Über den Glyoxaleffekt auf Pankreas und Blutzucker. Verh. dtsch. Ges. Path. **42**, 158—163 (1958). — HELLY, K. K.: Die Schließmuskulatur an den Mündungen der Gallen- und der Pankreasgänge. Arch. mikr. Anat. **54**, 614 (1899); — Zur Entwicklungsgeschichte der Pankreasanlage und Duodenalpapille des Menschen. Arch. mikr. Anat. **56**, 291 (1900); — Beitrag zur Anatomie des Pankreas und seiner Ausführungsgänge. Arch. mikr. Anat. **52**, 773 (1898). — HELMKE, K. H.: Über den Zellkollaps. Virchows Arch. path. Anat. **304**, 255 (1939). — HENDREN, W. H., GREEP, J. M., PATTON, A. S.: Pancreatitis in childhood: Experience with 15 cases. Arch. Dis. Childh. **40**, 132 (1965). — HENDRIX, R. C., GOOD, D. M.: Fibrocystic disease of the pancreas after childhood: case report with necropsy at 17 years. Ann. intern.

Med. **44**, 166—173 (1956). — HENNIG, K., FRANKE, D., REDECKER, K.: Das isolierte Pankreasneurinom. Fortschr. Med. **86**, 127—129 (1968). — HENNING, N., HEINKEL, K.: Fermentuntersuchungen bei der experimentellen Äthioninpankreatitis. Verh. dtsch. Ges. Verdau.- u Stoffwechselkr. **16**, 227 (1952) (Essen); — Entstehung, Erkennung und Behandlung der Pankreaserkrankungen. Dtsch. med. Wschr. **78**, 519 (1953); — Untersuchungen über die Äthioninpankreatitis der Ratte. Z. ges. exp. Med. **120**, 221—235 (1953). — HENNING, N., HEINKEL, K., SCHÖN, H.: Pathogenese, Diagnostik, Klinik und Therapie des exokrinen Pankreas. Europ. Pankreas-Symposium, Erlangen. Stuttgart: Schattauer 1964. — HENNING, N., WITTE, S.: Atlas der gastroenterologischen Cytodiagnostik. Stuttgart: G. Thieme 1957. — HENRIKSEN, F. W., WORNING, H.: External pancreatic response to food and its relation to the maximal secretory capacity in dogs. Gut **10**, 209—214 (1969). — HENRIKSSON, C.: Acute hyperparathyroidism and acute pancreatitis. Acta path. microbiol. scand. **50**, 42—54 (1960). — HEPP, J., MOREAUX, J.: Documents sur les pancréatites avec calcifications. Arch. Mal. Appar. dig. **47**, 1057—1072 (1958). — HERCZEG, T., KUN, L.: Erfahrungen auf dem Gebiete der akuten Pankreatitis. Zbl. Chir. **80**, 1957 (1961). — HERFORT, K.: L'héméralopie et la pancréatite chronique. Schweiz. med. Wschr. **1947**, 1362; — Etiology of chronic relapsing pancreatitis. Analysis of 151 cases. Gastroenterologia (Basel) **100**, 149—156 (1963); — Klinische Manifestationen der Erkrankungen des exokrinen Pankreas. In: BOECKER, W., Pankreas-Diabetes. III. Bad Mergentheimer Stoffwechseltagung 1964. Stuttgart: G. Thieme 1965: — Ätiologie und Klinische Manifestation der chronischen Pankreatitis. Fortschr. Med. **83**, 473—476 (1965). — HERFORT, K., FRIČ, P., KECLIK, M.: Chronic relapsing pancreatitis. I. Clinical manifestations of acute attack and possible-aetiologic factors. Acta med. scand. **174**, 329—339 (1963). — HERMAN, L., FITZGERALD, P. J.: Restitution of pancreatic acinar cells following ethionine. J. Cell Biol. **12**, 297—312 (1962). — HERRING, P.-T., SIMPSON, S.: The pressure of pancreatic secretion and the mode of absorption of pancreatic juice after obstruction of the main ducts of the pancreas. Quart. J. exp. Physiol. **2**, 99 (1909). — HERSHEY, J. E., HILLMAN, F. J.: Fatal pancreatic necrosis following choledochotomy and cholangiography. Arch. Surg. **71**, Sect. I, 885—889 (1955). — HERTWIG, P.: Vergleichende Morphologie und Physiologie des Pankreas. Verh. dtsch. Ges. Verdau.- u. Stoffwechselkr. **16**, 113 (1952); — HERXHEIMER, G.: Über eine eigentümliche Veränderung des Pankreas. Verh. dtsch. path. Ges. **7**, 215 (1904); — Über Pankreascirrhose (bei Diabetes). Virchows Arch. path. Anat. **183**, 228 (1906); — Über heterologe Cancroide. Beitr. path. Anat. **41**, 348 (1907); — Zur Pathologie des Pankreas. Verh. dtsch. path. Ges. **13**, 276 (1909); — Niere und Hypertonie. Verh. dtsch. path. Ges. **15**, 211 (1912). — HESS, O.: Experimenteller Beitrag zur Ätiologie der Pankreas- und Fettgewebsnekrose. Münch. med. Wschr. **1903**, 1905; — Die Ausführungsgänge des Hundepankreas. Pflügers Arch. ges. Physiol. **118**, 536 (1907). — HESS, R., WERTHEMANN, A.: Primary stenosing cholangitis: Its relation to carcinoma. Gastroenterologia (Basel) **88**, 305 (1957). — HESS, W.: Chirurgie des Pancreas. Basel: Benno Schwabe 1950; — Die chronisch-rezidivierende Pankreatitis und ihre chirurgische Indikationen. Med. Klin. **1953**, 1659; — Die primäre stenosierende Papillitis. Helv. chir. Acta **21**, 433 (1954); — Klinische Pathologie der Papilla Vateri. Schweiz. med. Wschr. **1955**, 495; — Operative Cholangiographie; Technik, Diagnostik und Therapie. Stuttgart: G. Thieme 1955; — Die Erkrankungen der Gallenwege und des Pankreas. Diagnostik, Klinik und chirurgische Therapie. Stuttgart: G. Thieme 1961; — Aktuelle Probleme der Pankreatitis. Panel-Diskussion, 2. Weltkongreß für Gastroenterologie, München 1962. Basel-New York: Karger 1963; — Die chirurgische Behandlung der chronischen Pankreatitis. Z. Gastroent. **1**, 129—135 (1963); — Die chronische Pankreatitis. Klinik, Diagnostik und chirurgische Therapie der chronischen Pankreopathien. Aktuelle Probleme in der Chirurgie. Bern-Stuttgart: Hans Huber 1969. — HESS, W., RÜTTE, B. v.: Die intermittierende und perforierende Pancreascyste. Schweiz. med. Wschr. **80**, 476 (1950). — HEUCK, F.: Die Bauchspeicheldrüse. In: SCHINZ-BAENSCH, FROMMHOLD, GLAUNER, UEHLINGER, WELLAUER, Lehrbuch der Röntgendiagnostik, Bd. 5, S. 477—522. Stuttgart 1965. — HEYMANN, H., HELWING, E., MARTENS, H. L., MÜNCH, B., ENGELHARDT, W.: Morphologie der Bauchspeicheldrüse bei permanenter Fistelung des Ductus pancreaticus major. Med. Klin. **64**, 1868—1870 (1969). — HICHEL, P., NORDMANN, J.: La formation des ilots de Langerhans aux dépens des cellules centroacineuses chez l'homme adulte. Bull. Mém. Soc. Anat. Paris **93**, 82 (1923); — La prolifération des cellules centroacineuses dans le pancréas humain. Bull. Mém. Soc. Anat. Paris **93**, 183 (1923); — Les cellules centroacineuses du pancréas diabétique. Bull. Mém. Soc.

Anat. Paris **93**, 339 (1923). — HICKEN, F., MCALLISTER, J.: Is the reflux of bile into the pancreatic ducts a normal or abnormal physiologic process? Amer. J. Surg. **83**, 781 (1952). — HIENERT, G., ZEITLHOFER, J.: Chronische Pancreatitis mit Papillomatose des Ausführungsganges. Klin. Med. (Wien) **11**, 504—510 (1956). — HILL, R. L., JUDD, CH. S., SHAW, W. R., BOYAR, W. T.: Pancreatic ductal decompression in chronic pancreatitis with fistula. Arch. Surg. **71**, 710 (1955). — HILTON, S. M., JONES, M.: The role of plasma kinin in functional vasodilatation in the pancreas. J. Physiol. (Lond.) **195**, 521—533 (1968). — HIMAL, H. S., GOODHEAD, B., COLLE, E., MACLEAN, L. D.: Exocrine and endocrine functions of the allografted pancreas. Canad. med. Ass. J. **100**, 422—427 (1969). — HINSBERG, K., BRUNS, F., in: HOPPE-SEYLER/THIERFELDER: Handbuch der physiologischen und pathologisch-chemischen Analyse. Pankreassaft, S. 389—390. Berlin-Göttingen-Heidelberg: Springer 1953. — HINTON, J. W., PFEFFER, R., MIXTER, G., JR.: Acute hemorrhagic pancreatitis: newer concepts in diagnosis and management. West. J. Surg. **67**, 267—269 (1959). — HINTZE, E.: Über einen Fall von gleichzeitig im Pankreas auftretenden Ca mit Steinbildung. Ein Beitrag zur Lehre der Pankreaserkrankung. Inaug.-Diss. Berlin 1917. — HIRSCH, G.: Die Ursachen des Rhythmus der Drüsen. Verh. 33. Konf. Intern. Ges. biol. Rhythm. frg. Acta med. scand., Suppl. **278**, 137 (1953). — HIRSCH, G. C.: Die Lebendbeobachtung der Restitution des Sekretes im Pankreas. I. Die Restitution der Granula nach Pilokarpinreizung, ihr Ort und ihre Zeit. Z. Zellforsch. **13**, 36 (1932); — Die Lebendbeobachtung der Restitution des Pankreas. IV. Die Restitution der Drüse als Ganzes nach Pilokarpinreizung. Mit einem Exkurs über synchrone, hemisynchrone und asynchrone Zellarbeit. Z. Zellforsch. **15**, 290 (1932); — Allgemeine Stoffwechselmorphologie des Cytoplasma. In: Handbuch der Allgemeinen Pathologie, Bd. II/1: Das Cytoplasma. Berlin-Göttingen-Heidelberg: Springer 1955; — Die Integration der Strukturen in den Zellen des exokrinen Pankreas. Europ. Pankreas-Symposium, Erlangen 1963. Stuttgart: Schattauer 1964. — HIRSCH, G. C., JUNQUEIRA, L. C. U., ROTHSCHILDT, H.: Wieviel Zeit dauert die Synthese von Eiweißmolekülen als Enzymträger bei der Sekretion des Pankreas der Ratte? Resumos das communicationes a VI Reuniao. Anual da SBPC, Ribeirao Preto, 8—13, Novembro de Cultura e Ciencia 6 (4) 1954; — Way and time of restitution of proteins during secretion of the rat pancreas. Am. Ass. Anatomists 1957, Anat. Rec. Febr. 1957. — HIRSCH, G. C., JUNQUEIRA, L. C. U., ROTHSCHILDT, H. A., DOHI, S. R.: Die Pankreassaft-Sekretion bei der Ratte. I. Die kontinuierliche, irreguläre Hungersekretion und ihre Ursachen. Pflügers Arch. ges. Physiol. **264**, 78—87 (1957). — HIRSCH, G. CH.: Dynamik der Sekretionssysteme. Verh. dtsch. Ges. Zool. **1948**, 226; — Zeit und Vorgang der Proteinsynthese im exocrinen Pankreas der Ratte. Acta histochem. (Jena) **4**, 204 (1957); — Der Arbeitszyklus und die Entstehung der Eiweiße. Naturwissenschaften **45**, 349 (1958); — Die Fließbandarbeit in der exocrinen Pankreaszelle bei der Produktion von Enzymen. Mit einem Exkurs über Ergastoplasma und Golgi-Körper. Naturwissenschaften **47**, 25—35 (1960); — Die Zellorganellen und ihre Zusammenarbeit. In: Handbuch der Biologie, Bd. 13/15, S. 353. Leipzig: Barth 1960; — Konstruktion und adaptive Umkonstruktion in den Zellen des exocrinen Pankreas. Wissenschaftl. Beibl. zur Mat. med. Nordmark **49**, 1—39 (1964). — HOFERICHTER, J.: Der Wert von Serumfermentbestimmungen bei akuten Pankreaserkrankungen. Eine experimentelle Studie. Bruns' Beitr. klin. Chir. **208**, 255—264 (1964); — Zur Pathogenese der postoperativen Pankreasnekrose. Langenbecks Arch. klin. Chir. **308**, 232—235 (1964); — Klinische und experimentelle Untersuchungen zur akuten haemorrhagischen Pankreasnekrose. Langenbecks Arch. klin. Chir. **307**, 319—337 (1964); — Die Pathogenese der akuten haemorrhagischen Pankreasnekrose. Münch. med. Wschr. **111**, 654—658 (1969); — Die Diagnose der Pankreasnekrose durch Laparotomie. Chirurg **40**, 321—325 (1969); — Pathogenese der akuten Pankreasnekrose. Med. Klin. **64**, 24 (1969). — HOFERICHTER, J., NEMIR, P., DRABKIN, D. J.: Protective effect of proteinase inhibitors in acute necrotizing pancreatitis. An experimental study. Surg. Forum **13**, 309 (1962). — HOFFBRAND, B. I.: Chronic pancreatitis (alcoholic?) with osteomalacia. Proc. roy. Soc. Med. **98**, 697 (1965). — HOFMANN, W.: Komplikationen akuter Pankreasaffektionen auf dem Sektionstisch. Bruns' Beitr. klin. Chir. **201**, 216 (1960). — HOIGNÉ, R., ZOLLIKOFER, H.: Diabetes mellitus nach Pankreasnekrose. Schweiz. med. Wschr. **1954**, 599. — HOKIN, L. E., HOKIN, M. R.: The actions of pancreozymin in pancreas slices and the role of phospholipids in enzyme secretion. J. Physiol. (Lond.) **132**, 442—453 (1956). — HOLLE, G.: Pathologische Anatomie der Beziehungen zwischen Leber und Pankreas. Acta hepato-splenol. (Stuttg.) **6**, 125—137 und 204—224 (1959); — Die Bauprinzipien der Vater'-

schen Papille und ihre funktionelle Bedeutung unter normalen und krankhaften Bedingungen. Dtsch. med. Wschr. **85**, 648—651 und Bild 644—661 (1960); — Neue Befunde zur Morphologie und Physiologie der Vater'schen Papille. Z. ärztl. Fortbild. **57**, 402—409 (1963); — Die Vatersche Papille bei chronischer Cholezystitis und Cholelithiasis. Dtsch. Z. Verdau.- u. Stoffwechselkr. **25**, 148—150 (1965). — HOLLENDER, M. L., ADLOFF, M.: Les pseudo-kystes du pancréas d'origine traumatique chez l'enfant. Arch. Mal. Appar. dig. **50**, 5 (1961). — HOLMQUIST, B., COLLEEN, ST.: Secretion of pancreatic juice following vagotomy. Acta chir. scand. **130**, 111—115 (1965). — HOLST-NIELSEN, F.: Pseudocyst of the pancreas. Nord. Med. **76**, 134 (1966). — HOLTZER, R. L., LANCKER, J. L. VAN: Early changes in pancreas autolysis. Amer. J. Path. **40**, 331—336 (1962). — HOLZAPFEL, R.: Untersuchungen über die Ätiologie der haemorrhagischen Pankreasnekrose. Klin. Wschr. **1930**, 596. — HOLZEL, A., SCHWARZ, V., TORKINGTON, P., GREVILLE WILLIAMS, G. E.: Mucoviscidosis and the autonomic nervous system. Lancet **1962I**, 822—823. — HOMER, G. M., ZIPF, R. E., HIEBER, TH. E., KATCHMAN, B. J.: The trypsin inhibitor capacity of serums in normal and diseases states. Amer. J. clin. Path. **34**, 99—107 (1960). — HONEYMAN, M. S., SIKER, E.: Cystic fibrosis of the pancreas: an estimate of the incidence. Amer. J. hum. Genet. **17**, 461—465 (1965). — HONJIN, R.: The innervation of the pancreas of the mouse, with special reference to the structure of the peripheral extension of the vegetative nervous system. J. comp. Neurol. **104**, 331—371 (1956). — HOOGLAND, H. J. M.: Ein Fall von Pankreasdistomatose bei der Katze [Holländisch]. T. Diergeneesk. **58**, 457 (1931). — HORSTERS, H.: Pankreasentzündung bei Erkrankungen der Gallenwege. Med. Klin. **1936**, 1003. — HORSTERS, H., WÜLFINGHOFF, W.: Die Bedeutung humoraler Vorgänge für die Entstehung haemorrhagisch-nekrotisierender Entzündungsformen der Bauchspeicheldrüse. Verh. dtsch. Ges. Verdau.- u. Stoffwechselkr. **14**, 341—343 (1938). — HOSIE, R. T., ZIFFREN, S. E.: The relationship of collagenase to pancreatitis. Surgery **40**, 185 (1956). — HOUCK, J. C., PATEL, Y. M.: Pancreatic collagenase, a new enzyme. Proc. Soc. exp. Biol. (N.Y.) **102**, 421—423 (1959). — HOUSE, E. L., JACOBS, M. S., PANSKY, B.: Effect of serial transplantation on the growth of neonatal pancreas in the hamster. Anat. Rec. **145**, 467—471 (1963). — HOUSE, E. L., PANSKY, B., JACOBS, M. S., PALMER, J., OSTROWER, V., STREBEL, R., PAYAN, H.: Transplantation of neonatal pancreas in the thymectomized hamsters. Ann. N.Y. Acad. Sci. **120**, 652—655 (1964). — HOWARD, E. J.: Phlegmasia cerulea dolens secondary to carcinoma of the pancreas. Angiology **11**, 319—322 (1960). — HOWARD, J. M.: Pancreatico-duodenectomy: Forty-one consecutive whipple resectiens without an operative mortality. Ann. Surg. **168**, 629—640 (1968). — HOWARD, J. M., EHRLICH, E. W.: The etiology of pancreatitis. A review of clinical experience. Ann. Surg. **152**, 134—146 (1960). — A clinical study of alcoholic pancreatitis. Surg. Gynec. Obstet. **113**, 167—173 (1961); — Gallstone pancreatitis: a clinical entity. Surgery **51**, 177—184 (1962). — HOWARD, J. M., JORDAN, G. L.: Relapsing pancreatitis secondary to choledocholithiasis. Arch. Surg. **73**, 960 (1956); — Surgical diseases of pancreas. London: Pitman Medical Publ., Ltd. 1960. — HOWAT, H. T.: Aktuelle Probleme der Pankreatitis. In: Panel-Diskussion. 2. Weltkongreß für Gastroenterologie, München 1962. Basel-New York: Karger 1963. — HOXWORTH, P. I., MATTHEIS, H., COITH, R. L., ALTEMEIER, W. A.: Internal drainage for pseudocyst of the pancreas. Surg. Gynec. Obstet. **117**, 327—333 (1963). — HOYER, A.: Lipomatous pseudohypertrophy of the pancreas with complete absence of exocrine tissue. J. Path. Bact. **61**, 93 (1949). — HRANILOVICH, G. T., BAGGENSTOSS, A. H.: Lesions of the pancreas in malignant hypertension. Review of one hundred cases at necropsy. Arch. Path. **55**, 443—456 (1953). — HUARD, P., PHAN-DINH-TUÂN: Coexistence de deux kystes pancréatiques, l'un colloïde, l'autre sébacé, chez un enfant de 13 ans. Arch. franç. Pédiat. **12**, 219—222 (1955). — HUBER, E.: Beitrag zum „Pankreas anulare". Neue öst. Z. Kinderheilk. **1**, 399 (1956). — HUBER, F. O., BEITZKE, H.: Über akuten Pankreastod. Charité-Ann. **28** (1904). — HUGHES, P. D.: Diabetic acidosis with acute pancreatitis. Brit. J. Surg. **1961**, 90. — HUHNSTOCK, K., SCHWARZ, G.: Über Erwachsenen-Mucoviscidosis und Diabetes mellitus. Klin. Wschr. **39**, 854 (1961). — HUNT, R. S.: Pancreatico-bronchial-fistula. A report on two cases. Brit. J. Surg. **41**, 599 (1954). — HURVITZ, S. A., AVERBOOK, B. D., HURVITZ, R. J.: Pancreatitis with biliary disease. Arch. Surg. **86**, 664—669 (1963). — HUTH, W.: Die posttraumatische Pankreaspseudocyste im Kindesalter. Chirurg **36**, 473—475 (1965). — HUTYRA, MAREK, MAUNINGER, MÓCZY: Spezielle Pathologie und Therapie der Haustiere. Organkrankheiten. Jena: G. Fischer 1954[10]. — HYRTL, J.: Ein Pancreas accessorius und Pancreas divisum. S.-B.

kaiserl. Akad. Wiss. math.-nat. Cl. 1865 Wien, 1866; — Die Corrosions-Anatomie. Wien: Braumüller 1873; — Onomatologia anatomica. Geschichte und Kritik der anatomischen Sprache der Gegenwart. Wien: W. Braumüller 1880.
IHMANN, G.: Über das Speichelödem des Pankreas. Inaug.-Diss. F.U. Berlin, 1955. — IKAI, K., SUGIE, I., SUGINO, I., NITTA, H.: Cystic fibrosis cases found by re-examination of histology of pancreas and postmortem protocol in japanese children and sweat test on the siblings. Acta paediat. japon. **7**, 23—33 (1965). — IMMELMAN, E. J., BANK, S., KRIGE, H., MARKS, I. N.: Roentgenologic and clinical features of intramedullary fat necrosis in bones in acute and chronic pancreatitis. Amer. J. Med. **36**, 96—105 (1964). — INGALL, J. R. F.: Abscess of the pancreas. Brit. J. Surg. **51**, 523—524 (1964). — INNERFIELD, J., ANGRIST, A., SCHWARZ, A.: Parenterale Zufuhr von Trypsin. Klinische Wirkung bei 538 Kranken. J. Amer. med. Ass. **152**, 597 (1953). — IVERSEN, H. G., JOHANSEN, A.: Cystadenocarcinoma pancreatis. (Cystisches Adenocarcinom des Pankreas). Acta chir. scand. **131**, 381—386 (1966).
JACKSON, CH. E.: Hereditary hyperparathyroidism associated with recurrent pancreatitis. Ann. intern. Med. **49**, 829—836 (1958). — JACKSON, R. C., CLAGETT, O. TH., MCDONALD, J. R.: Pericardial fat necrosis. Report of the three cases. J. thorac. Surg. **33**, 723 (1957). — JACKSON, S. H., SAVIDGE, R. S., STEIN, L., VARLEY, H.: Carcinoma of the pancreas associated with fat-necrosis. Lancet **1952II**, 962. — JACOBSON, A. S.: Accessory pancreas on the wall of the gallbladder. Arch. Path. **30**, 908 (1940). — JACOBSEN, H. G., SHAPIRO, J. H., PISANO, D., POPPEL, M. H.: The vaterian and peri-vaterian segments in peptic ulcer. Amer. J. Roentgenol. **79**, 793—798 (1958). — JACOBY, F.: The pancreas and alkaline Phosphatase. Nature (Lond.) **158**, 268 (1946). — JÄRVI, O., MEURMAN, L.: Heterotopic gastric mucosa and pancreas in the gall-bladder with reference to the question of heterotopias in general. Ann. Acad. Sci. fenn. A **5**, 1—42 (1964). — JAFFÉ, R., LÖWENBERG, M.: Über das Vorkommen kleiner Fettgewebsnekrosen im Pankreas bei verschiedenen Erkrankungen. Mitt. Grenzgeb. Med. Chir. **43**, 326 (1932). — JANOWITZ, H. D.: Control of gastric and pancreatic secretion by inhibition of carbonic anhydrase. Lancet **1958I**, 1353. — JANOWITZ, H. D., DREILING, D. A.: Is there pancreatic ductal obstruction in chronic pancreatitis? An analysis of the functional trans-phincteric pancreatic and biliary flow in patients with and without pancreatic disease. Gastroenterology **36**, 12—18 (1959); — The pancreatic secretion of fluic and electrolytes. In: Ciba Foundation Symposium on the Exocrine Pancreas. London: Churchill 1962. — JANSEN, A.: Über die zystische Pankreasfibrose im frühen Kindesalter. Z. inn. Med. **12**, 123 (1957). — JANSEN, H. H.: Parotisveränderungen bei Lebercirrhose. Verh. dtsch. Ges. Path. **42**, 252—256 (1958). — JAROTZKY: Über die Veränderungen in der Größe und den Bau der Pankreaszelle bei einigen Arten der Inanition. Virchows Arch. path. Anat. **156**, 409 (1899). — JECKELN, E.: Die Pathologie der Verdauung und Resorption. In: Handbuch der Allgemeinen Pathologie, Bd. V/1, S. 66—119. Berlin-Heidelberg: Springer 1961. — JELINEK, R., ZISCHKA-KONORSA, W.: Ein Neurom des Pankreas als seltene Ursache einer Melaena. Zbl. Chir. **87**, 552—555 (1962). — JENNINGS, W. K., RUSSELL, W. O.: Phlebothrombosis associated with mucinproducing carcinomas of the tail and body of the pancreas. Arch. Surg. **56**, 186 (1948). — JEWETT, TH. C., ATERMAN, K.: Mucoviscidosis and intussusception of the appendix. Surgery **56**, 1143—1146 (1964). — JIRÁN, B., TELECKÝ, I.: Papilläres Zystadenokarzinom des Pankreasschwanzes. Zbl. Chir. **86**, 1399 (1961). — JOHNSON, CH. E.: An additional case of pancreatic bladder in the domestic cat. Anat. Rec. **8**, 267 (1914). — JOHNSON, J. R., ZINTEL, H. A.: Pancreatic calcification and cancer of the pancreas. Surg. Gynec. Obstet. **117**, 585—588 (1963). — JOHNSON, TH. A.: Diagnostic procedures in acute and chronic pancreatitis. Med. Clin., N. Amer. **41**, 1659—1665 (1957). — JOHNSTON, D. H., CORNISH, A. K.: Acute pancreatitis in patients receiving chlorothiazide. J. Amer. med. Ass. **170**, 2054 (1959). — JOHNSTON, W. G., SHER, N.: Isolated rupture of the pancreas following closed abdominal trauma. Canad. med. Ass. J. **88**, 814—815 (1963). — JOHNSTONE, J. M.: Chronic peptic ulceration in heterotopic pancreatic tissue. Gastroenterologia (Basel) **92**, 73 (1959). — JOHNSTONE, M. C.: Problems in cystic fibrosis. Ann. N.Y. Acad. Sci. **93**, 485—624 (1962). — JONES, R.: The etiology and pathogenesis of acute hemorrhagic pancreatitis. Amer. J. med. Sci. **205**, 277 (1943). — JORDAN, G. J.: Caudal pancreatojejunostomy in the management of chronic relapsing pancreatitis. Surgery **44**, 303 (1958). — JORDAN, G. L., JR., HOWARD, I. M.: Pancreatic pseudocysts. Amer. J. Gastroent. **45**, 444—453 (1966). — JORNS, G.: Die Sklerose des Pankreas nach Unterbindung des Ausführungsganges und die Transplantation des sklerotischen Gewebes.

Bruns' Beitr. klin. Chir. **139**, 325 (1927). — JORPES, J. E., MUTT, V.: Secretin, pancreozymin and cholecystokinin. Their preparation and properties. Gastroenterology **36**, 377—385 (1959); — The gastrointestinal hormones secretin and cholecystokinin. The exocrine pancreas. Normal and abnormal functions. London: J. & A. Churchill Ltd. 1962; — Die Anwendung von Sekretin und Cholecystokinin-Pankreozymin. Klin. Wschr. **40**, 661—665 (1962). — JOSKE, R. A.: Aetiological factors in the pancreatitis syndrome. Brit. med. J. **1955**, 1477—1481; — Pancreatitis following pregnancy. Brit. med. J. **1955**, 124—128. — JOUANNEAU, P.: Association de pancréatite chronique et d'anévrysme de l'artère splénique (à propos d'une observation). Mém. Acad. Chir. **86**, 386 (1960). — JUDD, E. ST.: Relation of the liver and the pancreas to the infection of the gallbladder. J. Amer. med. Ass. **77**, 197 (1921); — Condition of the common duct after cholecystektomy. J. Amer. med. Ass. **81**, 705 (1923). — JUNQUEIRA, L. C. U., HIRSCH, G. C.: Cell secretion. A study of pancreas and salivary glands. Int. Rev. Cytol. **5**, 323—364 (1956). — JUNQUEIRA, L. C. U., HIRSCH, G. C., ROTHSCHILD, H. A.: Glycine uptake by the proteins of the rat pancreatic juice. Biochem. J. **61**, 275—278 (1955).

KÁDAS, L., VARGA, Sz.: Pankreasveränderungen bei chronischer Reserpin-Applikation. Z. Gastroent. **3**, 276—279 (1965). — KÄUFER, C.: Zur stumpfen Pankreasverletzung im Kindesalter. Zbl. Chir. **92**, 3074—3080 (1967). — KAISER, E., WILLENEGGER H.: Ergebnisse operativ behandelter Papillenstenosen. Helv. chir. Acta **26**, 201—214 (1959). — KAISER G. C. KING R. D., KILMAN, J. W., LEMPKE, R. E., SHUMACKER, H. B., JR.: Pancreatic pseudocysts. Arch. Surg. **89**, 275—281 (1964). — KALSER, M. H., GROSSMAN, M. I.: Secretion of trypsin inhibitor in pancreatic juice. Gastroenterology **29**, 35—45 (1955). — KAPLAN, E., SHWACHMAN, H., PERLMUTTER, A. D., RULE, A., KHAW, K.-T., HOLSCLAW, D. S.: Reproductive failure in males with cystic fibrosis. New Engl. J. Med. **279**, 65—69 (1968). — KAPP, H.: Das Krankheitsbild des Pankreaskarzinoms. Praxis **1958**, 989—991. — KAPRAL, W.: Die Pankreasfermentgewebsnekrose nach Magenresektion, eine vermeidbare Behandlungsfolge. Chirurg **37**, 547—550 (1966). — KARLAN, M., MACPHERSON, R. C., WATMAN, R. N.: Experimental production of pseudocysts of the pancreas of the dog. Surg. Gynec. Obstet. **107**, 221 (1958). — KASAHARA, M.: Über das Bindegewebe des Pankreas bei verschiedenen Krankheiten. Virchows Arch. path. Anat. **143**, 111—132 (1896). — KASPER, H.: Die Vitamin-A-Versorgung nach Pankreatektomie. Med. Welt **3**, 178—180 (1968). — KASSERMAN, W. H.: Pericardial fat necrosis: an unusual entity. A case report. J. thorac. Surg. **35**, 689 (1958). — KATSCH, G.: Erkrankungen des Pankreas. Münch. med. Wschr. **1924**, 1308; — Diagnostik und Klinik der Pankreatitis. Verh. dtsch. Ges. Verdau.- u. Stoffwechselkr. **14**, 290 (1938); — Über die Klinik der Pankreaskrankheiten. Gastroenterologia (Basel) **78**, 73 (1952). — KATSCH, G., GÜLZOW, M.: Die Krankheiten der Bauchspeicheldrüse. In: Handbuch der Inneren Medizin, Bd. III/1, S. 295. Berlin-Göttingen-Heidelberg: Springer 1953. — KATZ, W., SILVERSTEIN, M., KOBOLD, E. E., THAL, A. P.: Trypsin release, kinin production and shock. Arch. Surg. **89**, 322—331 (1964). — KATZNELSEN, D., VAWTER, G. F., FOLEY, G. E., SHWACHMAN, H.: Botryomycosis, a complication in cystic fibrosis. J. Pediat. **65**, 525—539 (1964). — KAVIN, H., CHARLTON, R. W., JACOBS, P., GREEN, R., TORRANCE, J. D., BOTHWELL, T. H.: Effect of the exocrine pancreatic secretions on iron absorption. Gut **8**, 556—564 (1967). — KAWAMURA', R.: Beiträge zur Frage der Epithelmetaplasie. Virchows Arch. path. Anat. **203**, 420 (1911). — KAZMERS, N.: Preliminary report on treatment and prophylaxis of acute pancreatitis with a kallikrein-trypsin inhibitor. Amer. J. Gastroent. **41**, 28—44 (1964). — KEITH, L.-M., BARNES, J. E., DENKEWALTER, F. R.: Experimental study of interstitial injection of trypsin and trypsinogen into the pancreas. Arch. Surg. **77**, 416 (1958). — KELLER, P. J., ALLAN, B. J.: The protein composition of human pancreatic juice. J. biol. Chem. **242**, 281—287 (1967). — KELLER, P. J., COHEN, E., NEURATH, H.: The proteins of bovine pancreatic juice. J. biol. Chem. **233**, 344—349 (1958). — KELLEY, M. L.: A Grey-Turner Sign. Not associated with acute pancreatitis. Gastroenterology **32**, 142 (1957). — KELLEY, M. L., JR., SQUIRE, L. F., BOYNTON, L. C., LONGAN, V. W.: The significance of pancreatic calcification. N.Y. St. J. Med. **57**, 721—730 (1957). — KELLY, H. G., KNOERNSCHILD, H. E., MARABLE, S. A.: Aneurysmen der pankreatioduodenalen Arterien. Amer. J. Surg. **107**, 644 (1964). — KELLY, T. R.: Relationship of hyperparathyroidism to pancreatites. Arch. Surg. **97**, 267—274 (1968). — KELLY, TH. R., TROYER, M. L.: Pancreatic ducts and postoperative pancreatitis. Arch. Surg. **87**, 614—618 (1963). — KÉMENY, R. L. J., COLLOT, R. W.: Chronic relapsing pancreatitis and hyperlipemie. Amer. J. Dis. Child. **78**, 80 (1949). — KENNEY, W. E.: The association of carcinoma in the body and tail of the pancreas with multiple venous thrombi. Surgery **14**, 600 (1943). — KENWELL, H. N., WELS, PH. B.: Fälle von akuter hämorrhagischer Pankreatitis, behandelt mit menschlichem Serumalbumin. Surg. Gynec. Obstet. **96**, 169—170 (1953). — KERN, E.: Der heutige Stand der Chirurgie der Pankreascysten (unter Berücksichtigung der inneren Anastomosen). Ergebn. Chir. Orthop. **39**, 450—492 (1955); — Möglichkeiten und Grenzen der Fermentdiagnostik chirurgischer Pankreaserkrankungen. Langenbecks Arch. klin. Chir. **282**, 565 (1955); — Die chronische Pankreatitis unter besonderer Berücksichtigung der chirurgischen Therapie. Dtsch. med. Wschr. **1958**, 379—383; — Das Leber-Gallenwegs-Bauchspeicheldrüsensystem in chirurgischer Sicht. In: L. WANNAGAT, Lebertagung der Sozialmediziner **2**, 125 (1961); — Die akuten Erkrankungen der Bauchspeicheldrüse unter besonderer Berücksichtigung der leichteren Formen und ihrer Bedeutung für die Chirurgie. Ergebn. Chir. Orthop. **43**, 1—76 (1961); — Die Therapie der Pankreatitis und ihrer Folgezustände. Fortschr. Med. **80**, 125 (1962). — KERN, E., CREUTZFELDT, W., KÜMMERLE, F., GRANER, H. P.: Radikale, palliative oder konservative Behandlung des Pankreascarcinoms? Langenbecks Arch. klin. Chir. **303**, 456—475 (1963). — KERN, E., HUWE, W.: Die Einwanderung von Fremdkörpern in die Gallen- und Pankreasgänge. Langenbecks Arch. klin. Chir. **286**, 301 (1957). — KERN, H. F., FERNER, H.: Die Feinstruktur des exocrinen Pankreasgewebes vom Menschen. Z. Zellforsch. **113**, 322—343 (1971). — KERN, J., HAGGENMÜLLER, F., GUMRICH, H.: Kindliche Pankreaspseudozysten. Med. Welt **20**, N.F. 1619—1622 (1969). — KESSLER, J. I., KNIFFEN, J. C., JANOWITZ, H. D.: Lipoprotein lipase inhibition in the hyperlipemia of acute alcoholic pancreatitis. New Engl. J. Med. **1963**, 943—948. — KESTNER, O.: Experimentelles zur Fettgewebsnekrose. Virchows Arch. path. Anat. **246**, 305 (1923). — KETTLER, L.-H.: Lehrbuch der speziellen Pathologie. Jena: VEB G. Fischer 1970^2. — KEYL, R.: Ein Fall von Ringpankreas. Anat. Anz. **58**, 209 (1924); — Über die Beziehungen des Santorinischen Ganges zum Zwölffingerdarm und zum Wirsungschen Gang. Gegenbauers Morph. Jb. **55**, 345 (1926). — KHASANOV, A. I.: Affection of the pancreas in Botkin's disease (epidemic hepatitis). Sovetsk. med. **13**, 23—28 mit engl. Zus.fass. (1959) [Russisch]. — KHEDRO, L. G.: Acute hemorrhagic pancreatitis. An experiment method of its production and the effect of vagotomy. Arch. Surg. **74**, 220 (1957). — KILBY, OH. E.: Carcinoma of the pancreas presenting with benign mucous membrane pemphigoid. Cancer (Philad.) **18**, 847—850 (1965). — KILMAN, J. W., KAISER, G. C., KING, R. D., SHUMACKER, H. B., JR.: Pancreatic pseudocysts in infancy and childhood. Surgery **55**, 455—461 (1964). — KING, E. R., SHARPE, A., GRUBB, W., BROCK, J. S., GREENBERG, L.: A study of the morphology of the normal pancreas using Se75-methionine photoscanning. Amer. J. Roentgenol. **46**, 657—663 (1966). — KING, R. C.: Fibrocystic disease of the pancreas in an adolescent with minimal pulmonary involment. Arch. Dis. Childh. **31**, 270—272 (1956). — KINZLMEIER, H.: Die konservative Therapie der Pankreaserkrankungen. In: BOECKER, W., Pankreas-Diabetes, 3. Bad Mergentheimer Stoffwechseltagung 1965; — Die chronischen Pankreasleiden. Mkurse ärztl. Fortbild. **15**, 462—465 (1965). — KIRCH, E.: Über tuberkulöse Leberzirrhose, tuberkulöse Schrumpfnieren und analoge Folgeerscheinungen granulierender tuberkulöser Entzündung in Pankreas und Mundspeicheldrüsen. Virchows Arch. path. Anat. **225**, 129 (1918). — KIRK, E.: Untersuchungen über die groben und feinen topographischen Verhältnisse der Arterien, Venen und Ausführungsgänge in der menschlichen Bauchspeicheldrüse. Z. Anat. **94**, 822 (1931); — (1958). Zit. nach JOHNSON und KALSER, 1960. — KIRMSE, H., HARTMANN, G., STELZNER, A., URBACH, H.: Zum Krankheitsbild der akuten hämorrhagischen Pankreatitis nach Ornithose-Infektion im Kindesalter. Dtsch. Gesundh.-Wes. **20**, 1798—1803 (1965). — KIRSCH, J.: Heilung einer akuten, traumatischen Pankreasnekrose mit dem Kallikrein-Inaktivator Trasylol. Med. Welt **1960**, 2719—2721. — KIRTLAND, H. B.: A safe method pancreatic biopsy. A preliminary report. Amer. J. Surg. **82**, 451—457 (1951). — KISCH, E. H.: Zur lipogenen Ätiologie des Diabetes. Wien. med. Wschr. **59**, 866 (1909). — KLATSKIN, G., GORDON, M.: Relationship between relapsing pancreatitis and essential hyperlipemia. Amer. J. Med. **12**, 3—23 (1952). — KLEBS, E.: Handbuch der pathologischen Anatomie: Pancreas, Nebenniere, Harn- und Geschlechtsapparat. Berlin: A. Hirschwald 1876. — KLEIN, G.: Zystische Entartung der Lamellenkörperchen am Pankreas. Zbl. Chir. **77**, 1297 (1952). — KLEIN, N.: Beitrag zur Verbesserung der Diagnostik der Pankreas-Erkrankungen, insbesondere der subakuten und chronischen Pankreatitis, durch einen Diastase-Belastungstest, der auch im kleinen Labor durchführbar ist. Z. ärztl. Fortbild. **52**, 408—412 (1958). — KLEINE, R.: Die Primär- und

Tertiärstruktur der Pankreas-Elastase. Naturw. Rundschau 24, 111—112 (1971). — KLEITSCH, W. P.: Anatomy of the pancreas. A study with special reference to the duct system. Arch. Surg. 71, 795—802 (1955). — KLINTRUP, H. E.: Carcinoma of the pancreas. A statistical, clinical and pathological study. Acta chir. scand. Suppl, 362 (1966). — KLOB: Pankreasanomalien. Z. Wien. Ärzte 1859, 46. — KLUPPSACK, H.: Pankreatitis und Kammerflattern. Z. ges. inn. Med. 14, 1009—1012 (1959). — KMENT, O. H.: Klinische Auswertung tierexperimenteller Untersuchungen nerval bedingter Durchblutungsstörungen des Pankreas. Zbl. Chir. 78, 797 (1953). — KNAPE, W.: Untersuchungen über Pankreashämorrhagie, Pankreasnekrose und Fettgewebsnekrose. Virchows Arch. pat. Anat. 207, 277 (1912). — KNAUFF, R. E., ADAMS, J. A.: Determination of the major proteins and mucoproteins in the duodenal fluids of cystic fibrosis and control subjects. Clin. chim. Acta 19, 19—24 (1968); — Proteins and mucoproteins in the duodenal fluids of cystic fibrosis and control subjects. Clin. chim. Acta 19, 245—248 (1968). — KNIGHT, W. A., MUETHER, R. O., SOMMER, A. J.: Chronic recurrent pancreatitis. II. Serum diastase levels following prostigmine stimulation. Gastroenterology 12, 34 (1949). — KNOFLACH, J.: Pankreasatrophie und Lipomatose. Virchows Arch. path. Anat. 261, 666 (1926). — KNORRE, D.: Zur Frage der entzündlichen Genese der akuten Pankreasnekrose. Münch. med. Wschr. 106, 204—206 (1964); — Pathohistologische Untersuchungen am Pankreas bei Cholelithiasis. Zbl. allg. Path. path. Anat. 105, 1—2 (1963). — KOCH, E.: Die erbliche Erwachsenen-Mucoviscidosis und ihre Beziehungen zur Ulkuskrankheit. Dtsch. med. Wschr. 84, 1783—1784 (1959); — Die Mucoviscidosis als eine unerwartet häufige Erbkrankheit im Erwachsenenalter. In: GIGON, A., u. H. LUDWIG, Enzymatische Regulationen in der Klinik. Vortr. 6. Intern. Kongreß f. Innere Medizin 1960; — Ulcus pepticum bei der erblichen Erwachsenen-Mucoviscidosis. Med. Welt 1961, 2033—2038; — Ulcus pepticum bei Mucoviscidosis und anderen Erbkrankheiten. T. Gastro-ent. 4, 455 (1961); — Die Mucoviscidosis als autosomal-dominant vererbte Krankheit und ihre Beziehungen zu anderen Erbkrankheiten. Med. Ges. Frankfr./M. 1961$_C$. Klin. Wschr. 40, 606 (1962); — Aktuelle Probleme der Mucoviscidose. Ber. über 4. Internat. Konf. über zystische Fibrose des Pankreas vom 20. 9. 66 in Bern/Grindelwald. Dtsch. med. Wschr. 92, 272 (1967); — Über die Erwachsenen-Mucoviscidose. In: Mucoviscidose 1968, S. 50—54. Stuttgart: Thieme 1968. — KOCH, E., BOHN, H., KOCH, FR.: Mucoviscidosis. Zystische Pankreasfibrose. Symposium 20. 9. 1962. Stuttgart: F. K. Schattauer 1964. — KOCH, E., BOHN, H., RICK, W., HARTUNG, W.: Die erbliche Mucoviscidosis des Erwachsenen als unerwartet häufige Ursache chronischer Bronchialleiden und ihrer Folgen. Internist (Berl.) 1, 35 (1960). — KOCH, E., KÜGELGEN, B. v., RICK, W., GUMBEL, W., TOLKMITT, W., KOCH, F., LEHMANN, W.: Genetische Beziehungen zwischen der schweren Mucoviscidosis im Kindesalter und der leichteren Verlaufsform bei Erwachsenen. Klin. Wschr. 39, 843 (1961). — KOCH, E., LAPP, H.: Klinische und pathologisch-anatomische Befunde bei drei Erwachsenen mit Mucoviscidosis. Medizinische 1959, 1149, 1157. — KOCH, E., LEHMANN, W., RICK, W., GUMBEL, W.: Mucoviscidosis-Symptome beim Diabetes mellitus. Dtsch. med. Wschr. 86, 1433—1438 (1961). — KOCH, E., RICK, W., WITTICH, W., RAU, R.: Einfache Suchtests für die Mucoviszidosis Erwachsener. Dtsch. Arch. klin. Med. 206, 470 (1960). — KOCH, KARL: Beiträge zur Pathologie der Bauchspeicheldrüse. Virchows Arch. path. Anat. 214, 180 (1913). — KÖHN, K., RICHTER, M.: Gefäßveränderungen im extrahepatischen Pfortaderstromgebiet bei Leberzirrhose. Acta hepato-splenol. (Stuttg.) 6, 29—39 (1959). — KÖLLIKER, A.: Handbuch der Gewebelehre des Menschen für Ärzte und Studierende. Leipzig 1852. — KÖRTE, W.: Die chirurgischen Krankheiten und die Verletzungen des Pankreas. Deutsche Chirurgie, Lieferg. 45d. Stuttgart: F. Enke 1898. — KÖSSLING, F. K., NAGEL, M., SCHÄFER, A.: Experimentelle tryptische Pankreatitis durch metabolische Läsion. Serologische, histologische und elektronenmikroskopische Untersuchungen. Z. Gastroent. 5, 158—168 (1967). — KOLE, E. A.: Absence of rotation of the intestinal tract, annular pancreas and malpcsition of the portal vein. Some remarks on a complicated upper abdominal anomaly. Arch. chir. neerl. 12, 5—12 (1960). — KORN, K. J.: Hämorrhagisch-nekrotisierende Pankreatitis durch lokales Shwartzman-Phänomen. Ihre Abgrenzung von der tryptischen Pankreatitis. Frankfurt. Z. Path. 73, 203—227 (1963). — KORNBLITH, B. A., OTANI, S.: Meconium ileus with congenital stenosis of the main pancreatic duct. Amer. J. Path. 5, 249 (1929). — KORCVITSKY, L. K.: The part played by the ducts in the pancreatic secretion. J. Physiol. (Lond.) 57, 215 (1923). — KORPÁSSY, B.: Die Basalzellenmetaplasie in den Ausführungsgängen des Pankreas. Virchows Arch. path. Anat. 303, 359 (1939). — KOSLOWSKI, L.: Autolyse-

Krankheiten in der Chirurgie. Klinische und experimentelle Studien zur Pathogenese und Therapie einiger akuter, insbesondere posttraumatischer Krankheitsbilder. Stuttgart: G. Thieme 1959. — KOURIAS, B., PAPACHARALAMPOUS, N. X.: Pancréatites chroniques remarques d'ordre géographique, anatomo-pathologique, chirugical. Ann. Chir. **20**, 955—965 (1966); — Die chronische Pankreatitis als Begleiterkrankung des Gallensteinleidens (aufgrund von 98 op. Fällen). Chirurg **37**, 11—16 (1966). — KRAUCHER, G. K.: Fokalbedingte Pankreatikopathie. Med. Wschr. **7**, 708—711 (1953). — KRETSCHMAR, E.: Die akute Pankreatitis. Chir. Praxis **2**, 159—164 (1957). — KRISS, B.: Zur Kenntnis der Hypoplasie des Pankreas. Virchows Arch. path. Anat. **263**, 591 (1927). — KROPFF, G., BOEFFARD, J., KERNEIS, J. P., THUAUD, J.: Cystadénome du pancréas traité avec succès par l'exérèse. J. Chir. (Paris) **80**, 476—512 (1960). — KRÜGER, A.: Untersuchungen über das Pankreas der Knochenfische. In: Wissenschaftl. Meeresuntersuchungen. Herausgeg. v. d. Kom. z. wissenschaftl. Unters. d. dtsch. Meere in Kiel und der Biol. Anstalt auf Helgoland. Kiel-Leipzig 1905. — KRUPP, S.: Die Pancreatitis. Ätiologie, Alters- und Geschlechtsverteilung. Therapie und Mortalität an Hand von 361 Fällen. Helv. chir. Acta **30**, 367—400 (1963). — KUBOTA, K.: A case of a rare type of an accessory pancreas. Okajimas Folia anat. jap. **27**, 193—196 (1955). — KUCH, KL.: Untersuchungen am Feyrter'schen Gangorgan der Bauchspeicheldrüse des Pferdes. Inaug.-Diss. (med.) Heidelberg 1966; — Untersuchungen über helle Zellen in den Ausführungsgängen des Pferdepankreas. Z. Gastroent. **6**, 361—367 (1968). — KÜHNE, W.: Über das Verhalten verschiedener organisierter und sog. ungeformter Fermente. Verh. naturhistor.-med. Verein zu Heidelberg, N.F. **1**, 190 (1876); — Über das Trypsin (Enzym des Pankreas). Verh. naturhist.-med. Verein z. Heidelberg, N.F. **1**, 194 (1877); — Über das Sekret des Pankreas. Verh. naturhistor.-med. Verein zu Heidelberg, N.F. **1**, 253 (1877). — KÜHNE, W., LEA, A. SH.: Beobachtungen über die Absonderung des Pankreas. Untersuchungen aus dem Physiologischen Institut der Universität Heidelberg **2**, 448 (1882). — KÜHNLEIN, E.: Stoffwechselprobleme der totalen Pankreatektomie am Menschen. Münch. med. Wschr. **101**, 1592—1595 (1959). — KÜMMERLE, F.: Erkennung und Behandlung maligner Pankreasgeschwülste. In: G. SCHÖNBACH, Pankreaserkrankungen, S. 144—155. Stuttgart 1969. — KÜMMERLE, F., BECK, K., TENNER, R.: Leben ohne Pankreas. Dtsch. med. Wschr. **94**, 691 (1969). — KÜMMERLE, F., MAPPES, G.: Zur Frage der konservativen oder operativen Behandlung von Pankreasfisteln. Dtsch. med. Wschr. **91**, 643—648 (1966). — KÜMMERLE, F., NAGEL, M.: Zur Resektionstherapie der chronischen Pankreatitis. Dtsch. med. Wschr. **94**, 573—578 (1969). — KÜSTER, E.: Zur Diagnose und Therapie der Pankreascysten. Berliner med. Ges. 9. 2. 1887. Berl. klin. Wschr. **1887**, 154. — KUHLMANN, F.: Formen der chronischen Pankreaserkrankungen. Mat. Med. Nordmark **9**, 176 (1957); — Die Röntgendiagnose der chronischen Pankreasentzündung. Ärztl. Forsch. **12**, 134—137 (1958); — Der duodenopankreatische Reflux im Röntgenbild und seine klinische Bewertung. Münch. med. Wschr. **1959**, 1250; — In- und Effluxstörungen des Pankreasganges und ihre pathogenetische Bedeutung. Med. Mschr. **15**, 244—249 (1961); — Das Pankreas als Störungsquelle. Ärztl. Praxis **19**, 1027—1030 (1967); — Ganganomalien des Pankreas und ihre klinische Bedeutung. Dtsch. Ges. Verd.- u. Stoffwechselkr., 23. Tagung, Wien 1965. Gastroenterologia **107**, 171—173 (1967). — KUHNEN, KL.: Korrelationsanalytische Studien am Pankreas. Inaug.-Diss. (med.) Heidelberg, 1969. — KULCZYCKI, L. L.: Mucoviscidosis or cystic fibrosis: its pathogenesis, manifestations and therapy. Mucoviscidosis — Zystische Pankreasfibrose. Symposion 20. 9. 62 in Gießen. Stuttgart: F. K. Schattauer 1964. — KULCZYCKI, L. L., SHWACHMAN, H.: Studies in cystic fibrosis of the pancreas. Occurrence of rectal prolapse. New Engl. J. Med. **259**, 409 (1958). — KULMUS, J. A.: Anatomische Tabellen/nebst dazugehörigen Anmerkungen und Kupffern daraus des gantzen menschlichen Cörpers Beschaffenheit und Nutzen deutlich zu ersehen/welche den Anfängern der Anatomie zu bequemer Anleitung verfasset haben. Dantzig 1732. — KUNITZ, M.: Isolierung von kristalliner Desoxyribonuklease von Ochsenpankreas. Science **108**, 19 (1948). — KUNO, Y.: Human perspiration. Springfield, Ill.: Ch. C. Thomas, Publ. 1956. — KUNTZEN, H.: Die akute Pankreasnekrose. Langenbecks Arch. klin. Chir. **292**, 588—601 (1959); — Entstehung, Klinik und Behandlung der Pankreascysten. Internist (Berl.) **2**, 356—361 (1961). — KUNZ, L. I., RICHARDSON, SH., PAPPENHEIMER, A. M.: Pancreatic disease in mothers of suckling mice infected with connecticut Nr. 5 Strain of coxsackie-virus. Proc. Soc. exp. Biol. (N.Y.) **79**, 488 (1952). — KUNZE, D.: Experimentelle Pankreatitis am Hund. Zbl. Chir. **88**, 51 (1963). — KUNZE, D., CLAUSS, D., FABIAN, A.: Beeinflussung der experimentell gesetzten Pankreatitis durch tiefe lokale Hypothermie mittels geschlossener intragastrischer Perfusion. Zbl. Chir. **89**, 742—744 (1964). — KUP, J.: Die Wirkung der Mästung auf die Bauchspeicheldrüse. Beitr. path. Anat. **83**, 641 (1930). — KURLANDER, D. J., RASKIN, H. F., KIRSNER, J. B.: Coexistence of pancreatitis and hyperparathyroidism. Use of the secretin test in evaluation of pancreatic function before and after excision of a parathyroid adenoma. Ann. intern. Med. **58**, 1013—1016 (1963). — KYRLE, J.: Über die Regenerationsvorgänge im tierischen Pankreas. (Eine experimentell-pathologische Studie). Arch. mikr. Anat. **72**, 141—160 (1908). — KYRLE, P.: Die akute Pankreatitis, Diagnose und Therapie. Wien. klin. Wschr. **72**, 170 (1960).

LACY, D.: Chemical composition of the golgi apparatur in the exocrine and endocrine cells in the pancreas of the mouse. Nature (Lond.) **173**, 1235—1236 (1954); — The golgi apparatus. Symposium of the Royal Microscopical Society. Nature (Lond.) **174**, 21 (1954); — The golgi apparatus of the exocrine and endocrine cells of the mouse pancreas. J. roy. micr. Soc. **73**, 179—200 (1954); — Methods for demonstrating mitochondria lipoidal bodies and the golgi apparatus. J. roy. micr. Soc. **73**, 201—205 (1954); — The cytology of pancreatic secretion. J. Physiol. (Lond.) **127**, 26 (1954); — The golgi apparatus and neutral-red granules in living and frozen-dried endocrine cells of the pancreas of the mouse. J. roy. micr. Soc. **74**, 1 (1954); — The golgi apparatus and lipoidal bodies in exocrine and endocrine cells in the pancreas of man. Quart. J. micr. Sci. **95**, 163—167 (1954); — Pancreatic secretion. J. roy. micr. Soc. **75**, 88—95 (1956); — The origin, identity and function of neutral-red bodies in living, fixed, and frozen-dried acinous cells of the pancreas of the mouse. J. roy. micr. Soc. **75**, 155 (1956). — LACY, P. E.: Electron microscopic identification of different cell types in the islets of Langerhans of the Guinea pig, rat, rabbit and dog. Anat. Rec. **128**, 255—267 (1957). — LAFLER, C., HINERMAN, D. L.: A morphologic study of pancreatic carcinoma with reference to multiple thrombi. Cancer (Philad.) **14**, 944—952 (1961). — LAGERLÖF, H.: Pancreatic physiology. Nord. Med. **56**, 1189—1190 (1956). — LAGERLÖF, H. O.: Pancreatic function and pancreatic disease. Studies by means of secretin. Acta med. scand. **128** (1942). — LAGERLÖF, H. O., RUDEWALD, M.-B., PERMAN, G., HÄRDLING, I., WOLFFRAM, U.: The neutralization process in duodenum and its influence on the gastric emptying in man. Acta med. scand. **168**, 269—284 (1960). — LAGUESSE, E.: Sur le pancréas du Crenilabre et particuliérement sur la pancréas intrahepatique. Rév. Biol. du Nord France **10**, 343 (1895); — Sur quelques details de structure du pancreas humain. C. R. Soc. Biol. (Paris) **46**, 667 (1896). — LAMBLING, A., BERNIER, J. J.: Die Diagnostik der subakuten und chronischen Pankreatitis in der medizinischen Praxis von heute. Münch. med. Wschr. **103**, 1469 (1961). — LAMY, J., SARLES, J. C., BUREAU, H.: Les formation kystiques du pancréas au cours des pancréatites chroniques. Ann. Chir. **17**, 25—26 (1963). — LAMY, M., FREZAL, J., ROYER, J., CAMUS, J. L.: L'absence congenitale de lipase pancreatique. Arch. franç. Pédiat. **23**, 5 (1966). — LANDING, B. H., WELLS, TH. R., WANG, CH. I.: Abnormality of the epididymis and vas deferens in cystic fibrosis. Arch. Path. **88**, 569—580 (1969). — LANDO, D. H.: Über die Veränderungen des Pankreas bei Lebercirrhose. Z. Heilkunde **27**, 1 (1906), Abt. Path. Anat. — LANDSTEINER, K.: Darmverschluß durch eingedicktes Meconium. Pankreatitis. Zbl. allg. Path. path. Anat. **16**, 903 (1905). — LANGER, H.: Zur Frage der Extrusionsformen der exosekretorischen Pankreaszelle. Zool. Beitr., N.F. **3**, 17 (1957); — Über die Restitution der Amylase während des Funktionszyklus des Säugetierpankreas. Z. vergl. Physiol. **39**, 241—261 (1957). — LANGER, H., GRAFFI, A.: Beitrag zum chemischen Aufbau des Pankreas der weißen Maus im Hunger und während der Restitution des Sekretes. Hoppe-Seylers Z. physiol. Chem. **299**, 139 (1955). — LANGERHANS, P.: Beiträge zur mikroskopischen Anatomie der Bauchspeicheldrüse. Inaug.-Diss. Berlin 1896 — LANGERHANS, R.: Über Fettgewebsnekrose. X. Internat. Medicin. Congress, Berlin 1890, S. 144. — LANGERON, P.: Pancréatite chronique lithiasique, limitée à la tête, traitée successivement par splanchnicectomie gauche et hemipancréatectomie gauche. Mém. Acad. Chir. **1958**, 879. — LANGERON, P., PREVOST, A. G., OUDAR, H.: Pancréatite calcificante avec obstruction canalaire et hydro-pancréatose. Epanchement pleural à éosinophiles. Presse méd. **67**, 2131—2134 (1959). — LARGIADÈR, F.: Untersuchungsergebnisse nach experimenteller Pankreas-Transplantation. Münch. med. Wschr. **111**, 652—654 (1969). — LARGIADÈR, F., ROSENMUND, H., JAKOB, A.: Das Verhalten der Serumamylase bei normalen, pankreatektomierten und pancreastransplantierten Hunden. Schweiz. med. Wschr. **98**, 323—327 (1968). — LARSELL, O.: Pancreatic bladders. Anat. Rec. **18**, 345 (1920). — LASKOWSKI, M., MARS, P. H., LASKOWSKI, M.: Comparision of trypsin inhibitor from colostrum with other crystalline trypsin inhibitors. J. biol. Chem. **198**, 745—752 (1952). — LASKOWSKI, S., BAROWSKA-KUZMICKA, J., STACH, A.: L'activité de l'antithrombine (test antithrombinien) dans la pancréatite récidivante. Acta gastro-ent. belg. **26**, 199—208 (1963). — LÁSZLO, J., GAÁL, M.: Elastosis of the pancreas. Acta morph. Acad. Sci. hung. **4**, 171 (1954). — LATASTE, J., DOCQUIER, J.: Lithiase biliaire et pancréatite chronique. Presse méd. **70**, 2413—2416 (1962). — LATASTE, J., NEVEUX, J. J.: Les pancréatites chroniques avec hypoglycémie sévère. Presse méd. **72**, 389—394 (1964). — LATTES, L.: Über Pankreasvergiftung. Virchows Arch. path. Anat. **211**, 1 (1913). — LAUCHE, A.: Die Heterotopien des ortsgehörigen Epithels im Bereich des Verdauungskanals. Virchows Arch. path. Anat. **252**, 39—88 (1924). — LAUSCHKE, G., ROITZSCH, E., SCHMECHEL, C.: Zur Frage der operativen Sanierung des Gallengangsystems als Prophylaxe gegen ein Rezidiv nach akuter Pankreatitis (pathologisch-anatomische und klinische Untersuchungen). Bruns' Beitr. klin. Chir. **208**, 470—479 (1964). — LAWSON, H. H.: Pancreatitis in the African. S. Afr. med. J. **1962**, 542. — LAWTON, S. E., MOSSEY, R. O.: Pancreatic cysts Arch. Surg. **68**, 734 (1954). — LAZARUS, P.: Beitrag zur Pathologie und Therapie der Pankreaserkrankungen mit besonderer Berücksichtigung der Cysten und Steine. Z. klin. Med. **51**, 95 (1904). — LAZARUS, S. S., BENCOSME, S. A.: Development and regression of cortisone-induced lesions in rabbit pancreas. Amer. J. clin. Path. **26**, 1146—1156 (1956). — LAZARUS, S. S., VOLK, B. W.: Early development of glycogen infiltration in duct epithelium of dog pancreas after growth hormone administration. Proc. Soc. exp. Biol. (N.Y.) **94**, 610—613 (1957); — Glycogen infiltration ("Hydropic degeneration") in the pancreas. Arch. Path. **66**, 59 (1958); — The pancreas in human and experimental diabetes. New York-London: Grune & Stratton 1962. — LECCO, TH. M.: Zur Morphologie des pancreas annulare. S.-B. kaiserl. Akad. Wiss., math.-nat. Kl. **69**, 391—406 (1910). — LEDOUX-LEBARD, G., HEITZ, F., ATLAN, H., ROSIER, J., BEHAR, A., ARIES, M.: La pancréatographie par voie veineuse par excrétion d'un produit tétraiodé. Etude expérimentale chez les animaux. Presse méd. **72**, 1579—1582 (1964). — LEES, A. W., ROBERTS, G. B. S.: Fibrocystic disease of the pancreas presenting as bronchiectasis in an adolescent. Brit. J. Dis. Chest **53**, 365—368 (1959). — LEESON, P. M., FOURMAN, P.: Acute pancreatitis from vitamin-D poisoning in a patient with parathyroid deficiency. Lancet **1966 II**, 1185—1186. — LÉGER, L.: Kystes et pseudo-kystes du pancréas. Presse méd. **70**, 1 (1962). — LÉGER, L., BRUNET, M.: La douleur dans les syndromes chroniques d'origine pancréatique. Etude clinique et expérimentale. Presse méd. **67**, 1543—1546 (1959). — LÉGER, L., CARRARA, A., GUYET, P.: Indications et résultats de la pancréatojéjunostomie on pancréatite chronique. Arch. Mal. Appar. dig. **48**, 5 (1959). — LÉGER, L., CHICHE, P., FOURÉ, J., LEMAIGRE, G.: Pancréatities chroniques et artériites. Presse méd. **71**, 1017—1020 (1963). — LÉGER, L., DÉTRIE, PH., FORSTER, E., BAS, H.: Regénération pancréatique ? Quelques faits paradoxaux. J. Chir. (Paris) **97**, 302—320 (1969). — LÉGER, L., DÉTRIE, PH., GUYET-ROUSSET, P.: Les pancréatites chroniques parenchymateuses dégénératives. Leur place en regard des „lipomatoses" du pancréas. Presse méd. **68**, 1537—1540 (1960); — Cancer et lithiase du pancréas. Presse méd. **69**, 386—389 (1961). — LÉGER, L., DUPUY, R., HARTMANN, L.: Lithiase pancréatique associée à une tumeur fibro-langerhansienne. Pancreatéctomie gauche. Bull. mém. Soc. méd. Hôp. Paris **69**, 525—530 (1953). — LÉGER, L., GUYET, P., FERRON, A. DE: L'exploration radio-chirurgicale des pancréatites aigues. La double pathogénie et vasculaire. J. Chir. (Paris) **73**, 369 (1957). — LÉGER, L., GUYET-ROUSSET, P., CAZÈS, B.: Modalités évolutives de la lithiase du pancréas. Apparition retardée par rapport au syndrome clinique. Disparition spontanée possible. Presse méd. **70**, 169—172 (1962). — LÉGER, L., GUYET-ROUSSET, P., VAILLANT, J.: Les pancréatites chroniques. Confrontation clinique, pancréatographique et anatomopathologique. A propos de cinquante observations. J. Chir. (Paris) **82**, 279—299 (1961). — LÉGER, L., KOBEL, J. J., CAZES, B.: Pancréatite chronique et ulcère gastroduodénal. Arch. Mal. Appar. dig. **49**, 727—751 (1960). — LÉGER, L., LAJOUANINE, P., CORNET, A., ARNAVIELHE, J.: Le retentissement splénique des affections pancréatiques. Presse méd. **1954**, 666—669. — LÉGER, L., LATASTE, J.: Lithiase du pancréas. J. Chir. (Paris) **71**, 813—851 (1955); — Les hémorragies digestives d'origine pancréatique. Presse méd. **1958**, 397—401. — LÉGER, L., PERROTIN, J., DETRIE, PH., LEBEL, M., MEYER, J., LEMAIGRE, G.: Pancréatites chroniques familiales. A propos de lésions similaires observées chez deux frères. Presse méd. **70**, 1257—1260 (1962). — LÉGER, L., POIRIER, A., DUBOST, CL., PRÉMONT, M., BOUTELIER, PH.: La pancréatite chronique étape ultime de la pancreatite aigue. En faveur de l'unicité de la pancréatite. Presse méd. **70**, 2095 (1962). — LÉGER, L., PRÉMONT, M., CITTA-

DINI, A., SORS, C., LEMAIGRE, G.: Pancréatites suppurées (quelques aspects peu connus). Sem. Hôp. Paris **38**, 1660 (1962). — LEITES, S. M.: Lipocain, das zweite Hormon der Bauchspeicheldrüse. Probl. Endokr. Gormonter. H. 1, 71 (1955). — LEMAIRE, A., LOEPER, J. J., MESSIMY, R., HOUSSET, E., BERTRAND, P.: Maladie hypertensive avec infarctus multiples et détermination pancréatique prédominante. Presse méd. **1954**, 105—107. — LENZ, W.: Zystische Pankreasfibrose und Zoeliakie. Dtsch. med. Wschr. **82**, 388 (1957). — LEACH, W. B.: Carcinoma of the pancreas. A clinical and pathologic analysis of thirty-nine autopsied cases. Amer. J. Path. **26**, 333 (1950). — LETTERER, E.: Experimentelle und morphologische Untersuchungen über die Wirkungsweise reiner Ruhrgiftstoffe. Virchows Arch. path. Anat. **317**, 34 (1949). — LEUBNER, H.: Der Antifettleberfaktor des Pankreas. Wien. Z. inn. Med. **43** (1962). — LEUBNER, H., KUX, E.: Die äußere Sekretion des Pankreas vor und nach thorakoskopischer Vago-Sympathikotomie. Wien. klin. Wschr. **1959**, 298. — LEUPOLD, F.: Über bösartige Pankreastumoren mit mehrjährigem Krankheitsverlauf. Ärztl. Wschr. **9**, 1135—1139 (1954). — LEYEN, U.-E. VON DER: Die traumatische Pseudozyste des Pankreas beim Kind. Zbl. Chir. **88**, 31 (1963). — LICHT, T. S., STERN, M., SHWACHMAN, H.: Measurement of the electrical conductivity of sweat. Its application to the study of cystic fibrosis of the pancreas. Clin. Chem. **3**, 37—48 (1957). — LICHTENSTEIN, I. L.: The treatment of chronic pancreatitis. Gastroenterology **33**, 641—649 (1957). — LIEBERMANN, J.: Proteolytic enzyme activity in fetal pancreas and meconium. Demonstration of plasminogen and trypsinogen activators in pancreatic tissue. Gastroenterology **50**, 183—190 (1966). — LIEGOIS, F., GENGOU, P.: Pancréatite chronique du Chien. Ann. Méd. vét. **85**, 7 (1940). — LIEK, E.: Zur Chirurgie der Pankreaserkrankungen. Dtsch. med. Wschr. **1911**, 2280. — LIEUTAUD, JOS.: Historia anatomico-medica. Edit. curavit J. Chir. Schlegel, Longosalissae 1786/1787. — LIGDAS, E.: Die vorkommenden Pankreasverletzungen nach Magenresektion und ihre Folgen. Bruns' Beitr. klin. Chir. **183**, 286 (1951). — LIGNERIS, M. DES: Über diffuse Lymphosarkomatose des Pankreas. Berl. klin. Wschr. **1916**, 23. — LILL, H.: Klinische und morphologische Beobachtungen bei der akuten Pankreatitis. Wien. med. Wschr. **113**, 946—950 (1963). — LILLJEKVIST, R. E.: Hypocalcemia and the diagnosis of acute pancreatitis. Acta chir. scand. **115**, 433—446 (1958). — LINDAU, A.: Studien über Kleinhirncysten. Bau, Pathogenese und Beziehungen zur Angiomatosis retinae. Acta path. microbiol. scand. **1** (1926). — LINDENSCHMIDT, TH. O.: Sekretionsinsuffizienz des Magens und Pankreas bei Cholecystopathien. Klin. Wschr. **34**, 544 (1956). — LINDER, F., FRITZSCHE, P.: Das Pankreas anulare. Bericht über 2 operierte Fälle unter Berücksichtigung von 110 Veröffentlichungen der Weltliteratur. Langenbecks Arch. klin. Chir. **283**, 428 (1956). — LINDLAR, F.: Postmortale Veränderungen an Organ-Lipoiden. Z. klin. Chem. **5**, 251—253 (1967). — LINDNER, H.: Akute Pankreatitis (Pankreasnekrose) infolge Glucocorticoidtherapie. Dtsch. med. Wschr. **89**, 833—839 (1964); — Ist die Erwachsenenmucoviscidosis eine Krankheitseinheit? Dtsch. Ärztebl. **62**, 195—196 (1965). — LINHARDT, ST. R. VON: Beiträge zur Kenntnis der akuten Pankreasnekrose. Frankfurt. Z. Path. **33**, 14 (1926). — LINHARTOVÁ, A.: Myokardveränderungen bei Pankreasfibrose. Zbl. allg. Path. path. Anat. **103**, 405 (1962). — LINK, M.: Sektionsbefunde bei Pankreasnekrose. Z. ges. inn. Med. **20**, 457—462 (1965); — Sektionsbefunde bei postoperativer Pankreasnekrose. Zbl. Chir. **90**, 2211—2213 (1965). — LISA, J. R., TRINIDAD, S., ROSENBLATT, M. B.: Pulmonary manifestations of carcinoma of the pancreas. Cancer (Philad.) **17**, 395—401 (1964). — LISZKA, GY., GÁL, I., KISS: Über die sich nach Pankreaserkrankungen entwickelnden intraossealen Nekrosen. Acta med. Acad. Sci. hung. **26**, 61—72 (1969). — LIUM, R., PORTSMOUTH, N. H., MADDOCK, ST.: Etiology of acute pancreatitis. Surgery **24**, 593 (1948). — LOBACHEV, S. V.: Erros in treatment of acute pancreatitis. Chirurgija (Mosk.) **35**, 20—26 mit engl. Zus.fass. (1959) [Russisch]. — LOBECK, CH. C., HUEBNER, D.: Effect of age, sex, and cystic fibrosis on the sodium and potassium content of human sweat. Pediatrics **30**, 172—179 (1962). — LÖBLICH, J.: Zur Abgrenzung der Embryopathien am Beispiel der zystischen Pankreasfibrose. Verh. dtsch. Ges. Path. **40**, 142—151 (1956). — LÖFFLER, W.: Zur Klinik der Pankreaserkrankungen. Arch. Verdau.-Kr. **63**, 249 (1938). — LOEVEN, W.-A.: Content of human pancreatic elastoproteinase and elastomucases in relation to age and degree of atherosclerosis. J. Atheroscler. Res. **8**, 45—57 (1968); — Human pancreatic elastolytic enzymes and atherosclerosis and lung emphysema in elderley people. J. Atheroscler. Res. **10**, 379—390 (1969). — LÖWENFELD, W., JAFFÉ, R. H.: Beiträge zur Kenntnis der Langerhansschen Inseln im Pankreas. Virchows Arch. path. Anat. **216**, 10 (1914). — LÖWENTHAL, K.: Pathogenese der akuten

Pankreasnekrose. Dtsch. med. Wschr. **31**, 1209 (1932). — LOGAN, V. W., KELLEY, M. L., JR.: Tuberculosis occurring in the course of chronic calcareous pancreatitis. Gastroenterology **34**, 99—103 (1958). — LOGHEN, J. J. V.: Über Kolloidzysten im Pankreas. Z. Heilkunde **26**^{III}, 133 (1905). — LONGMIRE, W. P., JR., WALLNER, M.: Pancreatitis occurring in heterotopic pancreatic tissue. Surgery **40**, 412—418 (1956). — LONGNECKER, D. S.: Hepatic iron stores in patients with cystic fibrosis. Arch. Path. **80**, 148—152 (1965). — LONGO, O. F.: L'unité physio-pathogénique de l'apoplexie ou infarctus intestino-mésentérique inexpliqué et les pancréopathies argués. Lyon chir. **47**, 575 (1952); — Cholécystopathies d'origine pancréatique. Acta gastro-ent. belg. **2**, 110 (1954). — LONGO, O. F., GALLARDO, C. S., FERRARIS, A.: Cholécystitis expérimentales par reflux des fermentes pancréatiques. Lyon chir. **46**, 957 (1951). — LONGO, O. F., SOSA-GALLARDO, C. A., FERRARIS, A.: Contribution à la pathogénie des pancréatites aigues. Arch. Mal. Appar. dig. **40**, 1302 (1951); — Les pancréatites allergiques ou anaphylactiques. Leur mécanisme physiopathologique (Etude expérimentale). Acta gastro-ent. belg. **15**, 675 (1952). — LOUW, J. H., MARKS, I. N., BANK, S.: The role of surgery in the management of pancreatitis. S.A. Tydskrif vor Geneeskunde S.A. Medical Journal 19. 10. 1963, p. 1054—1060. — LOWE, C. U., ADLER, W., BROBERGER, O., WALSH, J., NETER, E.: Mucopolysaccharide from patients with cystic fibrosis of the pancreas. Science **153**, 1124—1125 (1966). — LOWE, C. U., MAY, S. D., REED, S. C.: Fibrosis of the pancreas in infants and children. A statistical study of clinical and hereditary features. Amer. J. Dis. Child. **78**, 349 (1949). — LOWE, W. C., PALMER, E. D.: Carcinoma of the pancreas. An analysis of 100 patients. Amer. J. Gastroent. **47**, 412 (1967). — LUBARSCH, O.: Über das Vorkommen von Pankreasläppchen in der Milz. Virchows Arch. path. Anat. **254**, 880 (1925). — LUDIN, H., FAHRLÄNDER, H. J., MAURER, W.: Arteriographische Diagnostik von Karzinomen des Pankreaskörpers und -schwanzes. Schweiz. med. Wschr. **27**, 871 (1966). — LUDWIG, PAUL: Über ortsfremdes Vorkommen von Bauchspeicheldrüsengewebe (Pancreas accessorium) in der Leber. Zbl. allg. Path. path. Anat. **78**, 281 (1942). — LÜDIN, M., SCHEIDEGGER, S.: Über Pankreaskonkremente. (Röntgenologisch-pathologisch-anatomische Untersuchungen.) Klin. Wschr. **1941**, 690. — LUMB, G., BEAUTYMAN, W.: Hypoplasia of the exocrine tissue of the pancreas. J. Path. Bact. **64**, 679 (1952). — LUNDH, G.: Pancreatic exocrine function in neoplastic and inflammatory disease: a simple and reliable new-test. Gastroenterology **42**, 275—280 (1962). — LURIE, M. H.: Cystic fibrosis of the pancreas and nasal mucosa. Ann. Otol. (St. Louis) **68**, 478 (1959). — LYNCH, M. J.: Nephrosis and fat embolism in acute hemorrhagic pancreatitis. Arch. intern. Med. **94**, 709—717 (1954). — LYON, E.: Enzymotoxisch bedingte Hautveränderungen im Verlauf akuter Rückfälle bei chronischer Pankreatitis. Med. Klin. **56**, 307—310 (1961).

MACHELLA, TH. E.: Medical aspects of pancreatitis. J. Amer. med. Ass. **169**, 1571 (1959). — MACKINNON, D., NASH, F. W.: Pyloric obstruction due to pancreatic. Heterotopia in a child. Brit. med. J. **1957**, 87. — MACKOWIAK, R., FRIEDMAN, M. H. F., HORN, J.: Effect of pancreotrophic agents on pancreatic blood flow. Gastroenterology **52**, 1106 (1967). — MACMAHON, H. E., BROWN, P. A., SHEN, E. M.: Acinar cell carcinoma of the pancreas with subcutaneous fat necrosis. Gastroenterology **49**, 555 (1965). — MADDEN, J. F., KARON, I. M.: Pancreatic function and x-ray studies in psoriasis. Arch. Dermat. **67**, 66—76 (1953). — MÄNZ, W.: Zur Pathologie der intravitalen nekrotisierenden Erkrankung der Bauchspeicheldrüse. Frankfurt. Z. Path. **46**, 295 (1934). — MÄTTIG, H.: Der Zeitfaktor im Ablauf der tryptischen Pankreatitis. Klinisch-morphologische Vergleichsuntersuchungen. Zbl. Chir. **91**, 1491—1505 (1966). — MAGEE, D. F., WHITE, TH. T.: Influence of vagal stimulation on secretion of pancreatic juice in pigs. Ann. Surg. **161**, 605—607 (1965). — MAGEE, W. L., GALLAI-HATCHARD, J., SANDERS, H., THOMPSON, R. H. S.: The purification and properties of phospholipase A from human pancreas. Biochem. J. **83**, 17—25 (1962). — MAGNUS-LEVY, A.: Eine Totalexstirpation des Pankreas vor 300 Jahren. Wien. med. Wschr. **1953**, 420. — MAHRBURG, ST.: Histologische Untersuchung der Bauchspeicheldrüse bei Säuglingen. Virchows Arch. path. Anat. **293**, 682 (1934). — MAIER, J., ELSTER, K.: Histologische Untersuchungen am Pankreas nach Magenoperation. Z. Gastroent. **8**, 291—303 (1970). — MAIMON, S. N., KIRSNER, J. B., PALMER, W. C.: Chronic recurrent pancreatitis. A clinical study of twenty cases. Arch. intern. Med. **81**, 56 (1948). — MAINTZ, G.: Erfahrungen bei den akuten Erkrankungen der Bauchspeicheldrüse. Langenbecks Arch. klin. Chir. **272**, 345—358 (1952). — MALAISSE, W., THYS, J. P., JACOBS, E.: Les manifestations pleuropulmonaires des affections pancréatiques. Acta gastro-ent. belg. **30**, 73—81 (1967). — MALLET-GUY, P.: Grundlagen und Erfolge der chirurgischen Behandlung der chronischen Pankreatitis. Langenbecks Arch. klin. Chir. **292**, 646—651 (1959); — Directives et résultats du traitment chirurgical des pancréatites chroniques. T. Gastro-ent. **3**, 2 (1960); — La chirurgie des pancreatites chroniques. Acta gastro-ent. belg. **23**, 965 (1960); — Pathogenese, Symptomatologie und Therapie pathologischer Veränderungen der Papilla Vateri. Dtsch. med. Wschr. **85**, 652 (1960); — Wert der Pankreatektomie bei chronischer und rezidivierender Pankreatitis. In: G. SCHÖNBACH, Pankreaserkrankungen. Stuttgart: Schattauer 1969. — MALLET-GUY, P., BOSSER, C., MICHOULIER, J., FEROLDI, J., JACQUEMET, P.: Les dépôts calcaires dans les pancréatites. Signification nosologique. Analyse par le Logetron de leurs images radiologiques. Lyon chir. **58**, 5—18 (1962). — MALLET-GUY, P., BOSSER, C., MICHOULIER, J., TOPIS, D.: Anti-enzymes et pancréatite aigue. Etude expérimentale. Lyon chir. **57**, 801 (1961). — MALLET-GUY, P., DUFFRENE, D., LODI, R., AHUALLI, A.: Analyse expérimentale des premières heures de l'obstruction cholèdochienne. Lyon chir. **57**, 496 (1961). — MALLET-GUY, P., FEROLDI, J.: Bases pathologiques, expérimentales et cliniques de la splanchnicectomie gauche dans le traitement des pancréatites chroniques récidivantes. Presse méd. **1953**, 99. — MALLET-GUY, P., FEROLDI, J., MICHOULIER, J., GIURIA, F., INFRANZI, A.: Etude expérimentale des pseudokystes pancréatiques. Lyon chir. **54**, 849 (1958). — MALLET-GUY, P., FEROLDI, F., REBOUL, E.: Recherches expérimentales sur la pathogénie des pancréatites aiguës. Leur provocation par l'excitation du nerf splanchnique gauche. Lyon chir. **44**, 281—301 (1949). — MALLET-GUY, P., FEROLDI, J., VIDIL, R., BOSSER, C., MICHEL, J. C.: Ligatures expérimentales du canal de Wirsung. Evolution des lésions pancréatiques après levée de l'obstacle ou anastomose pancréatico-jejunale. Lyon chir. **58**, 721—739 (1962). — MALLET-GUY, P., GIURIA, F.: Reflux wirsungien et pancréatites. Analyse d'une deuxième série de 400 cas de reflux cholangiographique dans le canal de Wirsung. Lyon chir. **53**, 481—496 (1957). — MALLET-GUY, P., JEANJEAN, R., FEROLDI, J.: Provocation expérimentale de pancréatites aiguës par excitation électrique du splanchnique gauche Lyon chir. **39**, 437—447 (1944). — MALLET-GUY, P., MICHOULIER, J.: Les pancréatites chroniques récidivantes parenchymateuses primitives. Helv. chir. Acta **30**, 268—271 (1963). — MANGEOT, A., MARCY, C., LÉGER, L.: Etude biologique de la secrétion pancréatique externe. L'activité trypsique spontanée. Ann. Méd. **54**, 604—618 (1953). — MANGOS, J. A., MCSHERRY, N. R.: Sodium transport: inhibitory factor sweat of patients with cystic fibrosis. Science **158**, 135—136 (1967). — MANN, F. C.: A comparative study of the anatomy of the sphincter at the duodenal end of the common bile duct with special reference to species of animals without a gallbladder. Anat. Rec. **18**, 355 (1920); — An accessory pancreas in the wall of the gall bladder of a dog. Anat. Rec. **23**, 351 (1922). — MANN, F. C., GIORDANO, A. S.: The bile factor in the pancreatitis. Arch. Surg. **6**, 1 (1923). — MANN, T. P., RUBIN, J.: Familial pancreatic exocrine dysfunction with pancreatic calcification. Proc. roy. Soc. Med. **62**, 326 (1969). — MARAGLIANO, G.: Sulla genesi allergica della necrosi acuta del pancreas. Giorn. Batt. Immun. **38**, 129 (1948) — MARCUS, M.: Akute Pankreaserkrankungen und Gestationsvorgänge. Bruns' Beitr. klin. Chir. **149**, 121—141 (1930). — MARCZYNSKA-ROBOWSKA, M.: Pancreatic necrosis. In a case of still's disease. Lancet **1957**, 815—816. — MARINOINI, E., PELLEGRINI, G.: L'aneurisma dell'arteria splenica. Arch. ital. Chir. **84**, 313—384 (1959). — MARINUCCI, G.: Über ein Pankreaskystom der Mesenterialwurzel. Zbl. allg. Path. path. Anat. **74**, 193 (1939/40). — MARKS, B. L., ANDERSON, CH. M.: Fibrocystic disease of the pancreas in a man aged 46. Lancet **1960I**, 365—367. — MARKS, I. N., BANK, S., LOUW, J. H., MOSHAL, M. G.: The clinical varietis of alcoholic pancreatitis in the south western cape — a review of 206 cases. S. Afr. med. J. **39**, 1093—1095 (1965). — MARKS, I. N., TOMPSETT, S. L.: The diagnosis of pancreatic disease. With special reference to a test of pancreatic secretin utilizing both secretin and pancreozymin stimulation. Quart. J. Med., N.S. **27**, 431—461 (1958). — MARSH, W. H., GOLDSMITH, ST., CROCCO, J., FITZGERALD, P. J.: Pancreatic acinar cell regeneration. II. Enzymatic, nucleic acid, and protein changes. Amer. J. Path. **52**, 1013—1037 (1968). — MASLEY, P. M., BONANNO, CH. A., GRACE, W. J.: Diabetes and steatorrhea in primary carcinoma of the pancreas. Ann. intern. Med. **52**, 1147—1160 (1960). — MASSARELLI, J. J.: Pancreatitis and systemic lupus erythematosus. New Engl. J. Med. **259**, 751 (1958). — MAST, W. H., TELLE, L. D. TUREK, R. O.: Annular pancreas. Errors in diagnosis and treatment of eight cases. Amer. J. Surg. **94**, 80—89 (1957). — MATTER, H., MARZANO, E.: Pankreaszysten. Schweiz. med. Wschr. **91**, 1482—1490 (1961). — MATTIOLI, G., RUBERTIS, C. DE, PIERANGELI, A.: Le formazioni cistiche delle ghiandole di Brunner. Arch. ital. Anat. Istol. pat. **31**, 501 (1957). — MAURER, G.: Postoperative Pankreatitis. Langenbecks Arch. klin. Chir. **292**, 601—609 (1959). — MAURER, W.: Das obstruktive Pankreasoedem nach akzidenteller Gangligatur. Mitteilung von 3 Beobachtungen nach Magenresektion wegen Ulcus. Gastroenterologia (Basel) **104**, 236—248 (1965). — MAYDAY, G. B., PHEILS, M. T.: Pancreatitis: A clinical review. Med. J. Aust. **1**, 1142—1144 (1970). — MCBEE, J. W., LANZA, F. L., ERICKSON, E. E.: Hypoglycemia due to obstruction of pancreatic excretory ducts by carcinoma. Arch. Path. **81**, 287 (1966). — MCCLINTOCK, J. T., MCFEE, J. L., QUIMBY, R. L.: Pancreatic pseudocyst presenting as a mediastinal tumor. J. Amer. med. Ass. **192**, 573 (1966). — MCCUTCHEON, A. D.: Aetiological factors in pancreatitis. Lancet **1962**I, 710; — Reflux of duodenal contents in the pathogenesis of pancreatitis. Gut **5**, 260—265 (1964); — A fresh approach to pathogenesis of pancreatitis. J. Brit. Soc. Gastroenterol. Gut **9**, 296 (1968). — MCCUTCHEON, A. D., RACE, D.: Experimental pancreatitis. A possible etiology of postoperative pancreatites. Ann. Surg. **155**, 523—531 (1962); — Experimental fat necrosis. Effect of trasylol. Implications for pancreatitis. Ann. Surg. **160**, 1041—1045 (1964). — MCINTOSH, R.: Research on cystic fibrosis. Transactions of the International Research Conference on cystic fibrosis. Washington, January 7.—9. 1959. Baltimore 1960. — MCKAY, J. W., BAGGENSTOSS, A. H., WOLLAEGER, E. E.: Infarcts of the pancreas. Gastroenterology **35**, 256 (1958). — MCKAY, G., MANSELL, H., HERTIG, A. T.: Carcinoma of the body of the pancreas with fibrin thrombosis and fibrinogenopenia. Cancer (New York) **6**, 862 (1953). — MCMINN, R. M. H., KUGLER, J. H.: The glands of the bile and pancreatic ducts: Autoradiographic and histochemical studies. J. Anat. (Lond.) **95**, 1—11 (1961). — MCMULLEN, F. F., JR., HANSON, H.: Excessive urinary 5-hydroxy-3-indole. Acetic acid in the absence of a metastatic carcinoid. Circulation **18**, 883—886 (1958). — MCNEER, EWING, J. H.: Exfoliated pancreatic cancer cells in duodenal drainage. A case report. Cancer (New York) **2**, 643—645 (1949). — MCPHEDRAN, N. T., LEE, S. B.: Effect of intraductal or intravascular norepinephrine infusion on the development of acute hemorrhagic pancreatitis. Surgery **53**, 490—494 (1963). — MCRAE, J. M., CONN, J. H.: Carcinoid of ampulla of vater. Surgery **46**, 902—907 (1959). — MCWHORTER, G. L.: Acute pancreatitis. Report of sixty-four cases. Arch. Surg. **25**, 958—999 (1932). — MEHL, J. W., PARK, M. Y., O'CONNELL, W.: Separation of trypsin inhibitors of human plasma on DEAE-cellulose. Proc. Soc. exp. Biol. (N.Y.) **122**, 203—210 (1966). — MEISSNER, H.: Über den Inselapparat bei cystischer Pankreasfibrose und morphologisch verwandten Zuständen des Pankreas. Beitr. path. Anat. **114**, 192—211 (1954). — MEISTER, H.: Morphologischer Beitrag zum extrarenalen Nierensyndrom bei Leberzirrhose und Pankreatitis. Med. Welt **1965**, 339—342; — Zur Histopathologie der Niere bei akuter hämorrhagischer und chronisch rezidivierender Pankreatitis. Path. et Microbiol. (Basel) **27**, 276—286 (1964). — MELLANBY, J.: The mechanism of pancreatic digestion. The function of secretin. J. Physiol. (Lond.) **60**, 85 (1925). — MELTZER, L. E., PALMON, F. P., PAIK, Y. K., CUSTER, R. PH.: Acute pancreatitis secondary to hypercalcemia of multiple myeloma. Ann. intern. Med. **57**, 1008—1012 (1962). — MELZER, L.: Ergebnisse der Behandlung der akuten Pankreasnekrose durch Sanierung der Gallenwege. Bruns' Beitr. klin. Chir. **199**, 335—340 (1959). — MENGUY, R. B., HALLENBECK, G. A., BOLLMAN, J. L., GRINDLAY, J. H.: Ductal and vascular factors in etiology of experimentally induced acute pancreatitis. Arch. Surg. **74**, 881—889 (1957); — Intraductal pressures and sphincteric resistance in canine pancreatic and biliary ducts after various stimuli. Surg. Gynec. Obstet. **106**, 306—320 (1958). — MENOZZI, L., MASETTO, I.: Cistoadenoma del pancreas in diabetico. C. Clin. med. **37**, 1455—1476 (1956). — MENTEN, M. L., KINSEY, W. C.: Asymptomatic retention of pancreatic secretion. Arch. Path. **47**, 90 (1949). — MERCARDIER, M.: (1965). In: SARLES, 1965. — MERCARDIER, M., CLOT, J. P., COQUILLAUD, J. P.: A propos d'une statistique homogène de plus de 100 cas de collections enkystées d'origine pancréatique. Ann. Chir. **21**, 645—659 (1967). — MERCARDIER, M., HEPP, J.: Radiologie dans le tumeurs pancréatiques. Sem. Hôp./Ann. Chir. **1956**, 981—988. — MERING, J. v., MINKOWSKI, O.: Diabetes mellitus nach Pankreasexstirpation. Naunyn-Schmiedebergs Arch. exp. Path. Pharm. **26**, 371—387 (1890). — MERNER, TH. B.: Acute pancreatitis with peritoneal fat necrosis-roentgen diagnosis. Amer. J. Roentgenol. **80**, 67—72 (1959). — MERTZ, D. P.: Über das Wesen der Kininhormone. Wien. klin. Wschr. **79**, 169—178 (1967). — MESTER, A., RADEK, M., KÁDAS, L.: Funktionelle und anatomische Pankreasveränderungen bei Erythrodermia desquamativa Leineri. Arch. Kinderheilk. **145**, 59—65 (1952). — METZGAR, R. S.: Human pancreas-specific isoantigens. Nature

(Lond.) **203**, 660—661 (1964). — METZL, J.: Über Zystadenome des Pankreas. Zbl. Chir. **89**, 1310—1314 (1964). — METZLER, F.: Ein Fall von Cystadenom des Pankreas. Langenbecks Arch. klin. Chir. **134**, 773 (1925). — MEYER, A.: Therapie der Pankreopathien. Therapiewoche **15**, 38—41 (1965). — MEYER, W. W.: Eindringen von Galle in die Pankreasgänge. Virchows Arch. path. Anat. **318**, 432 (1950). — MEYER, W. W., HENSCHEL, H.: Untersuchungen über die Schlängelung und Sklerose der Milzarterie. Virchows Arch. path. Anat. **331**, 396—416 (1958). — MEYTHALER, F., KÜHNLEIN, E.: Die totale Pankreasentfernung beim Menschen. Mit Bericht über einen bisher 20 Monate lang beobachteten Fall. Ärztl. Forsch. **7**, I/489—I/503 (1953). — MICHAUD, P.: Fibrose pancréatique et maladie coeliaque. Praxis **1952**, 624—626). — MICHELS, N. A.: Blood supply and anatomy of the upper abdominal organs. With a descriptive atlas. Philadelphia: J. B. Lippincott Comp. 1955; — The anatomic variations of the atrial pancreaticoduodenal arcades: their import in regional resection involving the gallbladder, bile ducts, liver, pancreas and parts of the small and large intestines. J. int. Coll. Surg. **37**, 13 (1962). — MIHAIL, N., IONESCU, M., DUSA, L.: Morphologische Auswirkungen der Pankreatektomie bei der Taube. Anat. Anz. **112**, 97—100 (1963). — MIKLÓS, G.: Beitrag zur Pathologie der Pankreatitis im Neugeborenen- und Säuglingsalter, mit besonderer Hinsicht auf den Zusammenhang zwischen Zytomegalie und Pankreatitis. Zbl. allg. Path. path. Anat. **104**, 175—181 (1963). — MILLBOURN, E.: On the excretory ducts of the pancreas in man, with special reference to their relations to each other, to the common bile duct and to the duodenum. A radiological and anatomical study. Acta anat. (Basel) **9**, 1 (1950); — Experiences of radical pancreatic surgery in cases of carcinoma of the head of the pancreas or the papilla of vater. Acta chir. scand. **116**, 1 (1958); — Calibre and appearance of the pancreatic ducts and relevant clinical problems. A roentgenographic and anatomical study. Acta chir. scand. **118**, 286—303 (1960). — MILLER, J. R., BAGGENSTOSS, A. H., COMFORT, M. W.: Carcinoma of the pancreas. Effect of histological type and grade of malignancy on its behavior. Cancer (Philad.) **4**, 233 (1951). — MILLER, O. N., RIGDON, R. H.: Pancreatic fibrosis in ducklings as result of nutrional deficiency. Fed. Proc. **11**, 422 (1952). — MILLER, R. E.: Pancreatic pseudocysts in infants and children. Surgery **89**, 517—521 (1964). — MILLER, W. S.: Three cases of a pancreatic bladder occurring in the domestic cat. Amer. J. Anat. **3**, 269 (1904); — A pancreatic bladder in the domestic cat. Anat. Anz. **27**, 119 (1905); — Pancreatic bladders. Anat. Rec. **4**, 15 (1910). — MITCHELL, C. E.: Relapsing pancreatitis with recurrent pericardial and pleural effusions. A case report and review of the literature. Ann. intern. Med. **60**, 1047—1053 (1964).— MIXTER, CH. G., JR., KEYNES, W. M., COPE, O.: Further experience with pancreatitis as a diagnostic clue to hyperparathyroidism. N. Engl. J. Med. **266**, 265—272 (1962). — MOBERG, A., SVENEAMM, K., WÅGERMARK, J.: Acute "idiopathic" pancreatitis. A post-mortem etiological study. Acta chir. scand. **134**, 369—372 (1968). — MÖCKEL, E.: Über Lithiasis pancreatica mit vier eigenen Fällen. Frankfurt. Z. Path. **24**, 78 (1920). — MOLDENHAUER, W., PUTZKE, H. P.: Untersuchungen zur Häufigkeit und Pathogenese von Pankreassteinen. Dtsch. Z. Verdau.- u. Stoffwechselkr. **20**, 269—279 (1960). — MOLNAR, J. J., SCHNEIDER, I. J., TINDEL, S., SHAPIRA, D., STATE, D.: Hemorrhagic pancreatitites induced by elastase. Acta morph. Acad. Sci. hung. **16**, 213—221 (1968). — MOMO, D.: Carcinoma del pancreas. Considerazioni anatomopatologiche su 171 casi di reperti autoptici. Pathologica **52**, 321—334 (1960). — MONTGOMERY, B. K., ASZKANAZY, C. L.: Postnecrotic cirrhosis in fibrocystic disease of pancreas. Report of a case. Amer. J. clin. Path. **26**, 630—635 (1956). — MONTGOMERY, M. L., ENTEMAN, C., GIBBS, G. E., CHAIKOFF, I. L.: Influence of ingestion of pancreatic juice upon liver fat in depancreatized dog maintained with insulin. Proc. Soc. exp. Biol. (N.Y.) **43**, 349 (1940). — MONTGOMERY, M. L., SHELINE, G. E., CHAIKOFF, I. L.: Elimination of sodium in pancreatic juice measured by radioactive sodium. Amer. J. Physiol. **131**, 598 (1941). — MOORE, M. B., KAPLAN, I. W.: Heterotopic pancreatic tissue in the stomach. Amer. J. Gastroent. **26**, 699—705 (1956). — MOORE, R. G.: Pancreatitis. Med. Press **1957**, 6188, 553—556. — MOORE, TH. C.: Jejunal obstruction as a complication of acute hemorrhagic pancreatitis. Arch. Surg. **73**, 977 (1956); — Annular pancreas, common-duct compression, and cholelithiasis. Arch. Surg. **73**, 1050 (1956). — MOREAUX, J., BISMUTH, H.: Les complications spleniques des pancreatites chronique. A propos de cinq observations. Presse méd. **77**, 1467—1470 (1969). — MORGAN, W. S.: Use of pilocarpine in pancreatic research. Nature (Lond.) **180**, 987—988 (1957). — MORRIS, R. E.: Studies on the development of pancreatic necrosis in the living mouse. Bull. Johns Hopk. Hosp. **114**, 212—229 (1964). — MORTIAUX, A.: La pancréatite chronique calcifiante de l'adulte. Considérations étiopathogéniques et cliniques à propos de 21 observations. Acta gastro-ent. belg. **24**, 589—598 (1961). — MOULLE, P.: Problemes poses par les transplantations pancreatiques. Presse méd. **75**, 2833—2838 (1967). — MOYNAN, R. W., NEERHOUT, R. C., JOHNSON, TH. S.: Pancreatic carcinoma in childhood. J. Pediat. **65**, 711 (1965). — MOYNIHAN, B. G. A.: On pancreatic calculus with notes of a case. Lancet **1902 II**, 355. — MOZAN, A. A.: Cystadenoma of the pancreas. Amer. J. Surg. **81**, 204 (1951). — MÜLLER, D.: VII. Akute Pankreatitis unter dem Bild eines paranephritischen Abszesses. Med. Welt **1964**, 2259—2260. — MÜLLER, P. H., GMÜR, J.: Metastasierendes Pankreaskarzinom mit Kryoproteinämie, Thrombophlebitis saltans, Lungenembolien und Phlegmasia coerulea dolens. Schweiz. med. Wschr. **99**, 682—684 (1968). — MÜLLER, R.: Medizinische Mikrobiologie. München-Berlin: Urban & Schwarzenberg 1950[4]. — MÜLLER-WIELAND, K.: Fermentdiagnostik bei Pankreaserkrankungen. Ärztl. Lab. **7**, 282—285 (1961); — Die Beeinflussung der exkretorischen Pankreasfunktion durch den Kallikrein-Inhibitor (Trasylol). Dtsch. Z. Verdau.- u. Stoffwechselkr. **21**, 1—6 (1961); — Intraduodenale Sondendiagnostik mit der dreiläufigen Doppelballsonde bei Pankreaserkrankungen. Dtsch. med. Wschr. **86**, 1217—1221 (1961); — Vergleich des Reizeffektes von Äther und Sekretin auf die exkretorische Pankreasfunktion. Gastroenterologia (Basel) **96**, 362—370 (1961); — Die diagnostische Treffsicherheit der Glykogenbestimmung im Blut für Erkrankungen der Bauchspeicheldrüse. Med. Klin. **57**, 466—470 (1962); — Die Abgabe von Leucinaminopeptidase aus der Duodenalschleimhaut unter dem Einfluß von Sekretions- und Entzündungsreizen beim Hund. Z. ges. exp. Med. **137**, 177—180 (1963); — Motilitätsänderungen des Duodenums bei Pankreaserkrankungen. Z. ges. exp. Med. **137**, 294—298 (1963); — Analyse der Klinik der chronischen Pankreatitis. Z. klin. Med. **158**, 371—398 (1965). — MÜLLER-WIELAND, K., BECKER, K.: Die Leucinaminopeptidase-Aktivität im Duodenalsaft vor und nach Anregung der Pankreassekretion. Dtsch. Arch. klin. Med. **208**, 193 (1962). — MÜLLER-WIELAND, K., BERNDT, W.: Provokationstest oder Evokationstest — eine Bereicherung der Pankreasdiagnostik. Münch. med. Wschr. **52**, 2611-2615 (1966). — MUETHER, R. O., KNIGHT, W. A.: Chronic recurrent pancreatitis. I. Clinical and laboratory aspects. Gastroenterology **12**, 24 (1949). — MÜTTER, M.: Über den chemischen und morphologischen Nachweis von freien höheren Fettsäuren im autolysierenden Pankreas. Inaug.-Diss. (med.) FU Berlin, 1967. — MUIR, C. S.: Cancer of the liver, pancreas and peritoneum in Singapore. Birt. J. Cancer **15**, 30—41 (1961). — MULLIN, G. T., CAPERTON, E. M., JR., CRESPIN, S. R., WILLIAMS, R. C., JR.: Arthritis and skin lesions resembling erythema nodosum in pancreatic diseases. Ann. intern. Med. **68**, 75—87 (1968). — MULLIN, G. T., JR., WILLIAMS, R. C., JR.: Polyarthritis and erythema-nodosum-like lesions occurring with subacute pancreatitis. Arthr. and Rheum. **10**, 300 (1967). — MUNK, R.: Untersuchungen über den Feinbau des exkretorischen Teils des Pankreas von Wild- und Hausschweinen. Z. wiss. Zool. **171**, 97—168 (1965). — MURPHY, R. F., HINKAMP, J. F.: Pancreatic pseudocysts. Report of thirty-five cases. Arch. Surg. **81**, 564—568 (1960). — MURRAY, M. J., THAL, A. P.: The clinical significance of circulating pancreatic antibodies. Ann. intern. Med. **53**, 548—555 (1960).

NADAS, A. S., COGAN, G., LANDING, B. H., SHWACHMAN, H.: Studies in pancreatic fibrosis. Cor pulmonale: clinical and pathologic observations. Pediatrics **10**, 319—327 (1952). — NAGEL, E., ROBEL, K. P., WILLIG, F.: Über die Aktivierung proteolytischer Proenzyme des Pankreas. Klin. Wschr. **43**, 171 (1965). — NAGEL, M.: Research in progress. The contribution of metabolic changes to the pathogenesis of pancreatitis. Germ. med. Mth. **12**, 397—399 (1967); — Die chronische Pankreatitis als Ursache einer Maldigestion aus chirurgischer Sicht. Verh. dtsch. Ges. Path. **53**, 225—228 (1969); — Metabolisch bedingte Pankreatitis. In: G. SCHÖNBACH, Pankreaserkrankungen, S. 33—40. Stuttgart 1969. — NAGEL, M., KÖSSLING, F. K., MEYERSIECK, W.: Experimentelle tryptische Pankreatitis bei indirekter und direkter Organkühlung. Med. Welt **18**, 698—703 (1967). — NAGEL, W.: The activation of proteolytic enzymes. Europ. Pancreatic Club Guests Meeting, London, 1965. Gut **7**, 300 (1966). — NAGEL, W., WILLIG, F.: Proteolytische Enzyme im Pankreas unter normalen und pathologischen Bedingungen. Klin. Wschr. **42**, 400 (1964); — Proteolytic enzymes in ischaemic necrosis of rat kidney. Nature (Lond.) **201**, 617—618 (1964); — Verteilung von proteolytischen Enzymen in Organen und Zellbestandteilen. Naturwissenschaften **51**, 115 (1964); — Aktivität und intrazelluläre Lokalisation proteolytischer Enzyme in verschiedenen Organen. Z. Vitamin-, Hormon- u. Fermentforsch. **14**, 89 (1965). — NAGELSCHMIDT, L.: Untersuchungen über die

Langerhansschen Inseln der Bauchspeicheldrüse bei Vögeln. Z. mikr.-anat. Forsch. **45**, 200 (1939). — NAGER, F., STEINER, H.: Der Pankreasinfarkt bei maligner Hypertonie. Schweiz. med. Wschr. **95**, 119—124 (1965). — NAGUIB, W.: On the structure of the pancreas of tilapia nilotica boul. Zool. Anz. **161**, 47 (1958). — NAJARIAN, J. S., HINE, D. E., WHITEROCK, R. M., McCORKLE, H. J.: Effect of pancreatic secretion on the gallbladder. Arch. Surg. **74**, 890—899 (1957). — NAKAMURA, N.: Untersuchungen über das Pankreas bei Foeten, Neugeborenen, Kindern und im Pubertätsalter (mit einem Anhang: Fälle mit Diabetes und Glykosurie). Virchows Arch. path. Anat. **253**, 286 (1924). — NANCE, F. C., CAIN, J. L.: Studies of hemorrhagic pancreatitis in germ-free dogs. Gastroenterology **55**, 368—374 (1968). — NARDI, F. L., GREEP, J. M., CHAMBERS, D. A., McCRAE, CH., SKINNER, D. B.: Physiologic peregrinations in pancreatic perfusion. Ann. Surg. **158**, 830—839 (1963). — NASSONOW, D.: Das Golgi'sche Binnennetz und seine Beziehungen zu der Sekretion. Untersuchungen über einige Amphibiendrüsen. Arch. mikr.-anat. Forsch. **96**, 136 (1923); — Das Golgi'sche Binnennetz und seine Beziehung zur Saftsekretion (Forts.). Morphologische und experimentelle Untersuchung an einigen Säugetierdrüsen. Arch. mikr. Anat. **100**, 433 (1924). — NATUS, M.: Beiträge zur Lehre von der Stase nach Versuchen am Pankreas des lebenden Kaninchens. Inaug.-Diss. Rostock 1909; — Beitrag zur Lehre von der Stase nach Versuchen am Pankreas des lebenden Kaninchens. Virchows Arch. path. Anat. **199**, 1 (1910); — Versuch einer Theorie der chronischen Entzündung auf Grund von Beobachtungen am Pankreas des lebenden Kaninchens und von histologischen Untersuchungen nach Unterbindung des Ausführungsganges. Virchows Arch. path. Anat. **202**, 417 (1910). — NAUWERCK, C.: Ein Nebenpankreas. Beitr. path. Anat. **12**, 29 (1893). — NECHELES, H.: Relationship between hepatic and pancreatic function. Amer. J. Gastroent. **40**, 148—153 (1963). — NECHELES, H., LING, J., FERNANDO, F.: Studies of autodigestion. I. The fate of organs implanted into the duodenum. Amer. J. Physiol. **79**, 1 (1926). — NECHELES, H., PLOTKE, F., MEYER, J.: Studies on old age. V. Active pancreatic secretion in after age. Amer. J. dig. Dis. **9**, 157 (1942). — NEGULESCU, P., HARPER, H. A., CRANE, J.-T., GOLDMAN, L.: Trypsin inhibitor and proteolytic enzyme activity in dogs after ethionine induced pancreatitis. Amer. J. Surg. **102**, 196—201 (1961). — NEIDERHISER, D. H., ROTH, H. P.: Effect of phospholipase A on cholesterol solubilization by lecithin in a bile salt solution. Gastroenterology **58**, 26—31 (1970). — NELP, W. B.: Acute pancreatitis associated with steroid therapy. Arch. intern. Med. **108**, 702—710 (1961). — NELP, W. B., BANWELL, J. G., HENDRIX, TH. R.: Pancreatic function and the viscosity juice before and during cortisone administration. Bull. Johns Hopk. Hosp. **109**, 292—301 (1961). — NELP, W. B., MARSHALL, S. B.: Internal drainage of acute pseudocyst of the pancreas. J. Amer. med. Ass. **172**, 1033—1036 (1960). — NELSON, R., SCOTT, N. M., JR.: Heterotopic pancreatic tissue in the stomach-gastroscopic features. Gastroenterology **34**, 452—459 (1958). — NEMIR, P., AHMADI, A., FRONEK, A., DRABKIN, D. L.: Tolerance to denatured globin hemochromogen. An experimental study. Ann. Surg. **166**, 919—929 (1967). — NEMIR, P., DRABKIN, D. L.: The pathogenesis of acute necrotizing hemorrhagic pancreatitis: An experimental study. Surgery **40**, 171—184 (1956). — NEMIR, P., HOFERICHTER, J., DRABKIN, D. I.: The protective effect of proteinase inhibitor in acute necrotizing pancreatitis. An experimental study. Ann. Surg. **158**, 655—665 (1963). — NESSWETHA, W., HOHENSCHUTZ, H.: Die Bauchspeicheldrüse bei Tuberkulose im Lichte direkter Untersuchungsmethodik. Tuberk.-Arzt **5**, 317 (1951). — NESTEL J. P.: Vascular factors in experimental acute pancreatitis. Med. J. Aust. **2**, 86—88 (1957). — NETTER, I.: Die Regeneration des Pankreas der Ratte bei Äthioninvergiftung. Inaug.-Diss. (med.) Kiel, 1962. — NEUBERT, K.: Bau und Entwicklung des menschlichen Pankreas. XII.: Zur synthetischen Morphologie. Wilhelm Roux' Arch. Entwickl.-Mech. Org. **111**, 29 (1927). — NEUGEBAUER, W.: Pankreasverletzung und Diabetes. Mschr. Unfallheilk. **62**, 253—263 (1959). — NEUMANN, F.: Nebenpankreas und Darmdivertikel. Arch. Heilkunde **11**, 200 (1870). — NEUMAYR, A., PIETSCHMANN, H., PREIBISCH, W.: Die Diagnose chronischer Pankreaserkrankungen mittels intraduodenaler Untersuchungen. Wien. Z. inn. Med. **46**, 1—11 (1965). — NEUMAYR, A., PREIBISCH, W., REIMER, E. E.: Über die Pankreasfunktion nach totaler Entfernung des Magens. Wien. Z. inn. Med. **34**, 217—223 (1953). — NEUMAYR, A., STÖFFLER, G., TISO, B.: Die diagnostische Bedeutung des Antithrombintests bei der akuten Pankreatitis. In: HENNING-HEINKEL-SCHÖN, Pathogenese, Diagnostik, Klinik und Therapie der Erkrankungen des exocrinen Pankreas. Stuttgart: Schattauer 1964. — NÈVE, P., BONNYNS, M., STERNON, J.: La pancréatite aigue nécrotique indolore. Etude anatomoclinique.

Acta gastro-ent. belg. **32**, 287—294 (1969). — NEVES, D. P., HONDA, S.: Diagnostic value of the secretin test in chronic pancreatitis. Rev. Hosp. Clín. Fac. Med. S. Paulo **17**, 169—189 mit engl. Zus.fass. (1962) [Portugiesisch]. — NÉZELOF, CH.: Les pancreatites interstitielles primitives chez l'enfant. Etude anatomo-clinique de 6 observations. Arch. franç. Pédiat. **11**, 579—594 (1954). — NÉZELOF CH., WATCHI, M.: L'hypoplasie congénitale lipomateuse du pancréas exocrine chez l'enfant. Deux observations et revue de la littérature. Arch. franç. Pédiat. **18**, 1134—1172 (1961). — NICE, CH. M., JR.: Exocrine gland dysfunction (mucoviscidosis) in adults. Radiology **81**, 828—833 (1963). — NICHOLAS, H. O., CHAMBERLIN, J. A.: Primary hyperparathyroidism. Clin. Chem. **10**, 228—234 (1964). — NICOLESCO, ST., VELCIU, V.: Contribution à l'étude morphopathologique des hétérotopies pancréatiques du tractus digestif. Arch. Anat. path. **16**, 271—280 (1968). — NIEDNER, F.: Neuere Gesichtspunkte über Entstehung und Behandlung der Pankreatitis. Medizinische **1947**, 560. — NIEDNER, F. F.: Die Papillenplastik zur Behebung der Stenosen der Papilla Vateri und ihre anatomischen Grundlagen. Langenbecks Arch. klin. Chir. **285**, 455—474 (1957); — Über die Ostiumstenose der Papilla Vateri. Fortschr. Röntgenstr. **103**, 147—154 (1965); — Klinischer Beitrag zur Lehre von der kanalikulären Entstehung der tryptischen Pankreatitis. Med. Welt **16** (N.F.), 997—1005 (1966). — NIEDNER, F. F., KIEF, H.: Klinische und mikromorphologische Untersuchungen zur Pathogenese der Papillenstenose. Med. Welt **1965**, 26—30. — NIEMEGEERS, L., IVERGNEAUX, E., IVERGNEAUX, J. P.: A propos de deux kystes nécrotiques de pancreas. Acta gastro-ent. belg. **24**, 244—250 (1961). — NIGHTINGALE, E. J., BOYD, L. J., MERSHEIMER, W. L.: Observations on pancreatic carcinoma: A study of 100 cases. Amer. J. Gastroent. **29**, 612—628 (1958). — NOER, R. J.: Surgical considerations in the treatment of pancreatitis. Amer. Surg. **23**, 50—57 (1957). — NORDMANN, O.: Neue Anschauungen über die akute Pankreasnekrose und ihre Behandlung. Verh. dtsch. Ges. Chir. **62**, 371 (1938); — Pankreatitis und Cholecystitis akuta. Zbl. Chir. **1929**, 2789. — NORPOTH, L., CLOESGES, J., SCHULZE, M.: Elektrophoretische und papierchromatische Untersuchungen an menschlichen Pankreassäften. Verh. dtsch. Ges. Verdau.- u. Stoffwechselkr. **16**, 222 (1952) (Essen). — NORRIS, R. F., TYSON, R. M.: The pathogenesis of polycystic pancreas. Reconstruction of cystic elements in one case. Amer. J. Path. **23**, 485 (1947); — The pathogenesis of congenital polycystic lung and its correlation with polycystic diseases of other epithelial organs. Reconstruction of cystic elements in two cases. Amer. J. Path. **23**, 1075 (1947). — NORRIS, T. ST. M.: Intrahepatic portal hypertension due to mucoviscidosis. Proc. roy. Soc. Med. **50**, 507—516 (1957); — Mucoviscidosis with hepatosplenomegaly in a boy of 17. Proc. roy. Soc. Med. **55**, 228 (1962). — NORTHAM, B. E., ROWE, D. S., WINSTONE, N. E.: Methaemalbumin in the differential diagnosis of acute haemorrhagic and oedematous pancreatitis. Lancet **1963I**, 348—352. — NOSKIN, E. A., POPPER, H. L., NECHELES, H.: Attempts to prevent pancreatic fat necrosis. 1. Experiments with soybean antitrypsin. Rev. Gastroent. **19**, 731—732 (1952). — NUGENT, F. W., WARREN, K. W., JONASSON, G., PARADES, G. G. DE: Vorläufige Ergebnisse mit Trasylol bei der Behandlung der akuten Pankreatitis. Sth. med. J. (Bgham, Ala.) **57**, 1317—1321 (1964).

OBERLING, CH.: Métaplasie pavimenteuse stratifié des conduits excreteurs du pancréas. Bull. l'Ass. franç. pour l'Étude du Cancer **10**, 155 (1921). — OBERLING, CH., GUÉRIN, M.: Cancer du pancréas. In: Bibliothèque du cancer. Paris: G. Doin 1931. — OBERNDORFER, P.: Situs inversus des Magens, der Leber, der Milz, des Duodenum mit Mißbildung des Pankreas und des Duodenum. S.-B. d. Ges. Morph. u. Physiol. München **22**, 72 (1907). — O'BRIEN, J. J., THAYER, T. R.: Pancreatitis. New Engl. J. Med. **253**, 355 (1955). — OECHSLIN, R.: Sekundäre Pericarditis bei Pancreatitis. Cardiologia (Basel) **44**, 152—156 (1964). — OECONOMOPOULOS, CH. T., LEE, M.: Pseudocysts of the pancreas in infants and young children. Surgery **47**, 836 (1960). — OEHLERT, W.: Die Lebercirrhose bei der cystischen Pankreasfibrose des Säuglings. Beitr. path. Anat. **117**, 253—265 (1957). — OESTREICH, R.: Fettgewebsnekrose mit gleichartigen Lebernekrosen. Zbl. Path. **19**, 145 (1908). — OLTERS, E.: Die Behandlung der Pankreopathie mit Novocaininjektionen. Medizinische **1956**, 1088—1089. — OPIE, E. L.: The relation of cholelithiasis to disease of the pancreas and to fat necrosis. Amer. J. med. Sci. **1901**, 27—43; — The etiology of acute hemorrhagic pancreatitis. Johns Hopk. Hosp. Bull. **12**, 182 (1902). — OPPEL, A.: Lehrbuch der vergleichenden mikroskopischen Anatomie der Wirbeltiere; Bauchspeicheldrüse, S. 743. Jena 1900. — OPPENHEIMER, E. H.: Focal necrosis of striated muscle in an infant with cystic fibrosis of the pancreas and evidence of lack of absorption of fat-soluble vitamins. Bull. Johns Hopk. Hosp. **98**, 353 (1956). — OPPENHEIMER, E. H., BOINOTT, J. K.:

Pancreatitis in children following adrenal coricosteroid therapy. Bull. Johns Hopk. Hosp. **107**, 297—306 (1960). — OPPENHEIMER, E. H., ESTERLY, J. R.: Observations in cystic fibrosis of the pancreas. II. Neonatal intestinal obstruction. Bull. Johns Hopk. Hosp. **111**, 1—13 (1962). — OPPERMANN, A., KORN, R.: Pancréatite aigue nécrotico-hémorragique chez la nourrisson. Ann. Anat. path. **3**, 454—461 (1958). — ORAM, V.: The cytoplasmatic basophilic substance of the exocrine pancreatic cells. Acta anat. (Basel), Suppl. **23**, 1—114 (1955). — OSATO, SH.: Beiträge zum Studium der Lymphe. IV. Die Fermente der Lymphe, besonders ihre Beziehung zu Pankreasfermenten. Tohoku J. exp. Med. **2**, 515 (1921). — OSHIMA, H.: A neuro-histological and neuro-pathological study of the pancreas. Arch. jap. Chir. **28**, 3471—3486 (1959). — OSTWALD, W.: Die Überwindung des wissenschaftlichen Materialismus. Leipzig 1895. — OTTO, E.: Ungewöhnliche Ursachen der akuten Pankreasnekrose (Aortographie, Entbindung). Zbl. Chir. **86**, 2418 (1961). — OVERZIER, CL.: Beiträge zur Kenntnis des Hungeroedems. Virchows Arch. path. Anat. **314**, 655 (1947); — Über chronische Inanition. Z. ges. inn. Med. **4**, 623 (1949). — OWENS, J. L., JR., HOWARD, J. M.: Pancreatic calcification: a late sequel in the natural history of chronic alcoholism and alcoholic pancreatitis. Ann. Surg. **147**, 326 (1958).

PACK, G. T., TRINIDAD, S. S., LISA, J. R.: Rare primary somatic tumors of the pancreas. Arch. Surg. **77**, 1000 (1958). — PAGEL, W., WOOLF, A. L.: Aseptic necrosis of pancreas due to arterial thrombosis in malignant hypertension. Brit. med. J. **1948**, 442—443. — PALILEO, L. G., GALLAGER, H. ST.: Anomalous termination of pancreatic duct. Report of a case with chronic biliary obstruction. Arch. Path. **71**, 381 (1961). — PAMPININI, F., IRACI, G.: Lesioni del pancreas e di altri organi addominali da stimolazione elettrica della splancnico. Chir. gen. (Perugia) **4**, 49 (1955). — PAPP, M., FODOR, I., MAKARA, G. B.: Bradykinin-induced histological changes in the pancreas. Z. ges. exp. Med. **147**, 264—266 (1968). — PAPP, M., NÉMETH, E., FEUER, I., FODOR, I.: Effect of an impairment of lymph flow on experimental acute "pancreatitis". Acta med. Acad. Sci. hung. **11**, 203—208 (1958). — PAPP, M., SOLTI, F., NÉMETH, E. P.: Electrocardiographic changes associated with acute pancreatitis. Acta med. Acad. Sci. hung. **17**, 25—31 (1961). — PARADISI, F., CAVAZUTTI, F.: Effeti dell'intossicazione acuta da Parathion sul pancreas esocrino. Boll. Soc. ital. Biol. sper. **11**, 1243—1245 (1964). — PARASTAR, M.: Morphologische Untersuchungen nach Schädigung des Pankreas durch Natriumtaurocholat in vitro. Inaug.-Diss. (med.), Heidelberg 1968. — PARFITT, M. A., NASSIM, J. R., COLLINS, J., HILB, A.: Metabolic studies in a case of fibrocystic disease of the pancreas with reference to treatment and to the incidence of bone disease. Arch. Dis. Childh. **37**, 25—33 (1962). — PARKER, W. S., CHRISTIANSEN, K. H.: Traumatic pancreatitis. Amer. J. Surg. **101**, 370—372 (1961). — PARKINS, R. A., EIDELMAN, S., RUBIN, C. E., DOBBINS III, W. O., PHELPS, P. C.: The diagnosis of cystic fibrosis by rectal section biopsy. Lancet **1963II**, 851—856. — PARRY, E. W., HALLENBECK, G. A., GRINDLAY, J. H.: Pressures in the pancreatic and common ducts. Arch. Surg. **70**, 757 (1955). — PARSHALL, W. A., REMINE, W. H.: Internal drainage of pseudocysts of the pancreas. Arch. Surg. **91**, 480—484 (1965). — PASSINI, F.: Pankreaserkrankung als Ursache des Nichtgedeihens von Kindern. Dtsch. med. Wschr. **1919**, 851. — PASTERNACK, A., HJELT, L.: Cystic disease of the kidneys, liver and pancreas. Ann. Paediat. Fenn. **7**, 138—145 (1961). — PATAKY, ZS., NAGY, L., POPIK, E.: Über einen vom Pankreaskopf hervorgehenden primären Argentaffintumorfall. Zbl. allg. Path. path. Anat. **99**, 442 (1959). — PATEL, J.-CL.: Un nouveau test biochimique pour diagnostiquer une pancréatite aigu hémorragique. Presse méd. **71**, 1774 (1963). — PATZELT, V.: Der Darm. In: Handbuch der mikroskopischen Anatomie des Menschen (Begr. von W. v. MÖLLENDORF), Bd. V/3: Verdauungsapparat, S. 1—448. Berlin: Springer 1936. — PAUL, I. T.: Calcified cyst of the pancreas. Amer. J. dig. Dis. **20**, 136 (1953). — PAUL, R. E., JR., MILLER, H. H., KAHN, P. C., CALLOW, A. D., EDWARDS, T. L., JR., PATTERSON, J. F.: Pancreatic angiography, with application of subselective angiography of the celiac or superior mesenteric artery to the diagnosis of carcinoma of the pancreas. New Engl. J. Med. **272**, 283—287 (1965). — PAULINO-NETTO, A., DREILING, D. A., BARONOFSKY, I. D.: The relationship between pancreatic calcification and cancer of the pancreas. Ann. Surg. **151**, 530—537 (1960). — PAULINO-NETTO, A., PAULINO, F.: Pancreatic ductal reflux. Amer. J. dig. Dis., N.S. **8**, 666—672 (1963). — PAWLOW, S.: Folgen der Unterbindung des Pankreasganges beim Kaninchen. Pflügers Arch. ges. Physiol. **16**, 123 (1878). — PAXTON, I. P., PAYNE, J. P.: Acute pancreatitis. A statistical review of 307 established cases of acute pancreatitis. Surg. etc. **86**, 69 (1948). — PEISKER, R.: Ein Pankreas annulare mit Steinverschluß der Duodenalpapille. Zbl. allg. Path. path. Anat. **107**, 4—8 (1965). — PELTOKALLIO, P.: Cystadenoma of the pancreas. Ann. Chir. Gynaec. Fenn. **52**, 74—79 (1963). — PELZ, L.: Über eine Säuglingspneumonie nach Art der Botryomykose bei Mucoviscidose und generalisierter Zytomegalie. Zbl. allg. Path. path. Anat. **104**, 403 (1963). — PENDER, B. T.: Acute pancreatitis in a child aged 3 years. Lancet **1957 I**, 409—410. — PENDOWER, J. E. H., TANNER, N. C.: Pancreatities following gastrectomy. Brit. J. Surg. **47**, 145—147 (1959). — PENNINGTON, C. L.: Paranasal sinus changes in fibrocystic disease of the pancreas. Arch. Otolaryng. **63**, 576 (1956). — PEPLER, W. J., BRANDT, F. A.: A contribution to the nature of the elastolytic enzyme and the structure of elastin. Brit. J. exp. Path. **35**, 41—45 (1954). — PERRIER, C. V., DESBAILLETS, L. G., DUCKERT, A., PERRIER, C.: Epreuve de fonction du pancréas exocrine. Valeur de la concentration maximum en bicarbonates et de la mesure des volumes sous stimulation à la sécrétine purifiée. Helv. med. Acta **31**, 573—578 (1964). — PERRIER, CL. V., DREILING, D. A., JANOWITZ, H. D.: A stop-flow analysis of pancreatic secretion. The effect of transient occlusion on the electrolyte composition of pancreatic juice. Gastroenterology **46**, 700—705 (1964). — PETERS, B. J., LUBITZ, J. M., LINDERT, M. C. F.: Diffuse calcification of the pancreas. Arch. intern. Med. **87**, 391—409 (1951). — PETERS, N., DICK, A. P., HALES, C. N., ORRELL, D. H., SARNER, M.: Exocrine and endocrine pancreatic function in diabetes mellitus and chronic pancreatitis. J. Brit. Soc. Gastroenterol. Gut **7**, 277—281 (1966). — PETERSON, E. M.: Consideration of cystic fibrosis in adults, with a study of sweat electrolyte values. J. Amer. med. Ass. **171**, 1—6 (1959). — PETRI, W.: Seltene, raumbeengende Oberbauch-Prozesse. Zbl. Chir. **83**, 1269—1275 (1958). — PFEFFER, K. H., KLUWE, H.: Gefäßgeräusche in der Diagnostik von Pankreas-Tumoren. Med. Klin. **1963**, 2136—2140. — PFEFFER, R. B., MIXTER, G., JR., HINTON, J. W.: Acute hemorrhagic pancreatitis. A safe effective technique for diagnostic paracentesis. Surgery **43**, 550—554 (1958); — The effect of recurrent bouts of pancreatitis on pancreatic function. Surg. Gynec. Obstet. **109**, 716 (1959). — PFÖRRINGER, S.: Über die Selbstverdauung des Pankreas. Virchows Arch. path. Anat. **158**, 126 (1899). — PHILIPP, P. W.: Über Krebsbildungen im Kindesalter. Z. Krebsforsch. **5**, 326 (1907). — PHILLIPS, A. M.: Chronic pancreatitis-pathogenesis and clinical feature. Study of 28 cases. Arch. intern. Med. **93**, 337—354 (1954). — PHILLIPS, S. F., KING, W. E.: Carcinoma of the pancreas. Med. J. Aust. **49**, 541—545 (1962). — PICARD, R., CORNET, E., GRISLAIN, J., HARDY, M.: Dilatation kystique congénitale des canaux pancréatiques. Arch. Mal. Appar. dig. **45**, 214—220 (1956). — PICKERT, H.: Über das Pankreaskarzinom. Med. Klin. **1962**, 868. — PIERINI, D. O., GIANNATONIO, C. A.: Kwashiorkor (Sindrome pluricarencial infantil). Arch. argent. Derm. **8**, 43 (1958). — PIPER, CH. E., REMINE, W. H., PRIESTLEY, J. T.: Pancreatic cystadenomata. Report of 20 cases. J. Amer. med. Ass. **180**, 648 (1962). — PIRIBAUER, J.: Über eine seltene bösartige neurogene Geschwulst in Gegend des Pankreaskopfes. Frankfurt. Z. Path. **68**, 349—360 (1957). — PISCHINGER, O.: Beiträge zur Kenntnis des Pankreas. Inaug.-Diss. München 1895. — PIZZECCO, E.: Edema acuto del pancreas. Tentativo di identificazione nosologica in base a descrizioni cliniche e rilievi sperimentali. Chir. Pat. sper. **8**, 1521—1578 (1960); — Akute Pankreatitis und Pankreasnekrose. Münch. med. Wschr. **102**, 795—799 (1960). — PLECHAS, N. P.: Chronic recurrent pancreatitis in childhood. Arch. Surg. **81**, 883 (1960). — PLEHN, M.: Pankreasfettnekrosen bei karpfenartigen Fischen (Cypriniden). Virchows Arch. path. Anat. **302**, 9 (1938). — PLOUGH, I. C., KYLE, L. H.: Pancreatic insufficiency and hyperparathyreoidism. Ann. intern. Med. **47**, 590—598 (1957). — POEL, W. E., YERGANIAN, G.: Adenocarcinoma of the pancreas in diabetes-prone chinese hamsters. Amer. J. Med. **31**, 861 (1961). — PÖRKSEN, N.: Über den Gehalt an sauren und neutralen Mucopolysacchariden in den Organen des Vorder- und Mitteldarmes (zugleich ein Beitrag zum Mucoviscidosis-Problem). Inaug.-Diss. (med.), Kiel 1961. — POGOLOTTI, R.: Contributo allo studio del pancreas aberrante. Minerva chir. **1953**, 576—584. — POLANCO, G. B., STERN, R., POLANCO, E.: Congestive pseudolobulation of the pancreas. Arch. Path. **81**, 558—562 (1966). — POLGAR, G., DENTON, R.: Cystic fibrosis in adults. Studies of pulmonary function and some physical properties of bronchial mucus. Amer. Rev. resp. Dis. **85**, 319 (1962). — POLLOCK, A. V.: Acute pancreatitis. Analysis of 100 patients. Brit. med. J. **1959 I**, 6—14. — POLLOCK, A. V., BERTRAND, C. A.: Electrocardiographic changes in acute pancreatitis. Surgery **40**, 951—960 (1956). — POLONOVSKI, M., SANTENOISE, D.: Sur une nouvelle hormone pancréatique régulatrice des centres respiratoires. Présse méd. **1952**, 369. — PÓLYA, E. A.: Die Wirkung des Trypsins auf das lebende Pankreas. Pflügers Arch. ges.

Physiol. **121**, 483 (1908). — PÓLYA, E. A.: Zur Pathogenese der akuten Pankreasblutung und Pankreasnekrose. Berl. klin. Wschr. **1906**, 1562. — PONFICK, E.: Zur Pathogenese der abdominalen Fettnekrose. Berl. klin. Wschr. **33**, 365 (1896). — PONKA, J. L., LANDRUM, S. E., CHAIKOF, L.: Acute pancreatitis in the postoperative patients. Arch. Surg. **83**, 475—490 (1961). — POPPE, A.: Sekretionsstudien am Rattenpankreas. Inaug.-Diss. Berlin, F.U. 1956. — POPPEL, M. H., BERANBAUM, S. L.: Annular pancreas. Roentgen manifestations. Amer. J. dig. Dis., N.S. **1**, 476—483 (1956). — POPPEL, M. H., JACOBSON, H. G.: Roentgen aspects of the papilla of Vater. Amer. J. dig. Dis. **1**, 49 (1956). — POPPER, H. L.: Die Diastasewerte im Blut nach Magenresektion. Dtsch. Z. Chir. **221**, 273 (1929); — Zur Pathogenese der akuten Pankreasnekrose und der perforationslosen galligen Peritonitis. Med. Klin. **1932**, 1384; — Enzyme studies in edema of the pancreas and acute pancreatitis. Surgery **7**, 566 (1940); — Diffusion of pancreatic enzymes through the intestinal wall in ileus. Surgery **7**, 571 (1940); — Etiology of acute pancreatitis. Amer. J. dig. Dis. **91**, 186 (1944); — The pathological aspects of pancreatical disease (Pathologisch-anatomische Betrachtungen über Pankreaserkrankungen). Rev. Gastroent. **19**, 183 (1952). — POPPER, H. L., HUERGA, J. DE LA, KOCH-WESER, D.: Hepatic and pancreatic changes produced in rats by ethionin and their relation to human lesions. Amer. J. Path. **28**, 518 (1952). — POPPER, H. L., NECHELES, H.: Pathways of enzymes into the blood in acute damage of the pancreas. Proc. Soc. exp. Biol. (N.Y.) **43**, 220 (1940); — Edema of pancreas. Surg. Gynec. Obstet. **74**, 123 (1943); — Prevention of pancreatic fat necrosis by enzyme inhibitors. III. Quinine. Surgery **33**, 896—897 (1953); — Prevention of experimental pancreatic fat necrosis. VI. Dextran. Surg. Gynec. Obstet. **105**, 103—104 (1957). — POPPER, H. L., NECHELES, H., RUSSELL, K. C.: Transaction of pancreatic edema into pancreatic necrosis. Surg. Gynec. Obstet. **87**, 79 (1948). — POPPER, H. L., SORTER, H. H.: Blood enzymes after ligation of all pancreatic ducts. Proc. Soc. exp. Biol. (N.Y.) **48**, 384 (1948). — POPPER, H. L., SPORN, J., LEVINSON, M., NECHELES, H.: Prevention of pancreatic fat necrosis. IV. Experiments with carbonic anhydrase inhibitor (Diamox). Amer. J. Physiol. **181**, 191—192 (1955). — PORADOVSKY, K., TOMORIOVA, K., ZIDEK, ST., KLIMA, R., KOVACIK, M.: Akute Pankreatitis und Schwangerschaft. Z. ges. inn. Med. **22**, 233—237 (1967). — POTJAN, K.: Zur Klinik der akuten Pankreatitis bei Hyperparathyreoidismus. Dtsch. med. Wschr. **89**, 1259—1261 u. Bild 1271 (1964). — POWERS, S. R., BROWN, H. H., STEIN, A.: The pathogenesis of acute and chronic pancreatitis. Ann. Surg. **142**, 690—697 (1955). — PRATT, E. B., AIKAWA, J. K.: Secretion and effect of hydrochlorothiazide in bile and pancreatic juice. Amer. J. Physiol. **202**, 1083 (1962). — PRÉVOT, R.: Neue Erkenntnisse auf dem Gebiet der röntgenologischen Dünndarmdiagnostik. Internist (Berl.) **7**, 223—231 (1966). — PRIESEL, A.: Beiträge zur Pathologie der Bauchspeicheldrüse mit besonderer Berücksichtigung adenomatöser Geschwulstbildungen, sowie der Autonomie der Langerhansschen Inseln. Frankfurt. Z. Path. **26**, 453 (1922); — Fünf Fälle von Bildungsanomalien des Pankreas. Verein. d. Path. Anat. Wiens. Wien. klin. Wschr. **1923**, 407. — PRIESTLEY, J. T., REMINE, W. H., BARBER, K. W., JR., GAMBILL, E. E.: Chronic relapsing pancreatitis: Treatment by surgical drainage of pancreas. Trans. sth. surg. Ass. **76**, 230—236 (1965). — PRINZ, F.: Über zystische Pankreasfibrose. Verh. dtsch. Ges. Path. **1951**, 338. — PRINZ, F.: Über die gestaltlichen Veränderungen der Bauchspeicheldrüse bei der sogenannten cystischen Pankreasfibrose. Beitr. path. Anat. **111**, 313 (1951). — PROBST, R. E.: Acute pancreatitis in pregnancy. Report of a case. Obstet. and Gynec. **18**, 291—293 (1961). — PROBSTEIN, J. G., BLUMENTHAL, H. T.: Progressive malignant degeneration of a cystadenoma of the pancreas. Arch. Surg. **81**, 683 (1960). — PROBSTEIN, J. G., JOSHI, R. A., BLUMENTHAL, H. T.: Atheromatous embolization. An etiology of acute pancreatitis. Arch. Surg. **75**, 566—572 (1957). — PROPST, A.: Über Inselhyalinose und Glomerulosklerose beim Diabetes mellitus. Verh. dtsch. Ges. Path. **42**, 148—153 (1958). — PSTRUZINA, J., RONSKY R.: Zur Entstehungsmöglichkeit der postoperativen Pankreatitis nach Sphinkterotomie. [Tschechisch.] Rozhl. Chir. **47** 194 (1968). — PUECH, A., PAGES, A., HERTAULT, J.: Etude anatomique et fonctionelle du pancréas exocrine du vieillard. Montpellier méd. **51**, 557—567 (1957). — PURSCHKE, H.: Das Pankreas anulare. Chir. Praxis **1961**, 35. — PUTZKE, H.-P., NICOVICZ, K.: Enzymhistochemische und ultramikroskopische Untersuchungen der Wirkung von ACTH und Prednison auf die Kinetik der Bauchspeichelbildung bei der Ratte. Zbl. allg. Path. path. Anat. **107**, 414—421 (1965).

RADAKOVICH, M., PEARSE, H. E., STRAIN, W. H.: Study of the etiology of acute panceatitis. Surg. Gynec. Obstet. **94**, 749—754 (1952). — RADL, H., WALZEL, C.: Akut-hämorrhagische Pankreatitis bei Masern. Kinderärztl. Prax. **25**, 264 (1957). — RADLSPÖCK, K., WOLF, H. G.: Pseudozyste des Pankreas im Kindesalter. Wien. klin. Wschr. **73**, 757 (1961). — RAHN, J., STEFFEN, F.-W.: Milzvenenruptur während der Schwangerschaft infolge akuter Pankreasnekrose. Zbl. Gynäk. **81**, 1823—1830 (1959). — RAIA, S.: Malignant tumors of exocrine pancreas: anatomo-clinical study of 150 cases. Rev. Hosp. Clín. Fac. Med. S. Paulo **18**, 1—16 (1963) [Portugiesisch]. — RAMB, H.: Das Ulkus des Magens und Zwölffingerdarms als Problem eines Schutzstoffmangels. Stuttgart: Thieme 1953. — RAPOPORT, S., BUCHANAN, D. J.: The composition of meconium: Isolation of blood-group-specific polysaccharides. Abnormal composition of meconium in meconium-ileus. Science **112**, 150 (1950). — RASKIN, H. F., WENGER, J., SKLAR, M., PLETICKA, S., YAREMA, W.: The diagnosis of cancer of the pancreas, biliary tract, and duodenum by combined cytologic and secretory methods. I. Exfoliative cytology and a description of a rapid method of duodenal intubation. Gastroenterology **34**, 996—1008 (1958). — RASO, P., DANI, R., GODY, P., GUIMARÁES, R. C.: Beitrag zur Histopathologie der experimentellen Pankreatitis der Ratte und zur Entstehung der Pankreas-Pseudoductuli. Z. Gastroent. **4**, 96—100 (1966). — RATNAIKE, V. T., RAJASURIYA, K.: Pancreatic calcification, related to protein mal-nutritation. Trop. geogr. Med. **15**, 1—6 (1963). — RÁTZ, ST. V.: Beiträge zur pathologischen Anatomie der Krankheiten der Vögel. V. Dilatation des duct. Wirsungianus. Mh. prakt. Tierheilk. **5**, 1 (1894). — RAUBER, G., LARCAN, A., PIERSON, M., LASCOMBES, G.: A propos des atteintes pancréatiques et myocardiques associées. Arch. Anat. path. **9**, 305—312 (1961). — RAZEMON, P., SALEMBIER, Y.: Indications opératoires et résultats dans 42 cas de pancréatites chroniques diffuses. Acta gastro-ent. belg. **23**, 1034 (1960). — RAZEMON, P., SALEMBIER, Y., GAUTIER-BENOIT CL. HOUCKE M., THERY, CL.: Kystes hématiques de la rate en relation avec une pancréatite. Presse méd. **73**, 2863—2867 (1965). — READ, A. E., EMSLIE-SMITH, D., GOUGH, K. R., HOLMES, R.: Pancreatities and accidental hypcthermia. Lancet **1961II**, 1219—1221. — RECKLINGHAUSEN, FR. V.: Auserlesene pathologisch-anatomische Beobachtungen. 1. Drei Fälle von Diabetes mellitus. Virchows Arch. path. Anat. **30**, 360 (1864); — Untersuchungen über Rachitis und Osteomalacie. Jena: G. Fischer 1910. — REID, L. C., PAULETTE, R. E., CHALLIS, T. W., HINTON, J. W.: Mechanism of the pathogenesis of pancreatic necrosis and the therapeutic effect of propylthiouracil. Surgery **43**, 538 (1958). — REID, ST. E., DORSEY, J. M.: Pate of the patient with acute pancreatitis. Arch. Surg. **76**, 895—897 (1958). — REIS, L. DOS: Visceral lesions in acute pancreatitis. An experimental study. Arch. Surg. **87**, 604—608 (1963); — Importance of blood volume changes in acute pancreatitis. Amer. Surg. **29**, 9 (1963). — REISER, R.: Das Duodenalcarzinom beim Huhn. Inaug.-Diss. (med.-vet.) München, 1938. — REITMANN, K.: Beiträge zur Pathologie der menschlichen Bauchspeicheldrüse. VII. Heilungsvorgänge bei und an Fettnekrosen. Z. Heilk., Abt. Path. Anat. **27**, 163 (1906). — RENDLE-SHORT, J.: Fibrocystic disease of the pancreas presenting with acute salt depletion. Arch. Dis. Childh. **31**, 28—30 (1956). — RÉNYI-VÁMOS, F., JELLINEK, H.: Über Pankreatitis und Duodenitis bei experimenteller Cholecystitis. Z. ges. exp. Med. **130**, 275—278 (1858). — RETTORI, R.: Etude morphologique du systeme musculaire de la jonction choléd oco-pancréatico-duodénale et bases anatomiques de la section du sphincter d'Oddi. Presse méd. **64**, 1208 (1956); — Etude des altérations pancréatiques provoquées par la ligature el drainage du canal pancréatique principal chez le chien. Arch. Mal. Appar. dig. **49**, 873—912 (1960). — RICH, A. R., DUFF, G. L.: Experimental and pathological studies on the pathogenesis of acute hemorrhagic pancreatitis. Johns Hopk. Hosp. Bull. **58**, 212 (1936). — RICHET, G., MONTERA, H. DE, DUCROT, H., DUCROISET, B., VASSALLI, P.: Nécrose corticale et insuffisance rénale au cours des pancréatites aigués. II. Mécanisme de l'atteinte rénale et place des pancréatites parmi les causes d'insuffisance rénale. Presse méd. **68**, 2332—2334 (1960); — Nécrose corticale et insuffisance rénale aux cours des pancreatites aigues. I. Clinique et anatomopathologie. Presse méd. **68**, 2275—2277 (1960); — Nécrose corticale et insuffisance rénale aux cours pancréatites aigues. Acta chir. Acad. Sci. hung. **2**, 201 (1961). — RICHINS, C. A.: Effect of sympathetic nerve stimulation on blood flow and secretion in the pancreas of the cat. Amer. J. Physiol. **173**, 467—470 (1953). — RICHINS, C. A., KUNTZ, A.: Role of sympathetic nerves in the regulation of salivary secretion. Amer. J. Physiol. **173**, 471 (1953). — RICHMAM, A., LESTER, L. J., HOLLANDER, F., DREILING, D. A.: The effect of subtotal gastrectomy upon external pancreatic secretion in dogs. Gastroenterology **26**, 210—220 (1954). — RICHTERICH, R.: Enzymopathologie. Enzyme in Klinik und Forschung. Berlin-Göttingen-Heidelberg:

Springer 1958; — Europ. Pankreassymposion 1963, Erlangen. Stuttgart: Schattauer 1964; — Enzymdiagnostik für den praktischen Arzt: II. Serum- und Urin-Amylase (Diastase). Praxis **1961**, 1160—1162. — RICK, W.: Zur Bestimmung der Carboxypeptidase im Duodenalsaft. Klin. Wschr. **38**, 408 (1960); — Pankreasspezifische Enzyme im Duodenalsaft bei der Mucoviscidosis im Erwachsenenalter. In: GIGON, A., u. H. LUDWIG, Enzymatische Regulationen in der Klinik. Vortrag a. d. 6. Intern. Kongr. f. Inn. Med., 1960; — Zur Pathologie der Enzymsekretion des Pankreas. Acta gastro-ent. belg. **28**, 329—400 (1965); — Chronische Pankreatitis. Symptomatologie, Laboratoriumsdiagnostik und konservative Therapie. Chirurg **39**, 301—306 (1968) — Der Secretin-Pankreozymin-Rest in der Diagnostik der Pankreasinsuffizienz. Internist (Berl.) **11**, 110—117 (1970). — RICKER, G.: Zusatz über die Folgen der Unterbindung des Ausführungsganges der Bauchspeicheldrüse und anderer Drüsen. Virchows Arch. path. Anat. **207**, 321 (1912). — RIEDEL, B.: Über entzündliche, der Rückbildung fähige Vergrößerungen des Pankreaskopfes. Berl. klin. Wschr. **33**, 1—5 und 32—35 (1896). — RIEMENSCHNEIDER, T. A., WILSON, J. F., VERNIER, R. L.: Glucocorticoid-induced pancreatitis in children. Pediatrics **41**, 428—437 (1968). — RIENHOFF, F. W., BAKER, B. M.: Pancreolithiasis and chronic pancreatitis. Preliminary report of a case of apparently successful treatment by transthoracic sympathectomy and vagotomy. J. Amer. med. Ass. **134**, 20 (1947). — RIENHOFF, W. F.: An evaluation of pancreatic cysts treated at the John Hopkins Hospital. Surgery **47**, 188—194 (1960). — RIES, E.: Zur Histophysiologie des Mäusepankreas nach Lebendbeobachtung, Vitalfärbung Stufenuntersuchung. Z. Zellforsch. **22**, 523 (1935). — RINIKER, P.: Dysporia entero-broncho-pancreatica congenita familiaris (Glanzmann). Cystische Pankreasfibrose. Pathologisch-anatomischer Teil. Ann. paediat. (Basel) **166**, 314 (1946). — RISEL, W.: Zwei Fälle von partiellem Situs inversus der Bauchorgane. Verh. dtsch. Ges. Path. **13**, 346 (1909). — RITTER, U.: Bewegungsmechanismen der Papilla Vateri. Z. ges. exp. Med. **126**, 444 (1955); — Studien der Funktion und des Schließungsdruckes des Sphincter Oddi unter verschiedenen pathophysiologischen Bedingungen. Klin. Wschr. **34**, 756 (1956); — Die exkretorische Pankreasfunktion im Alter. Klin. Wschr. **1958**, 566—569; — Pankreopathien bei Leber-Gallenwegsleiden. Münch. med. Wschr. **1958**, 1337; — Intraduodenale Fermentbestimmungen in der Diagnostik der Pankreasleiden. Dtsch. med. Wschr. **84**, 1063—1065 (1959); — Funktion und Funktionsstörungen der extrahepatischen Gallenwege. Klin. Wschr. **39**, 821—827 (1961); — Intraduodenale Fermentdiagnostik. Bibl. gastroent. (Basel) **4**, 134 (1961); — Zur Pathophysiologie der Papilla Vateri. Med. Klin. **58**, 716—719 (1963); — Diagnostik und Behandlung der Pankreatitis. Med. Welt **1963**, 2564—2570; — Untersuchungen zur retrograden Insuffizienz der Papilla Vateri. Z. Gastroent. **1**, 36—39 (1963); — Experimentelle Beobachtungen zur Alkohol-Pankreopathie. Verhandl. Dtsch. Ges. inn. Med., 70. Kongreß 1964. München: J. F. Bergmann; — Die altersbedingte Funktionseinbuße der Bauchspeicheldrüse. Wien. med. Wschr. **114**, 97—98 (1964); — Die exkretorische Pankreassekretion bei Diabetes mellitus. Dtsch. med. Wschr. **90**, 1063—1064 (1965); — Zur Alkoholpankreatitis. Dtsch. med. Wschr. **90**, 382—386 (1965). — ROBERTSON, J. S.: The pancreatic lesion in adult mice infected with a strain of pleurodynia virus. I. Electron microscopical observations. Aust. J. exp. Biol. med. Sci. **32**, 393—410 (1954). — ROBINSON, A., SCOTT, J., ROSENFELD D. D.: The occurence of carcinoma of the pancreas in chronic pancreatitis. Radiology **94** 289—290 (1970). — ROBINSON, A. S.: Acute pancreatitis following translumbar aortography. Arch. Surg. **2**, 72 (1956). — ROBINSON, R.: Tyrosine metabolism in cystic fibrosis. Clin. chim. Acta **14**, 168—170 (1966). — ROBINSON, T. M., DUNPHY, J. E.: An experimental study of the effect of pancreatic juice on the gall bladder. Gastroenterology **42**, 76 (1962). — ROBSON, H. N., SCOTT, G. B. D.: Lipomatous pseudohypertrophy of the pancreas. Gastroenterology **23**, 74 (1953). — ROCKSTROH, H., MAIER, I.: Störungen der Nierenfunktion im Verlaufe der akuten Pankreatitis. Zbl. Chir. **89**, 1849—1854 (1964). — RODRIGUEZ, JUAN: Acute pancreatitis with fat necrosis, complicated by diabetic coma. J. Amer. med. Ass. **82**, 203 (1924). — ROEMHELD, G. D.: Histologische Untersuchungen am Ligamentum hepato-duodenale. Inaug.-Diss. (med.) Heidelberg 1969. — RÖSSLE, R.: Beiträge zur Kenntnis der gesunden und kranken Bauchspeicheldrüse. Beitr. path. Anat. **69**, 163 (1921); — Wachstum und Altern. München 1923; — Stufen der Malignität. S.-B. Dtsch. Akad. Wiss. Berlin, mathem.-naturw. Klasse, 1949. — RÖSSLE, R., ROULET, F.: Maß und Zahl in der Pathologie. In: Pathologie und Klinik in Einzeldarstellungen, Bd. V. Berlin: Springer 1932. — ROGERS, N. C., WILSON, A. O., MEYNELL, M. J., COOKE, W. T.: Treatment of acute pancreatitis with cortisone. Lancet **1956**II, 651—652. — ROKITANSKY, C. V.: Handbuch der speciellen pathologischen Anatomie, II. Band. Wien 1842. — ROMIEU, C., PAGÉS, A.: Association d'une hétérotopie pancréatique sous-muqueuse et de tumeur gastrique, chez un diabétique. Bull. Ass. franç. Étude Cancer **44**, 302—310 (1957). — ROMIEU, C., PAGÉS, A., D'ALLAINES, F.: Les cancers pancréatiques avec diabète. Presse méd. **1958**, 764—766. — ROSA, R. DE: Frühfolgen bei den Eingriffen an den extrahepatischen Gallenwegen. Langenbecks Arch. klin. Chir. **304**, 134—140 (1963); — Das Krankheitsbild der perforationslosen galligen Peritonitis. Fortschr. Med. **82**, 211—214 (1964); — Indikation und Technik der Papillenplastik. Zbl. Chir. **89**, 1977—1984 (1964); — Unveröffentlichte Versuche 1967. — ROSAI, J.: Carcinoma of pancreas simulating giant cell tumor of bone. Electronmicroscopic evidence of its acinar cell origin. Cancer (Philad.) **22**, 333—344 (1968). — ROSENBAUM, H., CONNOLLY, P. J., CLIMIE, A. R. W., REVENO, W. S.: Pancreatic cystadenoma with intestinal hemorrhage. Amer. J. Roentgenol. **90**, 735—739 (1963). — ROSENBERG, I. R., FRIEDLAND, N., JANOWITZ, H. D., DREILING, D. A.: The effect of age and sex upon human pancreatic secretion of fluid and bicarbonate. Gastroenterology **50**, 191 (1966). — ROSENBLATT, M. B., LISA, J. R.: Metastatic lung cancer masquerading as bronchogenic carcinoma. Geriatrics **21**, 139—145 (1966). — ROSETTI, M.: Chirurgische Therapie der exokrinen Pankreaserkrankungen. In: HENNING-HEINKEL-SCHÖN, Pathogenese, Diagnostik, Klinik und Therapie des exokrinen Pankreas. Stuttgart: Schattauer 1964. — Ross, C. F.: Leiomyosarcoma of the pancreas. Brit. J. Surg. **39**, 53—56 (1951). — ROSSIER, A., SARRUT, S.: La péritonite méconiale. Sem. Hôp. Paris **35**, 1422 (1959). — ROSSMANN, P.: Lungenmetastasen des Pankreaskrebses mit klinischem Bild des Alveolarkrebses. Zbl. Path. allg. Anat. path. Anat. **99**, 301 (1959). — ROSTOCK, P.: Die Verbreitungswege der Pankreas-Fettgewebsnekrose. Bruns' Beitr. klin. Chir. **138**, 171 (1926). — ROTH, F.: Tödliche Pankreasapoplexie nach Zwillingsgeburt. Geburtsh. u. Frauenheilk. **1958**, 1361. — ROTHSCHILDT, H. A., HIRSCH, G. C., JUNQUEIRA, L. C. U.: Radioactive amino acid incorporation into the rat pancreatic juice proteins. Experientia (Basel) **13**, 158 (1957). — ROTHSCHILDT, H. A., JUNQUEIRA, L. C. U.: Paper electrophoresis of rat pancreatic juice and water-soluble proteins of the pancreas. Nature (Lond.) **178**, 258 (1956). — ROUX, G., MIROUZE, J., BAUMEL, H., DOSSA, J.: Les urémies de la pancréatite aigue hémorrhagique. Sem. Hôp. Paris **37**, 1916—1919 (1961). — ROWE, PH.: Papillary cystadenocarcinoma of the pancreas. Canad. med. Ass. J. **74**, 724 (1956). — RUBENS-DUVAL, A., VILLIAUMEY, J., LEYMARIOS, J.: Pancréatite nécortique par obstruction canaliculaire et maladie de Kahler. Sem. Hôp. Paris **37**, 3541—3547 (1961). — RUBIN, L. S., BARBERO, G. J., CHERNICK, W. S., SIBINGA, M. S.: Pupillary reactivity as a measure of autonomic balance in cystic febrisis. J. Pediat. **63**, 1120—1129 (1963). — RUDLER, J.-C.: Tumeurs du pancréas. Helv. chir. Acta **30**, 195—267 (1963). — RUMMEL, A.: Subakute Pankreasnekrose als mütterliche Todesursache. Geburtsh. Frauenheilk. **24**, 985 (1964). — RUTISHAUSER, E., HELD, D., ROHNER, A.: Sur une forme particulière de stéatonécrose. Path. et Microbiol. (Basel) **23**, 95 (1960). — RYAN, W. A.: Chronic relapsing pancreatitis with hypoglycaemia. J. Irish med. Ass. **41**, 187 (1957).

SACHAR, L. A., PROBSTEIN, J. G.: Terminal acute pancreatitis: Incidental finding at autopsy. Amer. J. dig. Dis. **21**, 52 (1954). — SACREZ, R., KLEIN, F., HOFFMANN, B., LÉVY, J.-M., GEISERT, J., KORN, R.: Hypoplasie du pancréas exocrine. Fibrose myoendocardique associée chez l'un des deux fréres observés. Sem. Hôp. Paris **45**, 43—48 (1969). — SAILER, F. X., ECKE, H.: Behandlungsergebnisse bei akuter Pankreatitis. Eine 10-Jahres-Übersicht. Med. Welt **1964**, 2676—2678. — SAINT, E. G., TOPLISS, J.: Pancreatitis. Med. ill. (Lond.) **1956**, 567—574. — SAINT, E. G., WEIDEN, S.: Studies on pancreatitis. Brit. med. J. **1953**II, 1335—1340. — SALM, R.: Scirrhous adenocarcinoma arising in a lipomatous pseudohypertrophic pancreas. J. Path. Bact. **79**, 47 (1960). — SANDRITTER, W.: Vorläufige Ergebnisse kombinierter klinischer und pathologisch-anatomischer Untersuchungen. In: KOCH-BOHN-KOCH, Mucoviscidosis. Stuttgart: Schattauer 1964. — SANT'AGNESE, P. A. DI: Bronchial obstruction with lobar atelectasis and emphysema in cystic fibrosis of the pancreas. Pediatrics **12**, 178 (1953); — Fibrocystic disease of the pancreas with normal or partial pancreatic function. Current views on pathogenesis and diagnosis. Pediatrics **15**, 683—697 (1955); — The pulmonary manifestations of fibrocystic disease of the pancreas. Dis. Chest **27**, 654 (1955); — Cystic fibrosis of the pancreas. Amer. J. Med. **21**, 406—422 (1956); — Fibrocystic disease of the pancreas, a generalized disease of exocrine glands. J. Amer. med. Ass. **160**, 846—853 (1956); — Exocrine gland dysfunction in cystic fibrosis of the pancreas. Acta paediat. (Uppsala) **46,** 51—58 (1957); — Die zystische Fibrose des Pankreas, Mucoviscidosis, fibrozystische Erkrankungen des Pankreas. Dtsch. med. Wschr. **86,** 1376, 1383 (1961); — Homozygote junge Erwachsene mit Mucoviscidose (= zystische Pankreasfibrose). Klinisches Bild und Prognose. Med. Welt **17,** 2120—2122 (1966); — Cystic fibrosis of the pancreas in young adults. Ann. intern. Med. **50,** 1321—1330 (1959); — A distinctive type of biliary cirrhosis of the liver associated with cystic fibrosis of the pancreas. Recognition through signs of portal hypertension. Pediatrics **18,** 387 (1956). — SANT'AGNESE, P. A. DI, DARLING, R. C., PERERA, G. A., SHERA E.: Abnormal electrolyte composition of sweat in cystic fibrosis of the pancreas. Clinic significance and relationsship to the disease. Pediatrics **12,** 549 (1953); — Sweat electrolyte disturbances associated with childhood pancreatic disease. Amer. J. Med. **15,** 777—784 (1953). — SANT'AGNESE, P. A. DI, JONES, W. O., DISCHE, Z.: Cystic fibrosis of the pancreas (Clinical staff conference at the Nat. Inst. of Health). Ann. intern. Med. **54,** 482—502 (1961). — SANT'AGNESE, P. A. DI, LEPORE, M. J.: Involvement of abdominal organs in cystic fibrosis of the pancreas. Gastroenterology **40,** 64—74 (1961). — SANT'AGNESE, P. A. DI, TALAMO, R. C.: Pathogenesis and physiopathology of cystic fibrosis of the pancreas. Fibrocystic disease of the pancreas (Mucoviscidosis). New Engl. J. Med. **277,** 1287—1294 (1967). — Pathogenesis and physiopathology of cystic fibrosis of the pancreas (continued). Fibrocystic disease of the pancreas (Mucoviscidosis). New Engl. J. Med. **277,** 1344—1352 (1967); — Pathogenesis and physiopathology of cystic fibrosis of the pancreas (concluded). Fibrocystic disease of the pancreas (Mucoviscidosis). New Engl. J. Med. **277,** 1399—1408 (1967); — SANT'AGNESE, P. A. DI, VIDAURRETA, A. M.: Cystic fibrosis of the pancreas. J. Amer. med. Ass. **172,** 2065—2072 (1960). — SANTENOISE, D., ALBOT, G., BAMBERGER, J., COTLENKO, V., GROGNOT, P., THEVENOT, R.: Fonction endocrine non insulinienne du pancréas et surcharge graisseuse du foie. Rev. int. Hépat. **5,** 223—254 (1955). — SANTENOISE, D., ALBOT, G., CORTEVILLE, M., THÉVENCT, R.: La stéatose hépatique hormonale du chien dépancréaté et sa prévention par la vagotonine. Presse méd. **1953,** 982—984. — SANTENOISE, D., ALBOT, G., GROGNOT, P., VIDACOVITCH, M., CORTEVILLE, M., THEVENOT, R.: Vagotonine et évolution de la stéatose hépatique chez le chien dépancréaté. Rev. Path. gén. **54,** 921 (1954). — SANTENOISE, D., GRANDPIERRE, R., BIGET, P. L., DELAVILLE, J., RAMANAMANJARY, W., ROBERT, M.: Titrage de l'hormone pancréatique à action respiratoire: centropnéine. Ann. pharm. franç. **16,** 327—340 (1958). — SARLES, H.: Pancreatitis. Symposium Marseilles, April 25.—26. 1963. Basel-New York: Karger 1965; — Etiopathogénie des pancréatitis chroniques. Schweiz. med. Wschr. **100,** 1190—1194 (1970). — SARLES, H., CAMATTE, R., MARTIN, M., SARLES, J.-CL.: Nichttraumatische Zysten oder Pseudozysten des Pankreas. Münch. med. Wschr. **31,** 1361—1365 (1964); — Studie über 48 Kranke mit nichttraumatischen Zysten oder Pseudozysten des Pankreas. Med. Welt **9,** 550—556 (1968). — SARLES, H., MARTIN, M., CAMATTE, R., SARLES, J.-C.: Le démembrement des pancréatites: Les pseudokystes des pancréatites aigues et des pancréatites chroniques. Presse méd. **71,** 237—240 (1963). — SARLES, H., MERCADIER, M.: Les pancréatites chronique de l'adulte. Avec la collaborat. de J.-CL. SARLES, R. MURATORE, CL. GUIEN. 275 p., 71 fig. NF 36. Paris: Expansion Scient Franç. 1960. — SARLES, H., MURATORE, R., SARLES, J. C.: Etude anatomique des pancréatites chroniques de l'adulte. Sem. Hôp. Paris **37,** 1507 (1961). — SARLES, H., MURATORE, R., SARLES, J.-CL., GUIEN, CL.: Pancréatites chroniques de l'adulte a propos de 64 cas. Tschr. Gastro-Enterol. **2,** 617 (1959). — SARLES, H., MURATORE, R., SARLES, J.-CL., GUIEN, C., CAMATTE, R.: Die chronischen Pankreatiden. Dtsch. med. Wschr. **87,** 125—130 (1962). — SARLES, H., PASTOR, J., BARTHELMY, M., ROY, F. LE, AMBROSI, L., SARLES, J.-C.: Données statistiques sur l'etiologie des pancréatites calcifiantes. Enquête alimentaire, test à la sueur. Rev. franç. Étud. clin. biol. **8,** 276—290 (1963). — SARLES H. PLANCHE, N., GOUX, J. N., GREUSARD, C.: Contribution à l'étude des stéatorrhées. I. Critique des méthodes. Nutr. et Dieta (Basel) **3,** 105—112 (1961). — SARLES, H., PLANCHE, N., GOUX, J. N., MARCOULIDES, G., GREUSARD, C.: Contribution à l'étude des stéatorrhées. II. Etude des corrélations entre l'excrétion fécale des graisses et l'activité lipasique du suc pancréatique. Nutr. et Dieta (Basel) **3,** 113—117 (1961). — SARLES, H., SARLES, J. C.: Les critères du démembrement des pancréatites chroniques, contre le dogme des pancréatites chroniques récorrentes. Arch. Mal. Appar. dig. **48,** 1459—1461 (1959); — Ätiologie und Pathogenese der akuten und der chronischen Pankreatitis. In: HENNING-HEINKEL-SCHÖN, Pathogenese, Diagnostik, Klinik und Therapie des exocrinen Pankreas. Stuttgart: Schattauer 1964; — Chronische alkoholische Pankreatitis. Chronische calzifizierende Pankreatitis. Dtsch. Ges. Verdau.- u. Stoffwechselkr., 22. Tagung Wiesbaden, April 1964. Gastroenterologia (Basel) Suppl. ad Vol. **104**, 6 (1965). — SARLES, H., SARLES, J.-CL., CAMATTE, R., MURATORE, R., GAINI, M., GUIEN, CL., PASTOR, J., LE ROY, F.: Observations on 205 confirmed cases of acute pancreatitis, recurring pancreatitis, and chronic pancreatitis. Gut **6**, 545—559 (1965). — SARLES, H., SARLES, J. C., GUIEN, C.: Etude des voies billiaires et pancréatiques au cours des pancréatites chroniques. Arch. Mal. Appar. dig. **47**, 664—683 (1958). — SARLES, H., SARLES, J.-CL., MURATORE, R.: Les scléroses evolutives du pancréas sans calcifications ni oddite. Maladie pancréatique autonome. Presse méd. **68**, 1007—1010 (1960); — Über die kalzifizierende Pankreopathie bei Alkoholikern und ihre Beziehungen zu anderen Ernährungs- sowie Erbfaktoren. Mucoviscidosis Zystische Pankreasfibrose, Symposion am 20. 9. 1962 in Gießen. Stuttgart: F. K. Schattauer 1964. — SARLES, H., SARLES, J.-CL., MURATORE, R., GUIEN, CL.: Etude pathogénique et nosologique des pancréatites chroniques de l'adulte. Acta gastro-ent. belg. **23**, 981—1001 (1960); — Chronic inflammatory sclerosis of the pancreas. An autonomous pancreatic disease? Amer. J. dig. Dis., N.S. **6**, 688—698 (1961). — SARLES, H., TAULIER, J., FIGARELLA, C.: Dosage de la lipase dans le suc duodénal. Rev. franç. Étud. clin. biol. **8**, 706—707 (1963). — SARLES, J.-CL., SARLES, H.: Die chirurgische Behandlung der chronischen Pankreatitis. Dtsch. med. Wschr. **90**, 237—244 (1965). — SAUBIER, E., VIARD, H., TERMET, H.: A propos de deux cas de pseudo-kystes du pancréas à symptomatologie thoracique. Arch. Mal. Appar. dig. **51**, 207—212 (1962). — SAXENA, H. C., JENSEN, L. S., McGINNIS, J.: Pancreatic hypertrophy and chick growth inhibition by soybean fractions devoid of trypsin inhibitor. Proc. Soc. exp. Biol. (N.Y.) **112**, 101—105 (1963). — SCARPELLI, D. G.: Fat necrosis of bone marrow in acute pancreatitis. Amer. J. Path. **32**, 1077—1087 (1956). — SCHÄFER, H.: Konkremente des Pankreas. Dtsch. med. Wschr. **84**, 418—423, 426, 431—432 (1959); — Vorkommen und Erkennung von Pankreassteinen. Mat. med. Nordmark **1961**, XIII, 2. — SCHAEFER, J. H.: The normal weight of the pancreas in the adult human being: A biometric study. Anat. Rec. **32**, 119 (1926). — SCHAPIRO, H., RAGLAND, J. B., SHERMAN, R., WRUBLE, L. D.: A study of a patient with an external pancreatic fistula. Amer. J. dig. Dis. **12**, 1029—1035 (1967). — SCHAPIRO, H., WRUBLE, L. D., ESTES, J. W., BRITT, L. G.: Pancreatic secretion stimulated by the action of alcohol on the gastric antrum. Amer. J. dig. Dis. **13**, 536—539 (1968). — SCHARIZER, E.: Beitrag zu den Variationen der Oberbaucharterien. Wien. klin. Wschr. **1952**, 564—568. — SCHEGA, W., SCHULTZE, R.: Experimentelle Untersuchungen zur Therapie der Pankreaszysten. Chirurg **31**, 195—200 (1960). — SCHEIDEGGER, S.: Fleckpankreas. Beitrag zur Entstehung der Fleckorgane. Schweiz. Z. allg. Path. **3**, 1 (1940). — SCHEUNERT, A., BERGHOLZ, R.: Zur Kenntnis der Pankreaskonkremente. Hoppe-Seylers Z. physiol. Chem. **52**, 338 (1907). — SCHIEFFER, E.: Du pancréas dans la série animale. These de Montpellier, 1894. — SCHIEVELBEIN, H.: Die Altersinsuffizienz des Verdauungsapparates. Hippokrates **1957**, 577. — SCHIRMER, A. M.: Beitrag zur Geschichte und Anatomie des Pankreas. Inaug.-Diss. (Basel) 1893. — SCHLEGEL, M.: Epitheliale Tumoren des Pankreas bei Rind und Rind. Berl. tierärztl. Wschr. **36**, 529 (1920). — SCHLESINGER, F. G., SCHWARZ, F., WAGENVOORT, C. A.: The association of diabetes mellitus with primary carcinoma of the pancreas. Acta med. scand. **166**, 337 (1960). — SCHLICK, U.: Über das Pankreaskarzinom. Inaug.-Diss. (med.) Heidelberg 1969. — SCHMID, M.: Über das Syndrom des sekretorisch aktiven metastasierenden, exokrinen Pankreasadenoms. Z. klin. Med. **154**, 439—455 (1957). — SCHMID, R.: Beitrag zur kompletten Pankreasruptur. Zbl. Chir. **82**, 1623 (1957). — SCHMIDT, H.: Kasuistisches aus dem Erlanger Pathologischen Institut. Zbl. allg. Path. path. Anat. **31**, 497 (1921); — Über Lithiasis pancreatica. Inaug.-Diss. (med.) Kiel 1932; — Neuere Vorstellungen zur Pathogenese der akuten Pankreatitis. Internist (Berl.) **11**, 105—110 (1970). — SCHMIDT, H., CREUTZFELDT, W.: Tierexperimentelle Untersuchungen zur Frage der Pankreatitispathogenese. Verh. dtsch. Ges. inn. Med. **72**, 719—722 (1965); — Fermentaktivität und Pankreatitis. In: G. SCHÖNBACH, Pankreaserkrankungen, S. 78—86. Stuttgart 1969. — SCHMIDT, H., CREUTZFELDT, W., HABERMANN, E.: Phospholipase A — ein möglicherweise entscheidender Faktor in der Pathogenese der akuten Pankreatitis. Klin. Wschr. **45**, 163—164 (1967). — SCHMIDT, H. D., SPOHN, K., AUERBACH, M.: Chirurgische Therapie der Pankreaspseudozysten. Fortschr. Med. **88**, 359—362 (1970). — SCHMIEDEN, V., GEISSENDÖRFER, H.: Chirurgie der Pankreatitis. Verh. dtsch. Ges. Verdau.- u. Stoffwechselkr. **14**, 290 (1938). — SCHMIEDEN, V., SEBENING, W.: Chirurgie des Pankreas. Langenbecks Arch. klin. Chir. **148**, 319 (1927). — SCHMINCKE, A.: III. Pankreas.

In: Brüning-Schwalbe: Handbuch der allgemeinen Pathologie und pathologischen Anatomie des Kindesalters, Bd. II, 3. Abt. München-Wiesbaden: J. F. Bergmann 1924. — Schmitt, W. J.: Sammlung zweifelhafter Schwangerschaftsfälle. Wien: Franz Wimmer 1818. — Schmitz, A.: Über den Trypsin-Inhibitor des Blutes. III. Zur Kenntnis des Plasmatrypsinsystems. Hoppe-Seylers Z. physiol. Chem. **255**, 234 (1938). — Schmorl, G.: Pathologisch-anatomische Untersuchungen über Puerperal-Eklampsie. Leipzig 1893. — Schneider, C.: Morphologische Pankreasdiagnostik mit Radioisotopen. Dtsch. med. Wschr. **91**, 1122—1124 (1966). — Schneider, G., Hofmann, L.: Die akute Pankreasnekrose. Statistische Betrachtung anhand von 27737 Sektionen der Jahre 1920—1955. Frankfurt. Z. Path. **67**, 406—416 (1956). — Schneider, P.: Kongenitale Lues. Verh. dtsch. Path. Ges. **23**, 177—237 (1928) (Wiesbaden). — Schön, H.: Über die Physiologie des exokrinen Pankreas. Münch. med. Wschr. **1962**, 889. — Schön, H., Heinkel, K., Henning, N.: Über das Verhalten von Pankreasenzymen bei der experimentellen Pankreatitis der Ratte. Klin. Wschr. **41**, 612—615 (1963). — Schön, H., Henning, N.: In vitro-Untersuchungen zur Pathogenese der sogenannten tryptischen Pankreatitis. Med. exp. (Basel) **8**, 83—89 (1963); — Untersuchungen zur Pathogenese der sogenannten tryptischen Pankreatitis. Klin. Wschr. **41**, 201—202 (1963). — Schön, H., Rässler, B.: Zur Aktivierung und Inaktivierung von Pankreasfermenten. Med. u. Ernähr. **2**, 224—225 (1961). — Schön, H., Rässler, B., Henning, N.: Neue Methoden zur direkten Pankreasdiagnostik. Ärztl. Lab. **7**, 286—290 (1961); — Über die Untersuchung der exkretorischen Pankreasfunktion. Methoden zur Aktivitätsbestimmung von Trypsin, Chymotrypsin, Carboxypeptidase, Lipase und Diastase. Klin. Wschr. **39**, 217—222 (1961). — Schön, H., Rico-Irles, J., Henning, N.: Über die Untersuchung der exkretorischen Pankreasfunktion. II. Vergleichende Untersuchungen von Pankreasprovokationsmitteln. Klin. Wschr. **40**, 15—18 (1962). — Schönbach, G.: Pankreaserkrankungen. Pathologie, Diagnostik und Therapie. Symposion in Gießen am 9. Juni 1967. Stuttgart: F. K. Schattauer 1969. — Schöndube, W.: Pankreopathie und Gallenwegsdyskinesien. Verh. dtsch. Ges. Verdau.- u. Stoffwechselkr. **16**, 230 (1952) (Essen). — Schottmüller, H.: Über peripankreatische Fettgewebsnekrosen infolge Gallensteineinklemmung im Divertikulum Vateri. Dtsch. med. Wschr. **1923**, 112. — Schreiber, H.: Der Muskelapparat des duodenalen Choledochusendes (Papilla Vateri) beim Menschen. Langenbecks Arch. klin. Chir. **206**, 211 (1944). — Schreiner, K. E.: The pancreas-like organ of myxine glutinosa. Avh. Norske Vidensk.-Akad. Oslo, I. Mat.-Naturv. Kl. **1**, 3 (1957). — Schrier, R. W., Bulger, R. J.: Steroid-Induced Pankreatitis. J. Amer. med. Ass. **194**, 564—565 (1965). — Schrier, R. W., Melmon, K. L., Fenster, L. F.: Subcutaneous nodular fat necrosis in pancreatitis. Arch. intern. Med. **116**, 832—836 (1965). — Schrogie, J. J., Holt, P., Hartley, R. C., Bartholomew, L. G.: "Histamin-Induced" pancreatitis. Gastroenterology **49**, 672—675 (1965); — Schürmann, P., MacMahon, H. E.: Die maligne Nephrosklerose, zugleich ein Beitrag zur Frage der Blutgewebsschranke. Virchows Arch. path. Anat. **291**, 47—218 (1933). — Schultz, N. J., Sanders, R. J.: Evaluation of pancreatic biopsy. Ann. Surg. **158**, 1053—1057 (1963). — Schultze-Jena, B.: Neue Erkenntnisse über die Pankreasfibrose (Mucoviscidosis). Mschr. Kinderheilk. **103**, 165—167 (1955). — Schultze-Jena, B. S.: Zur Diagnose der Pankreasfibrose (Mucoviscidosis). Z. Kinderheilk. **81**, 589 (1958). — Die Pankreasinsuffizienz im frühen Kindesalter im Lichte der neuen Forschung. Arch. Kinderheilk. **163**, 105 (1960); — Diagnose und klinisches Bild der Mucoviscidosis. Erfahrungsbericht über 37 Kinder. Mucoviscidosis — Zystische Pankreasfibrose. Symposion am 20. 9. 1962 in Gießen. Stuttgart: F. K. Schattauer; — Diagnose und klinisches Bild der Mucoviscidosis. Erfahrungsbericht über 37 Kinder. In: Koch-Bohn-Koch, Mucoviscidosis. Stuttgart: Schattauer 1964; — Die zystische Pankreasfibrose des Kindes. Pathogenese, Diagnostik, Klinik und Therapie der Erkrankungen des exokrinen Pankreas. Stuttgart: F. K. Schattauer 1964. — Schultze, W.: Über zwei Aneurysmen von Baucheingeweidearterien, zugleich ein Beitrag zur Ätiologie der Pankreasblutungen. Beitr. path. Anat. **38**, 374 (1905). — Schulze-Bergmann, G.: Beitrag zur perforierenden Pankreaszyste. Zbl. Chir. **82**, 1969 (1957). — Schumann, H. D.: Bedeutung des weißen Blutbildes für Erkennung und Verlaufsbeurteilung akuter Pankreaserkrankungen. Langenbecks Arch. klin. Chir. **292**, 618—621 (1959). — Schuster, M. M., Iber, F. L.: Psychosis with pancreatitis. A frequent occurence infrequently recognized. Arch. intern. Med. **116**, 228—233 (1965). — Schwabe, H.: Durchtrennung des Pankreasganges nach Bauchtrauma. Mschr. Unfallheilk. **65**, 412—414 (1962). — Schwarzmann, V., Julien, C.: Mise en évidence d'antipancréas dans le sérum de malades atteints de pancréatite chronique et d'affections pancréatique diverses. Acta gastro-ent. belge **23**, 1002—1009 (1960). — SCHWEINBURG, F., JACOB, S., PERSKY, L., FINE, J.: Further studies on the role of bacteria in death from acute pancreatitis in dogs. Surgery **33**, 367—369 (1953). — SCHWEIZER, R.: Zur Pathogenese der akuten Pankreas-Fettgewebsnekrosen. Schweiz. med. Wschr. **53**, 400 (1923). — SCOW, R. O.: "Total" pancreatectomy in the rat: operation, effects, and postoperative care. Endocrinology **60**, 359—367 (1957). — SEELIGER, P.: Diskussionsbemerkung zu SCHMIEDEN-SEBENING. Langenbecks Arch. klin. Chir. **148**, 73 (1927). — SEGI, M., KURIHARA, M.: Geographische Krebsstudien. Ein Vergleich der standardisierten Sterbeziffern. Mitteilungsdienst Ges. Bekämpfung Krebskrankheiten Nordrhein-Westfalen e.V., Bd. III, S. 69. Düsseldorf 1963. SEIFERT, B., TREFFTZ, F.: Mechanische Passagebehinderung nach Magenresektion infolge postoperativer Pankreatitis. Chirurg **36**, 401—405 (1965). — SEIFERT, G.: Über Pankreasveränderungen bei Lebercirrhose und chronischer Blutstauung. Dtsch. Z. Verdau.- u. Stoffwechselkr. **11**, 230 (1951); — Über Kerneinschlüsse im menschlichen Pankreas. Zbl. allg. Path. path. Anat. **88**, 203 (1952); — Zur Pathologie des kindlichen Pankreas bei akuten und chronischen Ernährungsstörungen. Beitr. path. Anat. **114**, 1 (1954); — Die Pathologie des kindlichen Pankreas. Leipzig: Thieme 1956; — Die exokrine Pankreassekretion. Aus: Die physiologische Entwicklung des Kindes, S. 286. Berlin-Göttingen-Heidelberg: Springer 1959; — Lipomatöse cystische Pankreasfibrose und lipomatöse Pankreasatrophie des Kindesalters. Beitr. path. Anat. **121**, 64—80 (1959); — Zur Pathologie der Pankreatitis im Kindesalter. Mschr. Kinderheilk. **108**, 225—229 (1960); — Experimentelle Pathomorphologie des Speichelgangsystems. Verh. dtsch. Ges. Path. **47**, 311—315 (1963); — Die Sekretionsstörungen (Dyschylien) der Speicheldrüsen. Ergebn. allg. Path. path. Anat. **44**, 104—188 (1964); — Die calciphylaktische Pankreatitis. Virchows Arch. path. Anat. **338**, 319—331 (1965); — Die Calciphylaxie als pathogenetischer Faktor. Verh. Dtsch. Ges. Inn. Med., 71. Kongreß 1965. München: J. F. Bergmann. — SEIFERT, G., BERDROW, J.: Morphologische Klassifikation der Inseltumoren des Pankreas und endokrine Aktivität. Ärztl. Wschr. **1958**, 829—835. — SEIFERT, EICHLER, R.: Statistischer Beitrag zur Syntropie von Diabetes mellitus und Carcinom. Z. Krebsforsch. **60**, 200—209 (1954). — SEIFERT, G., HEINZ, N., RUFFMANN, A.: Pankreatitis bei visceralem Lupus erythematodes. Gastroenterologia (Basel) **107**, 317—327 (1967). — SEIFERT, G., OEHME, J.: Pathologie und Klinik der Cytomegalie. Leipzig: G. Thieme 1957. — SELBERG, W.: Das morphologische Substrat der sog. Papillitis stenosans cholangica. Zbl. allg. Path. path. Anat. **96**, 551 (1957); — Diskussionsbemerkung Tg. Nordwestdeutsche Pathologen, Bremen 1961. — SENEGAL, J., DUPIN, H.: Le foie et le pancréas dans le Kwashiorkor. Rev. int. Hépat. **6**, 189—244 (1956). — SEREBRO, H.: A diagnostic sign of carcinoma of the body of the pancreas. Lancet **1965 I**, 85—86. — SERGEYEVA, M. A.: Microscopic changes in the pancreatic gland of the cat produced by sympathic and parasympathic stimulation. Anat. Rec. **71**, 319—335 (1938); — Microscopic changes in the Islands of Langerhans produced by sympathic and parasympathic stimulation in the cat. Anat. Rec. **77**, 297 (1940); — New observations on the microscopic anatomy of the pancreas. Rev. canad. Biol. **11**, 409—430 (1953). — SEUSING, J.: Zur Diagnostik der nichttraumatischen Pankreaszysten. Med. Welt **1960**, 1448. — SEYFARTH, C.: Parasiten im Pankreas (Ascariden, Cestoden, Echinokokken, Distomen). Zbl. Bact. **85**, 27 (1921); — Die Malaria. In: HENKE-LUBARSCH, Handbuch der speziellen pathologischen Anatomie und Histologie, Bd. 1, S. 224. Berlin: Springer 1926. — SHADIDI, N. T., DIAMOND, L. K., SHWACHMAN, H.: Anemia associated with protein deficiency. A study of 2 cases with cystic fibrosis. J. Pediat. **59**, 533—542 (1961). — SHANKLIN D. R.: Pancreatic atrophy apparently secondary to hydrochlorothiazide. New Engl. J. Med. **266**, 1097—1099 (1962). — SHANKS, J. A., ACTON, W. C., COTTRELL, J. D.: Acute interstitial pancreatitis in a ten year old girl. Canad. med. Ass. J. **70**, 682 (1954). — SHAPER, A. G.: Aetiology of chronic pancreatic fibrosis with calcification seen in Uganda. Brit. med. J. **1964 I**, 1607—1609. — SHARMA, T. C., DOWLI, A. A., GOULD, E. A.: Chronic relapsing pancreatitis. Amer. J. Gastroent. **48**, 38 (1967). — SHELAGUROV, A. A.: Remote observations over patients who have sustained acute pancreatitis [Russisch]. Klin. Med. **44**, 51—57 (1966). — SHELDON, W.: Congenital pancreatic lipase deficiency. Arch. Dis. Childh. **39**, 268—271 (1964). — SHERINS, R. J., VERITY, M. A.: Central pontine myelinolysis associated with acute hemorrhagic pancreatis. J. Neurol., Neurosurg. Psychiat. **31**, 583—588 (1968). — SHILLITOE, A. J., WILSON, J. E.: Enterogenous cyst of thorax with pancreatic tissue as a constituent. J. thorac. Surg. **34**,

810—814 (1957). — SHINGLETON, W. W., FAWCETT, B., VETTER, J. H.: Pancreatic secretion and response to secretin after vagotomy and sympathectomy. Fed. Proc. **9**, 315 (1950). — SHINOWARA, G. Y., WAITE, J. H., SALEEBY, R. G.: Plasma coagulation factors in acute pancreatitis. Proc. Soc. exp. Biol. (N.Y.) **83**, 423—426 (1953). — SHULTSEV, G. P.: Transition of pancreatitis into diabetes mellitus. Klin. Med. (Mosk.) **39**, Nr. 6, 43—49 mit engl. Zus.fass. (1961) [Russisch]. — SHWACHMAN, H.: The sweat test. Pediatrics **30**, 167—171 (1962). — SHWACHMAN, H., ANTONOWICZ, I.: The sweat test in cystic fibrosis. Ann. N.Y. Acad. Sci. **93**, 600—620 (1962). — SHWACHMAN, H., DIAMOND, L. K., OSKI, F. A., KON-T KHAW: The syndrom of pancreatic insufficiency and bone marrow dysfunction. J. Pediat. **65**, 645 (1964). — SHWACHMAN, H., KULCZYCKI, L. L., MUELLER, H. L., FLAKE, C. G.: Nasal polyposis in patients with cystic fibrosis. Pediatrics **30**, 389—401 (1962). — SICKINGER, K.: Bilanzuntersuchungen bei Patienten mit Maldigestion, Malabsorption und primärer exsudativer Enteropathie unter mittelkettigen Triglyceriden. Medizin und Ernährung **9**, 145—148 (1968).— SIDEL, V. W., WILSON, R. E., SHIPP, J. C.: Pseudocyst formation in chronic pancreatitis. Arch. Surg. **77**, 933 (1958). — SIEGEL, M., WERNER, M.: Allergische Pankreatitis bei einer Sensibilisierung gegen den Kallikrein-Trypsin-Inaktivator. Dtsch. med. Wschr. **90**, 1712—1716 (1965). — SIESSL, L.: Pankreas- und Leberveränderungen bei der chronischen Äthioninvergiftung. Inaug.-Diss. (med.) FU Berlin 1956. Berl. Med. **8**, 18 (1957). — SIGMUND, W. J., SHELLEY, W. B.: Cutaneous manifestations of acute pancreatitis with special reference to livido reticularis. New Engl. J. Med. **251**, 851 (1954). — SILVER, G. B., LUBLINER, R. K.: Carcinoma of the pancreas. A clinicopathologic survey. Surg. Gynec. Obstet. **86**, 703—716 (1948). — SILVIS, R. S.: Annular pancreas. Ann. Surg. **135**, 278—283 (1952). — SIM, D. N., DUPREZ, A., ANDERSON, M. C.: Modifications apportées au débit et à la composition de la lymphe du canal thoracique par la pancréatite expérimentale chez le chien. Acta gastro-ent. belg. **29**, 235—247 (1966). — SIMÁNKOVÁ, N.: Genetische Analyse von 20 Familien mit Mucoviscidosis. Pädiat. u. Grenzgeb. **2**, 178—188 (1963). — SIMON, K. G.: Struktur und Funktion des Chymotrypsins. Naturw. Rundschau **18**, 71—72 (1965). — SIMONS, M.: Les pancréatites postopératoires. Acta chir. belg. **49**, 166—188 (1957). — SINGER, H.: Ein Fall von Trichobezoar und Pankreasnekrose. Kinderärztl. Prax. **20**, 541—543 (1952). — SINGH, L. M., OKUKUBO, F., JAMES, M., JR., SALMON, J., HOWARD, J. M.: Further studies on postoperative pancreatitis. Arch. Surg. **90**, 43—49 (1965). — SIRCUS, W.: The effect of corticotrophin and corticosteroids on the external secretion of the pancreas in dogs. Gut **2**, 338 (1961). — SIWE, ST. A.: Über die exokrine Funktion des Pankreas und die Folgen ihres Wegfalles — Ein Fall von fast totaler Agenesie des exokrinen Teils des Pankreas. Dtsch. Arch. klin. Med. **173**, 339 (1932). — SJÖBERG, S. G.: The rôle of diseases of the liver and the biliary tracts in the development of pancreatitis. With an evaluation of the possibilities of diagnosing pancreatic disease. Gastroenterologia (Basel) **80**, 263—283 (1953). — SJÖSTRAND, F. S., ELFVIN, L.-G.: The layered, asymmetric structure of the plasma membrane in the exocrine pancreas cells of the cat. J. Ultrastruct. Res. **7**, 504—534 (1962). — SJÖSTRAND, F. S., HANZON, V.: Membrane structures of cytoplasma and mitochondria in exocrine cells of mouse pancreas as revealed by high resolution electron microscopy. Exp. Cell Res. **7**, 393—414 (1954); — Ultrastructure of golgi apparatus of exocrine cells of mouse pancreas. Exp. Cell Res. **7**, 415—429 (1954); — Electron microscopy of the golgi apparatus of the exocrine pancreas cells. Experientia (Basel) **10**, 367—369 (1954). — SKLAWUNOS, TH. G.: Echte diffuse Pankreashyperplasie. Zbl. allg. Path. path. Anat. **32**, 260 (1922). — SLANY, J., WENGER, R., KÜHLMAYER, R.: Multiples primäres Karzinoid der Gallenblase, des Pankreas und des Ileus mit Herzmetastasen. Z. Gastroent. **7**, 213—219 (1969). — SLOAN, L. E., WHARTON, G. K.: Cancer of the pancreas. Amer. J. Gastroent. **21**, 441—463 (1954). — SLUITER, J. W.: Das Restitutionsproblem in der Pankreaszelle. Z. Zellforsch. **33**, 187—224 (1944). — SLUYS VEER, J. V. D., CHOUFOER, J. C., QUERIDO, A., HEUL, R. O. V. D., HOLLANDER, C. F., RIJSSEL, T. G. V.: Metastasising islet-cell tumour of the pancreas associated with hypoglycaemia and carcinoid syndrome. Lancet **1964I**, 1416—1419. — SMETANA, H.: Ein Beitrag zur Kenntnis der Mißbildungen des Pankreas. Beitr. path. Anat. **80**, 239 (1928). — SMITH, P. E., KREMENTZ, E. T., REED, R. J., BUFKIN, W. J.: An analysis of 600 patients with carcinoma of the pancreas. Surg. Gynec. Obstet. **124**, 1288—1290 (1967). — SMITH, R.: Surgery of pancreatic neoplasm. Edinburgh-London 1953. — SMOLLER, M., HSIA, D. Y.-Y.: Studies on the genetic mechanism of cystic fibrosis of the pancreas. Amer. J. Dis. Child. **98**, 277—292 (1959). — SMYTH, C. J.:

Etiology of acute hemorrhagic pancreatitis with special reference to the vascular factors. An analysis of autopsies and an experimental investigation. Arch. Path. **30**, 651 (1940). — SNIESZKO, S. F., WOOD, E. M., YASUTAKE, W. T.: Infectious pancreatic necrosis in trout. Arch. Path. **63**, 229 (1957). — SNOW, D. B.: Extensive fibroplastic peritonitis secondary to protacted acute pancreatitis. Ann. intern. Med. **41**, 1236—1245 (1954). — SOBOTTA, I.: Anatomie der Bauchspeicheldrüse (Pankreas). In: v. BARDELEBEN, Handbuch der Anatomie des Menschen, Bd. III$_1$. Jena 1914. — SODEE, D. B.: Radioisotope scanning of the pancreas with selenomethionine (Se^{75}). Radiology **83**, 910—916 (1964); — Pancreatic scanning. Radiology **87**, 641—645 (1966). — SÖDERSTRÖM, J., BJERSING, L.: Prevalence of thrombi in carcinoma of the pancreas. Acta path. microbiol. scand. **59**, 443—446 (1963). — SÖMMERING, TH.: Vom Baue des menschlichen Körpers V$_2$, Eingeweidelehre oder von der Beschaffenheit und Wirkung der Werkzeuge des Athmens und der Verdauung. Mit Kaiserl. Königl. und Churfürstl. Sächs. allergnädigster Freiheit. Frankfurt am Main 1796. — SOKOL, S., SIENKOWSKI, E., NIWINSKA, Z., BOJ, E.: Les neurofibromes du pancréas. Lyon chir. **60**, 361—365 (1964). — SOLHEIM, K.: Akute Pankreatitis. Nord. Med. **77**, 510 (1967). — SOLNTSEV, S. A.: Rheumatic pancreatitis. [Russisch.] Klin. Med. **44**, 97—98 (1966). — SOLOMON, A. K.: Electrolyte secretion in the pancreas. Fed. Proc. **11**, 722—731 (1952). — SOMMERS, SH. C., MEISSNER, W. A.: Unusual carcinomas of the pancreas. Arch. Path. **58**, 101—111 (1954). — SOMMERS, SH. C., MURPHY, S. A., WARREN, SH.: Pancreatic duct hyperplasia and cancer. Gastroenterology **27**, 629 (1954). — SOUPAULT, R.: A propos des pancréatites dites oedemateuses. Presse méd. **1932**, 507. — SPAIN, D. M.: Minute pancreatic tumor associated with arterial thrombi. Gastroenterology **43**, 104—106 (1962); — Iatrogene Krankheiten. Stuttgart: G. Thieme 1967. — SPARBERG, M.: Recurrent acute pancreatitis associated with systemic lupus erythematosus. Report of a case. Amer. J. dig. Dis. **12**, 522—526 (1967). — SPECKMANN, KL.: Über Pankreasschädigungen durch Tetrachlorkohlenstoff. Ärztl. Wschr. **1953**, 1051—1052. — SPINKA, J.: Contribution to the clinical features of pancreatic abscess and to the question of its internal drainage. Acta Univ. Carol. Med. (Praha) **7**, 635—646 mit engl. Zus.fass. (1961) [Tschechisch]. — SPOHN, K.: Akutes Abdomen — Chirurgische Maßnahmen. Therapiewoche **20**, 488—497 (1970); — Persönliche Mitteilungen, 1969. — SPOHN, K., HAMMANN, J.: Die stumpfen Verletzungen des Bauches. Therapiewoche **19**, 2109—2117 (1969). — SPRENGER, F.: Über Meconiumileus. Virchows Arch. path. Anat. **309**, 644 (1942). — SPROUL, E. E.: Carcinoma and venous thrombosis: The frequency of association of carcinoma in the body or tail of the pancreas with multiple venous thrombosis. Amer. J. Cancer **34**, 566 (1938). — SPROUL, E. E., HUANG, A., HUANG, N.: Growth patterns in children with cystic fibrosis. J. Pediat. **65**, 664—676 (1964). — SSOBOLEW, L. W.: Beiträge zur Pankreaspathologie. III. Exp. mit Durchschneidung des Ductus Wirsungianus. Zbl. allg. Path. path. Anat. **23**, 907 (1912). — STAEMMLER, M.: Parasiten. Pathologische Demonstration. Med. Welt **4**, 738 (1930). — STAFFORD, E. S., TRIMBLE, I. R., CLASSEN, J. N.: Results of treatment of carcinoma of pancreas. Ann. Surg. **139**, 800—805 (1954). — STAHL, M.: Elektronenmikroskopische Untersuchungen über die vegetative Innervation der Bauchspeicheldrüse. Z. mikr.-anat. Forsch. **70**, 62—102 (1963). — STARCK, D.: Embryologie. Ein Lehrbuch auf allgemein biologischer Grundlage. Stuttgart: G. Thieme 1955. — STAUB, H.: Pankreas. In: BETHE-BERGMANN, Handbuch der normalen und pathologischen Physiologie, Bd. 16$_1$, S. 557. Berlin: Springer 1930. — STAUBER, R.: Über besondere Verlaufsformen der akuten Pankreatitis. Chirurg **35**, 101—107 (1964). — STAUBER, R., LILL, G.: Ungewöhnliche Verlaufsform einer Pseudozyste des Pankreas. Acta chir. Austria **1**, 97—99 (1969). — STEIN, A. A., POWERS, S. R., JR.: Pancreatic acinar ectasia. Arch. Path. **62**, 494—496 (1956); — Terminal pancreatitis. Arch. Path. **65**, 445—448 (1958). — STEIN, D.: Pancreatitis—acute and relapsing—in infancy and childhood. S.A. Medical Journal. S.A. Tydskrif vir Geneeskunde 1066—1072, 19. 10. 1963. — STEINBERG, J. S., JONES, R. A.: Pancreatic disease, arthritis and skin nodules. Ann. intern. Med. **68**, 963—964 (1968). — STEINGRÄBER, M.: Über den Mekoniumileus. Zbl. Chir. **78**, 2139 (1953). — STEMMERMANN, G. N.: Idiopathic endomyocardial necrosis. Amer. J. Med. **22**, 142 (1957). — STENGEL, W.: Kontrastdarstellung des Pankreasausführungsganges bei Magenresektion. Chirurg **27**, 5—8 (1956). — STEPHAN, U.: Über die Häufigkeit der Mucoviscidosis-Diagnose in der Kinderklinik und beim praktizierenden Kinderarzt. Mucoviscidosis — Zystische Pankreasfibrose. Symposion am 20. 9. 1962 in Gießen. Stuttgart: F. K. Schattauer 1964. — STERLING, J. A.: Significant facts concerning the papila of Vater. Amer. J. dig. Dis.

20, 124 (1943); — The common Channel for bile and pancreatic ducts. Surg. Gynec. Obstet. 98, 420 (1954). — STERLING, J. A., GOLDSMITH, R.: Newer concepts concerning the common bile duct. Arch. Surg. 68, 705 (1954). — STICKLER, G. B., YONEMOTO, R. H.: Acute pancreatitis in children. Amer. J. Dis. Child. 95, 202—213 (1958). — STIER, A,: Über den Nachweis von Reduktionsorten mittels Tetrazol in Mundspeicheldrüsen und Pankreas des Meerschweinchens. Z. Anat. Entwickl.-Gesch. 116, 399—418 (1952). — STIMMING, H. J., MARING, H.: Exkretorische Pankreasinsuffizienz bei Osteoporose. Ärztl. Wschr. 1956, 279—282. — STINSON, J. C., BAGGENSTOSS, A. H., MORLOCK, C. G.: Pancreatic lesions associated with cirrhosis of the liver. Amer. J. clin. Path. 22, 117 (1952). — STOBBE, H.: Langerhanssche Inseln im Pankreaskarzinom. Z. ges. inn. Med. 9, 917 (1954). — STOCKER, H.: Die Dyskinese der Gallenwege als Wegbereiter der akuten Pankreasnekrose. Dtsch. Z. Chir. 237, 498 (1932). — STÖCKER, E.: Autoradiographische Untersuchungen zur Deutung der funktionellen Kernschwellung am exokrinen Pankreas. Z. Zellforsch. 57, 47 (1962); — Autoradiographische Untersuchungen zur Ribonukleinsäure- und Eiweiß-Synthese im nuklearen Funktionsformwechsel der exokrinen Pankreaszelle. Z. Zellforsch. 57, 145 (1962). — STÖCKER, E., MAURER, W., ALTMANN, H.-W.: Autoradiographische Untersuchungen der Eiweiß- und RNS-Synthese mit H^3-Leucin und H-Cytidin zur Deutung der funktionellen Kernschwellung während des Funktionsformwechsels im exokrinen Pankreas. Klin. Wschr. 39, 926 (1961). — STOERK, O.: Über Pankreasveränderungen bei Lues congenita. Zbl. Path. 16, 721 (1905). — STORER, J., KAZDAN, PH.: The relation of the pancreas to blood coagulation. Surgery 33, 683 (1953). — STOSIEK, P.: Statistische Untersuchungen zur Tumorendokarditis. Virchows Arch. Abt. A Path. Anat. 345, 132—138 (1968); — Zur Pathologie und Klinik der Tumor-Endokarditis. Dtsch. med. Wschr. 94, 908 (1969). — STOSIEK, P., RINTELEN, K.: Semimaligne, funktionell inaktive Pankreasadenome. Med. Klin. 62, 1665—1669 (1967). — STOVER, S. L., WANGLEE, P., KENNEDY, CH.: Acute hemorrhagic pancreatitis and other visceral changes associated with acute encephalopathy. Report of three cases. J. Pediat. 73, 235—241 (1968). — STRAHLBERGER, E.: Die Cortisonbehandlung der akuten Pankreasnekrose. Klin. Med. (Wien) 14, 208 (1959); — Zur Klinik und Therapie der Pankreaszysten. Wien. klin. Wschr. 11, 177—185 (1969). — STRANG, CH., WALTON, J. N.: Carcinoma of body and tail of pancreas. Ann. intern. Med. 39, 15—37 (1953). — STRANSKY, E., HOFILENA-IBAY, R.: On a peculiar form of pancreatic pseudocyst in childhood. Ann. paediat. (Basel) 202, 58—67 (1964). — STRITZKI, O., HUBER, A.: Pancreas anulare. Wien. klin. Wschr. 72, 765 (1960). — STUCKE, K.: Pankreasverletzungen. Münch. med. Wschr. 103, 688 (1961). — SULLIVAN, J. F., O'GRADY, J., LANKFORD, H. G.: The zinc continent of pancreatic secretion. Gastroenterology 48, 438—443 (1965). — SUN, D. C. H., SHAY, H.: Value of combined study of serum enzymes and duodenal contents after secretin in the diagnosis of diseases of the pancreas. Gastroenterology 32, 212 (1957). — SVARTZ, N., SJÖBERG, S. G.: Duodenal diverticula as the cause of chronic pancreatitis. Gastroenterologia (Basel) 80, 203—207 (1953). — SVATOS, A.: The pancreozymin activity of urine. Naturwissenschaften 45, 523—524 (1958). — SVATOS, A., QUEISNEROVÁ, M.: Pancreozymin and uropancreozymin, stimulators of pancreatic collagenase. Experientia (Basel) 18, 447 (1962). — SWANSON, G. E.: A case of cystadenoma of the pancreas studied by selective angiography. Radiology 81, 492—595 (1963). — SWENEY, L.: Involvement of the labial salivary gland in patients with cystic fibrosis. III. Ultrastructural changes. Arch. Path. 86, 413—418 (1968). — SWERDLOW, A. B., BERMAN, M. E., GIBBEL, M. I., VALAITIS, J.: Subcutaneous fat necrosis associated with acute pancreatitis. J. Amer. med. Ass. 173, 765 (1960). — SYBERS, H. D., SHELP, W. D., MORRISSEY, J. F.: Pseudocyst of the pancreas with fistulous extension in to the neck. New Engl. J. Med. 278, 1058—1059 (1968). — SZABÓ, L. E., GOMBKÖTÖ, B., LANDÁNYI, J., TÓTH, M. G.: Über die Pseudocysten des Pankreas. Acta chir., Acad. Sci. hung. 3, 4, 393—409 (1962). — SZIRMAI, E.: Veränderung der Blutgerinnungsverhältnisse bei Erkrankungen des Pankreas. Mat. med. Nordmark 10, 274 (1958).

TAKEUCHI, T., NOGAMI, S.: The use of fluorescence in the histochemical technique for phosphatase. Acta path. jap. 4, 277 (1954). — TALAMO, R. C., RAUNIO, V., GABRIEL, O., PALLAVICINI, J. CH., HALBERT, S., SANT'AGNESE, P. A. DE: Immunologic and biochemical comparison of urinary glycoproteins in patients with cystic fibrosis of the pancreas and normal controls. J. Pediat. 65, 480—494 (1964). — TAMARIN, A., WANAMAKER, B., SREEBNY, L. M.: The effect of inanition on the submandibular salivary glands and exocrine pancreas of the rat. Ann. N.Y. Acad. Sci. 106, 609—624 (1963). — TANKEL, H. I., HOLLANDER, F.: The relation between pancreatic secretion and local blood flow: a review. Gastroenterology **32**, 633—641 (1957). — TASSO, F., CLOP, J., SARLES, H., PICARD, D.: Etude de l'action de l'éthanol et des graisses alimentaires sur le pancréas du rat. II. Etude ultrastructurale. Path. et Biol. **15**, 733—745 (1967). — TYOT, J.: Pyléthrombose et cancer du pancréas. Thromboses vascularies multiples, epithéliomateuses et fibrino-cruoriques. Arch. Anat. path. **8**, 157 (1960). — TERBRÜGGEN, A.: Untersuchungen über Inselapparat und Inseladenome des Pankreas, besonders über die Zelltypen bei Diabetes mellitus und Spontanhypoglykämie. Virchows Arch. path. Anat. **315**, 407—460 (1944/1948). — TEUSCHER, M.: Über die kongenitale Cystenleber mit Cystennieren und Cystenpankreas. Beitr. path. Anat. **75**, 459 (1926). — THAL, A.: Studies on pancreatitis. II. Acute pancreatic necrosis produced experimentally by the Arthus sensitization. Surgery **37**, 911—917 (1955). — THAL, A., BRACKNEY, E.: Acute hemorrhagic pancreatic necrosis produced by local Shwartzman reaction. J. Amer. med. Ass. **155**, 569 (1954). — THAL, A., MOLESTINA, J. E., Studies on pancreatitis. III. Fulminating hemorrhagic pancreatic necrosis produced by means of staphylococcal toxin. Arch. Path. **60**, 212—220 (1955). — THAL, A., TANSATHITHAYA, P., EGNER, W.: An experimental study of bacterial pancreatitis. Surg. Gynec. Obstet. **103**, 459—468 (1956). — THAL, A. P., EGNER, W., MURRAY, M. J.: Circulating antibodies in chronic pancreatic disease. Surgical Forum **10**, (1960). — THAL, A. P., GOOTT, B., MARGULIS, A. R.: Sites of pancreatic duct obstruction in chronic pancreatitis. Ann. Surg. **150**, 49—56 (1959). — THAL, A. P., KOBOLD, E. E., HOLLENBERG, M. J.: The release of vasoactive substances in acute pancreatitis. Amer. J. Surg. **105**, 708—713 (1963). — THAL, A. P., MURRAY, M. J., EGNER, W.: Isoantibody formation in chronic pancreatic disease. Lancet **1959**I, 1128. — THAL, A. P., PERRY, J. F., EGNER, W.: A clinical and morphologic study of forty-two cases of fatal acute pancreatitis. Surg. Gynec. Obstet. **105**, 191—202 (1957). — THÉRET, C.: La neuro-sécrétion des complexes neuro-insulaires du pancréas. Ses variations sous l'action de stress expérimentaux. Ann. Endocr. (Paris) **22**, 311 (1961). — THIEL, A.: Untersuchungen über das Gefäß-System des Pankreasläppchens bei verschiedenen Säugern mit besonderer Berücksichtigung der Kapillarknäuel der Langerhansschen Inseln. Z. Zellforsch. **39**, 339—372 (1954); — Die Histophysiologie der Langerhansschen Inseln des Pankreas und des Diabetes mellitus. Dtsch. med. Wschr. **82**, 349 (1957). — THOENES, F.: Das Zöliakie-Dysporie-Syndrom. Medizinische **1957**, 1357. — THOMAS, J.: Pancreatic steatorrhea. Amer. J. Dis. Child. **56**, 336 (1938). — THOMAS, J. E.: The external secretion of the pancreas. Springfield, USA: Ch. C. Thomas, Publisher 1950; — Physiology of the external secretion of the pancreas. Trans. N.Y. Acad. Sci., Ser. II, **14**, 310 (1952). — THOMAS, O. L.: Canals within pancreas cells. Nature (Lond.) **176**, 978—979 (1955). — THOMPSON, J. A., DERRICK, J. R.: The diagnosis and management of acute pancreatitis. Amer. J. Surg. **94**, 558—563 (1957). — THOMPSON, R. J., HINSHAW, D. B.: Pancreatic trauma: Review of 87 cases. Ann. Surg. **163**, 153—160 (1966). — THOREL, CH.: Über die Benda'sche Reaktion der Fettgewebsnekrose. Zbl. allg. Path. path. Anat. **14**, 322 (1903). — THORNESS, E. T.: An aberrant pancreatic nodale arising on the neck of a lumen gallbladder from multiple outgrowth of the mucosa. Anat. Rec. **77**, 319 (1940). — TIEDEMANN, FR.: Über die Verschiedenheiten des Ausführungsgangs der Bauchspeicheldrüse bei dem Menschen und den Säugethieren. Dtsch. Arch. Physiol. **1**, 403—411 (1818). — TISCORINA, O. M., DREILING, D. A.: Does the pancreatic gland regenerate? Gastroenterology **51**, 267—271 (1966). — TITONE, M.: Über ungewöhnlich ausgebreitete Fettgewebs- und Gewebsnekrosen bei Pankreaskrebs. Virchows Arch. Path. Anat. **297**, 416 (1936). — TÖMBÖL, T., VAJDA, J.: Über die Lymphzirkulation des Pankreas. Anat. Anz. **110**, 400—409 (1962). — TOENZ, O., STRAHM, H. W.: Iron absorption in cystic fibrosis. Lancet **1966**I, 715—716. — TOENZ, O., WEISS, S., STRAHM, H. W., ROSSI, E.: Iron absorption in cystic fibrosis. Lancet **1965**II, 1096—1099. — TOEUF, G. DE, DELCOURT, A.: Répercussions métaboliques d'une pancréatectomie totale. Acta gastro-ent. belg. **23**, 1016 (1960). — TOOLE, H., CHRYSOPATHIS, P.: L'action préventive de la splanchnicectomie gauche sur la production de la pancréatite aigue experimentale. J. int. Coll. Surg. **24**, 755—762 (1955). — TOPCHIASVILI, Z. A.: Changes caused by cancer of the head of the pancreas in complete obstruction of pancreatic ducts. Chirurgija (Mosk.) **35**, 26—33 (1959). — TORCHI, B., ROLLO, G.: Contributo allo studio delle cisti de pancreas. Ann. ital. Chir. **33**, 829—856 (1956). — TOWNES, P. L.: Trypsinogen deficiency disease. J. Pediat. **66**, 275 (1965). — TRAEDWELL, C. R., ROE, J. H., JR.: Technic for complete pancreatectomy in the rat. Proc. Soc. exp. Biol. (N.Y.) **86**, 878—881 (1954). — TRAPNELL, J. E.,

Anderson, M. C.: Role of early laparotomy in acute pancreatitis. Ann. Surg. **165**, 49—55 (1967). — Trever, R. W. Abrahams I. W.: Cystic fibrosis of the pancreas. Clinical features in adolescence and early adult life. Arch. intern. Med. **106**, 253—260 (1960). — Trowell H. C.: The world distribution of Kwashiorkor. Symposium. Acta Un. int. Canc. **13**, 562 (1957). — Trowell H. C. Davies J. N. P.: Kwashiorkor I. Nutritional background, history, distribution and incidence. Brit. med. J. **1952**, 4788, 796—798. — Trowell H. C. Davies, J. N. P., Dean, R. F. A.: Kwashiorkor II. Clinical picture, pathology, and differential diagnosis. Brit. med. J. **1952**, 4788, 798—801. — Tsukiyuama, Y., Fukuda, H., Nakayama, M., Hoshida, Y., Kubota, Y.: Alteration of blood sugar in acute pancreatitis and its pathologica physiology. Med. J. Osaka Univ. **12**, 137—169 (1961). — Tucker, D. H., Moore, I. B.: Vanishing pan-creatic calcification in chronic pancreatitis. A sign of pancreatic carcinoma. New Engl. J. Med. **268**, 31—33 (1963). — Tully, G. T., Lowenthal, J. J.: The diabetic coma of acute pancreatitis. Ann. intern. Med. **48**, 310—319 (1958). — Turchi, J. J., Flanderau, R. H., Forte, A. L., French, G. N., Ludwig, G. D.: Hyperparathyroiden and pancreatitis. J. Amer. med. Ass. **180**, 799—804 (1962).

Udekwu, F. A. O., Nwankonobi, F., Francis, Th. I.: Pancreatic pseudocyst in children. J. int. Coll. Surg. Abdominal Surg. **44**, 123—127 (1965). — Ukai, S.: Morphologisch-biologische Pankreasstudien. I. Über die feinere Struktur des Pankreas bei verschiedenen Tieren. Mitt. allg. Path. (Sendai) **3**, 1 (1926); — Morphologisch-biologische Pankreasstudien. II. Regenerationsphänomene nach Unterbindung und Durchschneidung des Duct. pancreaticus. Mitt. allg. Path. (Sendai) **3**, 27 (1926); — Morphologisch-biologische Pankreasstudien. III. Regenerationsphänomene nach Kauterisation und Verwundung. Mitt. allg. Path. (Sendai) **3**, 65 (1926); — Morphologisch-biologische Pankreasstudien. V. Einige kritische Betrachtungen. Mitt. allg. Path. (Sendai) **3**, 13 (1926). — Ule, G.: Untersuchungen zur Pathologie des Pankreas im ersten Lebensjahr unter besonderer Berücksichtigung des Bindegewebes. Frankfurt. Z. Path. **59**, 359 (1948). — Ulin, A. W., Sokolic, I. H.: Mortality factors in experimental hemorrhagic pancreatitis. Gastroenterology **38**, 781—785 (1960). — Ullerich, K., Witte, A.: Die zystische Pankreasfibrose (Mucoviscidosis) als Ursache einer Keratomalazie. Klin. Mbl. Augenheilk. **139**, 59 (1961). — Umber, F.: Entwicklung eines insulären Diabetes als Folge einer schweren Pankreasnekrose. Berl. Ges. Chirurg. 15. 6. 1925. Zbl. Chir. **52**, 1819 (1925). — Umlauft, W.: Thrombosen und Pankreaskarzinom. Münch. med. Wschr. **1933**, 60. — Unger, K.: Tierexperimentelle Studien zur Frage der Pankreassaftschäden an den Gallenwegen. Langenbecks Arch. klin. Chir. **286**, 218—248 (1957). — Unger, K., Huisinga, G., Fiedler, E.: Über das Vorkommen von Pankreasfermenten in der Galle. Langenbecks Arch. klin. Chir. **291**, 241 (1959). — Uram, J. A., Friedman, L., Kline, O. L.: Relation of pancreatic exocrine to nutrition of the rat. Amer. J. Physiol. **199**, 387—394 (1960). — Usobiaga, M. E. de: Pancréatite chronique: syndrome de pseudo-sténose avec diarrhée. Arch. Mal. Appar. dig. **48**, 1713—1716 (1959).

Vachon, A., Cuffia, C., Shaaban, M.: Les troubles de la glycorégulation au cours des pancréatites chroniques et des lithiases du pancréas. Rev. int. Hépat. **11**, 311—321 (1961). — Vaerenbergh, M. van: La pancréatographie par des isotopes radioactifs. Acta gastro-ent. belg. **29**, 197 (1966). — Vaerenbergh, M. van, Jr., Vaerenbergh, P. M. van, Demeulenaere, L., Yvergneaux, J. P., Barbier, F.: La pancréatographie par les isotopes radioactifs. Principes et discussion d'une methode. Premiers resultats. J. belge Radiol. **49**, 134—143 (1966). — Vandevelde, B.: Contribution a l'étude des pancréas aberrants. (A propos de 13 observations personnelles.) Lille, 1962 (Thèse). — Varriale, Ph., Bonanno, Ch. A., Grace, W. J.: Portal hypertension secondary to pancreatic pseudocysts. Arch. intern. Med. **112**, 191—198 (1963). — Vater, A.: Dissertatio anatomica de novo bilis diverticulo circa orificium ductus choledochi. Wittenberg 1720. — Vayre, P., Chatelin, Ch., Roux, M.: Les pancréatites aigües au cours des migrations lithiasiques à travers la voie biliaire prinzipale. J. Chir. (Paris) **87**, 141—162 (1964). — Vayre, P., Hureau, J., Aubriot, J.-H.: Notre expérience de la pancréatite chronique réflexions à propos de 58 cas opérés. Ann. Chir. **15—16**, 17—18, 1018—1025 (1965). — Véghelyi, P. V., Kemény, T. T., Pozsonyi, J.: Toxic lesions of the pancreas. Amer. J. Dis. Child. **80**, 390 (1950). — Véghelyi, P. V., Kemény, T., Sós, J.: Cystic change in the pancreas. Amer. J. Dis. Child. **79**, 65 (1950); — Dietary lesions of the pancreas. Amer. J. Dis. Child. **79**, 658 (1950); — Bronchial changes in experimentally induced cystic degeneration of the pancreas. Amer. J. Dis. Child. **79**, 846 (1950). — Véghelyi, P. V.,

Kemény, T. T., Zsinka, A. T., Faur, N.: Pancreatic function in hypothermia. Nature (Lond.) **200**, 478 (1963). — Véghelyi, P. V., Sós, J., Kemény, T. T., Schnell, M.: Prenatal lesions of the pancreas. Amer. J. Dis. Child. **90**, 28 (1955). — Venkatachalam, P. S., Ivinskis, V.: Kwashiorkor in New Guinea. Med. J. Aust. **1957**, 275. — Venzlaff, A.: Divertikel des Duodenums als Ursache von Pankreasschäden. Inaug.-Diss. (med.) Greifswald 1941. — Vernon, H. M.: Pancreatic zymogens and pro-zymogens. J. Physiol. (Lond.) **28**, 448 (1902). — Veslingius, J.: Syntagma anatomicum commentario atque appendice. Amstelodami 1666. — Vierodt, H.: Anatomische, physiologische und physikalische Daten und Tabelle. Jena: G. Fischer 1906³. — Vinh, L. T., Alagille, D., Penot, J., Lelong, M.: Les cirrhoses biliaires avec concrétions de la maladie fibro-kystique du pancréas. Rev. int. Hépat. **9**, 111—130 (1959). — Vink, C. L. J.: Diagnostic value of the sweat test in cystic fibrosis. Ciba Symposium on the exocrine pancreas. Normal and abnormal functions, p. 310. London: J. & A. Churchill Ltd. 1962. — Virchow, R.: Bau und Zusammensetzung der Corpora amylacea des Menschen. Verh. phys.-med. Ges. Würzburg **2**, 51 (1852); — Zur Chemie des Pancreas. Virchows Arch. path. Anat. **7**, 580 (1854); — Über das Vorkommen und den Nachweis der hepatogenen, insbesondere des katarrhalischen Icterus. Virchows Arch. path. Anat. **32**, 117—125 (1865). — Vivell, O., Jacobi, H., Münchbach, K.: Zur Mucoviscidosis im Kindesalter. Mschr. Kinderheilk. **111**, 62—68 (1963). — Vogel, St.: Cerebral demyelination and focal visceral lesions in a case of acute hemorrhagic pancreatitis. With a consideration of the possible rol of circulating enzymes in the causation of the lesions. Arch. Path. **52**, 355 (1951). — Vossschulte, K.: Probleme der Pankreaschirurgie. Langenbecks Arch. klin. Chir. **282**, 544—554 (1955); — Chirurgie der chronischen Pankreaserkrankungen. Dtsch. med. Wschr. **86**, 1369—1375 u. Bild 1381—1382, 1399 (1961); — Chirurgische Probleme der chronischen Pankreatitis. Langenbecks Arch. klin. Chir. **316**, 284—294 (1966). — Vossschulte, K., Wagner, E.: Splanchnektomie bei chronischer Pankreatitis. Dtsch. med. Wschr. **94**, 685—691 (1969). — Vykuril, J.: Pankreasnekrose als Komplikation der Hydrochlorothiazidbehandlung. Čs. Gastroent. Výž. **20**, 136 (1966). — Vytásek, R., Gazárek, F., Kirchmann, L.: Die akute Pankreasnekrose in der Schwangerschaft, während der Geburt und im Wochenbett. Zbl. Gynäk. **83**, 781 (1961).

Waddell, G. F., Reid, W.: Pancreatic fistula after penetrating wound of abdomen. Brit. med. J. **1966 I**, 719—720. — Wagner, W.: Pseudozysten und Abszesse des Pankreas. Dtsch. Z. Verdau.- u. Stoffwechselkr. **18**, 20 (1958). — Wainwright, Ch. W.: Intrapancreatic obstruction. New Engl. J. Med. **244**, 161 (1951). — Walker, B. E., Diddle, A. W.: Acute pancreatitis in gynecologic and obstetric practice. Amer. J. Obstet. Gynec. **105**, 206—211 (1969). — Walker, L. G., Jr., Harlan-Stone, H., Apple, D. G.: Pseudocysts of the pancreas: a review of 59 cases. Sth. med. J. (Bgham, Ala.) **60**, 389—393 (1967). — Walko, R.: Beitrag zur Röntgendiagnose des Pankreasringes an Hand von zwei Fällen, einer mit ungewöhnlich großer Duodenumdilatation. Fortschr. Röntgenstr. **92**, 401 (1960). — Wallau, F.: Verhältnis des Krebses der Bauchspeicheldrüse zu seinen Absiedelungen. Virchows Arch. path. Anat. **283**, 321 (1932). — Wallensten, St.: Acute pancreatitis and hyperdiastasuria after partial gastrectomy. Acta chir. scand. **115**, 182 (1958). — Walpot, L.: Die antithrombin test in acute pancreatitis. Ned. T. Geneesk. **1958**, 811—815 mit engl. Zus.fass. [Holländisch]. — Walters, M. N.-I.: Studies on the exocrine pancreas. I. Nonspecific pancreatic ductular ectasis. Amer. J. Path. **44**, 973—981 (1964); — The ductular cell in pancreatic cystic fibrosis. J. Path. Bact. **90**, 45—52 (1965); — Adipose atrophy of the exocrine pancreas. J. Path. Bact. **92**, 547—557 (1966). — Walz, K.: Über Basalzellentumoren des Pankreas. Zbl. allg. Path. path. Anat. **38**, 481 (1926). — Walzel, P.: (Diskussionsbemerkung zu Schmieden und Sebening.) Langenbecks Arch. klin. Chir. **148**, 67 (1927). — Wang, C., Strauss, L., Adlersberg, D.: Experimental pancreatitis and plasma lipids. Gastroenterology **35**, 465 (1958). — Wang, C. C., Grossman, M. I.: Physiological determination of release of secretin and pancreozymin from intestine of dogs with transplanted pancreas. Amer. J. Physiol. **164**, 527 (1951). — Wang, C. C., Grossman, M. I., Ivy, A. C.: Effect of secretin and pancreozymin on amylase and alkaline phosphotase secretion by the pancreas in dogs. Amer. J. Physiol. **154**, 358 (1948). — Wangenstee, O. H., Leven, N. L., Manson, M. H.: Acute pancreatitis (Pancreatic necrosis). Arch. Surg. **23**, 47 (1931). — Wanke, M.: Isthmusblockade und Hypoxie als Ursachen chronisch rezidivierender wie akuter tryptischer Pankreatitis. Gastroenterologia

(Basel) **103**, 103—118 (1965); — Experimentelle Pankreatitis. Proteolytische, lipolytische und biliäre Form. Zwangl. Abhandl. norm. und pathol. Anat., Heft 19. Stuttgart: G. Thieme 1968. — WANKE, M., GRÖZINGER, K. H.: Organveränderungen bei experimenteller Pankreatitis. Mit besonderer Berücksichtigung der Leber-Pankreasbeziehung. Langenbecks Arch. klin. Chir. **310**, 36—52 (1965). — WANKE, M., HOREYSECK, G.: Beziehungen zwischen Nebennierenrinde und lipolytischer Pankreatitis — demonstriert am Modell der „Cortison-Pankreatitis". Z. Gastroent. **8**, 86—95 (1970). — WANKE, M., NAGEL, W.: Degranulierung des exkretorischen Pankreas und autodigestive Pankreatitis. Verh. dtsch. Ges. Path. **52**, 311—316 (1968). — WANKE M. NAGEL W. LINDER, M. M., SEBENING, H.: Über die Stellung der Phospholipase-A im Ablauf der akuten Pankreatitis. Z. Gastroent. **6**, 434—442 (1968). — WAPSHAW, H.: The diagnosis of acute pancreatitis. Proc. roy. Soc. Med. **50**, 396—399 (1957). — WARREN, K. W.: Pathologic considerations as a guide to the choice of surgical procedures in the management of chronic relapsing pancreatitis. Gastroenterology **36**, 224 (1959). — WARREN, K. W., HARDY, K. J.: Cystadenocarcinoma of the pancreas. Surg. Gynec. Odstet. **127**, 734—736 (1968). — WARREN, K. W., POULANTZAS, J. K., KUNE, G. A.: Life after total pancreatectomy for chronic pancreatitis: Clinical study of eight cases. Ann. Surg. **164**, 830—834 (1966). — WARREN, W. D., MARSH, W. H., MULLER, W. H.: Experimental production of pseudocysts of the pancreas with preliminary observations on internal drainage. Surg. Gynec. Obstet. **105**, 385 (1967). — WARTER, J., WEILL, J.-P., STORCK, D.: Epanchement péricardique d'origine pancreatique. Presse méd. **70**, 255—257 (1962). — WASTELL, C., RUDICK, J., DREILING, A. D.: Bicarbonate-chloride exchange across pancreatic duct epithelium in dogs. Amer. J. Path. **52**, 99—110 (1969). — WATERLOW, J. C.: Nutritional liver disease in West-Indian infants. Proc. roy. Soc. Med. **40**, 347—351 (1947). — WATRIN, J.: Modifications du pancréas et de l'intestine grêle chez le rat inanité. C. R. Soc. Biol. (Paris) **91**, 788 (1924). — WATTS, G. T.: Total pancreatectomy for fulminant pancreatitis. Lancet **1963I**, 384. — WATZLAWIK, H. W., HORNTRICH, J.: Zur subkutanen traumatischen Pankreasruptur und ihrer operativen Behandlung. Zbl. Chir. **86**, 2107 (1961). — WEBB, B. W., FLUTE, P. T., SMITH, M. H.: The electrolyte content of the sweat in fibrocystic disease of the pancreas. Arch. Dis. Childh. **32**, 82—84 (1957). — WEBER, CH. M., ZITO, P. F., BECKER, ST. M.: Heterotopic pancreas: an unusual cause of obstruction of the common bile duct. Report of a case and review of the literature. Amer. J. Gastroent. **49**, 153—159 (1968). — WEBER, E. H.: Über die Leber von Cyprinus Carpio, die zugleich die Stelle des Pankreas zu vertreten scheint. Meckels Arch. Anat. Physiol. **1827**, 294. — WEBER, F.: Beiträge zu pathologischen Anatomie der Neugeborenen. Kiel 1851. — WEBER, H.: Mikromethode zur Bestimmung der Pankreaslipase im Serum. Dtsch. med. Wschr. **90**, 1170—1174 (1965). — WEBSTER, R., WILLIAMS, H.: Hepatic cirrhosis associated with fibrocystic disease of the pancreas. Clinical and pathological reports of five patients. Arch. Dis. Childh. **28**, 343—350 (1953). — WEEL, P. B. v.: Zur Histophysiologie des Pankreas vom Reiher (Ardea Cinerea). Z. Zellforsch. **27**, 65 (1937); — Der Verlauf der Dipeptidaserestitution im Pankreas der weißen Maus nach der Extrusion des Sekretes. Z. vergl. Physiol. **27**, 311 (1940). — WEGELIN, C.: Zur Genese und Entstehung der Pankreaszysten. Verh. dtsch. Ges. Path. **18**, 169 (1921). — WEINER, H. A., TENNANT, R.: A statistical study of acute hemorrhagic pancreatitis (Hemorrhagic necrosis of pancreas). Amer. J. med. Sci. **196**, 167 (1938). — WEINSTEIN, J. J.: Carcinoma of the head of the pancreas an periampullary area. Amer. J. Gastroent. **37**, 629 (1962). — WEISBLUM, B., HERMAN, L., FITZGERALD, P. J.: Changes in pancreatic acinar cells during protein deprivation. J. Cell Biol. **12**, 313—327 (1962). — WEISIGER, B. B.: Chronic relapsing pancreatitis: Etiology and diagnosis. Amer. Pract. **10**, 79 (1959). — WEITZMAN, J. J., SWENSON, O.: Traumatische Pankreasruptur bei einem Kleinkind. Surgery **57**, 309 (1965). — WENZ, W.: Zur Röntgendiagnostik von Pankreaserkrankungen. Visum **1968**, 100—104. — WERLE, E.: Plasma-Kinine. Münch. med. Wschr. **105**, 2486—2493 (1963); — Biochemische Bemerkungen zur Therapie mit Kallikrein und Kallikrein-Inaktivator. Langenbecks Arch. klin. Chir. **303**, 5—10 (1963); — Plasmakinine. Dtsch. med. Wschr. **92**, 1573—1580 (1967). — WERLE, E., APPEL, W., HAPP, E.: Über Hemmkörper für Trypsin und Kallikrein im Blut der Weinbergschnecke (Helix pomatia) und über eine Kreislaufschockwirkung des Schneckenblutes. Naunyn-Schmiedebergs Arch. exp. Path. Pharmak. **234**, 364—372 (1958). — WERLE, E., TRAUTSCHOLD, I., SEBENING, H., FRITZ, H., HUTZEL, M.: Enzym-Inhibitoren des exokrinen Pankreas. Verh. dtsch. Ges. inn. Med. **70**,

801—810 (1964). — WERTHEMANN, A.: Über primäre, stenosierende Cholangitis. Schweiz. Z. allg. Path. **16**, 1015 (1953). — WERTHEMANN, A., GROGG, E., FREY, W.: Zur Pathogenese der cystischen Pankreasfibrose. Pathologisch-anatomischer Beitrag. Virchows Arch. path. Anat. **321**, 411 (1952). — WESTPHAL, K.: Muskelfunktion, Nervensystem und Pathologie der Gallenwege. I. Untersuchungen über den Schmerzanfall der Gallenwege und seine ausstrahlenden Reflexe. Z. klin. Med. **96**, 22 (1923); — Muskelfunktion, Nervensystem und Pathologie der Gallenwege. II. Experimentelle Untersuchungen über die nervöse Beeinflussung der Bewegungsvorgänge der Gallenwege. Z. klin. Med. **96**, 52 (1923); — Muskelfunktion, Nervensystem und Pathologie der Gallenwege. III. Die Mortilitätsneurose der Gallenwege und ihre Beziehungen zu deren Pathologie, zur Stauung, Entzündung, Steinbildung usw. Z. klin. Med. **96**, 95 (1923). — WEWALKA, F.: Einfluß des Pankreas auf den Eiweißstoffwechsel der Leber. Acta hepato-splenol. (Stuttg.) **6**, 95—102 (1959). — WHARTON, G. K.: The blood supply of the pancreas, with special reference to that of the islands of Langerhans. Anat. Rec. **53**, 55 (1932). — WHARTON, G. K., SLOAN, L. E.: Pancreatitis. Amer. J. Gastroent. **29**, 245—279 (1958). — WHELAN, TH. J., HAMILTON, G. B.: Annular pancreas. Ann. Surg. **146**, 252—262 (1957). — WHITE, H.: Fibrocystic disease of the pancreas: Roentgen manifestations. Radiology **71**, 816 (1958). — WHITE, T. T.: Pancreatitis. London: E. Arnold Publ. Ltd. 1966. — WHITE, TH. T., ELSMLIE, R. G., MAGEE, D. F.: Observations on the human intraductal pancreatic pressure. Surg., Gynec. Obstet. **118**, 1043—1045 (1964). — WHITE, TH. T., MAGEE, D. F.: Perfusion of the dog pancreas with bile without production of pancreatitis. Ann. Surg. **151**, 245—250. (1960); — Recovery of pancreatic exocrine function after controlled duct obstruction Surg. Gynec. Obstet. **114**, 463 (1962). — WHITE, TH. T., MURAT, J. E.: Les pancréatites. Etude clinique, expérimentale et therapeutique. Paris: Expansion Scient. Franç. 1967, XII. — WHITROCK, R. M., HINE, D., MCCORKLE, J.: The effect of bile flow through the pancreas. Surgery **38**, 122 (1955). — WIEDERSHEIM, R.: Vergleichende Anatomie der Wirbelthiere. Jena: Gustav Fischer 1902. — WIEGERSHAUSEN, R., PAEGELOW, I.: Die Rolle der Kinine im pathologischen Geschehen. Dtsch. Gesundh.-Wes. **21**, 2092—2100 (1966). — WILBERS, G., WIEGANDT, R.: Intrauterine Komplikation bei zystischer Pankreasfibrose. Arch. Kinderheilk. **159**, 160 (1959). — WILDBERGER, H.: Die akute Pankreatitis bei Ulcus ventriculi, bei perniziöser Anämie und Sublimatvergiftung. Inaug.-Diss. (med.) Genf. Berlin: S. Karger 1920. — WILDEGANS, H.: Zur Entstehung, Diagnose und Behandlung der akuten Pankreasnekrose. Dtsch. med. Wschr. **1951**, 1458; — Die Röntgendiagnostik akuter Pankreaskrankheiten. Med. Klin. **1954**, 602; — Die akute Pankreasnekrose und ihre Folgezustände. Chirurg **26**, 52 (1955). — WILKINSON, P. J., CATER, D. B.: An electron-microscope study of the effects of lysolecithin on BP 8 ascite tumor cells and phagocytes of mice, compared with the effects of a spezific anti-tumor serum plus complement. J. Path. Bact. **97**, 219—230 (1969). — WILLI, H.: Maternell-induzierte postnatale Anpassungsstörungen. Päd. Forbildungskurse **21**, 78—83 (196). — WILLIAMS, A. W., MICHIE, W.: Adenomatosis of the stomach of Brunner gland type. Brit. J. Surg. **45**, 259—263 (1957). — WILLIAMS, G.: Acute pancreatic necrosis as a cause of sudden death. Brit. med. J. **1954**, 4872, May 22. — WILLIAMS, T. E., JR., SHERMAN, N. J., CLARWORTHY, H. W., JR.: Chronic fibrosing pancreatitis in childhood. A cause of pecurrent abdominal pain. Pediatrics **40**, 1019—1023 (1967). — WILMS, M.: Die Seltenheit der akuten Pankreatitis während der Kriegszeit. Münch. med. Wschr. **1918**, 204. — WINDORFER, A., STEPHAN, U.: Mucoviscidose. Cystische Fibrose. 2. Dtsch. Symp., 5. 4. 1968, Erlangen. Stuttgart: G. Thieme 1968. — WINKLMANN, M.: Über einen Fall von ungewöhnlicher Gestalt des Pankreaskopfes (Pankreas annulare) mit penetrierendem Ulcus duodeni und gleichzeitigem Ulcus pepticum. Bruns' Beitr. klin. Chir. **183**, 294 (1951). — WISSLER, H., ZOLLINGER, H. U.: Die familiäre kongenitale zystische Pankreasfibrose mit Bronchiektasen. Basel: Benno Schwabe 1945. — WITTE, S.: Erste Erfahrungen mit der Zytodiagnostik des Duodenalinhalts bei exokrinen Pankreaserkrankungen. In: HENNING-HEINKEL-SCHÖN, Pathogenese, Diagnostik, Klinik und Therapie der Erkrankungen des exokrinen Pankreas. Stuttgart: Schattauer 1964. — WÖHLER, F.: Eisenstoffwechsel der Leber. Akute und chronische Lebererkrankungen. 2. Lebersymposium Vulpera, 1965. Stuttgart: G. Thieme 1966. — WOLBACH, S. B., HOWE, P. R.: Tissue changes following deprivation of fat soluble A vitamin. J. exp. Med. **42**, 753 (1925). — WOLDMAN, E. E., FISHMAN, D., SEGAL, A. J.: Relation of fibrosis of the pancreas to fatty liver and/or cirrhosis. An analysis of one thousand consecutive autopsies. J. Amer. med. Ass. **169**, 1281—1283 (1959). — WOLF, K., SNIESZKO, S. F., DUNBAR, C. E., PYLE, E.: Virus nature of infectious pancreatic necrosis in trout. Proc. Soc. exp. Biol. (N.Y.) **104**, 105 (1960). — Wolf, W., Matthes, R., Langguth, H.: Zur inneren Drainage der Pankreaszysten. Zbl. Chir. **89**, 930—931 (1964). — Wolf-Heidegger, G.: Experimentelle Studien zur Genese der Langerhans'schen Inseln des Pankreas. Wilhelm Roux' Arch. Entwickl.-Mech. Orig. **135**, 114—135 (1936). — Wolff, A.: Acute hemorrhagic pancreatic necrosis in a dog. J. Amer. vet. med. Ass. **139**, 1005—1006 (1961). — Wolfmüller, H.: Zystische Steroidpankreatitis bei aplastischer Anämie. Dtsch. med. Wschr. **93**, 1180—1185 (1968). — Wolman, B.: Acute pancreatitis in children. Brit. med. J. **1**, 1591 (1962). — Wolter, D. F., Alvarez, R. R. de: Acute pancreatitis complicating pregnancy and the puerperium. Amer. J. Obstet. Gynec. **75**, 1270 (1958). — Wood, E. M., Sniesko, S. F., Yasutake, W. I.: Infections pancreatic necrosis in Brook Trout. Arch. Path. **60**, 27 (1955). — Woodborne, R. S., Olsen, L. L.: The arteries of the pancreas. Anat. Rec. **111**, 255 (1951). — Wormsley, K. G.: Response to secretin in man. Gastroenterology **54**, 197—209 (1968). — Wotzka, Gg.: Angeborener isolierter Ausfall der Pankreaslipase. Inaug.-Diss. (med.) Münster, 1954. — Wright, J. H.: Aberrant pancreas in the region of the umbilicus. J. Boston Soc. Med. Sci. **5**, 497 (1901). Sitzg. v. 21. 5. 1901. — Wuketich, St., Pavlik, F.: Syndrom des metastasierenden lipasebildenden Pankreasadenoms. Zugleich ein Beitrag zur Differentialdiagnose der Pfeifer-Weber-Christianschen Krankheit. Arch. klin. exp. Derm. **216**, 412—426 (1963). — Wulsin, J. H., Siler, V. E.: The inetraductal secretory pressure of the pancreas in unanesthetized dogs. Surgery **34**, 9 (1953). — Wurm, H.: Ulcus duodeni mit Pankreasentwicklungsstörung bei einem 7 Wochen alten Säugling. Z. Kinderheilk. **43**, 286 (1927). — Wurma, W.: Zur Diagnostik der akuten Pankreasnekrose. Dtsch. med. Wschr. **1957**, 475. — Wypychowski, E.: Bauchspeicheldrüsensteine bei einer Kuh. Przegl. vet. **52**, 19 (1937).

Yamaguchi, Y., Tsuchiay, M., Akiba, T., Kobayashi, K., Shiraishi, K., Nozaki, H.: Experimental studies on the pathological changes in the several organs due to irritation of the autonomic nervous system. Keiô J. Med. **9**, 91 (1960). — Yigitbasi, O., Mamaoglu, K.: Un cas de lymphogranulomatose maligne a localisation rare (pancréas). Parkinson-White. Presse méd. **68**, 1046 (1960). — Yotuyanagi, S.: Regenerationsphänomene im menschlichen Pankreas bei partiellem Parenchymschwund. Mitt. allg. Path. (Sendai) **9**, 337 (1936); — Metaplasie des Ausführungsgangepithel im menschlichen Pankreas. Mitt. allg. Path. (Sendai) **9**, 403 (1936). — Yovanovitch, B. Y., Kangrga, N.: Les pancréatites aigues au décours des interventions abdominales. Ann. Chir. **15**, 1425—1429 (1961).

Zaaijer, J. H.: Hautverfärbung bei akuter Pankreasnekrose. Zbl. Chir. **62**, 250 (1935). — Zaslow, J.: Acute pancreatitis associated with necrosis and perforation of the common bile duct. Arch. Surg. **67**, 47 (1953). — Zavela, D., Guzzetta, L., McNair, R. D.: The pancreatic secretin test as a diagnostic aid. Amer. J. Gastroent. **24**, 177 (1955). — Zech, R. L.: Acute pancreatitis following cholangiography. West. J. Surg. **57**, 295 (1949). — Zeh, E.: (1965). Persönliche Mitteilung. — Zelander, T., Ekholm, R., Edlund, Y.: The ultrastructural organization of the rat exocrine pancreas. III. Intralobular vessels and nerves. J. Ultrastruct. Res. **7**, 84—101 (1962); — The ultrastructure of the rat exocrine pancreas after experimentally occluded outflow. J. Ultrastruct. Res. **10**, 89—102 (1964). — Zeller, M., Hetz, H. H.: Rupture of pancreatic cyst into the portal vein. J. Amer. med. Ass. **195**, 869—871 (1966). — Zenker, F. A.: Nebenpancreas in der Darmwand. Virchows Arch. Path. Anat. **21**, 369 (1861); — Hämorrhagien des Pankreas als Ursache plötzlichen Todes. 47. Vers. Dtsch. Naturf. u. Ärzte, Breslau, 1874. — Zenker, W., Priesching, A.: Über Peritonealtaschen hinter dem Pankreas. Z. Anat. Entwickl.-Gesch. **120**, 15 (1957). — Zhemtchuzhnikova, L. E.: Age changes in the anatomy of the human pancreatic lymphatic system. Arkh. Anat. Gistol. Embriol. **36**, 53—59 mit engl. Zus.fass. (1959) [Russisch]. — Ziegler, A., Schaumann, M.: Klinik und Therapie der akuten Pancreatitis an Hand von 117 Fällen. Schweiz. med. Wschr. **96**, 967—973 (1966). — Zimmermann, M. J., Dreiling, D. A., Rosenberg, I. R., Janowitz, H. D.: Secretion of calcium by the canine pancreas. Gastroenterology **52**, 865—870 (1967). — Zinkgräf, E.: Über einen Fall von exkretorischer und inkretorischer Pankreasinsuffizienz infolge sklerosierender Pankreatitis auf dem Boden einer seltenen Pankreasmißbildung. Frankfurt. Z. Path. **62**, 13 (1951). — Zintel, H. A., Enterline, H. T., Rhoads, J. E.: Benig cystadenoma of pancreas. Report of four treated cases, one by whipple type of resection. Surgery **35**, 612 (1954). — Zoepffel, H.: Über die Rolle der Blutung und des Blutbrechens im Bilde der akuten Pankreasfibrose. Dtsch. Z. Chir. **163**, 24 (1921); — Das akute Pankreasoedem, eine

Vorstufe der akuten Pankreasnekrose. Dtsch. Z. Chir. **175**, 301 (1922); — Vorstufen der akuten Pankreasnekrose. Zugleich ein Beitrag zur Zweckmäßigkeit der Frühoperation bei Gallensteinen. Klin. Wschr. **1922**, 1203. — ZOLLINGER, R. M., KEITH, L. M., ELLISON, E. H.: Pancreatitis. New Engl. J. Med. **251**, 497—502 (1954). — ZUELZER, W. W., NEWTON, W. A.: The pathogenesis of fibrocystic disease of the pancreas. A study of 36 cases with special reference to the pulmonary lesions. Pediatrics **4**, 53—69 (1949). — ZUIDEMA, P. J.: Calcification and cirrhosis of the pancreas in patients with deficient nutrition. Doc. Med. geogr. trop. (Amst.) **7**, 229 (1955). — ZUKSCHWERDT, L., TREU, H.-A., TREU, U.: Probleme der chirurgischen Therapie der chronischen Pankreatitis. Med. Welt **1965**, 1465—1470.

Sachverzeichnis

Die *kursiven* Zahlen verweisen auf die Seiten, auf denen das betreffende Stichwort ausführlich behandelt wird

A-Avitaminose 117—119
Absceß, paranephritischer 375
—, retroperitonealer 401
,,abusus spirituosorum" 410
Abwehrfermente 68, 247
Acetylcholin 244
Achlorhydrie 434
Acinarzellcarcinom 451, 459
Acinus 18
—, Capillarkorb 145
Acinusadenom 450
Acinusatrophie s. Atrophie
Acinuscyste, dyschylische 211
Acinusdilatation 144, *162*, 163, 164, 173, 195, 198, 199, 204, 211, 214—216
— bei Proteochylie 214
Acinusektasie 162, 173
Acinusepithelie 214
—, Acidophilie 206
—, Anlagefehler 204
—, ,,basale Abschmelzung" 204, 207, 209
—, Hungerzustand 90
—, Hypoplasie 204
—, Schädigungsstoffwechsel 306, 313
—, Vacuolisierung 160, 161, 205, 208, 209
—, Zellkollaps 161
—, Zellstoffwechsel 311, 313, 315, 317—319
—, Zellstoffwechseldepression 311, 312, 321
Acinusfibrose 250
Acinusregeneration 168
ACTH 327, 328
ACTH-Therapie bei Pankreatitis 400
Adenoacanthom 450, 451
Adenocancroid 181, 458, 474
Adenocarcinom 237, 451, 456, 459, 474
— beim Goldhamster 480
— beim Hund 480
—, papilläres 451, 458, 471
—, papillär-tubuläres 469
—, tubuläres 450
—, schleimbildendes 470, 471
Adenom s. Pankreasadenom

Adenomyofibrose 201, 234
Adenomyom 74, 106
Adenomyosis 237
Adrenalektomie 328
Adrenalinwirkung 73
,,Affusio" 1
Aktinomykose 255, 259
,,akutes abdomen" 289
Alkohol 195, 204, 265, 269
— und chronische Pankreatitis 408
Alkoholabstinenz 439
Alkohol-Gastritis 434
Alkoholismus 352, 420, 423, 432, 441, 493
— und Pankreasnekrose 445
— und Siderophilie 194
Alkohol-Pankreatitis 265, *349*, 353, 355, 410, 444
—, Häufigkeit 354
—, Sekretinmangel 410
Alkoholschädigung 189, 266, 427
Allergie 269, 317, 341
Allergietest 136
Allgemeinintoxikation 164
Alloxan 38, 189, 204
Alloxanvergiftung 79
Alternsgang des Pankreas 97, *174*, 176, 177
Altersdiabetes 153
Altershypochylie 202
Alterspankreas 97, 139, 174, 180, 183, 202
Alveolarzellkrebs 479
Amanita phalloides 189
Aminoacidurie 269, 335, 336
Aminopeptidase 299, 304
Aminopolypeptidasen 63
Aminosäuremangel 212
Aminosäuresynthese 159
,,Ampullom" 238
Amylase 60, *63*, 64, 138, 191, 250, 343, 365
— im Blut 343, 365
—, Synthese 80
Amylaseaktivität im Ergastoplasma 89
Amylaseanstieg 344

Amylasebestimmung 494
— in der Schwangerschaft 331
Amylasurie 251, 365, 366
Amyloidose 159, 165
Analatresie, hochsitzende 121
Anämie, aplastische 328
—, hämolytische 145
—, perniziöse 196
— und Pankreasinsuffizienz 195
Anaphylaxie 317
Anastomosen, arteriovenöse 147, 148
Anderson-Faktor 321
Aneurysma cirsoides 10, 152, 175
Aneurysmen im Pankreas 148
Angiopathie 436
—, diabetische 176, 431
Angiospasmus 281, 293
Ansa pancreatica 30
Anthelone 75
Antibiotica bei Pankreatitis 401
Antifettleber-Faktor 189, 190
Antikörper gegen Pankreas 342, 343
Antischmerzhaltung 363
„Antitrypsin" 61, 109
Anurie 396, 397
Aortographie 293
Appendektomie 358
Appendicitis, perforative 375
„Argentaffinome" 459
Arginin 335
Arrosionsblutung bei Pankreatitis 394
Arteria coeliaca 10, 11, 15
— hepatica 11, 14
— lienalis 10, 11, 14
— —, Aneurysma 149, 396
— mesenterica cranialis 11, 13, 14
— pancreatico-duodenalis superior 12, 14
— — — inferior 12, 14
Arteria mesenterica superior 10
Arteriitis, generalisierte 154
— und Pankreatitis 418
Arteriographie 480
Arteriola afferens 38
Arteriolosklerose der Bauchspeicheldrüse 153
Arteriosklerose 68, 152, 154
— und Pankreatitis 418
Arthus-Phänomen 296, 344
Asellio 1
Ascaridiasis 348, 358
Ascaridiasis-Pankreatitis, akute 325
Ascaris lumbricoides 61, 297, 298, 308, 313, 317, 323, 324
Aschoff-Geipelsches Knötchen 359
Ascites, chylöser 365
— bei Pankreatitis 395
„Asthmaanamnese" 128

Asthma bronchiale 114, 119, 125, 136
Atheromatose bei Diabetes mellitus 66
Äthionin 38, 92, 204
— und Sekretsynthese 205
Äthioninpankreatitis 207, 270
Äthioninschädigung 171, 186, 187, 189
Äthioninvergiftung 159, 160, 168, 188, 206, 210
Atmungsfermente 79
Atrophia simplex 175
Atrophie 161, 162, 166, 173, 175—177
—, entdifferenzierende 163, 164, 210, 216, 253, 259
—, exzentrische 118, 162, 248
—, konzentrische 118, 148, 253
—, lipomatöse 108, 201, 204, 210
—, primäre 204
—, sekundäre 204
Atropin 69, 87, 89, 309, 337
Atropintherapie bei Pankreatitis 400
„ausgebrannte Drüse" 423
„Ausscheidungsentzündung" 262, 435
Autodigestion 249, 272, 280, 299, 306, 312, 313, 317, 403, 405
Autolyse 138, 139—142, 144, 272
Avitaminosen s. Vitaminmangel
A-Zellen 68
A-Zelladenom 108

Bandwurmpankreatitis 448
„Banting und Best-Pankreas" 253
basale Abschmelzung 204, 207, 209
Bauchfellverhältnisse 11
Bauchspeichel s. auch Pankreassaft
Bauchspeichel 4, 58, 59
—, Alkalität 64
—, Bewegungsfreiheit 12
—, Bicarbonatgehalt 328
—, Histiophysiologie 84
—, Physiologie 58
—, Provokationsmethoden 433
—, Qualität 76
—, Sekretion 74
—, Volumen bei cystischer Pankreasfibrose 129
Bauchspeicheldrüse s. auch Pankreas
—, Agenesie 108
—, Anatomie 7
—, —, vergleichende 48, 53
—, Anomalien 93
—, Autolyse 138, 139—142, 272
—, Blutungen 145, 148
—, Blutversorgung 14, 145
—, Durchblutungsgröße 145
—, Embryologie 38
—, Entwicklungsfehler 93, 94
—, Entwicklungsgeschichte 7

Bauchspeicheldrüse, Entwicklungsgeschichte, vergleichende 48
—, Farbe 8
—, Geschichte 1
—, Geschwülste *450*
—, Gewicht 7
—, Größe 7
—, Hungerzustand 191
—, Hyperplasie 109
—, Hypoplasie 108
—, — bei Acardiern 108
—, — bei Anencephalen 108
—, Infarkte 145, 155, *156*
—, innerer Aufbau 18
—, Kreislaufstörung 145
—, Lipomatose 143, 144, 146, 152
—, Minderdurchblutung 145
—, Mißbildungen 93
—, Namengebung 1
—, Nervenversorgung 15
—, Ödeme 145, *157*
—, Pseudohypertrophie 108
—, Regeneration 187—189
—, Schutzeinrichtungen 319
—, —, semiretroperitoneale Lage 93
—, Statistik 143
—, Stoffwechselanomalie 336
—, Thrombosen 145, *155*
—, Topographie 7, 11
—, —, Lagefehler 93
—, Zelltypen im Elektronenmikroskop 21
Bauchtrauma, stumpfes 495
Becherzellen 26
,,Becherzellmetaplasie'' 187
Begleitpankreatitis *171*, 202, 252, 260, 357, 403, 444
—, interstitielle 435
—, lymphogene 263
—, seröse 263
Bendasche Probe 387
Bicarbonat 59, 64, 71, 77, 83, 129
— im Bauchspeichel 79, 328
—, Verminderung 433
Bicarbonatsekretion 84
Bilirubin 91
Billroth-I-Magenresektion 346
Billroth-II-Magenresektion 173, 174, 191, 196, 345, 346, 479
Blutbildungsherde 56, 57
Blutdiastase 264
Blutgerinnung 194, 195
Blutgruppe A und Pankreascarcinom 467
blutige Inseln 145, 146
Blutinhibitor 349
Blutrückstauung, chronische 177
Blut-Speichel-Schranke 25, 84, 215, 218, 224, 226, 243, 244, 251

Blutung bei Milzruptur 437
— bei Pankreatitis 395
Blutungen, sog. asphyktische 150
—, retroperitoneale 364
Blutungsneigung 149
Blutzuckerschwankungen 131
Botryomykose 135
Brockmannsches Körperchen 35, 36, 37
Bronchiektasen 112, 114, 117, 118, 120, 124, 126, 136, 137
,,Bronchopankreose'' 120
Bronchopneumonie bei Mucoviscidosis 125, 132
Bronzediabetes 165, 194
Brucella-Pankreatitis 260
Brucellose 260
Brunnersche Drüsen 91, 96, 232
— —, Cysten 133, 237
— —, glanduläre Hyperplasie 232, 234
Bulbus duodeni 96
Bursa omentalis 11, 40
— —, Blutung 368, 426
— —, Erguß 400

Calcifizierung 275
Calciphylaxie 223, 269, 335, 439
Calcium 65
Calciumspiegel im Blut 199, 332, 365
Calciumstoffwechsel 335
Calciumstoffwechselstörung 218, 223
,,Canal récurrent'' 42
Cancroide des Pankreas 474
Candidainfektion 259
Candidaseptikämie 398
Carboanhydratase 64, 77, 79, 80, 81, 141, 213, 310
Carboanhydratasehemmstoffe 70, 197, 310, 317, 441
Carboxypeptidase 63, 304
Carcinoid 236, 237, 451, 459, 461
— des Pankreas 457
—, metastasierendes 461, 462
—, Serotoninwirkung 459
,,Carcinoid-Syndrom'' 459
Carcinom, hypernephroides 150, 486
— im Nebenpankreas 106
Carcinoma in situ 471
Caruncula minor 28
centroacinäre Zelle 19, *21*, 25, 34, 79, 89, 316
Centropnein 66, 68
— und Atemzentrum 66
Chinin 65, 400
Chloridsekretion 84
chloroprive Situation 364
Chlorothiazid 269, 348, 361
Cholangiographie 34, 283, 347

Cholangio-Pankreatitis 357
Cholangitis 297
Cholecystektomie 287, 297, 356
Cholecystitis 289
Cholecystokinin 71, 72, 75, 76, 119
Cholecysto-Pankreatitis 355, 356, 357, 361
Choledochus-Divertikel 323
Choledochusmißbildungen 133
Choledochuspapille 41
Cholelithiasis 289
Cholesterinembolie 157, 158
Cholin 66, 87, 190
Cholinesterase 17, 66
Cholinesterasegift 337
Chondrom des Pankreas 451
Chondrosulfatase 68
Choriocarcinom 151
Chorionepitheliom 150
Chymotrypsin 61, 62, 67, 194, 300, 304
— A 67
Chymotrypsinogen 62, 63, 65, 194, 300
—, Synthese 80
,,Cirrhose cardiaque" 174
— — des Pankreas 146
Cisterna chyli 14
CN⁻ 65
Cöliakie 113, 125, 136
Cöliakie-Syndrom 113, 135, 137
Colitis 172, 263
— gravis 214, 410, 431
— ulcerosa 214
Coloncarcinom 463
Colostrum 61
Columba 54
Collum pancreatis 9
Coma diabeticum 175, 394, 402
Common channel 286
Confluens canalium 231
Contre coup 340
Cor pulmonale bei cystischer Pankreasfibrose 126
,,Corpus pantadenodes" 2
Cortisontherapie 327
— bei Pankreatitis 400
Courvoisiersches Zeichen 470
Coxsackie-Virus 93, 264, 269, 296, 358
— B 171
Cullens-Zeichen 364, 398
Cushing-Syndrom 328
Cypridenpankreas 105, 106
Cystadenocarcinom des Pankreas 456, 457, 458
Cystadenofibrom des Pankreas 456, 458
Cystadenom 369, 450, 452—456, 499
— im Cystenpankreas 98
—, papilläres 455
Cystadenoma mucinosum 451, 458

Cystadenoma serosum 451, 458
Cystadenocarcinom 450, 451, 453, 455, 456
Cysten 115, 143, 144, 149, 364, 369, 400, 436, 437, 451, 452, 454, 456, 481, 483, 494
—, dysontogenetische 454
—, isolierte 99
—, postpankreatitische 451
—, Spontanheilung 372
—, teratoide 455
— der Brunnerschen Drüsen 133, 237
— im Mediastinum 369
,,Cystenkeime" 452
,,Cystenkrankheit" 97
—, angeborene 452
Cystenleber 97, 453
Cystenlunge 110
Cystenniere 97, 124, 453
Cystenoperation 399
Cystenpankreas 98
Cystensaft 399
Cystin 335
— im Harn 336
,,cystische Pankreasfibromatose" 120
cystische Pankreasfibrose 55, 97, 109, 111, 112, 113, 115—122, 124, 128, 135, 171, 194, 195, 198, 201, 204, 210, 212, 216, 217, 258, 268, 328, 435
— —, Ainu 115
— —, asthmoide Anfälle 116
— —, Blutbildveränderungen 134
— —, Brunnersche Drüsen 133
— —, Cysten 128
— —, ,,Epithelschläuche" 117
— —, Erbgang 113, 115
— —, Erwachsenenform 126
— —, Geschlechtsdisposition 116
— —, Häufigkeit 114
— —, Herzmuskelveränderungen 134
— —, heterozygote Merkmalsträger 116
— —, Histologie 127
— —, homozygotes Gen 116
— —, intrauterine Infektion 117
— —, Kalium im Serum 136
— —, Knochenveränderungen 134
— —, Kopfspeicheldrüsen 133
— —, Leber 131
— —, —, biliäre Cirrhose 131
— —, —, portale Hypertension 131
— —, Lunge 131, 136
— —, Mikrolithe 128, 133
— —, mucopurulente Pneumonie 129
— —, Mundspeichel 133
— —, Nasenschleimhaut 114
— —, Natriumausscheidung 136
— —, Natrium im Serum 136
— —, Niere, Kalkcylinder 133
— —, Plazenta 117

cystische Pankreasfibrose, Rassendisposition 115
— —, Rectumschleimhaut 133
— —, Salzverarmung 127
— —, Schweißdrüsen 133
— —, Spermatogonien 126
— —, Spermatozoen, abnorme 126
— —, Wurmfortsatz 133, 135
— —, —, Ceroid 134
— — und Antikörpermangelsyndrom 135
— — und Cor pulmonale 136
— — und Ulcus ventriculi aut duodeni 135
Cystoenterostomie 436
Cystom in Pancreas minus 100
Cytomegalie 135, 264, 265, 269

Darm, Altersinsuffizienz 410
Darmdrehung 93
Darmflora 68
Darmmißbildungen bei Pancreas annulare 96
Darmperistaltik 69
DDD-Syndrom 429
Degeneration, acidophile 144, 159, 160, 164, 166, 204, *206*, 208
—, atrophische 164, 166
—, entdifferenzierende 203
—, hydropisch-vacuoläre 161, 204
—, vacuoläre 164, 166
Demineralisation bei Pankreatitis 396
,,Depankreatisation'' 191, 213
Dermoidcyste des Pankreas 451
Desoxyribonuclease 65
Desoxyribonucleinsäure 87
Detergens-Pankreatitis 299
Diabetes mellitus 4, 21, 55, 108, 114, 126, 144, 153, 165, 167, 168, *169*, 171, 175, 189, 190, 194, 323, 326, 336, 338, 340, 343, 368, 374, 408, 414, 419, 420, 424, 425, 429, 430, 436, 439, 440, 443, 455, 457, 466, 480
— —, Coma 402
— —, sog. ,,lipogener'' 167
— —, ,,sekundärer Diabetes'' 402
— —, sog. traumatisch bedingter 495
— — in metatryptischer Phase 439
Diapedesisblutungen 151, 321
Diarrhoe 429
Diastase 60, 63, 84, 288, 339, 345
Diastase-Erhöhung 270
Diastase im Blut 366
— im Duodenalsaft 136
— im Harn 436
Diathese, hämorrhagische 149, 395
Diisopropylfluorophosphat 65
Dipeptidasen 63
Distomum hepatis 446
Disulfidbrücken 67

Diverticulitis 233
Divertikel der Papilla Vateri 234, 322
,,double-bubble'' 96
Ductus choledochus 27, 31, 33, 41, 49, 327, 348, 369
— —, ,,erste physiologische Enge'' 31
— —, Kopftunnel 289
— omphalo-mesentericus 39
— pancreaticus 11, 26, 283, 287, 323
— — major (Wirsungianus) 2, 28, 32, 33, 370
— — minor (Santorini) 2, 288
— —, Sekretabfuhr 297
— — beim Hund 321
— Santorini 27, 29, 41, 42, 94, 287, 362
— thoracicus 71, 321
— Wirsungianus 26, *27*, 31, 34, 41, 42, 92, 94, 96, 287, 289, 297, 322, 326, 347, 393
— —, Dyskinesie 357
— —, Erweiterung 426
Dünndarmcarcinom 468
Dünndarmileus, paralytischer 369
Dünndarmvolvulus 121
Duodenalatresie bei cystischer Pankreasfibrose 121
— bei Pancreas annulare 94
Duodenalcarcinom 468
Duodenaldivertikel 197, 198, 238, 262, 324, 371, 372
Duodenaldivertikel-Pankreatitis 323
Duodenaldrüse 39
Duodenalsaft, Lipase 136
—, Trypsin 136
Duodenal-Spasmus 322
Duodenalsondierung 91
Duodenitis 164, 196, 198, 204, 229
—, chronische 215, 357
—, urämische 215
— bei Blutstauung 214
Duodeno-Jejunostomie 96
Duodenokrinin 75, 76
Duodenopankreatektomie 497
— nach WHIPPLE 481
Dyschylie 112, 118, 200, 203, 218, 222, 223, 224, 244, 249, 336
—, acinäre 200, 204, *205*, 206, 208, 210—212, 217
—, —, primäre 210
—, —, sekundäre 210
—, —, durch Alkoholschaden 352
—, —, durch Unterernährung 212
—, canaliculäre 200, 202, 204, 219, *225*, 226, 244
—, ductuläre 200, 226, 238
—, isthmische 200, 204, 211, *213*, 217, 219, 244
—, papilläre 200, 204, *226*, 238
—, proteochylische 173

Dyschylie, tubuläre 120
— bei Lipomatose 209
Dysencephalia splanchnocystica 97
Dysenterie 202
Dyspepsie 200, 203, 358
—, kindliche 172
Dyspepsie-Coli 202
,,Dysporia entero-broncho-pancreatica''
 120, 121

E-605 340
E-605-Vergiftung 161, 168, 338
Echinokokken 446
Echinokokkose 49
,,Effervescence'' 449
Eisen im Pankreas 145
Eiweißabbauprodukte, Intoxikation 395
Eiweißmangel 161, 191, 211
—, chronischer 133
Eiweißmangelschäden 212
Ekchymosen der Bauchhaut 398
EKG-Veränderung bei akuter Pankreatitis 366
Eklampsie 156
Elastase 67, 68, 152, 299, 300, 303, 390
Elastaseinhibitor 68
,,Elastase-Pankreatitis'' 68, 301
Elastasepolypeptidkette 67
Elastin 67
Elastomukase 65
Elastoproteinase 65
Elastose 180
Elektrolytabgabe im Schweiß 127
Elektrolytentgleisung bei Pankreatitis 369
Elektrolytverschiebung 395
— in der Schwangerschaft 331
Embolie, arterielle, im Tripus Halleri 294
Embryopathia diabetica 5
Encephalitis und Pankreatitis 340, 432
Encephalomyocarditis-Virus 296
Endarteriitis obliterans 293
endoplasmatisches Retikulum, intrazisternale
 Sequestration 313
— —, rauhes 313
Endocarditis lenta 254
—, marantische 478
Endomyocardfibrose bei lipomatöser
 Atrophie 171
Energieinsuffizienz 249
Enteritis 203, 263
—, bakterielle 172
—, chronische 172, 443
—, urämische 199
— Breslau 202
enterochromaffines System 471
Enterocolitis 215
—, chronische 173

Enterocyste 106
Enterocystom 402
Enterogastrone 75
Enterokarenz 119, 133
— beim Alkoholiker 410
Enterokinase 61, 65, 297, 312, 314, 318
Enterokrinin 72
,,Enzymopathie, kongenitale'' 111
Epispadie der Papille 31
Epithelabfaltungen 181, 185, 229
Epithelkörperchenadenom 332—334
Epithelhyperplasie 328, 410
—, adenomatöse 175
—, papilläre 175, *184*
Epithelmetaplasie 118, 119, 141, 147, 225, 226, 229, 410, 445, 446
— der Bronchialdrüsen 125, 131
— bei Vitaminmangel 133
Epithelschläuche 117
Epithelwucherungen, tubuläre *186*, 175
Ergastoplasma 89
—, basales 22, 85, 86
Ernährungsstörung 176, 191
—, akute 172, 202
—, allgemeine 410
—, chronische 172
—, —, des Säuglings 203
Erschöpfungsvakuolen 160, 161, 208, 249
Erstickungsblutungen 150
Erythroblastose 55
Esterasen 60
Esterasegifte 269
Esterasevergiftung 337, 338
Exokrinopathie 111, 114, 120, 127, 133, 135
Extrusion von Proenzymgranula 72, 82, 86
,,Eyttelfleisch'' 2, 11

Fadenwurm 448
Fasern, elastische 68
,,Faulfleisch'' 2, 138
Fermentaktivierung 317
Fermente, diastatische 58
—, lipolytische 306
—, proteolytische 306
—, —, Aktivierung 310
Fermententgleisung 84, 244, 251, 267, 273, 307, 319, 375, 400
—, sog. einfache 270
—, komplizierte (komplexe) 270
Fermentinhibitoren 400
Fettcirrhose der Leber 190
Fettembolien 398
— in der Lunge 397
— in Glomerulaschlingen 398
Fettgewebsnekrose 144, 157, 168, 198, 222, 263, 273, 279, 315, 321, 322, 345, 346, 348,

366, 367, 383, *385—388*, 392, 394, 395, 400, 406, 417, 418, 459
Fettgewebsnekrose, akute 390
—, Balsersche 365
—, subacute 393
— im Knochenmark 398
— im subcutanen Fettgewebe 398
Fettgewebsnekroseflecke 391
,,Fettnekrose" 273, 393
Fettsäurenadeln 387, 391
Fettstühle 125
Fettverdauung 496
Fibrinthromben 398
—, intravasale 396
— bei Pankreatitis 343
Fibrocystose 97, 98
—, sog. symptomatische 124
Fibrom des Pankreas 237, 483, 499
Fibromyom im Nebenpankreas 106
Fibrose der Bauchspeicheldrüse 174, 175, *176*, 177, 180, 203
— —, knorrige 174
Fistel, pancreatico-bronchiale 436, 495
Fistulographie 495
,,Flat" 137
Fleckmilz 156
,,Fleckpankreas" 156
Flush-Syndrom 461
Frauenmilchlipase 125
Frosberg-Zeichen 480
Fucose 122
,,Fußpunkt-Ulcus" 104

Galle 91
Galleabsonderung 69
Gallenblase 48
Gallenblasencarcinom 281, 413
Gallengang 10
—, Kopftunnel 11
Gallengangscarcinom 470
Gallengangsteine 419
Gallensäure 65
Gallensteine 238, 268, 269, 289, 470
—, Bildung 356
Gallensteinleiden 335
— und chronische Pankreatitis 409
Gallenwege 319
Gallenwegerkrankung 356
Gallenwegsanierung 355
Gallereflux 290, 294, 317, 322
— bei Papillenstein 286
Gallereflux-Theorie 283, 284, 287—289, 291
Galle-Retroperitonitis 369
Gallertcarcinom 450, 451, 457, 458
Gallesalze 313
Gallesekretion, Menge 74
,,gallige Peritonitis ohne Perforation" 289

Gangadenom 181, 204
—, exkretorisches 450
—, intraductuläres 185
—, tubuläres 187
Gangdruck 287
Gangepithel, Epithelmetaplasie 281
—, Fermentaktivität 81
—, Metaplasie 202, 204
Ganginsel 48
Gastrektomie 346
Gastrin 104
Gastrinliberierung 216, 224
Gastritis, anacide 196
—, atrophisierende 201
—, Sekretinmangel bei 410
Gastroduodenitis, hämorrhagisch-erosive 395
Gastroenterostomie 96, 174
Gastromalacia acida *138*, 139
Geburtstrauma und Pankreascyste 494
Gefäßarrosion bei Pankreatitis 395
Gehirncyste 97
,,Gekrösedrüse" 2
Gelbsucht, schmerzlose 470
Geschwülste des Pankreas *450*
Gestations-Pankreatitis *329*, 330, 331
—, Literatur 329
Gewicht, kritisches 109
Giftempfindlichkeit von Leber und Pankreas 195
Gitter-Cyanose 364
,,Gitterlipomatose" 169
,,glasiges Ödem" Zoepffels 241, 281
Globulin-Hämin-Komplex 312
Glycerophospholipide 64
Glykogenase 341
Glykosurie 365
Glyoxal 204
Glucose, Synthese 80
Glucose-Toleranz 365
Golgi-Apparat 22, 25, 85, 88
Golgi-Vacuolen 88
Graaf 1
Granularatrophie 153, 176, 198
Granulome, lipophage 398
Grenzschnittdicke 312
Grey-Turner-Zeichen *364*, 398
Grippe-Virus 269

Halbperitonealisierung 362
,,Halophänomen" 38, 70, 146
Hämangiome des Pankreas 451, 481
Hamartie 97
Hämatome 452
Hämin 321
Häminkomplex 312
Hämochrom, toxisches 251

Hämochromatose *165, 193*, 194, 195, 269
Hämochromogen 321
—, intravenös 312
Hämophilie A 150
Harnsperre nach Kreislaufkollaps 396
Hautveränderungen bei akuter Pankreatitis 398
— bei Pankreaserkrankungen 198
Headsche Zonen 90
Heißhunger 432
Hemeralopie 420
Hepatitis epidemica 192
Hepatitis-Virus 269
Hepatokrinin 72, 75, 76, 119
Hepatopankreas 50
hepato-pankreatischer Ring 93, 96
— — bei Fischen 49
Hepatotoxikose bei Pankreatitis 394
Herzbeutelerguß bei Pankreatitis 395
Herzfehler bei Pancreas annulare 96
Heubner-Hertersche Krankheit 113
Hiatus oesophagicus 437
Hibernation 340
Histamin 244
„Histamin-Pankreatitis" 349
Histiophysiologie 84
Hitzeprostration 127
Hungerdystrophie 191
Hungerzustand 90
Hydatide im Pankreas 449, 455
Hydrochlorothiazid 135
Hydrochylie 73, 75, 84, 328
Hydrochylus 70, 76, 77, 82, 83, 89, 119, 213, 214, 216, 217, 224
— in Hypothermie 311
Hydrocortison 327, 328
Hydrops congenitus 118
Hyperämie, aktive 145
—, passive 146
Hyperamylasämie 64, 346
Hyperbilirubinämie 133
Hypercalciämie 334, 335
„Hyperchylie" 201
Hyperglykämie 192, 365, 402, 420, 433
Hyperinsulinismus 450, 463, 495
Hyperleukocytose 420
Hyperlipämie 269, 352, 336, 355, 408
—, familiäre 435
—, hereditäre 357
hypernephroides Carcinom 150, 486
Hyperparathyreoidismus 166, 218, 219, 223, 266, 268, 269, 334, 335, 408, 439, 445
— und Pankreatitis 331, 399
Hypersekretion 201
Hypersplenie 494
Hypertension 174

Hypertension, maligne 293
—, portale 131, 147, 148, 174, 190, 193, 194, 196, 214, 253, 254, 369, 396
Hypochylie 201—204, 213
— im Alter 201, 202
Hypofermentie 201
Hypoglykämie 192, 198, 365, 431—433, 480
— bei chronischer Pankreatitis 429
Hypoprothrombinämie 368
Hyposekretion 201
Hypothalamus 339
Hypothermie 311
— bei Pankreatitis 401
Hypovitaminose A 118, 119

Ikterus 323
Ileus 395
—, „kongenitaler" 120
—, paralytischer, bei Pankreatitis 394
Incisura pancreatica 8
Ingestion 86
Inseln s. Langerhanssche Inseln
Inselzellcarcinom 450, 451, 466, 480
— s. auch Langerhanssche Inseln
Insulin 14, 66, 70, 152
Insulinproduktion 450
Insulinsubstitution 92
„intestinaler Zwergwuchs" 126
IPTD 204
Isoantikörper bei Pankreatitis 442
Isthmus 25, 145
—, Fibrose 204
Isthmusepithelien 66, 77, 79, 84, 89, 329
—, Fermentaktivität 81
— nach Alloxanvergiftung 79

Jodessigsäure 65
Jodsalze 262

Kallidinogen 270, 444
Kallikrein 65, 366, 395, 401
— und Pankreatitis 364
Kallikreinogen 65, 270, 366, 444
Kalkablagerungen im Pankreas 166, 336
Kalkimprägnation 439
— bei Pankreatitis 351
— von Speichelschollen 224
Kalkkonkremente bei Pankreatitis 427
Kalkspritzer 418
Kalkstoffwechsel 439
Karpfenleber 189
Karyopyle 87
Katsche Probe 91
Kephalin 64
Keratomalacie 134
Kinine 302, 367
Kininliberierung 302

Kininogene 302, 304
„Kininogenasen" 302
Kininwirkung 302
„kleincystische Degeneration" 120
Kleinhirnapoplexie, akute 424, 425
Kontrastmittel-Embolie 293
Knochenmarkdepression 195
Knochenmarkinsuffizienz 135
Knochenmarknekrosen 398
—, lipolytische 398
Knochennekrosen 60
Kollagenase 63, 67, 299
Kollagen-Mucoproteinase 65
Kolloidcysten im Pankreas 452
Kopfspeicheldrüsen 133
Kopftunnel des Gallenganges 11, 263
Korbzelle 19, 25
Krebsprophylaxe 467
Kreislauf, Zentralisation 323
Kreislaufkollaps 331, 395, 396
—, protrahierter 397
„Krössdrüse" 2
Kryoproteinurie 479
Kupffersche Sternzelle 19
Kupsches Phänomen 168
Kwashiorkor 161, 162, 176, 191, 212, 213
Kyematitis 117
Kyemopathie 93

Langerhanssche Inseln 34, 36, 38, 46, 47, 51, 53, 70, 105, 106, 107, 131, 145, 250
— —, Adenom 196, 450, 461
— —, —, trabekuläres 451
— —, Adenomatosis insularis 495
— —, A-Zelladenom 451
— —, A-Zellcarcinom 451
— —, A-Zellen 46, 47, 57
— —, „blutige Inseln" 145, 146
— —, B-Zelladenom 451
— —, B-Zellcarcinom 451
— —, B-Zellen 46, 57
— —, Dissemination von Inseln 54
— —, ektatische Sinusoide 145
— —, exoendokrines Verhältnis 47
— —, „fetale Mantelinseln" 46, 57
— —, Ganginsel 48
— —, —, persistierende 48
— —, Infarkte 156
— —, Inselamyloidose 165
— —, Inselglomerula 153
— —, Inselhyalinose 153
— —, Inselkomplex 57, 131
— —, Inselzellcarcinom 450, 451, 466, 480
— —, —, anaplastisches 451
— —, Inselzelltumor 496
— —, intertubuläre Zellhaufen 47
— —, „Rieseninseln" 35, 37

Langerhanssche Inseln, „singuläre" Inselzellen 47
— —, —, ulcerogene Wirkung 450
— —, „ultimum moriens" 415
— —, ZE-Zelladenom 451
— —, ZE-Zellcarcinom 451
— — bei Ratten 57
Leben ohne Pankreas *496*
Leber 189, 190
Lebercirrhose 133, 164, 165, 189, 190, 192—194, 212, 215, 254, 410, 421
—, kindliche 112
— und chronische Pankreatitis 410
Leberdystrophie 331, 334
Leberepithelverfettung 66, 190, 191, 212, 498
Leberinsuffizienz 66
Leberzellschädigung, akute 395
Lecithin 64, 303
Leguminosen 61
Leinersche Erythrodermie 133
Leiomyom des Pankreas 237, 451
— im Nebenpankreas 106
Leiomyosarkom des Pankreas 484
—, metastasierendes 488
Leucinaminopeptidase 65
Leukämie 149
Leukocytose 365
Leukotaxin 365
Ligamentum hepatoduodenale 14
Lien succenturiatus 57
Lima-Bohnen 61
Lindausche Krankheit 452
Linksschmerz 90
Linitis plastica 164
Lipase 64, 65, 68, 191, 193, 202, 250, 264, 398, 401
—, Synthese 80
— im Blut 343, 366
— in der Leber 64
— in der Niere 64
— in der Placenta 64
Lipasemangel 109
Lipocaic 65, *66*, 68, 190
—, lipotrope Wirkung 190
— und Arteriosklerose 66
Lipocaicmangelsyndrom 190
Lipom 237, 451
—, verkalktes 224
Lipomatose der Bauchspeicheldrüse *166*, 167, 175, *180*, 189, 195
— — —, Ätiologie 168
— — —, diffuse 169
— — —, sog. primäre 170
— — —, sekundäre 201
— — — am Mastschwein 168

"lipomatöse cystische Pankreasfibrose" 135
lipomatöse Substitution 171
Listeriose 93
Livido reticularis 398
— — bei Pankreatitis 364
Lues connata 258
Lungenarterienembolie bei Pankreatitis 394
Lungenemphysem 68, 136
Lungenerkrankung, chronische 114
Lupus erythematosus 266, 327, 359, 360
— —, generalisierter 327
"Lupus-Vasculitis" 361
Lymphableitung 15
"Lymphadenitis pancreatica" 281
Lymphangiom 98
— des Pankreas 451, 481, 482
Lymphangiosis carcinomatosa 488, 490, 491
Lymphknoten, parapankreatische 14
Lymphknotennetz im Oberbauch 470
Lymphonoduli pancreato-lienales 14
Lymphogranulomatose 255, 259, 490
Lymphosarkomatose des Pankreas 481, 484
Lysin 335
— im Harn 336
Lysokephalin 64
Lysolecithin 64, 299, 303
Lysolecithingehalt des Plasmas 355
Lysosomen 272, 380

Magenanacidität 204
"Magendrüse" 2
Magengeschwür 274
Magenpepsin 341
Magenresektion nach Billroth 173, 174, 191, 192, 212, 345, 346, 479
"Magenrücklein" 2
Magensaft 58, 75
Magensalzsäure 73, 213, 216, 224
Magenunterkühlung 312
Makromoleküle 85
Malabsorption 212
—, echte 203
Malaria 149, 260
Maldigestion 374
—, pankreogene 173, 201, 203, 431, 498
Malonat 311, 314
—, intraarteriell 311
Malonsäure 312, 320
Malnutrition 191
Mangeldurchblutung und Pankreatitis 414
Mangelernährung 441
Mantelinseln, fetale 46, 57
Marseiller Manifest 267
Masern-Meningo-Encephalitis 281
Masern-Virus 358
Mastfettsucht 169

Mastzellen 80
Mecholyl 78, 87
Meckelsches Divertikel 39, 121
— — bei Pancreas annulare 96
Meconium 121
Meconiumileus 111—114, 117, 118, 120—122, 124, 127
Meconiumperitonitis 114, 120—122, 124
Melanocytoblastom 165
Melliturie 438
Menkin-Stoff 365
"Merkursaum der Bauchspeicheldrüse" 262
Metaplasie, basalzellige 147, 175, *181*, 183
Metastasen im Pankreas 433, *486*, 488
Methämalbumin 321
Methämoglobin 251, 321
Methionin 66, 190
Metorchis truncatus 446
v. Meyenburg-Komplex 100, 452
Mg^{2+} 65
Mg^{2+}-Komplexbildner 65
"Mikrocolon" 122
Milchsekretion, Menge 74
Milz, Blutung bei Pankreatitis 396
Milzruptur bei Pankreatitis 395
Milztumor, entzündlicher 395
Milzvene, rupturierte 331
Mitochondrien 22, 25, 87, 313
Mitreaktion der Bauchspeicheldrüse *159*, 189, 253
Mitteldarmschlauch 38
—, hepato-pankreatischer Ring 38, 39, 43
Mischadenom des Pankreas 450
Mißbildungen bei cystischer Pankreasfibrose 116
Mn^{2+} 65
Monojodacetat 311
Mononukleose, infektiöse 444
Morbus Cushing 154, 328
— Weil 259, 260
— Whipple 76, 77, 161, 176
Morphingabe 322
Morphintherapie bei Pankreatitis 400
Mucopolysaccharide 26
Mucoproteine 122
—, Synthese 80
Mucoviscidosis 111, 114, 116, 117, 119, *120*, 121, 122, 126, 130, 132, 135, 136
"Mukose" 111
Mumps 263, 268
Mumpspankreatitis 194
Mumps-Virus 269, 358
Mundspeichel 58
—, Amylase bei cystischer Pankreasfibrose 133
—, Ribonucleinsäure 133

Mundspeicheldrüse bei cystischer Pankreasfibrose 114
Musculus complexus papillae duodeni 31, 33, 74
— dilatator papillae 33
— sphincter baseos papillae 33
— — Oddi 74, 285
— — pori papillae 33
Mutationsrate 116
Mycosis fungoides 255, 259
Myelom, multiples plasmocelluläres 335
Mykosen 269
Myxom im Pankreas 451

Nahrungsmittelallergie 341
Natriumbicarbonat 140
Natrium oleinicum 87
Natriumtaurocholat 313
Natrium-Taurocholatpankreatitis 265, 300, 316
Nebennierencarcinom 478
Nebennierencysten 369
Nebennierennekrose 395
Nebennierenrindencarcinom 328
Nebennierenrindenhormon 328
Nebenpankreas 97, *100*, 105, 106
—, heterotopes 93
—, rudimentäres 106
„Nebenpankreasgang" 106
Nebenschilddrüsenadenom 399
Nekrose, ischämische 274
Nephropathie 436
Nephrose, nekrotisierende 395
—, sog. polypeptidämische 397
—, toxische 331
— bei cystischer Pankreasfibrose 133
Nephrosklerose, maligne 156, 292, 293
Nicht-Autodigestion 318
Nierenerkrankung, chronische 431
—, diabetische 431
Nierenfunktion 401
Niereninsuffizienz, Todesursache bei Pankreatitis 396
Nierenrindennekrose 396
Nervensystem, vegetatives 337
Nervus splanchnicus 281, 294
— sympathicus 69
— vagus 69, 75, 337
Nesocytologie 53
Neuraminsäure 122
Neurinom des Pankreas 451, 481
Neurofibrom des Pankreas 451, 483
neuroinsulärer Komplex 16
Neurosarkom 451
Neutropenie bei Pankreasinsuffizienz 195
Niere, interstitielle Fibrose 398

Niere, Thrombose der Arteriae interlobulares 396
—, Tubulusatrophie 398
—, Tubulusnekrose 348
— und Bauchspeicheldrüse 198
Nierenschaden, toxischer 396
Nucleasen 65
Nucleolarblase 87
Nucleolarsubstanz bei Sekretsynthese 89
Nucleolus 87

„Oberbaucheinheit" 189
Oberbauchschmerz 331
Oberbauchtrauma 494, 495
Obstruktionsileus 369
Oddi-Spasmus 70, 286—288, 308, 317, 322, 347, 375, 393
Oesophagusatresie bei Pancreas annulare 96
Oidiomykose 259
Öl-Embolie 293
Olivenöl-Pankreatitis 265
Onkocytom der Nebenschilddrüse 333
Opie-Halsted-Regel 284, 285
Opisthorchis felineus 446
Organsklerose des Pankreas 203
Organtransplantation 498
Ornithoseinfektion 263
Osteomalacie 439, 498
Osteoporose 439, 498
Ostiumstenose 33, 287
Ovomucoid 61
Oxyuren 449

Pancreas aberrans s. auch Pankreas, heterotopes
— — 100, 103, 103, 106, 108, 110
— — im Meckelschen Divertikel 100, 105, 106, 107
— accessorium 100
— annulare *94*, 95, 96
— —, ulcus pepticum bei 94
— compactum 51
— diffusum 51
— disseminatum 51
— divisum 44, 94, 96
— duriusculum 175
— intrahepaticum 51
— minus Winslowii 100, 454
— secundum 10
— ventrale caudale 40
„pancréatektomie à gauche" 374
„pancréatite d'amont" 435
„pancréatite en miniature" 309
„pancréatite lithiasique" 405
„pancréatite lithogène" 435
„pancréatite non lithiasique" 405

,,Pancreatitis adenomatosa insularis
  Katsch" 196, 429
Pancreatitis chronica fibrosa cystica 120
— in graviditate 331, 361
— interstitialis cystica 120
,,— mercurialis" 262
,,Pandenon" 2
Pankreas s. auch Bauchspeicheldrüse
—, Bagatelltrauma 494
—, heterotopes 38, *100*, 102, 104, 105, 106, 108, 189, 227, 468, 480
—, —, im Ileum 108
—, —, im Magen 101, 105
—, —, in Teratomen 110
—, Lipomatose s. auch Lipomatose 108, 159
—, retroventrikuläres 41
—, Sekundärgeschwülste 486
  s. auch Metastasen
—, Verdaubarkeit 310, 317
— bei Cephalopoden 50
— bei Cyclostomen 50
— bei Fischen 49
— bei Gänsen 55
— bei Goldhamster 51
— bei Hunden 45, 50
— beim Känguruh 51
— bei Kaninchen 51
— bei Katzen 50
— bei Mäusen 51
— bei Nashörnern 51
— bei Ochsen 51
— bei Ratten 51, 57
— bei Schildkröten 50
— bei Schweinen 50, 51
— bei Stachelschweinen 51
— bei Vögeln 50, 51
— im Kindesalter 55
Pankreasabsceß 254, 368, 394, 437
Pankreasadenom 225, 237, *450*, 457
—, acinär-tubuläres 463
—, endokrines 450, 499
—, exokrines 450, 458, 463, 499
—, inaktives 450
—, metastasierendes 398, 451, 458, 460
—, —, lipasebildendes 458, 459
—, stummes 450
—, trabekulär-tubuläres 459
— der Begleitdrüsen 237
Pankreasanlage 50, 93
—, dystope 109
—, mangelhafte 108
—, dorsale 39, 41, 48, 108
—, ductus dorsalis 50
—, ventrale 39, 41
—, versprengte 107, 108
Pankreasantigen 344
Pankreasaplasie 210

Pankreasapoplexie 150, 383
,,Pankreas Aselli" 1
Pankreasatrophie 211, 212
—, lipomatöse 135, 171, 195
Pankreasbiopsie 474, *498*
Pankreasblase 51, 227
Pankreascarcinom 71, 143, 195, 196, 198, 328, 342, 355, 368, 374, 398, 431, 433, 440, *450*, *463*, 464—468, 478, 480, 495, 496, 499
—, anaplastisches 450, 451, 459, 472, 473
—, cirrhotisches 262
—, cystopapilläres 450, 451
—, diffuses 476
—, Lymphknotenmetastasen 470
—, Metastasen 474, 480
—, Metastasenverteilung 476
—, Narbenkrebs 495
—, Probepunktion 474
—, scirrhöses 474, 475
—, —, Probeexcision 474
—, Syntropie mit Ulcusleiden 479
—, Todesfälle 463
—, Tumorausbreitung 475
— im Pankreaskopf 202, 235, 236, 249, 262, 435, 440, *468*, 470, 472, 476
— im Pankreaskörper 470
— im Pankreasschwanz 470, 475, 478, 480
Pankreascirrhose 176, 192, 193, 194, 254, 351
— bei Tuberkulose 257
Pankreascysten s. Cysten
Pankreasdiagnostik 90
,,Pankreasdivertikel" 106
Pankreas-Drama 408
Pankreasfermente 288, 289, 306, 311, 319, 341
—, Aktivatoren 309, 318
— bei Pankreatitis 280
—, Inhibitoren 319
—, Inhibitorsystem in der Schwangerschaft 331
—, proteolytische 313, 319
—, ,,proteolytische Restaktivität" 300
—, Sekretionsreiz 313, 362
Pankreasfibrom 451
Pankreasfibrose 120, 177, 190, 191, 192, 211, 248, 327, 389, 403, 421
—, diffuse 144
—, interlobuläre 144
—, interstitielle 328
—, knorrige 254
—, lipomatös-cystische 171
—, periduktuläre 144
Pankreasfistel 92, 368, 374, 433, 436
— nach Trauma 495
Pankreasgang 27
—, Abbindung 225, 306, 328
—, Adenomatose 225

Pankreasgang, Anomalien 94, 336
—, Atresie 358
—, Cysten 204, 452
—, Dekompression 400
—, Ektasie 144, 323
—, Fistel 433
—, Isthmusabschnitt 145
—, Konkrementbildung 410
—, Mischadenom 457
—, Mißbildungen 117, 269
—, Steinverschluß 188
—, „Tausendfüßler-Modell" 226
—, Topographie 28
—, Verschluß 308, 309, 317, 321, 345, 392, 410, 412
—, —, proteochylischer 410
—, — durch Narbenzug 410
Pankreasgangepithel beim Igel 79
— bei der Maus 79
— beim Pferd 79
— beim Schwein 79
Pankreashyperplasie bei Akromegalen 109
Pankreashypoplasie 108, 109, 124, 433
—, acinäre Dyschylie bei 210
Pankreasinfarkt 156, 157, 292
—, ischämischer 156
Pankreasinsuffizienz 58, 125, 136, 154, 194—197, 335, 336, 341, 352, 368, 402, 414, 431, 434, 436, 449, 468
Pankreasknospe 100
Pankreaskontusion 492
Pankreaskopfpankreatitis 198
— und Rechtsschmerz 362
Pankreasmalacie, tryptische 138, 140
Pankreasnekrose 273, 283, 295, 296, 298, *299*, 306, 346, 370
—, akute 293, 376
—, —, hämorrhagische 280, 398
—, aseptische 293
—, autodigestiv-tryptische 300
—, hämorrhagische 272, 280
—, infizierte 437
—, ischämische 306
—, lipolytische 307
—, tryptische 15, 108, 145, 260, 268, 270, 273, 274, 290, *298*, 300, 306, 307, 311, 313, *317*, 351, 376, 386, 404, 405, 406, 411, 417, 421, 428, 442, 444, 458
—, —, akute 377
—, —, Demarkationswall 380
—, —, nach Embolien 156
—, —, Stadium der Abräumung 378
—, —, Stadium der Reinigung 378
—, —, terminale 144
— im Sektionsgut 275
Pankreasnekrose nach Öl-Embolie 293
Pankreasneurinom 237, 481

Pankreaspseudohypertrophie 169—171
—, lipomatöse 264
Pankreasring 96
Pankreasriß 492
Pankreasruptur 363, 369, 494
—, inkomplette 492
—, komplette 492
Pankreasschwanzpankreatitis, tryptische 375
Pankreassaft 59, 61, 63, 65, 69, 89, 91, 225, 248, 288—290, 306, 311, 321
—, Aktivierung 439
—, Albumingehalt 59
—, Alkalität 64
—, Antibiotica 262
—, Bicarbonatgehalt 59, 64, 71, 83
—, — bei cystischer Pankreasfibrose 129
—, Bromsalze 262
—, Chinine 262
—, Chloridgehalt 71
—, Fucose 122
—, Gesamteiweißgehalt 59
—, Globulingehalt 59
—, Hypersekretion 201
—, Hyposekretion 201
—, Jodsalze 262
—, Menge 74
—, Mineralgehalt 59
—, Neuraminsäure 122
—, Produktion 69
—, Qualität 70
—, Ruhesekretion 74
—, Sekretion 82
—, —, experimentelle, nach Atropin 87
—, —, —, nach Cholin 87
—, —, —, nach Mecholyl 87
— s. auch Bauchspeichel
—, Sekretionsreizung 69, 73, 249, 312, 317, 321, 323, 409
—, —, humorale 70
—, —, nervale 70
—, Sekretomimese 69
—, Sulfonamide 262
—, Zinkgehalt 59
— bei cystischer Pankreasfibrose 122
Pankreassarkom 463, 481
— s. auch Sarkom
Pankreassequester 368, 379, 392, 494
Pankreassklerose *176*, 193, 203, 327
— bei Blutstauung 253
Pankreassteine 143, 144, 201, 204, 218, *219*, 221, 222, 224, 226, 238, 239, 368, 374, 414, 431, 438—440
—, Steingrieß 222
—, tonnenförmige 425
Pankreastransplantation *496*, 498
Pankreastrauma 347, 370, *492*, 494, 495

Pankreastumore 454, *463*, 478, 499
—, epitheliale 450, 451
—, mesenchymale 238
—, primäre 433
— des Stützgewebes 481
— im Pankreaskopf 226, 269
„Pankreasvergiftung" 394
Pankreasverkalkung 440
Pankreatektomie 190, *496*, 497
—, totale 399
pankreaticocibale Asynchronie 174
Pankreatitis 68, 196, 198, 239, 247, 250, *252*, 288, 312, 319, 321
—, abscedierende 263, 370
—, akute 154, 195, 267, *279*, 286, 289, 293, 302, 317, 331, 332, 334, 342, 400, 404, 422, 437, 467
—, —, Ätiopathogenese 269
—, —, hämorrhagische 151, 272, 288, *289*, 290, 291, 292, 293, 294, 297, 307, 309, 313, 317, 322, 327, 330, 388, 400, *402*, 403, 404
—, —, —, 2. Schweregrad 387
—, —, —, Todesursache 393, 394
—, —, Häufigkeit 407
—, —, Komplikationen 395, 396, 402
—, —, pathologische Anatomie 375
—, —, recidivierende 267, 341, 404, 406
—, —, Schockbekämpfung 331
—, —, Schweregrade 380
—, — und Zuckerkrankheit 369
—, allergische 267, *341*, 344
—, — Theorie *296*
—, ascendierend-canaliculäre 260, 261, 313
—, Ätiopathogenese 268
—, Ausscheidungsentzündung 435
—, auto-digestiv-tryptische *272*, 273
—, bakterielle Theorie 295
—, Blutung in Bauchhöhle 368
—, calcifizierende 166, 193, 204, 351, 439
—, —, sog. lithogene 219
—, canaliculäre, Theorie *297*
—, „chloroprive Situation" 364
—, chronic relapsing 201, 267, 272, 335, 374, 400, 403, 422
—, chronische 64, 96, 118, 143, 188, 191, 196, 197, 204, 210, 224, 254, 266, *267*, 286, 324, 330, 332, 334, 338, 351, *404*, 406, 410, 417, 418, 431, 433, 434, 466, 467, 474, 479, 495, 496, 499
—, —, Ätiologie 408
—, —, Ätiopathogenese 269
—, —, atypische Formen 408
—, —, calcifizierende 405, 419, 420, 438
—, —, —, nach Alkoholabusus 420
—, —, —, nach SARLES *422*
—, —, Dolor 429
—, —, experimentelle 442

Pankreatitis, chronische, Exsudat 444
—, —, fibrosierende 236, 237, 253, 262, 446
—, —, Folgezustände 420
—, —, Häufigkeit 407
—, —, im Kopftunnelbereich 238
—, —, Kalkkonkremente 427
—, —, schmerzlose Form 418, 419, 420
—, —, und Alkohol 408
—, —, und Carcinomentstehung 440
—, —, und Isoantikörper 442
—, —, und Nervendurchschneidung 336
—, —, und Psychose 432
—, descendierend-canaliculäre 218, 261
—, ductogene 267
—, dyspeptische 267
—, Einteilung 266
—, eitrige *254*, 263
—, sog. emphysematöse, nekrotisierende 296
—, sog. endokrine 361
—, sog. entparenchymisierende 349
—, exogene Ursache 444
—, experimentelle 311, 401, 442
—, —, Allergieversuch 343
—, —, nach Shwartzman-Mechanismus 343
—, Frühoperation 399
—, Gallerefluxtheorie 292, 313
—, Gefäßtheorie 292, 313
—, Gitter-Cyanose 364
—, glykämische Labilität 368
—, Halbperitonealisierung 362
—, hämatogene 263, 267
—, hämorrhagische 198, 260, 281, 286, 287, 289, 327, 338, 340
—, hereditäre 269, 334, *335*, 355, 361, 435, 439
—, hormonale 267
—, „idiopathische" 361
—, ikterische 267
—, Ileus-Stadium 364
—, Ileustyp 267
—, interstitielle 328, 361, 376, *403*
—, —, chronische 272, 418
—, —, rezidivierende 418
—, —, durch Metorchis truncatus 446
—, —, durch Opisthorchis felineus 446
—, Komplikationen *436*
—, Linksschmerz 362, 363
—, luetische 255, 257, 258
—, „lupoide" 361
—, lymphogene 260, 262, 267
—, mechanische Ursache 444
—, medikamentöse *348*
—, metabolische Ursache 444
—, metatryptisches Stadium 267, 268, 404, 405, 413, 414, 419, *427*, 428, 430, 436, 441
—, — — und Diabetes mellitus 443
—, Meteorismus 363

Pankreatitis, Nekrosestraßen 367, 383
—, nervale 334, *336*, 339, 340, 348, 361
—, — Theorie 294
—, nichttryptische 351, 361, 423, 443
—, papillogene 267
—, parallergische 344
—, Pathomechanik 308
—, Peritonitis-Stadium 368, 401
—, Peritonitistyp 267
—, phlegmonöse 263
—, plasmocytäre 199
—, postoperative 251, 268, 269, 301, 334, *345—348*
—, postpartale 253, 329, 387
—, pseudoulceröse 267
—, psychische Auffälligkeit 432
—, ,,Rechtsschmerz'' 362, 363
—, Refluxtheorie von OPIE 357
—, Röntgendiagnose 433
—, roseolenartige Flecke 364
—, Sarlessche 351, 369, *422*
—, Schlußfolgerung *443*
—, Schmerzanfälligkeit 362
—, ,,Schmerzscheide'' 363
—, Schmerzstadien 362
—, Schockstadium 362
—, Schocktyp 267
—, Sektionsstatistik 407
—, seröse 247, *253*
—, —, fibrosierende 239, *253, 262*, 411, 468
—, serös-toxische 263
—, sog. simultane 108
—, Solaris-Schmerz 364
—, Sonderformen *322*
—, Spätkomplikationen 369
—, Steinbildung 439
—, subacute 338, 416
—, terminale 199, 268, 292, 308, 314, 315, 319, 323, *324*, 326, 348, 361
—, Therapie 401
—, tödliche 311, 333
—, traumatische 265, 269, 273, 298, 357, 358, 492, *493*, 495
—, tryptische 198, 248, 249, 253, 255, 264—266, 268—270, *273*, 274, 284, 292, 295, 296, 298, 305, 307, 308, 310, 313, *319*, 327, 328, 334, 336, 370, 374, 383, 443
—, —, akute 143, 144, 154, 155, 279, 290, 308, 309, 337, 362, 388, 389, 391, 397, 406, 414, 422, 432, 436, 442, 494
—, —, —, hämorrhagische 151
—, —, —, Schweregrade 383, 384, *385*
—, —, chronische 74, 265, 275, 330, 348, 352, *368*, 382, 402, *403*, 404, 407, 408, 410, 411—419, 422—426, 429, 431, 432, 434—437, 440, 441, *443*, 495, 499
—, —, —, Alterstabelle 432

Pankreatitis, tryptische, akute, im Kindesalter 435
—, —, —, Klinik 432
—, —, —, Komplikationen 431
—, —, —, Todesursache 431
—, —, experimentelle 311, 435
—, —, hämorrhagische 274, 281, 306, 321, 402
—, —, Komplikationen 367, 368
—, —, Steine 439
—, —, subacute 418
—, —, ultraakute 151, 383
—, —, Unitarische Auffassung 409
—, —, bei Deutschem Schäferhund 435
—, —, und Thrombosen 155
—, tuberculöse *255*, 256, 257
—, virale 171, 194, 263, 264, *296*
— als Zweitkrankheit 348
— bei Alkoholismus 351, 408, 420
— bei Brucellose 260
— bei Enteritis 269
— bei Hyperlipidämie 361
— bei Lymphogranulomatose 255, 259
— bei Marcumartherapie 383
— bei Mumps 194, 264
— bei Steroidtherapie 361
— durch Phycomyceten 296
— durch Pilze 296
— im Greisenalter 359
— im Kindesalter *357*, 358, 435
— nach Herzinfarkt 322
— nach Retention 308
— und Anurie 368
— und Arterienligatur 311
— und Dünndarmobstruktion 368
— und Hyperparathyreoidismus 361, 399
— und Hypoxidose 317
— und Ischämie 293
— und Pleuritis 368
— und Rheumatismus *359*, 361
— und Thrombose 293
— und Tomatenschale 323
,,pankreato-entero-hepatischer Eiweißkreislauf'' 192
Pankreojejunostomie 441
Pankreopathie, trophopathische *212*
Pankreozymin 62, *71—75*, 84, 432
Pankreozyminreiz 76, 129, 176
Pankreozymin — Sekretionstyp 82
Pankreozyminsynthese 71, 217
Panniculitis 458
Papilla major Vateri 236
— minor 27, 28, 30, 34, 41, 94, 106, 227, 297
— —, Entlastungsventil 227
— Vateri 28, *30*, 31, 33, 42, 74, 91, 226, 228, 285, 287, 289, 323

Papilla Vateri, Adenomyofibrose 201, 234
— —, Ascarideneinschlüpfung 446
— —, Divertikel 233
— —, Epithelabfaltungen 229
— —, Epithelübergriffe 229
— —, glanduläre Hyperplasie 74
— —, Irritation 347
— —, Ostiumstenose 227, 287
— —, Pars extraduodenalis 34
— —, — intraduodenalis 34
— —, — intramuralis 34
— —, Retentionscysten 229
— —, Schleimpfropf 308
— —, Sphinctersklerose 352
Papille bei Pancreas annulare 94
Papillenadenom 227, 232
—, polypöses 236
,,Papillenasthma'' 317
Papillencarcinom 204, 227, 233—236, 238, 239, 249, 470
Papillendach 31
Papillenenge, duodenale 227
Papillenformen 35
Papillenlabyrinth 228
Papillenödem 287, 410
Papillenöffnung bei Ulcus duodeni 34
Papillenplastik 401
Papillenpolypen 227
Papillenstein 269, 283, 284, 287, 288, 322, 349, 392
Papillenstenose 225, 229, 231, 236, 288
—, benigne 229, 236
—, ,,benigne'' 229, 236
—, primär entzündliche 227
Papillentumore 237, 269, 392
Papillenverschluß 313
Papillitis 204, 229, 232
— atrophica 232
— cholesterosica 232
— erosiva 232
— hypertrophica 232
— phagedenica 232
— stenosans 74, 308
— vegetativa 232
Papillom, intracystisches 456
—, intraductuläres 451, 453, 458
Parachylie 118, 204
Parakrinie 34, 38
Parasiten 446
Parathormon 334
Parathyreoidea 333
Paratyphus 202
,,Parenchymschutz'' 401
Parotis 61
Parotisschwellung, symmetrische 194
—, postpankreatitische 194
Parotitis epidemica 263

Parotitis-Symptome 264
Pemphigoid der Schleimhaut 198
Peptidasen 65, 299
Periarteriitis nodosa *153*, 154, 155, 280
— — und Venenthromben 155
Peridivertikulitis 233
Perikarditis bei Pankreatitis 368, 396
Perisialangitis 203
Peritonealexsudat 365
Peritonitis 368
—, eitrige 394
—, gallige 289
— bei akuter Pankreatitis 400
— im Oberbauch 395
— nach Ascarideneinschlüpfung 446
— nach Pankreastrauma 494
Peritonitis-Stadium der Pankreatitis 401
,,perniziöse Vernarbung'' 429
Pertussoid 125, 136
Pfortader 10
Pfortaderthrombose 155, 157, 402
—, radikuläre 395
Phenacetinabusus 162
,,Phenacetinpankreas'' 162
Phosphatase 79
—, alkalische 82
—, —, Synthese 80
Phospholipase A 64, 65, 138, 299, 302
— — im Gift der Wespen 303
— — im Gift der Skorpione 303
— — und Pankreatitis-Pathogenese 304
— B 65
Phosphor 80
Phycomyceten, Chytridiales 296
p-Hydroxyl-phenylpyruvat-Hydroxylase, Mangel 120
Pigmentbeladung des Pankreas 159
Pigmenteinlagerung im Pankreas 165
Pigmentstoffwechsel 165
Pilocarpin 64, 70, 73, 145, 240, 244, 307
Pilocarpin-Sekretionsreizung 312
Pinealom 339
Plasmadiapedese 248
Plasmagesamtlipide 355
Plasmocytom 199, 315
Plasmocytose 231
Plattenepithelcarcinom 181, 184, 229, 237, 450, 451, 457, 471
— der Vaterschen Papille 229, 236
Plattenepithelmetaplasie 129, 180—182, 184, 187, 229, 446, *457*, 471
Pleuraerguß 365
—, proteolytische Fermente 399
— bei Pankreatitis 364, 395, 436
Pleuraexsudat, Amylase im 364
Pleuritis 368
Pleurodynievirus 296

Plexus, periacinöser 16
—, periinsulärer 16
—, perivasculärer 16
—, coeliacus 15
— hepaticus 15
— linealis 15
— myentericus 34
— submucosus 34
Pneumonie, mucopurulente 129
—, carnifizierte 126
PO_4^{3-} 65
Polyarthritis 458
Polypeptide 302
Poppersches Ödem 248
Porus papillae 74
„position pancréatique" 363
Präcancerose 455
Prednisontherapie 327
Prinzip der Dissemination 34, 37, 54
Probeexcision aus dem Pankreas 92, 433, 498
Procarboxypeptidasen 63, 65, 299
—, Synthese 80
Processus uncinatus 8, 10, 12—14
Proelastase 65, 304
Proenzymgranula 70—72, 88—90, 160, 309, 318
—, Extrusion 82, 89
Profermente 318
Prokinase 63
Proteinasen 65, 85
—, Trypsin-abhängige 301
Proteinasehemmstoffe 399
Proteinaseinhibitor 270, 375, 402, 441
Proteinaseinhibitor-Therapie 366
Proteinsynthese 85
Proteochylie 69, 75, 76, 84, 162, 174, 195, 204, 210, 214
Proteochylus 59, 71, 75, 77, 82, 83, 119, 200, 213
— in Hypothermie 311
— und Dyschylie 211
Proteolyse 274
Protoaminase 63
Protozoen 269
Pseudocholinesterase 17
Pseudocyste 144, 254, 289, 358, 368, 373, 379, 394, 401, 402, 418, 425, 436, 437, 451, 454, 466, 494
—, Blutung 426
—, Cystenwall 370
—, extrapankreatische 370
—, postpankreatische 371, 416
—, posttraumatische 369, 494, 495
— in Pankreasring 96
— nach Geburtstrauma 358, 359
Pseudomonas pyocyanea 68

Pseudomonas vulgaris 68
Pseudotumor, luischer 257
„Psilosis" 137
Psoriasis 198

Rachitis 134
Ranula 97
Recessus duodeno-pancreaticus 40
Recklinghausensche Erkrankung 333
Rectumprolaps 125
Regenerationsversuche im Pankreas 168, 186
Relaxatio diaphragmatis 93
Restproteolyse, unspezifische 299
Retentionscysten 97, 118, 184, 229, 249, 369, 454
Retentions-Pankreatitis 432
Retothelsarkom 451, 481, 484, 485, 488
Retothelsarkomatose 327
retroperitoneale Lage des Pankreas 93
Retroperitonealphlegmone 368
Retropneumographie 480
„reziproke Gallereflux-Theorie" 289
Rhesusinkompatibilität 116—118
Rheumatismus 361
Ribonuklease 36, 65, 138, 191
Ribonucleinsäure 87
„Rollexstirpation" des Pankreas 92
Rostdiabetes 165
„Rücklein" 2
Rundzellsarkom des Pankreas 481
Ruhr 431
—, chronische 443
Ruhrtoxin 202

Sanarelli-Shwartzman-Phänomen 342, 344
Sanarelli-Shwartzman-Reaktion 296
Sarkom 474, 481
—, chondroplastisches 451
—, fibroplastisches 451
—, hämangioplastisches 451
—, lipoplastisches 451
—, myoplastisches 451
—, myxoplastisches 451
Sarles-Pankreatitis 351, 369, 422
Sauerstoffmangel 71, 160
Säuglingsdyspepsie 172
Schaltstück 19, 25
Scharlach 358
Schleimhautpemphigoid 479
Schock 395
—, hypoglykämischer 431
—, primärer, bei akuter Pankreatitis 394
Schocktherapie 327
Schutzeinrichtungen 319
Schwangerschaftsglucosurie 331
Schwannom des Pankreas 451, 481

Schweineelastase 67
Schweiß, Natriumausscheidung 136
Schweißausbrüche 432
Schweißdrüsen 133
— bei cystischer Pankreasfibrose 195
Schweißelektrolyte 114, 116, 117, 135, 136
Schweißkonzentration 118
Schweißsekretion, Menge 74
Schweißtest 109, 114, 127, 136
„Schwitzsackmethode" 136
„Schwitztest" 114
„sclérose d'origine vasculaire" 177
„Seifenvergiftung" 394
„Sekretgranulome" 106, 249
Sekretin 62, 70, 71, 73, 75, 84, 91, 329
—, hydrokinetischer Effekt 70
Sekretin-Bicarbonat-Beziehung 71
Sekretinempfindlichkeit 69
Sekretingabe 245
Sekretininsuffizienz 163
Sekretinmangel 117, 119, 164, 173, 204, 410
Sekretinmangelkrankheit 204
—, „angeborene" 214
Sekretin-Pankreozymintest 433
Sekretinproduktion 71, 216, 217, 224
Sekretinreiz 59, 76, 129, 174, 176, 213, 216, 313
Sekretin-Sekretionstyp 82
Sekretinstimulation 311
Sekretintest 70, 419, 432—434
Sekretinwirkung 72
Sekretionsdruck 58
Sekretionsreiz 73, 309
Sekretionstyp nach Sekretinreiz 83
— nach Vagusreiz (Pankreozyminreiz) 83
„Sekretkanälchen" 25
Sekretschollen 204
Sekretsynthese 86
—, Dekondensationsphase des Kernes 87
—, Dekontraktionsphase des Kernes 87
—, Extrusion 86
—, Ingestion 86
—, Kontraktionsphase des Kernes 87
—, nuclearer Funktionsformwechsel 88
—, Nucleolarblase 87
—, „Voreiweiß" 87, 88
Selbstverdauung 273, 280, 284
— s. auch Autodigestion
Seminom 150
„senile Pankreatose" 202
Sepsis 149, 263
Serum-Albumin 441
Seruminhibitor 61, 319, 478
Shwartzman 269
Shwartzman-Pankreatitis 342, 344
Sialangitis 203, 223—225, 254
Sialolithe 219, 222, 224, 260

„Sialorrhoe ins Gewebe" 244
Sichelzellanämie 116
Siderophilie 165, 193, 194
Situs inversus 108, 109
— — partialis 94
Sitzhaltung, typische, bei Pankreatitis 432
Sjögren-Syndrom 359
Sojabohne 61
Sojabohneninhibitor 212
Solarschmerz 363
Speichelanalyse 432
Speichel-Blut-Schranke 84, 226, 242, 243
Speichelfermente, Aktivierung 308
Speichelgänge, „ultimum moriens" 415
Speichelinfarkt 144, 150, 156, 222, *249*, 262, 411
Speichelödem 106, 144, 153, 158, 227, *239*, 240—242, 244, 245, 247, 249, 250, 251, 253, 261, 270, 281, 283, 294, 306, 308, 311, 319, 321, 345, 366, 411
—, Plasmadiapedese 240
— nach Sekretionsreiz 240
Speichelreflux 290
Speichelsekretion, Menge 74
Speichelsteine 204, 223
Spindelzellsarkom des Pankreas 481
Splanchnektomie 441
Splenomegalie 369, 480
Splenoportographie 480
Sphincter Oddi 31, 34
— —, Adenomyosis 238
— —, Insuffizienz 297
— —, Öffnung 69
— —, Parese 297
Sphincterhypotonie 231
Sphincterotomie 439
Sphinctersklerose 204, 352
Sprue, einheimische 173
—, tropische 173
Sprue-Syndrom 137
Spulwürmer 446
Stapelstadium 19, 72, 77, 90
Staphylococcus aureus 125
Stauungsduodenitis 215
Stauungsödem 157, 158
Stauungssklerose 253
Steatorrhoe 109, 136, 173, 197, 201, 420, 438
—, kindliche 125
—, sog. „kongenitale" 120
Steindiathese 218, 223
Stein-Pankreatitis 439
Steroidhormone 328
Steroidpankreatitis 253, *327*, 358
Steroidtherapie 266, 359, 361, 435
— und Pankreatitis 498
Stiertrypsin 67

Stiftadenom 238
Stillsche Erkrankung 327
Stobbe-Phänomen 476, *477*
Stoffwechselanomalie 111
Stoffwechseldepression und Parenchymschaden 403
Stoffwechselminderung und Pankreatitis 411, 414
Sublimatvergiftung 201, 261
,,Subfermentie'' 203
Succinodehydrogenase 79
Sulcus pro arteria lienali 10
Sympathicusreiz 73
Sympathicus, Unterfunktion 119
Synovialom 486, 488
System, reticulo-endotheliales 19
Systox (E-600) 337
Szintigraphie 92, 480

Taenien 446
Taurocholat-Pankreatitis 299, 300
Taurocholsäure 313
Teratome 450
—, dermoide 451
Tetrachlorkohlenstoff 137, 189, 204
Tetracyclin bei Pankreatitis 401
Thrombocytopenie und Pankreasinsuffizienz 195
Thrombophlebitis migrans 478
— saltans 479
Thromboseneigung 157
— bei Pankreascarcinom 195
Thymidin, tritidiziertes 175
Thyreoidektomie 334
Thyreotoxin 189
Toxoplasmose 93
Trasylol® 400
Traumatisierung des Pankreas 493
— — — s. auch Pankreastrauma
Trichinen 446
Trichobezoar im Magen 494
Triolein-J^{131} 432
,,trophopathische Pankreopathie'' 191
Tropidonotus 37
Trypsin *60*, 61, 63, 65—68, 193, 244, 274, 288, 291, 299, 303, 306, 309, 310, 312—314, 318, 319, 321, 342, 400, 478
Trypsinaktivität 191
Trypsinaktivierung 61
Trypsinhemmstoff 394
Trypsininhibitor 60—62, 65, 244, 299, 310, 331, 356, 400
Trypsinogen 60, 62, 63, 65, 109, 191, 291, 299, 300, 309, 310, 312, 318, 322
—, Synthese 80
Trypsinogen-Aktivierung 60
Trypsin-Serum-Inkubat 312

Trypsinvergiftung 394
Trypsis 60, 274, 300, 304, 306, 431
— am falschen Orte 408, 442
Tuber omentale 10, 13
Tuberkulose, exsudative 172
Tumorzerfallscolitis 172
Turner-Cullen-Zeichen 198
Typhus 202
Tyrosinstoffwechsel 120

Uferautolyse 139
Ulcus, atypisches 334
— duodeni 196, 198, 435, 479, 497
— —, perforiert 375
— — in Papillennähe 324
— pepticum 274
— — bei Pancreas annulare 94
— ventriculi 280, 435, 479
— —, pancreogenes 195
— —, peptisches 196, 274
— —, perforiert 375
— — bei cystischer Pankreasfibrose 135
— — und Endarteriitis obliterans 293
Ulcusentstehung 497
Ulcusleiden und Pankreascarcinom 479
Ulcusperforation 363
,,ultimum moriens'' 415
Unitarier 409
Unterernährung 211
—, ,,maligne'' 212
—, pankreatogene 194
Urämie 149, 164, *198*, 214, 215, 410
— bei Cystennieren 124
— bei Pankreatitis 394
Urogastrone 75
Uropankreozymin 71
,,Urpankreas'' 53
Urticaria bei akuter Pankreatitis 398

Vagotomie 69
Vagotonin 66, 68, 190
Vagotonus 66
Vagus 73
Vagus-Durchschneidung, periphere 401
Vaguskerngebiet 119
Vagusreizung 70, 71, 72
Vagus-Sekretionstyp 82
Vasa deferentia bei cystischer Pankreasfibrose 126
Vasospasmus 280
Vater-Pacinisches Lamellenkörperchen 16—18
Vatersche Papille 197, 297
— — s. auch Papilla Vateri
Verbrauchskoagulopathie 149
— bei Pankreatitis 395

Verdauung, ,,cephale Phase" 74
—, isocibale 72
Verdauungseinheit des Oberbauches 15
Verdauungsinsuffizienz 201—203, 438
Verdauungshyperämie 145
Verdauungsphysiologie 74
,,verdorbener Magen" 197
Verschlußikterus 184, 323, 324, 436, 468, 480
Verwurmung 435
von Meyenburg-Komplexe 100, 452
Voreiweiß 87, 88
Virushepatitis 189, 254, 263, 296
Virusinfektion 93, 117, 171, 193, 358
Viruspankreatitis 171, 253, 263, 296, 403
— s. auch Pankreatitis, virale
—, Coxsackie-Gruppe 264
Vitamin A 118, 496
— —, Mangel 118, 119, 134, 183, 202, 410, 420, 443
Vitamin A-Test 432
Vitamin B^{12} 66
Vitamin B-Mangel 133, 202
Vitamin D 334
Vitamin-E-Mangel 133, 134
Vitamine, Enterokarenz 119, 133
Vitaminmangel 191, 410, 431, 445
Vitaminzufuhr 441

Warburg-Apparat 312
Weber-Christian-Syndrom 458
Weinbergschnecke 61

Whipplesche Erkrankung 176, 214
— Operation 480
,,Winslowscher Lappen" 13
WIRSUNG 1, 2, 4
Wirsungianus-Divertikel 323
Wirsungianusknie 30, 41, 42, 94, 178, 362, 363
Wirsungiographie 58, 92, 96
Wurmbefall und Epithelmetaplasie 446
Würmer 446
Wurmkrankheiten 264, 435
Wurm-Pankreatitis 323, 449
Wurmpneumonie 449

Xerophthalmie 133, 134

Zellkern, Dekondensationsphase 87
—, Dekontraktionsphase 87
—, Kontraktionsphase 87
Zellstoffwechsel 311—313, 315, 317—319
Zink im Pankreassaft 59
,,Zoeppfelsches Ödem" 239, 281
Zollinger-Ellison-Mechanismus 450
Zollinger-Ellison-Syndrom 195, 196
Zuckerhaushalt 480
Zuckerkrankheit s. Diabetes mellitus
Zuckerverträglichkeit 431
Zwerchfelldefekt 93
Zwerchfellhernie 93
Zymogengranula 22, 64, 86, 313
,,Zymogen-Höfe" 38, 70

Spezielle pathologische Anatomie

Ein Lehr- und Nachschlagewerk
Herausgeber: W. Doerr, G. Seifert, E. Uehlinger

1. Band:

G. Seifert: Mundhöhle, Mundspeicheldrüsen, Tonsillen und Rachen
K. Häupl, H. Riedel: Zähne und Zahnhalteapparat

283 Abb. XVI, 580 Seiten. 1966
Geb. DM 96,—; US $30.50

2. Band, 1. Teil:

H. Chiari, M. Wanke: Oesophagus. Magen

474 Abb. in 675 Einzeldarstellungen
XVII, 1077 Seiten. 1971
Geb. DM 380,—; US $120.50

2. Band, 2. Teil:

H. Chiari, G. Töndury, M. Wanke, J. Zeitlhofer: Darm. Peritoneum. Hernienlehre

In Vorbereitung

3. Band:

H.-U. Zollinger: Niere und ableitende Harnwege

738 z. T. farbige Abb.
XVI, 1034 Seiten. 1966
Geb. DM 168,—; US $53.30

4. Band:

K. Köhn: Nase und Nasennebenhöhlen. Kehlkopf und Luftröhre
B. Walthard: Die Schilddrüse

C. Froboese: Mediastinum

275 Abb. in 365 Einzeldarstellungen
XVIII, 655 Seiten. 1969
Geb. DM 146,—; US $46.30

5. Band:

F. Henschen: Grundzüge einer historischen und geographischen Pathologie
B. Maegraith: Pathological Anatomy of Mediterranean and Tropical Diseases

186 Abb. XXII, 586 Seiten
(davon 208 Seiten in Englisch). 1966
Geb. DM 96,—; US $30.50

7. Band:

Haut

Redigiert von U. W. Schnyder
Etwa 476 Abb. in 575 Einzeldarstellungen
Etwa 800 Seiten. 1973
Geb. DM 294,—; US $93.20

8. Band:

H. Spencer: Tropical Pathology

Approx. 500 figures
Approx. 800 pages. 1973
Cloth DM 230,—; US $73.—

Preisänderungen vorbehalten

Springer-Verlag
Berlin
Heidelberg
New York

London · München · Paris
Sydney · Tokyo · Wien

W. Wenz: Abdominale Angiographie
Unter Mitarbeit von G. van Kaick, D. Beduhn, F.-J. Roth
183 Abb., 34 Zeichnungen, 33 Farbbilder
X, 225 Seiten. 1972
Geb. DM 96,—; US $30.50

Inhaltsübersicht: Einleitung und historischer Überblick. — Röntgenanatomie der Abdominalgefäße. — Angiographische Technik. — Abdominales Syndrom und Angiographie. — Spezielle abdominale Angiographie. — Häufigkeit und Wertigkeit der abdominalen Angiographie. — Bildtafeln.

Handbuch der medizinischen Radiologie
Encyclopedia of Medical Radiology
Herausgeber/Editors: L. Diethelm, F. Heuck, O. Olsson, K. Ranniger, F. Strnad, H. Vieten, A. Zuppinger

11. Band:
Röntgendiagnostik des Digestionstraktes und des Abdomen/Roentgen Diagnosis of the Digestive Tract and Abdomen
1. Teil: 577 Abb. XVII, 824 Seiten. 1969
Geb. DM 320,—; US $101.50

Inhaltsübersicht: W. Wenz: Oesophagus. Cardiaregion. — Magen und Bulbus duodeni: W. Frik: Anatomische und entwicklungsgeschichtliche Vorbemerkungen zur Röntgendiagnostik des Magens. — S. Věšin: Hinweise auf Physiologie und funktionell pathologische Veränderungen des Magens. — W. Frik: Anomalien und Lageveränderungen des Magens (einschließlich Divertikel). — J. Bücker: Die Erkrankungen des Magens und Zwölffingerdarmes. — W. Frik: Fremdkörper im Magen. — H. Casper: Der operierte Magen, Folgezustände und Komplikationen.

2. Teil: 713 Abb. XVIII, 765 Seiten (337 Seiten in Englisch). 1968
Geb. DM 320,—; US $101.50

Inhaltsübersicht: Dünndarm: R. Prévôt: Erkrankungen des Dünndarms. — W. Frik: Anomalien der Lage und der Form des Dünndarms. — B. Swart: Duodenum und Nachbarschaft. — Die Ileocöcalregion (Appendix): W. Knothe, W. Gonnermann: Zur Entwicklungsgeschichte des Darmes im Ileocöcalbereich. — W. Knothe: Die Röntgendiagnostik des Appendix. — The Colon and the Rectum: K. Lindblom: Diseases of the Large Bowel. — U. Ruhde: Congenital Abnormalities of the Large Bowel. — S. Welin: Röntgendiagnostik der Dickdarmpolypen. — J. Frimann-Dahl: The Acute Abdomen. — H. G. Wolf: Röntgendiagnostik des Magen-Darmtraktes beim Neugeborenen und jungen Säugling.

12. Band:
Röntgendiagnostik der Leber, der Gallenwege, des Pankreas und der Milz/Roentgen Diagnosis of the Liver, Biliary System, Pancreas, and Spleen
Redigiert von F. Strnad
In Vorbereitung

19. Band:
Spezielle Strahlentherapie maligner Tumoren/Radiation Therapy of Malignant Tumours
1. Teil: Redigiert von A. Zuppinger, E. Krokowski
270 Abb. XX, 824 Seiten (77 Seiten in Englisch). 1972.
Geb. 360,—; US $114.20

Inhaltsübersicht: G. J. van der Plaats: Präcancerosen. — H. Storck, F. Ott, K. Schwarz: Haut. — K. Hohl: Augenmalignome. — H. Oeser, W. Schlungbaum: Nasenhöhle und Nasennebenhöhle. — R. Gibb, I. D. H. Todd: Oral Cavity Cancer. — R. C. S. Pointon: Cancer of the Lips. — W. Hellriegel: Die percutane Bestrahlung bei Lippengeschwülsten. — C.-M. Eneroth, F. Jacobson: Große Speicheldrüsen. W. Hellriegel: Oesophagus. — A. Zuppinger: Magen, Dünndarm, Colon. — E. Scherer: Rectum. — E. Scherer: Pankreas. — E. Scherer: Leber. — E. Scherer: Gallenblase und Gallenwege.

Handbuch der experimentellen Pharmakologie / Handbook of Experimental Pharmacology
34. Band:
Secretin, Cholecystokinin — Pancreozymin and Gastrin
Editors: E. Jorpes, V. Mutt
Approx. 130 figures. Approx. 350 pages. 1973
In preparation

Preisänderungen vorbehalten

Springer-Verlag
Berlin
Heidelberg
NewYork
London · München · Paris
Sydney · Tokyo · Wien